RAZONAMIENTO CLÍNICO Y PROFESIONAL EN TERAPIA OCUPACIONAL

3.ª EDICIÓN

BARBARA A. BOYT SCHELL, PhD, OT, FAOTA
Professor Emerita
School of Occupational Therapy
Ivester College of Health Sciences
Brenau University
Gainesville, Georgia
Schell Consulting
Athens, Georgia

JOHN W. SCHELL, PhD
Professor Emeritus
Mary Frances Early College
of Education
University of Georgia
Athens, Georgia
Schell Consulting
Athens, Georgia

Wolters Kluwer

Philadelphia • Baltimore • New York • London
Buenos Aires • Hong Kong • Sydney • Tokyo

Av. Carrilet, 3, 9.ª planta – Edificio D
Ciutat de la Justícia
08902 L'Hospitalet de Llobregat
Barcelona (España)
Tel.: 93 344 47 18
Fax: 93 344 47 16
e-mail: consultas@wolterskluwer.com

Traducción
Wolters Kluwer

Revisión científica
Dr. Marcelo Milano
Médico Especialista en Medicina del Deporte, Lic. en Kinesiología (Universidad de Buenos Aires), Posgrado en Farmacología, Nutrición y Suplementación en el Deporte (Universidad de Barcelona).
Gabriela Granados García
Licenciada en Terapia Ocupacional, Maestra en Neurorrehabilitación, Delegada de México para la Federación Mundial de Terapia Ocupacional (WFOT), Tesorera de la Asociación de Profesionales en Terapia Ocupacional AC (APTO), Instructor CP Teaching.

Dirección editorial: Carlos Mendoza
Editora de desarrollo: Núria Llavina
Gerente de mercadotecnia: Pamela González
Adaptación de portada: Alberto Sandoval
Maquetación: Ana María Hernández Ayala/Gabriela García Cruz
Impresión: QUAD/Impreso en México

ISBN de la edición en español: 978-84-10022-67-6

Depósito legal: M-27495-2024

Edición española de la obra original en lengua inglesa *Clinical and professional reasoning in occupational therapy*, 3.ª ed., de Barbara A. Boyt Schell y John W. Schell, publicada por Wolters Kluwer.

Two Commerce Square
2001 Market Street
Philadelphia, PA 19103

ISBN de la edición original: 9781975196851

QUADM0225

DEDICATORIA

Dedicado a los investigadores del razonamiento profesional

Mientras escribíamos, colaborábamos y editábamos esta edición, nos convertimos en bisabuelos. Este feliz acontecimiento generacional nos recordó que el tiempo pasa. En esta nueva edición, destacamos especialmente a las nuevas generaciones de académicos que se han unido a nuestros numerosos colegas de siempre para crear conjuntamente este trabajo. Dedicamos esta edición a nuestros colegas más recientes, quienes aceptan el desafío de explorar y mejorar la investigación sobre el razonamiento profesional, dando lugar a nuevas y apasionantes percepciones, teorías y prácticas. Seremos la armonía que escucharán al entonar sus nuevas melodías.

PRÓLOGO

Necesitamos investigar sobre la epistemología de la práctica. ¿Qué tipo de conocimiento emplean los profesionales competentes?

—Schön (1983, p. vii)

En la década de 1980, los académicos comenzaron a interesarse por la epistemología de la práctica, es decir, la manera en que los profesionales piensan durante la acción. El influyente trabajo de Donald Schön de 1983, expuesto en *The Reflective Practitioner: How Professionals Think in Action*, se enfocó en la competencia valorada en diversas prácticas profesionales. Schön observó que la práctica profesional es confusa e incierta, y que las teorías estándar resultan insuficientes para abordar sus complejidades y demandas. Basándose en la obra del filósofo Polanyi (1996/2009, p. 4), Schön argumentó que el razonamiento de los profesionales competentes es complejo y tácito, es decir, «podemos saber más de lo que podemos decir». Dado que los profesionales a menudo poseen conocimientos que no pueden expresar verbalmente, para comprender sus procesos de razonamiento, Schön observó a profesionales de distintas disciplinas en acción mientras desarrollaban respuestas creativas para enfrentar los enigmas de la práctica.

El mismo año en que Schön publicó su trabajo, una destacada académica de terapia ocupacional, Joan Rogers, utilizó su discurso Eleanor Clarke Slagle de 1983 ante la audiencia de la American Occupational Therapy Association para proponer la primera exploración exhaustiva de cómo razonan los profesionales de terapia ocupacional en situaciones de práctica. Desafió a la comunidad de profesionales a explicar el razonamiento tácito que subyace a sus acciones para mejorar su capacidad de explicar su razonamiento, lo que también ayudaría a educar a futuros profesionales. La conferencia Slagle de Rogers y el trabajo de Schön se convirtieron en el catalizador de una colaboración entre la American Occupational Therapy Association y la American Occupational Therapy Foundation para investigar el «conocimiento clínico y la experiencia dentro de la profesión» (Mattingly y Fleming, 1994, p. ix). Esta investigación, ahora conocida como el «Estudio del razonamiento clínico», transformó la comprensión de la comunidad de profesionales de terapia ocupacional acerca del razonamiento clínico y profesional. El proyecto fue dirigido por Cheryl Mattingly, antropóloga y, por aquel entonces, estudiante de posgrado de Schön. Junto con educadores y profesionales de terapia ocupacional, Mattingly utilizó enfoques más narrativos y orientados a la acción para implicar a los profesionales de terapia ocupacional en un proceso de estudio de su propia práctica en acción. Tuve el honor de colaborar con el Dr. Mattingly y otros académicos durante este proyecto de investigación para examinar de cerca lo que piensan quienes ejercen la terapia ocupacional mientras realizan su trabajo. Como editora invitada de un número especial de 1991 de la revista *American Journal of Occupational Therapy* en el que se divulgaron los hallazgos teóricos clave iniciales de esta importante investigación, me sentí alentada por el hecho de que habíamos empezado a responder a la pregunta de Schön sobre lo que saben y hacen los/las profesionales competentes de terapia ocupacional. En conjunto, los artículos introdujeron un lenguaje para describir el razonamiento que utilizan para poner en práctica los valores filosóficos fundamentales de nuestra profesión, «a menudo invisibles para el observador uniformado» (Cohn, 1991, p. 969). Cada artículo destacaba y fomentaba el valor de reflexionar y evaluar los procesos de razonamiento de la práctica diaria.

Años más tarde, basándome en la acumulación de evidencia y en nuevos marcos teóricos sobre el razonamiento clínico y profesional, insté a la comunidad de profesionales de la terapia ocupacional a demostrar nuestra «competencia con confianza». Al expresar nuestro razonamiento, podemos comunicar de manera efectiva el poder de la ocupación para apoyar a las personas en el desempeño de actividades que dan sentido a sus vidas. En la actualidad, contamos con evidencia científica rigurosa que respalda nuestra competencia y, basándonos en ella, estamos bien preparados y posicionados para adoptar la ocupación significativa como una fortaleza y un activo para nuestra profesión (Cohn, 2019, conferencia Slagle).

Gracias a la 3.ª edición de *Razonamiento clínico y profesional en terapia ocupacional* de Schell y Schell, contamos con un texto actualizado que consolida las teorías e investigaciones contemporáneas que buscan responder a la pregunta de Schön sobre el tipo de conocimiento y acción en el que se involucran los/las profesionales competentes. Este compendio ofrece un recurso conceptual consistente para toda la comunidad profesional de terapia ocupacional en todo el mundo, al permitir explicar, examinar, reflexionar, enseñar y continuar investigando la complejidad de nuestra extraordinaria práctica, en la que facilitamos que otras personas realicen actividades habituales que no podrían llevar a cabo sin la intervención de terapia ocupacional.

El Modelo ecológico de razonamiento profesional de Schell (MERP) se fundamenta en conceptualizaciones previas del razonamiento, destacando el rol transaccional del contexto y las perspectivas personales y profesionales tanto de terapeutas como de personas/clientes. Esta edición está diseñada para todos los públicos: es aplicable a estudiantes, personal educativo, personal de supervisión de prácticas de campo y personal de gestión de terapia ocupacional en el ámbito internacional, así como a profesionales de disciplinas afines con interés en el razonamiento clínico y profesional.

Este libro es fundamental para estudiantes de terapia ocupacional. A lo largo de sus 30 capítulos, cada uno proporciona una base sólida para que comprendan el proceso de razonamiento de la profesión y desarrollen habilidades metacognitivas para crear, articular y evaluar su propio razonamiento profesional. Además, es una herramienta indispensable para todo el personal educativo que forma a futuros profesionales de terapia ocupacional. Este libro refuerza la propuesta de Schön, señalando que las teorías estándar aplicadas a situaciones sencillas son insuficientes para la preparación de profesionales ante las complejidades de la práctica. Los capítulos destacan la complejidad de nuestros procesos de razonamiento, permitiendo al personal educativo enseñar un «proceso» que busca comprender lo que realmente importa a quienes requieren una intervención diseñada por un/a profesional de terapia ocupacional. Los vívidos ejemplos de pensamiento y acción presentados en estudios de caso a lo largo del texto facilitan la reflexión y el análisis de los matices del razonamiento específicos de entorno contextual.

Conforme nuestro mundo cambia y nuestra práctica evoluciona para abordar la compleja naturaleza de la ocupación humana, nuestros procesos de razonamiento también lo hacen. Los/las académicos/as que han contribuido a esta edición brindan una visión integral del estado actual del razonamiento clínico y profesional. Este libro ofrece respuestas esenciales a la pregunta de cómo piensan los profesionales de la terapia ocupacional durante la acción. La evidencia expuesta en estos capítulos continúa definiendo y estructurando nuestra labor, además de proporcionar una base que permite a profesionales de terapia ocupacional afirmar con confianza el poder de la ocupación como un agente significativo de cambio.

REFERENCIAS BIBLIOGRÁFICAS

Cohn, E. S. (1991). Clinical reasoning: Explicating complexity. *American Journal of Occupational Therapy, 45*(11), 969–971. https://doi.org/10.5014/ajot.45.11.969

Cohn, E. S. (2019). 2019 Eleanor Clarke Slagle Lecture—Asserting our competence and affirming the value of occupation with confidence. *American Journal of Occupational Therapy, 73*(6), 7306150010p1–7306150010p10. https://doi.org/10.5014/ajot.2019.736002

Mattingly C., Fleming M. H. (1994). *Clinical reasoning: Forms of inquiry in a therapeutic practice.* Philadelphia: F. A. Davis Company.

Polanyi, M. (1996/2009). *The tacit dimension.* University of Chicago Press (Original work published 1996).

Schön, D. A. (1983). *The reflective practitioner: How professional think in action.* Basic Books.

Ellen S. Cohn, ScD, OT, FAOTA
Clinical Professor Emeritus
Department of Occupational Therapy
Boston University
Boston, Massachusetts

SOBRE LOS AUTORES

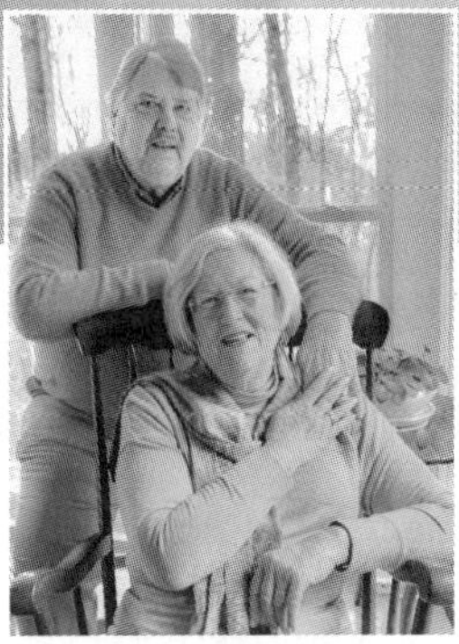

Fotografía de Helen Kabat. Utilizada con permiso de Barbara Schell.

BARBARA Y JOHN SCHELL

Consideramos útil que conozca un poco a las personas detrás de libros como este. A continuación, presentamos breves relatos de nuestras experiencias con el fin de ofrecer una imagen general de nuestro ser personal y profesional.

DAR FORMA A LA PRÁCTICA: LA BÚSQUEDA DE BARBARA POR LA PROMOCIÓN DE LA EXCELENCIA EN LA PRÁCTICA

Barbara comenzó a explorar el razonamiento clínico de manera explícita cuando era directora de terapia ocupacional en el Harmarville Rehabilitation Center de Pittsburgh, Pensilvania. Como tal, supervisaba un gran departamento, con más de 30 profesionales de terapia ocupacional, junto con personal de profesiones relacionadas y personal de apoyo. Cuando llegó por primera vez a Harmarville, había una gran cantidad de trabajo destinado a centrar los esfuerzos departamentales y desarrollar sistemas para apoyar al personal en la prestación de servicios (Schell y Braveman, 2005). Esto sucedía en la década de 1980, cuando había una gran escasez de personal y grandes turbulencias en la atención sanitaria, debido a que los mecanismos de financiación empezaron a cambiar de sistemas retrospectivos a sistemas prospectivos.

Durante este mismo período, Joan Rogers abordó el razonamiento clínico como tema central en su conferencia Eleanor Clarke Slagle de 1984. A finales de la década, la American Occupational Therapy Foundation (AOTF) y la American Occupational Therapy Association (AOTA) financiaron un proyecto de investigación que se conoció como el «Estudio del razonamiento clínico» (Mattingly y Fleming, 1994). Con el objetivo de mejorar las prácticas del departamento y respaldar su liderazgo en este proceso, Barbara redactó una subvención con la finalidad de contratar a Wendy Wood, recién graduada de su máster en la Universidad del Sur de California, como consultora. Fue Wendy quien sugirió por primera vez a Barbara que en lo que se estaba centrando era en el *razonamiento clínico*. Desde ese momento, Barbara se convirtió en lo que ella denominaba una «fanática del razonamiento clínico», siguiendo de cerca el desarrollo de la investigación del «Estudio del razonamiento clínico».

Tras dejar Harmarville, Barbara continuó sus estudios de doctorado en Educación de Adultos en la Universidad de Georgia, donde tuvo la fortuna de contar con el Dr. Ron Cervero como asesor. Ron, reconocido internacionalmente por sus investigaciones sobre formación profesional continua, alentó a Barbara a expresar sus inquietudes respecto a las limitaciones del razonamiento clínico tal como se había descrito hasta entonces. Este esfuerzo culminó en la introducción del concepto de razonamiento pragmático en el campo de la terapia ocupacional (Schell y Cervero, 1993).

Luego de completar su doctorado, Barbara se involucró en el ámbito académico al fundar el programa de Terapia Ocupacional en la Universidad de Brenau en Gainesville, Georgia. Este esfuerzo la llevó a enfocarse no solo en el desarrollo de profesionales en el campo, sino también en brindarles el mejor comienzo posible. Durante más de 20 años en Brenau, Barbara continuó revisando y sintetizando la literatura en numerosas publicaciones, desarrolló cursos de pregrado y posgrado relacionados con el razonamiento profesional, y proporcionó formación continua y consultoría a personal de educación y directivo acerca de cómo apoyar el razonamiento clínico eficaz en la práctica. A partir de este trabajo, conceptualizó el Modelo ecológico de razonamiento profesional. Además, fundó la red Clinical and Professional Reasoning Scholars, un grupo internacional conformado por más de 60 colegas de terapia ocupacional. En 2016, Barbara se retiró del mundo académico a tiempo completo en Brenau, asumiendo el título de profesora emérita. Desde su jubilación, Barbara ha continuado apoyando a académicos/as de diversos países interesados/as en el razonamiento clínico y profesional. Sus contribuciones en esta área incluyen presentaciones magistrales, talleres, consultas académicas y la revisión o participación como miembro externo en diversas disertaciones doctorales y proyectos de culminación. Además, sigue siendo una escritora y editora activa, retirándose como editora principal de *Willard & Spackman. Terapia ocupacional* tras la 13.ª edición

DAR FORMA A LA PRÁCTICA: LA BÚSQUEDA DE JOHN POR EL APRENDIZAJE

Al igual que Barbara posee un extenso historial de apoyo a profesionales como gestora y educadora en terapia ocupacional, John tiene una trayectoria aún más larga investigando la naturaleza del aprendizaje social, el cual puede servir de base para una enseñanza contextual eficaz. Tras licenciarse en Estudios Sociales por la Central Missouri State University, John pasó sus primeros años en Kansas City, Missouri, como gestor local de programas de empleo y formación financiados con fondos federales. Estos experimentos de ingeniería social de las décadas de 1960 a 1980 aspiraban a promover una mano de obra estadounidense sólida entre las personas desfavorecidas económicamente mediante la formación profesional y la educación. Durante este período, obtuvo un máster en la Escuela de Negocios David Eccles de la Universidad de Utah. En 1978, John se convirtió en coordinador estatal para la transición de la escuela al trabajo en el Estado de Missouri. Posteriormente, pasó a ser supervisor estatal en el Departamento de Educación Primaria y Secundaria de Missouri para la formación profesional de adultos, financiada con fondos federales en una amplia zona del estado. Finalmente, el camino de John lo llevó a la Universidad de Missouri-Columbia, donde obtuvo su doctorado. Después de graduarse, fundó una exitosa empresa de consultoría educativa que continúa hoy como Schell Consulting. Posteriormente, se desempeñó como administrador del Allegany County Community College de Pittsburgh, Pensilvania. En el ámbito académico, John se incorporó al cuerpo docente de la Facultad de Educación de la Universidad de Pittsburgh y, en 1990, pasó a formar parte del cuerpo docente de la Facultad de Educación de la Universidad de Georgia. John dirigió numerosos proyectos de investigación en el ámbito del aprendizaje y la enseñanza contextuales. Desempeñó un rol decisivo en la obtención de una subvención de la Oficina de Educación de Estados Unidos para explorar el aprendizaje y la enseñanza contextuales como base para la formación del profesorado, en colaboración con otras cinco importantes universidades de investigación estadounidenses. John supervisó con éxito más de 25 tesis doctorales e innumerables programas de máster y especialización, cuyos graduados continúan haciendo contribuciones en todo el mundo. En 2012, John se convirtió en emérito, pero sigue impartiendo clases de posgrado a tiempo parcial y colabora con Barbara en la enseñanza de una variedad de talleres de razonamiento profesional y enseñanza, además de proporcionar consultoría académica.

AUNAR FUERZAS

Cuando nos conocimos, ambos a los 30 años, solíamos decir con humor que entre los dos cubríamos sanidad, educación y bienestar, en referencia a la ahora desaparecida agencia federal estadounidense del mismo nombre. Durante los primeros 15 años de nuestro matrimonio, seguimos trayectorias profesionales relativamente separadas, aunque siempre teníamos mucho de qué hablar sobre la gestión educativa y la de rehabilitación. Sin embargo, cuando Barbara pasó de la gestión práctica al mundo académico, quedó claro que estábamos abordando muchos de los mismos conceptos y leyendo parte de la misma literatura profesional. Llevamos casi tres décadas colaborando en proyectos y consultorías.

MÁS QUE TRABAJO

Después de más de 40 años, seguimos trabajando juntos. Nuestra mayor satisfacción es pasar tiempo con nuestra familia, que incluye a nuestros dos hijos mayores y sus respectivas familias, nuestros seis nietos y nuestro nuevo bisnieto. Además, compartimos una profunda pasión por el arte (Barbara disfruta de las acuarelas y John, de la fotografía), así como por la música, la naturaleza y el golf. Nuestras vidas también están enriquecidas por nuestra perra, Brandy, quien se toma muy en serio sus responsabilidades de recordarnos cuándo es el momento de desconectarse del ordenador, dar un paseo, cenar y salir a dar una vuelta.

REFERENCIAS BIBLIOGRÁFICAS

Mattingly, C., & Fleming, M. (1994). *Clinical reasoning: Forms of inquiry in a clinical practice.* Philadelphia: F.A. Davis.

Schell, B. A. B. & Braveman, B. H .(2005). Turning theory into practice: Management strategies. In B.H. Braveman (Ed.) *Leading and managing occupational therapy services: An evidence-based approach, 1e.* Philadelphia: F.A. Davis.

Schell, B. A., & Cervero, R. M. (1993). Clinical reasoning in occupational therapy: An integrative review. *The American Journal of Occupational Therapy, 47*(17), 605-610. https://doi.org/10.5014/ajot.47.7.605

PREFACIO

Este libro es fruto de la reflexión, la erudición y el amor. Además, podríamos añadir la persistencia, ya que nos encontramos en la 3.ª edición. Nuestra misión ha sido siempre ayudar a la comunidad de terapeutas ocupacionales en ejercicio a avanzar en su razonamiento profesional; a personal directivo y de supervisión a apoyar eficazmente a los miembros de su personal en el razonamiento profesional; al personal educativo a ser más eficaz; y a la comunidad de estudiantes a apreciar la importancia y la complejidad del razonamiento profesional en la práctica de la terapia ocupacional. Hemos realizado este trabajo porque creemos que el mundo será un lugar mejor y más democrático si las personas alcanzan su pleno potencial. Y lo que es aún más importante, afirmamos que razonar, aprender, reflexionar y enseñar son actos de amor.

NUEVOS TEMAS DEL LIBRO

La 3.ª edición continúa muchas tradiciones y suposiciones valiosas sobre el razonamiento profesional en terapia ocupacional. Mientras celebramos nuestros logros pasados, también miramos hacia el futuro. Comprender el razonamiento eficaz requiere un examen atento de lo que implica el proceso de razonamiento. Para lo cual, hemos revisado materiales de una amplia variedad de estudiosos de la investigación y la práctica. Continuamos invitando a expertos y expertas a contribuir con capítulos, mientras que nosotros mismos somos autores de capítulos dentro de nuestras propias áreas de especialización. Para enriquecer nuestra planificación de esta edición, iniciamos el *Professional Reasoning Colloquium* en 2021, dirigido a investigadores y eruditos invitados de todo el mundo, con el propósito de debatir el conocimiento emergente sobre el razonamiento profesional en terapia ocupacional. Agradecemos a la Woman's University School of Occupational Therapy de Texas y a Wolters Kluwer por unirse a nosotros en el patrocinio de esta conferencia en línea de 2 días, así como a los más de 60 presentadores de ocho países diferentes. Como resultado de las aportaciones del personal académico que asistió al simposio y de las nuevas investigaciones que encontramos mientras preparábamos este libro, identificamos varios temas nuevos que integramos en esta edición. Son los siguientes:

- **Razonamiento profesional entre culturas**. Adoptamos una postura de humildad cultural al reconocer que gran parte de los estudios sobre el razonamiento profesional en terapia ocupacional se basan en perspectivas occidentales. Nos complace descubrir estudios emergentes en países asiáticos y sudamericanos, y hemos incluido voces y estudios de todo el mundo.

- **Investigación nueva y emergente**. Incorporamos nuevas investigaciones sobre razonamiento profesional, reconociendo y también cuestionando las interpretaciones del pasado a la luz de los conocimientos actuales.
- **Énfasis en la reflexión**. Hemos alentado a los/las colaboradores/as a ilustrar las relaciones entre razonamiento, reflexión y prácticas reflexivas; a fortalecer los vínculos entre razonamiento, contexto, aprendizaje y enseñanza; y a establecer conexiones con la manera en que la evidencia derivada de la investigación y la práctica puede impulsar la reflexión y la mejora continua de la práctica profesional.
- **Evaluación del razonamiento profesional**. Un área de interés entre el personal académico actual es la evaluación del razonamiento clínico y profesional. Hemos alentado a los/las colaboradores/as a incluir información sobre la evaluación cuando resulte apropiado para sus contribuciones.
- **Razonamiento interprofesional**. Hemos reconocido el creciente énfasis en el trabajo en equipo interprofesional, por lo que hemos añadido un nuevo capítulo al respecto, y hemos alentado a los/las colaboradores/as a compartir ejemplos de razonamiento en contextos de colaboración, así como a demostrar prácticas cooperativas entre disciplinas.

Al final de los capítulos se incluyen actividades formativas diseñadas para promover un razonamiento eficaz, y en ThePoint se proporcionan actividades formativas adicionales en línea (en inglés). Los capítulos posteriores también recomiendan estrategias para enseñar e investigar el razonamiento en entornos académicos y prácticos.

TERMINOLOGÍA

El término *razonamiento profesional* continúa en el título de este libro al igual que el término *razonamiento clínico*. Aunque las revisiones bibliográficas recientes siguen encontrando que el término *razonamiento clínico* es el más utilizado en todas las profesiones sanitarias, los estudiosos de la terapia ocupacional, así como los redactores de documentos normativos, siguen cada vez más nuestra sugerencia de utilizar el término *razonamiento profesional*. Los colegas que ejercen en entornos educativos y comunitarios consideran que el término *clínico* presupone una orientación médica y, por tanto, es inapropiado para sus contextos. Además, hay una cantidad significativa de razonamiento relacionado con la práctica terapéutica, la programación, etc., que realizan supervisores, gestores y otras personas. Parece apropiado reconocer que este razonamiento, aunque no esté dirigido a un paciente o cliente específico, también tiene aspectos similares al razonamiento clínico.

ORGANIZACIÓN

El contenido de la 3.ª edición de *Razonamiento clínico y profesional en terapia ocupacional* consiste en resúmenes de diferentes perspectivas y presenta nuevas investigaciones sobre el razonamiento en contextos profesionales. El campo del razonamiento profesional sigue avanzando, y esta nueva edición ilustra el crecimiento. Todos los capítulos han sido actualizados o completamente reescritos. Una tercera parte de los capítulos tiene nuevos autores/as y coautores/as, lo que refleja una generación nueva y más internacional de colaboradores/as. Se han añadido seis nuevos capítulos para ampliar el alcance del libro.

Sin embargo, mantenemos la ética que hizo que las ediciones anteriores tuvieran éxito. Muchos libros de texto ofrecen recomendaciones sobre lo que los/las terapeutas *deben* pensar y cómo *deben* llevar a cabo la terapia. Por el contrario, a los/las colaboradores/as de la 1.ª edición y de todas las ediciones posteriores se les solicitó que construyeran sus debates utilizando investigaciones sólidas y aplicadas. Hemos centrado la investigación en lo que los/las terapeutas realmente piensan y, posteriormente, *actúan* durante la terapia. En muchos casos, los resultados de la investigación en terapia ocupacional se combinaron con estudios destacados de otras disciplinas, como la psicología, la antropología, la filosofía, la enfermería, la medicina y la fisioterapia. A pesar de que las unidades y los capítulos están relacionados entre sí, cada uno de ellos también puede ser independiente, lo que permite utilizar el texto en una clase específica o en diferentes cursos, dependiendo del diseño del plan de estudios. Las personas ajenas al ámbito académico pueden seleccionar los materiales más relevantes para sus necesidades.

La obra está organizada en cuatro unidades. La Unidad I, *Naturaleza del razonamiento profesional*, se enfoca en el razonamiento clínico y profesional como procesos basados en la experiencia humana. El capítulo introductorio ofrece una visión general de las definiciones de razonamiento clínico y profesional. El capítulo 2 describe la investigación neurocognitiva humana, explicando los procesos cognitivos y la neurología relacionada que sustentan el razonamiento profesional. Este capítulo cuenta con dos nuevas autoras que lo han reescrito por completo. El capítulo 3 trata de cómo los seres humanos están influidos por sus culturas y experiencias, de forma que adquieren una visión del mundo que influye en su pensamiento. La visión del mundo de cada terapeuta da forma a los supuestos que se convierten en parte inherente del razonamiento profesional de esa persona. Nuevas autoras se unieron al desarrollo de una nueva iteración de este capítulo, aportando una variedad de perspectivas internacionales, algunas de las cuales desafían supuestos dados por sentado en la teoría y la investigación del razonamiento profesional.

En el capítulo 4 se aborda la noción de razonamiento como un proceso corporeizado o encarnado: un proceso en el que la convención artificial de separar mente y cuerpo se reconceptualiza en un conocimiento integral evidente a través de nuestras acciones prácticas. El capítulo 5 presenta un modelo ecológico del razonamiento profesional que sirve para orientar acerca de cómo se relacionan los múltiples aspectos del razonamiento profesional. Al final de esta unidad, podrán apreciarse los puntos en común de los seres humanos cuando razonan, así como las variaciones individuales que forman el terreno sobre el que cada terapeuta razona en la práctica.

La Unidad II, *Aspectos del razonamiento profesional*, ofrece exploraciones en profundidad de las diferentes facetas del razonamiento de los/las terapeutas. El capítulo 6 presenta diversas formas y aspectos del razonamiento profesional y explica cómo estas formas se entrelazan durante las acciones de la práctica. Puede que estos aspectos del razonamiento no representen diferentes tipos de razonamiento desde la perspectiva de la psicología cognitiva, sin embargo, sí ponen de relieve cómo los/las terapeutas desplazan su atención hacia diferentes aspectos del proceso terapéutico y, al hacerlo, cambian la retórica y las formas de enmarcar los problemas en la práctica. El capítulo 7 ofrece un amplio análisis del *razonamiento científico*, el tipo de pensamiento que intenta ser objetivo y que busca la teoría, la evidencia y el uso de la lógica para comprender los problemas de la terapia. Este capítulo tiene dos nuevas autoras y ha sido completamente reescrito. El capítulo 8 describe el *razonamiento narrativo*, un aspecto del razonamiento en el que la atención de los/las terapeutas pasa de la ciencia objetiva a las experiencias subjetivas de las personas/clientes. Al prestar atención a las historias de vida de las personas, puede razonarse sobre el significado de las experiencias de salud para estas, así como elegirse acciones terapéuticas basadas en este conocimiento. El capítulo 9 va mucho más allá de las relaciones terapeuta-persona/cliente y se centra en el *razonamiento pragmático*, en el que los/las terapeutas atienden a las cuestiones prácticas de la prestación de cuidados. Estos incluyen el contexto de la práctica en el que se produce la atención y las propias habilidades y diferencias personales entre terapeutas, que se convierten en factores que determinan lo que un/a terapeuta cree que es posible o práctico cuando presta servicios. En el capítulo 10, una antigua colaboradora asume el rol de autora principal, examinando el sentido moral de los/las terapeutas y los marcos éticos que les guían cuando deben elegir la acción correcta entre opciones contrapuestas. La unidad concluye con el capítulo 11, que hace hincapié en el razonamiento interactivo, las consideraciones asociadas a la terapia como proceso de comunicación con la persona/cliente.

La Unidad III, *Razonamiento profesional en contexto*, se enfoca en proporcionar ejemplos de razonamiento profesional específico tal y como se produce en diversos contextos de práctica. La unidad comienza con el capítulo 12, que profundiza en la naturaleza del contexto y cómo afecta el razonamiento profesional. El capítulo 13 es un nuevo capítulo centrado en el razonamiento interprofesional y, por tanto, presta atención al razonamiento con equipos. Así pues, los dos primeros capítulos de esta unidad proporcionan una inmersión en aspectos del contexto de la práctica que son importantes y, a menudo, únicos dentro de un entorno determinado. Cada uno de los capítulos siguientes proporciona información de fondo sobre consideraciones importantes en esa área de práctica, junto con estudios de casos en los que se comparten ejemplos reales de razonamiento en casos específicos. Los autores y autoras que regresan actualizan los capítulos relacionados con su contexto. Hay nuevos autores y autoras para algunos capítulos, y tres capítulos nuevos enfocados en el razonamiento profesional a nivel de sistemas. Los capítulos específicos de cada contexto son:

Razonamiento clínico en cuidados agudos (capítulo 14, nuevo autor); Cuidados intensivos neonatales (capítulo 15); Modificaciones en el hogar (capítulo 16); Práctica escolar (capítulo 17); Sistemas de educación pública y poblaciones (capítulo 18, nuevo capítulo); Cuidados paliativos y al final de la vida (capítulo 19); Detección y evaluación de personas mayores que conducen (capítulo 20); Salud mental (capítulo 21); Promoción de la salud para población adulta que vive en la comunidad (capítulo 22, nuevo capítulo y autora); y Supervisión y desarrollo del razonamiento profesional (capítulo 23, nuevo capítulo y nuevas autoras).

La Unidad IV, *Promoción de un razonamiento profesional eficaz*, se ha ampliado con respecto a la edición anterior para incluir capítulos sobre el desarrollo del razonamiento profesional y la reflexión, además de temas anteriores relacionados con el aprendizaje, la enseñanza, el pensamiento y la erudición. La unidad comienza con un nuevo capítulo, el 24, Desarrollo del razonamiento profesional, que incluye nuevos contenidos sobre la experiencia (pericia). Le sigue el capítulo nuevo de esta unidad, el capítulo 25, Mejora de la práctica mediante estrategias de reflexión. Los capítulos restantes de la edición anterior vuelven, todos actualizados, para reflejar la investigación y la práctica actuales. Estos incluyen Epistemología: validez del conocimiento (capítulo 26); Aprender y enseñar a razonar (capítulo 27); Aprendizaje del razonamiento profesional en la práctica a través de las prácticas de campo (capítulo 28); y Razonamiento profesional en la gestión de terapia ocupacional (capítulo 29). Como en ediciones anteriores, el libro concluye con Investigación y conocimiento en razonamiento clínico y profesional (capítulo 30).

Características

Se ofrecen numerosos elementos para mejorar la comprensión y la aplicación de los contenidos. Los **Objetivos** sirven para orientar al lector, así como para ayudar al profesorado a centrar a sus estudiantes en los contenidos básicos del capítulo. El **Contenido** del capítulo, al principio de cada uno, ayuda a encontrar el material rápidamente y sirve como recurso de estudio y resumen de conceptos importantes. Los **Términos clave** aparecen en negrita y se definen en el capítulo. Las citas de **Reflexionar sobre el pensamiento** (normalmente ajenas a la terapia ocupacional) se han seleccionado para incitar a pensar sobre cuestiones metacognitivas desde diferentes perspectivas. En la Unidad III, **A tener en cuenta** resalta citas o comentarios que caracterizan el razonamiento profesional en un contexto específico relevante para el enfoque del capítulo. Las **Actividades formativas** al final de cada capítulo se han diseñado para proporcionar formas de reflexionar sobre las experiencias de los/las estudiantes y obtener un aprendizaje más profundo. Cada actividad incluye su propósito, cómo se conecta con los principales constructos sobre el razonamiento y las instrucciones. Cuando procede, se incluye el contenido de los materiales para distribuir. En thePoint se ofrecen actividades formativas adicionales para la mayoría de los capítulos. Al final del libro también se incluye un **Glosario** de términos clave.

RESUMEN

Como en el pasado, este libro es un regalo para todas aquellas personas que buscan convertirse en excelentes profesionales de la terapia ocupacional y para el personal educativo, de supervisión, de gerencia y de administración que apoyan este importante trabajo. Refleja nuestros mejores esfuerzos por compartir conocimientos más duraderos acerca del razonamiento profesional y por arrojar luz sobre nuevos conocimientos. Os animamos a que aprovechéis esta oportunidad para apreciar este trabajo y os retamos a que lo hagáis avanzar.

COLABORADORES

Angela Benfield, PhD, OTR/L
Assistant Professor
Department of Occupational Therapy
UT Health San Antonio
San Antonio, Texas

Anita Volkert, MPhil, PGDip, PGCLT (HE), BAppSc (OT)
Lecturer in Occupational Therapy and AHP Practice Placements Lead
Department of Occupational Therapy, Human Nutrition and Dietetics
School of Health and Social Care, School of Health and Life Sciences
Glasgow Caledonian University
Glasgow, United Kingdom

Anne Baker, ClinDoc, BOT (Hons), GCTE
Lecturer in Occupational Therapy
Institute of Health and Wellbeing
Federation University
Churchill, Victoria, Australia

Antoine Bailliard, PhD, OTR/L
Associate Professor
Occupational Therapy Doctorate Division
Duke University School of Medicine
Durham, North Carolina

Barbara A. Boyt Schell, PhD, OT, FAOTA
Professor Emerita
School of Occupational Therapy
Ivester College of Health Sciences
Brenau University
Gainesville, Georgia
Schell Consulting
Athens, Georgia

Barbara Hooper, PhD, MS, BS
Division Chief and Program Director
Division of Occupational Therapy
Duke University
Durham, North Carolina

Brent Braveman, PhD, OTR, FAOTA
Director
Department of Rehabilitation Services
MD Anderson Cancer Center
Houston, Texas

Carolyn A. Unsworth, PhD, BAppSci (OccTher), GCTE, OTR, MRCOT, FOTARA
Discipline Lead Occupational Therapy
Institute of Health and Wellbeing
Federation University
Churchill, Victoria, Australia

Cortni Krusemark, OTD, OTR/L
Program Director and Associate Professor
Department of Occupational Therapy
Briar Cliff University
Sioux City, Iowa

Deanna Gibbs, PhD, MOT, BAppSc (OT), GC Res Meth
Director of Clinical Research for Neonates and Children (N+AHP)
Department of Corporate Nursing

Barts Health NHS Trust
London, United Kingdom

Debra J. Hanson, PhD
Professor
Department of Occupational Therapy
University of Mary
Fargo, North Dakota

Elizabeth Anne Kinsella, PhD, MAdED, BSc (OT)
Professor and Director
Institute of Health Sciences Education
McGill University
Montreal, Quebec, Canada

Ellen S. Cohn, ScD, OT, FAOTA
Clinical Professor Emeritus
Department of Occupational Therapy
Boston University
Boston, Massachusetts

Jenene Woods Craig, PhD, MBA, OTR/L, CNT
Program Director
PhD Program—Infant and Early Childhood Development
School of Psychology
Fielding Graduate University
Santa Barbara, California

Jennifer Allison, OTD, OTR/L, BCMH, CCAP
Associate Professor
School of Occupational Therapy
Brenau University
Gainesville, Georgia

Jessica Kitchens, OTD
Occupational Therapist
Independent Practitioner
Columbus, Georgia

Jodie A. Copley, PhD, BOccThy (Hons)
Associate Professor
School of Health and Rehabilitation Sciences
The University of Queensland
Brisbane, Queensland, Australia

John Lien Margetis, OTD, OTR/L
Associate Professor of Clinical Occupational Therapy
Chan Division of Occupational Science and Occupational Therapy
University of Southern California
Los Angeles, California

John W. Schell, PhD
Professor Emeritus
Mary Frances Early College of Education
University of Georgia
Athens, Georgia
Schell Consulting
Athens, Georgia

Karina Dancza, PhD, MA (SEN), PGCLT (HE), GCert Health Sciences, BAppSc (OT)
Associate Professor
Department of Health and Social Sciences
Singapore Institute of Technology
Singapore, Singapore

Kathrine Hammill, PhD, BApScHons (OT)
Allied Health Manager
Department of Health and Disability
3Bridges Community Limited
Penshurst, New South Wales, Australia

Kay Graham, PhD, MOT, BA
Associate Professor
School of Occupational Therapy
Brenau University
Gainesville, Georgia

Lisette Farias, PhD, MScOT, OT Reg
Assistant Professor
Department of Neurobiology
Care Sciences and Society
Karolinska Institutet
Solna, Sweden

Mary Frances Baxter, PhD, OT, FAOTA
Professor and Associate Director at Houston Center
Dr. Sophie Lin Rydin School of Occupational Therapy
Texas Woman's University
Houston, Texas

Mary P. Shotwell, PhD, OT/L, FAOTA
Professor of Health Sciences
Department of Occupational Therapy
Rocky Mountain University of Health Professions
Provo, Utah

Merrill J. Turpin, PhD, BOccThy, GradDipCounsel
Senior Lecturer
Department of Occupational Therapy
School of Health and Rehabilitation Sciences
The University of Queensland
St. Lucia, Queensland, Australia

Noralyn Davel Pickens, PhD, OT
Associate Dean and Professor
College of Health Sciences
Texas Woman's University
Denton, Texas

Orley A. Templeton, MSOT, OTD
Assistant Professor
Department of Occupational Therapy
Misericordia University
Dallas, Pennsylvania

Patricia Laverdure, OTD, OTR, BCP, FAOTA
Assistant Professor, Program Director
Department of Occupational Therapy
School of Rehabilitation Sciences
Old Dominion University
Norfolk, Virginia

Regina F. Doherty, OTD, OTR/L, FAOTA, FNAP
Professor and Chair
Department of Occupational Therapy
School of Health and Rehabilitation Sciences
MGH Institute of Health Professions
Boston, Massachusetts

Rochelle J. Mendonca, PhD, OTR/L
Assistant Professor
Department of Rehabilitation and Regenerative Medicine/Occupational Therapy
Columbia University
New York, New York

Rosalind Bye, PhD, MAppSc (OT), BAppSc (OT)
Director of Academic Program
Department of Occupational Therapy
School of Science and Health
Western Sydney University
Sydney, New South Wales, Australia

Soren Grieve, PT, DPT
Assistant Professor & Chair
Health Sciences and Kinesiology & Human Performance Departments
Briar Cliff University
Sioux City, Iowa

Stephanie Tempest, PhD, MSc, BSc (Hons)
Occupational Therapist and Independent Consultant
Stephanie Tempest Consultancy Ltd
London, United Kingdom

Susan Coppola, OTD, OT/L, FAOTA
Professor
Division of Occupational Science and Occupational Therapy
University of North Carolina at Chapel Hill
Chapel Hill, North Carolina

Suzanne Perea Burns, PhD
Associate Professor
Department of Pediatrics
University of New Mexico
Albuquerque, New Mexico

Toby B. Hamilton, PhD, MPH, BS, AS
Professor Emeritus
Department of Rehabilitation Sciences
College of Allied Health
University of Oklahoma Health Sciences Center
Oklahoma City, Oklahoma

Yvonne Swinth, PhD, OTR/L, FAOTA
Professor and Program Director
School of Occupational Therapy
University of Puget Sound
Tacoma, Washington

CONTENIDO

UNIDAD I NATURALEZA DEL RAZONAMIENTO PROFESIONAL

1 El razonamiento profesional como base de la práctica, 3
Barbara A. Boyt Schell y John W. Schell

2 Cognición en la práctica profesional, 23
Orley A. Templeton y Mary Frances Baxter

3 Cultura, supuestos y razonamiento, 45
Lisette Farias, Susan Coppola y Barbara Hooper

4 Razonamiento corporeizado en la práctica profesional, 73
Elizabeth Anne Kinsella y Antoine Bailliard

5 Un modelo ecológico de razonamiento profesional, 97
Barbara A. Boyt Schell

UNIDAD II ASPECTOS DEL RAZONAMIENTO PROFESIONAL

6 Aspectos del razonamiento profesional, 127
Barbara A. Boyt Schell

7 Razonamiento científico y evidencia en la práctica, 143
Angela Benfield y Jessica Kitchens

8 Razonamiento narrativo, 175
Toby B. Hamilton

9 Razonamiento pragmático, 203
Barbara A. Boyt Schell

10 Razonamiento ético, 223
Regina F. Doherty

11 Razonamiento interactivo, 239
Merrill J. Turpin y Jodie A. Copley

UNIDAD III RAZONAMIENTO PROFESIONAL EN CONTEXTO

12 Contexto y razonamiento, 255
John W. Schell y Barbara A. Boyt Schell

13 Razonamiento interprofesional, 263
Cortni Krusemark y Soren Grieve

14 Razonamiento clínico en cuidados agudos, 287
John Lien Margetis

15 Cuidados intensivos neonatales, 299
Jenene Woods Craig y Deanna Gibbs

16 Modificaciones en el hogar, 319
Suzanne Perea Burns, Rochelle J. Mendonca y Noralyn Davel Pickens

17 Práctica escolar, 335
Yvonne Swinth

18 Sistemas de educación pública y poblaciones, 353
Patricia Laverdure e Yvonne Swinth

19 Cuidados paliativos y al final de la vida, 373
Kathrine Hammill y Rosalind Bye

20 Detección y evaluación de personas mayores que conducen, 389
Anne Baker y Carolyn A. Unsworth

21 Salud mental, 407
Jennifer Allison y Mary P. Shotwell

22 Promoción de la salud para población adulta que vive en la comunidad, 425
Kay Graham

23 Supervisión y desarrollo del razonamiento profesional, 439
Karina Dancza, Stephanie Tempest y Anita Volkert

UNIDAD IV PROMOCIÓN DE UN RAZONAMIENTO PROFESIONAL EFICAZ

24 Desarrollo del razonamiento profesional, 459
Angela Benfield

25 Mejorar la práctica mediante estrategias de reflexión, 491
John W. Schell y Barbara A. Boyt Schell

26 Epistemología: validez del conocimiento, 519
John W. Schell

27 Aprender y enseñar a razonar, 547
John W. Schell

28 Aprendizaje del razonamiento profesional en la práctica a través de las prácticas de campo, 581
Merrill J. Turpin y Debra J. Hanson

29 Razonamiento profesional en la gestión de terapia ocupacional, 607
Brent Braveman

30 Investigación y conocimiento en razonamiento clínico y profesional, 623
Carolyn A. Unsworth

Glosario 637

Índice alfabético de materias 649

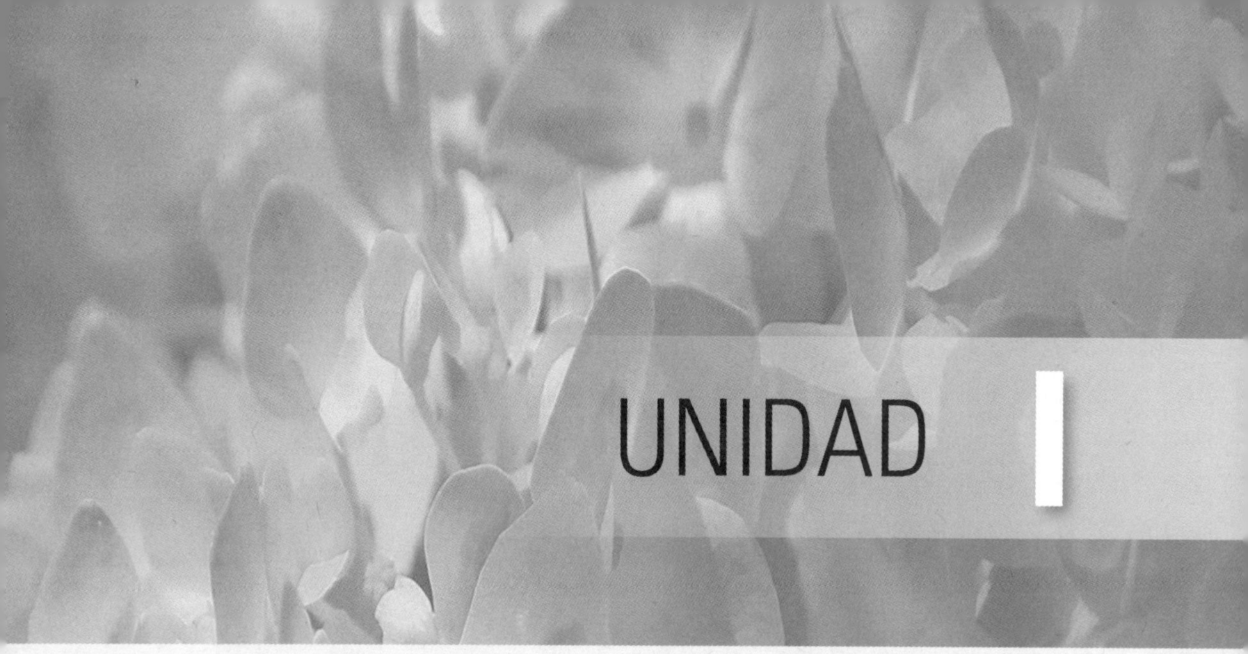

UNIDAD I

NATURALEZA DEL RAZONAMIENTO PROFESIONAL

CAPÍTULO **1** El razonamiento profesional como base de la práctica

CAPÍTULO **2** Cognición en la práctica profesional

CAPÍTULO **3** Cultura, supuestos y razonamiento

CAPÍTULO **4** Razonamiento corporeizado en la práctica profesional

CAPÍTULO **5** Un modelo ecológico de razonamiento profesional

CAPÍTULO 1

El razonamiento profesional como base de la práctica

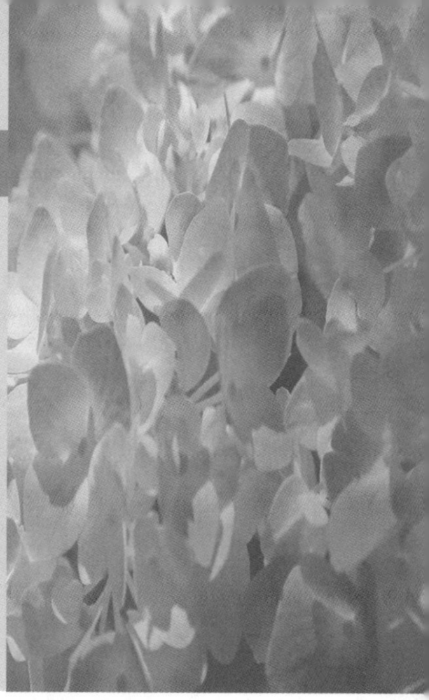

BARBARA A. BOYT SCHELL Y JOHN W. SCHELL

CONTENIDO

Introducción al razonamiento profesional
- *Definición*
- *Importancia*
- *Centralidad en el/la profesional*
- *Visión general de este texto*

Situar el razonamiento en un contexto más amplio
- *Estudiar la mente y el pensamiento*
- *Razonar en un mundo social*

Razonamiento en las profesiones sanitarias
- *Razonamiento clínico y medicina*
- *Razonamiento clínico en enfermería*
- *Razonamiento en las profesiones sanitarias*

Teorías del razonamiento profesional en terapia ocupacional
- *Modelo jerárquico de razonamiento clínico de Unsworth*
- *Modelo ecológico de razonamiento profesional*

Resumen

OBJETIVOS

Después de leer este capítulo, será capaz de:

1. Definir el razonamiento clínico y profesional.
2. Explorar la importancia de comprender cómo razonan las personas profesionales cuando proporcionan terapia ocupacional.
3. Proporcionar una visión general de los diferentes aspectos del razonamiento clínico y profesional.
4. Apreciar las fuentes de conocimiento interdisciplinarias relacionadas con el razonamiento en terapia ocupacional.
5. Conceptualizar la importancia del conocimiento del contenido, la experiencia y la reflexión para el desarrollo de la experiencia.

TÉRMINOS CLAVE

Razonamiento profesional **Razonamiento clínico**

INTRODUCCIÓN AL RAZONAMIENTO PROFESIONAL

¿Qué es el razonamiento profesional? Es el proceso utilizado por profesionales para guiarse cuando realizan actividades profesionales. Las distintas profesiones se refieren al proceso utilizando nombres diferentes (Young y cols., 2020). Independientemente de cómo llame a los procesos, cada profesional de la salud debe considerar opciones y luego realizar acciones para ayudar a sus clientes. *Una de las características de este tipo de razonamiento es la presión de pensar y actuar con rapidez.* Y la forma de llevar a cabo este tipo de razonamiento resulta complicada. El propósito de este libro es proporcionar un recurso de aprendizaje que explore aspectos importantes del razonamiento profesional y resuma la investigación sobre el razonamiento profesional en terapia ocupacional.

Definición

Existen varios términos para hablar del razonamiento utilizado en la práctica de la terapia ocupacional, como razonamiento clínico (Crabtree, 1998; Mattingly y Fleming, 1994; Schell y Cervero, 1993), razonamiento terapéutico (Kielhofner y Forsyth, 2002) y razonamiento profesional (American Occupational Therapy Association [AOTA], 2020; Schell, 2019; Unsworth y Baker, 2016). A efectos de este libro, adoptamos el **razonamiento profesional** como el término que mejor refleja el razonamiento asociado a la acción práctica en terapia ocupacional (*v.* cuadro 1-1). Con base en nuestra investigación y en el análisis de la bibliografía profesional, definimos el término como «el proceso utilizado por profesionales para planificar, dirigir, realizar y reflexionar sobre la atención a personas/clientes» (Schell, 2019, p. 483). En contraste con el término *razonamiento clínico*, el *razonamiento profesional* amplía el debate para incluir aquel que se produce en entornos no médicos, como escuelas y entornos comunitarios, así como el razonamiento realizado por personal de supervisión, educativo de prácticas de campo y de gestión de terapia ocupacional cuando conceptualizan la práctica de la terapia ocupacional. Por ejemplo, el personal de gestión toma decisiones que conforman la naturaleza de las prácticas de terapia ocupacional aceptadas dentro de sus entornos (*v.* caps. 23 y 29), y el personal educativo y de supervisión de las prácticas de campo «construyen conjuntamente» su razonamiento con el alumnado de terapia ocupacional (*v.* caps. 27 y 28 y Farber y Koenig, 2008). En última instancia, el enfoque de este razonamiento tiene que ver con el encuadre, la aplicación y la evaluación de los servicios de terapia, tanto si la persona terapeuta está intentando decidir de qué manera evaluar a una persona que se encuentra en un hospital de cuidados intensivos, colaborar con docentes sobre la mejor manera de apoyar el aprendizaje de población infantil con necesidades especiales o diseñar un programa de bienestar para personas con enfermedades mentales persistentes que viven en la comunidad. Este tipo de razonamiento difiere de otros tipos de razonamiento en que las personas profesionales deben *actuar* en función de sus pensamientos, a menudo sin el beneficio de una reflexión prolongada (Schön, 1983).

CUADRO 1-1 RAZONAMIENTO PROFESIONAL: ¿QUÉ SIGNIFICA REALMENTE?

Cuando (Barbara) sugerí por primera vez que el término *razonamiento profesional* era el más adecuado para la terapia ocupacional, mi intención no era sugerir que fuera un proceso diferente al razonamiento clínico, sino más bien que el término parecía más inclusivo. Por ejemplo, algunas personas que ejercían en la comunidad o en entornos de consulta consideraban que la palabra *clínica* presumía un modelo médico de atención. Asimismo, los términos *clínico* y *terapéutico* no parecían abarcar los tipos de razonamiento que se utilizaban en el ámbito de la gestión para diseñar programas completos de atención a la clientela. Desde entonces, he visto y oído una serie de interpretaciones del razonamiento clínico y profesional, algunas de las cuales sugieren que el razonamiento clínico se asocia con la atención directa a la clientela y el razonamiento profesional con tipos de pensamiento más amplios relacionados con la gestión, la educación, etcétera. Yo no lo veo así. Desde mi punto de vista, los procesos son los mismos. La comunidad de profesionales utiliza procesos humanos comunes, y la faceta específica o el enfoque de su razonamiento en un momento dado está muy ligado a la naturaleza del problema que intentan resolver o a la acción profesional que se está llevando a cabo.

He llegado a creer que el razonamiento profesional es un término mejor porque está menos asociado a un entorno o contexto o a una acción profesional concretos: para mí, lo engloba todo. Recientemente, otros también han adoptado el término (AOTA, 2020; Creek, 2016; Unsworth y Baker, 2016). A decir verdad, la única razón por la que seguimos utilizando el término *clínico* en el título de este libro es porque el término *razonamiento clínico* es el más utilizado en todas las profesiones sanitarias (Young y cols., 2020) y ¡queremos que la gente de otras disciplinas vea lo que estamos haciendo en terapia ocupacional!

Importancia

El razonamiento profesional es importante porque es fundamental para una práctica profesional eficaz. Para obtener los mejores resultados, deben examinarse y mejorarse continuamente los conocimientos sobre razonamiento profesional. En la actualidad, existen más de 40 años de investigación en terapia ocupacional que exploran muchos aspectos de este proceso (*v.* cuadro 1-2). Quienes han colaborado en este texto sintetizan lo que se sabe sobre el razonamiento profesional en terapia ocupacional para poner este conocimiento a su alcance. Terapeutas noveles pueden utilizar estos conocimientos para adquirir competencia a medida que inician su andadura como profesionales. Profesionales con conocimientos avanzados, personal directivo, personal educativo clínicos, personal académico, personal de investigación y personas eruditas encontrarán la información útil para avanzar en la práctica directa, así como en los sistemas que apoyan una práctica eficaz. Al sintetizar esta investigación, así como al sugerir otras áreas que necesitan ser exploradas, este texto proporciona una plataforma para que profesionales y académicos de todos los niveles hagan progresar la profesión.

Centralidad en el/la profesional

Cuando hablamos de razonamiento profesional, nos centramos en el/la profesional, no en la persona/cliente. Muchos textos de terapia ocupacional proporcionan información teórica y práctica sobre cómo la comunidad de terapeutas *debe* hacer terapia ocupacional. Normalmente, esas teorías se centran en cómo evaluar a la clientela y cómo facilitar el cambio terapéutico en el desempeño ocupacional de pacientes o clientes (Cohn y Coster, 2019). Por el contrario, las teorías sobre el razonamiento profesional se centran en la persona *terapeuta*. Estas teorías surgieron de estudios de terapeutas mientras realizaban la práctica real de la terapia ocupacional. Esta investigación a menudo implicaba una observación exhaustiva de terapeutas junto con preguntas sobre sus pensamientos, sentimientos y experiencias al hacer terapia. Un beneficio importante de comprender las teorías del razonamiento profesional es que ayudan, como terapeutas, a reflexionar sobre su propio razonamiento y, a su vez, a considerar las oportunidades de cuestionar y mejorar su propia práctica profesional.

CUADRO 1-2 CUARENTA AÑOS DE INVESTIGACIÓN SOBRE EL RAZONAMIENTO EN TERAPIA OCUPACIONAL

El **razonamiento clínico** es un término que adquirió relevancia en terapia ocupacional por primera vez en la década de 1980, cuando Joan Rogers hizo del razonamiento clínico el tema de su conferencia Eleanor Clark Slagle de la AOTA en 1983 (Rogers, 1983). Ella era consciente de la investigación emergente en medicina y psicología cognitiva, que intentaba explicar cómo el personal médico toma decisiones clínicas. Con base en esta investigación, ella y su colega Gladys Masagatani estudiaron a un grupo de 10 terapeutas ocupacionales que realizaban evaluaciones para descubrir cómo se tomaban las decisiones clínicas (Rogers y Masagatani, 1982). Descubrieron, entre otras cosas, que estas personas a menudo eran incapaces de explicar por qué habían hecho lo que habían hecho. En nuestra propia experiencia, este hallazgo se repite con frecuencia cuando el alumnado de terapia ocupacional pregunta a quien les supervisa cómo «supieron» hacer una determinada acción terapéutica. Rogers manifestó su preocupación de que si no podíamos describir los procesos de razonamiento subyacentes a nuestras acciones terapéuticas, entonces sería difícil mejorarlas y enseñarlas de manera sistemática. El desafío de Rogers a la profesión estimuló una nueva línea de investigación en terapia ocupacional dirigida a comprender el pensamiento de quienes realizan la terapia mientras realizaban acciones de terapia.

El siguiente capítulo de esta historia surgió a finales de la década de 1980, cuando la American Occupational Therapy Foundation (AOTF) y la AOTA colaboraron para apoyar un estudio sobre el razonamiento clínico. Un grupo teórico y de investigación se reunió con Donald Schön para debatir cómo «investigar el conocimiento clínico y la experiencia dentro de la profesión» (Mattingly y Fleming, 1994, p. ix). Schön ya era muy conocido por su libro *The Reflective Practitioner* (1983), en el que describía los puntos en común sobre cómo ejercen los individuos en profesiones tan diversas como la psicoterapia, la arquitectura, la ingeniería, el urbanismo y la gestión. Su tesis central era que la práctica profesional eficaz requiere una mezcla de conocimientos técnicos, que se combinan con la reflexión durante el proceso real de la práctica.

Dado que tanto la AOTF como la AOTA estaban preocupadas por mejorar la práctica y la educación, ambas organizaciones financiaron un proyecto de investigación que llegó a conocerse como *Clinical Reasoning Study* o *Estudio de razonamiento clínico* (Mattingly y Fleming, 1994). Cheryl Mattingly, estudiante de posgrado de Schön, formó equipo con Maureen Fleming, una experimentada profesora de terapia ocupacional de la Universidad de Tufts. Su amplio estudio de terapeutas de un gran centro médico de Boston arrojó resultados que sugerían no solo un proceso de razonamiento clínico, sino varios. Este trabajo tuvo una enorme influencia en el estudio del razonamiento clínico en terapia ocupacional. Sus publicaciones posteriores en un número especial del AJOT (*American Journal of Occupational Therapy*) sobre razonamiento clínico (Cohn, 1991), y más tarde en su libro *Reasoning: Forms of Inquiry in a Therapeutic Practice* (Mattingly y Fleming, 1994), junto con la conferencia Eleanor Clark Slagle de Roger de 1983, se convirtieron y siguen siendo lecturas fundamentales para cualquier persona seriamente interesada en el razonamiento clínico en terapia ocupacional.

Desde entonces, se han publicado al menos 140 estudios en la literatura de terapia ocupacional acerca del razonamiento clínico y profesional (Unsworth y Baker, 2016). Desde la publicación de esa revisión sistemática, han aparecido más artículos, estudios y capítulos de libros que se basan en estas teorías. En los últimos años, la investigación dentro de las profesiones sanitarias ha ido más allá de la comprensión de los procesos de razonamiento para poder enseñarlos a quienes ejercen en el nivel inicial. Existe un gran interés por examinar estrategias para apoyar un razonamiento más eficaz de la comunidad de terapeutas en la práctica y un interés creciente por desarrollar medidas del razonamiento profesional (Gordon y cols., 2022; Maruyama y cols., 2021). También se está explorando cómo las teorías del razonamiento profesional varían entre contextos culturales y entornos internacionales (Araujo y cols., 2022; Lee y cols., 2021).

Visión general de este texto

Este texto está organizado en cuatro unidades. La primera unidad se centra en la naturaleza del razonamiento humano. En este capítulo se ofrecen definiciones y una visión general del razonamiento profesional. Los capítulos siguientes de esta unidad examinan el razonamiento profesional como una actividad cognitiva, un proceso que se inserta en la cultura y se produce a partir de esta. El último capítulo de la Unidad I describe el Modelo ecológico de razonamiento profesional, que pretende ser una síntesis de estas perspectivas sobre el proceso de razonamiento profesional.

La segunda unidad describe formas comunes de razonamiento que son respuestas a problemas específicos de la práctica. El primer capítulo presenta las formas en que los problemas de la práctica sacan a relucir diferentes aspectos o formas de enmarcar la situación de la práctica. Los capítulos siguientes examinan los enfoques científico, narrativo, pragmático, ético e interactivo del razonamiento.

La tercera unidad comienza con un debate sobre cómo influye el contexto en el razonamiento profesional y le sigue un debate sobre el razonamiento interprofesional, dado que gran parte de la asistencia sanitaria actual implica una colaboración entre profesionales para lograr resultados óptimos para la clientela. Tras estos capítulos de visión general, cada capítulo posterior presenta ejemplos de casos de terapeutas reales que prestan servicios en diversos contextos de servicios. Entre estos se incluyen los cuidados agudos, los cuidados intensivos neonatales, las modificaciones en el hogar y la práctica escolar a dos niveles: individual y sistemas escolares. Siguen casos sobre cuidados paliativos y al final de la vida, servicios para personas mayores que conducen y salud mental. Los casos finales muestran el razonamiento profesional en la promoción de la salud y en la supervisión de la terapia ocupacional. Cada caso destaca diversos aspectos del razonamiento profesional importantes para ese entorno y ese caso. Es necesario tener en cuenta que estos casos se seleccionaron principalmente en función de la investigación que se había realizado sobre el razonamiento profesional en ese entorno. Nuestro objetivo es ilustrar cómo es el razonamiento en la práctica real.

La unidad final es una mezcla de capítulos que van más allá de la comprensión del razonamiento profesional para llegar a las implicaciones de este conocimiento para la educación, la gestión y la investigación. Se incluyen recursos para apoyar el desarrollo del razonamiento profesional en la práctica inicial y avanzada. Además, el razonamiento profesional se aborda desde una perspectiva de gestión. Los equipos de supervisión y dirección no solo utilizan el razonamiento profesional, sino que también apoyan a profesionales en el desarrollo y el uso de estrategias de razonamiento eficaces. Los capítulos finales de la Unidad IV sugieren enfoques eficaces para ampliar nuestra comprensión del razonamiento profesional, así como orientaciones para futuras investigaciones.

Además de los capítulos propiamente dichos, se proporcionan actividades de aprendizaje, así como enlaces a recursos en línea diseñados para ayudar a quien lee estas líneas a comprender el material con mayor profundidad. Además, se proporciona una bibliografía en línea en la que se enumeran estudios y referencias bibliográficas sobre razonamiento clínico y profesional en terapia ocupacional, revisiones bibliográficas, e importantes obras clásicas de otras profesiones y disciplinas. También se incluyen artículos relevantes para la educación y el desarrollo continuo del razonamiento profesional.

SITUAR EL RAZONAMIENTO EN UN CONTEXTO MÁS AMPLIO

Nuestra conciencia actual de cómo las personas utilizan sus conocimientos en la práctica profesional procede de muchas disciplinas, muchas de las cuales se citan en los capítulos siguientes. Las páginas siguientes ofrecen una visión muy breve de la evolución de lo que hemos llegado a considerar como razonamiento profesional. Aunque reconocemos que se han excluido importantes contribuciones de nuestra discusión, nuestro propósito es destacar a investigadores/as y conceptos seleccionados que han dado forma a nuestro pensamiento actual.

Estudiar la mente y el pensamiento

La filosofía fue la primera disciplina que se ocupó explícitamente de las teorías del conocimiento y de la mente. Al observar las prácticas artesanas y de creación antiguas, Aristóteles llegó a la conclusión de que su trabajo implicaba pensamiento y acciones razonadas (Bernstein, 1983). Sin embargo, esas acciones se llevaban a cabo dentro de la «praxis» artesana o acciones razonadas que se realizaban para llevar a cabo una tarea específica. Al igual que en profesiones de artesanía, la maestría en terapia ocupacional permite abordar el problema de cada cliente con un objetivo en mente, pero a medida que se avanza, las acciones razonadas pueden cambiar en respuesta a cada cliente o a la situación de la terapia. A medida que se progresa en el proceso terapéutico, los objetivos pueden ser diferentes a medida que la situación se aclara. En cierto modo, Aristóteles podría haber sido uno de los primeros en adoptar el razonamiento profesional.

Siglos más tarde, a medida que surgían las ciencias, las disciplinas de la biología y, más tarde, la psicología, sustituyeron a la filosofía como base para comprender el razonamiento humano. Los investigadores teóricos de finales del siglo XIX y principios del XX se basaron en gran medida en la teoría de la evolución de Darwin, en la que «se consideraba a los seres humanos como 'biológicamente continuos' con el reino animal» (Phillips y Soltis, 2004, p. 21). A medida que la teoría de la evolución de Darwin se fue conociendo, los investigadores de la conducta humana también incorporaron el supuesto de la progresión entre los seres humanos como base para comprender el aprendizaje y el pensamiento. Esta forma de biología demostró ser una fuerte influencia en el desarrollo del conductismo y la psicología del desarrollo.

Muchos de los primeros estudios se basaron en las similitudes biológicas entre los seres humanos y otras formas de vida animal. Sin embargo, resultó muy difícil aplicar los principios científicos de la deducción al estudio del aprendizaje y el pensamiento humanos. No había una forma fiable de validar lo que mayormente se consideraba evidencia subjetiva con respecto a lo que ocurría en la mente humana. Científicos como John Watson (1948) sostenían que era más apropiado observar la conducta que preguntar a las personas lo que estaban pensando. Tales perspectivas condujeron a un cambio en la investigación, que pasó de centrarse en el pensamiento a centrarse en el aprendizaje, medido por los cambios en la conducta.

Las teorías clásicas de la conducta humana se desarrollaron a medida que el campo de la psicología se establecía como una disciplina separada de la biología a finales del siglo XIX. A medida que el campo de la psicología evolucionaba, las teorías de la Gestalt se hicieron más predominantes. Estas se centraban en las «tendencias de la mente a crear patrones y estructurar la experiencia» (Phillips y Soltis, 2004, p. 7). Jerome Bruner (1977) amplió el concepto de esquemas para ilustrar cómo se estructura en la mente una disciplina determinada. Sostuvo que el alumnado requiere una comprensión general de la forma en que está organizado el conocimiento propio. Una vez que se adquiere una perspectiva global, el alumnado es más capaz de decidir cómo pueden abordarse los problemas en el contexto de la comprensión del conocimiento del campo. Estas teorías llevaron finalmente a algunos investigadores a comparar el cerebro humano con la «revolución de la informática y la inteligencia artificial» (Phillips y Soltis, 2004, p. 8).

Jean Piaget, psicólogo del desarrollo, formado primero como biólogo, se preocupó por la cuestión de cómo se estructuraba y utilizaba el conocimiento. Basó gran parte de su trabajo posterior en el supuesto de que el aprendizaje y el pensamiento eran artefactos del funcionamiento biológico (Piaget, 1969). La investigación de Piaget se centró en las «estructuras mentales o cognitivas» que, aunque inobservables, eran la base del aprendizaje y el uso del conocimiento (Phillips y Soltis, 2004). Como psicólogo del desarrollo, Piaget consideraba estas estructuras mentales como la forma en que se organiza la mente infantil. Esta red se desarrolla a lo largo de tres etapas (sensoriomotora, preoperacional y de operaciones concretas), que suelen asociarse a la edad. Con el paso de los años, las estructuras mentales emergentes ayudan a «interiorizar» lo que Piaget conceptualizó como operaciones. Los impactos del trabajo científico de Piaget influyen de manera significativa en nuestro pensamiento sobre la psicología del desarrollo incluso hoy en día.

Razonar en un mundo social

Casi simultáneamente al desarrollo de las teorías psicológicas, otros investigadores examinaban la relación del aprendizaje y el uso del conocimiento dentro de los contextos sociales. Lev Semionovich Vygotsky fue un experto ruso en desarrollo infantil cuyo trabajo fue relativamente desconocido en Occidente hasta las décadas de 1960 y 1970. Su contribución fue importante porque nos animó a pensar en el desarrollo humano a la luz de la interacción de la persona dentro de los contextos sociales. Es evidente que su obra influyó en muchos investigadores occidentales como Bruner e incluso Piaget. Los trabajos de Vygotsky sobre las zonas de desarrollo próximo (ZDP) y la conciencia fueron fundamentales para comprender cómo pensaban las personas principiantes y cómo sus acciones podían ser facilitadas por docentes con un mayor nivel de destreza (*Collected Works of Vygotsky*, 1968). Estas teorías sociológicas acabaron contribuyendo a las teorías de la cognición situada (Lave, 1988) y las comunidades de práctica (Wenger, 1998). Estas teorías, junto con debates más profundos sobre las perspectivas filosóficas y psicológicas, se tratan en capítulos posteriores.

A principios del siglo XX, se produjo un movimiento simultáneo en Europa Occidental y Estados Unidos cuando los investigadores empezaron a pensar más seriamente en la influencia de las relaciones sociales en la forma de pensar y razonar de los seres humanos. Estos investigadores representaban campos que llegarían a ser conocidos entre la academia de las ciencias sociales. Paul Ricœur, un fenomenólogo francés, influyó mucho en Martin Heidegger, Hans-Georg Gadamer, Maurice Merleau-Ponty, Jean-Paul Sartre y Alfred Schütz para que examinaran la experiencia consciente como una técnica existencial para comprender el significado de las acciones de un individuo (o, podríamos decir, la reflexión de una persona sobre sus experiencias que guía y evalúa sus acciones profesionales) (Kaufmann, 1944). Las investigaciones de Alfred Schütz ampliaron este trabajo haciendo hincapié en la capacidad humana de captar las experiencias vividas a través de la «conciencia fluyente» a medida que pasaban de la experiencia a la memoria (Kauffmann). Por supuesto, esta perspectiva constituye una potente plataforma teórica para comprender el razonamiento de profesionales cuando reflexionan sobre acciones pasadas, presentes o futuras.

Donald Schön (1983) es bien conocido por su trabajo en torno a la práctica reflexiva y los «sistemas de aprendizaje» organizativos. Irónicamente, su propio pensamiento puede haber estado muy influido por su ávido interés por el *jazz*. Tomando nota de su talento como pianista y clarinetista de cierta reputación, parte de sus colegas cree que fue la improvisación del *jazz* lo que inspiró sus ideas sobre «pensar en el momento». Se podría especular sobre qué impacto tuvo esto en su trabajo sobre la reflexión-en-la-acción y la reflexión-sobre-la-acción, dos conceptos centrales que explican cómo profesionales practican y desarrollan su experiencia (también abordados más adelante en este libro).

Herbert Dreyfus continuó la tradición de la fenomenología existencial de Heidegger en un libro del que fue coautor con su hermano Stewart, titulado *Mind Over Machine* o *Mente sobre máquina* (Dreyfus y Dreyfus, 1986). En este texto, planteó un continuo de persona novel a persona experta que fue utilizado por Benner (1984) para examinar el pensamiento del personal de enfermería. Consideró que era una descripción eficaz del pensamiento profesional en diferentes etapas de la experiencia, suponiendo que la persona profesional era reflexiva en su enfoque del razonamiento. El libro de Dreyfus y Dreyfus ha influido posteriormente en la investigación de numerosas profesiones para examinar los procesos que conforman la forma en que profesionales principiantes acaban convirtiéndose en profesionales con experiencia.

A partir de este resumen, queda claro que una gran cantidad de escritores y filósofos han contribuido a nuestro pensamiento actual sobre la práctica reflexiva. Una vez entendido esto, pasamos ahora a centrarnos en el razonamiento profesional en la asistencia sanitaria, y en la terapia ocupacional en concreto.

RAZONAMIENTO EN LAS PROFESIONES SANITARIAS

En muchas profesiones sanitarias existen teorías e investigaciones relacionadas con el enfoque de esa profesión, a menudo con la intención de orientar la práctica. La opinión de que la práctica es simplemente la aplicación de la teoría se entiende ahora cada vez más por su cuestionable valor práctico. De hecho, la atención prestada a la difusión del conocimiento científico para su uso en la práctica ha abierto áreas de estudio completamente nuevas, como la investigación de la traducción y la ciencia de la implementación (Clark y cols., 2013; Juckett y cols., 2019; Strauss y cols., 2013). Además de este cambio, otros han sugerido desde hace tiempo que la teoría puede surgir de la práctica (Creek y Ormston, 1996). Argyris y Schön (1974) se refirieron a ellas como «teorías en uso» (p. 6), que implican la aplicación de conocimientos prácticos. El estudio del razonamiento profesional es un nexo importante de ambas perspectivas porque se centra en *lo que ocurre realmente a profesionales* cuando contemplan y llevan a cabo acciones terapéuticas.

Razonamiento clínico y medicina

Dentro de las profesiones sanitarias, la mayor cantidad de investigación se ha producido en medicina y enfermería. Norman (2005) proporcionó un útil resumen de más de 40 años de investigación sobre el razonamiento clínico en medicina, caracterizando una serie de fases de investigación. Una característica clave de la práctica médica es el enfoque en el diagnóstico, y se ven referencias frecuentes al razonamiento clínico en su relación con el diagnóstico en todas las fases de esta investigación. La primera fase de la investigación se centró en la resolución de problemas y sacó a la luz procesos genéricos que reflejaban el modelo lineal de razonamiento de Dewey (*v.* cuadro 1-3). La segunda se centró en la memoria y en su relación con la experiencia. Las investigaciones sobre la memoria no explicaron la adquisición de experiencia, lo que dio lugar a una tercera fase, en la que el grupo de investigación examinó cómo cada profesional organizaba y enriquecía sus conocimientos a medida que adquiría experiencia (consúltese el cap. 2 para más información sobre estos procesos). Norman concluye hablando de la continua valoración del papel del conocimiento experiencial. Los trabajos más recientes en medicina se han centrado en examinar el papel del contexto en el razonamiento clínico (Koufidis y cols., 2022; Lee y cols., 2021; Peters y cols., 2016) junto con el trabajo continuo para llegar a metateorías.

CUADRO 1-3 EL MODELO LINEAL DE RAZONAMIENTO DE DEWEY

John Dewey (1929, 1934) desarrolló la descripción clásica del razonamiento general. Su modelo tiene muchas similitudes con el modelo hipotético-deductivo de razonamiento utilizado en los primeros estudios médicos y recopilados en los trabajos de Mattingly y Fleming (1994) y Rogers y Holms sobre el razonamiento diagnóstico (1991). Básicamente, este modelo es lineal y consta de cinco etapas, entre las que se incluyen las siguientes:

1. Reflexionar sobre las ideas.
2. Formular hipótesis.
3. Evaluar las hipótesis para determinar su veracidad.
4. Determinar una línea de actuación.
5. Formular un enunciado verbal para representar la hipótesis (Dewey, 1933/1989).

Razonamiento clínico en enfermería

Al igual que la medicina, la enfermería cuenta con un cuerpo relativamente amplio de investigación sobre el razonamiento clínico que también ha informado a la investigación en terapia ocupacional. El examen clásico de Patricia Benner (1984) sobre la adquisición de experiencia basado en el modelo de Dreyfus y Dreyfus (1986), junto con el trabajo posterior con Tanner (Benner y Tanner, 1987) sobre la intuición y la sabiduría clínica (Benner y cols., 1999), arrojan luz sobre las complejidades del razonamiento y el desarrollo de la experiencia. Cabe destacar el análisis de factores que van más allá de la cognición y el reconocimiento de las negociaciones dentro de las estructuras de poder que formaban parte del razonamiento y la práctica de la enfermería. Al igual que la terapia ocupacional, la práctica enfermera se centra en gran medida en los cuidados más allá del diagnóstico y recurre a una serie de procesos de razonamiento. Por ejemplo, el continuo propuesto por Standing (2008) reconoce explícitamente tanto el rango de complejidad de las tareas de cuidados como el reconocimiento de que los procesos cognitivos pueden ir de tácitos a altamente explícitos, en función de la naturaleza de dichas tareas. El informe de Holder sobre el estado de la ciencia del razonamiento clínico en enfermería informa de la ausencia continuada de una definición coherente de razonamiento clínico en la literatura de enfermería, aunque indica la existencia de tres teorías centradas en el uso eficaz del razonamiento clínico (Holder, 2018). Abogó por que la investigación «se centre en colmar las lagunas que existen en la definición del proceso, la comprensión del proceso, el establecimiento de vínculos con procesos de razonamiento no clínicos y el desarrollo de medidas tanto para desarrollar como para medir con precisión el razonamiento clínico» (Holder, 2018, p. 1).

Razonamiento en las profesiones sanitarias

En muchas otras profesiones sanitarias, la investigación y la erudición se centran en comprender el razonamiento dentro de su profesión y en cómo promover un razonamiento eficaz entre profesionales noveles que se incorporan a la profesión, así como entre quienes ya tienen experiencia. Un buen ejemplo de ello es la estudiosa del trabajo social Eileen Gambrill, cuyos textos sobre la promoción del pensamiento crítico en la práctica clínica tienen implicaciones en múltiples profesiones (Gambrill, 2012, 2019). Dentro de las profesiones sanitarias, Higgs, Jones y cols. han realizado un trabajo sostenido durante dos décadas para sintetizar los puntos en común del razonamiento clínico en múltiples profesiones, como la medicina, la enfermería, la fisioterapia, la terapia ocupacional, la odontología y la optometría (Higgs y Jensen, 2019; Higgs y Jones, 2000; Higgs y cols., 2008). Aunque en un principio esperaban encontrar un modelo común para todas las profesiones, con el tiempo llegaron a la conclusión de que esto no era factible debido a las complejidades entre profesiones, contextos de práctica y profesionales (Higgs y Jensen, 2019). Higgs se aleja de intentar encontrar puntos en común entre profesiones para pensar en el razonamiento clínico en términos de «capacidades de cada profesional para desenvolverse bien tanto en contextos conocidos como desconocidos», así como para resolver problemas clínicos tanto sencillos como complejos (Higgs, 2019, p. 24). Resume su definición actual de razonamiento clínico como un «sofisticado conjunto de capacidades reflexivas y cultivadas que están profundamente contextualizadas en la disciplina de quien razona, sus formas de conocer, su modelo de práctica propio y su entorno de trabajo a través de múltiples comunidades de práctica» (Higgs, 2019, p. 29). Además de los textos señalados anteriormente, en la actualidad existen revisiones exhaustivas del razonamiento clínico tanto dentro de las profesiones como entre estas (Young y cols., 2020). Estos trabajos no solo han puesto de relieve tanto las similitudes como las diferencias en las definiciones y conceptualizaciones de la terapia ocupacional, sino que también han aflorado el debate sobre lo que cuenta como razonamiento clínico (Young y cols., 2018) y el impacto de la cultura en el razonamiento clínico (Lee y cols., 2021).

REFLEXIONAR SOBRE EL PENSAMIENTO

El dilema «rigor o pertinencia» se plantea de forma más aguda en algunos ámbitos de la práctica que en otros. En la variada topografía de la práctica profesional, existe un terreno elevado y duro en el que quienes ejercen profesionalmente pueden hacer un uso eficaz de la teoría y la técnica basadas en la investigación. Por otra parte, existe la tierra baja pantanosa en la que las situaciones son «líos» confusos incapaces de solución técnica. La dificultad estriba en que los problemas del terreno elevado y duro, por grande que sea su interés técnico, suelen ser relativamente poco importantes para la clientela o para la sociedad en general, mientras que en el pantano se encuentran los problemas de mayor interés humano.

—(Schön, 1983, p. 42)

TEORÍAS DEL RAZONAMIENTO PROFESIONAL EN TERAPIA OCUPACIONAL

Como se señaló al principio de este capítulo, las teorías sobre cómo y por qué la comunidad de terapeutas realiza acciones razonadas han sido un tema de investigación en terapia ocupacional durante más de 40 años. En la terapia ocupacional, así como en otras profesiones sanitarias, esto ha sido paralelo a un aumento significativo de la atención prestada al uso de la investigación para informar la práctica (típicamente denominada práctica basada en la evidencia) (Hoffmann y cols., 2017), así como a una apreciación recién descubierta de las complejidades de mejorar la práctica a la luz de los nuevos conocimientos. Además de este cambio, desde hace tiempo también se sugiere que la teoría, a veces denominada *teorías en uso*, surge de la práctica (Argyris y Schön, 1973, Creek y Ormston, 1996). El estudio del razonamiento profesional es un nexo importante de la teoría y la práctica porque se centra en *lo que ocurre realmente a las personas profesionales* cuando contemplan y llevan a cabo acciones terapéuticas.

Aquí se seleccionan dos modelos de la literatura para explicar el fenómeno del razonamiento clínico/profesional en terapia ocupacional:

- El Modelo jerárquico de razonamiento clínico de Unsworth (2004, 2011), que describe una jerarquía de tres niveles de razonamiento clínico, se basa en gran medida en el trabajo de Mattingly y Fleming (1994) junto con investigaciones posteriores realizadas por ella misma y otro.
- El Modelo ecológico de razonamiento profesional de Schell (2018, 2019) intenta sintetizar la investigación tanto dentro como fuera de la terapia ocupacional de forma que refleje la naturaleza ecológica del proceso.

En la 1.ª edición de este libro, estos modelos eran concepciones emergentes del razonamiento en terapia ocupacional (Schell y cols., 2008). Desde entonces, ambos han constituido la base de investigaciones en curso. Otras autorías también han sugerido modelos, normalmente dentro de capítulos de libros de texto (*v.* p. ej., el Modelo de razonamiento profesional específico del contexto de Turpin y Iwama, 2011, p. 36-38). También existen diversas perspectivas sobre cómo caracterizar el razonamiento clínico y profesional (*v.*, p. ej., Creek, 2016; Robertson, 2012).

Antes de pasar a describir los modelos de Unsworth y Schell, recordamos que estos modelos de razonamiento profesional se centran en el *razonamiento de la persona terapeuta* tal y como *se produce realmente* en la práctica. Por tanto, son diferentes de los numerosos modelos o directrices de terapia ocupacional destinados a sugerir lo que *debería* ocurrir en términos de evaluación e intervención. Ejemplos como el Marco de práctica de la AOTA (AOTA, 2020) o el Modelo canadiense de desempeño y participación ocupacional (Townsend y Polatajko, 2007) proporcionan opiniones consensuadas sobre los procesos que deberían estar integrados en una buena práctica. Asimismo, otras teorías ocupacionales están diseñadas para explicar la dinámica del rendimiento y la participación ocupacionales (Kielhofner, 2009). Por el contrario, los modelos de razonamiento profesional se centran en la *persona que realiza la terapia* y en *los factores o procesos que le afectan* mientras ejerce.

Modelo jerárquico de razonamiento clínico de Unsworth

El Modelo jerárquico de razonamiento clínico de Unsworth se basó inicialmente en el trabajo de Mattingly y Fleming (Unsworth, 2004, 2011). Propone una jerarquía de tres niveles para describir la relación entre los distintos tipos de razonamiento clínico hallados a través de su propia investigación y según lo articulado por Mattingly y Fleming (1994), Schön (1983, 1987), Barris (1987), Hooper (1997) y Schell y Cervero (1993) y la visión del mundo de las personas terapeutas (Wolters, 1989).

Como se muestra en la figura 1-1, la persona terapeuta se basa en un entorno vital y se conceptualiza como poseedora de una visión del mundo (Wolters, 1989), que se representa en el primer nivel porque influye en todas las formas de razonamiento. Por otro lado, el segundo nivel contiene los tres modos principales de razonamiento: procedimental (centrado en las prácticas asociadas con la realización de la terapia), interactivo (centrado en el desarrollo y el mantenimiento de la relación cliente-terapeuta) y condicional (un proceso de síntesis del conocimiento del estado de cada cliente y de los factores contextuales pasados, presentes y futuros). Unsworth también señala que dentro de estos tres tipos de razonamiento, cada terapeuta recurre a la experiencia pasada y la aplica a la situación actual, lo que se identificó mediante un proceso de investigación como razonamiento de generalización (Unsworth, 2005).

El hecho de que los/las terapeutas también parecieran utilizar simultáneamente dos o tres formas de razonamiento procedimental/interactivo/condicional se presenta mediante un diagrama de Venn (Unsworth, 2004). Estos modos de razonamiento son de naturaleza más científica (razonamiento procedimental) o más narrativa/fenomenológica (interactivo y condicional). Finalmente, el último nivel del diagrama contiene el razonamiento pragmático. El razonamiento pragmático trata de lo que se puede conseguir dadas las limitaciones prácticas o las ventajas del entorno (financiero, clínico, domicilio de la clientela, etc.). En contraste con los modos de razonamiento científico y narrativo, que están impulsados por cada cliente, el razonamiento pragmático está impulsado por el contexto. Las flechas que fluyen alrededor de este modelo indican que, en mayor o menor medida, todos estos modos de razonamiento o influencias sobre el razonamiento repercuten unos sobre otros. Este modelo de razonamiento clínico funciona en la práctica de la terapia ocupacional centrada en la persona/cliente (Unsworth, 2004), por lo que los niveles de razonamiento de cada cliente también se representan en el modelo.

También señala que quienes realizan la terapia ocupacional tienen en cuenta tanto la condición de la clientela como su experiencia a través del razonamiento científico y narrativo. En la Unidad II de este libro se proporcionan discusiones en profundidad de varios de los que menciona Unsworth, así como de otros. El siguiente modelo analizado adopta una

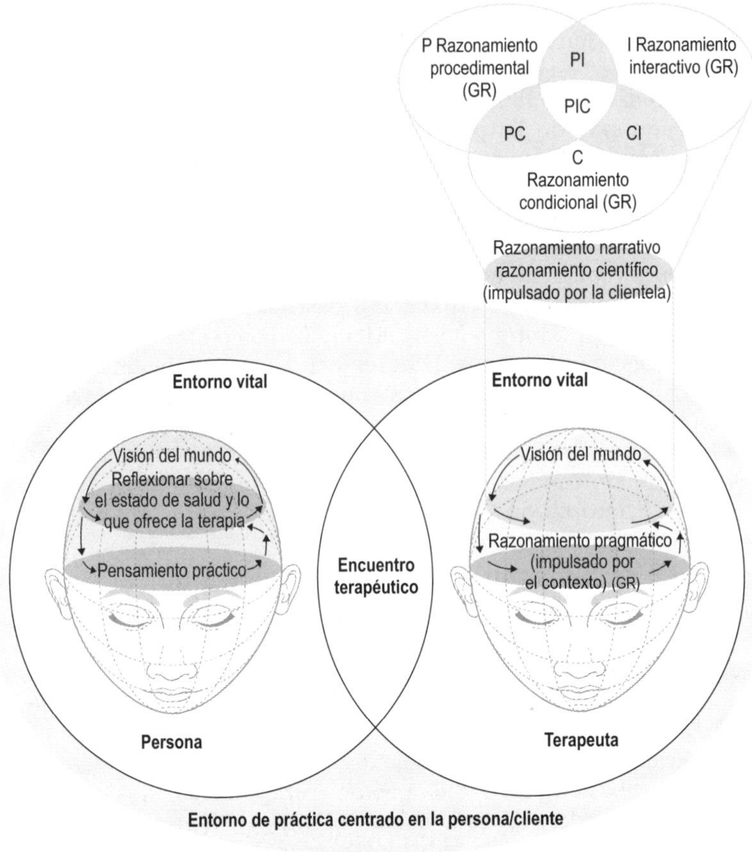

FIGURA 1-1 Modelo ocupacional de razonamiento clínico. El Modelo ocupacional de razonamiento clínico es una actualización del anterior Modelo jerárquico de razonamiento clínico (Unsworth, 2004, 2012). Integra aspectos de otros modelos con el objetivo de crear un marco conceptual. De Unsworth, C. A. (2021). The evolving theory of clinical reasoning. In E. A. S. Duncan (Ed.), *Foundations for practice in occupational therapy* (6th ed., pp. 178–197). Elsevier.

visión más amplia del proceso de razonamiento como algo profundamente arraigado en el contexto de la práctica. Se observará que existe cierto solapamiento entre estos modelos y que cada uno ha tenido cierta influencia sobre el otro.

Modelo ecológico de razonamiento profesional

El Modelo ecológico de razonamiento profesional se presentó en la Conferencia de la World Federation of Occupational Therapists (Unsworth y Schell, 2006) y representa la síntesis de Barbara Schell de la investigación y la erudición en razonamiento clínico y profesional. En el capítulo 5 de este texto se describe este modelo en profundidad, por lo que aquí se ofrece una breve visión general. Este modelo describe el razonamiento profesional como un proceso directamente vinculado a la acción terapéutica y que está conformado por factores intrínsecos a terapeuta y cliente, así como por factores extrínsecos del contexto de la práctica. La acción profesional es el resultado de la interacción entre terapeuta, cliente y entorno (*v.* fig. 1-2). Al igual que el modelo de Unsworth, se basa en el trabajo de muchos. Su forma general y sus componentes clave fueron impulsados en parte por un breve artículo de Törnebohm (1991) en el que describía la interfaz entre el paradigma diferenciado de terapeuta y de paciente. La perspectiva ecológica se hace eco de la teoría de la terapia ocupacional titulada Ecología del rendimiento humano (Dunn y cols., 2003), así como de la literatura sobre la cognición situada y las comunidades de práctica (Lave y Wenger, 1991; Wenger, 1998). Los

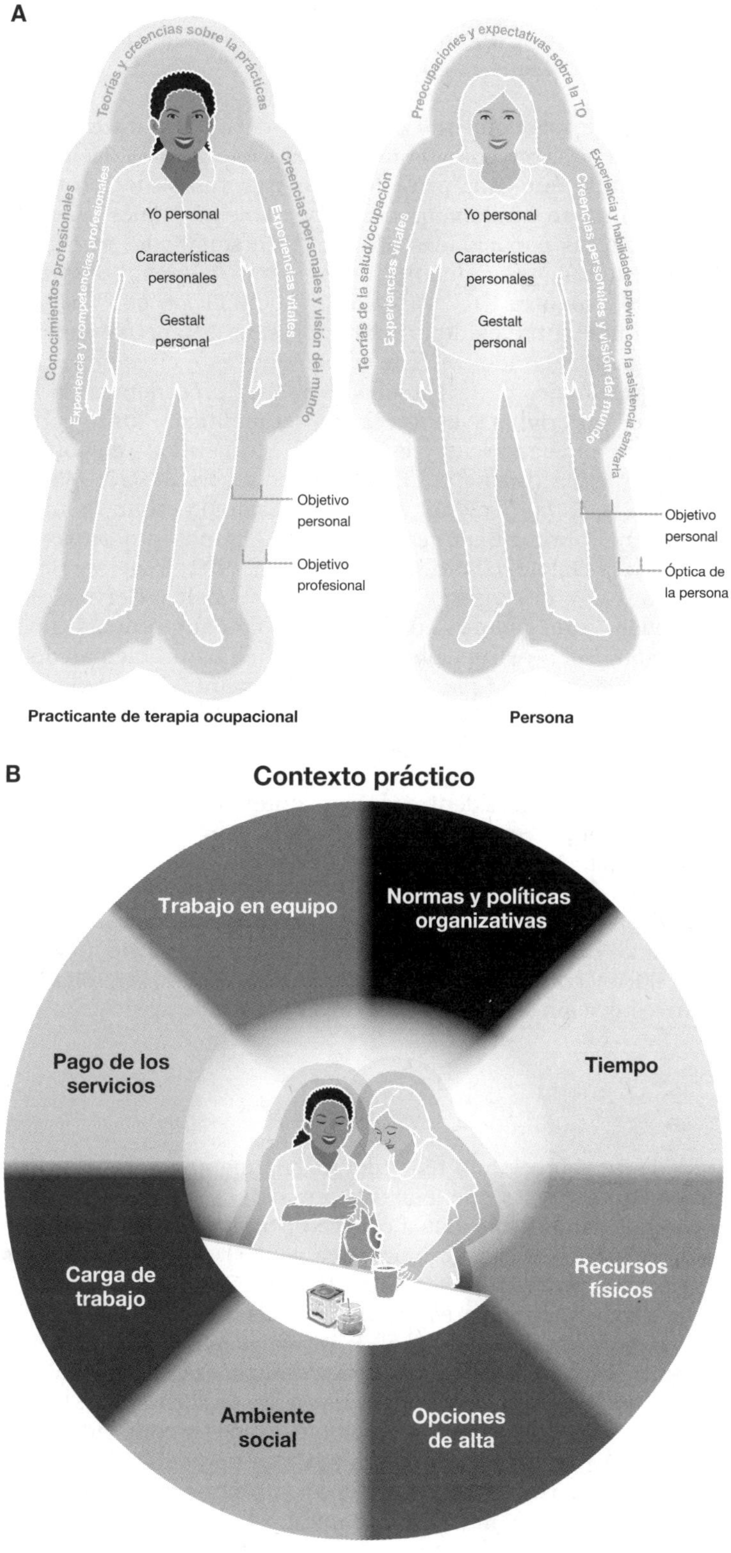

FIGURA 1-2 Modelo ecológico de razonamiento profesional de Schell. **A.** Perspectivas de la persona terapeuta y de la clientela. **B.** Algunos de los factores contextuales que influyen en la interacción entre terapeuta y cliente.

principales tipos de razonamiento se han extraído de Mattingly y Fleming (1994), Schell y Cervero (1993) y los numerosos estudios posteriores sobre el razonamiento clínico como un proceso de múltiples vías (*v.* p. ej., Creighton y cols., 1995; Crepeau, 1991; Unsworth, 2004, 2005).

El Modelo ecológico de razonamiento profesional describe el razonamiento profesional y la acción terapéutica resultante como la interfaz entre terapeuta, cliente y contexto de la práctica. El modelo postula que cada profesional aporta a la situación terapéutica conocimientos y habilidades que se fundamentan en experiencias vitales que incluyen características personales como las capacidades físicas, la personalidad, el perfil de inteligencia (Gardner, 2004), así como factores «enculturados», como valores, creencias y preferencias (Fondiller y cols., 1990; Hooper, 1997; Unsworth, 2004). Todo ello forma un *yo personal* que es una lente ineludible a través de la cual la persona terapeuta enmarca el encuentro terapéutico. En capas o entrelazado con este yo personal está el *yo profesional*, que incluye los conocimientos profesionales de la persona terapeuta procedentes de la educación, las experiencias de clientes anteriores y las creencias terapéuticas, junto con el conocimiento de las habilidades técnicas específicas y las rutinas terapéuticas disponibles para su uso en el contexto de la práctica (Burke, 1997; Fondiller y cols., 1990; Mattingly y Fleming, 1994; Törnebohm, 1991). El yo personal y el yo profesional actúan de manera concertada para responder a diversos problemas de la práctica. Algunos problemas están relacionados principalmente con la *clientela* (Mattingly y Fleming, 1994; Rogers y Holm, 1991) y otros están más relacionados con el *contexto de la práctica* (Schell y Cervero, 1993; Unsworth, 2004). Del mismo modo, cada cliente acude a terapia con sus propias experiencias vitales y características personales, su situación vital, así como los problemas de funcionamiento que provocaron la necesidad de terapia. Una parte importante del razonamiento profesional se dirige a desarrollar una comprensión compartida de los problemas, así como a suscitar la colaboración necesaria para desarrollar y poner en práctica la acción terapéutica (Crepeau, 1991; Mattingly y Fleming, 1994).

Terapeuta y cliente funcionan dentro de un contexto que configura la naturaleza, el alcance y la trayectoria del proceso terapéutico (Barris, 1987; Lave y Wenger, 1991; Rogers y Masagatani, 1982; Schell, 1994; Wenger, 1998). Se producen diferentes formas de razonamiento en respuesta a los problemas planteados por cada cliente, el contexto de la terapia o las características personales de la persona terapeuta en su interacción con la clientela y el contexto de la terapia. Entre estas se incluyen el razonamiento científico, narrativo, pragmático, interactivo, ético y condicional, tal y como se describe en la Unidad II. En el capítulo 5 se analizan las investigaciones sobre el modelo.

RESUMEN

Este capítulo sirve de introducción al tema del razonamiento profesional. Nuestro objetivo aquí es proporcionar un contexto que le ayude a usted, quien está leyendo estas líneas, a comprender las complejidades asociadas a este tan complejo tema. También queremos que aprecie cómo esta comprensión del razonamiento se deriva de muchos años de investigación que se extiende por muchas profesiones. Recordamos esta historia para reflexionar sobre cómo los puntos de vista y las exploraciones sobre el razonamiento han sido transmitidos por varias generaciones de personal de investigación y profesionales. A lo largo de este texto, encontrará citas en los cuadros Reflexionar sobre el pensamiento, que reflejan los pensamientos de dichos estudiosos y estudiosas (*v.* cuadro 1-1). El amplio mundo del pensamiento ha sido descrito tanto en la tradición psicológica como en la sociológica. Como señaló Schön (1983) de forma tan elocuente, la práctica tiene lugar tanto en el «terreno elevado y duro» como en las «tierras bajas pantanosas», y ambas deben abordarse si queremos comprender plenamente el razonamiento profesional.

Dedicamos cierto espacio a la historia del razonamiento profesional y clínico dentro de las profesiones sanitarias y, más concretamente, de la terapia ocupacional, para que quien lee estas líneas puedan hacerse una idea de dónde procede este trabajo dentro de la profesión. Proporcionamos definiciones operativas del razonamiento clínico y profesional como términos técnicos que se utilizan en capítulos posteriores. También resumimos algunos de los modelos y teorías clave que se investigan actualmente para describir y comprender el razonamiento clínico y profesional.

Actividad formativa 1-1

Actividad formativa: reflexión sobre el razonamiento.

Propósito: el propósito de esta actividad es que el alumnado experimente los procesos subyacentes a la práctica cotidiana mediante un enfoque metacognitivo.

Conexiones con los principales constructos del razonamiento clínico: gran parte de este texto se centra en «reflexionar sobre nuestro razonamiento» o metacognición. Debido a que es posible que quien lee estas líneas no posea una amplia experiencia en terapia, esta actividad proporciona una ventana para comprender cómo las prácticas cotidianas se basan en el conocimiento tácito o en cosas que sabemos, pero no ponemos en palabras. Del mismo modo, el uso de la reflexión y la articulación es clave para comprender cómo piensa quien ejerce en terapia ocupacional cuando está practicando.

Indicaciones para estudiantes

1. Piense en una actividad cotidiana que conozca bien, como ducharse, montar en bicicleta o conducir un coche.
2. Una vez que identifique la actividad, piense específicamente en un momento reciente en el que haya realizado esa actividad.
3. Utilizando la hoja de trabajo proporcionada, responda a las preguntas sobre la actividad en sí, sus conocimientos subyacentes a la actividad y cómo adquirió esos conocimientos.
4. Discuta en grupo lo que ha aprendido de esta reflexión y cómo podría aplicarse a la práctica terapéutica.

FICHA DE TRABAJO 1-1

PASOS DE LA ACTIVIDAD	LO QUE SÉ	CÓMO APRENDÍ

REFERENCIAS BIBLIOGRÁFICAS

American Occupational Therapy Association. (2020). Occupational therapy practice framework: Domain and process, 4th ed. *American Journal of Occupational Therapy, 74*(suppl. 2), 7412410010. https://doi.org/10.5014/ajot.2020.74S200

Araujo, A. da S., Kinsella, E. A., Thomas, A., Gomes, L. D., & Marcolino, T. Q. (2022). Clinical reasoning in occupational therapy practice: A scoping review of qualitative and conceptual peer-reviewed literature. *American Journal of Occupational Therapy, 76*, 7603205070. https://doi.org/10.5014/ajot.2022.048074

Argyris, C., & Schön, D. A. (1974). *Theory in practice: Increasing professional effectiveness.* Jossey-Bass.

Barris, R. (1987). Clinical reasoning in psychosocial occupational therapy: The evaluation process. *Occupational Therapy Journal of Research, 7*, 147–162. https://doi.org/10.1177/153944928700700302

Benner, P. (1984). *From novice to expert: Excellence and power in clinical nursing practice.* Addison-Wesley Publishing Company. https://doi.org/10.1002/nur.4770080119

Benner, P., Hooper-Kyriakidis, P., & Stannard, D. (1999). *Clinical wisdom and interventions in critical care: A thinking-in-action approach.* W.B. Saunders.

Benner, P., & Tanner, C. (1987). Clinical judgement: How expert nurses use intuition. *American Journal of Nursing, 87*(1), 23–31. http://dx.doi.org/10.2307/3470396

Bernstein, R. J. (1983). *Beyond objectivism and relativism: Science, hermeneutics and praxis.* Basil Blackwell.

Bruner, J. (1977). *The process of education.* Harvard University Press.

Burke, J. P. (1997). Frames of meaning: An analysis of occupational therapy evaluations of young children. Dissertation Abstracts International, 58(03), 644 (UMI Number: 9727199).

Clark, F., Park, D. J., & Burke, J. P. (2013). Dissemination: Bringing translational research to completion. *American Journal of Occupational Therapy, 67*, 185–193. https://doi.org/10.5014/ajot.2013.006148

Cohn, E. S. (Ed.). (1991). Clinical reasoning (Special issue*). American Journal of Occupational Therapy, 45*(11) 969–97. https://doi.org/10.5014/ajot.45.11.969

Cohn, E. S., & Coster, W. J. (2019). Examining how theory guides practice in occupational therapy. In B. A. B. Schell & G. Gillen (Eds.), *Willard & Spackman's occupational therapy* (13th ed., pp. 584–600). Lippincott, Williams, & Wilkins.

Collected Works of L. S. Vygotsky. (1968). Volume III, Part 1: Problems of the Theory and Methods of Psychology. Chapter 9: *The Problem of Consciousness* (pp. 129–138).

Crabtree, M. (1998). Images of reasoning: A literature review. *Australian Occupational Therapy Journal, 45*, 113–123. https://doi.org/10.1111/j.1440-1630.1998.tb00792.x

Creek, J. (2016). The language of professional reasoning. In M. Col & J. Creek (Eds.), *Global perspectives in professional reasoning* (pp. 7–23). SLACK Incorporated.

Creek, J., & Ormston, C. (1996). The essential elements of professional motivation. *British Journal of Occupational Therapy, 59*, 7–10. https://doi.org/10.1177/030802269605900103

Creighton, C., Dijkers, M., Bennett, N., & Brown, K. (1995). Reasoning and the art of therapy for spinal cord injury. *American Journal of Occupational Therapy, 49*, 311–317. https://doi.org/10.5014/ajot.49.4.311

Crepeau, E. B. (1991). Achieving intersubjective understanding: Examples form an occupational therapy treatment session. *American Journal of Occupational Therapy, 44*, 1016–1024. https://doi.org/10.5014/ajot.45.11.1016

Dewey J. (1933). How we think. D.C. Heath & Co., Publishers, Boston, New York, Chicago. https://bef632.files.wordpress.com/2015/09/dewey-how-we-think.pdf

Dewey, J. (1929). *Experience and nature.* W.W. Norton.

Dewey, J. (1934). *Art as experience.* Minton, Balch & Co.

Dunn, W., Brown, C., & Youngstrom, M. J. (2003). Ecological model of occupation. In P. Kramer, J. Hinojosa, & C. B. Royeen (Eds.), *Perspectives in human occupation: Participation in life* (pp. 222–263). Lippincott, Williams, & Wilkins.

Farber, R. S., & Koenig, K. P. (2008). Facilitating clinical reasoning in fieldwork: The relational context of the supervisor and student. In B. A. B. Schell, & J. W. Schell (Eds.). *Clinical and professional reasoning in occupational therapy* (pp. 335-367). Lippincott, Williams, & Wilkins.

Dreyfus, H., & Dreyfus, S. (1986). *Mind over machine.* Free Press.

Fondiller, E. D., Rosage, L. J., & Neuhaus, B. E. (1990). Values influencing clinical reasoning in occupational therapy: An exploratory study. *Occupational Therapy Journal of Research, 10,* 41–55. https://doi.org/10.1177/153944929001000105

Gambrill, E. (2012). *Critical thinking in clinical practice: Improving the accuracy of judgments and decisions* (3rd ed.). Jossey-Bass.

Gambrill, E. (2019). *Critical thinking and the process of evidence-based practice.* Oxford University Press.

Gardner, H. (2004). *Frames of mind: The theory of multiple intelligences* (20th anniversary ed.). Basic Books.

Gordon, G., Rencic, J. J., Lang, V. J., Thomas, A., Young, M., & Durning, S. J. (2022). Advancing the assessment of clinical reasoning across the health professions: Definitional and methodologic recommendations. *Perspectives Medical Education, 11,* 108–114. https://doi.org/10.1007/s40037-022-00701-3

Higgs, J. (2019). Re-interpreting clinical reasoning. In J. Higgs, G. M. Jensen, S. Loftus, & N. Christensen (Eds.), *Clinical reasoning in the health professions* (4th ed., pp. 3–11). Elsevier.

Higgs, J., & Jensen, G. (2019). Clinical reasoning: Challenges of interpretation and practice in the 21st century. In J. Higgs, G. M. Jensen, S. Loftus, & N. Christensen (Eds.), *Clinical reasoning in the health professions* (4th ed., pp. 3–11). Elsevier.

Higgs, J., & Jones, M. (Eds.). (2000). *Clinical reasoning in the health professions* (2nd ed.) Butterworth-Heinemann.

Higgs, J., Jones, M. A., Loftus, S., & Christensen, C. (Eds.). (2008). *Clinical reasoning in the health professions* (3rd ed.). Butterworth-Heinemann.

Hoffmann, T., Bennett, S., & Del Mar, C. (2017). *Evidence-based practice across the health professions.* Elsevier.

Holder, A. (2018). Clinical reasoning: A state of the science report. *International Journal of Nursing Education Scholarship, 15*(1), 20160024. https://doi.org/10.1515/ijnes-2016-0024

Hooper, B. (1997). The relationship between pre-theoretical assumptions and clinical reasoning. *American Journal of Occupational Therapy, 51,* 328–338. https://doi.org/10.5014/ajot.51.5.328

Juckett, L. A., Robinson, M. L., & Wengerd, L. R. (2019). Narrowing the gap: An implementation science research agenda for the occupational therapy profession. *American Journal of Occupational Therapy, 73*(5), 7305347010p1–7305347010p6. https://doi.org/10.5014/ajot.2019.033902

Kaufmann, F. (1944). *Methodology of the social science.* Oxford University Press.

Kielhofner, G. (2009). *Conceptual foundations of occupational therapy practice* (4th ed.). F. A. Davis.

Kielhofner, G., & Forsyth, K. (2002). Thinking with theory: A framework for therapeutic reasoning. In G. Kielhofner (Ed.), *A model of human occupation: Theory and application* (3rd ed., pp. 162–178). Lippincott Williams & Wilkins.

Koufidis, C., Manninen, K., Nieminen, J., Wohlin, M., & Silén, C. (2022). Representation, interaction and interpretation. Making sense of the context in clinical reasoning. *Medical Education, 56,* 98–109. https://doi.org/10.1111/medu.14545

Lave, J. (1988). *Cognition in practice: Mind, mathematics and culture in everyday life.* Cambridge University Press.

Lave, J., &, Wenger, E. (1991). *Situated learning: Legitimate peripheral participation.* Cambridge University Press.

Lee, C.-Y., Jenq, C.-C., Chandratilake, M., Chen, J., Chen M.-M., Nishigori, H., Wajid, G., Yang, P.-H., Yusoff, M. S. B., & Monrouxe, L. (2021). A scoping review of clinical reasoning research with Asian healthcare professionals. *Advances in Health Sciences Education, 26,* 1555–1579. https://doi.org/10.1007/s10459-021-10060-z

Maruyama, S., Sasada, S., Jinbo, Y., & Bontje, P. (2021). A concept analysis of clinical reasoning in occupational therapy. *Asian Journal of Occupational Therapy, 17,* 17–25. https://doi.org/10.11596/asiajot.16.119

Mattingly, C., & Fleming, M. H. (1994). *Clinical reasoning-forms of inquiry in a therapeutic practice.* F. A. Davis.

Norman, G. (2005). Current perspectives: Research in clinical reasoning: Past history and current trends. *Medical Education, 39*(4), 418–427. https://doi.org/10.1111/j.1365-2929.2005.02127.x

Peters, A., Vanstone, M., Monteiro, S., Norman, G., Sherbino, J., & Sibbald. M. (2016). Examining the influence of context and professional culture on clinical reasoning through rhetorical-Narrative analysis. *Qualitative Health Research, 27*(6), 866–876. https://doi.org/10.1177/1049732316650418

Phillips, D. C., & Soltis, J. F. (2004). *Perspectives on learning.* Teachers College Press.

Piaget, J. (1969). *Psychology of intelligence.* Littlefield, Adams.

Robertson, L. (Ed.) (2012). *Clinical reasoning in occupational therapy: Controversies in Practice.* Wiley-Blackwell.

Rogers, J. C. (1983). Clinical reasoning: The ethics, science, and art. *American Journal of Occupational Therapy, 37*, 601–616 https://doi.org/10.5014/ajot.37.9.601

Rogers, J. C., & Holm, M. B. (1991). Occupational therapy diagnostic reasoning: A component of clinical reasoning. *American Journal of Occupational Therapy, 45*(11), 1045–1053. https://doi.org/10.5014/ajot.45.11.1045

Rogers, J. C., & Masagatani, G. (1982). Clinical reasoning of occupational therapists during initial assessment of physically disabled patients. *Occupational Therapy Journal of Research, 2*, 195–219 https://doi.org/10.1177/153944928200200401

Schell, B. A. B. (1994). The effect of practice context on occupational therapy practitioner's clinical reasoning (Doctoral dissertation, University of Georgia). Dissertation Abstracts International, AAT 9507243.

Schell, B. A. B. (2018). An ecological model of professional reasoning. In B. A. B. Schell & J. W. Schell (Eds.), *Clinical and professional reasoning in occupational therapy* (2nd ed., pp. 23–50). Wolters Kluwer.

Schell, B. A. B. (2019). Professional reasoning in practice. In B. A. B. Schell & G. Gillen (Eds.), *Willard and Spackman's occupational therapy* (13th ed., pp. 482–497). Lippincott, Williams, & Wilkins.

Schell, B. A., & Cervero, R. M. (1993). Clinical reasoning in occupational therapy: An integrative review. *American Journal of Occupational Therapy, 47*, 605–610. https://doi.org/10.5014/ajot.47.7.605

Schell, B. A. B., Unsworth, C., & Schell, J. W. (2008). Theory and practice: New directions for research in professional reasoning. In B. A. B. Schell & J. W. Schell (Eds.), *Clinical and professional reasoning in occupational therapy* pp.401-431. Wolters Kluwer Health/Lippincott Williams & Wilkins.

Schön, D. A. (1983). *The reflective practitioner: How professionals think in action.* Basic Books.

Schön, D. A. (1987). *Educating the reflective practitioner.* Jossey-Bass Publishers.

Standing, M. (2008). Clinical judgement and decision-making in nursing – nine modes of practice in a revised cognitive continuum. *Journal of Advanced Nursing, 62(1)*, 124–134. https://doi.org/10.1111/j.1365-2648.2007.04583.x

Strauss, S. E., Tetroe, J., & Graham, I. D. (2013). *Knowledge translation in healthcare: Moving from evidence to practice.* Wiley Blackwell-BMJI Books.

Törnebohm, H. (1991). What is worth knowing in occupational therapy? *American Journal of Occupational Therapy, 45*, 451–454. https://doi.org/10.5014/ajot.45.5.451

Townsend, E., & Polatajko, H. J. (2007). Enabling occupation II: Advancing an occupational therapy vision for health, well-being & justice through occupation. *Ottawa: Canadian Association of Occupational Therapists.*

Turpin, M., & Iwama, M. K. (2011). *Using occupational therapy models in practice – a field guide.* Churchill Livingston/Elsevier.

Unsworth, C. A. (2004). How do pragmatic reasoning, worldview and client-centredness fit? *British Journal of Occupational Therapy, 67*(1), 10–19. https://doi.org/10.1177/030802260406700103

Unsworth, C. A. (2005). Using a head-mounted video camera to explore current conceptualizations of clinical reasoning in occupational therapy. *American Journal of Occupational Therapy, 59*, 31–40. https://doi.org/10.5014/ajot.59.1.31

Unsworth, C. A. (2011). Gaining insights to the clinical reasoning that supports an on-road driver assessment. *Canadian Journal of Occupational Therapy, 78*, 97–102. https://doi.org/10.2182/cjot.2011.78.2.4

Unsworth, C., & Baker, A. (2016). A systematic review of professional reasoning literature in occupational therapy. *British Journal of Occupational Therapy, 79*(1), 5–16. https://doi.org/10.1177/0308022615599994

Unsworth, C. A. & Schell, B. A. (2006). *Clinical reasoning: Development of a theory-in-use.* Proceedings of the 14th international congress of the world federation of occupational therapists. Sydney Convention Centre, Sydney, 24–28th July.

Watson, J. B. (1948). Psychology as the behaviorist views it. In W. Dennis (Ed.), *Readings in the history of psychology.* Appleton-Century-Crofts.

Wenger, E. (1998). *Communities of practice.* Cambridge University Press.

Wolters, A. M. (1989). On the idea of worldview and its relationship to philosophy. In P. A. Marshall, S. Griffioen, & R. Mouw (Eds.), *Stained glass: Worldviews and social science* (pp. 14–26). University Press of America.

Young, M. E., Thomas, A., Lubarsky, S., Ballard, T., Gordon, D., Gruppen, L. D., Holmboe, E., Ratcliffe, T., Rencic, J., Schuwirth, L., Dory, V., & Durning, S. J. (2018). Drawing boundaries: The difficulty in defining clinical reasoning. *Academic Medicine, 93*(7), 990–995. https://doi.org/10.1097/ACM.0000000000002142

Young, M. E., Thomas, A., Lubarsky, S., Gordon, D., Gruppen, L. D., Rencic, J., Ballard, T., Holmboe, E., Da Silva, A., Ratcliffe, T., Schuwirth, L., Dory, V., & Durning, S. J. (2020). Mapping clinical reasoning literature across the health professions: A scoping review. *BMC Medical Education, 20*(1), 1–11. https://doi.org/10.1186/s12909-020-02012-9

CAPÍTULO 2

Cognición en la práctica profesional

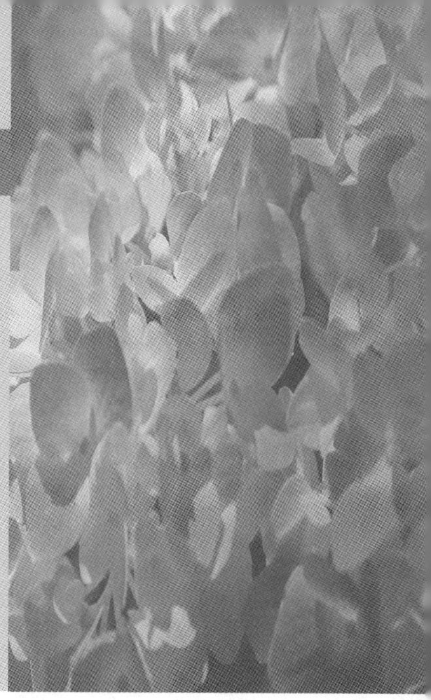

ORLEY A. TEMPLETON Y MARY FRANCES BAXTER

CONTENIDO

Fundamentos del razonamiento profesional

- *Aportaciones de la neurociencia al razonamiento profesional*
- *Comprender la cognición*
- *Memoria y aprendizaje*
- *Redes neuronales de razonamiento profesional*

Aplicación de las estructuras cerebrales al razonamiento profesional

- *Razonamiento científico*
- *Razonamiento narrativo*
- *Pragmática*
- *Ética*
- *Razonamiento interactivo: la naturaleza corporeizada del razonamiento profesional*

Adquisición y desarrollo de conocimientos especializados

- *Aprender y enseñar*

Resumen

OBJETIVOS

Después de leer este capítulo, será capaz de:

1. Comprender las bases cognitivas y las estructuras y funciones neurocientíficas que sustentan el razonamiento profesional.
2. Describir la influencia de la memoria y el aprendizaje en el razonamiento profesional.
3. Identificar los cambios en los procesos cognitivos y neuronales que se producen durante el desarrollo de la experiencia.
4. Aplicar los conocimientos y evaluar la propia comprensión de las estrategias cognitivas en contexto o a situaciones clínicas.

TÉRMINOS CLAVE

Metacognición
Memoria
Memoria de trabajo
Memoria a largo plazo
Memoria declarativa
Memoria semántica
Memoria episódica
Memoria no declarativa
Memorias procedimentales
Facilitación o imprimación
Memoria asociativa básica
Recuerdos no asociativos
Habituación
Sensibilización
Sistema intuitivo
Sistema analítico

FUNDAMENTOS DEL RAZONAMIENTO PROFESIONAL

El razonamiento profesional consiste en una miríada de funciones cognitivas que se utilizan para planificar, crear, implementar y considerar los procesos y resultados de la atención a la clientela. La evaluación, planificación, creación e implementación de intervenciones, así como las reflexiones acerca de los procesos y resultados, son todos elementos de habilidades cognitivas de orden superior (Márquez-Álvarez y cols., 2019). El razonamiento profesional se desarrolla a partir de y se apoya en memorias formadas a partir del aprendizaje a lo largo de la vida de una persona, el cual se produce a partir de la educación formal e informal, así como de las experiencias vividas. Además, los diversos contextos, incluidos el contexto situacional, el entorno y la cultura en los que una persona crece y aprende, contribuyen al desarrollo cognitivo y, en última instancia, a las habilidades cognitivas generales, incluido el razonamiento profesional. Del mismo modo que otras estrategias y habilidades cognitivas pueden desarrollarse y aprenderse, existen investigaciones, así como fundamentos teóricos, que indican que el razonamiento profesional es una habilidad «enseñable» (Min Simpkins y cols., 2019; Pinnock y Welch, 2014; Rencic, 2011).

Aportaciones de la neurociencia al razonamiento profesional

La cognición es una de las bases del razonamiento profesional, y la cognición es una función del sistema nervioso central. Por tanto, es comprensible por qué reconocer, apreciar e incluso conocer los fundamentos neurocientíficos del razonamiento profesional es vital para estudiantes, profesionales, personal educativo y grupos de investigación. El alumnado que entiende estos procesos neurológicos puede comprender su propio nivel de razonamiento y utilizar estrategias basadas en la neurociencia para mejorar sus niveles de razonamiento. También puede establecer expectativas realistas para su aprendizaje. Las personas profesionales que entienden la neurociencia son más capaces de reflexionar sobre sus propios procesos de intervención y reconocer los distintos niveles de razonamiento propios y en sus estudiantes. También pueden identificar los impedimentos para un razonamiento profesional eficaz. La comprensión de la neurociencia combinada con la experiencia clínica puede conducir a cualquier profesional hacia una atención más intuitiva, más creativa y más centrada en la persona/cliente. De la misma manera, docentes que entienden la neurociencia tienen una mejor preparación para reconocer los niveles de los procesos cognitivos en sus estudiantes. Por tanto, son más capaces de proporcionar oportunidades de aprendizaje apropiadas para facilitar las habilidades de razonamiento profesional con el alumnado. Por ejemplo, puede proporcionarse ayuda y oportunidades que permitan al alumnado comparar y contrastar opciones durante el aprendizaje temprano que promuevan un marco para el desarrollo de la memoria a largo plazo (MLP). El personal de investigación que entiende de neurociencia puede centrar sus esfuerzos de investigación de forma más precisa en examinar las estrategias que facilitan el razonamiento entre estudiantes y profesionales. Además, pueden formularse más hipótesis e investigarse cómo factores como el estrés, la ansiedad y la medicación influyen en la capacidad de razonamiento de estudiantes y profesionales. El objetivo último del razonamiento es utilizar las mejores prácticas centradas en la clientela cuando se trabaja con esta. Por consiguiente, comprender cómo pensamos y los métodos que mejoran esta habilidad es primordial para el bienestar de nuestra clientela y el éxito en sus vidas.

Comprender la cognición

El razonamiento profesional implica múltiples procesos cognitivos que a menudo operan simultáneamente. La cognición implica la capacidad de tomar información del entorno y luego, mediante el procesamiento cerebral, interpretarla y darle un significado. Los procesos cognitivos dependen de unas capacidades y un procesamiento sensoriales eficaces y de un sistema nervioso central que funcione para recibir, transmitir e interpretar la información (Gärtner, 2013).

Los fundamentos de la cognición son la memoria y el aprendizaje. A partir de la base de la memoria y el aprendizaje, la cognición se expande a funciones mentales complejas como el uso del lenguaje, la resolución de problemas, la toma de decisiones, el razonamiento y la metacognición (Dalgleish y Power, 2000; Patel y cols., 2001). Como se señaló anteriormente, hay una serie de factores que contribuyen a las capacidades cognitivas y de razonamiento de una persona, entre lo cuales se incluyen:

- Las propias experiencias vividas y el aprendizaje.
- Comprensión de la información factual y matizada relacionada con cada situación.
- Reconocimiento de los contextos sociales y ambientales.
- Comprensión de las experiencias vividas por otra persona.
- Utilización de los conocimientos clínicos adquiridos.
- Reflexiones conscientes sobre los procesos cognitivos (metacognición).

En particular, la **metacognición** se define como el conocimiento de los procesos cognitivos y los resultados de dichos procesos. El examen, las reflexiones conscientes sobre los procesos cognitivos y la organización de ese conocimiento desempeñan un papel en la cognición y, en última instancia, en el razonamiento profesional (Livingston, 2003; Wilson, 2002).

Dada la naturaleza complicada e interactiva de múltiples procesos y estrategias cognitivas en el razonamiento profesional, es comprensible que muchas y múltiples estructuras cerebrales estén implicadas en diversas formas de razonamiento profesional. Comprender el aprendizaje y la memoria y las estructuras y procesos cerebrales asociados a la cognición y el razonamiento profesional puede reforzar el aprendizaje, la enseñanza y el uso del razonamiento profesional (Marcum, 2012).

Memoria y aprendizaje

La **memoria** es la capacidad del cerebro para almacenar, codificar y retener datos e información. La capacidad de recuperar los datos o la información cuando es necesario es crucial para el funcionamiento de la memoria. La retención y recuperación de datos e información almacenados es lo que contribuye al aprendizaje en sus múltiples formas e influye posteriormente en la conducta y la acción. Existen muchas formas diferentes de memoria y varias maneras de clasificarla. Una de estas se basa en la duración de la memoria, y se denomina *memoria a corto* y *largo plazo.*

La memoria a corto plazo suele denominarse **memoria de trabajo**. Por definición, se trata de la capacidad de recordar durante un período muy breve, de varios segundos a un minuto, sin necesidad de ensayar. La capacidad de retener información es muy limitada, y la información de la memoria a corto plazo se erosiona rápidamente.

La **memoria a largo plazo** es la retención de datos e información durante períodos mucho más largos; de hecho, algunos conocimientos pueden retenerse indefinidamente. La MLP también puede almacenar mayores cantidades de información que la memoria a corto plazo.

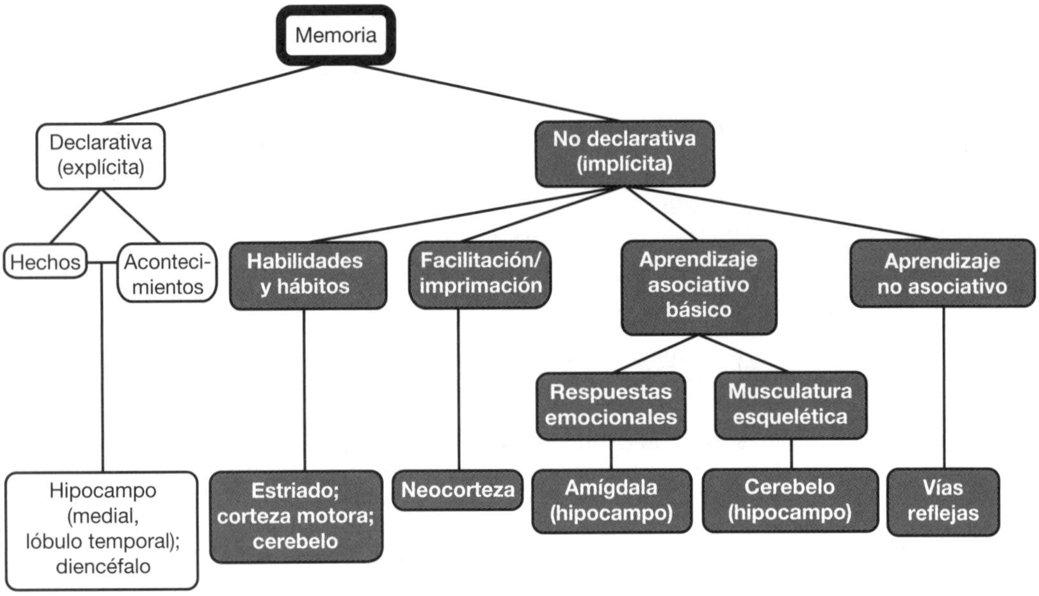

FIGURA 2-1 Tipos de memoria a largo plazo. Categorías de sistemas de memoria y estructuras cerebrales asociadas. La memoria no es una entidad única, sino que consta de varias entidades separadas que dependen de distintos sistemas del sistema nervioso central. Una distinción clave es entre la capacidad de recordar conscientemente hechos y acontecimientos (memoria declarativa) y las capacidades de aprendizaje inconscientes (memoria no declarativa), que se manifiestan como cambios en el rendimiento. Las pruebas para distinguir entre sistemas de memoria proceden principalmente de estudios de pacientes con amnesia que obtienen malos resultados en tareas de memoria declarativa pero que conservan la capacidad de aprender nuevas habilidades. Datos de Squire, L. R., & Zola, S. M. (1996). Structure and function of declarative and nondeclarative memory systems. *Proceedings of the National Academy of Sciences of the United States of America, 93*, 13515-13522; and Ungerleider, L. G. (1995). Functional brain imaging studies of cortical mechanisms for memory. *Science, 270*, 769–775.

La MLP se divide, a su vez, en las categorías de memoria declarativa (explícita) y no declarativa (implícita), que, a su vez, también se subdividen (fig. 2-1).

La **memoria declarativa**, también conocida como memoria explícita, requiere un proceso y un esfuerzo conscientes para recuperar datos o información. La memoria declarativa incluye dos subtipos de memoria, la semántica y la episódica. La **memoria semántica** es el recuerdo de ideas, conceptos y hechos que a menudo se consideran conocimientos generales sobre el mundo no necesariamente vinculados a un acontecimiento concreto. Saber que los perros y los gatos son animales y mascotas, que Roma está en Italia y qué tipo de comida pedir en un restaurante mexicano es un ejemplo de memoria semántica. La **memoria episódica** es el recuerdo de un momento y un lugar concretos relacionados con acontecimientos personales o episodios de la vida de una persona, como los cumpleaños, lo que desayunó o lo que hizo hace una semana.

La otra categoría de recuerdos es la **memoria no declarativa**, también conocida como memoria implícita. Son recuerdos inconscientes y automáticos. Un tipo de memoria no declarativa es la memoria procedimental, que se refiere a los hábitos y habilidades de la vida cotidiana, y que contribuye a nuestras rutinas diarias. Las **memorias procedimentales** son las habilidades y hábitos que se desarrollan con el tiempo y la práctica, aquellas tareas que una persona es capaz de realizar o completar sin darse cuenta o sin pensar en ellas. Saber vestirse, conducir un coche, dar de comer a las mascotas o completar una rutina de baile aprendida es un ejemplo de memoria procedimental.

Existen otras formas de memoria no declarativa que contribuyen al panorama general de la memoria y que, por tanto, merece la pena describir. Estas formas de memoria no declarativa son la facilitación o imprimación, la memoria de asociación básica, también conocida como condicionamiento clásico, y la memoria no asociada. La **facilitación o imprimación** (*priming*) es el proceso inconsciente por el que la identificación o la ejecución se ven impulsadas o reforzadas por una señal o por la exposición reciente a información relacionada. El recuerdo de una fruta amarilla para evocar la imagen del «plátano», el recuerdo del lugar donde conocimos a una persona para recordar su nombre y la vaga noción de que conocemos una pieza musical son ejemplos de facilitación.

La **memoria asociativa básica** (condicionamiento clásico) es la situación de aprendizaje en la que se aprende o condiciona una relación predictiva, como cuando un estímulo ambiental crea una respuesta fisiológica o emocional. En el condicionamiento clásico, la memoria asociativa básica (condicionamiento) comienza cuando un estímulo neutro se empareja con un estímulo incondicionado que provoca la respuesta en ausencia del estímulo incondicionado. Un ejemplo bien conocido es el de los perros de Pavlov, en el que los perros aprendieron que un sonido precedía a la entrega de comida y acababan salivando cuando se reproducía el sonido. Los recuerdos asociativos básicos suelen recuperarse de forma rápida e inconsciente. En los seres humanos, por ejemplo, se pueden observar respuestas emocionales positivas, como la salivación y la sensación de hambre al oler la pizza de un restaurante al pasar o entrar, o respuestas emocionales negativas, como el miedo a los perros debido a un encuentro con un perro ladrando cuando se era niño.

La **memoria no asociativa** es de naturaleza emocional o reflexiva. Según la terminología neurocientífica, la memoria no asociativa incluye la habituación y la sensibilización. La **habituación** es la disminución de una respuesta emocional o refleja a un estímulo que se repite con frecuencia. Por ejemplo, si es nuevo en el trabajo o en la escuela en un centro médico, oirá y atenderá a las frecuentes sirenas de la zona. A medida que pase más tiempo en el centro médico, se habituará a las sirenas y dejará de percibirlas. Por el contrario, la **sensibilización** es un aumento de la reacción a un estímulo tras una exposición repetida a dicho estímulo. En otras palabras, una persona se vuelve más sensible al estímulo con el tiempo y la exposición. Un ejemplo podría ser cuando una persona que está recibiendo sesiones de quimioterapia empieza a sentir náusea cuando se encuentra cerca del centro de tratamiento contra el cáncer o cuando un estudiante muestra ansiedad ante los exámenes al entrar en una sala que suele utilizarse para realizarlos. Aunque la contribución de los recuerdos no declarativos al razonamiento profesional puede no ser obvia, es importante apreciar la contribución que cada tipo de recuerdo no declarativo desempeña en la construcción y el desarrollo del aprendizaje y la memoria de un individuo. También es importante reconocer que cada una de estas formas de memoria puede influir en la persona profesional en el contexto en el que aprende y trabaja.

En general, se cree que existen características y etapas de desarrollo en las que la población infantil crece y se desarrolla en todas las culturas, como caminar alrededor de los 12 meses, correr alrededor de los 3 años y alimentarse con los dedos alrededor de los 8 meses (Kail, 1991; Richardson, 2019). Además, a través del juego infantil se aprenden muchas habilidades, como el lenguaje, las interacciones sociales, el uso de herramientas y los efectos de las acciones en el contexto o el entorno (Brown, 2009). Sin embargo, la cultura y el contexto de desarrollo también contribuyen al aprendizaje y la memoria (Kail, 1991; Oyserman, 2011; Oyserman y cols., 2014; Pinnock y Welch, 2014; Richardson, 2019). Consideremos a alguien que se ha criado en el estado de Nueva York. En la escuela, seguro que habrá aprendido muchos datos sobre la historia de Nueva York. Sin embargo, otra persona criada en Texas aprenderá hechos sobre la historia de Texas y sabrá poco de Nueva York. Además, el aprendizaje y los recuerdos se desarrollan a partir de las innumerables situaciones de aprendizaje no declarativas en las que se desenvuelve la población infantil. Por ejemplo, un niño o niña que crezca en un país de la cuenca del Pacífico aprenderá a comer con palillos, mientras que si lo hace en la cultura occidental es más probable que aprenda a utilizar una cuchara y un tenedor. Al requerir una destreza manual ligeramente distinta, la memoria procedimental será diferente. Por tanto, se sugiere que las diferencias individuales, como a qué se presta atención, qué se percibe como importante dentro del contexto situacional y el impacto social y cultural del desarrollo cognitivo, afectarán los matices del razonamiento profesional de un individuo.

Además, el desarrollo del razonamiento profesional a través de la educación formal refina o centra la atención de las personas profesionales en un contexto específico. A medida que se desarrolla el interés, el conocimiento y la destreza en un área de práctica concreta, se produce un refinamiento o un estrechamiento del enfoque en la información significativa e importante. En una relación interprofesional, es importante reconocer y apreciar el enfoque y el razonamiento de cada profesional en la relación. Pasar por alto las diferencias de razonamiento puede conducir a una comunicación deficiente y a una atención a la clientela perturbadora.

REFLEXIONAR SOBRE EL PENSAMIENTO

Pensar es hacer y lo que la gente hace depende del contexto; la mente es tanto una herramienta cultural como un producto cultural. Si el pensamiento se produce en el cerebro, entonces la influencia de los procesos culturales en la cognición, la emoción y la conducta implica al cerebro.

—(Oyserman y cols., 2014, p. 8)

Redes neuronales de razonamiento profesional

La teoría del procesamiento dual explica que una persona profesional emplea dos sistemas cognitivos para decidir sobre la atención a sus clientes: el sistema no analítico/intuitivo (Sistema I) y el sistema analítico (Sistema II) (Djulbegovic y cols., 2012). El **sistema intuitivo** es subconsciente, rápido y se basa en la memoria y el reconocimiento de patrones (Djulbegovic y cols., 2012; Durning y cols., 2015).

Por el contrario, el **sistema analítico** se basa en un proceso lento, deliberado y lógico de comparación y contraste de opciones (Djulbegovic y cols., 2012). Este sistema requiere un pensamiento flexible y creativo (Durning y cols., 2015). Se cree que estos sistemas se empalman y no funcionan únicamente como uno u otro. Aplicando lo que se sabe de la literatura neurocientífica, podemos ver que las personas profesionales utilizan tanto un razonamiento rápido e intuitivo como un razonamiento analítico más lento y deliberado durante las interacciones con sus clientes.

Además, la teoría del procesamiento dual del razonamiento indica que el razonamiento es el resultado de redes intrincadas y generalizadas, más que de la activación de áreas corticales únicas (Krawczyk, 2018). La corteza prefrontal (fig. 2-2) se activa principalmente durante el pensamiento analítico y es responsable de ayudar a la persona profesional a atender a la información necesaria relacionada con la situación, emplear la memoria de trabajo para comparar y contrastar opciones con información previamente conocida, así como inhibir elecciones con el objetivo de seleccionar la mejor estrategia cuando se trabaja con clientes (Williams y cols., 2019). Véase en la tabla 2-1 un resumen de la activación cerebral durante el razonamiento.

Durante el pensamiento intuitivo, el lóbulo temporal de quien atiende a sus clientes (fig. 2-2) también se activa porque emplea recuerdos a largo plazo, ya sean recuerdos episódicos de situaciones anteriores o conocimientos semánticos, para ayudarle a comparar y contrastar el mejor enfoque con cada cliente individual (Durning y cols., 2015; Guida y cols., 2012). Además, el precúneo y el lóbulo parietal inferior, ambos situados en el lóbulo parietal (fig. 2-2), ayudan a quien realiza la intervención a procesar información relacionada con la situación de la clientela y a utilizar el reconocimiento de patrones para tomar decisiones rápidas

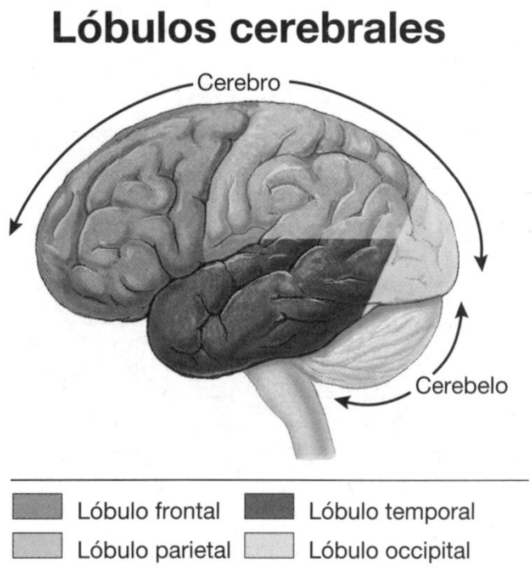

FIGURA 2-2 Áreas de activación de la red neuronal (lóbulos del cerebro, que están etiquetados con código de colores). Los lóbulos del cerebro resaltados coinciden con las áreas de activación cerebral indicadas en la tabla 2-1. Adaptada de Anatomical Chart Company. (2000). *The brain anatomical chart* (9920h). Lippincott Williams & Wilkins.

TABLA 2-1 Áreas cerebrales activadas en las redes neuronales del razonamiento

REGIÓN DEL CEREBRO	ÁREAS DE ACTIVACIÓN CEREBRAL	FINALIDAD DEL ÁREA CEREBRAL
Corteza prefrontal (CPF) en el lóbulo frontal[a]	Corteza orbitofrontal (COF)	• Ponderación de resultados (Durning y cols., 2015)[a]
	Ventrolateral (CPFvl)	• Recuperación de la memoria de trabajo • Actualizar la memoria con nueva información (Durning y cols., 2015, 2016)[a] • Control inhibitorio durante la toma de decisiones (Durning y cols., 2015, 2016; Nenciovici y cols., 2019)[a]
	Dorsolateral (CPFdl)	• Desviar la atención hacia los aspectos más destacados e importantes • Automodulación • Flexibilidad cognitiva (Durning y cols., 2015)[a] • Control inhibitorio durante la toma de decisiones (Nenciovici y cols., 2019)[a]
	Ventromedial (CPFvm)	• Pensamiento creativo y flexible • Puede vincularse con las circunvoluciones (giros) parahipocampales para integrar información sobre el entorno, los objetos y otras personas para identificar varias opciones (Durning y cols., 2016)[a]

(*continúa*)

TABLA 2-1 Áreas cerebrales activadas en las redes neuronales del razonamiento (*continuación*)

REGIÓN DEL CEREBRO	ÁREAS DE ACTIVACIÓN CEREBRAL	FINALIDAD DEL ÁREA CEREBRAL
	Dorsomedial (CPFdm)	• Autoevaluación del rendimiento para mantenerlo durante la actividad dirigida a un objetivo • Inferencias sobre los sentimientos de otras personas (Durning y cols., 2015)[a]
Corteza cingulada[a]	Corteza cingulada anterior (CCA)	• Ayudar a supervisar y detectar conflictos en la información (Durning y cols., 2015; Nenciovici y cols., 2019)[a] • Respuesta emocional personal al cambio de pensamiento (Durning y cols., 2015)[a]
Lóbulo parietal[a]	Precúneo	• Se procesa la información sensorial entrante relacionada con el entorno o la situación • Reconocimiento de patrones, que se considera fundamental para el pensamiento rápido y no analítico (Durning y cols., 2016, 2015)[a] • Desplazamiento de la atención (Chang y cols., 2016)[a]
	Lóbulo parietal inferior (LPI)	• Acceso a la memoria de trabajo y percepción de emociones que se utiliza durante el razonamiento rápido y no analítico (Durning y cols., 2015, 2016)[a]
Lóbulo temporal[a]	Circunvolución (giro) mediotemporal	• Recuperación de la memoria necesaria para un razonamiento analítico lento y deliberado (Durning y cols., 2015)[a]
	Lóbulo temporal medio (hipocampo y región parahipocampal)	• Memoria episódica a largo plazo (Guida y cols., 2012)[b] • Representaciones contextuales en los recuerdos (Milivojevic y cols., 2016)[b]
	Lóbulo temporal lateral	• Memoria semántica a largo plazo (Guida y cols., 2012)[b]
	Circunvolución (giro) fusiforme	• Reconocimiento facial, imágenes mentales, memoria específica de personas expertas (Guida y cols., 2012)[b]

Nota: las áreas de activación cerebral coinciden con los lóbulos cerebrales de la figura 2-2.

[a]Las áreas cerebrales activadas se observaron en estudios de razonamiento de estudiantes de medicina y personal médico mediante imágenes funcionales (resonancia magnética funcional).

[b]Las áreas cerebrales activadas se observaron en estudios no relacionados directamente con tareas de razonamiento profesional.

como parte del pensamiento intuitivo (Durning y cols., 2015, 2016; Williams y cols., 2019) (tabla 2-1).

Por último, uno de los fundamentos de la teoría del procesamiento dual del razonamiento es la reflexión sobre el proceso y la situación, también conocida como metacognición.

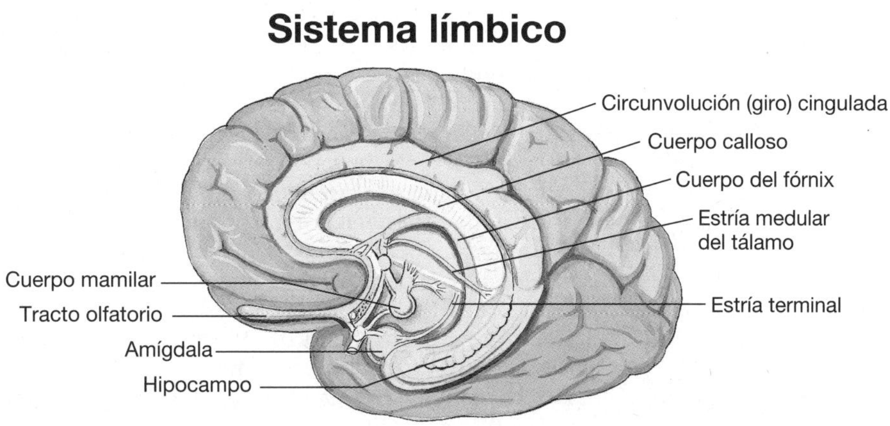

FIGURA 2-3 Áreas de activación de la red neuronal (corteza cingulada en el sistema límbico). La porción anterior de la circunvolución (giro) cingulada se activa durante el razonamiento profesional, concretamente cuando una persona profesional está supervisando y detectando conflictos y tiene una respuesta emocional al cambio de pensamiento. Adaptada de Anatomical Chart Company. (2000). *The brain anatomical chart* (9920i). Lippincott Williams & Wilkins.

En el razonamiento reflexivo intervienen tanto los procesos analíticos como los intuitivos. En concreto, la corteza cingulada anterior (CCA) (fig. 2-3) ayuda a la persona profesional a revisar la situación actual para identificar si la situación de su cliente coincide con sus conocimientos y experiencias anteriores. A continuación, quien realiza la terapia puede actualizar y modificar el aprendizaje para mejorar sus conocimientos y habilidades de cara a futuros encuentros con su cliente en particular.

APLICACIÓN DE LAS ESTRUCTURAS CEREBRALES AL RAZONAMIENTO PROFESIONAL

En este libro aprenderás sobre los distintos tipos de razonamiento profesional, como el científico, el narrativo, el pragmático, el ético y el interactivo (*v.* Unidad II). A lo largo de este capítulo se analizarán las estrategias cognitivas empleadas durante los distintos tipos de razonamiento profesional y las estructuras o redes cerebrales que se cree que se activan durante estas tareas cognitivas.

Razonamiento científico

El razonamiento científico combina el razonamiento diagnóstico, procedimental e hipotético-deductivo para realizar un diagnóstico, determinar la idoneidad de una derivación, elegir un enfoque teórico e identificar la mejor estrategia para evaluar e intervenir con un cliente (Tomlin, 2018; *v.* cap. 7). El aprendizaje y la memoria son fundamentales para el razonamiento científico. La corteza prefrontal de una persona profesional se activa para recuperar memorias de trabajo y resolver problemas, mientras que el lóbulo temporal se activa para utilizar memorias a largo plazo para razonar sobre una situación (Durning y cols., 2015; Guida y cols., 2012; Nenciovici y cols., 2019). El razonamiento no es simplemente la aplicación de teoría o conocimiento, sino más bien la integración de numerosas piezas de información obtenidas a través de los recuerdos para crear una respuesta o salida adecuada (Mattingly, 1991).

Razonamiento narrativo

Mattingly (1994) describió el razonamiento narrativo como el proceso empleado por terapeutas ocupacionales para «dar sentido a [la] experiencia humana» (p. 999). Se utiliza el razonamiento narrativo para comprender los roles significativos de la clientela, la historia ocupacional y la experiencia vivida con una enfermedad, lesión o dolencia. Este tipo de razonamiento promueve la intervención centrada en la persona/cliente al determinar la relación causal entre la información clave compartida y el rendimiento ocupacional resultante y las limitaciones de participación experimentadas. Sin comprender cómo entiende cada cliente el mundo que le rodea, quien realiza la terapia no podrá entender qué impide que su cliente se sienta una persona competente, exitosa y satisfecha. El razonamiento narrativo es primordial para la sensibilidad cultural, la orientación a la clientela y la práctica basada en la evidencia (Hamilton, 2018; *v.* cap. 8). Las personas profesionales aprenden sobre sus clientes escuchando sus historias y leyendo sus expresiones faciales al momento de compartir sus experiencias vividas.

En la medida en que se escuchan las narrativas o historias de la clientela, la información auditiva y visual se percibe e interpreta dentro de los lóbulos temporales y la corteza frontal orbital (Pitcher, 2014; Siegel y Sapru, 2019; Willis y cols., 2015). La amígdala proporciona señales de vuelta a las cortezas, lo que facilita la codificación de las emociones y la regulación de la atención para apoyar la atención de la persona terapeuta a la información crítica de la situación (Anderson, 2007). La información auditiva y visual entrante se integra en la corteza parietal posterior (CPP) (Siegel y Sapru, 2019). La CPP, específicamente el precúneo, es responsable de determinar la atención necesaria para la interacción con cada cliente y la memoria de narrativas anteriores. Simultáneamente, la corteza cingulada posterior (CCP) integra la información para actualizar la narrativa y lograr la máxima comprensión (Whitney y cols., 2009).

Durante las experiencias narrativas, el acoplamiento cerebro-cerebro favorece el desarrollo de una imagen mental de la historia, lo que promueve la comprensión. Este acoplamiento se produce cuando la activación de las regiones cerebrales de la persona profesional (quien escucha) refleja las regiones cerebrales de la persona cliente (quien narra) (Hasson y cols., 2012). En este punto, se cree que las cortezas prefrontales se activan y que se accede a los recuerdos a través del hipocampo para utilizar eficazmente la información entrante de forma significativa (Alexandre, 2021; Milivojevic y cols., 2016).

Pragmática

El razonamiento pragmático es la cognición resultante de la interacción entre el ambiente y la persona, a través de experiencias sensoriomotoras (Semin y Smith, 2013). Mediante el razonamiento pragmático, los profesionales integran la información contextual de forma sensata y realista, basándose en consideraciones prácticas más que teóricas. La información contextual a la que las personas profesionales prestan atención a lo largo del proceso terapéutico incluye el entorno de la consulta; el entorno político, económico, físico y social actual que afecta las opciones terapéuticas; y lo que esta sabe que es capaz de proporcionar en forma de servicios (Schell y Cervero, 1993; Unsworth, 2005). En el capítulo 9 se ofrece más información sobre el razonamiento pragmático.

La percepción, la memoria y el aprendizaje son necesarios para el razonamiento pragmático (Roth y Jornet, 2013). La persona profesional atiende y percibe constantemente las características críticas del ambiente que la rodea, como la configuración del espacio vital de la clientela, y utiliza esta información para predecir cómo el ambiente y el contexto apoyarán o dificultarán la participación de esta. Sin embargo, debido a la falta de tiempo o a las normas de reembolso, a menudo no es factible que quien trabaja en un entorno ambulatorio visite el domicilio de sus clientes. En su lugar, puede solicitarse a la persona o a un familiar que grabe un video de la casa o haga un dibujo de la distribución. Con base en esta información, se crea una situación en la clínica que refleja la situación del hogar. Por ejemplo, la persona terapeuta puede darse cuenta de que su cliente guarda todos sus utensilios de café en el armario de la derecha. Por ello, le sugiere, puesto que ha sufrido un ictus en el lado izquierdo y tiene hemiparesia derecha, que incline su cuerpo hacia la derecha para poder utilizar su mano izquierda funcional para sacar los utensilios del armario de forma segura. Asimismo, la persona terapeuta hace que su cliente practique este enfoque en la cocina terapéutica. Aunque no son óptimos, estos enfoques prácticos son el resultado de un razonamiento pragmático en el que se consigue ofrecer una terapia eficaz dentro de las limitaciones de una situación terapéutica concreta.

El aprendizaje es primordial para el razonamiento pragmático. Más que aprender como una transferencia de conocimientos, depende de que cada profesional utilice su memoria para reconstruir y alinear la situación actual con sus conocimientos (Roth y Jornet, 2013). Por tanto, la cultura influye en el razonamiento profesional, ya que orienta lo que es significativo en el entorno para percibir, recordar y aprender (Oyserman y cols., 2014).

Ética

El razonamiento ético es el proceso de pensamiento guiado por los valores y las normas éticas de la profesión. Se usa para garantizar que la práctica profesional esté centrada en la persona/cliente, sea segura, auténtica y tenga integridad. Sevinc y Spreng (2014) completaron un metaanálisis de la activación de regiones cerebrales entre tareas éticas activas y pasivas. Ambos tipos de tareas dan lugar a una activación cerebral compartida de la red por defecto. Las áreas clave activadas durante el razonamiento ético activo (p. ej., una persona que decide sobre una situación) son la unión temporal parietal, el polo temporal derecho y la corteza prefrontal medial dorsal izquierda. Se cree que estas áreas se activan cuando la persona interpreta el contexto social e integra la memoria social sobre otro ser para guiar su toma de decisiones. En cambio, durante las tareas éticas pasivas, en las que no se requiere una decisión, se activan la amígdala y la circunvolución (o giro) lingual del individuo, lo que indica el procesamiento de información emocional. Se supone que quien ejerce profesionalmente se dedica principalmente a tareas éticas activas en la práctica, en las que debe tomar decisiones rápidas que se ajusten a las normas éticas y a los valores de la profesión. En el capítulo 10 se ofrece más información sobre el razonamiento ético.

Razonamiento interactivo: la naturaleza corporeizada del razonamiento profesional

A través de las relaciones con sus clientes, quienes ejercen profesionalmente desarrollan una comprensión más clara y exhaustiva de las necesidades, fortalezas, valores, objetivos y capacidades de sus clientes. Fleming (1991) describió este tipo de razonamiento como el momento en el que cliente y profesional se convierten en una unidad de colaboración. Las personas profesionales utilizan esta información y su inteligencia emocional para saber cuándo y cómo utilizar métodos que maximicen la participación y el éxito de sus clientes en el proceso terapéutico. En el capítulo 11 se ofrece más información sobre el razonamiento interactivo.

La comprensión teórica del razonamiento profesional se está alejando de una teoría de procesamiento de la información hacia una comprensión corporeizada (encarnada). Arntzen (2018) afirma que «un razonamiento clínico corporeizado e intersubjetivo implica reflexionar sobre la construcción conjunta del significado y la acción que surge en la práctica de la terapia ocupacional y cómo la intencionalidad compartida da forma a los juicios y elecciones profesionales» (p. 176). De acuerdo con el concepto de corporeidad, utilizamos nuestro cuerpo físico para interactuar con la clientela. Por tanto, los aspectos físicos de la interacción se prestan a obtener información valiosa sobre esta. La información obtenida de la interacción física puede conducir a una reflexión conjunta sobre sus experiencias vividas y las experiencias compartidas en la relación terapéutica.

A continuación, se exponen tres conceptos clave del razonamiento corporeizado: (1) el cuerpo es capaz y puede plantear desafíos para las acciones dirigidas a objetivos, (2) nuestros cuerpos son la conexión de nuestra mente con el entorno externo, y (3) las interacciones entre otras personas impactan en nuestro significado compartido y afectan las acciones de la otra persona (Arntzen, 2018). Por tanto, nuestra práctica no puede ser preconcebida en la acción o el pensamiento, sino que, por el contrario, es flexible y dinámica. Quienes ejercemos la terapia ocupacional empleamos este razonamiento profesional para ayudar a la clientela a comprender cómo percibe sus propios cuerpos frente a confiar únicamente en nuestras observaciones, así como para facilitarle el logro de sus objetivos. Nuestras interacciones con clientes, incluidos nuestro lenguaje corporal y nuestros movimientos físicos, pueden facilitar o inhibir el éxito de nuestra clientela en el uso de su cuerpo. Con base en la respuesta a cada cliente, ajustamos nuestro apoyo físico, la forma en que animamos o nuestras expresiones faciales, para fomentar su éxito (Arntzen, 2018). Por tanto, cómo percibimos nuestro cuerpo y cómo nuestra clientela percibe el suyo influyen en esta danza dinámica entre terapeuta y cliente, lo que conduce a una relación bellamente coreografiada. Se cree que los recuerdos episódicos e implícitos adquiridos a través de las experiencias son vitales para este tipo de razonamiento. Véase el Estudio de caso 2-1, que ilustra muchos de los factores neurológicos y cognitivos tratados en esta sección.

Estudio de caso 2-1 INTERCONEXIÓN DE LAS ESTRUCTURAS CEREBRALES EN LOS PROCESOS DE RAZONAMIENTO

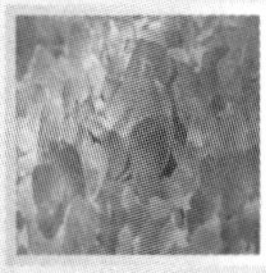

Margaret es terapeuta ocupacional y trabaja en una clínica ambulatoria del dolor. Lleva 26 años ejerciendo como terapeuta ocupacional y 11 años especializándose en el tratamiento de personas con dolor crónico.

Hoy, Margaret está completando una evaluación con Tasha. Tasha es una mujer de 39 años a la que recientemente se le ha diagnosticado fibromialgia. Busca servicios de terapia ocupacional para centrarse en su capacidad de desempeñar su rol de madre y profesora. En la evaluación, Tasha explica que se siente aliviada por haber recibido un diagnóstico, pero que, al mismo tiempo, se siente frustrada y abrumada por su incapacidad para hacer lo que le gusta y sentirse exitosa.

Transcripción de la entrevista

Margaret: «Hola Tasha. Recientemente te han diagnosticado fibromialgia y veo en tu admisión que buscas servicios debido al dolor que experimentas a diario. ¿Puedes hablar de los aspectos más desafiantes de tu día y en qué esperas centrarte cuando vengas aquí?».

Tasha: «Ya no puedo hacer nada... Estoy demasiado cansada y me duele demasiado. Una mañana me levanto y me duelen la muñeca y el tobillo derechos; al día siguiente me duele el cuello. Solo quiero poder hacer las cosas que solía hacer».

Margaret: «Imagino que es todo un desafío que el dolor se desplace constantemente a otras zonas del cuerpo. Parece que no sabes qué esperar cada día. ¿Cómo es un día normal para ti?».

Tasha: «Soy profesora en un jardín de infancia. En mi escuela, el jardín de infancia es un día completo para los niños y niñas. Habitualmente empiezo el día preparando la clase con todo el material necesario para el día. Normalmente tengo una hora para hacerlo. La jornada escolar comienza cuando los niños y niñas entran en el aula y se sientan en la alfombra para la hora del círculo. Yo me siento en una sillita y hablamos del tiempo, la letra del día y el calendario. Lo hacemos con canciones y movimientos. Me cuesta pasar rápidamente a la siguiente actividad porque me duele y suelo estar agotada. La auxiliar pedagógica y yo ayudamos al alumnado a llegar a sus estaciones matinales. Durante las estaciones de la mañana, me muevo entre dos estaciones para que los niños y niñas comiencen sus actividades de aprendizaje.

Después pasamos a la hora de lectura y al recreo. Cuando llego al recreo, estoy tan cansada que a menudo tengo que apoyarme en el edificio de la escuela. Luego todo vuelve a empezar con la clase de la tarde».

Margaret: «¿Qué tipo de cosas te gusta hacer por la noche después del trabajo?».

Tasha: «Cuando llego a casa estoy agotada; normalmente necesito tumbarme por un rato. Aunque descanse un rato, solo tengo energía y ganas para calentar una comida en el microondas y sentarme en el sofá a leer. Antes preparaba todo tipo de actividades para el día siguiente, y me gustaba cocinar y trabajar en el jardín por las tardes para relajarme. Ahora, mi pareja asume el rol principal de ayudar a nuestro hijo a ir y volver de las actividades extraescolares y hacer los deberes con él».

Margaret: «Parece que tu pareja es una gran fuente de apoyo y puede ayudarte a hacer cosas con tu hijo. ¿Estás satisfecha con esta situación actual?».

Tasha: «Aprecio mucho que mi compañero haga cosas, y algunos días puedo lanzarme y hacer más. Sin embargo, si es un mal día, me siento tan agotada y estoy de mal humor con todo. Creo que al estar dolorida y por un día entero de trabajo, simplemente no tengo la paciencia de antes».

Al final de la entrevista y la sesión de evaluación, Margaret se toma un tiempo para reflexionar sobre lo que ha aprendido sobre Tasha, sus predicciones de intervenciones y resultados satisfactorios, así como las interacciones personales que se produjeron en la sesión. Guarda su reflexión en la memoria para utilizarla en interacciones posteriores con Tasha y futura clientela.

Explicación

A medida que la terapeuta escucha la historia de Tasha, es consciente de los hechos sobre la enfermedad de la cliente y está aprendiendo sobre los hechos y acontecimientos y situaciones vitales que Tasha relata. Margaret también está empleando su memoria declarativa (acontecimientos) y recuerdos procedimentales de clientes con fibromialgia o de clientes con ocupaciones similares para comprender mejor lo que Tasha está compartiendo. Margaret también está utilizando la memoria declarativa (hechos) de la enfermedad, como la sintomatología típica, el curso de la enfermedad y las estrategias basadas en la evidencia, para hacer predicciones sobre los factores que están afectando a la clienta y las estrategias de intervención adecuadas. En el transcurso de la entrevista, Margaret utiliza tanto el razonamiento narrativo como el pragmático mientras escucha las preocupaciones de Tasha sobre lo que es razonable, lo que puede y está dispuesta a hacer, y el contexto en el que Tasha vive y trabaja. Las predicciones de la terapeuta deben evaluarse rápidamente para determinar si, de hecho, están afectando a la clienta. Estos procesos cognitivos ayudan a Margaret, la terapeuta, a determinar qué es importante para Tasha, qué factores están afectando a su rendimiento, qué preguntas hay que continuar haciendo y por dónde empezar la intervención.

ADQUISICIÓN Y DESARROLLO DE CONOCIMIENTOS ESPECIALIZADOS

Con base en estudios de neuroimagen, Guida y cols. (2012) propusieron un proceso neuronal de dos etapas en el desarrollo de la pericia. A la primera etapa, una disminución de la actividad neuronal, le sigue una reorganización funcional del cerebro. Las tareas de memoria de trabajo pueden aplicarse al razonamiento profesional, ya que debe manipularse información actual durante situaciones con clientes. Según el proceso neuronal en dos etapas de la adquisición de pericia, una persona experta presenta una disminución de la activación cerebral, concretamente en las cortezas prefrontal y parietal. La hipótesis es que esta persona experta almacena una cantidad más considerable de información relacionada con la tarea en su MLP. Por tanto, no necesitan emplear su memoria de trabajo para crear nuevos fragmentos de información que utilizar durante la tarea. Guida y cols. (2012) teorizan que quienes se están iniciando profesionalmente pueden mostrar una mayor activación de sus cortezas prefrontal y parietal porque estos son los sitios donde se produce la fragmentación de la información en la memoria de trabajo. Aquella persona principiante que no tiene una memoria episódica o semántica extensa deberá trabajar para crear fragmentos de datos en la memoria temporal. Además, se cree que, a medida que se adquieren conocimientos especializados (pericia, experiencia), se almacenan fragmentos de información más extensos y complejos en la memoria de trabajo y en la memoria temporal, todo a través de plantillas y sistemas.

Según la teoría de las plantillas, una persona puede crear *plantillas* en las que puede insertarse información, aumentando así la complejidad de la información mantenida (Gobet y Simon, 1996). La segunda etapa propuesta en la adquisición de conocimientos especializados es la reorganización funcional cerebral con una mayor activación de los sitios de MLP (lóbulo temporal). Guida y cols. (2012) sugieren que la activación cerebral de personas principiantes y expertas difiere debido a la cantidad de MLP frente a memoria de trabajo empleada en la tarea. Por ejemplo, las personas con mayor experiencia conectan la nueva información entrante con la MLP, a la que acceden a través de claves de recuperación o plantillas. Es posible que una persona experta no necesite emplear tanta memoria de trabajo porque ya ha asociado la información entrante con su MLP.

El proceso neural en dos fases de la adquisición de experiencia se confirma en estudios de neuroimagen que examinaron los patrones cerebrales de personal médico experto frente a los de personas principiantes durante tareas de razonamiento clínico (Guida y cols., 2012). El grupo de investigación descubrió que la corteza prefrontal (Durning y cols., 2015; Hruska y cols., 2016), el cíngulo anterior y la corteza parietal del personal médico experto estaban menos activados que los de las personas principiantes (Durning y cols., 2015). Se hipotetiza que una disminución en la activación de estas áreas corticales puede ser un resultado de (1) la eficiencia neuronal, que reduce el esfuerzo cognitivo necesario para ser reclutado durante estas tareas, o (2) la reorganización funcional (Durning y cols., 2015; Hruska y cols., 2016).

Por el contrario, las personas principiantes demostraron una mayor activación del CCA (Durning y cols., 2015). Se planteó la hipótesis de que las emociones y los sentimientos de capacidad las personas principiantes, como se observa en la mayor activación del CCA, afectaban su razonamiento. Estos hallazgos indican que quienes inician su carrera profesional confían más en su memoria de trabajo durante las tareas de razonamiento clínico. Por tanto, la experiencia o el hecho de poseer conocimientos especializados puede evaluarse de forma más precisa por la capacidad de una persona para integrar nueva información con su extensa MLP, ya sea a través de la memoria episódica o semántica. En la figura 2-4 se detallan las diferencias entre los procesos neuronales de personas profesionales principiantes y expertas.

Es engañoso calificar a una persona de experta. Más bien debemos matizar que la adquisición de conocimientos especializados depende del contexto. Tener experiencia en un área de la práctica no equivale tener experiencia en todas las áreas de la práctica (Baer, 2015). Pongamos el ejemplo de un profesional de terapia ocupacional lleva 25 años trabajando con personas con traumatismos craneoencefálicos en un centro de rehabilitación hospitalario. El profesional tiene una amplia experiencia y se ha centrado en la formación continua en esta área de práctica. A través de las interacciones con su clientela, ha demostrado un pensamiento rápido y es capaz de comprender mejor las experiencias vividas por esta, en lugar de centrarse únicamente en los aspectos procedimentales de la atención. Ahora, esta persona profesional ha decidido realizar la transición a la práctica basada en la escuela. Como

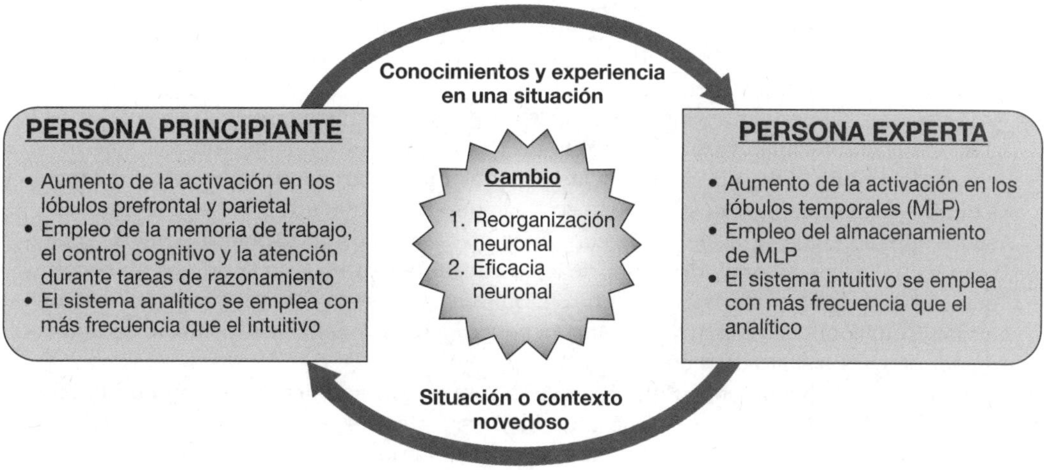
Conocimientos y experiencia en una situación
PERSONA PRINCIPIANTE
• Aumento de la activación en los lóbulos prefrontal y parietal
• Empleo de la memoria de trabajo, el control cognitivo y la atención durante tareas de razonamiento
• El sistema analítico se emplea con más frecuencia que el intuitivo
Cambio
1. Reorganización neuronal
2. Eficacia neuronal
PERSONA EXPERTA
• Aumento de la activación en los lóbulos temporales (MLP)
• Empleo del almacenamiento de MLP
• El sistema intuitivo se emplea con más frecuencia que el analítico
Situación o contexto novedoso

FIGURA 2-4 Neurociencia del desarrollo de la experiencia. La experiencia depende del contexto. La experiencia y el conocimiento dentro de un contexto específico pueden conducir a la pericia, mientras que las situaciones novedosas pueden hacer que una persona pase a ser principiante. MLP, memoria a largo plazo. Cortesía del autor, Orley A. Templeton.

resultado, ha pasado a ser principiante y adopta este nuevo contexto de práctica, se forma un conocimiento ampliado de las necesidades de sus clientes y aprende nuevas formas de desarrollar relaciones terapéuticas. Puede utilizar habilidades de nivel principiante en razonamiento procedimental y pragmático basadas en el nuevo entorno y en el conocimiento relacionado con la práctica basada en la evidencia para esa condición. Sin embargo, puede seguir confiando en las habilidades cognitivas y de razonamiento que ha desarrollado con el tiempo y la experiencia. Los recuerdos no declarativos y episódicos le ayudarán a utilizar el razonamiento interactivo y narrativo a un nivel más avanzado que el de un novato. El Estudio de caso 2-2 ilustra cómo actúan los novatos y los expertos en situaciones similares.

Estudio de caso 2-2 COMPARACIÓN ENTRE UN PRINCIPIANTE Y UNA EXPERTA

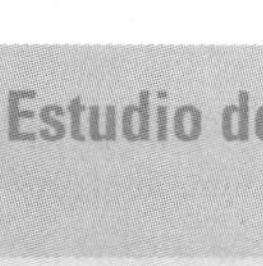

Tom es un recién contratado en la unidad de rehabilitación de cuidados agudos del hospital general. Terminó un doctorado de nivel inicial y aprobó su examen de registro nacional un mes antes. Kate es una terapeuta experimentada que lleva 18 años trabajando en la unidad de rehabilitación de cuidados agudos. Se le ha asignado la tarea de orientar y guiar a Tom en su nuevo puesto. Tras una semana de orientación en la unidad de cuidados, que incluye presentaciones del personal y de las áreas de tratamiento, procedimientos generales y específicos, ubicación de los suministros y equipos necesarios, Kate decide que quiere ver a Tom en acción. Se decide por una paciente recién ingresada, Marta. Kate le dice a Tom que evaluarán juntos a la clienta, tomarán notas por separado y compararán después de la evaluación.

Tanto Tom como Kate leen el historial de Marta. Tom toma abundantes notas y tiene cuidado de documentar la información que considera pertinente. Kate lee el historial y no toma notas, pero pone atención en detalles como la edad, el diagnóstico, el historial médico y el motivo del ingreso. Kate le dice a Tom que quiere que él tome la iniciativa en la evaluación.

Después de presentarse a sí mismo y a Kate, Tom explica qué es la terapia ocupacional y empieza la evaluación. Tiene un par de protocolos de evaluación, que incluyen la amplitud de movimiento y las pruebas musculares manuales, y sigue bien los procedimientos. Habla con Marta sobre lo que está haciendo y le hace preguntas sobre su vida en casa, incluyendo con quién vive, cómo es la disposición física de la casa y cuál es su rol en y alrededor de la casa. Habla con Martha sobre los objetivos que se ha marcado mientras está en rehabilitación. Martha dice que quiere volver a andar. Tom comienza a instruir a Martha sobre ejercicios sencillos, posibles equipos de adaptación y seguridad en el hogar.

Durante la evaluación, Kate observa a Tom y está satisfecha con su conducta tranquila y agradable, su uso eficaz de las herramientas y procedimientos de evaluación y su capacidad para establecer una buena relación. Mientras tanto, Kate se da cuenta de que las gafas de Marta están manchadas y sucias. Esto hace que Kate se pregunte si Marta ve con claridad y cómo podría afectar su participación una visión borrosa. También se da cuenta de que Marta hace algunas expresiones faciales que podrían indicar dolor. Kate observa que el dolor se produce principalmente con la flexión activa de los hombros y toma nota mentalmente para comentarlo con Tom. Tom ayudó a Marta a sentarse en el borde de la cama y a realizar las actividades de la vida diaria (AVD) junto a la cama. Kate observó que Marta tenía dificultades para desplazarse por la cama, concretamente para rodar y pasar a sentarse. También notó que Marta es capaz de completar sus AVD junto a la cama con una amplitud de movimiento funcional de los miembros superiores.

Kate ve una colcha a los pies de la cama y pregunta a Marta si es una colcha de oración. También le pregunta si vive en una comunidad rural, suburbana o urbana; si participa en alguna comunidad religiosa; en qué actividades participa fuera de casa y en su comunidad; y qué rol desempeñan en la vida de Marta sus familiares, como hijos o hijas, hermanos o hermanas y primos o primas. Con estas preguntas, Kate se entera de que Marta vive en una pequeña comunidad agrícola y que, de hecho, ha vivido en ella toda su vida y que muchos de los miembros de la comunidad son parientes suyos. Su fe y su comunidad religiosa son muy importantes para ella y la apoyan mucho. Nos cuenta que le encanta tapizar y que su marido es el que más cocina. Sus hijas y sus familias viven cerca y también la apoyan. Kate planea inconscientemente un enfoque de tratamiento centrado en las rutinas diarias y en el uso de actividades significativas como el tapizado para aumentar la resistencia y la movilidad. El plan de tratamiento de Kate también incorporaría la educación de la familia en técnicas para apoyarla y ayudarla de manera segura. También piensa en las formas en que la familia puede apoyar su participación en las actividades domésticas y comunitarias.

Explicación

Después de que Tom y Kate salgan de la habitación de Marta, se sientan juntos para repasar y reflexionar sobre la sesión. Al hacerlo, Kate le pide a Tom que utilice sus habilidades de reflexión y metacognitivas para seguir aprendiendo y creciendo a partir de cada interacción con la clienta. Kate suele dedicar tiempo a reflexionar sobre sus interacciones con sus clientes, tanto las beneficiosas como las no tan beneficiosas, y los procesos. El proceso de reflexión y revisión metacognitiva utiliza principalmente la corteza prefrontal. En esta situación, Tom se ha centrado en los hechos que identificó relacionados con Martha y su estado y en la información semántica que posee de su aprendizaje didáctico y de libros, así como de experiencias previas de trabajo de campo. Al hacerlo, utiliza principalmente el lóbulo temporal medio y el diencéfalo para la memoria semántica, y el lóbulo temporal lateral para el razonamiento analítico. En su etapa de principiante, se pierde parte de la información emocional, contextual y centrada en la persona/cliente que Kate aplica. Con el tiempo, procesará inconscientemente la información semántica y objetiva y podrá centrarse en los factores emocionales, contextuales y centrados en la clientela que hacen que cada encuentro con clientes sea único.

Sin ser consciente de ello, Kate reconoce síntomas y patrones de movimiento de otra clientela con diagnósticos similares. Por ejemplo, reconoce que muchas tareas cotidianas pueden llevarse a cabo con una amplitud de movimiento funcional aunque la amplitud de movimiento total esté deteriorada. Comprende el valor del contexto específico de la clientela y cómo la motivación y el interés de esta influirán en la intervención y los resultados. Es capaz de adaptar rápidamente sus conocimientos al contexto único de Martha. Su capacidad para prestar atención a las señales contextuales y a los factores centrados en Martha proviene de su conciencia sensorial y se procesa en el precúneo del lóbulo parietal. Su capacidad de adaptación y flexibilidad proviene de los recuerdos a largo plazo almacenados en el lóbulo medio, así como de la combinación de la gestión del tiempo y la memoria emocional del lóbulo parietal inferior. Por tanto, Tom se centra en procesos que provienen principalmente de los lóbulos frontal y temporal, mientras que Kate utiliza muchas más habilidades cognitivas que involucran más estructuras cerebrales, pero utiliza menos el lóbulo frontal. Este caso demuestra la progresión de las habilidades cognitivas y los cambios en el uso de las estructuras cerebrales que se producen a medida que se pasa de la categoría de persona principiante (Tom) a la de persona experta (Kate).

Aprender y enseñar

Con base en la neurociencia del razonamiento científico, es justo determinar que los conocimientos tradicionales adquiridos a través de cursos didácticos son necesarios para desarrollar el razonamiento científico y procedimental. Este tipo de razonamiento requiere que el alumnado desarrolle memorias declarativas y aprenda, practique y aplique procedimientos, conocimientos y destrezas que ha aprendido en cursos teóricos, experiencias de laboratorio y experiencias contextuales.

En cambio, el razonamiento interactivo, narrativo y pragmático requiere comprender el contexto que influye en la actuación de una persona y las percepciones de la clientela para aplicar y modificar los servicios. Se cree que para desarrollar estas habilidades es fundamental el desarrollo de recuerdos no narrativos a través de la experiencia. El profesorado de terapia ocupacional informa que las experiencias de laboratorio, los videos, los debates, las actividades basadas en problemas y las actividades experienciales son las estrategias de enseñanza más utilizadas para apuntar al razonamiento profesional del alumnado de terapia ocupacional (Henderson y cols., 2017).

De las estrategias de enseñanza utilizadas, el profesorado informa que valora las actividades experienciales, incluyendo el uso del aula como clínica, las experiencias de laboratorio y las actividades de aprendizaje-servicio. Se ha comprobado que las actividades de aprendizaje experiencial son eficaces para mejorar las habilidades de razonamiento profesional (Bolton y Dean, 2018; Knecht-Sabres, 2013; Nielsen y cols., 2020), las habilidades interpersonales, la aplicación de conocimientos (Lau, 2016), la competencia en habilidades y el aumento de la confianza (Mattila y Dolhi, 2016).

Muchos de estos estudios de investigación también incluyeron el uso de diarios como parte de la experiencia de aprendizaje del alumnado, e indicaron que la reflexión y la metacognición eran una pieza clave en el desarrollo del razonamiento profesional (Bolton y Dean, 2018; Knecht-Sabres, 2013).

Sobre la base de lo que sabemos de la neurociencia, es necesaria una combinación de actividades didácticas, experienciales y de autorreflexión para apoyar el desarrollo de habilidades de razonamiento profesional, incluida la mejora de la memoria, el procesamiento analítico y la metacognición del alumnado. Consúltese la Unidad IV para un análisis detallado sobre el aprendizaje y la enseñanza.

RESUMEN

En este capítulo hemos analizado las múltiples funciones cognitivas que constituyen la base del razonamiento profesional. Además, hemos hablado de las redes neuronales implicadas en los distintos tipos de razonamiento profesional y de cómo esas redes neuronales cambian durante la adquisición de conocimientos especializados. He aquí algunos puntos clave que conviene recordar:

1. Es importante comprender las bases cognitivas y las estructuras y funciones neurocientíficas que sustentan el aprendizaje y el desarrollo del razonamiento profesional. Este conocimiento ayuda al alumnado a «aprender a aprender». También apoya estrategias de enseñanza eficaces tanto en el aula como en la clínica y puede orientar la investigación relacionada con la comprensión del razonamiento profesional.
2. La memoria es un aspecto fundamental del razonamiento profesional. La memoria proporciona los conocimientos a partir de los cuales una persona profesional puede aprender y razonar.
3. A lo largo del razonamiento, en la profesión se emplean tanto sistemas intuitivos como analíticos. El sistema intuitivo es rápido y en gran medida inconsciente, mientras que el sistema analítico es un proceso lento y deliberado.
4. El razonamiento es el resultado de redes generalizadas y no de una única activación cerebral cortical. La corteza prefrontal, los lóbulos temporal y parietal y la corteza cingulada intervienen en el razonamiento profesional.
5. Se cree que la adquisición de conocimientos especializados (desarrollo de la experiencia) es el resultado de la eficiencia neuronal o de la reorganización funcional.

Actividad formativa 2-1

Propósito: tras completar esta actividad de aprendizaje, se comprenderán los fundamentos cognitivos, así como las estructuras y funciones neurocientíficas que sustentan el razonamiento profesional. Además, se aplicarán los conocimientos adquiridos y se evaluará la comprensión de las estrategias cognitivas en contextos o situaciones clínicas.

Indicaciones para estudiantes

Luego de leer el Estudio de caso 1, identifique la estrategia cognitiva empleada por el/la practicante, las estructuras cerebrales que corresponderían a dicha estrategia y qué tipo de aprendizaje y memoria es más probable que se utilice durante la misma. Nota: esta actividad puede aplicarse a la mayoría de los estudios de casos que proporcionan el historial de la persona cliente y los resultados de la exploración física, así como detalles de las interacciones entre cliente y terapeuta.

Conexiones entre los constructos cognitivos y la práctica profesional

FICHA DE TRABAJO 2-1

DESCRIBIR EL CONTEXTO	ESTRATEGIA COGNITIVA (TIPO DE APRENDIZAJE Y MEMORIA INVOLUCRADOS)	ESTRUCTURAS CEREBRALES
Ejemplo: el/la terapeuta lee el historial de su paciente e identifica el diagnóstico como fibromialgia	Memoria declarativa; memoria semántica (hecho)	Lóbulo occipital para la lectura del historial; lóbulo temporal lateral para la memoria semántica; lóbulo frontal para la comprensión del significado del diagnóstico

Pueden encontrarse actividades formativas adicionales para este capítulo en thePoint.

REFERENCIAS BIBLIOGRÁFICAS

Alexandre, F. (2021). A global framework for a systemic view of brain modeling. *Brain Informatics, 8*(3), 1–22. https://doi.org/10.1186/s40708-021-00126-4

Anderson, A. K. (2007). Feeling emotional: The amygdala links emotional perception and experience. *Social Cognitive and Affective Neuroscience, 2*(2), 71–72. https://doi.org/10.1093/scan/nsm022

Arntzen, C. (2018). An embodied and intersubjective practice of occupational therapy. *OTJR: Occupation, Participation, and Health, 38*(3), 173–180. https://doi.org/10.1177/1539449217727470

Baer, J. (2015). The importance of domain-specific expertise in creativity. *Roeper Review, 37*(3), 165–178. https://doi.org/10.1080/02783193.2015.1047480

Bolton, T., & Dean, E. (2018). Self-determination theory and professional reasoning in occupational therapy students: A mixed methods study. *Journal of Occupational Therapy Education, 2*(3), Article 4. https://doi.org/10.26681/jote.2018.020304

Brown, S. L. (2009). *Play: How it shapes the brain, opens the imagination, and invigorates the soul.* Penguin.

Dalgleish, T., & Power, M. (Eds.). (2000). *Handbook of cognition and emotion.* John Wiley & Sons.

Djulbegovic, B., Hozo, I., Beckstead, J., Tsalatsanis, A., & Pauker, S. G. (2012). Dual processing model of medical decision-making. *BMC Medical Informatics and Decision Making, 12*(1), 94. https://doi.org/10.1186/1472-6947-12-94

Durning, S. J., Costanzo, M. E., Artino, A. R., Graner, J., van der Vleuten, C., Beckman, T. J., Wittich, C. M., Roy, M. J., Holmboe, E. S., & Schuwirth, L. (2015). Neural basis of nonanalytical reasoning expertise during clinical evaluation. *Brain and Behavior, 5*(3), Article e00309. https://doi.org/10.1002/brb3.309

Durning, S. J., Costanzo, M. E., Beckman, T. J., Artino, A. R., Jr., Roy, M. J., van der Vleuten, C., Holmboe, E. S., Lipner, R. S., & Schuwirth, L. (2016). Functional neuroimaging correlates of thinking flexibility and knowledge structure in memory: Exploring the relationships between clinical reasoning and diagnostic thinking. *Medical Teacher, 38*(6), 570–577. https://doi.org/10.3109/0142159X.2015.1047755

Fleming, M. H. (1991). The therapist with the three-track mind. *American Journal of Occupational Therapy, 45*(11), 1007–1014. https://doi.org/10.5014/ajot.45.11.1007

Gärtner, C. (2013). Cognition, knowing and learning in the flesh: Six views on embodied knowing in organization studies. *Scandinavian Journal of Management, 29*(4), 338–352. https://doi.org/10.1016/j.scaman.2013.07.005

Gobet, F., & Simon, H. A. (1996). Templates in chess memory: A mechanism for recalling several boards. *Cognitive Psychology, 31*(1), 1–40. https://doi.org/10.1006/cogp.1996.0011

Guida, A., Gobet, F., Tardieu, H., & Nicolas, S. (2012). How chunks, long-term working memory and templates offer a cognitive explanation for neuroimaging data on expertise acquisition: A two-stage framework. *Brain and Cognition, 79*(3), 221–244. https://doi.org/10.1016/j.bandc.2012.01.010

Hamilton, T. B. (2018). Narrative reasoning. In B. A. B. Schell & J. W. Schell (Eds.), *Clinical and professional reasoning in occupational therapy* (2nd ed., pp. 171–202). Wolters Kluwer.

Hasson, U., Ghazanfar, A. A., Galantucci, B., Garrod, S., & Keysers, C. (2012). Brain-to-brain coupling: A mechanism for creating and sharing a social world. *Trends in Cognitive Sciences, 16*(2), 114–121. https://doi.org/10.1016/j.tics.2011.12.007

Henderson, W., Coppard, B., & Qi, Y. (2017). Identifying instructional methods for development of clinical reasoning in entry-level occupational therapy education: A mixed methods design. *Journal of Occupational Therapy Education, 1*(2), Article 1. https://doi.org/10.26681/jote.2017.010201

Hruska, P., Krigolson, O., Coderre, S., McLaughlin, K., Cortese, F., Doig, C., Beran, T., Wright, B., & Hecker, K. G. (2016). Working memory, reasoning, and expertise in medicine – insights into their relationship using functional neuroimaging. *Advances in Health Science Education, 21*(5), 935–952. https://doi.org/10.1007/s10459-015-9649-2

Kail, R. (1991). Developmental change in speed of processing during childhood and adolescence. *Psychological Bulletin, 109*(3), 490. https://doi.org/10.1037/0033-2909.109.3.490

Knecht-Sabres, L. J. (2013). Experiential learning in occupational therapy: Can it enhance readiness for clinical practice? *Journal of Experiential Education, 36*(1), 22–36. https://doi.org/10.1177/1053825913481584

Krawczyk, D. C. (2018). *Reasoning: The neuroscience of how we think.* Academic Press.

Lau, C. (2016). Impact of a child-based health promotion service-learning project on the growth of occupational therapy students. *American Journal of Occupational Therapy, 70*(5), Article 7005180030. https://doi.org/10.5014/ajot.2016.021527

Livingston, J. A. (2003). Metacognition: An overview. *Psychology, 13*, 259–266.

Marcum, J. A. (2012). Integrated model of clinical reasoning. *Journal of Evaluation in Clinical Practice, 18*(5), 954–961. https://doi.org/10.1111/j.1365-2753.2012.01900.x

Márquez-Álvarez, L. J., Calvo-Arenillas, J. I., Talavera-Valverde, M. Á., & Moruno-Millares, P. (2019). Professional reasoning in occupational therapy: A scoping review. *Occupational Therapy International, 2019*, Article 6238245. https://doi.org/10.1155/2019/6238245

Mattila, A. M., & Dolhi, C. (2016). Transformative experience of master of occupational therapy students in non-traditional fieldwork setting. *Occupational Therapy in Mental Health, 32*(1), 16–31. https://doi.org/10.1080/0164212X.2015.1088424

Mattingly, C. (1991). What is clinical reasoning? *American Journal of Occupational Therapy, 45*(11), 979–986. https://doi.org/10.5014/ajot.45.11.979

Mattingly, C. (1994). The narrative nature of clinical reasoning. *American Journal of Occupational Therapy, 45*(11), 998–1005. https://doi.org/10.5014/ajot.45.11.998

Milivojevic, B., Varadinov, M., Grabovetsky, A. V., Collin, S. H. P., & Doeller, C. F. (2016). Coding of event nodes and narrative context in the hippocampus. *Journal of Neuroscience, 36*(49), 12412–12424. https://doi.org/10.1523/JNEUROSCI.2889-15.2016

Min Simpkins, A. A., Koch, B., Spear-Ellinwood, K., & St. John, P. (2019). A developmental assessment of clinical reasoning in preclinical medical education. *Medical Education Online, 24*(1), Article 1591257. https://doi.org/10.1080/10872981.2019.1591257

Nenciovici, L., Allaire-Duquette, G., & Masson, S. (2019). Brain activations associated with scientific reasoning: A literature review. *Cognitive Processing, 20*(2), 139–161. https://doi.org/10.1007/s10339-018-0896-z

Nielsen, S., Klug, M., & Fox, L. (2020). Brief Report – Impact of nontraditional Level I fieldwork on critical thinking. *American Journal of Occupational Therapy, 74*(3), Article 7403345010. https://doi.org/10.5014/ajot.2020.036350

Oyserman, D. (2011). Culture as situated cognition: Cultural mindsets, cultural fluency, and meaning making. *European Review of Social Psychology, 22*(1), 164–214. https://doi.org/10.1080/10463283.2011.627187

Oyserman, D., Novin, S., Flinkenflögel, N., & Krabbendam, L. (2014). Integrating culture-as-situated cognition and neuroscience prediction models. *Culture and Brain, 2*(1), 1–26. https://doi.org/10.1007/s40167-014-0016-6

Patel, V. L., Arocha, J. F., & Kaufman, D. R. (2001). A primer on aspects of cognition for medical informatics. *Journal of the American Medical Informatics Association, 8*(4), 324–343. https://doi.org/10.1136/jamia.2001.0080324

Pinnock, R., & Welch, P. (2014). Learning clinical reasoning. *Journal of Paediatrics and Child Health, 50*(4), 253–257. https://doi.org/10.1111/jpc.12455

Pitcher, D. (2014). Facial expression recognition takes longer in the posterior superior temporal sulcus than in the occipital face area. *The Journal of Neuroscience, 34*(27), 9173–9177. https://doi.org/10.1523/JNEUROSCI.5038-13.2014

Richardson, K. (2019). *Models of cognitive development.* Psychology Press.

Rencic J. (2011). Twelve tips for teaching expertise in clinical reasoning. *Medical Teacher, 33*(11), 887–892. https://doi.org/10.3109/0142159X.2011.558142

Roth, W.-M., & Jornet, A. (2013). Situated cognition. *WIREs Cognitive Science, 4*(5), 463–478. https://doi.org/10.1002/wcs.1242

Schell, B. A., & Cervero, R. M. (1993). Clinical reasoning on occupational therapy: An integrative review. *American Journal of Occupational Therapy, 47*(7), 605–610. https://doi.org/10.5014/ajot.47.7.605

Semin, G. R., & Smith, E. R. (2013). Social situated cognition in perspective. *Social Cognition, 31*(2), 125–146. https://doi.org/10.1521/soco.2013.31.2.125

Sevinc, G., & Spreng, R. N. (2014). Contextual and perceptual brain processes underlying moral cognition: A quantitative meta-analysis of moral reasoning and moral emotions. *PLoS One, 9*(2), Article e87427. https://doi.org/10.1371/journal.pone.0087427

Siegel, A., & Sapru, H. N. (2019). *Essential neuroscience* (4th ed.). Wolters Kluwer.

Tomlin, G. S. (2018). Scientific reasoning and evidence in practice. In B. A. B. Schell & J. W. Schell (Eds.), *Clinical and professional reasoning in occupational therapy* (2nd ed., pp. 145–169). Wolters Kluwer.

Unsworth, C. (2005). Using a head-mounted video camera to explore current conceptualizations of clinical reasoning in occupational therapy. *American Journal of Occupational Therapy, 59*(1), 31–40. https://doi.org/10.5014/ajot.59.1.31

Whitney, C., Huber, W., Klann, J., Weis, S., Krach, S., & Kircher, T. (2009). Neural correlates of narrative shifts during auditory story comprehension. *NeuroImage, 47*(1), 360–366. https://doi.org/10.1016/j.neuroimage.2009.04.037

Williams, C. C., Kappen, M., Hassall, C. D., Wright, B., & Krigolson, O. E. (2019). Thinking theta and alpha: Mechanisms of intuitive and analytical reasoning. *NeuroImage, 189*, 574–580. https://doi.org/10.1016/j.neuroimage.2019.01.048

Willis, M. L., Murphy, J. M., Ridley, N. J., & Vercammen, A. (2015). Anodal tDCS targeting the right orbitofrontal cortex enhances facial expression recognition. *Social Cognitive and Affective Neuroscience, 10*(12), 1677–1683. https://doi.org/10.1093/scan/nsv057

Wilson, M. (2002). Six views of embodied cognition. *Psychonomic Bulletin & Review, 9*(4), 625–636. https://doi.org/10.3758/BF03196322

CAPÍTULO 3

Cultura, supuestos y razonamiento

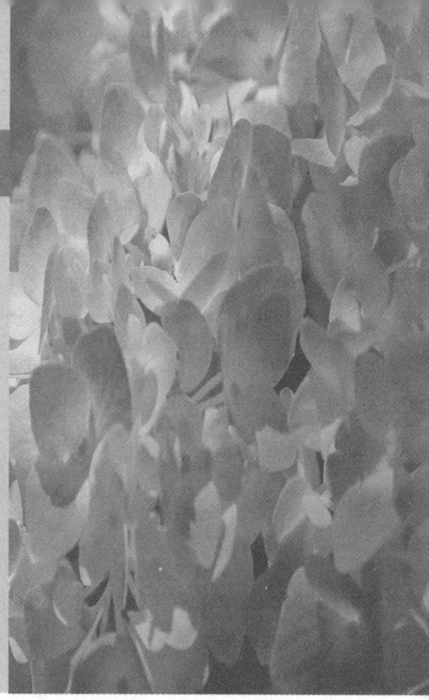

LISETTE FARIAS, SUSAN COPPOLA
Y BARBARA HOOPER

CONTENIDO

Cultura y profesión
- *Supuestos*

¿Qué es la cultura? ¿Qué son los supuestos?

¿Cómo influyen la cultura y los supuestos en el razonamiento terapéutico?
- *Cultura y suposiciones sobre la naturaleza humana*
- *Cultura y suposiciones sobre el cuerpo humano*

¿Cómo limitan y amplían la práctica profesional los supuestos culturales?
- *Perpetuación de las injusticias, la colonización y el racismo*

¿Cómo influyen los supuestos culturales en qué conocimientos son legítimos?
- *Humildad cultural*

Resumen

OBJETIVOS

Después de leer este capítulo, será capaz de:

1. Definir los conceptos de cultura y supuestos.
2. Identificar las conexiones entre la cultura, los supuestos y el razonamiento de terapeutas sobre:
   a. El hacer humano.
   b. El cuerpo humano.
   c. Qué conocimientos son legítimos.
   d. Cómo se obtiene y genera el conocimiento.
3. Explicar cómo la cultura y los supuestos pueden influir en el razonamiento profesional y contribuir de manera inadvertida a perpetuar las injusticias.
4. Prever cómo identificar, reflexionar, cuestionar y cambiar las suposiciones culturales y situadas que pueden limitar la práctica mediante el uso de la humildad cultural y/o el aprendizaje transformador.

TÉRMINOS CLAVE

Cultura
Suposiciones
Marcos de referencia
Hábitos mentales
Colonialidad
Colonialismo
Racismo
Humildad cultural

REFLEXIONAR SOBRE EL PENSAMIENTO

El alcance de lo que pensamos y hacemos está limitado por lo que no percibimos. Y como no nos damos cuenta de que no nos damos cuenta, es poco lo que podemos hacer para cambiar, hasta que nos demos cuenta de cómo el no darnos cuenta da forma a nuestros pensamientos y actos.

—*(Goleman, 1985, p. 24)*

El razonamiento humano, incluido el profesional, está arraigado en la cultura de la profesión, así como en la de profesionales y clientes. En consecuencia, la terapia ocupacional tiene un aspecto diferente de un entorno a otro. Y así debe ser. Se trata de una práctica relacional por parte de seres humanos que se centra en las ocupaciones de la clientela en la vida real y es impartida por profesionales que a su vez reciben la influencia de su cultura y creencias.

Al entrar en una nueva situación de práctica como estudiante, puede ser difícil entender: «¿qué está pasando aquí?» y «¿por qué terapeutas ocupacionales hacen esa pregunta?» o «¿por qué no se programó una visita de regreso para clientes en particular?». Como profesionales, la conciencia de lo que está influyendo en el propio razonamiento, incluidos los sesgos y los puntos ciegos, nos capacita para mejorar continuamente nuestro trabajo para prestar atención a las necesidades de cada cliente.

Este capítulo se centra en cómo influye la cultura en el razonamiento profesional, concretamente en los supuestos sobre el hacer humano, el conocimiento y el poder. El razonamiento profesional, que depende de la situación, está moldeado por entornos y culturas de práctica específicos, incluidas las culturas sociopolíticas e institucionales; la cultura profesional y la cultura de la comunidad de práctica; y las culturas de la clientela, grupos o comunidades atendidas (Higgs y cols., 2018; Murray y cols., 2019).

Estas culturas son dinámicas, evolucionan y se cruzan entre sí a través de creencias socialmente construidas y procesos de interacción que comprenden situaciones de práctica de terapia ocupacional. Destacamos la autoconciencia y el aprendizaje sobre la cultura como fundacionales para el razonamiento profesional. Debido a que la terapia ocupacional se fundó y desarrolló en naciones occidentalizadas como Estados Unidos y el Reino Unido, nos fijamos cuidadosamente en la generalización inconsciente de los supuestos occidentalizados a «todo el mundo» (Beagan, 2015; Hammell, 2013). Al construir la teoría y la práctica sobre supuestos que se toman como universales, la profesión corre el riesgo de ignorar importantes diferencias y desequilibrios de poder entre profesionales y clientes, que vienen determinados por su cultura, contexto, raza, etnia, clase, identidad sexual, discapacidad, edad, religión, situación económica e historia. En todos los entornos existe un cierto nivel de práctica intercultural. La necesidad de examinar los supuestos es cada vez más acuciante en todo el mundo debido a los desplazamientos masivos de personas a causa de la opresión sociopolítica, los conflictos armados, la persecución, los desastres naturales, el cambio climático y la crisis económica.

CULTURA Y PROFESIÓN

Se presta mucha atención al aprendizaje de la cultura de la clientela, como si solo fuera la clientela la que tiene cultura. Sin embargo, es importante entender primero que la práctica profesional también es una dinámica cultural. La terapia ocupacional no está aislada de su contexto y su historia. Siempre se desarrolla en condiciones complejas y cambiantes. Por tanto, la propia profesión refleja una serie de supuestos que operan a través de la socialización y la interiorización de expectativas, percepciones y acciones. Ejemplos de visiones dominantes no examinadas de lo que es «bueno» son animar a la gente a ser físicamente activa, esperar que todas las personas quieran ser independientes, probar nuevas maneras de realizar ocupaciones, seguir los consejos médicos y buscar actividades sociales fuera del núcleo familiar. La constante evolución de los supuestos se hace evidente al reflexionar sobre la historia. En Grecia, las personas con discapacidad eran consideradas inferiores, y más tarde, en el siglo XVI, la religión católica condenaba a las personas con discapacidad cognitiva, a las que consideraba poseídas por espíritus malignos (Munyi, 2012). Estas suposiciones dirigieron las acciones emprendidas contra las personas con discapacidad en el pasado, lo que dejó una huella de injusticias que enmarcan las posibilidades actuales de lo que las personas con discapacidad pueden hacer, quieren hacer y se espera que hagan. Otro ejemplo es el mensaje de que las personas con discapacidad deben esforzarse por inspirar a otras personas (Grue, 2016).

«La cultura nos tiene antes de que la tengamos».
(Garrison y O'Quinn, 2004, p. 75)

Supuestos

Es importante comprender que cualquier terapeuta ocupacional incorpora supuestos de sus contextos culturales, profesionales y personales específicos. El razonamiento profesional surge, entonces, de esta compleja configuración de supuestos situados.

Por lo general, la persona terapeuta es consciente de cómo algunos aspectos de su contexto cultural influyen en su razonamiento, mientras que otras influencias permanecen tácitas, ocultas o se dan por sentadas al estilo «las cosas son así». Las decisiones profesionales, tanto sutiles como evidentes, como la cantidad de tiempo dedicado a la terapia, las preguntas formuladas, las palabras empleadas, las personas involucradas, los lugares, los materiales, los objetivos y los servicios prestados, están de algún modo moldeados por suposiciones de las que es posible que no se sea consciente. Si no se examinan, estos supuestos pueden nublar la conciencia de las personas terapeutas e incluso perpetuar de manera involuntaria los desequilibrios de poder cuando pretenden defender los intereses de la clientela.

Los encuentros terapéuticos tienen dinámicas de poder complejas que pueden situar a la persona terapeuta como «experta» y a la clientela como receptora «pasiva» de las recomendaciones. Por tanto, la intención de ayudar no es suficiente. La humildad para reconocer y cambiar los supuestos que perpetúan las situaciones de injusticia es esencial para avanzar en el rol de la clientela en sus propias vidas, comunidad y situaciones de salud. Los puntos de vista paternalistas son un ejemplo de suposiciones ocultas que interfieren con la práctica al juzgar algunas formas de ocupación como de poco o ningún valor y, por tanto, no vale la pena apoyarlas adecuadamente con terapia ocupacional (Sandman, 2012). Por ejemplo, una persona mayor con un historial de caídas puede ser presionada para que se traslade a un centro de cuidados a largo plazo, cuando su creencia de que permanecer en su casa con su jardín y taller supera el riesgo de caídas en el hogar. Puede animarse a alguien a que utilice ingredientes o comidas precocinadas para que cocinar sea más sencillo, cuando preparar comida tradicional «desde cero» es esencial para el significado de cocinar en ese alguien. Los supuestos ocultos pueden considerarse parte del legado de la colonización euro-británica que sigue presente en las teorías de la terapia ocupacional y en las nociones de las ocupaciones. Esta colonización a menudo da lugar a teorías inadecuadas y a la creencia de que la cultura propia es superior a las demás y el estándar por el que todas las demás personas deben ser juzgadas (Emery-Whittington, 2021; Hammell, 2009).

El crecimiento profesional tiene lugar a medida que las personas terapeutas toman conciencia de las innumerables influencias culturales y supuestos que se sitúan en clientes, terapeutas, la profesión y el contexto de la práctica. Una vez conscientes de ello, la profesión puede cuestionarse y cambiar de manera consciente los supuestos problemáticos que no son coherentes con las visiones del mundo y los sistemas de creación de significado de la clientela para respetar sus perspectivas en cada situación específica.

Para ayudar a tomar conciencia de la influencia de la cultura en el razonamiento profesional, este capítulo aborda las siguientes cuestiones:

1. ¿Qué son la cultura y los supuestos?
2. ¿Qué nuevas ideas e investigaciones sobre la influencia de la cultura en el razonamiento profesional están surgiendo en todo el mundo?
3. ¿Cómo limitan los procesos y repercuten en la práctica la cultura y los supuestos?
4. ¿De qué manera podemos acceder a los supuestos y cambiarlos en la práctica de la terapia ocupacional?

¿QUÉ ES LA CULTURA? ¿QUÉ SON LOS SUPUESTOS?

En terapia ocupacional, **cultura** suele definirse como las formas particulares de pensar y hacer que pertenecen a un grupo social determinado (Iwama, 2007; Lim, 2008). Incluye suposiciones, creencias y nociones asumidas de lo que es normal (Beagan, 2015). La cultura se adquiere a través de la interacción social y la interiorización de patrones de conducta social esperada, la comunicación, la organización y los significados que se transmiten de generación en generación.

La cultura también influye en la idea que tiene la gente de lo que significa o parece tener salud, así como en la conducta relacionada con la salud y el compromiso con el sistema sanitario. Hay quien cree que la salud se proporciona a través de prácticas médicas, mientras que otras personas consideran que la salud está integrada en las ocupaciones relacionadas con el estilo de vida y, por tanto, asumen distintos papeles en la recuperación. Dada la diversidad de terapeutas ocupacionales y clientes, los encuentros profesionales son situaciones de aprendizaje y diálogo sobre la comprensión de la salud y el hacer relacionados con las culturas personales, profesionales y sociales.

Reconocer que la diversidad de culturas existe dentro de las familias, las regiones, las instituciones y la profesión de terapia ocupacional es una premisa importante para desarrollar una práctica culturalmente apropiada y respetuosa que fomente relaciones terapéuticas eficaces.

La terapia ocupacional, al igual que otras profesiones o comunidades de práctica, tiene su propia cultura sustentada en supuestos sobre la ocupación. Estos supuestos apoyan la creencia de que la ocupación, la salud y el bienestar están vinculados y que la ocupación puede utilizarse como medio para alcanzar y mantener la salud (Wilcock, 2006). En la última década, personas expertas en la materia han demostrado cómo estos supuestos reflejan las ideas predominantemente utilizadas en las zonas urbanas de las naciones de habla inglesa del mundo occidental (Magalhães y cols., 2019; Malkawi y cols., 2020). La parte del mundo que a menudo se etiqueta como «occidental» o «desarrollada» constituye solo alrededor del 17% de la población mundial, y el mundo en desarrollo o el tercer mundo constituye aproximadamente el 83% de la población mundial.

A lo largo de la historia, el colonialismo imperial de Europa, como el del Imperio Británico, ejerció el poder y la dominación estableciendo costumbres y suprimiendo las ideas, la lengua y las ocupaciones tradicionales de los grupos colonizados. Así pues, al aceptar las nociones occidentales de ocupación como universales dentro de la profesión, se corre el riesgo de seguir valorando las formas de hacer occidentales como naturales, correctas o de sentido común.

Los supuestos culturales dominantes «reflejan los intereses de quienes, dentro de determinados grupos sociales o sociedades, tienen el poder de definir las situaciones y los recursos con los que garantizar que sus propias definiciones sean aceptadas como verdaderas» (Hammell, 2009, p. 28).

Desde la investigación en la materia también se ha criticado cómo esta orientación occidental perpetúa un enfoque en el hacer individual que descuida dar cuenta de los aspectos socioculturales que dan forma a la participación de la clientela en la ocupación (Hammell, 2019; Ramugondo, 2018). En este sentido, el dominio de la cultura occidental en la terapia ocupacional se ha planteado como problemático y limitador de la comprensión de los diferentes puntos de vista, significados y ocupaciones a través y dentro de las regiones del mundo. El asunto principal de esta crítica ha sido reconocer que «la ocupación no es un concepto universal transcultural, como tampoco lo es la salud/enfermedad, la capacidad/discapacidad o la atención terapéutica» (Zango Martín y cols., p. 83).

Las **suposiciones** son ideas que se aceptan como verdaderas, correctas o de sentido común (Hammell, 2009) porque están normalizadas e incluso se esperan de una cultura. En este sentido, los supuestos compartidos por un grupo determinado se perpetuarán como socialmente aceptables. Tienden a interiorizarse acríticamente como «las cosas son así» para saber manejarse por las interacciones sociales y resolver problemas relacionados con la adaptación (Schein, 2010).

Por ejemplo, si se asume que un simple apretón de manos entre dos personas es una norma universalmente aceptada, entonces esa persona puede saludar a otra con un fuerte apretón de manos, percibido en su cultura como autoritario y confiado. Sin embargo, otra persona de la misma región, pero de una cultura diferente, puede percibir ese apretón de manos como grosero y agresivo, y preferir inclinarse en su lugar. La persona que recibe el apretón de manos puede reaccionar dando un paso atrás, haciendo que la otra persona le diga: «Lo siento, daba por hecho que te parecía bien un apretón de manos», así como le ofrezca espacio. La disculpa puede ser suficiente para restablecer la comodidad en la relación, o puede que haya algo más que aprender sobre el significado de una reverencia o un apretón de manos. Este sencillo ejemplo ayuda a ilustrar un principio más amplio: las decisiones, acciones y reacciones están guiadas por un conjunto de suposiciones sobre lo que es cierto y deseable.

En el cuadro 3-1 se exploran los matices de la cultura y la intención en los encuentros. Schein (2010) sugiere que «los supuestos básicos nos definen a qué prestar atención, qué significan las cosas, cómo reaccionar emocionalmente ante lo que sucede y qué acciones emprender en distintos tipos de situaciones» (pág. 29). Los supuestos son necesarios para la estabilidad cognitiva y la adaptación (Schein, 2010). Son resultados inevitables de la interacción en contextos culturales. De hecho, las suposiciones funcionan como hábitos para liberar nuestra atención consciente hacia otros asuntos. El problema de las suposiciones es que existen en nuestra mente, incluso cuando, como profesionales, queremos evitar hacer suposiciones sobre, por ejemplo, la identidad sexual de la clientela. Sin embargo, una postura «neutral» tenderá a reforzar los supuestos dominantes y las expectativas de roles heterosexuales y de género (Baker y Beagan, 2014).

Otro problema de las suposiciones es que proporcionan ideas sobre lo que son creencias y conductas normales o correctas en materia de salud que pueden malinterpretarse (Beagan, 2015) y diferir de las experiencias de fatiga o dolor de la clientela, el uso de una silla de ruedas o la pérdida de visión. La concienciación sobre estos posibles problemas y el desarrollo de una comprensión de los propios valores culturales, ideas y prejuicios pueden ayudar a fomentar la sensibilidad hacia los diversos valores y actitudes de la clientela, que pueden diferir de los propios.

CUADRO 3-1 PERCIBIR LOS MATICES DE LOS ENCUENTROS Y COMPRENDER LAS NORMAS CULTURALES

¿Qué es lo primero que suele hacer cuando conoce a una persona cliente? ¿Sonreír, asentir, inclinarse, estrechar la mano, establecer contacto visual, acercarse? ¿Cómo comienza la interacción verbal? ¿Hace preguntas personales sobre su familia, pide permiso para mantener una conversación, explica su función o pasa directamente a la evaluación y la entrevista? La cultura está presente desde el principio del encuentro con los clientes, y estamos continuamente recopilando información mutua.

Haberme mudado dentro de Estados Unidos, del ritmo rápido y directo del noreste al sureste, me enseñó a adaptarme mejor a los ritmos temporales de la cultura sureña de gran parte de mi clientela. Los saludos que establecían la relación mostrando respeto eran a menudo más importantes que demostrar que yo tenía algo valioso que ofrecer.

Al principio, me parecía que un saludo más largo mermaba la eficacia. La importancia de cumplir mi agenda parecía eclipsar la reciprocidad y la capacidad de respuesta en la comunicación. De hecho, darme cuenta de las costumbres culturales de la clientela resultó aumentar la eficiencia y la eficacia. Cuando le dije a un cliente de 90 años: «Ahora vuelvo» (pero no estaba segura de cuándo volvería), me contestó: «Cariño [así], dime que volverás *directamente*. Eso significa que volverás en cuanto puedas».

Como profesionales, puede ser un desafío dejar de lado la autoexpresión de la identidad y las creencias para centrarse en entrar en los mundos culturales de la clientela. Este desafío aumenta cuando las creencias de la clientela sobre la justicia, el poder y los privilegios entran en conflicto con las de la persona profesional. En el ejemplo anterior, no me gustó que me llamara «cariño» (a pesar de ser un término cariñoso para él), pero decidí responder a sus intenciones dándole las gracias. Las culturas tienen formas de amor y belleza y también pueden desempoderar a las personas en función de su sexo, edad, raza, religión, preferencia sexual, posición social, capacidad y otras distinciones.

Por definición, las **suposiciones** «no se cuestionan, sino que se dan por ciertas» (Townsend y Polatajko, 2007, p. 20). Solo se cuestionan cuando la experiencia o las situaciones cotidianas crean tensiones o sugieren que los supuestos ya no son sostenibles. Sin embargo, los **supuestos** se sitúan dentro de culturas profesionales concretas y, por tanto, es esencial una práctica de sano escepticismo para reflexionar sobre los supuestos que pueden perpetuar las disparidades sanitarias y privilegiar determinados valores culturales al tiempo que marginan o estereotipan a otros. Por ejemplo, Hammell (2009) ilustró cómo los modelos teóricos pueden apenas representar la diversa naturaleza social de las ocupaciones. Estos modelos tienden a pasar por alto las actividades de cocreación y codependencia al presentar de manera incorrecta la independencia y la productividad como universalmente deseables. También argumenta que las personas terapeutas necesitan pensar más críticamente y ser conscientes de los supuestos incorporados en sus teorías y modelos porque vivimos en sociedades con diversos grupos y culturas (Hammell, 2019).

Es decir, los supuestos terapéuticos pueden ser reconocidos y admitidos o permanecer sin reconocer y más allá de la conciencia. De cualquier manera, los supuestos preceden a lo que realmente sucede en la práctica y desempeñan un rol influyente en lo que la persona terapeuta percibe como central y periférico en los procesos terapéuticos. En el cuadro 3-2 se exploran los matices de la cultura, la motivación, la cooperación y la colaboración en los encuentros.

CUADRO 3-2 MOTIVACIÓN, COOPERACIÓN Y COLABORACIÓN

Tras años de práctica en cuidados intensivos y rehabilitación hospitalaria y ambulatoria, empecé a tener múltiples empleos en sanidad a domicilio. Una tarde, tenía que evaluar a dos nuevas personas clientes. Había notas de alta de terapia ocupacional de cuando estuvieron en el hospital, y parecía que una de estas personas sería un gran desafío.

El primero era un mayor afroamericano que se describía en la nota de alta como cooperativo y motivado para la terapia y la independencia. Lo que encontré fue a un hombre que vivía en un pequeño apartamento y quería pasar sus días en su sillón favorito, con cuidados de ayuda domiciliaria que se ocuparan de él. No quería terapia ocupacional a domicilio. Supuse que no quería perder las visitas a domicilio si demostraba su independencia. Además, teniendo en cuenta la historia de disparidad y opresión de la población afroamericana en la atención sanitaria, es posible que pensara que la cooperación era imprescindible mientras estaba ingresado para garantizar una buena atención y su regreso a casa. Una vez en casa, podría tomar sus propias decisiones.

La segunda derivación de la noche fue una mujer caucásica que en el resumen del alta se describía como desmotivada porque a menudo rechazaba la terapia. Sin embargo, encontré a esta mujer entusiasmada con la visita. Tenía ocupaciones en su casa con las que quería ayuda para realizarlas de forma segura. Estaba motivada para las ocupaciones y asumió que la terapia ocupacional descontextualizada basada en el hospital no sería útil.

Estos dos clientes me hicieron darme cuenta de una suposición que tenía previamente, es decir, que los clientes que cooperan con las actividades terapéuticas están motivados. Además, que no cooperen no significa que no estén motivados. La responsabilidad es descubrir, sin juzgar, aquello que les importa y que, por tanto, es motivador en sus vidas, más allá de la intervención de terapia ocupacional. Una suposición falsa es que la clientela o sus familiares demuestran o expresan inmediatamente los beneficios de la intervención. Es razonable considerar que a veces las intervenciones plantan semillas para futuras ocupaciones o mantienen la esperanza y las ocupaciones significativas a través de los momentos más difíciles. Compartir la comprensión sobre los supuestos y las creencias acerca del tipo de intervención que provocará el cambio deseado también es un proceso de colaboración. La evidencia de investigación que influye en el razonamiento terapéutico puede incorporarse a la conversación como parte del proceso colaborativo para planificar la intervención (Tickle-Degnen, 2002).

Es importante señalar que, aunque la flor crece desde el suelo, también absorbe materiales externos, como la luz del sol, y los transporta a lo más profundo de su interior, donde se transforman para la vida de la planta (fig. 3-1). Del mismo modo, quienes realizan la terapia no solo razonan desde sus supuestos internos hacia las acciones, sino que también asimilan nuevas experiencias, dilemas vitales y acontecimientos sociopolíticos o históricos que con frecuencia alteran la composición de sus supuestos profundamente arraigados. Los dilemas vitales a menudo nacen a partir de conflictos entre los supuestos internos y las experiencias externas.

Así pues, parece existir un proceso bidireccional en el que los supuestos influyen en cómo vemos y en lo que hacemos y, al mismo tiempo, lo que vemos y lo que hacemos afecta a nuestros supuestos. El razonamiento profesional implica, en parte, participar en la «conversación» que se desarrolla entre los supuestos internos y subterráneos, y las acciones y

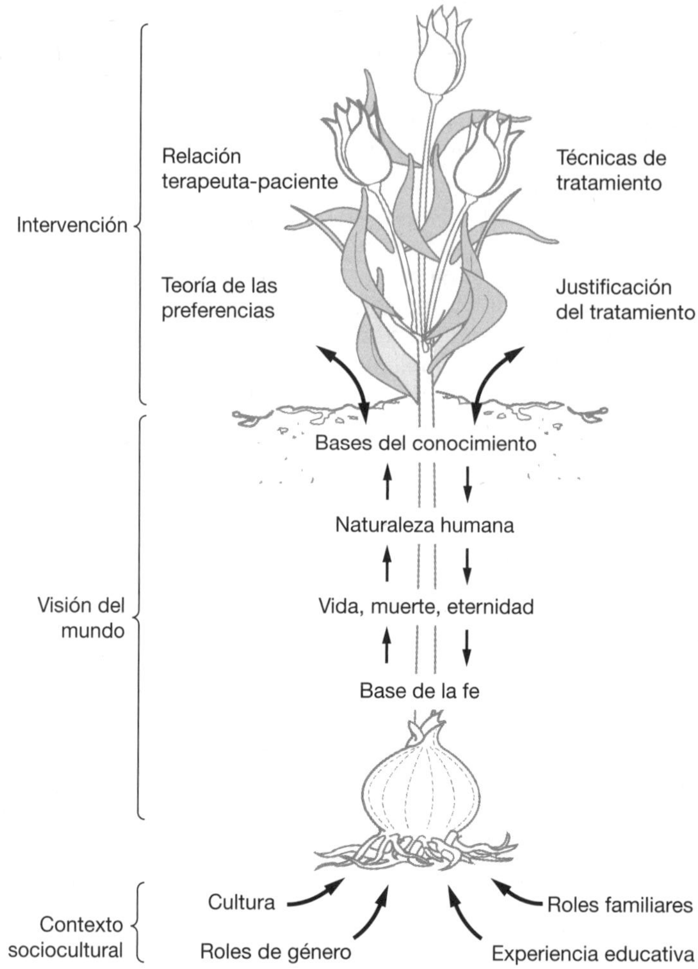

FIGURA 3-1 La flor es una metáfora de cómo se forman los supuestos, cambian e influyen en la práctica profesional. Las raíces representan posibles fuentes de suposiciones vinculadas a la cultura de la persona terapeuta, incluyendo experiencias familiares, religiosas, educativas y sociales, de las que surgen puntos de vista personales y profesionales. A través de estos puntos de vista, filtramos, percibimos, comprendemos e interactuamos con los acontecimientos del mundo exterior, incluida la práctica de la terapia ocupacional. La planta sobre la tierra representa cómo los supuestos se manifiestan en la acción y continúan evolucionando a través de la reflexión crítica sobre las experiencias internas y externas. Utilizada con permiso de Hooper, B (1997). The relationship between pretheoretical assumptions and professional reasoning. *American Journal of Occupational Therapy, 51*(5), 328–338.

acontecimientos cotidianos externos para descubrir cómo se influyen mutuamente (*v.* Actividades formativas 3-2 y 3-3).

¿CÓMO INFLUYEN LA CULTURA Y LOS SUPUESTOS EN EL RAZONAMIENTO TERAPÉUTICO?

Como se sugiere en la figura 3-1, los supuestos están arraigados en experiencias, contextos y culturas particulares. Estos supuestos pueden moldear tácitamente la forma en que se interactúa con la clientela y se abordan los problemas ocupacionales. Como tales, las suposiciones pueden crear un desajuste entre las suposiciones sobre las que se crearon los modelos y las teorías y las suposiciones de terapeutas o clientes, lo que crea la necesidad de llenar el vacío u omitir los modelos incongruentes. Dado que la mayoría de terapeutas ocupacionales son mujeres blancas, sin discapacidades, heterosexuales, de clase media, ubicadas en países de habla inglesa y occidentales, es probable que los modelos y teorías de la profesión reflejen los valores de este grupo (Grenier, 2020; Kiepek y cols., 2019; Trentham y cols., 2007).

Las nociones occidentales sobre estructuras familiares, roles y responsabilidades incluyen creencias sobre los individuos como autores de sus propias vidas y capaces de tomar decisiones independientes. Esta noción de independencia no siempre es deseable en los sistemas de valores no occidentales (Tamaru y cols., 2007). Hay quien afirma que el conjunto de terapeutas ocupacionales de culturas no occidentales deben actuar como puente entre sus valores culturales y los supuestos occidentales que tienden a dominar la profesión. Tratando de ilustrar esta brecha, Al Busaidy y Borthwick (2012) destacan la importancia de la cultura para la práctica de la terapia ocupacional en las sociedades omaníes situadas en el suroeste de Asia. Descubrieron que los supuestos y creencias de la clientela omaní sobre los roles de género, la familia y la religión desafían la aplicación de los supuestos de la terapia ocupacional que se originaron en las culturas occidentales. Por ejemplo, aunque los valores occidentales puedan estar cambiando, la independencia y la autonomía subyacen de manera predominante a los objetivos terapéuticos. Estos objetivos no siempre encajan con la cultura omaní del deber familiar y la responsabilidad de cuidar al prójimo.

Del mismo modo, las evaluaciones terapéuticas que utilizan actividades para cocinar o vestirse pueden ser difíciles de aplicar porque no son actividades que se realicen en la mayoría de los hogares omaníes (es decir, el personal de trabajo doméstico o de cocina se ocupan de las familias).

Las diferencias culturales pueden surgir cuando las personas terapeutas hacen suposiciones sobre lo que es significativo para sus clientes con base en su propio sistema de significado cultural, lo que lleva a malentendidos e intervenciones inapropiadas o irrelevantes. Una cultura profesional que valora el individualismo y la independencia puede entrar en conflicto con las culturas de la clientela, lo que dificulta el razonamiento y la toma de decisiones de las personas terapeutas. ¿Qué valores culturales deben respetarse? Los sistemas de reembolso basados en resultados de independencia en el autocuidado pueden magnificar el conflicto a la hora de satisfacer las necesidades ocupacionales de clientes de otras culturas. Quienes ejercen la terapia ocupacional en comunidades no occidentales pueden necesitar reinventar o al menos ampliar la terapia ocupacional para que sea culturalmente significativa y relevante para sus clientes (Al Busaidy y Borthwick, 2012; Iwama, 2003).

Las suposiciones generalizadas pueden influir en la manera en que los terapeutas piensan sobre distintos grupos de personas. Algunos ejemplos problemáticos en la práctica son: asumir que una mujer hispanohablante desea que su familia le ayude con sus necesidades de cuidado personal, que una persona de 80 años no estaría interesada en tener citas, o que una persona devota querría participar en reuniones religiosas. Tener conocimientos sobre la cultura de un grupo específico puede ser un antecedente útil como «posibilidad» para las dimensiones culturales de las ocupaciones de la clientela, las cuales luego se exploran como parte de un proceso de evaluación dinámico y lleno de matices.

Los **marcos de referencia** son las estructuras cognitivas, basadas en la cultura y el lenguaje, que construyen el sentido atribuyendo significado a nuestra experiencia (Mezirow, 2000). Moldean de manera selectiva nuestra percepción y nuestros sentimientos predisponiendo nuestras intenciones, expectativas y propósitos. De este modo, podemos entender los marcos de referencia como una programación de nuestras expectativas, que nos permite movernos «de manera automática» por nuestra vida cotidiana, «sabiendo» cómo reaccionar ante las situaciones y confiando firmemente en que las interacciones y las situaciones se ajustarán a nuestras ideas preconcebidas.

Los marcos de referencia se ven reforzados por la cultura, la experiencia y el lenguaje, y se componen de dos dimensiones: hábitos mentales y punto de vista resultante. Los **hábitos mentales** son formas habituales de pensar, sentir y actuar influidas por supuestos que constituyen un conjunto de códigos (Mezirow, 2000). Estos códigos pueden ser sociales, económicos, políticos, culturales o educativos. Los hábitos mentales pueden articularse en puntos de vista específicos, que engloban creencias, juicios y sentimientos sobre una determinada interpretación (Mezirow, 2000). Por ejemplo, la «disposición a cometer errores» es un ejemplo de hábito mental constructivo que puede permitir a los individuos superar desafíos cuando intentan resolver problemas complejos. Sin embargo, el «etnocentrismo» es un ejemplo de hábito mental problemático que engloba la predisposición a considerar inferiores a quienes no pertenecen al propio grupo. Un punto de vista resultante son los juicios y actitudes respecto a experiencias específicas como malas/buenas y a individuos o grupos (p. ej., mujeres, personas mayores y comunidades minoritarias).

Como ejemplo de desafío al marco de referencia, Farias y cols. (2021) describen las expectativas ocultas y la predisposición del personal de supervisión sueco con respecto a las conductas de estudiantes de terapia ocupacional internacionales durante sus prácticas clínicas.

En este estudio, el equipo de supervisión tenía la costumbre de entablar un diálogo con el alumnado como «iguales», con una relación colegial entre persona supervisora y estudiante. Este tipo de interacción suele esperarse y verse reforzada por la cultura y el idioma suecos (p. ej., el alumnado se refiere al personal docente o de supervisión sin usar títulos), lo que lleva al equipo de supervisión a dar por sentado este tipo de relación. Estas suposiciones provocaron tensiones y malentendidos. Se cuestionaron los hábitos mentales o el punto de vista del personal de supervisión sobre la forma en que el alumnado internacional debe participar en debates reflexivos. Parte del alumnado expresó su desacuerdo con los procesos de supervisión. El personal de supervisión suele preguntar a sus estudiantes qué piensan sobre su práctica y hacen preguntas abiertas tales como: «¿Cómo vamos a resolver esto?», o «¿qué opinas de esta situación?» y «¿qué crees que vas a tener que hacer para captar a esta persona cliente?». Sin embargo, parte del alumnado internacional malinterpretó estas preguntas, percibiéndolas como si el personal de supervisión estuviera emitiendo un juicio o como si no tuviera conocimientos suficientes en el campo de la práctica. La predisposición al diálogo abierto con el alumnado «cegaba» sus acciones.

De esta manera, el personal de supervisión no estaba en posición de reflexionar sobre cómo el alumnado podía haber percibido esta relación ni de trabajar para encontrar soluciones eficaces. En su lugar, es probable que se emitieran juicios sobre si alguien era «buen/a» supervisor/a o «buen/a» estudiante. De hecho, este mismo tipo de diferencias en las suposiciones entre terapeutas y clientes podría dar lugar a juicios sobre quién es «buen/a» cliente o terapeuta.

Los **marcos de referencia** son conjuntos complejos de creencias y significados. El grupo de estudiantes que esperaban relaciones jerárquicas con el equipo de supervisión sentían incomodidad cuando se les solicitaba su opinión porque implicaba cuestionar o dudar de lo que hacen o deciden sus personas supervisoras. Para parte del alumnado, el desequilibrio de poder entre personal de supervisión y estudiantes significaba que podían sentir más seguridad al confiar en la experiencia «superior» y la posición de autoridad de quienes les supervisaban. Esta estructura les servía de red de seguridad para «atrapar» sus posibles errores en la práctica. Por ello, lo que se esperaba por una parte del alumnado era que el equipo de supervisión utilizara sus conocimientos y experiencia para mostrar la forma correcta de llevar a cabo sus prácticas, en vez de preguntarles sobre cuál era la mejor forma de llevarlas a cabo.

El equipo de supervisión y de terapia tenían expectativas diferentes sobre el rendimiento del alumnado. En particular, replicar las acciones expertas del equipo de supervisión frente a innovar y experimentar se consideraba malo o bueno dependiendo de las suposiciones sobre cómo aprenden las personas terapeutas y qué significa ser competente. De forma similar, los hábitos mentales no examinados pueden fomentar malentendidos en los procesos terapéuticos entre terapeutas y clientes.

Cultura y suposiciones sobre la naturaleza humana

La forma en que las personas actúan entre sí está arraigada en suposiciones culturales y situadas sobre la naturaleza humana. Las suposiciones crean hábitos mentales que influyen en la acción: (a) filtrando y dirigiendo la atención, (b) guiando y limitando las decisiones, y (c) interpretando el significado de un acto o experiencia. Con el tiempo, se convierten en formas habituales de ver y pensar. Como tales, los supuestos forman una lente a través de la cual terapeutas y estudiantes, o profesionales y clientes, interpretan las experiencias terapéuticas y la naturaleza de los seres humanos (p. ej., como inherentemente buenos, necesitados de ayuda, o como autónomos y capaces de superar obstáculos sin la ayuda de otras personas). Estos supuestos infunden el razonamiento profesional, dando forma a la forma en que las personas terapeutas interactúan con sus clientes y abordan los problemas ocupacionales.

En el Estudio de caso 3-1 se retratan las opiniones sobre la naturaleza humana de tres terapeutas ocupacionales que describen cómo ven las conexiones entre sus suposiciones y su práctica. Cada uno de ellos tiene suposiciones únicas sobre la naturaleza de la experiencia humana, que dan lugar a cómo cada terapeuta entiende y explica las intervenciones que seleccionaron.

Estudio de caso 3-1

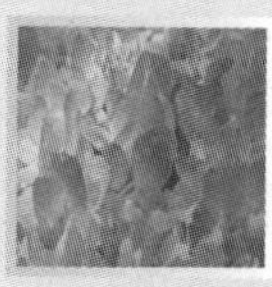

Jane

Terapeuta ocupacional durante 19 años, Jane creía que las personas son esencialmente buenas, aunque esa bondad no siempre se manifieste en sus actos. En el fondo, las personas comparten necesidades comunes de «amar y ser amadas», «aprender» y «esforzarse por ser mejores». Para Jane es importante no juzgar las acciones o elecciones de sus clientes si entran en conflicto con las suyas, porque su trabajo es «ayudarles a sanar». Explicó su práctica como «cuidar de verdad a sus clientes y ayudar a la gente a hacer lo que tiene sentido. Sus vidas se han interrumpido y necesitan ayuda para volver a lo que les gusta hacer». Jane describió su trabajo como la creación de un «entorno que proporcione a sus clientes la oportunidad de curarse lo mejor que puedan». Atribuyó muchas de sus creencias sobre la curación a sus experiencias religiosas y culturales.

Jane consideraba que las técnicas que utilizaba ayudaban a crear un entorno curativo. Se basaba en gran medida en estrategias de aprendizaje motor durante las actividades para promover la adquisición de habilidades motoras, como la resolución de problemas, el estímulo, dirigir la atención al cuerpo, permitir los errores como parte del aprendizaje y la práctica repetitiva. Sus instintos le permitían «entrar y tener una idea bastante clara» de la recuperación que experimentaría cada cliente.

En resumen, Jane consideraba que el ser humano era esencialmente bueno, aunque interrumpido por la tragedia y necesitado de restauración para recuperar el rendimiento o la capacidad laboral que una persona tenía antes de sufrir una lesión. En consecuencia, interpretó que su trabajo como terapeuta ocupacional consistía en proporcionar actividades restauradoras a través de sus habilidades en el aprendizaje motor.

Para Jane, las intervenciones se centraban en el nivel de deterioro (p. ej., recuperar la función corporal en amplitud de movimiento y fuerza), que asumía como puertas de entrada a una experiencia curativa para sus clientes.

Debate sobre las perspectivas culturales coexistentes

Pese a que los enfoques de recuperación en las fases agudas o subagudas de la lesión pueden ayudar a mejorar las habilidades cognitivas y físicas y, por tanto, a recuperar la confianza en las áreas ocupacionales de rendimiento, los supuestos sobre la discapacidad como trastorno trágico requieren un examen minucioso. Específicamente, quienes tienen una noción de la discapacidad como algo que necesita ser «restaurado» a una condición anterior al accidente pueden correr el riesgo de promover la fijación de objetivos poco realistas o no deseados. Farias y cols. (2022) exploraron las expectativas y formas de entender la vuelta al trabajo desde las perspectivas de personas trabajadoras con lesión medular, las empresas empleadoras y una persona responsable para coordinar la terapia ocupacional. Los resultados ilustran cómo el personal con lesión medular se sentía presionado por las expectativas sociales de rendir como «antes» de la lesión.

Estas expectativas sociales fijas se asumían como positivas y animaban al personal con discapacidad a ser tratado y sentirse como su «antiguo yo». Sin embargo, las personas con lesión medular describieron la necesidad de una mayor comprensión por parte de sus colegas de trabajo y empresas con respecto a su (nuevo) cuerpo, necesidades y prioridades. Los trabajadores con lesión medular describieron que sus prioridades habían cambiado tras la lesión y que el trabajo ya no era una prioridad, sino que, en su lugar, lo más importante era el autocuidado y pasar tiempo con su familia y amistades.

Dado que la intervención se produce a lo largo del tiempo, es fundamental tener en cuenta la relación entre la afirmación de la discapacidad de una persona y la toma de decisiones en relación con la tecnología auxiliar y las intervenciones/formación (Zapata, 2021).

A través de la legitimación del conocimiento y la experiencia de las personas sobre su discapacidad, puede apoyarse a la clientela que ha interiorizado una visión afirmativa de la discapacidad, por medio de la aceptación de su discapacidad o las secuelas de una lesión como parte de su vida y, por tanto, mediante la implementación de una práctica sensible a su (nuevo) cuerpo y sus necesidades. Al ser más conscientes de sus propias suposiciones sobre la discapacidad, desde la terapia ocupacional pueden introducirse cambios en la participación ocupacional, al alinear sus suposiciones con los puntos de vista de la clientela y sus experiencias reales de discapacidad.

Andrés

Terapeuta ocupacional desde hace 12 años, Andrés veía su rol como la creación de un entorno que «permite a mis clientes encontrar un camino o vía a través de su disfunción hacia la función». Afirmó: «No arreglamos personas. El personal médico y el personal mecánico arreglan cosas». En cambio, los seres humanos tienen «impulsos innatos de estar ocupados y equilibrados, de tener poder sobre su entorno y de encontrar un propósito en la vida por lo que están haciendo». Al aprovechar estos impulsos, desde la terapia ocupacional puede ofrecerse a la clientela la oportunidad de volver a encontrar sentido a sus vidas.

Así, para Andrés, el significado que una actividad tiene para un individuo era primordial en su razonamiento, mientras que el rendimiento físico era secundario. Hizo hincapié en la importancia de sus interacciones con la clientela, convencido de que la contribución única de la terapia ocupacional es la capacidad de sumergirse con la clientela y conectar con «la verdadera esencia del hacer humano». Esta inmersión permite «descubrir cuál es la verdadera esencia de lo humano y conectarla con el hacer significativo».

Andrés creía que conectaba con la esencia de sus clientes cuando les hacía participar en actividades básicas e instrumentales de la vida diaria, como cocinar. «Observando a la clientela en particular realizar una actividad de la vida diaria, descubría algo sobre esta y su personalidad. Me sumergía en la terapia con cada una de estas personas. En eso consiste la terapia ocupacional».

Para Andrés, la esencia del hacer humano implica expresar impulsos innatos hacia la agencia y el significado. Por consiguiente, Andrés creía que sus intervenciones terapéuticas ofrecían oportunidades para aprovechar y expresar estos impulsos esenciales.

Debate sobre las perspectivas culturales coexistentes

Por otra parte, grupos de estudio (Hammell, 2020; Murthi y Hammell, 2021) han cuestionado la suposición generalizada en la terapia ocupacional de que los seres humanos tienen opciones, deseo, autonomía y agencia.

Tales suposiciones, argumentan, están arraigadas y son en gran medida exclusivas de la cultura occidental, con poca o ninguna consideración de las fuerzas contextuales que dan forma a las elecciones y preferencias de las personas por la autonomía/codependencia o la dependencia de sus seres queridos. El concepto de identidad y elección individual puede considerarse un extremo del espectro de cómo las vidas pueden situarse socialmente, mientras que el otro extremo representa la opinión de que las personas solo existen como parte de un tejido social. El concepto de *ubuntu*, es decir, «yo soy porque nosotros somos», en ciertas regiones africanas transmite una interconexión entre el individuo y el colectivo (Ramugondo y Kronenberg, 2015). Si no se controlan ni se debaten, las suposiciones estrechas se han incorporado a muchos modelos de terapia ocupacional y, en última instancia, forman parte de la óptica personal de cada terapeuta.

En consecuencia, la clientela que no expresa un impulso hacia la agencia y la independencia puede ser juzgada por la persona terapeuta como «mala» o desmotivada. En la raíz del razonamiento profesional se encuentra la conciencia de los supuestos que guían a las personas profesionales para prestar atención, interpretar y promover determinados resultados e ignorar otros. Esta toma de conciencia conduce a posibilidades ocupacionales más relevantes y justas para la clientela minoritaria y no occidental.

Luna

Terapeuta ocupacional desde hace 20 años, Luna describe su trabajo como ayudar a la clientela «escuchar su guía interior». En su opinión, la enfermedad es una manifestación física de una disfunción interna, y el verdadero origen del problema es la incapacidad de ver y escuchar las respuestas que tiene cada persona en su interior.

Su trabajo se basaba en el deseo de «ayudar» a través de sus interacciones y permitir a sus clientes ver y oír esas respuestas ayudándoles a escuchar a su dios interior. En su opinión, la interacción terapéutica implica a dos personas iguales que interactúan cómodamente, lo que permite que «ambas personas [terapeuta y cliente] seamos felices y nos sintamos queridas... y tengamos este intercambio de paz». «Podemos dedicarnos a hacer algo en conjunto y como que gelificamos y sabemos cosas la una de la otra». Luna sentía tan intensamente la importancia de basar su práctica en estos supuestos básicos que «si las únicas cosas que pudiera usar fueran las que había aprendido cuando estaba en la escuela... entonces diría que dejaré el campo y encontraré otra cosa que hacer».

En la práctica, Luna comenzó el tratamiento «escuchando activamente lo que el cuerpo [cliente] necesita». Ella «probaría algo y vería si se siente bien, luego confiaría en ese sentimiento interno». El equipo o las estrategias de adaptación se utilizaban como «último recurso».

Debate sobre las perspectivas culturales coexistentes

Los supuestos de Luna se parecen mucho a otro supuesto que ha sido cuestionado: existe una voluntad en los seres humanos que, si se aprovecha, se ejercerá para la autocuración. Hammell (2021) argumentó que este supuesto excluye a la mayor parte de las poblaciones del mundo cuyas «oportunidades de elegir y actuar están distribuidas de forma desigual, y las desigualdades que limitan las opciones ocupacionales de algunos grupos de personas aumentan efectivamente las opciones ocupacionales y las ventajas de los miembros de grupos privilegiados, *como se pretende que hagan*» (p. 449).

En los ejemplos anteriores, las suposiciones de cada terapeuta sobre la esencia de la naturaleza humana y la experiencia práctica ayudaron a explicar por qué hacían lo que hacían con sus clientes. En consonancia con las creencias fundacionales de la terapia ocupacional, los tres tenían una visión optimista del potencial humano catalizado por la acción y describían su práctica como un medio para aprovechar ese potencial.

Cada uno de ellos tenía fuertes suposiciones sobre el poder de la interacción terapeuta-cliente como vital para la curación y el restablecimiento del significado y el propósito. En consecuencia, cada uno hizo hincapié en las interacciones con sus clientes como una de sus acciones clínicas más importantes, aunque se dirigieran a fines diversos. No estaba claro hasta qué punto Jane, Andrés y Luna aceptaban y se aferraban a sus suposiciones como «la forma en que son las cosas». Es decir, si los propios supuestos se aceptan de forma acrítica y aislada de las conversaciones más amplias de la profesión, entonces las prácticas que se derivan de esos supuestos pueden adoptarse también de forma acrítica y solidificarse de manera gradual como la forma en que son las cosas o como lo que es más importante para la terapia ocupacional. Estos supuestos pueden encajar o no con clientes en particular. Así pues, las viñetas hablan de la importancia de un examen crítico de los supuestos que subyacen a la práctica.

En consonancia con experiencias particulares occidentales y económicamente privilegiadas, Jane, Andrés y Luna asumieron que la experiencia humana se organiza principalmente en torno a una narrativa progresiva en la que las personas avanzan en elecciones y acciones basadas en la motivación personal para alcanzar una meta o llegar a algún lugar en el futuro con poca o ninguna influencia de sus contextos. Como tal, en la última década se ha debatido sobre la importancia de centrar el análisis de la ocupación y sus limitaciones en los individuos dentro de la terapia ocupacional (Gerlach y cols., 2018; Laliberte Rudman, 2013).

Estas discusiones destacan cómo centrarse en las capacidades, habilidades, intereses y objetivos de los individuos no pueden explicar completamente por qué las personas podrían no ser capaces de cambiar elementos problemáticos de sus contextos o por qué adaptarse a elementos contextuales problemáticos podría no ser un objetivo que valga la pena perseguir (Hocking, 2021). Por ejemplo, Galvaan (2015) explica cómo entender las elecciones ocupacionales desde el propio interés de los individuos puede dejar de lado la influencia del entorno a la hora de crear elecciones ocupacionales predecibles que permitan a las personas «encajar» en su comunidad (Galvaan, 2015).

Es posible que los terapeutas no sean conscientes de cómo sus supuestos de origen occidental influyen en la selección de los enfoques terapéuticos y en las explicaciones que consideran cuando dichos enfoques no tienen éxito. En otras palabras, la manera en que los terapeutas seleccionan las herramientas terapéuticas refuerza y confirma sus propias concepciones del mundo. Cuando éstas no se cuestionan, los terapeutas corren el riesgo de situar sus propios valores y juicios en los problemas de la clientela.

Este proceso de valorar las opciones ocupacionales de otra persona a través de la óptica propia puede crear malentendidos y el uso de estereotipos o prejuicios personales. En consecuencia, resulta fundamental mantener un «ojo» crítico al adoptar cualquier modelo, teoría o protocolo en la práctica y ser sensible sobre cómo se está retratando la cultura de cada cliente en grupos rurales, minoritarios, racializados, desplazados, agrarios, religiosos, tribales y otros.

Cultura y suposiciones sobre el cuerpo humano

Además de los supuestos sobre una esencia dentro de los seres humanos, los supuestos sobre el cuerpo humano dan forma a la práctica de terapia ocupacional (Farias y Laliberte Rudman, 2019). Es importante que el/la terapeuta ocupacional entienda el cuerpo humano, lo que explica el aprendizaje requerido relacionado con la biomedicina. Sin embargo, se ha sugerido que quienes ejercen la terapia ocupacional, debido a esta formación, podrían centrarse demasiado en la enfermedad física, y descuidar así los enfoques contextuales de la enfermedad y la participación en ocupaciones.

La biomedicina privilegia formas de pensar más asociadas a puntos de vista objetivos, racionales y neutrales que conciben el cuerpo humano como separado de factores contextuales, culturales, emocionales, subjetivos o políticos. Esta suposición del cuerpo humano se basa en gran medida en una suposición de las partes del cuerpo y el desempeño que pueden medirse, con la asunción de que estos son universalmente constantes, hechos replicables (Gibson, 2016). Esto es problemático porque, al centrarse en el cuerpo como algo separado de su entorno, se corre el riesgo de tratar la salud y la enfermedad como el resultado de virus, toxinas, accidentes o «defectos» en la genética, la conducta o el estilo de vida de una persona.

Esta perspectiva deja de lado otras variables más psicológicas, culturales y sociales (p. ej., la pobreza, la desigualdad, un entorno construido deficiente y la exclusión social). Aunque el conocimiento del cuerpo es esencial, centrarse en el cuerpo como algo puramente físico y universalmente constante puede llevar a las personas terapeutas a centrarse en la identificación de la disfunción y en el diseño de intervenciones específicas para el diagnóstico que están disociadas de la experiencia humana.

Además, no puede suponerse que los cambios en las funciones y estructuras corporales, como la fuerza, la amplitud de movimiento o la coordinación, modifiquen la participación ocupacional de una persona.

Más allá de la literatura sobre terapia ocupacional, personal académico indígena ha criticado ampliamente la suposición de que el cuerpo humano está separado de su contexto, en particular, en relación con la salud mental y el trauma. NiaNia y cols. (2017) han subrayado los riesgos de desestimar la importancia de los procesos sociohistóricos y la cultura en la comprensión del cuerpo, la salud y el bienestar.

Por ejemplo, tal perspectiva individualista del cuerpo humano corre el riesgo de perpetuar prácticas que tratan las capacidades físicas, afectivas o cognitivas de los individuos como aisladas de las experiencias situadas y los procesos sociohistóricos de otras personas y comunidades (p. ej., guerra, dictadura, colonización, desplazamiento humano). Del mismo modo, se ha argumentado que una noción del cuerpo humano que descuide las categorías sociales (p. ej., edad, género, raza, etnia, clase, discapacidad) y su influencia en el cuerpo y la salud corre el riesgo de centrarse en las enfermedades y disfunciones como producto del hacer humano.

En consecuencia, la discapacidad se considera un producto del cuerpo individual más que el resultado de barreras socioeconómicas y culturales. El peligro de tratar la enfermedad como un problema resultante del hacer humano resta importancia a los efectos de los procesos sociohistóricos y las prácticas culturales en la vida de las personas y en cómo la persona se enfermó en primer lugar (Farias, 2020).

En resumen, las suposiciones sobre la naturaleza de la experiencia humana o del cuerpo físico influyen en la forma en que las personas terapeutas piensan sobre la práctica de la terapia ocupacional y la ponen en práctica.

Aunque en gran medida no se reconoce, la influencia de los supuestos sobre la naturaleza humana en la práctica es poderosa, tal vez en algunos casos incluso más poderosa que la teoría actual o la evidencia como una influencia en el razonamiento profesional (consúltense las Actividades formativas 3-4 y 3-5).

¿CÓMO LIMITAN Y AMPLÍAN LA PRÁCTICA PROFESIONAL LOS SUPUESTOS CULTURALES?

Los supuestos influyen en el razonamiento y la práctica. Dicha influencia puede ser hacia prácticas óptimas y hacia prácticas limitadas. Los supuestos limitan nuestras prácticas porque actúan creando pensamientos que se refuerzan a sí mismos sobre lo que está ocurriendo. Los supuestos nos predisponen a buscar las partes de la situación de la práctica que coinciden con nuestras experiencias culturales, valores, creencias y expectativas existentes (Mezirow, 2000).

Por ejemplo, terapeutas de una cultura que pone de relieve un fuerte individualismo pueden percibir que los problemas ocupacionales y las soluciones residen en cada cliente. Trabajando desde esta perspectiva, puede creerse que los problemas de abuso de sustancias de la clientela tienen que ver con la elección personal y, en consecuencia, diseñar intervenciones dirigidas a las rutinas, elecciones o autogestión del individuo.

Sin embargo, la conciencia de que se está limitando la práctica al aplicar un enfoque derivado culturalmente sobre la clientela podría permitir revisar los supuestos y, en consecuencia, expandir la práctica. Al ampliar la perspectiva, podría comenzar a comprenderse el rol que el trauma histórico, la marginación, la pobreza y otros factores sociales desempeñan en el consumo de sustancias.

La perspectiva de la persona terapeuta se extiende a cómo el consumo de sustancias puede proporcionar a los individuos/grupos una sensación de seguridad o bienestar social (Lindsay, 2010) o placer, o constituir una «conducta de riesgo» menor en comparación con otras preocupaciones más acuciantes y experiencias traumáticas (Williams, 2013). Desde este punto de vista más amplio, las intervenciones dirigidas a la autogestión pueden seguir siendo apropiadas, pero se sitúan en un marco más amplio en el que también se abordan los factores contextuales.

Los enfoques de promoción de la salud ofrecen otro ejemplo. Quienes ejercen la terapia ocupacional en culturas que ponen en primer plano al individuo pueden crear marcos de promoción de la salud que atribuyen a los individuos la responsabilidad de su propia salud y de los riesgos para la salud. La suposición y el marco pueden llevarles a creer que las personas con acceso al tipo «correcto» de información elegirán protegerse frente a los riesgos (Harman, 2011) y, en consecuencia, dejarán de fumar, beber alcohol o consumir drogas. La terapia comienza entonces a centrarse en la creación de materiales y actividades formativas adecuados.

Una vez más, sin embargo, si la persona terapeuta se da cuenta de que está operando dentro de una creencia culturalmente derivada sobre la salud, puede ampliar sus supuestos y, en consecuencia, sus prácticas de promoción de esta. A medida que se modifican las suposiciones, se percibirá que las posibilidades ocupacionales están integradas en realidades contextuales diferentes, como la disponibilidad de alimentos saludables asequibles en los «desiertos alimentarios», el empleo legal remunerado, los espacios exteriores seguros, los espacios interiores saludables, las redes sociales variadas, el transporte, el dinero y el tiempo flexible.

Al ampliar los supuestos culturalmente heredados, pueden ampliarse las intervenciones para incluir los recursos disponibles en el contexto de cada cliente. Las intervenciones educativas pueden seguir siendo apropiadas, pero se sitúan en un marco más amplio en el que también se tienen en cuenta los factores contextuales.

Los dos ejemplos anteriores ilustran cómo los supuestos no solo limitan, sino que también optimizan, la práctica. Como señala Cranton (2002),

> *...Una persona se da cuenta de que tiene una visión limitada o distorsionada. Si el individuo examina críticamente esta visión, se abre a alternativas y, en*

> *consecuencia, cambia su forma de ver las cosas, habrá transformado alguna parte de su forma de dar sentido al mundo. (p. 64)*

Desde la terapia ocupacional se utiliza el razonamiento profesional para poner conciencia en los supuestos que llevan a percibir las situaciones y necesidades de la clientela de forma limitada. Esta conciencia ofrece la opción de ampliar las suposiciones y ampliar las oportunidades y los enfoques para abordar las necesidades ocupacionales de la clientela.

Perpetuación de las injusticias, la colonización y el racismo

Los debates acerca del racismo y la colonialidad relacionados con la práctica profesional han surgido en la literatura ocupacional en los últimos años. Ramugondo (2018) describe el término **colonialidad** a lo largo de tres conceptos: colonialidad del poder, colonialidad del conocimiento y colonialidad del ser. El primer tipo se refiere al poder ejercido por las naciones imperiales que sentaron las bases para la subyugación de los grupos colonizados. La colonialidad del conocimiento y del ser se refiere a las formas en que el conocimiento y el ser indígenas o tradicionales/rurales de mundos no occidentales se consideran con frecuencia inferiores o inapropiados en relación con el conocimiento imperial europeo. Como describe Emery-Whittington (2021), una erudita maorí y terapeuta ocupacional que trabaja en Aotearoa, Nueva Zelanda:

> *Para los maorí, las ocupaciones cotidianas centradas en la colectividad e imbuidas de filosofías relacionales, conexiones y razonamientos colectivos fueron sustituidas por ocupaciones centradas en lo «independiente», lo «autónomo», lo «individual», y el valor del trabajo humano se medía en «horas», en lugar de en barrigas llenas y cestas de personas invitadas. (p. 157)*

El **colonialismo** de la forma de pensar y hacer de la población indígena incluía la denigración y criminalización de ocupaciones cotidianas como la lengua, los rituales y la obtención de alimentos, y la imposición de ocupaciones cotidianas ajenas que se consideraban «superiores», correctas o naturales (Emery-Whittington, 2021). Al igual que el colonialismo, el **racismo** es un sistema que establece relaciones de poder superior-inferior enraizadas en la historia y que opera a través de ocupaciones cotidianas. Los grupos «racializados» son aquellos etiquetados como subordinados en los procesos históricos, lo que da lugar a la exclusión o la marginación (Beagan y cols., 2022).

Desde sus orígenes, la profesión ha estado impregnada de relaciones de poder de colonialismo y racismo que han privilegiado las formas de hacer y pensar europeas, occidentales y blancas. Por ejemplo, Grenier (2020) describe cómo la supremacía blanca o la presunta superioridad de la «blancura» en los fundamentos de la terapia ocupacional se basa en la acumulación de poder social, económico y político al que se asocia tener la piel blanca. Hammell (2019) afirma que la transferencia de teorías y modelos de práctica occidentales del norte global al sur global perpetúa aún más las formas de colonialismo. Mahoney y Kiraly-Alvarez (2019, p. 1) señalan que «valorar las ideas occidentales en terapia ocupacional sin cuestionar la relevancia cultural establece un desequilibrio de poder que disminuye los valores no occidentales».

Como tal, la ocupación no solo se ha conceptualizado a través de una óptica occidental, sino que también privilegia a las personas blancas y sus formas de pensar y hacer (Grenier, 2020; Johnson y Lavalley, 2021). Ejemplos de esta situación pueden encontrarse en la distribución desigual de los servicios de rehabilitación y las flagrantes disparidades en la atención durante la pandemia de COVID-19 para población adulta negra y latina, y las personas mayores (García y cols., 2020; Nguyen y cols., 2021).

Una síntesis crítica de la literatura de terapia ocupacional con respecto a la cultura y la diversidad (Beagan, 2015) destaca la ausencia de atención a la pobreza u otros aspectos de la clase social, el racismo o el etnocentrismo, el género o la identidad de género, la orientación sexual, la religión o los efectos del capacitismo en la práctica profesional. También destaca la escasa investigación sobre las experiencias de la clientela con la cultura y la diversidad en el contexto de la terapia y sobre las experiencias de grupos de terapeutas minoritarios y «racializados». Estas lagunas revelan la falta de comprensión de la cultura y la diversidad dentro de la profesión (p. ej., la sobrerrepresentación de mujeres blancas en la profesión en Estados Unidos), así como la falta de enfoques para abordar las diferencias culturales en la práctica. Un ejemplo de cómo los supuestos occidentales en terapia ocupacional pueden socavar a los de diferentes culturas es descrito por Gerlach y cols. (2014). Describen cómo la mayoría de terapeutas ocupacionales con especialización en población infantil de Canadá han llegado a dar por sentados los supuestos occidentales sobre el juego infantil como algo influido por la elección de los progenitores de comprar los últimos juguetes estimulantes e inscribir a sus hijos e hijas en actividades que promueven la salud, incluso cuando trabajan con poblaciones indígenas. Los grupos de autores destacan cómo las múltiples y entrecruzadas formas de desventaja social de las familias indígenas, arraigadas en injusticias estructurales e históricas, a menudo se ignoran por completo, lo que perpetúa una imagen de la población infantil indígena como «en riesgo» de obesidad, dificultades de desarrollo, abuso/daño y bajo rendimiento escolar. Los grupos de autores explican que juzgar el juego progenitor-hijo/a indígena en función de los estándares «ideales» dominantes puede aumentar la probabilidad de centrarse en el individuo, culpar y avergonzar a los progenitores por negligentes.

Al centrarse en el hacer de los progenitores sin reflexionar sobre los procesos coloniales que han presentado a la población indígena como primitiva frente a las familias blancas «civilizadas», se corre el riesgo de perpetuar los malentendidos y los juicios contra las formas tradicionales de hacer. De hecho, la «buena» crianza se basa en suposiciones culturalmente situadas.

El racismo no solo lo experimenta la clientela de culturas no occidentales, sino también profesionales de otras culturas. Un estudio reciente de Beagan y cols. (2022) ilustra cómo el racismo está normalizado en la terapia ocupacional y que los grupos profesionales racializados experimentan el racismo sistemático a través de patrones sociales interconectados de relaciones de poder a nivel interpersonal, institucional y estructural.

Las experiencias de racismo interpersonal e institucional pueden adoptar diversas formas, como ser excluido de acontecimientos sociales, recibir comentarios despectivos directos o indirectos por parte de colegas y clientes, y percibir discriminación basada en el acento o rechazo de sus servicios como terapeuta. Sostenemos que estos niveles actúan para reforzar las experiencias dolorosas en curso, lo que causa daños psicoemocionales a los grupos profesionales racializados.

Cuando los conceptos, teorías, modelos y marcos básicos que se enseñan y los instrumentos que se utilizan en la práctica reflejan supuestos y valores blancos y occidentales, estos valores apoyan la sedimentación del racismo estructural dentro de la cultura profesional. La profesión y, en particular, los grupos blancos privilegiados en terapia ocupacional tienen la obligación de promulgar alianzas críticas y abordar el racismo en todos los niveles de la profesión (Beagan y cols., 2022). Sterman y Njelesani (2021) argumentan que, para promover el cambio, es imperativo participar en la reflexividad para entender los supuestos y no estereotipar a clientes y colegas, así como promulgar modelos de colaboración y basados en fortalezas que incluyan valores no occidentales.

¿CÓMO INFLUYEN LOS SUPUESTOS CULTURALES EN QUÉ CONOCIMIENTOS SON LEGÍTIMOS?

Desde la profesión de terapia ocupacional se eligen teorías, enfoques y acciones concretas en función del conocimiento que se considera creíble (Kinsella, 2012). Este conocimiento «creíble» se basa en valores y supuestos personales y en los de las comunidades de conocimiento más amplias con las que una persona se relaciona. Una comunidad de conocimiento es una comunidad que produce conocimiento a través del diálogo, la práctica cotidiana, la enseñanza o la investigación. Puede tratarse de una comunidad cultural, la comunidad interprofesional del contexto inmediato de la práctica, una comunidad académica y la comunidad más amplia de la terapia ocupacional. Cada comunidad tendrá preferencias por determinados tipos de información. Por ejemplo, en una reunión de un equipo interprofesional, se asume que cierta información sobre clientes y sus situaciones merece ser comunicada, y otra información se considera periférica. En entornos medicalizados, las personas terapeutas pueden ser reacias a compartir conocimientos sobre las experiencias vividas y las ocupaciones significativas de la clientela porque se supone que esa información tiene menos importancia que las formas médicas dominantes de conocimiento centradas en la función corporal y los niveles de asistencia en las actividades de la vida diaria. Por tanto, las personas terapeutas explican las razones por las que evalúan y cómo intervienen con base en lo que su comunidad de conocimiento considera información clave. Al hacerlo, se minimiza el resto de la información.

Se prefieren distintos tipos de conocimiento porque las diferentes culturas, disciplinas y contextos tienen distintas visiones de la realidad. Algunas culturas ven la realidad como algo objetivo y, por tanto, conocible a través de la medición y el análisis, mientras que otras culturas entienden la realidad como algo personalizado, si se quiere, a una situación y contexto social y, por tanto, solo parcialmente conocible a través de la comprensión de muchas experiencias dentro de la situación. Es importante darse cuenta de que hay muchas formas de conocer o tipos de conocimiento preferidos. Privilegiar o interiorizar un tipo de conocimiento, a menudo los estándares occidentales de conocimiento científico, como la única forma legítima deja de lado otras formas de conocer. Omitimos de la producción de conocimiento de la terapia ocupacional los valores y supuestos de las culturas no angloparlantes y de otros grupos angloparlantes, pero marginados, como las poblaciones indígenas, las mujeres, las personas que se identifican como discapacitadas, las personas mayores, y la población asiática, latina y negra. Al omitir estas perspectivas de conocimiento, también limitamos nuestra base de conocimientos sobre la ocupación y pasamos por alto las comprensiones colectivas, artesanales, tradicionales y basadas en la naturaleza del hacer (Ramugondo, 2018).

Por tanto, el razonamiento profesional se utiliza para hacer conciencia de los supuestos sobre el conocimiento dentro de sus teorías y enfoques de la práctica. Ello prepara para percibir qué tipos de conocimiento se han convertido en preferidos y cuáles han sido marginados o pasados por alto por completo. Una vez que se ha hecho conciencia, se abre la opción de expandirse a supuestos más amplios sobre el conocimiento y así ampliar el conocimiento sobre la ocupación y las oportunidades y enfoques para abordar las necesidades ocupacionales. En el Estudio de caso 3-2 se ofrecen ejemplos de visiones del conocimiento que legitiman un tipo de conocimiento frente a otros. Estos fueron recopilados por Pace y cols. (2000) e ilustran cómo las suposiciones sobre el conocimiento se promulgan en la práctica (obsérvese que se utilizan seudónimos).

Los supuestos sobre el conocimiento proporcionan la base para decidir qué tipo de conceptos y cuestiones son relevantes para explorar y, por tanto, dan forma a la práctica y la investigación. Por ejemplo, en el mundo occidental, quienes ejercen la terapia ocupacional pueden haber interiorizado una visión médica/biomédica que a menudo entra en conflicto con una visión ocupacional. Dar prioridad al conocimiento médico/biomédico puede llevar a concentrarse en los signos físicos del problema de la clientela, así como en cuestiones relacionadas con el síntoma, la función corporal o el problema de estructura en el proceso de evaluación. Priorizar el conocimiento relacionado con la ocupación puede llevar a enfatizar la importancia de una participación significativa y a centrarse en los fallos en la participación ocupacional dentro de contextos sociales y temporales particulares, así como en las actividades importantes del individuo a través de múltiples roles.

Diferentes modelos de práctica pueden basarse en y exigir diferentes suposiciones sobre el conocimiento, y la alineación con las creencias personales de conocimiento de una persona terapeuta puede hacer que un modelo sea más atractivo que otros. Por tanto, reflexionar sobre los supuestos de conocimiento de la profesión de terapia ocupacional y los supuestos de conocimiento personales de la persona terapeuta es clave para desbaratar la idea de la dominación del conocimiento y reconocer diversas formas de conocimiento como legítimas (consúltese la Actividad formativa 3-1).

Estudio de caso 3-2

La visión prescriptiva del conocimiento de Ana y Pamela

Tanto Ana como Pamela contaban con aproximadamente 10 años de experiencia en terapia ocupacional, y las carreras de ambas mujeres se han desarrollado principalmente en entornos de modelo médico, como los cuidados intensivos y la rehabilitación. Al contar sus historias profesionales y clínicas, Ana y Pamela parecían asumir que el conocimiento es cierto y fijo y, por tanto, prescriptivo para lo que hacían con sus clientes. Por ejemplo, Ana afirmó: «Si se trata de una persona paciente afectada de su cadera, tiene que tener un alcanzador, tiene que tener ciertas cosas para cumplir con las precauciones de cadera. Esas [piezas específicas del equipo de adaptación] se consideran bastante esenciales ahora para irse a casa». Las suposiciones terapéuticas sobre el conocimiento como algo cierto y prescriptivo les llevó a creer que la clientela con diagnósticos concretos recibe dispositivos de asistencia concretos, lo que a su vez influyó en su razonamiento sobre qué hacer con esta. Tales suposiciones les impedían escuchar las necesidades y los deseos de la clientela y explorar con estas alternativas para abordar la seguridad.

La mayoría de las historias clínicas que contaron Ana y Pamela parecían estar arraigadas en el conocimiento médico/biomédico e implicaban que lo que cuenta como conocimiento básico para la terapia ocupacional permanece bastante estático y existe fuera de la persona terapeuta. Pamela expresó que durante varios años sintió que lo que había aprendido en la escuela era «cómo tengo que hacerlo» y que todavía hay áreas de conocimiento que «probablemente no cambie, en las que es testaruda».

La visión jerárquica del conocimiento de Philip

Philip ha ejercido la terapia ocupacional durante aproximadamente 20 años, una carrera que ha variado mucho en cuanto a entornos y poblaciones de clientes. Su práctica actual se centra principalmente en la atención domiciliaria. La carrera y las historias clínicas de Philip reflejaban la atención a la situación actual y futura de su clientela, pero, aunque siempre tenía en cuenta los intereses y las historias vitales de esta, organizaba y utilizaba continuamente los conocimientos en una estructura jerárquica.

Es decir, Philip creía que lo «básico» o el «núcleo» del conocimiento de terapia ocupacional residía en conocer las estructuras corporales como *requisito previo* para el desempeño ocupacional, afirmando: «Si no tuviera la base de conocimientos que tengo en términos de sistemas del cuerpo, no habría forma de que pudiera hacer lo que estoy haciendo». Por consiguiente, aunque tenía en cuenta el contexto vital de sus clientes, Philip seguía creyendo que la terapia *empezaba* por remediar los componentes del desempeño.

De hecho, si se remite a clientes en particular a una persona terapeuta que no entiende «el sistema de equilibrio y cómo funcionan los flexores de la cadera y cómo hacer flexiones con los tríceps en la transferencia, no va a tener suerte». Philip parecía asumir que el conocimiento es jerárquico, y esto influyó en su razonamiento y decisión de empezar por remediar el movimiento de los componentes y luego pasar a las tareas funcionales, en lugar de integrar el movimiento en las ocupaciones como intervención. Tendía a combinar el razonamiento procedimental y narrativo, y sus acciones clínicas tendían a reflejar prácticas centradas tanto en la persona cliente como en la persona terapeuta.

El conocimiento situado de Karin

Al igual que Philip, Karin había ejercido la terapia ocupacional durante más de 10 años y, al igual que Ana y Pamela, muchos de esos años los había pasado en entornos dominados por el modelo médico. En el momento de la observación, llevaba aproximadamente 9 años como terapeuta en atención domiciliaria. A partir de las historias clínicas y profesionales de Karin, se hizo evidente que veía el conocimiento como algo que cliente y terapeuta construían en conjunto a partir de las particularidades de la situación de cada cliente.

Lo que Karin consideraba conocimiento de terapia ocupacional se basaba en las necesidades y deseos de cada individuo en un contexto particular. «La realidad es... ¿dónde está el agravamiento o la indignación [para esta persona en particular]?». En consecuencia, lo que constituía terapia ocupacional para Karin era abierto y tentativo y se formaba dentro de los parámetros de cada caso. «Sabía que no había una conexión realmente buena entre hacer ejercicios para los miembros superiores y volver a lo que la persona quería hacer». Karin parecía asumir que el conocimiento básico de la terapia ocupacional era dinámico y se desarrollaba dentro del contexto terapeuta-cliente.

En consecuencia, su razonamiento implicaba un pensamiento narrativo y condicional mientras trabajaba para comprender las historias ocupacionales de la clientela dentro de los contextos sociales y físicos en los que vivía la persona y los significados e impacto de la enfermedad para la persona cliente y su familia. Su práctica implicaba facilitar la participación de la clientela en el proceso terapéutico. Aunque Karin pensaba que abordar las deficiencias físicas subyacentes era un aspecto importante de la atención a la clientela, tendía a realizar menos razonamientos basados en diagnósticos que los otros tres terapeutas, prefiriendo guiarse en gran medida por la historia vital y las historias de sus clientes.

Humildad cultural

En la sección anterior se reconoce que los supuestos de la terapia ocupacional como comunidad epistémica influyen en la comprensión de la naturaleza del conocimiento, lo que puede conocerse, lo que se considera valioso y legítimo, y las decisiones que tomamos en la práctica. Estas elecciones, que a menudo se traducen en acciones como el uso del lenguaje, las teorías, las actividades terapéuticas y las evaluaciones, pueden chocar y crear conflictos con aquella clientela que mantiene supuestos diferentes sobre el conocimiento, como la construcción individual frente a la social/colectiva del conocimiento y las creencias sobre qué intervenciones producirán cambios. Valorar las ideas occidentales en terapia ocupacional sin cuestionar su relevancia para aquellas personas a quienes servimos establece un desequilibrio de poder que disminuye los valores no occidentales de interdependencia y colectivismo y que no tiene en cuenta las diferentes visiones de la ocupación (Mahoney y Kiraly-Alvarez, 2019). Por ejemplo, el desequilibrio de poder se ve reforzado en la práctica por la noción de terapeutas ocupacionales como personas expertas y la clientela como personas receptoras de atención, lo que ratifica la suposición de que la clientela no tiene opciones verdaderas en sus intervenciones. La terapia ocupacional en Estados Unidos ha trabajado para contrarrestar la noción de «persona experta» haciendo hincapié en la práctica centrada en la persona/cliente. Sin embargo, los sistemas de salud moldeados por las políticas de reembolso pueden restringir la implementación de prácticas colaborativas centradas en la persona, que respeten y honren las preferencias y deseos de quienes buscan atención (Gupta y Taff, 2015).

Los desequilibrios de poder crean tensiones que han sido identificadas en la literatura de terapia ocupacional (Beagan, 2015; dos Santos y Spesny, 2016; Gerlach y cols., 2018).

Grupos de estudio han argumentado que las comunidades de terapeutas ocupacionales, especialmente aquellas que pertenecen a la cultura dominante, son responsables de reflexionar y cuestionar cómo están ejerciendo el poder profesional para poder abogar en nombre de la clientela.

La **humildad cultural** se ha presentado como un marco que puede mejorar la conciencia de los supuestos y los desequilibrios de poder en las interacciones terapéuticas (Beagan, 2015; Mahoney y Kiraly-Alvarez, 2019). La humildad cultural se centra en reconocer que las diferencias culturales se producen a través de la interacción en lugar de poner las diferencias en las personas o grupos que no pertenecen al grupo cultural dominante (Beagan, 2015; Hammell, 2013). Por ejemplo, en cada encuentro de terapia ocupacional, tanto terapeuta como cliente pueden percibir y clasificar el hacer mutuo con base en sus propios contextos sociales y culturales, que pueden diferir con base en género, clase, casta, edad, religión, etnia, identidad sexual y capacidad.

Por tanto, la humildad cultural reconoce que la cultura es más que la etnicidad, al reconocer los efectos de los desequilibrios de poder, la discriminación y los efectos duraderos de la colonización en el hacer y las relaciones humanas (Beagan, 2015). En lugar de atender únicamente a las prácticas culturales, hace hincapié en cómo cada encuentro con otra persona implica desequilibrios de poder que pueden situar a la clientela como aquella de la que se espera que cambie y se adapte.

El Estudio de caso 3-3 es un ejemplo de Mahoney y Kiraly-Alvarez (2019) que ilustra cómo una terapeuta ocupacional, Wanda, reflexiona acerca de las dinámicas de poder en la práctica.

Estudio de caso 3-3

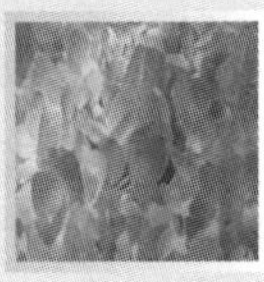

Wanda

Wanda era una académica a tiempo completo como educadora de terapia ocupacional, pero trabajaba con algunas familias en sus hogares a través del sistema de intervención temprana. Era consciente de la existencia de dinámicas de poder en la práctica y estaba decidida a cuestionar las que se producían en su práctica con las familias, por lo que tomó la decisión consciente de no incluir su título (doctorado) en sus tarjetas de visita para la intervención temprana ni informar a las familias de su función docente. No intentaba ocultar la información que estaba disponible en Internet, pero quería mantener la humildad cultural y no llamar la atención sobre información que pudiera desequilibrar aún más la dinámica de poder en el seno de la familia. Naturalmente, los servicios a domicilio requieren negociar dinámicas de poder típicas porque la persona terapeuta entra en el ámbito de la familia, por lo que hay más probabilidades de compartir el poder. Para fomentar esto, Wanda utilizó la orientación (*coaching*) familiar como principal medio para apoyar el desempeño y el desarrollo ocupacional del niño/niña y de la familia, un enfoque de intervención para la resolución de problemas que implica compartir la experiencia entre persona proveedora y miembros de la familia.

Debido a esta elección, Wanda a menudo tenía que explicar a las familias por qué no llevaba juguetes a una sesión y que la resolución de problemas con la familia era la parte más importante de la sesión para crear un cambio para el niño o niña. Este enfoque de negociación y resolución de problemas apoyó el trabajo de Mahoney con las familias, proporcionando oportunidades para intentar equilibrar la dinámica de poder.

¿Cómo podemos reflexionar, cuestionar y cambiar los supuestos culturales y contextuales que limitan nuestra práctica?

Avanzar en el razonamiento profesional es un proceso permanente de aprendizaje para el crecimiento personal y profesional. Superar las perspectivas limitadas implica sacar a la luz nuestros supuestos aceptados acríticamente. Pero si los supuestos son en gran medida tácitos, ¿cómo podemos acceder a estos, reflexionar sobre estos y modificarlos? Un enfoque que se ha descrito ampliamente en la literatura educativa puede ayudar. La teoría del aprendizaje transformativo (Mezirow, 2000, 2008) nos pide que nos centremos en la «transformación» de los marcos cognitivos de referencia, o nuestros supuestos que guían la práctica.

A diferencia del aprendizaje tradicional, que se centra en añadir algo a «lo que ya sabemos» y amplía así los marcos de referencia ya establecidos, el aprendizaje transformacional pretende transformar la noción de «lo que (creemos) saber». La clave de este aprendizaje es un dilema desorientador que puede ser provocado por experiencias fuera del aula, como el trabajo de campo, o inducido por el personal educativo para cuestionar y cambiar la forma en que las personas se ven a sí mismas en el mundo. Este aprendizaje pretende tomar conciencia de los supuestos problemáticos para cuestionarlos y replantear los pensamientos y sentimientos que guían la acción. Mezirow (2000) sostiene que los seres humanos tendemos a aceptar o asimilar las experiencias que se ajustan al marco de referencia de la persona, lo que puede limitar la capacidad de comprender o considerar otras opciones o posibilidades de acción. Así pues, reflexionar con el alumnado acerca de los marcos de referencia personales y profesionales, y la forma en que las personas dan sentido al mundo, es esencial para empujar «al individuo hacia una perspectiva de sentido más inclusiva, diferenciada permeable (abierta a otros puntos de vista) e integrada» (Mezirow, 1991, p. 7).

Empeñarse en cuestionar los supuestos a través de experiencias de aprendizaje puede desafiar las creencias existentes hasta que, gradualmente, se arraiguen nuevos supuestos que permitan transformar las acciones y la práctica. Partiendo de esta idea, el alumnado necesita ser desafiado, presentándole casos y oportunidades que le permitan tomar conciencia de sus propias suposiciones y de la diversidad de contextos en los que se desarrolla la profesión. Dado que el conocimiento está inmerso en el contexto y, por tanto, los supuestos están situados, el alumnado valora las experiencias de aprendizaje que le exigen evaluar el conocimiento, reconstruirlo a partir de múltiples fuentes, incluidas sus propias experiencias, y reflexionar sobre estas a la luz de nuevas situaciones y perspectivas. De este modo, los propios supuestos sobre el conocimiento pueden hacerse visibles y ser cuestionados antes de trasladarlos a la práctica.

RESUMEN

Reflexionar sobre las propias suposiciones acerca de los seres humanos, el cuerpo y el conocimiento, y cómo esas suposiciones influyen en la práctica es tan importante en el proceso de razonamiento profesional como pensar en los desequilibrios de poder que esa suposición puede crear. Tomar conciencia del tipo de conocimiento invisible o descuidado en la práctica es relevante para considerar la visión del mundo, el conocimiento, la condición y el contexto de la práctica de cada persona. Así, un aspecto del razonamiento profesional implica preguntarse: «¿Cómo refleja lo que hago en la práctica mis suposiciones?, ¿cómo revelan mis supuestos mis explicaciones de lo que hago en la práctica?, ¿qué me digo sobre la finalidad última de mi trabajo y cómo se refleja en lo que hago?, ¿cómo revela lo que hago lo que supongo que es cierto sobre los seres humanos, el cuerpo y el conocimiento?». Explicitar los supuestos nos ayudará a discernir cómo influyen en nuestro razonamiento y nuestras acciones para defender las necesidades y los intereses de cada cliente en su contexto. Sin embargo, es probable que los supuestos permanezcan parcialmente velados y que sus vínculos con el razonamiento y la acción sean a menudo contradictorios o incluso imposibles de rastrear.

La naturaleza oscura de los supuestos y su omnipresente influencia en el pensamiento y la práctica ponen de relieve nuestra responsabilidad de adoptar el hábito de prestar atención continuamente a los supuestos que existen en nuestra práctica.

Actividad formativa 3-1

Actividad formativa: cultivar los vínculos entre la práctica y los supuestos acerca del conocimiento.

Propósito: «desenterrar» y reflexionar sobre los supuestos tácitos sobre el conocimiento.

Conexiones con los principales constructos del razonamiento profesional:

- Se sabe que las suposiciones sobre el conocimiento son ciertas.

Indicaciones para estudiantes: los supuestos que mantenemos sobre el conocimiento para el resto de la vida pueden convertirse en una ventana que nos ayude a observar nuestros supuestos en las experiencias profesionales.

1. Piense en un momento de su vida en el que creía que algo era absolutamente «cierto» y luego descubrió que en gran medida era un producto de dónde creció (es decir, suposición situada), cómo se crio o cuándo se crio. (Nota: esto no significaba que la creencia no fuera válida, sino simplemente que estaba situada, es decir, moldeada por su cultura específica, estatus socioeconómico, género, etc., más de lo que se había dado cuenta).
   - ¿Qué suposiciones tenía?
   - ¿Qué ocurrió para que viera la suposición bajo una luz totalmente nueva?
   - ¿Qué rasgos del supuesto que antes habían sido invisibles salieron a la luz?
2. ¿Qué le enseñó esa experiencia sobre lo que sabemos y cómo lo sabemos?
3. ¿Puede aplicar lo que ha aprendido de su experiencia personal a su forma de ver el conocimiento en terapia ocupacional?
   - Por ejemplo, ¿qué conocimientos cree que son «verdaderos» para el campo?
   - ¿Qué influencias culturales y sociohistóricas han conformado su asunción (situada)?
   - ¿Qué puede decirse del conocimiento a partir de sus experiencias personales y profesionales?

Puede encontrar actividades formativas adicionales para este capítulo en thePoint.

REFERENCIAS BIBLIOGRÁFICAS

Al Busaidy, N. S., & Borthwick, A. (2012). Occupational therapy in Oman: The impact of cultural dissonance. *Occupational Therapy International, 19*(3), 154–164. https://doi.org/10.1002/oti.1332

Baker, K., & Beagan, B. (2014). Making assumptions, making space: An anthropological critique of cultural competency and its relevance to queer patients. *Medical Anthropology Quarterly, 28*(4), 578–598. https://doi.org/10.1111/maq.12129

Beagan, B. L. (2015). Approaches to culture and diversity: A critical synthesis of occupational therapy literature. *Canadian Journal of Occupational Therapy (1939), 82*(5), 272–282. https://doi.org/10.1177/0008417414567530

Beagan, B. L., Sibbald, K. R., Bizzeth, S. R., & Pride, T. M. (2022). Systemic racism in Canadian occupational therapy: A qualitative study with therapists. *Canadian Journal of Occupational Therapy, 89*(1), 51–61. https://doi.org/10.1177/00084174211066676

Cranton, P. (2002). Teaching for transformation. *New Directions for Adult and Continuing Education, 93*, 63–72. https://doi.org/10.1002/ace.50

dos Santos, V., & Spesny, S. L. (2016). Questioning the concept of culture in mainstream occupational therapy. *Cadernos de Terapia Ocupacional da UFSCar, 24*(1), 185–190. https://doi.org/10.4322/0104-4931.ctoRE0675

Emery-Whittington, I. G. (2021). Occupational justice—colonial business as usual? Indigenous observations from Aotearoa New Zealand. *Canadian Journal of Occupational Therapy, 88*(2), 153–162. https://doi.org/10.1177/00084174211005891

Farias, L., Brodin, H., & Bergström, A. (2021). Supervisors of international occupational therapy students on clinical placement: Perceived tensions and hidden expectations. *Scandinavian Journal of Educational Research*, 1–13. https://doi.org/10.1080/00313831.2021.2006304

Farias, L., Holmlund, L., & Asaba, E. (2022). Stakeholders' expectations of return-to-work after spinal cord injury: A 1-year follow-up. *OTJR: Occupation, Participation and Health, 43*(2), 180–187. https://doi.org/10.1177/15394492221097355

Farias, L., & Laliberte Rudman, D. (2019). Practice analysis: Critical reflexivity on discourses constraining socially transformative occupational therapy practices. *British Journal of Occupational Therapy, 82*(11), 693–697. https://doi.org/10.1177/0308022619862111

Garcia, M. A., Homan, P. A., García, C., & Brown, T. H. (2020). The Color of COVID-19: Structural racism and the disproportionate impact of the pandemic on older black and Latinx adults. *The Journals of Gerontology: Series B, 76*(3), e75–e80. https://doi.org/10.1093/geronb/gbaa114

Garrison, J., & O'Quinn, E. J. (2004). Reflections on Whitman, Dewey, and educational reform: Recovering spiritual democracy for our materialistic times. *Education and Culture, 20*(2), 68–77. http://www.jstor.org/stable/42922527

Gerlach, A. J., Teachman, G., Laliberte Rudman, D., Aldrich, R. M., & Huot, S. (2018). Expanding beyond individualism: Engaging critical perspectives on occupation. *Scandinavian Journal of Occupational Therapy, 25*(1), 35–43. https://doi.org/10.1080/11038128.2017.1327616

Gibson, B. (2016). *Rehabilitation: A post-critical approach.* CRC Press.

Goleman, D. (1985). *Vital lies, simple truths* (p. 24). Simon & Schuster.

Grenier, M. L. (2020). Cultural competency and the reproduction of white supremacy in occupational therapy education. *Health Education Journal, 79*(6), 633–644. https://doi.org/10.1177/0017896920902515

Grue, J. (2016). The problem with inspiration porn: A tentative definition and a provisional critique. *Disability & Society, 31*(6), 838–849. https://doi.org/10.1080/09687599.2016.1205473

Gupta, J., & Taff, S. D. (2015). The illusion of client-centred practice. *Scandinavian Journal of Occupational Therapy, 22*(4), 244–251. https://doi.org/10.3109/11038128.2015.1020866

Hammell, K. W. (2009). Sacred texts: A sceptical exploration of the assumptions underpinning theories of occupation. *Canadian Journal of Occupational Therapy, 76*(1), 6–22. https://doi.org/10.1177/000841740907600105

Hammell, K. W. (2013). Occupation, well-being, and culture: Theory and cultural humility. *Canadian Journal of Occupational Therapy, 80*(4), 224–234. https://doi.org/10.1177/0008417413500465

Hammell, K. W. (2019). Building globally relevant occupational therapy from the strength of our diversity. *World Federation of Occupational Therapists Bulletin, 75*(1), 13–26. https://doi.org/10.1080/14473828.2018.1529480

Hammell, K. W. (2020). Making choices from the choices we have: The contextual-embeddedness of occupational choice. *Canadian Journal of Occupational Therapy, 87*(5), 400–411. https://doi.org/10.1177/0008417420965741

Hammell, K. W. (2021). Building back better: Imagining an occupational therapy for a post-COVID-19 world. *Australian Occupational Therapy Journal, 68*(5), 444–453. https://doi.org/10.1111/1440-1630.12760

Harman, S. (2011). Governing health risk by buying behaviour. *Political Studies, 59*(4), 867–883. https://doi.org/10.1111/j.1467-9248.2011.00920.x

Higgs, J., Jensen, G. M., Loftus, S., & Christensen, N. (2018). *Clinical reasoning in the health professions* (4th ed.). Elsevier Health Sciences.

Hocking, C. (2021). Occupation in context: A reflection on environmental influences on human doing. *Journal of Occupational Science, 28*(2), 221–234. https://doi.org/10.1080/14427591.2019.1708434

Iwama, M. (2003). Toward culturally relevant epistemologies in occupational therapy. *American Journal of Occupational Therapy, 57*(5), 582–588. https://doi.org/10.5014/ajot.57.5.582

Iwama, M. (2007). Culture and occupational therapy: Meeting the challenge of relevance in a global world. *Occupational Therapy International, 14*(4), 183–187. https://doi.org/10.1002/oti.234

Johnson, K. R., & Lavalley, R. (2021). From racialized think-pieces toward anti-racist praxis in our science, education, and practice. *Journal of Occupational Science, 28*(3), 404–409. https://doi.org/10.1080/14427591.2020.1847598

Kiepek, N. C., Beagan, B., Rudman, D. L., & Phelan, S. (2019). Silences around occupations framed as unhealthy, illegal, and deviant. *Journal of Occupational Science, 26*(3), 341–353. https://doi.org/10.1080/14427591.2018.1499123

Kinsella, E. A. (2012). *Knowledge paradigms in occupational science: Pluralistic perspectives* (pp. 67–85). Wiley-Blackwell. https://doi.org/10.1002/9781118281581.ch6

Laliberte Rudman, D. (2013). Enacting the critical potential of occupational science: Problematizing the "individualizing of occupation." *Journal of Occupational Science, 20*(4), 298–313. https://doi.org/10.1080/14427591.2013.803434

Lim, K. H. (2008). Working in a transcultural context. In Creek J. & Lougher L. (Eds). *Occupational therapy and mental health* (pp. 251–275). Churchill Livingstone Elsevier.

Lindsay, J. (2010). Healthy living guidelines and the disconnect with everyday life. *Critical Public Health, 20*(4), 475–487. https://doi.org/10.1080/09581596.2010.505977

Magalhães, L., Farias, L., Rivas-Quarneti, N., Alvarez, L., & Malfitano, A. P. S. (2019). The development of occupational science outside the Anglophone sphere: Enacting global collaboration. *Journal of Occupational Science, 26*(2), 181–192. https://doi.org/10.1080/14427591.2018.1530133

Mahoney, W. J., & Kiraly-Alvarez, A. F. (2019). Challenging the status quo: Infusing non-western ideas into occupational therapy education and practice. *The Open Journal of Occupational Therapy, 7*(3), 1–10. https://doi.org/10.15453/2168-6408.1592

Malkawi, S. H., Alqatarneh, N. S., & Fehringer, E. K. (2020). The influence of culture on occupational therapy practice in Jordan. *Occupational Therapy International, 2020*, 1092805. https://doi.org/10.1155/2020/1092805

Mezirow, J. (1991). *Transformative dimensions of adult learning*. Jossey-Bass.

Mezirow, J. (2000). Learning to think like an adult. In J. Mezirow & Associates (Eds.), *Learning as a transformation: Critical perspectives on a theory in progress* (pp. 3–35). Jossey-Bass.

Mezirow, J. (2008). An overview on transformative learning. In K. Illeris (Ed.), *Contemporary theories of learning: Learning theorists . . . in their own words* (pp. 90–105). Routledge.

Munyi, C. W. (2012). Past and present perceptions towards disability: A historical perspective. *Disability Studies Quarterly, 32*(2), 1–10. https://doi.org/10.1007/BF02766007

Murray, C. M., Edwards, I., Jones, M., & Turpin, M. (2019). Learning thresholds for early career occupational therapists: A grounded theory of learning-to-practise. *British Journal of Occupational Therapy, 83*(7), 469–482. https://doi.org/10.1177/0308022619876842

Murthi, K., & Hammell, K. W. (2021). 'Choice' in occupational therapy theory: A critique from the situation of patriarchy in India. *Scandinavian Journal of Occupational Therapy, 28*(1), 1–12. https://doi.org/10.1080/11038128.2020.1769182

Nguyen, D. Q., Ifejika, N. L., Reistetter, T. A., & Makam, A. N. (2021). Factors associated with duration of rehabilitation among older adults with prolonged hospitalization. *Journal of the American Geriatrics Society, 69*(4), 1035–1044. https://doi.org/10.1111/jgs.16988

NiaNia, W., Bush, A., & Epston, D. (2017). Collaborative and indigenous mental health therapy: Tataihono – Stories of Maori healing and psychiatry. *Aotearoa New Zealand Social Work, 29*(4), 102–103. https://doi.org/10.11157/anzswj-vol29iss4id464

Pace, J., Vernon, D., & Yenny, C. (2000). *Understanding professional reasoning and clinical actions through the exploration of therapists' assumptions* [Unpublished master's thesis]. University of North Carolina, Chapel Hill.

Ramugondo, E. L. (2018). Healing work: Intersections for decoloniality. *World Federation of Occupational Therapists Bulletin, 74*(2), 83–91. https://doi.org/10.1080/14473828.2018.1523981

Ramugondo, E. L., & Kronenberg, F. (2015). Explaining collective occupations from a human relations perspective: Bridging the individual-collective dichotomy. *Journal of Occupational Science, 22*(1), 3–16. https://doi.org/10.1080/14427591.2013.781920

Sandman, L. (2012). A non-paternalistic value theory of occupational therapy: A comment to Dige. *Scandinavian Journal of Occupational Therapy, 19*(1), 104–107. https://doi.org/10.3109/1103828.2011.603351

Schein, E. H. (2010). *Organizational culture and leadership (Vol. 2)*. Jossey-Bass.

Sterman, J., & Njelesani, J. (2021). Becoming anti-racist occupational therapy practitioners: A scoping study. *OTJR: Occupation, Participation and Health, 41*(4), 232–242. https://doi.org/10.1177/15394492211019931

Tamaru, A., McColl, M. A., & Yamasaki, S. (2007). Understanding 'Independence': Perspectives of occupational therapists. *Disability and Rehabilitation, 29*(13), 1021–1033. https://doi.org/10.1080/09638280600929110

Tickle-Degnen, L. (2002). Client-centered practice, therapeutic relationship, and the use of research evidence. *American Journal of Occupational Therapy, 56*(4), 470–474. https://doi.org/10.5014/ajot.56.4.470

Townsend, E. A., & Polatajko, H. (2007). *Enabling occupation II: Advancing an occupational therapy vision for health, well-being & justice through occupation.* CAOT Publications ACE.

Trentham, B., Cockburn, L., Cameron, D., & Iwama, M. (2007). Diversity and inclusion within an occupational therapy curriculum. *Australian Occupational Therapy Journal, 54*(s1), S49–S57. https://doi.org/10.1111/j.1440-1630.2006.00605.x

Tuhiwai Smith, L. (1999). Colonizing knowledges. In L. S. Tuhiwai (Ed.), *Decolonizing methodologies: Research and indigenous peoples* (pp. 58–77). Zed Books Ltd.

Wilcock, A. (2006). *An occupational perspective of health* (2nd ed.). Slack.

Williams, L. (2013). *Changing lives, changing drug journeys: Drug taking decisions from adolescence to adulthood.* Routledge.

Zango Martín, I., Flores Martos, J. A., Moruno Millares, P., & Björklund, A. (2015). Occupational therapy culture seen through the multifocal lens of fieldwork in diverse rural areas. *Scandinavian Journal of Occupational Therapy, 22*(2), 82–94. https://doi.org/10.3109/11038128.2014.965197

Zapata, M. A. (2021). Mobility tool use relates to disability affirmation among adults with visual impairments. *Journal of Visual Impairment & Blindness, 115*(5), 382–392. https://doi.org/10.1177/0145482X211046684

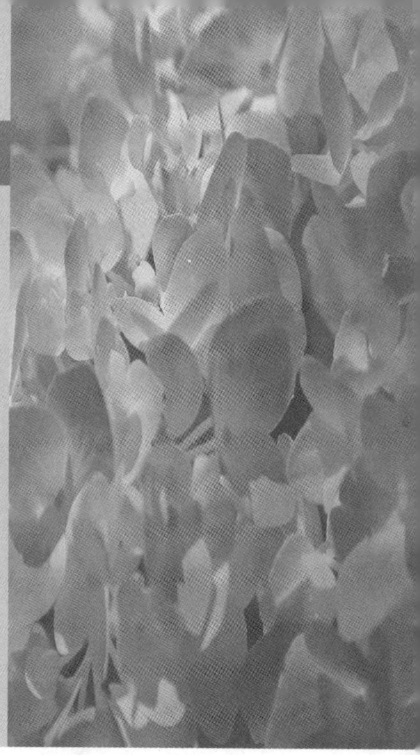

CAPÍTULO 4

Razonamiento corporeizado en la práctica profesional

ELIZABETH ANNE KINSELLA Y ANTOINE BAILLIARD

CONTENIDO

Mente corporeizada: superar el dualismo mente/cuerpo

Percepción corporeizada

Reflexión corporeizada

Sentido corporeizado

Respuestas corporeizadas

Comprensión relacional corporeizada

Razonamiento corporeizado a través de las artes

Corporeidad y estructuras socioeconómicas, políticas y culturales

Resumen

OBJETIVOS

Después de leer este capítulo, será capaz de:

1. Identificar las distintas dimensiones que pueden contribuir al razonamiento corporeizado.
2. Explorar lo que el razonamiento corporeizado ofrece a la práctica profesional.
3. Examinar cómo la comprensión de la mente corporeizada (mente encarnada) puede ayudar a profundizar en los enfoques terapéuticos dentro de la práctica profesional.
4. Reflexionar e identificar experiencias personales de razonamiento corporeizado.

TÉRMINOS CLAVE

Corporeización (o encarnación)
Percepción corporeizada
Razonamiento corporeizado
Reflexión corporeizada

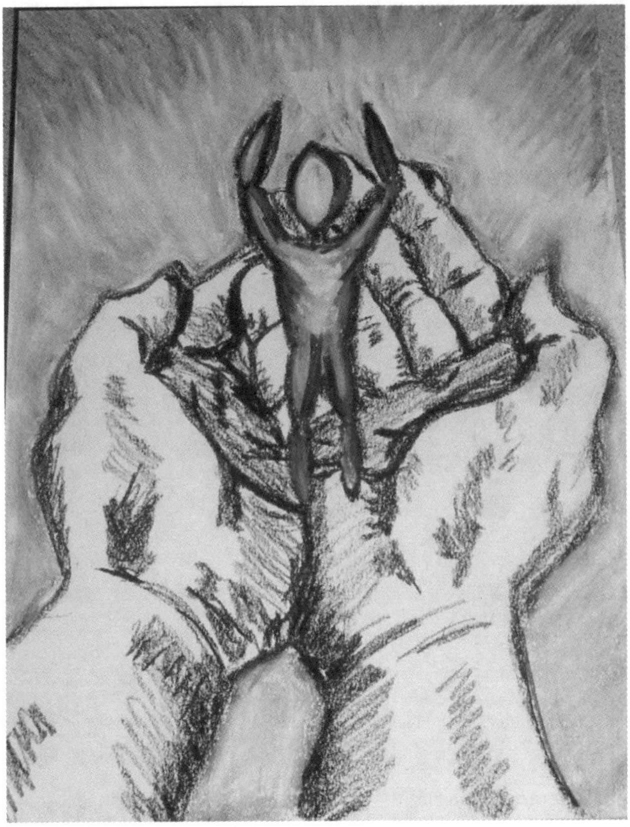

El concepto de **corporeización (o encarnación)** es una perspectiva importante que está cobrando impulso en los últimos años. En las dos últimas décadas, las teorías de la corporeidad han recibido cada vez más atención en muchos campos (*v.* cuadro 4-1). Como se hará evidente a medida que lea este capítulo, se trata de un área de estudio compleja, en la que todavía estamos trabajando para encontrar las mejores palabras para describirla (*v.* fig. 4-1).

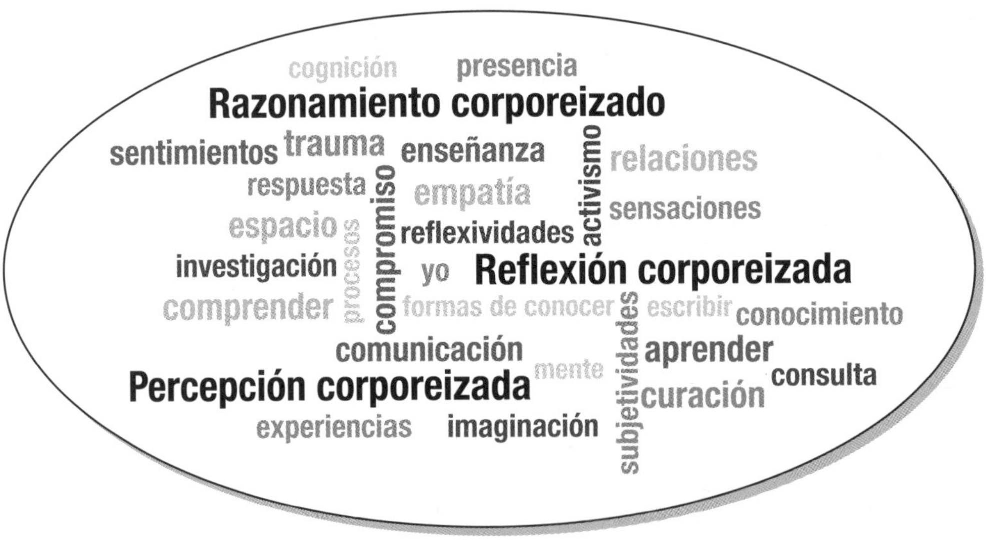

FIGURA 4-1 Términos emergentes asociados a la corporeización (encarnación).

Parte de la dificultad estriba en que hay diferentes concepciones de la «corporeidad» que surgen en distintos campos (Bailliard y cols., 2022; Gallagher, 2005; Loftus y Kinsella, 2021b). Independientemente de estas diferencias, la idea central de las teorías de la corporeidad es que «lo que llamamos 'mente' y lo que llamamos 'cuerpo'» están entrelazados a través de nuestra «actividad corporal» en el mundo (Johnson, 2007, p. 1). En otras palabras, el conocimiento se cultiva y se revela tanto a nuestras mentes como *a través de* nuestras prácticas y acciones en el mundo (Noë, 2004).

CUADRO 4-1 TRABAJOS ACADÉMICOS SOBRE LA CORPOREIDAD POR AUTOR Y DISCIPLINA

DISCIPLINA	REFERENCIAS BIBLIOGRÁFICAS
Filosofía	Chouraqui, 2021; Gallagher, 2005; Gendlin, 1992; Leder, 1990; Merleau-Ponty, 1945, 1962; Ryle, 1949; Shapiro, 2011; Sheets-Johnstone, 2009; Thompson, 2007
Ciencia cognitiva/ Neurociencia	Barrett y Simmons, 2014; Chemero, 2009; Clark, 1997, 2008; Damasio, 1999; De Jaegher, 2013; Hoemann y Barrett, 2018; Johnson, 2007; Lakoff y Johnson, 1999; Matheson y Barsalou, 2018; Meteyard y cols., 2012; Noë, 2004; Sestito y cols., 2018; Varela y cols., 1991; Wertsch, 1998
Antropología	Boyer, 2005; Csordas, 1990, 1994, 1999; Van Wolputte, 2004
Sociología	Bourdieu, 1977, 1990; Brandt, 2006; Crossley, 1991, 2006; O'Connor, 2007; Shilling, 2003; Turner, 2008
Gerontología	Katz, 2006; Kontos y Martin, 2012; Tulle, 2008
Geografía	Atkinson y Duffy, 2019; Cella, 2017; Howes, 2019; Pink, 2017; Seamon, 2013
Educación	Barnacle, 2009; Bresler, 2004; Freedman y Holmes, 2003; Green, 2021; Green y Hopwood, 2015; Hopwood, 2017; Kinsella, 2007; Loftus y Kinsella, 2021a; MacIntyre Latta y Buck, 2008
Ciencias de la salud	Aho, 2013; Charmaz y Rosenfeld, 2006; Ellingson, 2015; Leder, 1992; Loftus, 2015; Petteway y cols., 2019; Raingruber y Kent, 2003; Tschacher y cols., 2017; Twigg, 2006
Enfermería	Benner, 2000; DeLuca, 2021; DeLuca y cols., 2015; Harrison y cols., 2019, 2022; Ray, 2006
Estudios sobre la mujer	Butler, 1993; Conboy y cols., 1997; Coy, 2009; Grosz, 1994; Jaggar y Bordo, 1992; Price y Shildrick, 1999; Shildrick, 1997
Psicología	Glenberg y cols., 2013; Hutchinson y Barrett, 2019; Kiverstein, 2012; Kyselo, 2014; Macedonia, 2019; Polkinghorne, 2004; Todres, 2007; Wilson y Golonka, 2013
Rehabilitación	Arntzen, 2018; Denshire, 2015; Hay y cols., 2016; Kinsella y Smith, 2021; Nicholls y Gibson, 2010; Park Lala y Kinsella, 2011b; Schell y Harris, 2008
Ética	Doane, 2004; Frank, 1995; Hamington, 2004; Shildrick y Mykitiuk, 2005
Investigación	Chadwick, 2017; Chaudhry, 2019; Ellingson, 2006, 2017; Harrison y Kinsella, 2022; Hunter y Emerald, 2016; Park Lala y Kinsella, 2011a; Pelias, 2012; Springgay y Truman, 2017; Todres, 2007
Psicología social	Cohen y Leung, 2009; Fuchs y Koch, 2014; Meier y cols., 2012; Nicolson y cols., 2010

La relevancia de la corporeidad para el conocimiento profesional, la práctica profesional y el razonamiento profesional se ha convertido en un tema de creciente interés (Araujo y cols., 2022; Arntzen, 2018; Bailliard y cols., 2022; Green y Hopwood, 2015; Kinsella, 2015; Loftus y Kinsella, 2021b) y es el tema central de este capítulo. Las teorías de la corporeidad han desafiado a profesionales de diversos campos a replantearse los procesos de razonamiento que contribuyen al conocimiento profesional y a prestar más atención a los procesos de corporeidad. Las teorías de la corporeidad están cambiando la forma en que pensamos sobre el cuerpo y su relación con la mente (Csordas, 1990, 1994, 1999; Johnson, 2007; Meteyard y cols., 2012).

La corporeización representa un cambio de paradigma que reconoce que el cuerpo está inextricablemente implicado en la sensación, la percepción, el pensamiento, el lenguaje y las prácticas en una medida mucho mayor de lo que se reconocía tradicionalmente.

MENTE CORPOREIZADA: SUPERAR EL DUALISMO MENTE/CUERPO

REFLEXIONAR SOBRE EL PENSAMIENTO

¿Por qué los intelectuales experimentan y se les anima a experimentar sus actividades mentales de forma racionalista y a considerar como conocimiento genuino sólo el que se origina en el puro proceso cognitivo?

—(Boyer, 2005, p. 247)

¿Por qué ha surgido este interés conceptual y práctico por la corporeidad? El filósofo francés René Descartes suele ser aclamado como pensador predominante, cuya famosa sentencia «*pienso, luego existo*» ha sustentado la comprensión del progreso, la cognición y la racionalidad desde la época de la Ilustración. La obra de Descartes propuso una separación entre mente y cuerpo, que fue ampliamente acogida e integrada en muchos sistemas de pensamiento y en el posterior desarrollo de teorías (Crossley, 1991, 2007; Grosz, 1994; Johnson, 2007; Leder, 1992).

A pesar de la aceptación acrítica del dualismo mente-cuerpo de Descartes, han habido importantes críticas filosóficas que demuestran la inseparabilidad de mente y cuerpo (Bourdieu, 1998; Dewey, 1894; Merleau-Ponty, 1962; Ryle, 1949).

Una de las críticas se refiere a la suposición de que nuestros procesos de razonamiento y cognición son incorpóreos y están vinculados únicamente a nuestra mente racional de pensamiento intencional (Bailliard y cols., 2022). A Ryle (1949) le preocupaba este dualismo, señalando que la mente también se revela *en el hacer* de las personas. Criticó la metáfora de Descartes del «fantasma en la máquina», en la que el fantasma se asemeja a la mente, y la máquina representa un cuerpo pasivo que responde a quien conduce. Johnson (2007) llama a la idea de que la mente conduce al cuerpo y determina lo que debe hacer, «la ilusión de la mente incorpórea» (p. 2). Afirma que esta ilusión está profundamente arraigada en nuestros sistemas filosóficos y conceptuales (Johnson, 2007). De hecho, sostiene que «el dualismo mente/cuerpo está tan profundamente arraigado... que puede parecer un hecho ineludible de la naturaleza humana» (Johnson, 2007, p. 2).

Desde una perspectiva diferente, Boyer (2005) cuestiona por qué se considera que el conocimiento genuino se origina únicamente en un ámbito cognitivo. A lo largo del tiempo, las teorías de la cognición han evolucionado de tal manera que pueden clasificarse a través de un continuo que va desde una cognición completamente descorporeizada (es decir, el cuerpo no está involucrado en la cognición) a una cognición fuertemente corporeizada o encarnada (es decir, combinaciones complejas de activaciones sensoriomotoras corporales constituyen la cognición) (Meteyard y cols., 2012).

Leder (1990) sostiene que el pensamiento dualista también ha predominado en la filosofía de la asistencia sanitaria a lo largo del tiempo, lo que ha dado lugar a lo que él denomina el «cuerpo ausente» en nuestras concepciones. Leder (1992) sugiere que, tradicionalmente, los supuestos de la asistencia sanitaria moderna se han basado, «ante todo, no en el *cuerpo vivo* (el subrayado es nuestro), sino en el cuerpo muerto o inanimado» (p. 17). El creciente reconocimiento del legado de esta separación conceptual histórica entre el cuerpo y la mente, y el consiguiente dualismo que establece, ha dado lugar a una proliferación del interés por la forma en que el cuerpo y la mente podrían volver a unirse en nuestras teorías y prácticas. Esto suscita interés e interrogantes sobre el lugar apropiado de la «corporeidad» en el razonamiento profesional, el conocimiento profesional y su cultivo.

PERCEPCIÓN CORPOREIZADA

REFLEXIONAR SOBRE EL PENSAMIENTO

Los seres humanos somos criaturas de carne y hueso. Lo que podemos experimentar y el sentido que damos a lo que experimentamos dependen de los tipos de cuerpos que tenemos y de las formas en que interactuamos con los diversos entornos que habitamos. Es a través de nuestras interacciones corporeizadas que habitamos un mundo, y es a través de nuestros cuerpos que somos capaces de entender y actuar dentro de este mundo con diversos grados de éxito.

—(Johnson, 1999, p. 80)

Mientras que las perspectivas cartesianas a menudo se describen como la visión del cuerpo como un apéndice pasivo, parecido a una máquina, dirigido por la conciencia y la mente (Ryle, 1949), otras perspectivas sostienen que el *cuerpo vivido* está ricamente implicado en la percepción misma (Leder, 1990; Merleau-Ponty, 1962). Por ejemplo, desde la ciencia cognitiva y la neurociencia se ha argumentado que la mente es inherentemente corporeizada (o encarnada), e incluso que el pensamiento mismo es en gran medida inconsciente y anticipatorio (Barrett y Simmons, 2015; Hoemann y Barrett, 2018; Lakoff y Johnson, 1999; Varela y cols., 1991). Merleau-Ponty, uno de los pensadores fenomenológicos más famosos sobre la corporalidad, ha argumentado que las experiencias cotidianas no pueden ser completamente abarcadas a través de una concepción de los seres humanos como «cosas pensantes». En su lugar, propone: «mi cuerpo es el tejido en el que se entretejen todos los objetos y es, al menos en relación con el mundo percibido, el instrumento general de mi 'comprensión'» (Merleau-Ponty, 1962, p. 273). Observa que las estructuras se *viven* más que se conocen y, por tanto, nunca pueden aprehenderse pasivamente. «Experimentar una estructura no es recibirla pasivamente: es vivirla, tomarla, asumirla y descubrir su significado inmanente» (Merleau-Ponty, 1962, p. 258).

Desde este punto de vista, la percepción es «un fenómeno *corporal* en el que experimentamos nuestros propios estados sensoriales no como meros estados *mentales*, sino como estados de nuestros cuerpos» (Carman, 2008, p. 80). El cuerpo se considera una *fuente* primaria de percepción (Merleau-Ponty, 1962). Para Merleau-Ponty, es nuestra participación activa con el mundo, nuestra *actuación*, lo que saca a la luz la existencia. Los seres humanos no son espectadores del mundo, sino que están implicados, entretejidos y *viviendo* en el mundo como seres corporeizados o encarnados. El cuerpo que percibe y vive de manera activa se sintoniza con el entorno a través de intencionalidades prerreflexivas que no se perciben de manera consciente, sino que se viven como experiencias y sentimientos corporeizados (Bailliard y cols., 2018). Desde una perspectiva corporeizada, se reconoce la primacía del cuerpo como medio de percepción en sí mismo y por sí mismo, aunque la presencia perceptiva del cuerpo en la vida cotidiana se oculte con frecuencia (Lala y Kinsella, 2011a; Leder, 1990; Merleau-Ponty, 1962).

Trihn T. Minh-ha (1999) ofrece una visión de lo que significa la **percepción corporeizada** cuando afirma que «no *tenemos* cuerpos, *somos* nuestros cuerpos» (p. 258). Señala que pensamos y sentimos con todo el cuerpo y no solo (con) la mente, lo que sugiere que es una concepción estrecha considerar que el pensamiento lo produce únicamente un órgano especializado del cuerpo. En la percepción corporeizada «utilizamos mucho más que nuestros pensamientos cuando pensamos»; de hecho «el cuerpo vivido está lleno de exceso fértil, íntimo con cruces y puentes, texturas y relaciones» que, según Todres (2007), son la propia «materia de la comprensión» (p. 14). Gendlin (1992) se refiere a la percepción corporeizada como el «borde» del «pensamiento», al destacar que «el cuerpo puede pensar más allá de cualquier cosa que se haya formulado antes... siente en el borde del pensamiento humano» (p. 351). Merleau-Ponty (1945/2012) describió cómo los «proyectos de las personas polarizan el mundo, haciendo aparecer allí, como por arte de magia, mil signos que guían la acción, como los signos de un museo guían a visitantes» (p. 115), y estos se experimentan de manera prerreflexiva, como orientaciones corporales al entorno (Bailliard y cols., 2018).

La cuestión de lo que esto podría significar para la terapia ocupacional y para nuestros procesos de razonamiento tiene profundas implicaciones para nuestra comprensión conceptual y nuestras prácticas (Araujo y cols., 2022; Arntzen, 2018). En el cuadro 4-2 se muestra el caso de una enfermera para ejemplificar la percepción corporeizada en la práctica sanitaria.

CUADRO 4-2 PERCEPCIÓN CORPOREIZADA EN LA PRÁCTICA: UN EJEMPLO

Una enfermera, de camino a casa al final de su turno, revela una percepción corporeizada relacionada con la angustia de un paciente:

> *Acababa de terminar mi turno y me disponía a salir cuando vi a la señora B de pie en el comedor con heces en el suelo. Pedía a gritos que la ayudara una enfermera. Podría haberme ido sin más, ya que mi turno había terminado, pero no podía dejarla esperar ni un minuto más para que la limpiaran. Podía sentir su vergüenza e incomodidad.*
>
> *... Así que la llevé enseguida a su habitación y le cambié de ropa pensando todo el rato: 'seguro que así se siente mucho mejor' (el énfasis es nuestro).*
>
> *—(Kontos y Naglie, 2009, p. 695)*

En este ejemplo, la mente racional de la profesional puede recordarle que es hora de irse a casa porque su turno ha terminado, pero sus percepciones corporeizadas se revelan en palabras como *«no podía soportar dejarla esperar»*, *«podía sentir su vergüenza e incomodidad»* y *«me siento mucho mejor»*. Estas percepciones corporeizadas impregnan las acciones en la práctica. El razonamiento profesional de la profesional sobre *qué hacer* en esta situación está corporeizado. Su percepción corporeizada, como forma de conocimiento corporal, le permitió percibir la angustia de su paciente de forma visceral e impulsó sus acciones en una dirección concreta.

Este ejemplo ilustra que el cuerpo (incluso el cuerpo del profesional) no puede flotar libre de sus «enredos carnales», sino que, como subraya Johnson (2007), «es nuestra carne y sangre orgánicas, nuestros huesos estructurales... y el flujo palpitante de nuestras emociones lo que nos da cualquier significado que podamos encontrar y lo que da forma a nuestro propio pensamiento» (p. 3).

REFLEXIÓN CORPOREIZADA

REFLEXIONAR SOBRE EL PENSAMIENTO

Aunque a veces pensamos antes de actuar, también es cierto que en gran parte de la conducta espontánea de la práctica hábil revelamos un tipo de conocimiento que no procede de una operación intelectual previa.

—*(Schön, 1983, p. 51)*

El **razonamiento corporeizado** puede considerarse estrechamente relacionado con la «**reflexión corporeizada**», debido a que la reflexión está implicada en el proceso de razonamiento. Una idea importante a este respecto es el reconocimiento de que la reflexión puede ir más allá de centrarse únicamente en la «reflexión cognitiva intencional»; por ejemplo, también puede revelarse en la acción; puede revelarse en nuestra conducta corporal, en nuestra corporeidad misma, en otras palabras, puede corporeizarse o encarnarse (Kinsella, 2007, 2012, 2015). El trabajo del filósofo Donald Schön (1983, 1987) ha llamado la atención sobre las formas en que la reflexión profesional intencionada ayuda a aprender y crecer en la práctica profesional; sin embargo, también señala un modo corporeizado de reflexión que a menudo es tácito y se revela a través de la «acción inteligente» en medio de la práctica. Esta idea de la reflexión corporeizada es una dimensión importante para comprender cómo se cultiva el conocimiento en la práctica profesional (Kinsella, 2007).

Con respecto al razonamiento y la reflexión, desde el ámbito de la investigación se ha señalado el vínculo entre la reflexión cognitiva intencional y el desarrollo del conocimiento profesional a través del razonamiento (Dewey, 1933; Kinsella, 2007). Dewey (1933) definió célebremente la reflexión como «la consideración activa, persistente y cuidadosa de cualquier creencia o supuesta forma de conocimiento a la luz de los fundamentos que la respaldan y de la conclusión ulterior a la que tiende» (p. 9). Desde este punto de vista, la reflexión se basa en el pensamiento intencional para convertir «la acción meramente apetitiva, ciega e impulsiva en acción inteligente» (p. 17). Puede verse que esta visión de la reflexión implica un pensamiento cognitivo racional intencional.

Aunque este tipo de razonamiento cognitivo intencional está ampliamente reconocido como importante para la práctica profesional, también se utiliza otro tipo de razonamiento reflexivo tácito y corporeizado, al que Schön (1983, 1987) se refirió como *conocimiento en acción*. Schön se basó en las ideas de filósofos como Polanyi (1967) y Ryle (1949) para revelar este tipo de reflexión corporeizada. Señala que, mientras que la reflexión a menudo pone de relieve un vínculo entre el pensamiento intencional y la acción inteligente, la práctica hábil también puede revelar un tipo de reflexión que informa la acción, pero que no se deriva de una «operación intelectual previa» (Schön, 1992). Desde esta perspectiva, la mente puede revelarse en el *hacer* corporeizado de las personas, la mente se revela *en las prácticas* (Kinsella, 2007, 2012; Ryle, 1949; Schön, 1992). Como escribe Ryle (1949)

> *La afirmación de que la mente es su propio lugar, como podría interpretarse desde la teoría, no es cierta, pues la mente ni siquiera es un lugar metafórico. Por el contrario, el tablero de ajedrez, la plataforma, el escritorio de la persona erudita, el banco de juristas... el estudio y el campo de fútbol se encuentran entre sus lugares. (p. 51)*

Schön desarrolla estas ideas para llamar la atención sobre la reflexión corporeizada (a diferencia de una forma incorpórea de pensamiento intencional) y destacar que dicha reflexión corporeizada está implicada en el desarrollo del conocimiento profesional a través de lo que él denomina conocimiento en acción. Por tanto, un área importante de exploración para terapeutas ocupacionales y otras profesiones radica en pensar en las formas en que el razonamiento reflexivo y el conocimiento profesional podrían ir más allá de una dependencia exclusiva del pensamiento cognitivo intencional y encarnarse en lo que *hacemos* y en nuestras propias *prácticas*, como se describe en el cuadro 4-3.

Loftus (2015) ofrece el ejemplo de los estudiantes de odontología y la extracción dental: «Hay principios básicos que pueden enseñarse, pero la realidad es que quienes estudian odontología deben experimentar la práctica y desarrollar conocimientos especializados corporeizados. Deben desarrollar una 'sensación' de cómo un diente puede moverse y extraerse de una pieza, con un traumatismo mínimo. Es difícil articular mejor lo que es ese 'tacto' para quienes nunca lo han experimentado» (p. 142). Su ejemplo demuestra que en el desarrollo de conocimientos especializados interviene algo más que la reflexión cognitiva; de hecho, la propia reflexión sobre el aprendizaje de una práctica concreta puede ser (al menos en parte) corporal (Kinsella, 2007).

CUADRO 4-3 REFLEXIÓN CORPOREIZADA EN LA PRÁCTICA: DOS EJEMPLOS

En su investigación sobre la toma de decisiones de los profesionales, Klein (2017) entrevistó a un bombero que relató una experiencia de reflexión corporeizada cuando trabajaba como teniente al frente de un grupo de bomberos y bomberas:

> *Es un simple incendio en una casa de una planta en un barrio residencial. El fuego está en la parte trasera, en la zona de la cocina. El teniente conduce a su equipo de mangueras al interior del edificio, a la parte trasera, para rociar agua sobre el fuego, pero este no hace más que rugir contra el equipo. «Qué raro», piensa, «el agua debería tener más efecto». Intentan rociarlo de nuevo y obtienen los mismos resultados. Retroceden unos pasos para reagruparse. Entonces el teniente empieza a sentir que algo no va bien. No tiene ninguna pista; simplemente no le parece bien estar en esa casa, así que ordena a su equipo que salgan del edificio, un edificio perfectamente normal sin nada fuera de lo común. En cuanto abandonan el edificio, el suelo donde estaban se derrumba. Si hubieran seguido dentro, se habrían precipitado al fuego. (p. 34)*

La reflexión corporeizada del teniente le dio la sensación de que algo iba mal y de que su equipo estaba en peligro. Había un desajuste en sus expectativas para la experiencia: el salón estaba más caliente de lo que debería para un pequeño incendio de cocina y no había suficiente ruido para un incendio con tanto calor (Klein, 2017). A través de la reflexión corporeizada en la práctica, respondió de manera visceral y salvó la vida de su tripulación.

Como otro ejemplo de reflexión corporeizada, una terapeuta ocupacional cuenta una anécdota mientras trabajaba como profesional principiante a cargo en solitario de un hospital rural del norte (Kinsella, 2007). La terapeuta estaba trabajando hasta tarde, poniéndose al día con el papeleo, en un despacho de un ala remota y apartada del hospital. Estaba situado en la tercera planta, cerca del final de un largo pasillo, y no había nadie más en las inmediaciones. Oyó que llamaban a la puerta y, cuando abrió, un hombre que parecía estar en estado de agitación y psicosis se abalanzó sobre la habitación. Cuenta que, antes de pensárselo, salió del despacho junto a él, puso voz de oficial militar (lo que sorprendió tanto a ella como al hombre) y le exigió que la siguiera por dos pasillos aislados y tres tramos de escaleras hasta el servicio de urgencias. Él la siguió y fue ingresado en el hospital. Al día siguiente le informaron de que el hombre era bien conocido por la policía, había consumido drogas alucinógenas y había pasado tiempo en la cárcel por numerosos cargos de agresión sexual.

En esta situación, la reflexión fue corporeizada, es decir, algo en el cuerpo de la terapeuta le dijo qué hacer y cómo actuar en el momento, algo fuera de su forma habitual de ser. En esta ocasión, la reflexión corporeizada informó a la acción de un modo inteligente y que potencialmente iba más allá del pensamiento cognitivo racional intencionado.

SENTIDO CORPOREIZADO

REFLEXIONAR SOBRE EL PENSAMIENTO

Una forma corporal mucho más inmediata e irreflexiva de relacionarnos con nuestro entorno que las formas que se nos hacen evidentes en nuestras reflexiones más cognitivas.

—(Shotter, J. 2011, p. 439)

Margaret Somerville (2006) propuso una idea relacionada con la anterior: la del sentido corporeizado. En un estudio sobre mineros en el contexto del aprendizaje sobre seguridad, Somerville descubrió que los mineros utilizaban formas de razonamiento corporeizadas para adquirir conocimientos sobre la seguridad en el lugar de trabajo. Desarrollaron un conocimiento corporeizado basado en sus experiencias en la mina, que ella acuñó como «sentido de la mina». Escribió,

> *En el sentido de la mina, todos los sentidos se emplean de forma compleja e interconectada para proporcionar información sobre si el cuerpo en el lugar es seguro. Esto incluye el sonido, el olfato, el tacto y el sentido cinestésico, así como otros sentidos que no tienen nombre, como la sensación de pesadez del aire, la sensación particular del aire en los pelos de las piernas o en la parte posterior de las orejas, así como una extraña sensación de simple incomodidad.* (p. 43)

Patricia Benner (1984) ha detallado algo similar en sus descripciones de profesionales de la salud con experiencia, según las cuales el conocimiento profesional se convierte en corporeizado o tácito. Por ejemplo, un miembro del personal de enfermería puede entrar en una habitación y experimentar una sensación corporeizada de conocimiento sobre un diagnóstico aún no nombrado de una persona paciente. Por ejemplo, puede percibir algunas cualidades intangibles y, sin ser capaz de decir cómo sabe lo que sabe, puede tener una «sensación» del diagnóstico. De hecho, una gran cantidad de profesionales de la salud con experiencia poseen formas tácitas de conocimiento, por lo que les resulta difícil articular sus conocimientos, o cómo llegaron a conocerlos, cuando se les solicita que expliciten su razonamiento.

Esto tiene implicaciones para nuestra forma de pensar sobre el razonamiento profesional en terapia ocupacional. Siempre estamos cultivando el conocimiento corporeizado a través de nuestras prácticas cotidianas, a través de lo que «hacemos» en la práctica. Mientras que el personal minero desarrolla un «sentido de la mina» y otras profesiones de la salud desarrollan un «sentido del diagnóstico», quizá desde la terapia ocupacional se desarrolle con el paso del tiempo un «sentido ocupacional», a través del cual la experiencia práctica y la práctica de la terapia con la clientela proporcionan un «sentido» de la vida ocupacional de las personas y de lo que es posible desde una perspectiva «ocupacional». Este conocimiento puede ser en gran medida tácito, pero se reconoce a través de las acciones inteligentes que realizamos y a través de las acciones inteligentes que vemos realizar a otras personas. Saber que un «sentido ocupacional corporeizado» puede cultivarse haciendo terapia y a través de la práctica en nuestro campo nos ayuda a reconocer la importancia de la experiencia práctica en el desarrollo de varios tipos de conocimiento relevantes para la práctica. En el cuadro 4-4 se ofrece un ejemplo de cómo un cliente experimentó su vida cuando ya no podía comer como otras personas.

CUADRO 4-4 SENTIDO OCUPACIONAL CORPOREIZADO: UN EJEMPLO

Jim, un adulto mayor que vive con una enfermedad terminal, describe su sentido corporeizado de la ocupación de comer con otras personas cuando se experimentaba como algo frustrante y difícil de hacer:

> *Todo el mundo sentado alrededor de la mesa pasándoselo en grande, tú sentado viendo comer a todo el mundo... es difícil de explicar hasta que no estás en esa situación porque se disfruta mucho comiendo. No hablo solo del desayuno, hablo de la cena del domingo; todo el mundo está en casa, todo el mundo está sentado alrededor. Cuánto tiempo se pasa realmente comiendo, tiempo de calidad. Y luego no puedes participar, eso es muy, muy frustrante, y fue algo muy duro para mí.*
>
> —*(Park Lala y Kinsella, 2011b, p. 250)*

En este caso, la ocupación corporeizada y asumida de comer con la familia y las amistades se hace visible a través de su interrupción. Desde la terapia ocupacional puede desarrollarse un sentido ocupacional corporeizado en términos de llegar a comprender, a través de los cuerpos y los relatos de la clientela, cómo las interrupciones o los éxitos en las ocupaciones asumidas dan forma a las posibilidades ocupacionales de las personas.

Denshire (2015) ha hecho un llamamiento a profesionales de terapia ocupacional para que nombren las experiencias del cuerpo en la práctica cotidiana e iluminen los episodios rutinarios de ocupación; de esta manera, el sentido corporeizado puede hacerse visible.

RESPUESTAS CORPOREIZADAS

REFLEXIONAR SOBRE EL PENSAMIENTO

Nos conocemos a nosotros mismos y a los demás a través de nuestros cuerpos. Cuando escucho la poderosa historia de alguien, se me eriza el vello de los brazos. Cuando estoy cautivo en una reunión... siento una tensión que me mata en la parte baja de la espalda. Cuando escucho la creación de... me invade la respiración profunda de la emoción.

—*(Franklin, 2003, p. 18)*

En terapia ocupacional, al igual que en otras profesiones sanitarias, a menudo se encuentran «respuestas corporeizadas» en el curso de la práctica profesional diaria. Algunos ejemplos pueden ser un ruido sordo, una patada o mariposas en el estómago; una sensación de pesadez o sequedad amarga en el pecho; un escalofrío en la columna vertebral; un reflejo nauseoso; un martilleo en la cabeza; o una sensación de temblor en el interior, por nombrar algunos (Doane, 2004; Raingruber y Kent, 2003). Estas respuestas corporeizadas pueden ofrecer información importante para la práctica profesional, al indicar que está ocurriendo algo significativo que requiere nuestra atención; estas respuestas corporales también pueden ser un indicador de que ha surgido un problema ético en la práctica (Doane, 2004). Véase en el cuadro 4-5 un ejemplo de ello en mi propia práctica.

CUADRO 4-5 RESPUESTA CORPOREIZADA: UN EJEMPLO

En los primeros años de la práctica de la primera autora como terapeuta ocupacional, ella (Elizabeth Anne) experimentó una situación corporeizada (Kinsella, 2006, p. 41):

> *Tuve una sensación en el estómago, como un nudo, que permaneció durante mucho tiempo tras una situación de práctica profesional que me resultó molesta. Fui incapaz de razonar con precisión por qué esta situación era tan angustiosa. Había seguido lo que yo interpretaba como mi código de conducta profesional para seguir unas normas estrictas de límites profesionales, y sin embargo el resultado no lo sentía bien en mi cuerpo. Mi razonamiento sobre la situación, y por qué era tan angustiosa, se profundizó un día que escribí un poema. A través de este medio, pude articular hasta cierto punto una preocupación moral que experimenté como corporeizada. El poema es un ejemplo de cómo las respuestas corporeizadas tienen algo importante que decir, algo de sabiduría práctica que ofrecer en relación con la forma en que llevamos a cabo y organizamos nuestras prácticas en terapia ocupacional. Para mí, el poema reveló una disyuntiva entre los discursos de profesionalidad y regulación que había aprendido e integrado en mi práctica, y la ética relacional y basada en el cuidado que formaba parte de mi filosofía de la práctica.*

Fui demasiado profesional, Louise,
Para darte el regalo,
Un recuerdo cuidadosamente
elegido
De las horas que habíamos pasado
planificando tu muerte,
Negociando las
intimidades dolorosas
del final de tu vida.
Cada dos días
durante un año,
Tú. Me recuerdas a mí.
La amistad florece
donde no debe.
Qué poco profesional
permitirte entrar
¡en mi corazón!
Tú, mi paciente,
no eres mi amiga.
Las decepciones de tu cuerpo conozco
por necesidad,
Es mi trabajo.
Transgredí al visitar
a tu familia por la noche,
en ocasiones,
en situaciones de emergencia.
Tu última Navidad,
Guardo el regalo en mi culpable cajón
de abajo.
Tú en tu silla de ruedas,
avergonzada de ser vista por quienes
te conocieron cuando eras hermosa,
aventurándote con gafas oscuras, un pañuelo en la cabeza, para comprar
¡un tesoro para mí!
Mi profesionalidad
pesa en mi pecho
mientras pido perdón a tu fantasma.

(el poema en inglés puede consultarse en thePoint)

Más allá del poema, al escribir un artículo titulado *Poetic Resistance*, la autora (Kinsella, 2006) intentó averiguar qué había en el centro de su respuesta corporeizada y llegó a reconocerse a sí misma como una profesional en apuros éticos, atrapada entre discursos e interpretaciones de lo que podría significar ser una practicante compasiva y profesional.

Atender a las sensaciones del cuerpo (como sentir un nudo en el estómago) como medio para iniciar investigaciones sobre nuestras prácticas profesionales es una práctica continua importante para la profesión de terapia ocupacional. Antes de escribir el poema, las implicaciones existenciales de la respuesta corporeizada de este encuentro clínico permanecían ocultas.

COMPRENSIÓN RELACIONAL CORPOREIZADA

REFLEXIONAR SOBRE EL PENSAMIENTO

Hay una «gramática generativa» que encuentra su locus *en la conducta corporal: la expresión de la cara, el juego de los ojos, el movimiento de otras partes del cuerpo y el tono de voz.*

—(Kontos y Naglie, 2009, p. 696)

Un problema que se ha detectado en los encuentros terapéuticos es que con demasiada frecuencia «se consideran de manera instrumental, como simples y simplistas intercambios de información, sin espacio para la corporeización» (Loftus, 2015, p. 140). Loftus (2015) sostiene que, en la práctica terapéutica, necesitamos más sensibilidad hacia las dimensiones corporeizadas de las relaciones curativas. Arntzen (2018) animó a profesionales a adoptar el razonamiento corporeizado e intersubjetivo, que «consiste en explorar la intencionalidad alterada de la persona paciente, cómo esto puede afectar la sensación de sus propios cuerpos y cómo se perciben a sí mismas como agentes» (p. 177). Esto puede ocurrir a través de lo que Fuchs y de Jaegher (2009) denominan creación participativa de sentido, en la que se produce un proceso de corporeización mutuo a medida que quienes participan coordinan un significado común a través de «la resonancia corporal, la sintonización afectiva, la coordinación de gestos y expresiones faciales y vocales» (p. 466).

La idea de trabajar hacia «comprensiones relacionales corporeizadas» (Arntzen, 2108; Loftus, 2015; Todres, 2007, 2008) tiene implicaciones fructíferas para el razonamiento profesional en la práctica de la terapia ocupacional. La importancia de nuestra conducta corporal y la respuesta a la clientela se revela cuando consideramos que el cuidado emana «de la capacidad del cuerpo para transmitir tácitamente significado» (Kontos y Naglie, 2009, p. 696). Una de las formas predominantes en que esto acontece es por medio de los gestos. A continuación, un ejemplo transmitido por un fisioterapeuta:

> *Estaba trabajando con la Sra. D en su marcha y se resistía a la fisioterapia. Intentaba explicarle lo importante que era que moviera las piernas, pero no conseguía nada con ella. Cuando me tomé un momento para pensar qué podía hacer para conectar con ella, de repente se convirtió en EL momento en el que realmente conectamos. Nuestros ojos se encontraron y ella sonrió. Inmediatamente sonreí yo también y pasaron varios momentos en los que simplemente nos sonreímos. Luego continuamos con la fisioterapia. Era como si necesitara que le demostrara que estaba ahí para ella y lo hice.*
>
> *—(Kontos y Naglie, 2009, p. 696)*

Las comprensiones relacionales corporeizadas pueden comunicarse a través de nuestra conducta corporal con la otra persona, a través del gesto, y ofrecen un enfoque novedoso para pensar sobre el razonamiento en el contexto de las relaciones terapéuticas en la práctica (*v.* cap. 11 para más información y el cuadro 4-6 para un ejemplo).

CUADRO 4-6 COMPRENSIÓN RELACIONAL CORPOREIZADA: UN EJEMPLO

Lisa, una terapeuta ocupacional, enfrentó su propia angustia encarnada al experimentar «la mirada desconectada» que percibió «en los ojos profesionales» durante su tiempo como paciente tras un accidente de coche (McCorquodale y Kinsella, 2015). Esta experiencia corporeizada la llevó a cuestionar la forma distante y desconectada en que ella y otras personas profesionales de la salud a menudo establecen «relaciones terapéuticas». Examinó de manera reflexiva sus interacciones con clientes anteriores, incluidas las que mantuvo con un joven llamado Tom, quien había sido dado de alta tras meses de rehabilitación exhaustiva e íntima por un grave traumatismo craneoencefálico.

> *Tom me envió un correo electrónico con actualizaciones sobre los próximos meses: «Me mudo», decía. «Empiezo un trabajo voluntario», añadía. «Me voy de vacaciones de Navidad con la familia», continuaba. «Estoy pensando en buscar un trabajo a tiempo parcial», concluía. Yo no dije nada... El gesto humano que Tom buscaba era una extensión lógica mientras continuaba su viaje hacia la construcción de una nueva vida... Me encontré con Tom en el supermercado un sábado, unos meses después de su despido, y ya no vi la confianza en sus ojos.*
>
> *—(McCorquodale y Kinsella, 2015, p. 313)*

Al prestar atención a su angustia corporal, Lisa fue capaz de cuestionar de manera crítica sus propias prácticas pasadas y considerar nuevas formas de pensar acerca de las relaciones terapéuticas centradas en la clientela, que reconocen tanto a profesionales como a clientes como personas situadas y corporeizadas en contextos de práctica complejos.

RAZONAMIENTO CORPOREIZADO A TRAVÉS DE LAS ARTES

REFLEXIONAR SOBRE EL PENSAMIENTO

La imagen poética tiene entidad y dinamismo propios... el poeta no me confiere el pasado de su imagen y, sin embargo, su imagen arraiga inmediatamente en mí.

—(Bachelard, 1994/1964, pp. xvi-xvii)

El razonamiento corporeizado puede facilitarse a través de las artes, que tienen un gran potencial para hacer consciente el conocimiento corporeizado, como se muestra en el cuadro 4-7 a través del proceso de esculpir. Anteriormente, en este mismo capítulo, hablamos de un poema que permitía la reflexión corporeizada sobre la práctica y que revelaba dimensiones que no podían articularse únicamente mediante la reflexión cognitiva. De hecho, el razonamiento corporeizado puede fomentarse a través del compromiso no solo con la poesía, sino con una serie de formas de arte como la ficción literaria, el arte visual, la música, el teatro y la danza (Kinsella y Bidinosti, 2016; Kinsella y Loftus, 2021). Una diversidad de terapeutas ocupacionales han reflexionado sobre las dimensiones corporeizadas de sus prácticas a través de la narrativa y la historia (Denshire, 2015; McCorquodale y Kinsella, 2015). Arthur Frank (1995) nos recuerda que las propias historias se corporeizan (encarnan), y que las narrativas de la enfermedad y la discapacidad se transmiten no solo «*sobre*», sino «*a través*», del cuerpo herido; señala que a menudo es en el momento de la interrupción del cuerpo cuando se requieren nuevas historias. Lakoff y Johnson (1999) analizan además el poder de la metáfora para revelar la mente corporeizada, al sugerir que las metáforas conceptuales nos ayudan a acceder al inconsciente cognitivo, a las dimensiones más allá de las palabras. Para acceder a las comprensiones corporeizadas, ir más allá de las formas tradicionales de representación textual y verbal puede ayudar a centrar la percepción corporeizadas «y sintonizar los métodos de investigación con los procesos corporales» (Bailliard y cols., 2022, p. 11). Como terapeutas ocupacionales, podemos utilizar las artes, la narrativa y la metáfora como un medio de razonamiento corporeizado en nuestras prácticas, como un enfoque para la educación corporeizada con estudiantes, con el fin de facilitar la comprensión relacional corporeizada de nuestra clientela y de nosotros mismos, y como un medio terapéutico con el que ayudar a la clientela a acceder a su propia comprensión corporeizada de sus vidas ocupacionales.

CUADRO 4-7 RAZONAMIENTO CORPOREIZADO A TRAVÉS DE LAS ARTES: UN EJEMPLO

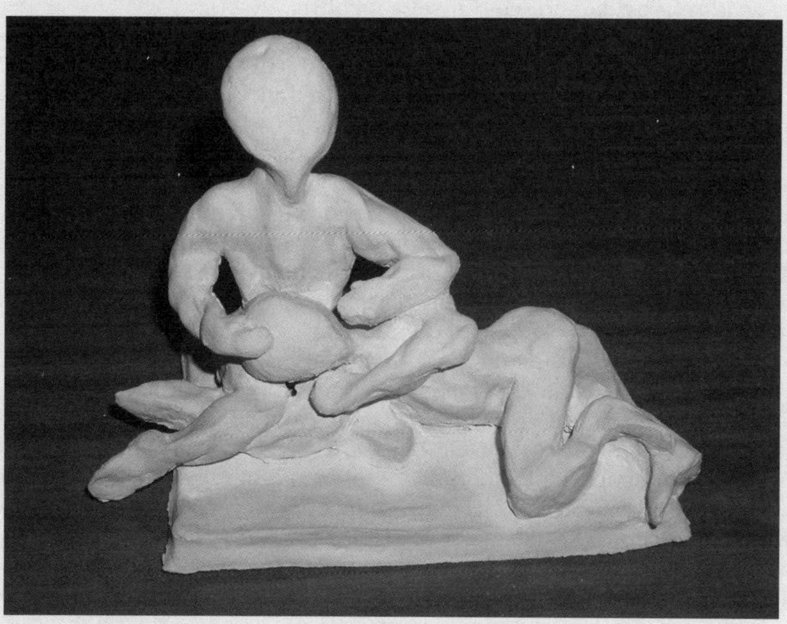

Hannah, estudiante de terapia ocupacional, creó una escultura como parte de su curso de ética. Escribió sobre el poder de la obra de arte de una manera que revela la comprensión corporeizada:

> *Me doy cuenta de que conecto íntimamente la imagen que he esculpido con una relación de afecto. Cuando miro mi escultura puedo relacionar lo que veo con mis propias experiencias de amistad, experiencias que he tenido durante mis prácticas, experiencias que tengo con mi propia familia y experiencias que tengo*

con personas completamente extrañas... Quiero ser capaz de extender mi ética del cuidado a todas las personas con las que entré en contacto, sean o no de mi familia.

—(Kinsella y Bidinosti, 2016, p. 314)

La construcción de una obra de arte permitió a esta alumna participar en el razonamiento corporeizado, de modo que su conocimiento corporeizado pudo revelarse, tomar conciencia y actuar en consecuencia. Pero además, el proceso de creación y el simple hecho de contemplar la obra de arte ofrecen una conexión corporeizada con su significado, un significado que puede ir más allá de las palabras o de la comprensión total del pensamiento cognitivo.

CORPOREIDAD Y ESTRUCTURAS SOCIOECONÓMICAS, POLÍTICAS Y CULTURALES

Una última perspectiva sobre la corporeidad considera cómo los seres humanos están situados y corporeizados dentro de una serie de contextos socioeconómicos, políticos y culturales (Green y Hopwood, 2015). Estos contextos socioeconómicos, políticos y culturales moldean tácitamente nuestra comprensión de la corporeidad y requieren un cuestionamiento continuo a través de la reflexividad crítica (Kinsella y Loftus, 2021).

Se están llevando a cabo conversaciones importantes sobre cómo el poder, los privilegios y la opresión dan forma a nuestra propia corporeidad (Grosz, 1994). Shilling (2003) describe el cuerpo como un mediador entre la acción humana y la estructura social. Para Foucault, el cuerpo es el campo en el que se desarrolla el juego de poderes: «se actúa sobre el cuerpo, se le inscribe, se le observa; se extrae información de él y se le imponen regímenes disciplinarios» (Grosz, 1994, p. 146).

Kinsella y Loftus (2021) han pedido que «se reconozca cómo las estructuras constituyen la corporeidad de diversas formas, por ejemplo a través del racismo estructural, los legados coloniales, la degradación medioambiental, la violencia de género, las estructuras patriarcales y toda una serie de disposiciones opresivas» (p. 251). Señalan ejemplos como la forma en que las teorías de la interseccionalidad demuestran cómo la raza, el género, la sexualidad, la clase, la capacidad, la nacionalidad, la ciudadanía, la religión, la discapacidad, la edad y el tipo de cuerpo conforman la experiencia corporeizada de maneras que conllevan privilegio y opresión. Investigaciones críticas sobre la discapacidad reclaman «el reconocimiento de la diferencia» y «una cultura que dé cabida a las corporeizaciones de las personas discapacitadas» (p. 250). Investigaciones feministas «abordan la encarnación relacionada con el género, la sexualidad, el patriarcado, el control del cuerpo y la problemática de la vida cotidiana» (p. 250). Finalmente, investigaciones realizadas por población indígena analizan «la encarnación indígena a través de la tradición oral, la respiración, la narración de cuentos, las artes, la danza, el ritual, la relación con otras personas, con la naturaleza y con la tierra; así como la forma en que las personas se corporeizan a través de los legados coloniales» (p. 250).

Si queremos aplicar un razonamiento basado en la corporeidad, no podemos ignorar las estructuras socioeconómicas, políticas y culturales más amplias y el modo en que configuran la corporeidad y la comprensión de las personas. Nuestro razonamiento profesional no es neutral. La reflexividad crítica sobre nuestra posicionalidad corporeizada y sobre los diversos ejes interseccionales de privilegio y opresión en los que existimos todas las personas puede ser un punto de partida importante (Nixon, 2019; Thambinathan y Kinsella, 2021). Además, la reflexión crítica sobre los componentes materiales y estructurales de la corporeidad y cómo estos conforman las comprensiones corporeizadas propias y del resto de personas es un imperativo permanente (Kinsella, 2015).

RESUMEN

Las formas corporeizadas de razonamiento en la práctica profesional son un horizonte relativamente nuevo tanto a nivel conceptual como práctico para la profesión de terapia ocupacional. Los debates sobre cómo reconocemos las respuestas y percepciones corporales como fuentes de conocimiento, y cómo razonamos a través del cuerpo, son conversaciones importantes que aún se encuentran en sus primeras fases.

Al reflexionar sobre la práctica profesional, la noción de corporeización empieza a llamar nuestra atención sobre dimensiones de la práctica que son difíciles de representar con palabras (Boyer, 2005). Tomarse en serio la corporeidad es adoptar la postura de que la mente y el cuerpo son inseparables, que la propia conciencia está corporeizada y que el cuerpo es un depósito de conocimiento práctico para operar en el mundo.

Cuando empezamos a pensar en la corporeidad y el razonamiento profesional en terapia ocupacional, una pregunta destacada bien podría ser: ¿Cómo puede nuestro razonamiento clínico y profesional atender tanto a la «vida de la mente» como a la «vida del estómago»? (Barnacle, 2009, p. 30). Además, se reconoce que los contextos socioeconómicos, políticos y culturales conforman la corporeidad humana y, en consecuencia, el razonamiento corporeizado. Se recomienda una reflexividad crítica sobre nuestra posicionalidad corporeizada y sobre los diversos ejes interseccionales de privilegio y opresión, así como una reflexión crítica sobre los componentes materiales y estructurales de la corporeidad. Tomar conciencia del razonamiento corporeizado en nuestras prácticas ofrece un primer paso para explorar este nuevo y emergente horizonte de la práctica profesional.

Actividad formativa 4-1

Actividad formativa: reflexiones sobre el razonamiento corporeizado.

Propósito: el propósito de esta actividad es facilitar la reflexión del alumnado sobre el contenido de este capítulo y pensar en su aplicación. Puede utilizarse individualmente como medio para explorar la propia experiencia o con otras personas (estudiantes, docentes o personal supervisor de prácticas de campo) como medio para fomentar el diálogo y un aprendizaje más profundo.

REFLEXIÓN	RESPUESTA
MENTE CORPOREIZADA	**MENTE CORPOREIZADA**
¿Cómo puede contribuir la atención a la capacidad de percepción del «cuerpo vivido» a su capacidad de razonar en la práctica profesional?	
SENTIDO CORPOREIZADO	**SENTIDO CORPOREIZADO**
Piense en un momento de su práctica profesional en el que una persona terapeuta demostró un «sentido ocupacional corporeizado». ¿Qué ejemplos se le ocurren en su propia vida o en su propia práctica?	

Puede encontrar actividades formativas adicionales para este capítulo en thePoint.

REFERENCIAS BIBLIOGRÁFICAS

Aho, K. (2013). Depression and embodiment: Phenomenological reflections on motility, affectivity, and transcendence. *Medicine, Health Care, and Philosophy, 16*(4), 751–759. https://doi.org/10.1007/s11019-013-9470-8

Araujo, A., Kinsella, E. A., Thomas, A., Gomes, L., & Marcolino, T. (2022). Clinical reasoning in occupational therapy practice: A scoping review of qualitative and conceptual peer-reviewed literature. *American Journal of Occupational Therapy, 76*(3). https://doi.org/10.5014/ajot.2022.048074

Arntzen, C. (2018). An embodied and intersubjective practice of occupational therapy. *OTJR: Occupation, Participation and Health, 38*(3), 173–180. https://doi.org/10.1177/1539449217727470

Atkinson, P., & Duffy, M. (2019). Seeing movement: Dancing bodies and the sensuality of place. *Emotion, Space and Society, 30*, 20–26. https://doi.org/10.1016/j.emospa.2018.12.002

Bachelard, G. (1994/1964). *The poetics of space* (M. Jolas, Trans.). Beacon Press.

Bailliard, A., Agostine, S., Bristol, S., & Syu, Y. (2022). From embodiment to emplacement: Toward understanding occupation as body-mind-environment. *Journal of Occupational Science*. https://doi.org/10.1080/14427591.2022.2031261

Bailliard, A., Carroll, A., & Dallman, A. (2018). The inescapable corporeality of occupation: Integrating Merleau-Ponty into the study of occupation. *Journal of Occupational Science, 25*(2), 222–233. https://doi.org/10.1080/14427591.2017.1397536

Barnacle, R. (2009). Gut instinct: The body and learning. *Educational Philosophy and Theory, 41*(1), 22–33. https://doi.org/10.1111/j.1469-5812.2008.00473.x

Barrett, L. F., & Simmons, K. (2015). Interoceptive predictions in the brain. *Nature Reviews Neuroscience, 16*, 419–429. https://doi.org/10.1038/nrn3950

Benner, P. (1984). *From novice to expert: Excellence and power in clinical nursing practice.* Addison-Wesley Publishing Company.

Benner, P. (2000). The roles of embodiment, emotion and lifeworld for rationality and agency in nursing practice. *Nursing Philosophy, 1*, 5–19. https://doi.org/10.1046/j.1466-769x.2000.00014.x

Bourdieu, P. (1977). *Outline of a theory of practice.* Cambridge University Press.

Bourdieu, P. (1990). *The logic of practice.* Polity Press.

Bourdieu, P. (1998). *Practical reason: On the theory of action.* Stanford University Press.

Boyer, D. (2005). The corporeality of expertise. *Ethnos, 70*(2), 243–266. https://doi.org/10.1080/00141840500141345

Brandt, K. (2006). Intelligent bodies: Embodied subjectivity human-horse communication. In D. Waskul & P. Vannini (Eds.), *Body/embodiment: Symbolic interaction and the sociology of the body* (pp. 141–152). Ashgate Publishing.

Bresler, L. (Ed.). (2004). *Knowing bodies, knowing minds: Towards embodied teaching and learning.* Kluwer Academic Publishers.

Butler, J. (1993). *Bodies that matter.* Routledge.

Carman, T. (2008). *Merleau-Ponty.* Routledge Publishing.

Cella, M. (2017). Retrofitting rurality: Embodiment and emplacement in disability narratives. *Journal of Rural Studies, 51*, 284–294. https://doi.org/10.1016/j.jrurstud.2016.05.007

Chadwick, R. (2017). Embodiment methodologies: Challenges, reflections and strategies. *Qualitative Research, 17*(1), 54–74. https://doi.org/10.1177/1468794116656035

Charmaz, K., & Rosenfeld, D. (2006). Reflections of the body, images of the self: Visibility and invisibility in chronic illness and disability. In D. Waskul & P. Vannini (Eds.), *Body/embodiment: Symbolic interaction and the sociology of the body* (pp. 35–49). Ashgate Publishing.

Chaudhry, V. (2019). Centering embodiment in disability research through performance ethnography. *Qualitative Social Work, 18*(5), 754–771. https://doi.org/10.1177/1473325018767728

Chemero, A. (2009). *Radical embodied cognitive science.* MIT Press.

Chouraqui, F. (2021). *The body and embodiment: A philosophical guide.* Rowman & Littlefield.

Clark, A. (1997). *Being there: Putting brain, body, and world together again.* MIT Press.

Clark, A. (2008). *Supersizing the mind: Embodiment, action and cognitive extension.* Oxford University Press.

Cohen, D., & Leung, A. (2009). The hard embodiment of culture. *European Journal of Social Psychology, 39*(7), 1278–1289. https://doi.org/10.1002/ejsp.671

Conboy, K., Medina, N., & Stanbury, S. (Eds.). (1997). *Writing on the body: Female embodiment and feminist theory*. Columbia University Press.

Coy, M. (2009). This body which is not mine: The notion of the habit body, prostitution and (dis)embodiment. *Feminist Theory, 10*(1), 61–75. https://doi.org/10.1177/1464700108100392

Crossley, N. (1991). *The social body: Habit, identity and desire*. Sage.

Crossley, N. (2006). *Reflexive embodiment in contemporary society*. Open University Press.

Crossley, N. (2007). Researching embodiment by way of "body techniques." *The Sociological Review, 55*(Suppl 1), 80–94. https://doi.org/10.1111/j.1467-954X.2007.00694.x

Csordas, T. J. (1990). Embodiment as a paradigm for anthropology. *Ethos, 18*(1), 5–47. https://doi.org/10.1525/eth.1990.18.1.02a00010

Csordas, T. J. (1994). *Embodiment and experience: The existential ground of culture and self*. Cambridge University Press.

Csordas, T. J. (1999). Embodiment and cultural phenomenology. In G. Weiss & H. F. Haber (Eds.), *Perspectives on embodiment: The intersections of nature and culture* (pp. 143–166). Routledge Publishing.

Damasio, A. (1999). *The feeling of what happens: Body and emotion in the making of consciousness*. Harcourt.

De Jaegher, H. (2013). Embodiment and sense-making in autism. *Frontiers in Integrative Neuroscience, 7*, 15. https://doi.org/10.3389/fnint.2013.00015

DeLuca, S. (2021). Theatre of carnival: A classroom for the vigilant embodied healer. In S. Loftus & E. A. Kinsella (Eds.), *Embodiment and professional education: Body, practice, pedagogy* (pp. 71–88). Springer.

DeLuca, S., Bethune-Davis, P., & Elliot, J. (2015). The (de)fragmented body in nursing education. In B. Green & N. Hopwood (Eds.), *The body in professional practice, learning and education: Body/practice* (pp. 209–225). Springer.

Denshire, S. (2015). Looking like an occupational therapist: (Re)presentations of her comportment within autoethnographic tales. In B. Green & N. Hopwood (Eds.), *The body in professional practice, learning and education: Body/practice* (pp. 227–242). Springer.

Dewey, J. (1894). The theory of emotion: I: Emotional attitudes. *Psychological Review, 1*(6), 553–569. https://doi.org/10.1037/h0069054

Dewey, J. (1933). *How we think*. Heath & Co.

Doane, G. (2004). Being an ethical practitioner: The embodiment of mind, emotion and action. In J. Storch, P. Rodney, & R. Starzomski (Eds.), *Toward a moral horizon: Nursing ethics for leadership and practice* (pp. 433–446). Pearson-Prentice Hall.

Ellingson, L. (2006). Embodied knowledge: Writing researchers' bodies into qualitative health research. *Qualitative Health Research, 16*(2), 298–310. https://doi.org/10.1177/1049732305281944

Ellingson, L. (2015). Embodied practices in dialysis care: On (para)professional work. In B. Green & N. Hopwood (Eds.), *The body in professional practice, learning and education: Body/practice* (pp. 173–189). Springer.

Ellingson, L. (2017). *Embodiment in qualitative research*. Routledge Publishing.

Frank, A. (1995). When bodies need voices. In A. Frank (Ed.), *The wounded storyteller: Body, illness, and ethics* (pp. 1–25). The University of Chicago Press.

Franklin, B. (2003). The teacher's body. In D. Freedman & M. Holmes (Eds.), *The teacher's body: Embodiment, authority, and identity in the academy* (pp. 15–22). State University of New York Press.

Freedman, D., & Holmes, M. (Eds.). (2003). *The teacher's body: Embodiment, authority, and identity in the academy*. State University of New York Press.

Fuchs, T & de Jaegher (2009). Enactive intersubjectivity: Participatory sense-making and mutual incorporation. *Phenomenology and the Cognitive Sciences, 8*(4), 465-486. https://doi.org/10.1007/s11097-009-9136-4

Fuchs, T., & Koch, S. (2014). Embodied affectivity: On moving and being moved. *Frontiers in Psychology, 5*(508), 1–12. https://doi.org/10.3389/fpsyg.2014.00508

Gallagher, S. (2005). *How the body shapes the mind*. Oxford University Press.

Gendlin, E. T. (1992). The primacy of the body, not the primacy of perception. *Man and World, 25*(3–4), 341–353. https://doi.org/10.1007/BF01252424

Glenberg, A., Witt, J., & Metcalfe, J. (2013). From the revolution to embodiment: 25 years of cognitive psychology. *Perspective on Psychological Science, 8*(5), 573–585. https://doi.org/10.1177/1745691613498098

Green, B. (2021). Practice theory, corporeality and professional education: Rethinking the body. In S. Loftus & E. A. Kinsella (Eds.), *Embodiment and professional education: Body, practice, pedagogy* (pp. 13–25). Springer.

Green, B., & Hopwood, N. (Eds.). (2015). *The body in professional practice, learning and education: Body/practice.* Springer.

Grosz, E. (1994). *Volatile bodies.* Indiana University Press.

Hamington, M. (2004). *Embodied care: Jane Adams, Maurice Merleau-Ponty & feminist ethics.* University of Illinois Press.

Harrison, H., & Kinsella, E. A. (2022). Embodied hermeneutic phenomenology. In S. Crowther & G. Thomson (Eds.), *Hermeneutic phenomenology as research method in health, social care and educational research* (pp. 110-131). Routledge.

Harrison, H., Kinsella, E. A., & DeLuca, S. (2019). Locating the lived body in client-nurse interactions: Embodiment, intersubjectivity, and intercorporeality. *Nursing Philosophy, 20*(2), e12241. https://doi.org/10.1111/nup.12241

Harrison, H., Kinsella, E. A., DeLuca, S., & Loftus, S. (2022). "We know what they're struggling with": Student peer mentors' embodied perceptions of teaching in a health professional education mentorship program. *Advances in Health Sciences Education, 27*, 63–86. https://doi.org/10.1007/s10459-021-10072-9

Hay, M., Connelly, D., & Kinsella, E. A. (2016). Embodiment and aging in contemporary physiotherapy. *Physiotherapy Theory and Practice, 32*(4), 241–250. https://doi.org/10.3109/09593985.2016.1138348

Hoemann, K., & Barrett, F. (2018). Concepts dissolve artificial boundaries in the study of emotion and cognition, uniting body, brain, and mind. *Cognition and Emotion, 33*(1), 1–10. https://doi.org/10.1080/02699931.2018.1535428

Hopwood, N. (2017). Practice, the body and pedagogy: Attuning as a basis for pedagogies of the unknown. In P. Grootenboer, C. Edwards-Groves, & S. Choy (Eds.), *Practice theory: Perspectives on pedagogy and education* (pp. 87–106). Springer.

Howes, D. (2019). Multisensory anthropology. *Annual Review of Anthropology, 48*, 17–28. https://doi.org/10.1146/annurev-anthro-102218-011324

Hunter, L., & Emerald, E. (2016). Sensory narratives: Capturing embodiment in narratives of movement, sport, leisure and health. *Sport, Education, and Society, 21*(1), 28–46. https://doi.org/10.1080/13573322.2015.1065244

Hutchinson, J. B., & Barrett, L. F. (2019). The power of predictions: An emerging paradigm for psychological research. *Current Directions in Psychological Science, 28*(3), 280–291. https://doi.org/10.1177/0963721419831992

Jaggar, A., & Bordo, S. (Eds.). (1992). *Gender, body, knowledge.* Rutgers University Press.

Johnson, M. (1999). Embodied reason. In G. Weiss & H. F. Haber (Eds.), *Perspectives on embodiment: The intersections of nature and culture* (pp. 81–102). Routledge Publishing.

Johnson, M. (2007). *The meaning of the body: Aesthetics of human understanding.* The University of Chicago Press.

Katz, S. (2006). From chronology to functionality: Critical reflections on the gerontology of the body. In J. Baars, D. Dannefer, C. Phillipson, & A. Walker (Eds.), *Aging, globalization and inequality: The new critical gerontology* (pp. 124–137). Baywood Publishing.

Kinsella, E. A. (2006). Poetic resistance: Juxtaposing personal and professional discursive constructions in a practice setting. *Journal of the Canadian Association of Curriculum Studies, 4*(1), 35–49. https://jcacs.journals.yorku.ca/index.php/jcacs/article/view/16994

Kinsella, E. A. (2007). Embodied reflection and the epistemology of reflective practice. *The Journal of Philosophy of Education, 41*(3), 395–409. https://doi.org/10.1111/j.1467-9752.2007.00574.x

Kinsella, E. A. (2012). Practitioner reflection and judgement as phronesis: A continuum of reflection and considerations for phronetic judgement. In E. A. Kinsella & A. Pitman (Eds.), *Phronesis as professional knowledge: Practical wisdom in the professions* (pp. 35–52). Sense Publishing.

Kinsella, E. A. (2015). Embodied knowledge: Toward a corporeal turn in professional practice, research and education. In B. Green & N. Hopwood (Eds.), *The body in professional practice, learning and education: Body/practice* (pp. 245–260). Springer.

Kinsella, E. A., & Bidinosti, S. (2016). "I now have a visual image in my mind and it is something I will never forget": An analysis of an arts-informed approach to health professions ethics education. *Advances in Health Sciences Education, 21*(2), 303–322. https://doi.org/10.1007/s10459-015-9628-7

Kinsella, E. A., & Loftus, S. (2021). Embodiment and professional education: Implications for practice. In S. Loftus & E. A. Kinsella (Eds.), *Embodiment and professional education: Body, practice, pedagogy* (pp. 243–252). Springer.

Kinsella, E. A., & Smith, K. (2021). "I listen to my body more": Embodied mindfulness in professional education. In S. Loftus & E. A. Kinsella (Eds.), *Embodiment and professional education: Body, practice, pedagogy* (pp. 89–104). Springer.

Kiverstein, J. (2012). The meaning of embodiment. *Topics in Cognitive Science, 4*(4), 740–758. https://doi.org/10.1111/j.1756-8765.2012.01219.x

Klein, G. (2017). *Sources of power: How people make decisions.* MIT Press.

Kontos, P., & Martin, W. (2012). Embodiment and dementia: Exploring critical narratives of selfhood, surveillance, and dementia care. *Dementia, 12*(3), 288–302. https://doi.org/10.1177/1471301213479787

Kontos, P., & Naglie, G. (2009). Tacit knowledge of caring and embodied selfhood. *Sociology of Health and Illness, 31*(5), 688–704. https://doi.org/10.1111/j.1467-9566.2009.01158.x

Kyselo, M. (2014). The body social: An enactive approach to the self. *Frontiers in Psychology, 5*(986), 1–16. https://doi.org/10.3389/fpsyg.2014.00986

Lakoff, G., & Johnson, M. (1999). *Philosophy in the flesh: The embodied mind and its challenge to Western thought.* Basic Books.

Leder, D. (1990). *The absent body.* The University of Chicago Press.

Leder, D. (1992). A tale of two bodies: The Cartesian Corpse and the lived body. In D. Leder (Ed.), *The body in medical thought and practice* (pp. 17–35). Kluwer Academic Publishers.

Loftus, S. (2015). Embodiment in the practice and education of health professionals. In B. Green & N. Hopwood (Eds.), *The body in professional practice, learning and education: Body/practice* (pp. 139–156). Springer.

Loftus, S., & Kinsella, E. A. (Eds.). (2021a). *Embodiment and professional education: Body, practice, pedagogy.* Springer.

Loftus, S., & Kinsella, E. A. (2021b). Embodiment and professional education: Opening a conversation. In S. Loftus & E. A. Kinsella (Eds.), *Embodiment and professional education: Body, practice, pedagogy* (pp. 1–10). Springer.

Macedonia, M. (2019). Embodied learning: Why at school the mind needs the body. *Frontiers in Psychology, 10*(2098), 1–8. https://doi.org/10.3389/fpsyg.2019.02098

MacIntyre Latta, M., & Buck, G. (2008). Enfleshing embodiment: Falling into trust with the body's role in teaching and learning. *Educational Philosophy and Theory, 40*(2), 315–329. https://doi.org/10.1111/j.1469-5812.2007.00333.x

Matheson, H., & Barsalou, L. (2018). Embodiment and grounding in cognitive neuroscience. In J. T. Wixted & S. L. Thompson-Schill (Eds.), *Stevens' handbook of experimental psychology and cognitive neuroscience, language and thought: Developmental and social psychology* (pp. 357–384). John Wiley & Sons.

McCorquodale, L., & Kinsella, E. A. (2015). Critical reflexivity in client-centred therapeutic relationships. *Scandinavian Journal of Occupational Therapy, 22*(4), 311–317. https://doi.org/10.3109/11038128.2015.1018319

Meier, B., Schnall, S., Schwarz, N., & Bargh, J. (2012). Embodiment in social psychology. *Topics in Cognitive Science, 4*(4), 705–716. https://doi.org/10.1111/j.1756-8765.2012.01212.x

Merleau-Ponty, M. (1945/2012). *The phenomenology of perception* (D. A. Landes, Trans.). Routledge.

Merleau-Ponty, M. (1962). *The phenomenology of perception.* Routledge Publishing.

Meteyard, L., Cuadrado, S., Bahrami, B., & Vigliocco, G. (2012). Coming of age: A review of embodiment and the neuroscience of semantics. *Cortex, 48*(7), 788–804. https://doi.org/10.1016/j.cortex.2010.11.002

Minh-ha, T. T. (1999). Write your body and the body in theory. In J. Price & M. Shildrick (Eds.), *Feminist theory and the body: A reader* (pp. 258–266). Routledge Publishing.

Nicholls, D. A., & Gibson, B. E. (2010). The body and physiotherapy. *Physiotherapy Theory and Practice, 26*(8), 497–509. https://doi.org/10.3109/09593981003710316

Nicolson, P., Fox, R., & Heffernan, K. (2010). Constructions of pregnant and postnatal embodiment across three generations: Mothers, daughters' and others' experiences of the transition to motherhood. *Journal of Health Psychology, 15*(4), 575–585. https://doi.org/10.1177/1359105309355341

Nixon, S. (2019). The coin model of privilege and critical allyship: Implications for health. *BMC Public Health, 19*, 1637. https://doi.org/10.1186/s12889-019-7884-9

Noë, A. (2004). *Action in perception.* MIT Press.

O'Connor, E. (2007). Embodied knowledge in glass blowing: The experience of meaning and the struggle towards proficiency. *Sociological Review, 55*(Suppl 1), 126–141. https://doi.org/10.1111/j.1467-954X.2007.00697.x

Park Lala, A., & Kinsella, E. A. (2011a). Embodiment in research practices: The body in qualitative research. In J. Higgs, A. Titchen, D. Horsfall, & D. Bridges (Eds.), *Creative spaces for qualitative researching* (pp. 77–86). Sense Publishing.

Park Lala, A., & Kinsella, E. A. (2011b). A phenomenological inquiry into the embodied nature of occupation at end-of-life. *Canadian Journal of Occupational Therapy, 78*(4), 246–254. https://doi.org/10.2182/cjot.2011.78.4.6

Pelias, R. (2012). Performative inquiry: Embodiment and its challenges. In J. G. Knowles & A. L. Cole (Eds.), *Handbook of the arts in qualitative research: Perspectives, methodologies, examples, and issues* (pp. 186–194). Sage.

Petteway, R., Mujahid, M., Allen, A., & Morello-Frosch, R. (2019). The body language of place: A new method for mapping intergenerational "geographies of embodiment" in place-health research. *Social Science and Medicine, 223*, 51–63. https://doi.org/10.1016/j.socscimed.2019.01.027

Pink, S. (2017). From embodiment to emplacement: Re-thinking competing bodies, senses and spatialities. In M. D. Giardina & M. K. Donnelly (Eds.), *Physical culture, ethnography and the body: Theory, method and praxis* (pp. 82–95). Routledge.

Polanyi, M. (1967). *The tacit dimension.* Routledge.

Polkinghorne, D. (2004). Embodied reasoning. In D. Polkinghorne (Ed.), *Practice and the human sciences: The case for a judgement-based practice of care* (pp. 129–150). State University of New York Press.

Price, J., & Shildrick, M. (Eds.). (1999). *Feminist theory and the body: A reader.* Routledge.

Raingruber, B., & Kent, M. (2003). Attending to embodied responses: A way to identify practice-based and human meanings associated with secondary trauma. *Qualitative Health Research, 13*(4), 449–468. https://doi.org/10.1177/1049732302250722

Ray, S. (2006). Embodiment and embodied engagement: Central concerns for the nursing care of contemporary peace keepers suffering from psychological trauma. *Perspectives in Psychiatric Care, 42*(2), 106–113. https://doi.org/10.1111/j.1744-6163.2006.00047.x

Ryle, G. (1949). *The concept of mind.* Hutchinson.

Schell, B., & Harris, D. (2008). Embodiment: Reasoning with the whole body. In B. A. B. Schell & J. Schell (Eds.), *Clinical and professional reasoning in occupational therapy* (pp. 69-88). Wolters Kluwer.

Schön, D. (1983). *The reflective practitioner.* Basic Books.

Schön, D. (1987). *Educating the reflective practitioner.* Jossey-Bass.

Schön, D. (1992). The theory of inquiry: Dewey's legacy to education. *Curriculum Inquiry, 22*(2), 119–139. https://doi.org/10.1080/03626784.1992.11076093

Seamon, D. (2013). Lived bodies, place, and phenomenology: Implications for human rights and environmental justice. *Journal of Human Rights and the Environment, 4*(2), 143–166. https://doi.org/10.4337/jhre.2013.02.02

Sestito, M., Harel, A., Nador, J., & Flach, J. (2018). Investigating neural sensorimotor mechanisms underlying flight expertise in pilots: Preliminary data form an EEG study. *Frontiers in Human Neuroscience, 12*(489), 1–13. https://doi.org/10.3389/fnhum.2018.00489

Sheets-Johnstone, M. (2009). *The corporeal turn: An interdisciplinary reader.* Imprint Academic.

Shildrick, M. (1997). *Leaky bodies and boundaries: Feminism, postmodernism and (bio)ethics.* Sage.

Shildrick, M., & Mykitiuk, R. (Eds.). (2005). *Ethics of the body.* MIT Press.

Shilling, C. (2003). *The body and social theory.* Sage.

Shotter, J. (2011). Embodiment, abduction and expressive movement: A new realm of inquiry. *Theory and Psychology, 21*(4), 439-456. https://doi.org/10.1177/0959354310372992

Somerville, M. (2006). Subjected bodies, or embodied subjectivities: Subjectivity and learning safety at work. In S. Billett, T. Fenwick, & M. Somerville (Eds.), *Work, subjectivity and learning: Understanding learning through working life* (pp. 37–52). Springer.

Springgay, S., & Truman, S. (2017). A transmaterial approach to walking methodologies: Embodiment, affect, and a sonic art performance. *Body & Society, 23*(4), 27–58. https://doi.org/10.1177/1357034X17732626

Thambinathan, V., & Kinsella, E. A. (2021). Decolonizing methodologies in qualitative research: Creating spaces for transformative praxis. *International Journal of Qualitative Methods, 20*, 1–9. https://doi.org/10.1177/16094069211014766

Thompson, E. (2007). *Mind in life: Biology, phenomenology and the sciences of mind.* The Belknap Press of Harvard University Press.

Todres, L. (2007). *Embodied enquiry: Phenomenological touchstones for research, psychotherapy and spirituality.* Palgrave MacMillan.

Todres, L. (2008). Being with that: The relevance of embodied understandings for practice. *Qualitative Health Research, 18*(1), 1566–1573. https://doi.org/10.1177/1049732308324249

Tschacher, W., Giersch, A., & Friston, K. (2017). Embodiment and schizophrenia: A review of implications and applications. *Schizophrenia Bulletin, 43*(4), 745–753. https://doi.org/10.1093/schbul/sbw220

Tulle, E. (2008). *Ageing, the body and social change: Running in later life.* Palgrave MacMillan.

Turner, B. (2008). *The body & society* (3rd ed.). Sage.

Twigg, J. (2006). *The body in health and social care.* Palgrave Macmillan.

Van Wolputte, S. (2004). Hang on to your self: Of bodies, embodiment, and selves. *Annual Review of Anthropology, 33*, 251–269. https://doi.org/10.1146/annurev.anthro.33.070203.143749

Varela, F. J., Thompson, E., & Rosch, E. (1991). *The embodied mind: Cognitive science and human experience.* MIT Press.

Wertsch, J. (1998). *Mind as action.* Oxford University Press.

Wilson, A., & Golonka, S. (2013). Embodied cognition is not what you think it is. *Frontiers in Psychology, 4*(58), 1–13. https://doi.org/10.3389/fpsyg.2013.00058

CAPÍTULO 5

Un modelo ecológico de razonamiento profesional

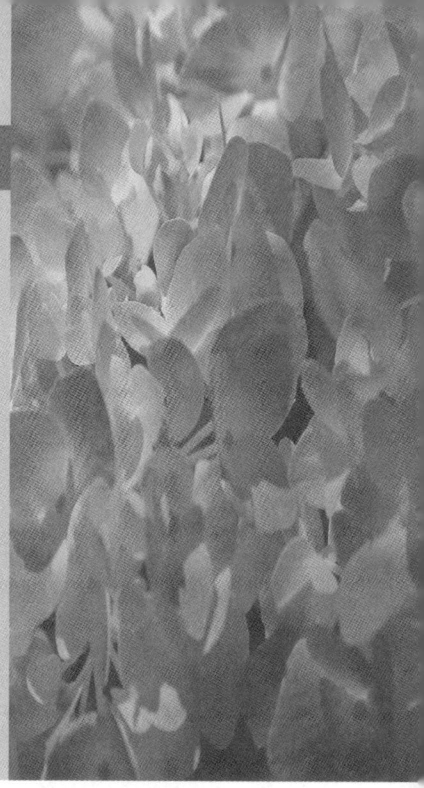

BARBARA A. BOYT SCHELL

CONTENIDO

El razonamiento profesional como proceso ecológico
Pensamiento, acciones y resultados
Visión general del modelo
Conceptos y ámbito de aplicación
Supuestos operativos
Componentes principales
Terapeuta
Persona/cliente
Contexto de práctica
Proceso terapéutico
Resultados de la terapia
Investigación y Modelo ecológico de razonamiento profesional
Investigación formal: grupo de trabajo Brenau
Modelo ecológico de razonamiento profesional en tesis doctorales
Investigación publicada revisada por pares
Líneas futuras de investigación
Resumen

OBJETIVOS

Después de leer este capítulo, será capaz de:

1. Describir los supuestos y componentes clave del Modelo ecológico de razonamiento profesional (MERP).
2. Discutir los conocimientos actuales en los que se basa el MERP.
3. Analizar situaciones terapéuticas reales utilizando el MERP.
4. Utilizar el MERP para articular oportunidades de mejora de la planificación, el proceso y los resultados de la terapia.
5. Proponer futuras oportunidades de becas relacionadas con el MERP.

TÉRMINOS CLAVE

Razonamiento profesional
Acciones terapéuticas
Terapeuta
Cliente
Contexto de práctica
Óptica personal de la persona terapeuta
Óptica profesional de la persona terapeuta
Óptica personal de la persona/cliente
Óptica de la persona/ cliente

EL RAZONAMIENTO PROFESIONAL COMO PROCESO ECOLÓGICO

Este capítulo ofrece un análisis exhaustivo del Modelo ecológico de razonamiento profesional (MERP). Este análisis del modelo se expone al principio de este libro con la esperanza de que ayude a quien lee estas líneas a organizar su pensamiento a medida que se abre camino a través de lo que sabemos sobre el complejo proceso del razonamiento profesional.

Como se señaló en el capítulo 1, el **razonamiento profesional** se define como los procesos utilizados por los profesionales para planificar, dirigir, realizar y reflexionar sobre la atención a la clientela. Con esta definición en mente, la pregunta teórica pasa a ser: «¿Cómo funciona todo esto?». Me he sentido obligada a intentar responder a esa pregunta durante más de 30 años, desde que centré mi trabajo doctoral en este tema. El MERP evolucionó a partir de revisiones exhaustivas periódicas de la literatura que realicé, primero para mi tesis (Schell, 1994; Schell y Cervero, 1993) y posteriormente para escribir capítulos sobre el tema para libros de texto de terapia ocupacional. Al revisar esta literatura, me di cuenta de que muchos estudios sobre terapia ocupacional y en otros campos se habían centrado en los procesos cognitivos asociados con el razonamiento profesional y la toma de decisiones (Norman, 2005; Rassafiani y cols., 2009; Roberts, 1996; Robertson, 1996; Rogers, 1983; Rogers y Holm, 1991).

Este tipo de investigación podría caracterizarse como una visión psicológica del proceso. En otros estudios se examinaron aspectos sociológicos y antropológicos del proceso de razonamiento, como la naturaleza situada de la cognición y la influencia de las comunidades de práctica (Gambrill, 2005, 2012; Lave, 1988; Lave y Wenger, 1991; Toth-Cohen, 2008). Al tratar de conciliar estos diversos puntos de vista del razonamiento clínico y profesional y cómo afectaban la acción terapéutica, en última instancia me basé en las teorías fundamentales de la terapia ocupacional, como el Modelo de Ocupación Humana (Kielhofner, 1995) y la Ecología del desempeño humano (Dunn y cols., 1994), y las apliqué al proceso de hacer terapia. En lugar de centrarme en el desempeño ocupacional de la clientela, me centré en el desempeño de la persona terapeuta y en el propio proceso terapéutico.

Al igual que Kielhofner (1995) se basó en la Teoría general de sistemas para desarrollar un modelo que diera cabida a la interconexión y la complejidad de la conducta ocupacional, descubrí que había muchos niveles y capas en el razonamiento profesional. Y, al igual que Dunn y sus colegas (1994) sacaron a la luz el rol fundamental que desempeñaba el contexto de actuación en la configuración de las posibilidades de participación ocupacional, descubrí que el contexto de la práctica con frecuencia era percibido por las personas terapeutas como un factor importante en la configuración de lo que consideraban **acciones terapéuticas** posibles o viables. Así, el MERP evolucionó como una forma de entender el razonamiento profesional como una transacción entre terapeuta, cliente y contexto de la terapia. La combinación de estos factores da lugar al proceso terapéutico y, por tanto, sirve para proporcionar una comprensión más rica y completa del razonamiento profesional. En el cuadro 5-1 se resume la evolución del MERP y se presenta la evidencia que respalda y valida el modelo.

CUADRO 5-1 EVOLUCIÓN DEL MODELO ECOLÓGICO DE RAZONAMIENTO PROFESIONAL

El Modelo ecológico de razonamiento profesional (MERP) se presentó por primera vez en la reunión de la Federation of Occupational Therapists de 2006 en forma de cartel escrito conjuntamente con Caroline Unsworth. En dicho cartel, ambas proponíamos teorías en uso para el razonamiento clínico (Unsworth y Schell, 2006). Posteriormente, el MERP se describió en la 1.ª edición de este libro como parte de un capítulo final que resumía la evolución de las teorías del razonamiento clínico y profesional (Schell y cols., 2008, p. 419). Posteriormente, se incluyeron versiones evolutivas del modelo en las ediciones 11.ª a 14.ª de *Willard y Spackman. Terapia Ocupacional* (Schell, 2009a, 2014a, 2023). Fue perfeccionado a lo largo de esos años a través de múltiples presentaciones en reuniones regionales, nacionales e internacionales que van desde diversos lugares en Estados Unidos (es decir, Schell, 2009b) a Nueva Zelanda (Schell, 2014b, 2014c), Taiwán (Schell, 2016), y Chile (Schell, 2022). Estas presentaciones proporcionaron oportunidades para la retroalimentación académica y el debate crítico. Además, he compartido el modelo cuando he proporcionado consultoría a programas educativos de terapia ocupacional. En esos contextos, ha servido para reflexionar sobre la naturaleza del razonamiento profesional y las implicaciones relacionadas para el aprendizaje y la enseñanza. La investigación sobre el modelo surgió como resultado de un trabajo de tesis supervisado por un grupo de investigación de profesores de la Universidad de Brenau. Cada vez se utiliza más como marco teórico para los trabajos de doctorado de estudiantes de diversas universidades.

Pensamiento, acciones y resultados

Además de entender cómo evolucionó el modelo, es importante entender por qué evolucionó. Durante el tiempo que he estado trabajando en el MERP, yo (junto con muchas otras personas en la profesión) he explorado, y posteriormente defendido, un mayor uso de la ocupación como terapia en la práctica (Gray, 1998). Existe una extensa literatura sobre la importancia de este tema y, para ahorrar espacio, tomaré el atajo académico de remitir a quien lee estas líneas a varias conferencias de Eleanor Clarke Slagle que proporcionan síntesis referenciadas sobre el uso de la ocupación como terapia (Fisher, 1998; Gillen, 2013; Hasselkus, 2006; Trombly, 1995). Como gestora y educadora, he sido testigo de los continuos desafíos a los que se enfrenta la profesión cuando intenta utilizar la ocupación de forma más consciente en su práctica. Esto me ha llevado a reflexionar no solo sobre lo que pensaban las personas terapeutas cuando planificaban la terapia, sino también sobre por qué acababan haciendo lo que hacían. Como era de esperar, surgió una tercera pregunta sobre la eficacia de la terapia. Represento esto como el triángulo de la práctica que se muestra en la figura 5-1.

Para mí, el MERP ha servido para captar los muchos elementos que intervienen en esas tres áreas de preocupación: ¿En qué pensaba la persona terapeuta? ¿Qué hizo realmente? ¿Cómo resultó? Con estos antecedentes, pasemos ahora a una visión general del modelo, sus constructos y supuestos.

VISIÓN GENERAL DEL MODELO

El MERP pretende ofrecer una forma organizada de entender los complejos procesos y factores que entran en juego cuando quienes ejercen la profesión de terapia ocupacional planifican, dirigen, realizan y reflexionan sobre la atención a la clientela. Al escribir este capítulo,

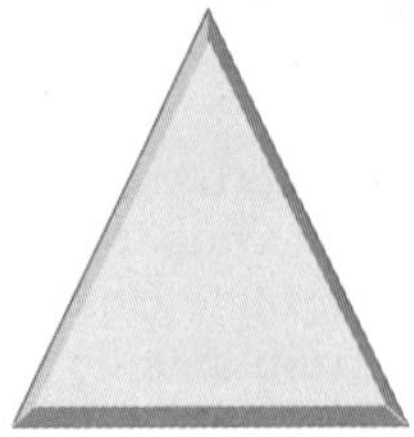

FIGURA 5-1 Deben explorarse los vínculos entre el razonamiento profesional, la acción profesional y los resultados de esas acciones.

me he referido a un útil recurso de Swanson (2013) sobre la construcción de teorías. En primer lugar, hace una distinción entre modelos y teorías, señalando que los modelos suelen ser componentes más pequeños de las teorías y que pueden requerir o no una base teórica. Utilizando su terminología, el MERP probablemente se describa con mayor precisión como una teoría aplicada de rango medio, que está en desarrollo. Hay quien puede utilizar el término *marco*. Es muy posible que se convierta en una gran teoría del razonamiento profesional o que evolucione hacia una teoría más amplia de la práctica, en la que el razonamiento sea uno de los aspectos de la teoría. Dado que aún queda mucho trabajo por hacer, prefiero quedarme con el término *modelo* y seguir centrándome en el razonamiento profesional, pero con la advertencia de que se trata de un modelo con una base teórica.

Swanson describe cinco fases fundamentales para la elaboración eficaz de una teoría (*v.* tabla 5-1). Hasta la fecha, el trabajo sobre el MERP se ha desarrollado en las tres primeras fases de conceptualización, operacionalización y confirmación. El resto de este capítulo aborda cada una de estas fases.

TABLA 5-1 Etapas de Swanson en el desarrollo de teorías en disciplinas aplicadas

FASE	COMPONENTES
Conceptualizar	Definir y organizar conceptos Definir los límites
Operacionalizar	Describir las proposiciones Identificar medidas/métodos para evaluar la teoría Desarrollar preguntas de investigación
Confirmar	Diseñar y llevar a cabo un estudio de investigación Relacionar los resultados con la teoría
Solicitar	Analizar los problemas relacionados Desarrollar y aplicar soluciones Evaluar los resultados
Perfeccionar	Generar e investigar ideas Actualizar la teoría

Adaptada de Swanson, R. A. (2013). *Theory building in applied disciplines* (p. 168). Berrett-Koehler Organizational Performance Series. Berrett-Koehler Publishers. http://www.aspresolver.com/aspresolver.asp?BIZP;2384817

Conceptos y ámbito de aplicación

El MERP conceptualiza el razonamiento de terapeutas ocupacionales como un proceso integrado en la situación en el que terapeuta y cliente construyen en conjunto la terapia real que tiene lugar dentro de un contexto determinado. Por tanto, se cree que la terapia es una función de la interacción entre **terapeuta**, **cliente** y **contexto de práctica**.

Esta noción de construcción conjunta puede vincular la teoría a la práctica de la terapia ocupacional, en el sentido de que un supuesto básico de la profesión es que *hacemos con* nuestra clientela en lugar de *hacerle*. Prácticamente todas las profesiones sanitarias reconocen la importancia de tener en cuenta las preferencias o preocupaciones de la clientela, como bien resumieron Higgs y Jones en lo que denominaron el «espacio del problema de la persona cliente» (2019, p. 33).

La terapia ocupacional puede ser única en el grado en que una terapia eficaz depende de centrarse, generar e involucrar a la persona en las mismas actividades que quiere o necesita realizar. Para que esto ocurra, las personas terapeutas deben tomarse en serio sus tareas fenomenológicas (Mattingly, 1994) y entender a la persona como un ser ocupacional (AOTA, 2020). Dado que entienden a la clientela en el contexto de la vida diaria, quienes ejercen la profesión de terapia ocupacional pueden convertir estas actividades vitales en terapia mediante una cuidadosa graduación y modificación de la tarea, rutina o contexto de actuación. Algunas acciones terapéuticas están diseñadas para restaurar la capacidad de la persona para participar en las ocupaciones de la vida y algunas están diseñadas para ayudarla a adaptar o modificar las formas en que participa.

Así, la profesión de terapia ocupacional utiliza la ocupación como «medio» y como «fin» para la curación, la promoción de la salud y la participación en la vida (Gray, 1998, p. 354). Este proceso de utilizar la ocupación como terapia requiere, por tanto, un proceso de razonamiento que va más allá del profesional para incluir a la clientela, así como el contexto de la prestación de servicios.

Supuestos operativos

Para hacer operativo el modelo, es necesario articular los supuestos clave. El supuesto general es que el *razonamiento profesional es un proceso ecológico en el que intervienen múltiples factores de terapeuta, cliente y contexto.* Otros supuestos son los siguientes:

1. La terapia ocupacional es un proceso construido conjuntamente entre terapeuta y cliente.
2. Lo que realmente ocurre en la terapia es el resultado de una transacción entre terapeuta, cliente y contexto de la consulta.
3. Existen diversos factores personales y del contexto de la práctica que influyen en el razonamiento profesional de terapeuta, cliente y proceso terapéutico. Algunos de estos factores son conocidos por quienes participan y otros son tácitos o desconocidos.
4. Los resultados de la terapia se ven afectados por este nexo de factores, junto con la naturaleza del problema de desempeño/participación ocupacional y las acciones de la clientela relacionadas con la terapia fuera de esta.

Partiendo de esta base, la siguiente sección ofrece más detalles sobre cada aspecto del modelo. En las figuras 5-2 y 5-3 se ilustran algunos aspectos del modelo.

Componentes principales

Como se ha señalado al principio, los principales componentes del modelo son terapeuta, cliente y contexto de la práctica. Aunque las personas terapeutas pueden razonar de diversas maneras, en última instancia la terapia que se produce es una transacción entre aspectos de los tres componentes. Los resultados de esta transacción son las acciones terapéuticas y éstas, a su vez, dan lugar a los resultados de la terapia. A continuación, se analiza cada uno de estos componentes principales.

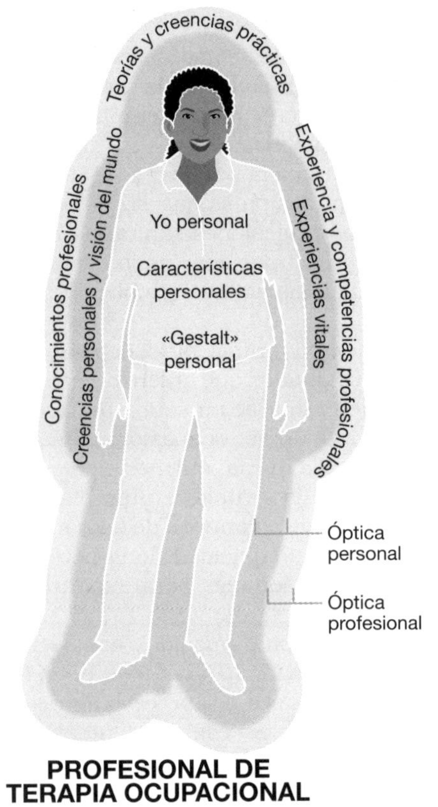

FIGURA 5-2 Las ópticas personales de la persona terapeuta conforman su razonamiento profesional. De Schell, B. A. B. (en prensa). Professional reasoning in practice. En G. Gillen y C. Brown (Eds.), *Willard and Spackman's occupational therapy* (14th ed.). Wolters Kluwer.

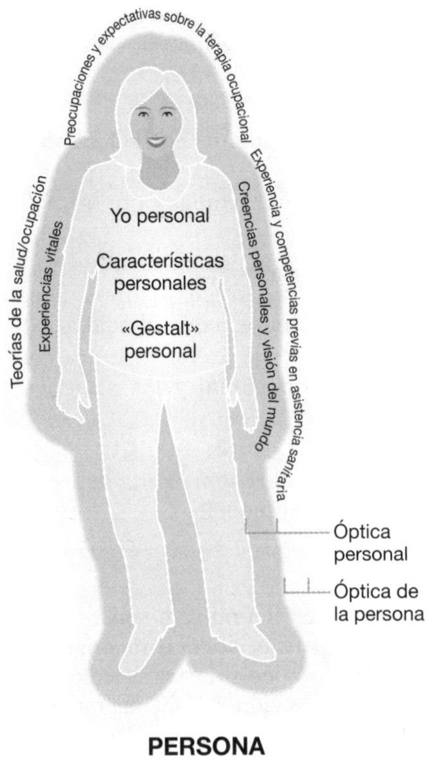

FIGURA 5-3 Las ópticas profesionales de la clientela conforman el razonamiento profesional de los terapeutas ocupacionales. De Schell, B. A. B. (en prensa). Professional reasoning in practice. En G. Gillen y C. Brown *Willard and Spackman's occupational therapy* (14th ed.). Wolters Kluwer.

TERAPEUTA

El razonamiento de la persona terapeuta está conformado por experiencias personales y profesionales, ilustradas en la figura 5-2 como capas o filtros a través de los cuales se ve el mundo y el proceso terapéutico. Cada profesional aporta a la situación terapéutica conocimientos y habilidades basados en experiencias vitales, incluidas características personales como capacidades físicas, tipos de inteligencia, personalidad, valores y creencias. Una persona terapéutica puede tener muy buena forma física y estar segura de su capacidad para utilizar el cuerpo de forma eficaz (es decir, inteligencia cinestésica, según Gardner, 2004), pero ser un poco tímida y reservada cuando conoce a gente nueva. Otra persona terapeuta podría ser bastante sociable y cosmopolita, haber viajado mucho y ser capaz de conectar rápidamente con la gente, pero estar menos dotada en términos físicos. Esto forma el *yo personal* de la persona *terapeuta*, que consiste en las características corporales de la persona o, como dicen Lakoff y Johnson, en cómo la «naturaleza peculiar de nuestros cuerpos da forma a nuestras posibilidades de conceptualización y categorización» (1999, p. 19). Por ejemplo, mi capacidad de ver muchos colores y, por tanto, de conceptualizar toda una gama de verdes, contrasta con la de una persona daltónica que solo ve la misma gama como diferentes intensidades de gris. Yo presto mucha atención a los colores, por ejemplo, buscando el semáforo en verde en el tráfico, mientras que la persona daltónica espera a que se encienda la luz superior (al menos en Estados Unidos) para saber cuándo es seguro conducir por un cruce. Esta noción del yo personal incluye no solo la forma de ser inherente a la persona, sino también su interpretación de las experiencias o visión del mundo (Hooper, 1997, 2008; Unsworth, 2004). Quienes hayan conducido en varios países sabrán que no todos los semáforos están dispuestos de la misma manera, mientras que quienes solo vivan en un lugar o no hayan conducido nunca quizá ni siquiera se planteen que existen otras opciones. Estos factores personales conforman la percepción e interpretación que cada persona tiene de todas las actividades vitales y, por tanto, actúan como una *óptica personal* a través de la cual cada profesional ve todos los acontecimientos de la vida.

En capas o entrelazado con este yo personal está el *yo profesional* de la persona terapeuta, que incluye el conocimiento profesional en términos de educación, experiencias de clientes anteriores y mensajes internalizados de personal docente o de supervisión, colegas de práctica y comunidades, que se convierten en creencias sobre lo que es importante hacer en terapia (Barris, 1987; Wieringa y Greenhalgh, 2015). Además, el yo profesional incluye el conocimiento de habilidades técnicas específicas y rutinas terapéuticas disponibles para su uso en el contexto de la práctica. Ya sea que la habilidad sea colocar a bebés para alimentarlos, realizar una evaluación en el hogar o proporcionar apoyos cognitivos adecuados durante una sesión de terapia centrada en la preparación para el trabajo, cada conjunto de habilidades se acumula en lo que la persona terapeuta ve como posibilidades terapéuticas realistas. Por tanto, la persona terapeuta ve las situaciones terapéuticas a través de dos **ópticas personal** y **profesional**. Es probable que ambas ópticas se fusionen en la forma habitual de ver el proceso terapéutico por parte de la persona terapeuta. El yo personal y el yo profesional actúan de forma concertada para responder a los diversos problemas de la práctica. Véase en la tabla 5-2 un resumen de los factores personales y profesionales de la persona terapeuta.

PERSONA/CLIENTE

El término *cliente* se utiliza para referirse a quien recibe el servicio, que puede ser una persona o un conjunto de personas, como una familia, un grupo de trabajo o una población. En esta sección, las descripciones se refieren a individuos, con el reconocimiento de que los individuos relacionados, como las familias o los grupos de trabajo, reflejarán necesariamente múltiples perspectivas, ya que cada persona experimenta el mundo a su manera, aunque pueda haber compartido experiencias con otras personas. La clientela acude a terapia con sus propios conocimientos y habilidades, basados en experiencias vitales, incluidas carac-

TABLA 5-2 Resumen de conceptos relacionados con la persona terapeuta

TERAPEUTA	
Personal Todas las características mente/cuerpo de una persona (denominadas *características personales*), junto con sus experiencias vitales, bagaje cultural, valores y creencias (denominadas *«gestalt» personal*)	
Características personales	*Inteligencias (lingüística, musical, lógico-matemática, espacial, corporal-cinestésica, personal, emocional), personalidad, capacidades físicas y emocionales, experiencias mente-cuerpo y preferencias*
«Gestalt personal»	*Experiencias vitales, cosmovisiones, valores, creencias, cultura*
Óptica personal La óptica personal se desarrolla a partir de las experiencias del yo personal y conforma tanto una visión personal como una visión del mundo a través de la cual el individuo que es terapeuta considera, filtra e interpreta la información y la experiencia a lo largo de la vida	
Autonomía profesional La identidad de la persona y su comprensión de lo que significa ser profesional de la terapia ocupacional y cómo hacer terapia ocupacional. Esto incluye el *conocimiento profesional*, las *teorías de la práctica y las creencias* y *suposiciones interiorizadas*, así como las *habilidades y experiencias*	
Conocimientos profesionales	*Comprensión de las teorías y marcos formales, hechos, principios y evidencia relacionados con la terapia ocupacional y campos de estudio afines*
Teorías y creencias sobre la práctica	*Suposiciones e interpretaciones de los conocimientos profesionales adquiridos a partir de la experiencia práctica, la educación, la supervisión y colegas de práctica*
Habilidades y experiencias prácticas	*Tipos y alcance de las actividades terapéuticas que se realizan o se han realizado, como procedimientos de evaluación e intervención*
Óptica profesional La óptica profesional se desarrolla a partir del yo profesional y conforma una visión de la terapia a través de la cual el individuo que es terapeuta considera, filtra e interpreta la información y las experiencias a lo largo del proceso terapéutico	

terísticas personales como capacidades físicas, personalidad, valores y creencias. Esto se conoce como el *yo personal* de la clientela. Al igual que quienes ejercen profesionalmente, estos factores personales conforman la percepción e interpretación que cada cliente tiene de todas las actividades vitales y, por tanto, actúan como una **óptica personal** a través de la cual cada cliente ve el mundo. La clientela también viene con conocimientos sobre el estado de salud o el problema de desempeño que les lleva a terapia. También puede tener sus propias teorías sobre la causa de los problemas de desempeño y lo que puede esperar del proceso terapéutico, sobre todo si ha recibido terapia anteriormente o conoce a otras personas que han tenido problemas de salud similares. Estas comprensiones forman el *yo de la persona* y sirven de base para la **óptica de la persona/cliente** (*v.* fig. 5-3 y tabla 5-3). Debo señalar aquí que este es el componente menos desarrollado del modelo, ya que la investigación sobre el razonamiento clínico y profesional per se ha centrado principalmente en la persona terapeuta y, hasta cierto punto, en el contexto. Existe un creciente cuerpo de conocimiento asociado con la atención centrada en la persona/cliente en terapia ocupacional que puede

TABLA 5-3 Resumen de conceptos relacionados con la persona/cliente

PERSONA	
Personal Todas las características mente/cuerpo de la clientela (denominadas *características personales*), junto con las experiencias vitales, los antecedentes culturales, los valores y las creencias (denominadas «*gestalt personal*»)	
Características personales	*Inteligencias, personalidad, capacidades físicas y emocionales, experiencias mente-cuerpo y preferencias*
«Gestalt personal»	*Experiencias vitales, visión del mundo, valores, creencias, cultura*
Óptica personal La óptica personal se desarrolla a partir de las experiencias del yo personal y da forma tanto a una visión personal como a una visión del mundo a través de la cual la persona que se apoya considera, filtra e interpreta la información y la experiencia a lo largo de la vida	
Persona Toda la comprensión sobre lo que significa ser cliente de terapia ocupacional, que incluye conocimientos, teorías y creencias relacionados con la salud y la ocupación, así como las habilidades y la comprensión adquiridas a partir de experiencias terapéuticas previas	
Información sobre salud y preocupaciones profesionales	*Información sobre lo que ocurre desde el punto de vista de la salud, así como los problemas actuales relacionados con la ocupación que han motivado la evaluación y la intervención de la terapia ocupacional*
Teorías y creencias sanitarias/ ocupacionales	*Suposiciones e interpretaciones de la situación actual y de los resultados futuros esperados a partir de la experiencia personal o de lo que el individuo que es cliente ha visto u oído a otras personas*
Habilidades y comprensión de los cuidados relacionados con la terapia	*Habilidades y conocimientos adquiridos en experiencias personales previas en terapia ocupacional u otras terapias que el individuo que es cliente percibe como similares a la situación terapéutica actual*
Óptica de la persona/cliente La óptica de la persona/cliente se desarrolla a partir de una mezcla del yo personal y del yo de la persona/cliente. Conforma un punto de vista a *través* del cual el individuo que es cliente considera, filtra e interpreta la información y las experiencias a lo largo del proceso terapéutico	

informar estos constructos (Law, 1998; Sumsion, 2006). En algunos estudios (Beagan y cols., 2022; McCorquodale y Kinsella, 2015; Whalley Hammell, 2013) se ha añadido la exploración de cómo tanto la persona terapeuta como el estatus social relativo de cada cliente y las relaciones de poder impactan en la atención centrada en la persona/cliente. Del mismo modo, existen numerosas teorías de otros campos, como la salud pública y la educación sanitaria, que pueden servir de referencia para profundizar en las perspectivas de la clientela.

CONTEXTO DE PRÁCTICA

Teniendo en cuenta que la terapia tiene lugar en un tiempo y un lugar finitos, es inherentemente un proceso imbricado en el entorno en el que se produce, denominado aquí contexto de práctica. Cuando empecé a explorar este componente en la década de 1990, generalmente se consideraba un obstáculo para el razonamiento (Howard, 1991) o un desafío ético para el razonamiento profesional (Neuhaus, 1988). Durante ese mismo período, en campos como la antropología educativa se apreciaba cada vez más el grado en que la cognición y el razonamiento están profundamente imbricados en el contexto en el que se producen (Lave, 1988; Lave y Wenger, 1991). Con el tiempo, en varias investigaciones se ha estudiado más detenidamente el papel del contexto tal y como se refleja en el razonamiento en la práctica. Por ejemplo, véase en Gambrill (2012, 2019) su visión general de la influencia de los factores contextuales en el pensamiento crítico en prácticas clínicas como la medicina y el trabajo social. Smith y sus colegas explican el impacto del contexto de la práctica en fisioterapia (Smith y cols., 2008). Más recientemente, Higgs y Jones han conceptualizado el razonamiento clínico como una «toma de decisiones cultivada» (2019, p. 13). Watsjold y cols. (2022) ofrecen una perspectiva basada en la psicología ecológica para examinar la literatura sobre el razonamiento clínico en todas las profesiones. Llegan a la conclusión de que el razonamiento clínico se entiende mejor examinando el «sistema individuo-entorno» (p. S83) como unidad básica para el desempeño clínico.

Varios investigadores sobre terapia ocupacional en las que se ha estudiado el razonamiento de la persona terapeuta han sacado a la luz el grado en que una variedad de factores contextuales son el foco o sirven para influir en el proceso de razonamiento (Crepeau, 1991; Holmqvist y cols., 2009; Munroe, 1996; Schell, 1994; Unsworth, 2004). Turpin e Iwama proponen un modelo de terapia ocupacional para el «razonamiento profesional específico del contexto» (2011, p. 39), que integra algunos de los mismos aspectos del contexto que el MERP ha incluido a lo largo del tiempo (Schell, 2009a, 2014a, 2019). Skubik-Peplaski y cols. (2015) estudiaron a profesionales de terapia ocupacional en un programa de rehabilitación de pacientes con ictus en el hospital y descubrieron que el entorno clínico afectaba las elecciones de intervención. Un análisis conceptual del razonamiento clínico en terapia ocupacional enmarcó el razonamiento clínico en terapia ocupacional como un proceso de pensamiento práctico impulsado por el contexto (Maruyama y cols., 2021). Está claro que el contexto importa.

En el MERP, se considera que terapeuta y paciente realizan actividades terapéuticas dentro del contexto de la consulta (*v.* fig. 5-4). El contexto de la práctica incluye aspectos tanto físicos como socioculturales que influyen en las opciones terapéuticas. Obsérvese que el contexto de la práctica puede apoyar o limitar las opciones terapéuticas que se perciben como factibles. Por ejemplo, podría desearse hacer una actividad de cocina para evaluar la seguridad, enseñar estrategias de adaptación y trabajar en la recuperación de las habilidades cognitivas y motoras de una persona. Sin embargo, si no hay cocina, o no hay presupuesto ni sistema de pedidos para conseguir alimentos apropiados para que esa persona cliente prepare una comida, o si las sesiones de terapia están programadas en segmentos de tiempo que no dejan tiempo suficiente para llevar a cabo la actividad, entonces puede elegirse una actividad diferente. Alternativamente, una persona que trabaja en un hogar o en un entorno comunitario puede tener amplio acceso a espacios, herramientas y recursos relacionados con la ocupación diaria, pero carecer de los conocimientos técnicos para fabricar una férula o realizar una adaptación personalizada. Por ello, opta por una solución menos ideal, como una férula prefabricada, fácilmente disponible en una farmacia local o a través de una fuente en línea.

Las influencias contextuales en el razonamiento pueden ser factores reconocidos como los que acabamos de ilustrar. En otros casos, su papel en el razonamiento puede darse por sentado y, por tanto, no llamar la atención de la persona terapeuta una vez aclimatada al entorno de la consulta. Ejemplos de ello podrían ser el tipo o la cantidad de terapia que se considera adecuada para un entorno determinado o lo que se permite hacer en relación con los límites interprofesionales. Cada uno de estos factores del contexto de la práctica da forma a las herramientas terapéuticas disponibles, así como a las normas o expectativas sociales sobre lo que debe ocurrir, cuánto debe durar y quién pagará el proceso. En la tabla 5-4 se ilustran algunos de los factores que han surgido en diversos estudios sobre el razonamiento clínico y profesional de la terapia ocupacional. Para ejemplos más detallados, consúltese el capítulo 9 sobre razonamiento pragmático.

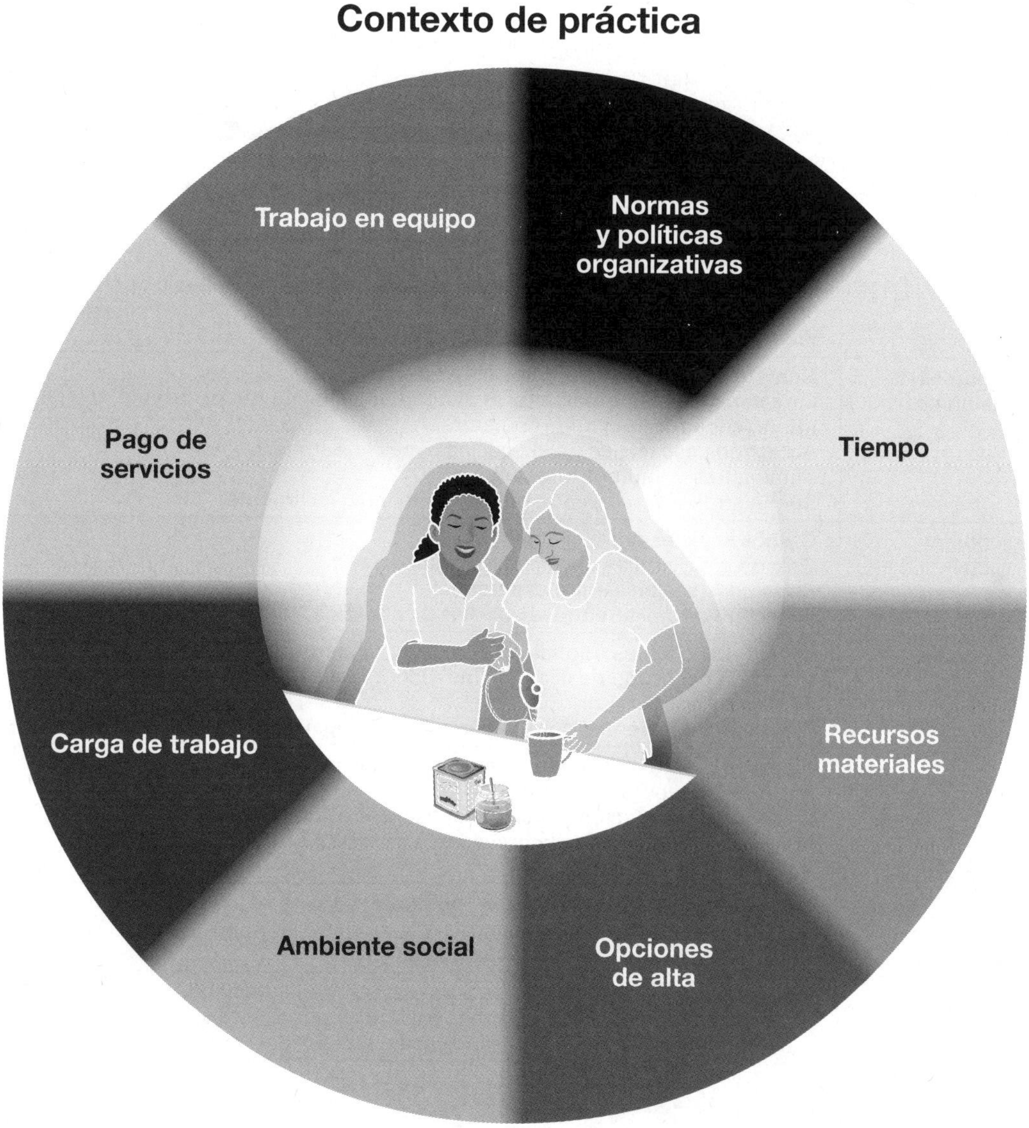

FIGURA 5-4 La terapia es construida conjuntamente entre terapeuta y cliente dentro del contexto de la práctica y, por tanto, el razonamiento profesional es un proceso transaccional que resulta en acciones y resultados de la terapia. Adaptada de Schell, B. A. B. (en prensa). Professional reasoning in practice. En G. Gillen & C. Brown (Eds.), *Willard and Spackman's occupational therapy* (14th ed.). Wolters Kluwer.

TABLA 5-4 Resumen de conceptos relacionados con el contexto

FACTORES OCUPACIONALES DEL CONTEXTO OCUPACIONAL DE LA PRÁCTICA	
	Categorías
Normas y políticas organizativas	Trabajo en equipo (colaboración, competición, coordinación) Expectativas organizativas percibidas Relaciones de poder entre personal y personas proveedoras relacionadas

(*continúa*)

TABLA 5-4 Resumen de conceptos relacionados con el contexto (*continuación*)

FACTORES OCUPACIONALES DEL CONTEXTO OCUPACIONAL DE LA PRÁCTICA	
	Categorías
Tiempo	Programación (frecuencia de la terapia, hora del día, limitaciones) Tiempo de desplazamiento requerido por terapeuta o paciente Duración del tratamiento por sesión Duración global de los servicios de terapia (número de visitas o duración del servicio) Vida útil prevista por el individuo que es cliente
Recursos materiales	Número de plazas disponibles para terapia Características del espacio (p, ej., intimidad, nivel de ruido, tamaño, temperatura, construcción, entorno natural) Accesorios espaciales (p, ej., cocinas, mesas, camas, fregaderos) Suministros y equipos disponibles Suministros y equipos que pueden obtenerse fácilmente
Ambiente social	Grupos sociales entre clientes Grupos terapéuticos formales o planificados Relaciones sociales entre el personal Expectativas o estereotipos sociales o culturales
Carga de trabajo	Número de clientes (global, en un período determinado, ratio) y tamaño del grupo de clientes (individuo, familia, personas cuidadoras, población) Proporción de clientes por terapeuta (1:1, solapamiento, grupo, población)
	Tipos de clientes (variedad de edades, condiciones de salud, problemas de desempeño laboral) Frecuencia de rotación y fluctuaciones en el volumen de casos Priorización (impacto de la gravedad o sistemas basados en el volumen o el tiempo)
Pago de servicios	Naturaleza de la cobertura (p. ej., gobierno, seguro) Trámites necesarios para el pago Capacidad de pago del individuo que es cliente
Opciones de alta	Plazas disponibles (opciones de apoyo asistencial adecuado, opciones económicamente viables, opciones preferidas por cliente y familia) Calendario (inmediato o con planificación anticipada)

PROCESO TERAPÉUTICO

La acción terapéutica es inherente al proceso de razonamiento profesional. Uno de los primeros estudios de investigación sobre una versión anterior del MERP tuvo como hallazgo importante que el modelo parecía dar cuenta de todos los ingredientes del proceso terapéutico, pero no abordaba adecuadamente la terapia en sí (Bullen y cols., 2013). Eso impulsó una revisión de la literatura y una revisión del modelo, ya que adopté la idea de que, para examinar plenamente el razonamiento, debemos asumir el desafío de explicar la naturaleza de las acciones de la terapia y reconocer que estas acciones son de hecho una forma de razonamiento. Esto es coherente con el concepto de *reflexión en acción* de Schon (1983) y la caracterización de la *mente corporeizada* de Lakoff y Johnson (1999). Del mismo modo, reconoce la importancia de todos los aspectos de la mente corporeizada para tomar decisiones clínicas, como la descrita por Bleakley y sus colegas, que demuestran la importancia de «observación minuciosa» durante la práctica médica (Bleakley y cols., 2003, p. 554). Así

TABLA 5-5 Acciones terapéuticas

Qué sucede realmente en todas las fases de evaluación, intervención, interrupción y seguimiento

• Foco de atención de la intervención
• Enfoques de intervención:
  • Acciones (ocupacionales, intencionadas, preparatorias, pasivas, basadas en el debate)
  • Verbalizaciones (en relación con el abordaje terapéutico, los estados de salud, lo que sucede fuera de las sesiones de terapia)
• Intervenciones individuales frente a intervenciones compartidas (p. ej., tratamiento en equipo, basado en la familia)
• Naturaleza de la intervención (es decir, promoción de la salud, establecimiento/restablecimiento de capacidades/habilidades, mantener, modificar, adaptar, prevenir)
• Acciones de la persona que se apoya relacionadas con la terapia fuera de las sesiones de intervención

pues, esta línea de pensamiento nos lleva a observar cómo describimos actualmente las acciones de la práctica y el razonamiento sobre y en esas acciones.

La mayor parte de la literatura en terapia ocupacional que describe en absoluto los tipos de intervención realizados en la disciplina provienen de documentos de consenso profesional, como el Marco de práctica de la American Occupational Therapy Association (AOTA, 2020) en Estados Unidos, y presentaciones académicas, como los discursos de apertura principales (es decir, Fisher, 1998). Hay intervenciones específicas descritas en la investigación de intervención enfocada (es decir, Blanche y cols., 2011; Ghaisas y cols., 2015), así como en estudios de casos individuales en revistas académicas y de práctica profesional.

Cada vez hay más investigaciones centradas en el desarrollo de taxonomías o sistemas para caracterizar con precisión lo que sucede en el proceso de terapia ocupacional en contextos terapéuticos naturales (a diferencia de los basados en la investigación). Por ejemplo, Ferraro y Chen han estado trabajando con un equipo interdisciplinario de colegas para idear una forma de describir las intervenciones utilizadas en la rehabilitación (Djikers y cols., 2014; Hart y cols., 2019). Rouch y Skidmore (2018) describen el uso de señales en el entrenamiento de estrategias. Skidmore y Shih (2022) defienden la necesidad de intervenciones documentadas que puedan utilizarse en estudios en múltiples sitios a gran escala. Kersey y cols. (2022) proporcionaron una extensa lista de intervenciones en su revisión del alcance de las intervenciones centradas en la actividad y la participación y los resultados relacionados para las personas con daño cerebral. El interés académico y profesional en la investigación de enfoques de integración sensorial ha llevado al desarrollo de una medida de fidelidad, la cual indica si la terapia que se está realizando está correctamente etiquetada como integración sensorial (Parham y cols., 2011). He estado trabajando durante varios años para desarrollar y validar una herramienta llamada Escala de intervención de terapia ocupacional (OTIS, *Occupational Therapy Intervention Scale*) (Schell, 2002). La herramienta OTIS ofrece una forma sistemática de describir las intervenciones de terapia ocupacional realizadas en entornos clínicos comunes que atienden a adultos con deficiencias físicas y cognitivas. Se categorizan y resumen amplios enfoques de actuación, que incluyen actividades basadas en la ocupación, con propósito, preparatorias, pasivas, así como intervenciones basadas en la comunicación (p. ej., discusión de ocupaciones y estado de salud). Además, se detalla el tiempo relativo dedicado a cada una dentro de una sesión de terapia determinada o a lo largo de toda la intervención.

Nos queda un largo camino por recorrer en el proceso de encontrar formas eficaces de caracterizar la naturaleza de las acciones terapéuticas de un modo que se preste a vincular dichas acciones con el razonamiento profesional y con los resultados de la terapia. Por ahora, el primer paso es aceptar que forman parte inherente del proceso de razonamiento. Véase la tabla 5-5 para conocer algunos de los factores que deben tenerse en cuenta al describir las acciones terapéuticas.

TABLA 5-6 Resultados de la terapia y factores relacionados

RESULTADOS DE LA TERAPIA

Declaraciones o expresiones de resultados deseados y reales, que son el resultado de la transacción terapeuta-cliente en el contexto de la práctica
• Objetivos y su consecución
  • Declaraciones formales de los objetivos deseados
  • Medidas relacionadas con los objetivos
• Resultados de la terapia[a]
  • Mejora y aumento de la capacidad de desempeño ocupacional
  • Participación en el desempeño ocupacional y competencia de rol
  • Promoción de la salud y prevención de condiciones adversas
  • Bienestar
  • Bienestar y calidad de vida
• Justicia ocupacional
• Naturaleza de la enfermedad de la clientela

[a]De Outcomes summarized from American Occupational Therapy Association. (2020). Occupational therapy practice framework: Domain and process (4th ed.). *American Journal of Occupational Therapy, 74*(Suppl. 2), 7412410010. https://doi.org/10.5014/ajot.2020.74S2001

RESULTADOS DE LA TERAPIA

El último componente del modelo relaciona los resultados deseados y reales que son el resultado de la transacción terapeuta-cliente en el contexto de la práctica. Al igual que el análisis anterior sobre las intervenciones, la naturaleza de los resultados de la terapia ocupacional ha sido más comúnmente descrita por la profesión en documentos de consenso, discursos académicos, ensayos y artículos de opinión. Hasta cierto punto, y dependiendo de la cultura y el entorno, las fuentes de financiamiento, las agencias de políticas públicas o las directrices de la agencia pueden influir en lo que consideran resultados de la práctica, y los terapeutas ajustarán sus informes para reflejar estos criterios. Además, no puede ignorarse que la mayoría de clientes probablemente tendrán algunas medidas o sensibilidades internas relacionadas con el éxito del proceso terapéutico para ayudarles a obtener sus objetivos deseados. Por tanto, los resultados de la terapia, al igual que el proceso terapéutico, están influenciados por terapeuta, cliente y contexto de la práctica. Además, es importante tener en cuenta que la naturaleza de la condición de cada cliente, así como los acontecimientos que suceden fuera de los propios acontecimientos específicos de la intervención, afectarán los resultados alcanzados. En la tabla 5-6 se resumen estos factores.

Al incluir los resultados de la terapia como parte del MERP, se proporciona una estructura para examinar diversos aspectos del modelo en relación con estos resultados. Así, pueden examinarse factores de razonamiento relacionados con terapeuta, cliente o contexto en relación con los resultados. Además, pueden examinarse reflexiones prospectivas y retrospectivas relacionadas con las conexiones entre esas variables. Aunque la noción de reflexionar en y sobre la práctica se ha discutido en cierta medida desde que las ideas de Schon se introdujeron en el ámbito de la terapia ocupacional en la década de 1980 (Parham, 1987), sigue existiendo la necesidad de explorar más a fondo el razonamiento de la persona terapeuta en el contexto del pensamiento, la acción y los resultados.

INVESTIGACIÓN Y MODELO ECOLÓGICO DE RAZONAMIENTO PROFESIONAL

Como se señaló al principio de este capítulo, el MERP surgió de una serie de revisiones de la literatura y se articuló por primera vez en una sesión de carteles en la World Federation of Occupational Therapy (Unsworth y Schell, 2006) y en la primera edición de este texto

(Schell y cols., 2008). El modelo evolucionó en respuesta a la creciente literatura con y fuera de la terapia ocupacional y se resumió en capítulos en un texto importante (Schell, 2009, 2014a). Los primeros esfuerzos de validación se produjeron en forma de discusiones con personal educativo de terapia ocupacional y de supervisión de prácticas de campo, así como profesionales que asistieron a presentaciones revisadas por pares o solicitadas (regionales, nacionales e internacionales) durante más de una década, a partir de 2006. Fue durante este tiempo, por ejemplo, cuando se elaboraron los conceptos de terapeuta y factores contextuales, y se articuló el rol de la clientela, todo ello en respuesta a preguntas y críticas reflexivas tras las presentaciones del modelo. Las investigaciones más formales sobre el modelo tuvieron lugar durante la última década. Se describen a continuación.

Investigación formal: grupo de trabajo Brenau

En 2014, un grupo de estudio académico en terapia ocupacional en la Universidad de Brenau (donde yo estaba en la facultad) comenzó a investigar de manera sistemática aspectos del modelo a través del desarrollo de una agenda de investigación coordinada que fue implementada por este grupo y grupos de tesis de estudiantes bajo su supervisión. Gran parte de este trabajo se realizó en forma de pequeños estudios piloto. Algunas conclusiones clave de este trabajo en Brenau son las siguientes:

- El estudio de casos de diseño mixto de tres terapeutas ocupacionales con especialización en pediatría indica que los sistemas sensoriales de las personas terapeutas afectan la terapia que imparten, lo que da validez al yo personal y a óptica personal (Harris, 2005 bajo la dirección de la Dra. Barbara Schell). En particular, con respecto a la persona terapeuta, parece que:
  - Sus experiencias sensoriales previas afectan la intervención.
  - Su autoconciencia afecta la intervención.
  - Recibe señales tanto de lo que no ve, oye o siente como de lo que sí percibe.
  - Utiliza otros «sentidos» para guiar el tratamiento.
  - En ocasiones, experimenta sensaciones desagradables durante los tratamientos de las que es difícil hablar.
  - Con frecuencia se produce una «fragmentación sensorial» durante la terapia, que consiste en basarse en más de un sentido para orientar las decisiones terapéuticas.
- El MERP utilizado de manera eficaz es una base para el análisis del estudio de caso de una persona terapeuta a lo largo de dos sesiones. Se identificó la necesidad de añadir acciones prácticas al modelo (Bullen y cols., 2013 bajo la dirección de la Dra. Barbara Schell). Los hallazgos respaldan la validez del modelo y amplían sus constructos.
- La revisión de la literatura sugiere que la inteligencia emocional debe incluirse como un componente del yo personal (Lentz y cols., 2015, bajo la dirección de L. Carpenter).
- Los resultados de una encuesta en línea realizada a 224 profesionales de terapia ocupacional afirman que son conscientes de sus propios factores y funciones corporales y que los tienen en cuenta a la hora de planificar y prestar servicios de terapia ocupacional, incluidos servicios indirectos, como la documentación (Manning y cols., 2016 bajo la dirección de la Dra. Barbara Schell), lo que otorga validez a la óptica personal/profesional.
- Un estudio de caso que incluyó a dos terapeutas ocupacionales, una persona asistente de terapia ocupacional, dos de sus pacientes y una persona responsable de la coordinación de rehabilitación en un centro de enfermería especializada confirmó muchos de los factores contextuales enumerados en el MERP como influyentes en la terapia y sugiere la inclusión del *ambiente social* como un factor adicional. Además, se describieron las estrategias de los terapeutas para manejar estos factores contextuales (Evans y cols., 2016; Hurd y cols., 2017, ambos bajo la dirección de la Dra. Wendy Holmes).
- Dos estudios de caso cualitativos se centraron en la atención interdisciplinaria prestada en la unidad de cuidados intensivos neonatales (UCIN). Un estudio de caso se centró en el razonamiento interdisciplinario relacionado con la transición de la alimentación no oral a la oral (Bigman y cols., 2017 bajo la supervisión de la Dra. Jenene Craig). Se realizaron entrevistas con personal de provisión de atención sanitaria de la UCIN (un miembro del

personal de neonatología y de enfermería y dos terapeutas ocupacionales). En relación con los resultados del MERP que apoyan los objetivos personales y profesionales, la experiencia y la habilidad de cada profesional de la salud se consideraron especialmente promotores de las decisiones de transición. Los factores relacionados con la clientela incluyeron la disponibilidad de los progenitores y las señales del bebé en relación con la alimentación. Entre los factores contextuales que influyeron en la atención se encontraban las políticas (p. ej., si los progenitores disponían de un número limitado de horas para estar en la UCIN con su hijo o hija, lo que afectaba la viabilidad de la lactancia materna oral) y la cultura de alimentación multidisciplinar (p. ej., la presión para el alta, el orgullo individual de lograr que los bebés tomaran el mayor volumen posible, frente a las pruebas de los efectos negativos de las experiencias aversivas para el niño o niña).

El segundo estudio de la UCIN se centró en las perspectivas de profesionales de la salud multidisciplinares relacionadas con el proceso de alta de la UCIN y la transición de bebés del hospital al hogar (Bair y cols., 2017, bajo la supervisión de la Dra. Jenene Craig). Se observó que el razonamiento estaba influido por:

- Interacciones con las familias de cada bebé en la UCIN.
- Factores personales (motivación).
- Experiencias profesionales (trabajo en equipo multidisciplinar, educación).
- Factores contextuales (plazos de aprobación de la gestión, limitaciones).

Modelo ecológico de razonamiento profesional en tesis doctorales

El MERP se ha utilizado como un componente importante de las tesis doctorales, ya sea como base teórica del estudio o como modelo explicativo de los hallazgos que afloraron en algún estudio determinado. Cada uno de los estudios que se destacan a continuación tuvo un enfoque diferente, utilizó métodos distintos y presentó resultados significativos en relación con el modelo. Se recomienda la consulta de los estudios originales por la riqueza de detalles que ofrecen.

Una disertación relativamente temprana relacionada con el MERP fue un estudio de Thomas (2011) en el que se analizaron los factores de razonamiento pragmático (personales y contextuales) asociados a las decisiones de profesionales de Estados Unidos sobre cómo intervenir en las contracturas de poblaciones de pacientes. Thomas descubrió que la «probabilidad de uso» estaba influida o limitada por el nivel de habilidad, la elevada carga de casos, la falta de accesibilidad de los materiales o la falta de creencia en la eficacia de la intervención.

La Dra. Kathrine Hammill (2014) realizó una encuesta nacional sobre el razonamiento profesional de terapeutas ocupacionales en Australia que trabajaban con personas con enfermedades terminales. El MERP se utilizó con éxito para diseñar la encuesta, así como para informar el análisis de las respuestas cualitativas a la encuesta. En general, el estudio tendió a validar la mayoría de los aspectos del modelo y amplió el factor contextual del «tiempo» para incluir la atención al tiempo de vida que le quedaba a la clientela. Este trabajo se publicó posteriormente en una revista revisada por pares (Hammill y cols., 2019).

Al igual que Hammill, la Dra. Helene Smith-Gabai (2016) utilizó el MERP como marco teórico en su investigación-acción, dirigida a comprender de qué manera terapeutas de cuidados intensivos en Estados Unidos participan en el proceso de planificación del alta, incluidas estrategias para mejorar la planificación centrada en la persona/cliente. En su trabajo con dos grupos diferentes de cinco terapeutas ocupacionales la perspectiva profesional de la persona terapeuta y el contexto de la práctica fueron los conceptos más destacados en los datos obtenidos. Aunque el componente de cliente de su modelo no fue un foco explícito del estudio, las personas terapeutas también hablaron de los desafíos que les planteaba la insistencia de las familias de la clientela en la planificación del alta, que consideraban insegura o inapropiada. Además, se observó claramente que la importancia de las relaciones de poder percibidas dentro del contexto influía tanto en el razonamiento de las personas terapeutas como en sus estrategias para aumentar su influencia en los planes de alta.

La Dra. Virginia Spielmann, bajo un enfoque de investigación-acción, realizó una amplia exploración de la aplicación de la reflexión profesional en la práctica basada en las relaciones y centrada en la familia (Spielmann, 2021). Una parte de su investigación incluyó cuatro entrevistas con personal de dirección de prácticas similares a la que Spielmann estaba investigando (equipos interdisciplinarios que utilizan un enfoque de las diferencias del neurodesarrollo basado en las relaciones y centrado en la familia). Se entrevistó a estas personas sobre las actividades de reflexión profesional que llevan a cabo. Los datos se analizaron mediante un enfoque de análisis fenomenológico interpretativo. Los resultados mostraron temas anidados de un yo personal, un yo profesional y el entorno de la práctica. Spielmann (2021, p. 162) señaló que «El 'quién', lo personal y lo profesional en relación con el razonamiento profesional, están ilustrados en la obra de Boyt Schell y Schell, *Clinical and Professional Reasoning in Occupational Therapy* (2019)». Continuó con la siguiente afirmación: «además, estas identidades estratificadas y su situación dentro del entorno de la práctica están representadas en el modelo de Schell de razonamiento profesional» (p. 163). Spielmann, con mi permiso, modificó la representación del MERP para reflejar su situación de práctica, que rutinariamente incluía un niño o niña, un miembro(s) de la familia y una persona terapeuta, como se muestra en la figura 5-5.

Investigación publicada revisada por pares

Los estudios que examinan la terapia ocupacional y la función de quienes ejercen la profesión siguen sacando a la luz muchos de los factores que afectan la práctica y que se abordan en el MERP. Por ejemplo, Chow y cols. (2023) descubrieron que las experiencias personales y cercanas de terapeutas con la muerte les llevaron a apreciar la importancia de los cuidados al final de la vida. Este es un ejemplo de cómo una óptica personal puede influir en la profesional. En un estudio acerca del razonamiento clínico de terapeutas ocupacionales

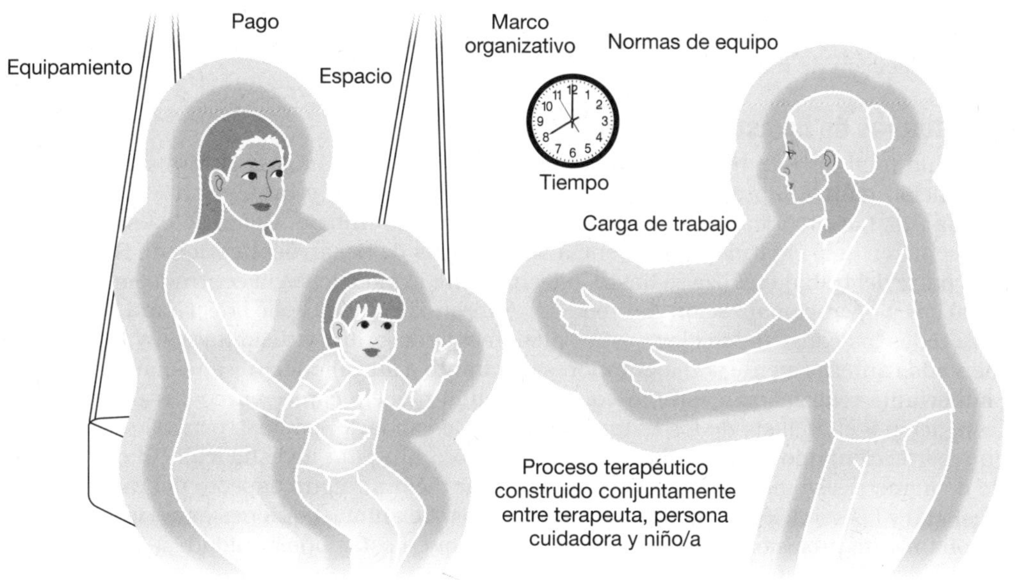

FIGURA 5-5 Modelo ecológico de razonamiento profesional: una representación alternativa de terapeuta, cliente (niño/a y persona cuidadora) y el contexto en un entorno de terapia ambulatoria centrada en la familia. Utilizada con permiso de Spielmann, V. (2021). *Duality not dichotomy: Defining and establishing the role of professional reflection in an interdisciplinary team of allied health professionals* [Tesis doctoral]. Fielding Graduate University, ProQuest Dissertations and Theses Global.

a la hora de abordar la recuperación de los miembros superiores tras un ictus, Scott y cols. (2021) descubrieron que los factores que salían a la luz eran todos coherentes con el MERP, y que «la cultura de la práctica parecía tener una influencia significativa a la hora de apoyar o crear barreras para el uso por parte de profesionales de enfoques contemporáneos basados en la evidencia» (p. 1).

Es alentador observar que estos estudios se llevan a cabo en diferentes países, lo que sugiere que el MERP puede ser válido para interpretar el razonamiento profesional integrado en diferentes culturas. Como ejemplo, Malgaonkar y cols. (2023) llevaron a cabo un estudio exploratorio con ocho terapeutas ocupacionales que ejercían en la India, y «pretendían comprender sus experiencias en relación con la provisión de programas a domicilio para supervivientes de ictus al alta de la unidad de cuidados intensivos» (p. 3). El estudio fenomenológico sacó a la luz dos temas principales, uno de los cuales era «ser consciente de los desafíos de la provisión de programas a domicilio», que incluía tres subtemas: «contexto de la práctica, acceso a la atención y expectativas diferentes entre las partes interesadas» (p. 7). En el estudio se concluyó que, «además de la investigación científica y el razonamiento diagnóstico, [terapeutas ocupacionales de atención domiciliaria] necesitan utilizar su experiencia personal para identificar soluciones únicas a los problemas de su contexto» (p. 16), lo que apoya los conceptos de MERP del yo personal y profesional en la provisión de terapia. El estudio continuó respaldando la importancia del contexto de la práctica en el razonamiento: «además, como se explica en el Modelo ecológico de razonamiento (Schell, 2014), el estudio demuestra la influencia del contexto de la práctica en el proceso de razonamiento y la necesidad de ser conscientes del mismo» (p. 16). Otro ejemplo es un estudio de Godfrey y cols. (2019), en el que se utilizó la metodología de grupos focales para examinar los factores que afectan la realización o no de visitas domiciliarias previas al alta. Un total de 27 participantes de Australia incluyeron terapeutas ocupacionales, personal de gestión de terapia ocupacional y miembros del equipo interdisciplinario. Surgieron tres temas: factores clínicos, influencias contextuales y pragmáticas, y percepción del valor. El tema de las influencias contextuales y pragmáticas es el más pertinente para el MERP. Los factores prácticos, la disponibilidad de recursos, la diferencia en las culturas hospitalarias y los recursos y vínculos comunitarios fueron algunos de los ejemplos de factores pragmáticos que influyeron en la decisión de realizar visitas.

Líneas futuras de investigación

El capítulo final de este texto del Dr. Unsworth habla directamente de las direcciones de investigación para comprender mejor el razonamiento clínico y profesional. El MERP proporciona una base teórica para diseñar y organizar dicho trabajo. Como se ha señalado anteriormente en este capítulo en referencia a las etapas de desarrollo teórico de Swanson, la mayor parte del trabajo realizado hasta la fecha sobre el modelo se ha centrado en la conceptualización y operacionalización del modelo. Aún queda trabajo por hacer para asegurarse de que todos los constructos clave están plenamente descritos y delimitados, y los estudios comentados anteriormente son alentadores en cuanto a su validación y sus conceptos clave. Es importante realizar más estudios que utilicen el modelo como marco para el diseño de investigación y el análisis de los datos, con el fin de validarlo, poner a prueba sus límites y seguir perfeccionándolo. Hasta la fecha, no conozco ninguna investigación que haya aplicado de manera sistemática el MERP para intentar mejorar algún aspecto del razonamiento profesional y los servicios terapéuticos relacionados. Se anima a quienes estén interesado en el razonamiento profesional y su mejora a que busquen estas oportunidades.

RESUMEN

El MEPR es una forma organizada para comprender los complejos procesos y factores que entran en juego cuando quienes ejercen profesionalmente planifican, dirigen, realizan y reflexionan sobre la atención a la clientela. Incluye la atención a terapeutas, clientela (que incluye a las personas relacionadas con esta, como la familia y las personas cuidadores) y los contextos de la práctica. El razonamiento profesional y las acciones resultantes son el resultado de la compleja interacción entre estos factores y dan lugar a distintos modos o facetas de razonamiento, como el científico, el narrativo, el ético, el interactivo y el condicional. El MERP es un modelo prometedor para comprender el razonamiento profesional, reflexionar sobre este y mejorarlo. Se anima a seguir investigando para aplicar el modelo, validarlo y explorar las formas en que puede utilizarse para la mejora del razonamiento profesional.

Actividad formativa 5-1

Actividad formativa: Modelo ecológico de razonamiento profesional: análisis de casos.

Propósito: el propósito de esta actividad es utilizar el Modelo ecológico de razonamiento profesional (MERP) como base para analizar los factores que afectan el proceso terapéutico.

Conexiones con los principales constructos del razonamiento: esta actividad proporciona la práctica necesaria para apreciar la complejidad del razonamiento profesional.

Indicaciones para los alumnos: el cuestionario MERP ofrece una lista de sus principales componentes. El uso del cuadro dependerá en cierta medida de la experiencia de cada estudiante, por lo que aquí se ofrecen tres opciones a modo de sugerencia.

1. Rellene la cuadrícula como se indica a continuación:
   - **a.** Alumnado nuevo en terapia ocupacional:
     - **i.** Piense en sí mismo como terapeuta en el que se está convirtiendo. Anota todos los aspectos de su personalidad que creas que influyen en su forma de hacer terapia.
   - **b.** Estudiantes en prácticas:
     - **i.** Piense en sí mismo como terapeuta en el entorno en el que está realizando las prácticas de campo.
     - **ii.** Identifique un/a cliente y una situación terapéuticos concretos para analizarlos.
     - **iii.** Anote qué cosas concretas cree que influyen en el proceso de razonamiento mientras hace terapia.

O

     - **iv.** Utilice la tabla como base para trabajar con quien le supervisa a fin de comprender el razonamiento asociado a la terapia que observa.
   - **c.** Profesionales:
     - **i.** Piense en una persona cliente o grupo de clientes concretos que atienda, así como en usted mismo como profesional, y en el contexto de la consulta en el que trabaja con esta población de clientes.
     - **ii.** Utiliza la cuadrícula para analizar los distintos factores que influyen o conforman su proceso de razonamiento.

2. Una vez completado el cuadro, utilice la información para plantearse estas preguntas:
   - **a.** ¿Qué le ha sorprendido de lo que ha descubierto?
   - **b.** ¿Qué factores parecen apoyar la terapia más eficaz y por qué?
   - **c.** ¿Qué factores parecen limitar la eficacia de la terapia y por qué?
   - **d.** ¿Cómo influyeron en los métodos de terapia la persona cliente/grupo de clientes, las personas terapeutas y/o el contexto?
   - **e.** ¿Cómo influyeron en los resultados de la terapia la persona cliente/grupo de clientes, las personas terapeutas y/o el contexto?

MODELO ECOLÓGICO DE RAZONAMIENTO PROFESIONAL CUADRO DE ANÁLISIS DE CASOS

<table>
<tr><th colspan="2">PERSONA TERAPEUTA</th><th>NOTAS U OBSERVACIONES</th></tr>
<tr><td colspan="2">Personal
Todas las características mentales y corporales de una persona (denominadas características personales), junto con sus experiencias vitales, antecedentes culturales, valores y creencias (denominadas «gestalt» personal)</td><td></td></tr>
<tr><td>Características personales</td><td>Inteligencias (lingüística, musical, lógico-matemática, espacial, corporal-cinestésica, personal, emocional), personalidad, capacidades físicas y emocionales, experiencias mente-cuerpo y preferencias</td><td></td></tr>
<tr><td>«Gestalt personal»</td><td>Experiencias vitales, cosmovisiones, valores, creencias, cultura</td><td></td></tr>
<tr><td colspan="2">Óptica personal
La óptica personal se desarrolla a partir de las experiencias del yo personal y conforma tanto una visión personal como una visión del mundo a través de la cual el individuo que es terapeuta considera, filtra e interpreta la información y la experiencia a lo largo de la vida</td><td></td></tr>
<tr><td colspan="2">Autonomía profesional
La identidad de la persona y su comprensión de lo que significa ser profesional de la terapia ocupacional y cómo hacer terapia ocupacional. Esto incluye el conocimiento profesional, las teorías de la práctica y las creencias y suposiciones interiorizadas, así como las habilidades y experiencias</td><td></td></tr>
<tr><td>Conocimientos profesionales</td><td>Comprensión de las teorías y marcos formales, hechos, principios y evidencia relacionados con la terapia ocupacional y campos de estudio afines</td><td></td></tr>
<tr><td>Teorías y creencias sobre la práctica</td><td>Suposiciones e interpretaciones de los conocimientos profesionales adquiridos a partir de la experiencia práctica, la educación, la supervisión y colegas de práctica</td><td></td></tr>
<tr><td>Habilidades y experiencias prácticas</td><td>Tipos y alcance de las actividades terapéuticas que se realizan o se han realizado, como procedimientos de evaluación e intervención</td><td></td></tr>
<tr><td colspan="2">Óptica profesional
La óptica profesional se desarrolla a partir del yo profesional y conforma una visión de la terapia a través de la cual el individuo que es terapeuta considera, filtra e interpreta la información y las experiencias a lo largo del proceso terapéutico</td><td></td></tr>
<tr><th colspan="2">PERSONA/CLIENTE</th><th>NOTAS U OBSERVACIONES</th></tr>
<tr><td colspan="2">Personal
Todas las características mente/cuerpo de la clientela (denominadas características personales), junto con las experiencias vitales, los antecedentes culturales, los valores y las creencias (denominadas «gestalt personal»)</td><td></td></tr>
</table>

<table>
<tr><th colspan="2">PERSONA/CLIENTE</th><th>NOTAS U OBSERVACIONES</th></tr>
<tr><td>Características personales</td><td>Inteligencias, personalidad, capacidades físicas y emocionales, experiencias mente-cuerpo y preferencias</td><td></td></tr>
<tr><td>«Gestalt personal»</td><td>Experiencias vitales, visión del mundo, valores, creencias, cultura</td><td></td></tr>
<tr><td colspan="2">Óptica personal
La óptica personal se desarrolla a partir de las experiencias del yo personal y da forma tanto a una visión personal como a una visión del mundo a través de la cual el individuo que es cliente considera, filtra e interpreta la información y la experiencia a lo largo de la vida</td><td></td></tr>
<tr><td colspan="2">Persona/cliente
Toda la comprensión sobre lo que significa ser cliente de terapia ocupacional, que incluye conocimientos, teorías y creencias relacionados con la salud y la ocupación, así como las habilidades y la comprensión adquiridas a partir de experiencias terapéuticas previas</td><td></td></tr>
<tr><td>Información sobre salud y preocupaciones profesionales</td><td>Información sobre lo que ocurre desde el punto de vista de la salud, así como los problemas actuales relacionados con la ocupación que han motivado la evaluación y la intervención de la terapia ocupacional</td><td></td></tr>
<tr><td>Teorías y creencias sanitarias/ ocupacionales</td><td>Suposiciones e interpretaciones de la situación actual y de los resultados futuros esperados a partir de la experiencia personal o de lo que el individuo que es cliente ha visto u oído a otras personas</td><td></td></tr>
<tr><td>Habilidades y comprensión de los cuidados relacionados con la terapia</td><td>Habilidades y conocimientos adquiridos en experiencias personales previas en terapia ocupacional u otras terapias que el individuo que es cliente percibe como similares a la situación terapéutica actual</td><td></td></tr>
<tr><td colspan="2">Óptica de la persona/cliente
La óptica de la persona/cliente se desarrolla a partir de una mezcla del yo personal y del yo de la persona/cliente. Conforma un punto de vista a través del cual la persona/cliente considera, filtra e interpreta la información y las experiencias a lo largo del proceso terapéutico</td><td></td></tr>
<tr><th colspan="2">FACTORES OCUPACIONALES DEL CONTEXTO OCUPACIONAL DE LA PRÁCTICA</th><th>OBSERVACIONES</th></tr>
<tr><td>Normas y políticas organizativas</td><td>Trabajo en equipo (colaboración, competición, coordinación)
Expectativas organizativas percibidas
Relaciones de poder entre personal y personas proveedoras relacionadas</td><td></td></tr>
</table>

FACTORES OCUPACIONALES DEL CONTEXTO OCUPACIONAL DE LA PRÁCTICA		OBSERVACIONES
Tiempo	Programación (frecuencia de la terapia, hora del día, limitaciones) Tiempo de desplazamiento requerido por terapeuta o paciente Duración del tratamiento por sesión Duración global de los servicios de terapia (número de visitas o duración del servicio) Vida útil prevista por el individuo que es cliente	
Recursos materiales	Número de plazas disponibles para terapia Características del espacio (p, ej., intimidad, nivel de ruido, tamaño, temperatura, construcción, entorno natural) Accesorios espaciales (p, ej., cocinas, mesas, camas, fregaderos) Suministros y equipos disponibles Suministros y equipos que pueden obtenerse fácilmente	
Ambiente social	Grupos sociales entre clientes Grupos terapéuticos formales o planificados Relaciones sociales entre el personal Expectativas o estereotipos sociales o culturales	
Carga de trabajo	Número de clientes (global, en un período determinado, ratio) y tamaño del grupo de clientes (individuo, familia, personas cuidadoras, población). Proporción de clientes por terapeuta (1:1, solapamiento, grupo, población)	
	Tipos de clientes (variedad de edades, condiciones de salud, problemas de desempeño laboral) Frecuencia de rotación y fluctuaciones en el volumen de casos Priorización (impacto de la gravedad o sistemas basados en el volumen o el tiempo)	
Pago de servicios	Naturaleza de la cobertura (p. ej., gobierno, seguro) Trámites necesarios para el pago Capacidad de pago del individuo que es cliente	
Opciones de alta	Plazas disponibles (opciones de apoyo asistencial adecuado, opciones económicamente viables, opciones preferidas por cliente y familia). Calendario (inmediato o con planificación anticipada)	

ACCIONES TERAPÉUTICAS	NOTAS U OBSERVACIONES
Foco de atención de la intervención	
Enfoques de intervención	
Acciones (ocupacionales, intencionadas, preparatorias, pasivas, basadas en el debate)	
Verbalizaciones (en relación con el abordaje terapéutico, los estados de salud, lo que sucede fuera de las sesiones de terapia)	
Intervenciones individuales frente a intervenciones compartidas (p. ej., tratamiento en equipo, basado en la familia)	
Naturaleza de la intervención (es decir, promoción de la salud, establecimiento/restablecimiento de capacidades/habilidades, mantener, modificar, adaptar, prevenir)	
Acciones del individuo que es cliente relacionadas con la terapia fuera de la sesión de intervención	
Objetivos y su consecución • Declaraciones formales de los objetivos deseados • Medidas relacionadas con los objetivos	
RESULTADOS DE LA TERAPIA	**NOTAS U OBSERVACIONES**
Resutados[a] • Mejora y aumento de la capacidad de desempeño ocupacional • Participación en el desempeño ocupacional y competencia de rol • Promoción de la salud y prevención de condiciones adversas • Bienestar • Bienestar y calidad de vida • Justicia ocupacional	
Naturaleza de la enfermedad de la clientela • Aguda, subaguda, crónica, terminal • Cuestiones específicas o complejas/múltiples • Situación ocupacional anterior	

[a] De Outcomes summarized from American Occupational Therapy Association. (2020). Occupational therapy practice framework: Domain and process (4th ed.). *American Journal of Occupational Therapy, 74*(Suppl. 2), 7412410010. https://doi.org/10.5014/ajot.2020.74S2001

Pueden encontrarse actividades formativas adicionales para este capítulo en thePoint.

REFERENCIAS BIBLIOGRÁFICAS

American Occupational Therapy Association. (2020). Occupational therapy practice framework: Domain and process (4th ed.). *American Journal of Occupational Therapy, 74*(Suppl. 2), 7412410010. https://doi.org/10.5014/ajot.2020.74S2001

Bair, S. G., Henao, M., & Stark, H. B. (2017). An exploration of multidisciplinary professional reasoning perspectives on the discharge preparation process from the neonatal intensive care unit [Unpublished manuscript]. School of Occupational Therapy, Brenau University, Gainesville, GA.

Barris, R. (1987). Clinical reasoning in psychosocial occupational therapy: The evaluation process. *Occupational Therapy Journal of Research, 7*, 147–162.

Beagan, B. L., Sibbald, K. R., Pride, T. M., & Bizzeth, S. R. (2022). Client-centered practice when professional and social power are uncoupled: The experiences of therapists from marginalized groups. *The Open Journal of Occupational Therapy, 10*(4), 1–14. https://doi.org/10.15453/2168-6408.1955

Bigman, C., Massengale, L., Nickerson, K., & Street, R. (2017). Multidisciplinary professional reasoning perspectives on the transition methods from non-oral to oral feeding in the neonatal intensive care unit [Unpublished manuscript]. School of Occupational Therapy, Brenau University, Gainesville, GA.

Blanche, E. I., Fogelberg, D., Diaz, J., Carlson, M., & Clark, F. (2011). Manualization of occupational therapy interventions: Illustrations from the pressure ulcer prevention research program. *The American Journal of Occupational Therapy, 65*, 711–719. https://doi.org/10.5014/ajot.2011.001172

Bleakley, A., Farrow, R., Gould, D., & Marshall, R. (2003). Making sense of clinical reasoning: Judgement and the evidence of the senses. *Medical Education, 37*, 544–552. https://doi.org/10.1046/j.1365-2923.2003.01542.x

Bullen, J., Cox, C., Sprouse, A., & Willingham, T. (2013). Relationships among occupational therapy professional reasoning, action, and outcomes: A methodological pilot study [Unpublished manuscript]. School of Occupational Therapy, Brenau University, Gainesville, GA.

Chow, J. K., Pickens N. D., Fletcher, T., Thompson, M., & Bowyer, P. (2023). "You've got to do something": Developing occupational therapists' role in end-of-life care. *OTJR: Occupation, Participation and Health, 43*(1), 109–118. https://doi.org/10.1177/15394492221088239

Crepeau, E. B. (1991). Achieving intersubjective understanding: Examples form an occupational therapy treatment session. *The American Journal of Occupational Therapy, 44*, 1016–1024. https://doi.org/10.5014/ajot.45.11.1016

Dijkers, M. P., Ferraro, M. K., Hart, T., Packel, A., Whyte, J., & Zanca, J. M. (2014). Toward a rehabilitation treatment taxonomy: Summary of work in progress. *Physical Therapy, 94*(3), 319–321. https://doi.org/10.2522/ptj.20130999

Dunn, W., Brown, C., & McGuigan, A. (1994). The ecology of human performance: A framework for considering the effect of context. *The American Journal of Occupational Therapy, 48*(7), 595–607. https://doi.org/10.5014/ajot.48.7.595

Evans, P. N., Li, L., Smithfield, A. M., & Subin, V. A. (2016). Exploring professional reasoning strategies related to the practice context in a skilled nursing facility [Unpublished manuscript]. School of Occupational Therapy, Brenau University, Gainesville, GA.

Fisher, A. G. (1998). Uniting practice and theory in an occupational framework—1998 Eleanor Clarke Slagle lecture. *The American Journal of Occupational Therapy, 52*(7), 509–521. https://doi.org/10.5014/ajot.52.7.509

Gambrill, E. (2005). *Critical thinking in clinical practice: Improving the quality of judgments and decisions* (2nd ed.). John Wiley & Sons.

Gambrill, E. (2012). *Critical thinking in clinical practice: Improving the quality of judgments and decisions* (3rd ed.). John Wiley & Sons.

Gambrill, E. (2019). *Critical Thinking and the Process of Evidence-Based Practice.* United Kingdom: Oxford University Press. ISBN 978-0190463359

Gardner, H. (2004). *Frames of mind: The theory of multiple intelligences* (20th ed.). Basic Books.

Ghaisas, S., Pyatak, E. A., Blanche, E., Blanchard, J., Clark, F., & PUPS II Study Group. (2015). Lifestyle changes and pressure ulcer prevention in adults with spinal cord injury in the Pressure Ulcer Prevention Study lifestyle intervention. *The American Journal of Occupational Therapy, 69*, 6901290020. https://doi.org/10.5014/ajot.2015.012021

Gillen, G. (2013). A fork in the road: An occupational hazard? *The American Journal of Occupational Therapy, 67*(6), 641–652. https://doi.org/10.5014/ajot.2013.676002

Godfrey, M., Cornwell, P., Eames, S., Hodson, T., Thomas, T., & Gillen, A. (2019). Pre-discharge home visits: A qualitative exploration of the experience of occupational therapists and multidisciplinary stakeholders. *Australian Occupational Therapy Journal, 66*(3), 249–257. https://doi.org/10.1111/1440-1630.12561

Gray, J. M. (1998). Putting occupation into practice: Occupation as ends, occupation as means. *The American Journal of Occupational Therapy, 52*(5), 354–364. https://doi.org/10.5014/ajot.52.5.354

Hammill, K. (2014). The professional reasoning of Australian occupational therapists working with people living with a terminal illness [Unpublished thesis]. University of Western Sydney, Campbelltown, NSW. http://handle.uws.edu.au:8081/1959.7/uws:32308

Hammill, K., Bye, R., & Cook, C. (2019). Occupational engagement of people living with a life-limiting illness: Occupational therapists' perceptions. *Australian Occupational Therapy Journal, 66*(2), 145–153. https://doi.org/10.1111/1440-1630.12557

Harris, D. L. (2005). Therapist's sensory processing and its influence upon occupational therapy interventions in children with autism [Unpublished master's thesis]. Brenau University, Gainesville, GA.

Hart, T., Dijkers, M. P., Whyte, J., Turkstra, L. S., Zanca, J. M., Packel, A., Van Stan, J. H., Ferraro, M., & Chen, C. (2019). A theory-driven system for the specification of rehabilitation treatments. *Archives of Physical Medicine and Rehabilitation, 100*(1), 172–180. https://doi.org/10.1016/j.apmr.2018.09.109

Hasselkus, B. R. (2006). The 2006 Eleanor Clarke Slagle Lecture—The world of everyday occupation: Real people, real lives. *The American Journal of Occupational Therapy, 60*, 627–640. https://doi.org/10.5014/ajot.60.6.627

Higgs, J., & Jones, M. (2019). Multiple spaces of choice, engagement and influence in clinical decision making. In J. Higgs, G. M. Jenson, S. Loftus, & N. Christensen (Eds.), *Clinical reasoning in the health professions* (4th ed., pp. 33–43). Elsevier.

Holmqvist, K., Kamwendo, K., & Ivarsson, A. (2009). Occupational therapists' descriptions of their work with persons suffering from cognitive impairment following acquired brain injury. *Scandinavian Journal of Occupational Therapy, 16*(1), 13–24. https://doi.org/10.1080/11038120802123520

Hooper, B. (1997). The relationship between pre-theoretical assumptions and clinical reasoning. *The American Journal of Occupational Therapy, 51*, 328–338. https://doi.org/10.5014/ajot.51.5.328

Hooper, B. (2008). Therapist's assumptions as a dimension of professional reasoning. In B. A. B. Schell & J. W. Schell (Eds.), *Clinical and professional reasoning in occupational therapy* (pp. 13–35). Wolters Kluwer/Lippincott Williams and Wilkins.

Howard, B. S. (1991). How high do we jump? The effect of reimbursement on occupational therapy. *The American Journal of Occupational Therapy, 45*, 875–881. https://doi.org/10.5014/ajot.45.10.875

Hurd, M. K., Lampert, H. S., Plank, C. M., & Trentham, A. A. (2017). Exploring professional reasoning strategies related to the practice context in a skilled nursing facility [Unpublished master's thesis]. Brenau University, Gainesville, GA.

Kersey, J., Hammel, J., Baum, C., Huebert., Malagari, E., Terhorst, L., McCue, M., & Skidmore, E. R. (2022). Effect of interventions on activity and participation outcomes for adults with brain injury: A scoping review. *Brain Injury, 36(*1), 21–31. https://doi.org/10.1080/02699052.2022.2034043

Kielhofner, G. (1995). Human system. In G. Kielhofner (Ed.), *A model of human occupation: Theory and application* (2nd ed., pp. 9–25). Williams & Wilkins.

Lakoff, G., & Johnson, M. (1999). *Philosophy in the flesh: The embodied mind and its challenge to Western thought.* Basic Books.

Lave, J. (1988). *Cognition in practice: Mind, mathematics and culture in everyday life.* Cambridge University Press.

Lave, J., & Wenger, E. (1991). *Situated learning: Legitimate peripheral participation.* Cambridge University Press.

Law, M. C. (1998). *Client centered occupational therapy.* ISBN 978-1556422645

Lentz, M. H., Randazzo, J. M., & Waters, J. T. (2015). Investigating the emotional intelligence of practicing occupational therapists using a pretest-posttest design [Unpublished master's thesis]. Brenau University, Gainesville, GA.

Malgaonkar, N., Ramachandran, M., Patel, S. D., & Dsouza, S. A. (2023). Occupational therapists' perceptions of home program provision for stroke survivors in a lower-and middle-income country: An exploratory study. *Occupational Therapy in Health Care, 37*(1), 54–74. https://doi.org/10.1080/07380577.2021.1930326

Manning, S. M., Miller, E. R., & Weaver, L. G. (2016). Embodiment: Therapist's description of bodily factors influencing their practice [Unpublished master's thesis]. Brenau University, Gainesville, GA.

Maruyama, S., Sasada, S., Jinbo, Y., & Bontje, P. (2021). A concept analysis of clinical reasoning in occupational therapy. *Asian Journal of Occupational Therapy, 17*(1), 17–25. https://doi.org/10.11596/asiajot.16.119

Mattingly, C. (1994). Occupational therapy as a two-body practice: The lived body. In C. Mattingly & M. H. Fleming (Eds.), *Clinical reasoning: Forms of inquiry in a therapeutic practice* (pp. 64–93). F. A. Davis.

McCorquodale, L., & Kinsella, E. A. (2015). Critical reflexivity in client-centred therapeutic relationships. *Scandinavian Journal of Occupational Therapy, 22*(4), 311–317. https://doi.org/10.3109/11038128.2015.1018319

Munroe, H. (1996). Clinical Reasoning in Community Occupational Therapy. *The British Journal of Occupational Therapy, 59*(5), 196-202. doi:10.1177/030802269605900502

Neuhaus, B. E. (1988). Ethical considerations in clinical reasoning: The impact of technology and cost containment. *The American Journal of Occupational Therapy, 42*, 288–294. https://doi.org/10.5014/ajot.42.5.288

Norman, G. (2005). Research in clinical reasoning: Past history and current trends. *Medical Education, 39*(4), 418–427. https://doi.org/10.1111/j.1365-2929.2005.02127.x

Parham, D. (1987). Nationally speaking-toward professionalism: The reflective therapist. *The American Journal of Occupational Therapy, 41*, 555–561. https://doi.org/10.5014/ajot.41.9.555

Parham, L., Roley, S., May-Benson, T., Koomar, J., Brett-Green, B., Burke, J. P., Cohn, E. S., Mailloux, Z., Miller, L. J., & Schaaf, R. (2011). Development of a fidelity measure for research on the effectiveness of the Ayres Sensory Integration® intervention. *The American Journal of Occupational Therapy, 65*(2), 133–142. https://doi.org/10.5014/ajot.2011.000745

Rassafiani, M., Ziviani, J., Rodger, S., & Dalgleish, L. (2009). Identification of occupational therapy clinical expertise: Decision-making characteristics. *Australian Journal of Occupational Therapy, 56*, 156–166. https://doi.org/10.1111/j.1440-1630.2007.00718.x

Roberts, A. E. (1996). Clinical reasoning in occupational therapy: Idiosyncrasies in content and process. *British Journal of Occupational Therapy, 59*, 372–376. https://doi.org/10.1177/030802269605900807

Robertson, L. J. (1996). Clinical reasoning, part 2: Novice/expert differences. *British Journal of Occupational Therapy, 59*, 212–216. https://doi.org/10.1177/030802269605900507

Rogers, J. C. (1983). Clinical reasoning: The ethics, science, and art. *The American Journal of Occupational Therapy, 37*, 601–616. https://doi.org/10.5014/ajot.37.9.601

Rogers, J. C., & Holm, M. B. (1991). Occupational therapy diagnostic reasoning: A component of clinical reasoning. *The American Journal of Occupational Therapy, 45*, 1045–1053. https://doi.org/10.5014/ajot.45.11.1045

Rouch, S., & Skidmore, E. R. (2018). Examining guided and directed cues in strategy training and usual rehabilitation. *OTJR: Occupation, Participation and Health, 38*(3), 151–156. https://doi.org/10.1177/1539449218758618

Schell, B. A. B. (1994). *The effect of practice context on occupational therapy practitioner's clinical reasoning* [Doctoral dissertation]. Dissertation Abstracts International, University of Georgia, AAT 9507243.

Schell, B. A. B. (2002). *Emerging concepts in clinical reasoning: Implications for teaching and research.* Presented as part of a panel by B. Hooper, R. Farber, & B. Schell. Occupational Therapy Intervention Scale. World Federation of Occupational Therapy, Stockholm, Sweden.

Schell, B. A. B. (2009a). Professional reasoning in practice. In E. B. Crepeau, E. S. Cohn, & B. A. B. Schell (Eds.), *Willard and Spackman's occupational therapy* (11th ed., pp. 315–327). Lippincott Williams & Wilkins.

Schell, B. A. B. (2009b). *Fostering professional reasoning skills: An ecological approach.* Workshop for AOTA Fieldwork Special Interest Section, AOTA Conference & Exposition, Houston, TX.

Schell, B. A. B. (2014a). Professional reasoning in practice. In B. A. B. Schell, G. Gillen, & M. E. Scaffa (Eds.), *Willard and Spackman's occupational therapy* (12th ed., pp. 384–397). Wolters Kluwer/Lippincott Williams & Wilkins.

Schell, B. A. B. (2014b). *Ecological model of professional reasoning in practice.* Auckland University of Technology.

Schell, B. A. B. (2014c). *Ecological model of professional reasoning in practice.* Otago University.

Schell, B. A. B. (2016). *Reasoning in action: An ecological theory of professional reasoning.* Taiwan Occupational Therapy Association Keynote.

Schell, B. A. B. (2019). Professional reasoning in practice. In B. A. B. Schell & G. Gillen (Eds.), *Willard and Spackman's occupational therapy* (13th ed., pp. 482–497). Wolters Kluwer.

Schell, B. A. B. (2022). *Clinical and professional reasoning in occupational therapy.* Online Keynote, Chilean Occupational Therapy Congress.

Schell, B. A. B. (2023). Professional reasoning in practice. In G. Gillen & C. Brown (Eds.), *Willard and Spackman's occupational therapy* (14th ed.). Wolters Kluwer.

Schell, B. A. B., & Cervero, R. M. (1993). Clinical reasoning in occupational therapy: An integrative review. *The American Journal of Occupational Therapy, 47*(7), 605–610. https://doi.org/10.5014/ajot.47.7.605

Schell, B. A. B., Unsworth, C., & Schell, J. (2008). Theory and practice: New directions for research in professional reasoning. In B. A. B. Schell & J. W. Schell (Eds.), *Clinical and professional reasoning in occupational therapy.* pp 401-432 Lippincott Williams and Wilkins.

Schon, D. A. (1983). *The reflective practitioner: How professionals think in action*. Basic Books.

Scott, S. L., Bieber, J., Auriemma, C., Flanigan, C., Frolli, H., McGloin, M., O'Brien, M., Oliver, E., & Schorr, T. (2021) What were you thinking? Understanding practitioners' clinical reasoning when addressing upper extremity recovery after stroke. *The American Journal of Occupational Therapy, 75*(Suppl. 2), 7512510237p1. https://doi.org/10.5014/ajot.2021.75S2-PO237

Skidmore, E. R., & Shih, M. (2022). Stroke rehabilitation: Recent progress and future promise. *OTJR: Occupation, Participation and Health, 42*(3), 175–181. https://doi.org/10.1177/15394492221082630

Skubik-Peplaski, C., Howell, D. M., Hunter, E. G., & Harrison, A. (2015). Occupational therapists' perceptions of environmental influences on practice at an inpatient stroke rehabilitation program: A pilot study. *Physical & Occupational Therapy in Geriatrics, 33*(3), 250–262. https://doi.org/10.3109/02703181.2015.1042565

Smith, M., Higgs, J., & Ellis, E. (2008). Factors influencing clinical decision making. In J. Higgs, M. A. Jones, S. Loftus, & C. Christensen (Eds.), *Clinical reasoning in the health professions* (3rd ed.). Butterworth-Heinemann.

Smith-Gabai, H. (2016). *Occupational therapy discharge planning and recommendations in acute care: An action research study* [Doctoral dissertation]. ProQuest Dissertations & Theses Global database, Order No. 10188959.

Spielmann, V. (2021). *Duality not dichotomy: Defining and establishing the role of professional reflection in an interdisciplinary team of allied health professionals* [Doctoral dissertation]. Fielding Graduate University, ProQuest Dissertations and Theses Global.

Sumsion, T. (2006). *Client-centred practice in occupational therapy: A guide to implementation* (2nd ed.). Churchill Livingstone.

Swanson, R. A., & Chermack, T. J. (2013). *Theory building in applied disciplines*. Berrett-Koehler Publishers. ISBN 9781609947330, 1609947339

Thomas, H. (2011). The influence of pragmatic reasoning aspects of the personal and physical contexts on occupational therapists' intervention choices for addressing contractures [Dissertation]. Trident University, Cypress, CA.

Toth-Cohen, S. (2008). Using cultural-historical activity theory to study clinical reasoning in context. *Scandinavian Journal of Occupational Therapy, 15*(2), 82–94. https://doi.org/10.1080/11038120701534975

Trombly, C. A. (1995). The 1995 Eleanor Clarke Slagle Lecture—Purposefulness and meaningfulness as therapeutic mechanisms. *The American Journal of Occupational Therapy, 49*, 960–972. https://doi.org/10.5014/ajot.49.10.960

Turpin, M. J., & Iwama, M. K. (2011). *Using occupational therapy models in practice: A fieldguide*. Elsevier Health Sciences. 978-0723434948

Unsworth, C. A. (2004). How do pragmatic reasoning, worldview and client-centredness fit? *British Journal of Occupational Therapy, 67*(1), 10–19. https://doi.org/10.1177/030802260406700103

Unsworth, C. A., & Schell, B. A. (2006). Clinical reasoning: Development of a theory-in-use. *Proceedings of the 14th International Congress of the World Federation of Occupational Therapists*. Sydney Convention Centre, Sydney, 24–28 July.

Watsjold, B. K., Ilgen, J. S., & Regehr, G. (2022). An ecological account of clinical reasoning. *Academic Medicine, 97*(11S), S80–S86. https://doi.org/10.1097/ACM.0000000000004899

Whalley Hammell, K. R. (2013). Client-centred practice in occupational therapy: Critical reflections. *Scandinavian Journal of Occupational Therapy, 20*(3), 174–181. https://doi.org/10.3109/11038128.2012.752032

Wieringa, S., & Greenhalgh, T. (2015). 10 years of mindlines: A systematic review and commentary. *Implementation Science, 10*(1), 1–11. https://doi.org/10.1186/s13012-015-0229-x

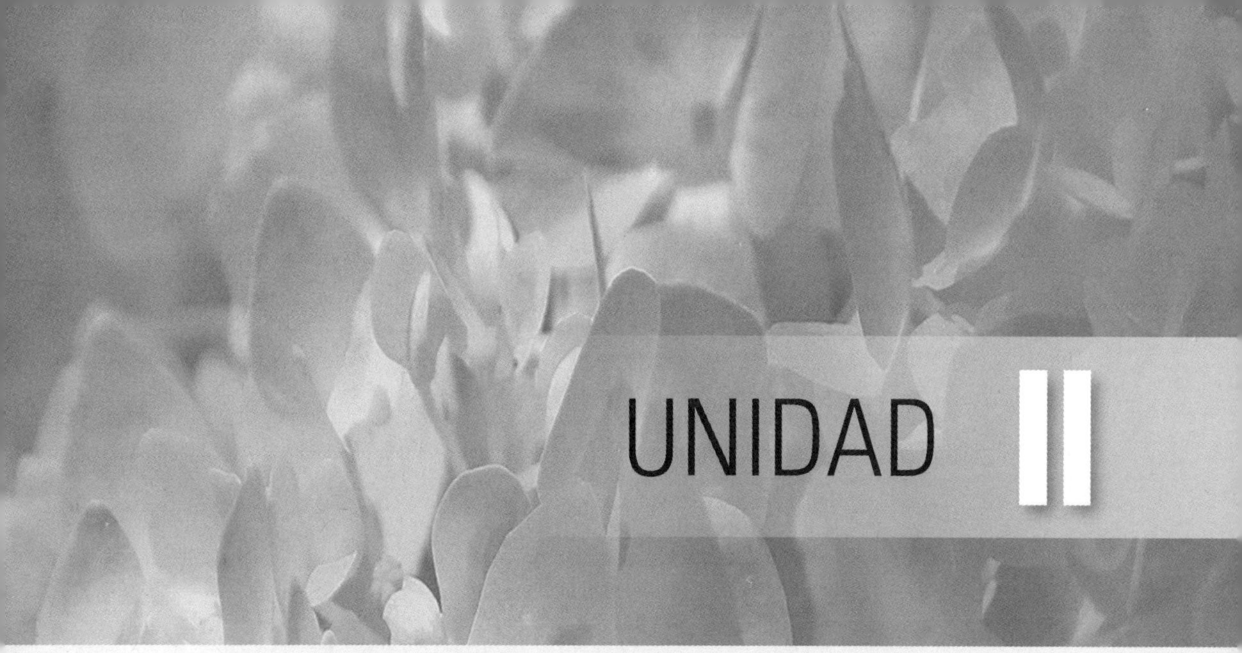

UNIDAD II

ASPECTOS DEL RAZONAMIENTO PROFESIONAL

CAPÍTULO **6** Aspectos del razonamiento profesional

CAPÍTULO **7** Razonamiento científico y evidencia en la práctica

CAPÍTULO **8** Razonamiento narrativo

CAPÍTULO **9** Razonamiento pragmático

CAPÍTULO **10** Razonamiento ético

CAPÍTULO **11** Razonamiento interactivo

CAPÍTULO 6

Aspectos del razonamiento profesional

BARBARA A. BOYT SCHELL

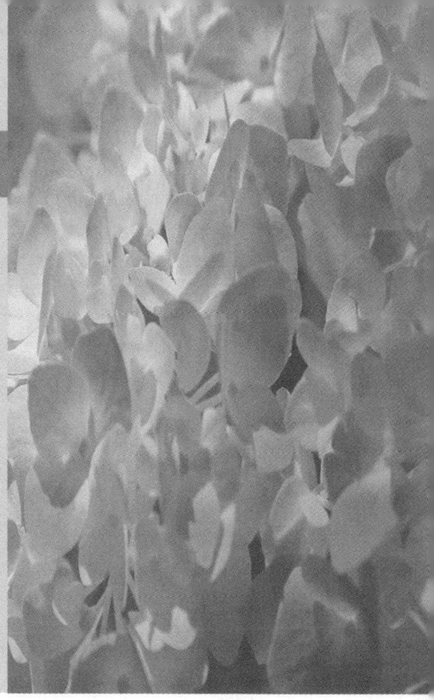

CONTENIDO

¿Sobre qué razonamos?

Aspectos del razonamiento: conceptos y controversias

Clasificación de los aspectos del razonamiento profesional

Razonamiento científico

Razonamiento narrativo

Razonamiento pragmático

Razonamiento ético

Razonamiento interactivo

El razonamiento profesional como proceso condicional

El razonamiento profesional como síntesis y análisis

Razonamiento, reflexión y humildad intelectual

Resumen

OBJETIVOS

Después de leer este capítulo, será capaz de:

1. Explorar las conceptualizaciones del razonamiento clínico en las profesiones sanitarias.
2. Investigar y clasificar diferentes aspectos del razonamiento profesional en terapia ocupacional.
3. Analizar los aspectos del razonamiento en relación con los problemas de la práctica.

TÉRMINOS CLAVE

Razonamiento científico
Razonamiento diagnóstico
Razonamiento procedimental
Razonamiento hipotético-deductivo
Razonamiento narrativo
Razonamiento ético
Razonamiento interactivo
Razonamiento condicional
Profesional reflexivo/a
Humildad intelectual

REFLEXIONAR SOBRE EL PENSAMIENTO

No solo utilizo todos los cerebros que tengo, sino todos los que puedo pedir prestados.
—Woodrow Wilson

¿SOBRE QUÉ RAZONAMOS?

En la Unidad I, se exploró la naturaleza del razonamiento humano desde múltiples perspectivas con el fin de proporcionar una base para su mejor comprensión. El *razonamiento profesional* se definió como los procesos utilizados por profesionales para planificar, dirigir, realizar y reflexionar sobre la atención a la clientela. El Modelo ecológico de razonamiento profesional sugería que el razonamiento profesional es un proceso sinérgico en el que intervienen terapeuta, cliente y contexto de la práctica. Los componentes de cada uno de estos aspectos se combinan para hacer aflorar las cuestiones terapéuticas específicas que deben abordarse y las respuestas a estas cuestiones. En esta unidad, exploramos cómo el contenido y el enfoque del razonamiento profesional parecen variar con las demandas de los problemas de la práctica que deben abordarse. Hay que tener en cuenta que, tal y como expuso Kinsella en la primera unidad, este razonamiento es un proceso de «todo el cuerpo» y, por tanto, cuando se utilizan términos como *pensamiento* y *razonamiento*, se pretende que reflejen esa integración de mente y cuerpo.

Fleming (1991) fue la primera dentro de la terapia ocupacional en describir cómo terapeutas ocupacionales parecían utilizar diferentes enfoques de pensamiento, dependiendo de la *naturaleza del problema clínico* que estaban abordando. Se refirió a este proceso como «terapeuta con la mente de tres vías» (p. 1007). Desde entonces, existe una cantidad significativa de estudios sobre los diferentes aspectos del razonamiento profesional de la terapia ocupacional, y parece que hay muchas «vías» utilizadas por terapeutas para responder a las demandas de la práctica. Como nota al margen, la mayor parte de esta investigación se ha realizado con terapeutas ocupacionales, aunque al menos dos estudios (Humbert, 2004; Lyons y Crepeau, 2001) sugieren que hay alguna razón para esperar que también sea aplicable a personas asistentes de terapia ocupacional. En esta unidad, resumimos algunos de los principales aspectos o «claves» que se utilizan en terapia. Las seleccionadas han surgido en múltiples estudios en los que se analizó el razonamiento de terapeutas ocupacionales (da Silva Araujo y cols., 2022) y en algunos casos representan una compilación de varias ideas, como se observa en las descripciones de la tabla 6-1.

TABLA 6-1 Aspectos del razonamiento en terapia ocupacional

ASPECTO DEL RAZONAMIENTO	CLAVES PARA EL RECONOCIMIENTO EN LAS CONVERSACIONES ENTRE TERAPEUTAS	EJEMPLOS DE PROBLEMAS O PREGUNTAS TERAPÉUTICAS QUE PONEN DE MANIFIESTO ESTE RAZONAMIENTO
Científico Razonamiento que implica el uso de métodos lógicos y científicos aplicados, como la comprobación de hipótesis, el reconocimiento de patrones, la toma de decisiones basada en teorías y las pruebas estadísticas	Impersonal, centrado en el diagnóstico, la afección, la teoría rectora, la evidencia de la investigación o lo que «normalmente» sucede con clientes similares	¿Cuál es la naturaleza de la enfermedad, lesión o problema de desarrollo? ¿Cuáles son las deficiencias o discapacidades más comunes derivadas de esta enfermedad? ¿Cuáles son los factores contextuales típicos que afectan el desempeño? ¿De qué teorías e investigaciones se dispone para orientar la evaluación y la intervención?
Diagnóstico Razonamiento de investigación y análisis de la causa o naturaleza de las afecciones que requieren la intervención de terapia ocupacional; puede considerarse un componente del razonamiento científico	Utiliza información tanto personal como impersonal. Se intenta explicar por qué la clientela tiene problemas utilizando una mezcla de información basada en la ciencia y en la clientela	¿Qué problemas de desempeño ocupacional presentes o futuros se observan? ¿Cuáles son los factores que contribuyen a este problema (deficiencias, contexto de rendimiento)? ¿Cómo se manifiestan estos problemas (habilidades, hábitos, rutinas, roles ocupacionales)?
Procedimiento Razonamiento en el que el terapeuta considera y utiliza rutinas de intervención para las afecciones identificadas; puede tener una base científica o reflejar los hábitos y la cultura del entorno de intervención	Se caracteriza por el uso de regímenes o rutinas terapéuticos que se consideran eficaces para los problemas detectados y que se utilizan habitualmente con la clientela en ese entorno	¿Qué protocolos de evaluación e intervención son aplicables a la situación de esta persona? ¿Cómo suele tratarse a este tipo de clientes en mi entorno?

(*continúa*)

TABLA 6-1 Aspectos del razonamiento en terapia ocupacional (*continuación*)

ASPECTO DEL RAZONAMIENTO	CLAVES PARA EL RECONOCIMIENTO EN LAS CONVERSACIONES ENTRE TERAPEUTAS	EJEMPLOS DE PROBLEMAS O PREGUNTAS TERAPÉUTICAS QUE PONEN DE MANIFIESTO ESTE RAZONAMIENTO
Narrativa Proceso de razonamiento utilizado para dar sentido a las circunstancias particulares de las personas; imaginar de manera prospectiva el efecto de la enfermedad, la discapacidad o los problemas de rendimiento profesional en su vida cotidiana; y crear una historia colaborativa que se representa con la clientela y las familias mediante la intervención	Personal, centrado en el cliente, incluido el pasado, el presente y el futuro previsto. Implica una apreciación de la cultura de la clientela como base para comprender su narrativa. Se refiere al «y qué» de la enfermedad para la vida de la persona	¿Cuál es la historia de la vida de esta persona? ¿Cuál es la naturaleza de esta persona como ser ocupacional? ¿Cómo ha afectado el estado de salud a la historia de vida de la persona o a su capacidad para continuar su historia de vida? ¿Qué actividades ocupacionales son las más importantes para esta persona? ¿Qué actividades ocupacionales son significativas para esta persona y útiles para alcanzar los objetivos de la terapia?
Pragmática Razonamiento práctico que se utiliza para encajar las posibilidades terapéuticas en las realidades actuales de la prestación de servicios, como las opciones de programación, el pago de los servicios, la disponibilidad de equipos, las habilidades de las personas terapeutas, las directivas de gestión y la situación personal de la persona terapeuta	Generalmente no se centra en la clientela o en su estado, sino más bien en todas las «cosas» físicas y sociales que rodean el encuentro terapéutico, así como en la sensación interna de la persona terapeuta de lo que es capaz de hacer y de lo que tiene tiempo y energía para llevar a cabo	¿Quién remitió a esta persona y por qué? ¿Quién paga los servicios y cuáles son sus normas? ¿Qué recursos familiares o de personas cuidadoras existen para apoyar la intervención? ¿Cuáles son las expectativas de quien me supervisa y de mi lugar de trabajo? ¿Cuánto tiempo tengo para ver a esta persona? ¿De qué espacio terapéutico y equipamiento dispongo? ¿Cuáles son mis competencias prácticas?

Ética		
Razonamiento dirigido a analizar un dilema ético, generar soluciones alternativas y determinar las acciones que deben emprenderse. Enfoque sistemático del conflicto moral	La tensión suele ser evidente cuando la persona terapeuta intenta determinar qué es lo «correcto» hacer, sobre todo cuando se enfrenta a dilemas en la terapia, principios contrapuestos, riesgos y beneficios	¿Merecen la pena los beneficios de la terapia? ¿Merecen la pena los riesgos de la terapia? ¿Cómo debo priorizar mis casos? ¿Cuáles son los límites de cómo puedo cambiar mi documentación para maximizar el pago? ¿Qué debo hacer cuando otros miembros del equipo de tratamiento actúan de un modo que, en mi opinión, entra en conflicto con los objetivos de la persona que recibe los servicios?
Interactivo		
Pensamiento dirigido a establecer relaciones interpersonales positivas con la clientela, que permitan identificar y resolver problemas en colaboración	La persona terapeuta se preocupa por lo que le gusta o le disgusta a su cliente. Uso de elogios, comentarios empáticos y conductas no verbales para animar y apoyar la cooperación de la clientela	¿Cómo puedo relacionarme mejor con esta persona? ¿Cómo puedo tranquilizar a esta persona? ¿Cuál es la mejor manera de animar a esta persona? ¿Qué estrategias no verbales debo utilizar en esta situación? ¿Dónde debo situarme en relación con esta persona para apoyarla, pero sin «invadirla»? ¿Qué factores culturales debo tener en cuenta al relacionarme con la persona?
Condicional		
Una mezcla de todas las formas de razonamiento para responder con flexibilidad a condiciones cambiantes o predecir posible clientela futura	Suele darse con terapeutas con más experiencia que puede «visualizar» múltiples futuros, con base en las experiencias pasadas de terapeutas y en la información actual	¿Adónde va esta persona? ¿Cómo se desarrollarán las distintas opciones terapéuticas, teniendo en cuenta el estado de salud, la situación social, la situación económica y la cultura de esta persona? Dadas estas posibles trayectorias futuras, ¿cuál es la mejor acción que puedo emprender ahora?

Nota: para obtener resúmenes adicionales de estos aspectos, consúltese Carrier y cols. (2010), Unsworth (2011) y los capítulos 7-11 de la Unidad II.

Aspectos del razonamiento: conceptos y controversias

En la edición anterior de este texto, compartíamos las preocupaciones relativas a la necesidad de una especificación más clara de lo que constituye un aspecto o «vía» del razonamiento profesional. En este capítulo seguimos abordando ocho aspectos que se resumen en la tabla 6-1, principalmente porque aparecen con frecuencia en la investigación (da Silva Araujo y cols., 2022).

En otras investigaciones se ven tanto los nombres como los números de estos aspectos de forma diferente (Sinclair, 2007; Unsworth, 2012), y en otras se pide más claridad conceptual (Maruyama y cols., 2021). Investigaciones recientes en las profesiones sanitarias han demostrado que se trata de un problema que no se limita a la terapia ocupacional. En una revisión exhaustiva del razonamiento clínico en las profesiones sanitarias, Young y cols. identificaron bibliografía sobre razonamiento clínico de 18 profesiones sanitarias diferentes (Young y cols., 2020). Mientras que el 37% (230/634) de los artículos de la revisión utilizaron el término razonamiento clínico, hubo un total de 110 términos diferentes utilizados en todos los artículos.

En un artículo relacionado, se concluyó que «el razonamiento clínico es un concepto multidimensional, con una riqueza de lenguaje asociado, y una multiplicidad de significados tanto implícitos como inferidos, en lugar de un constructo singular, unificado y comúnmente entendido» (Young y cols., 2019, p. 1286). Se continúa señalando que esto parece estar en parte relacionado con la naturaleza de la práctica, los valores y las epistemologías centrales de cada profesión.

REFLEXIONAR SOBRE EL PENSAMIENTO

El Dr. Young, investigador que dirigió varios estudios en los que se examinaba la conceptualización del razonamiento clínico en todas las profesiones sanitarias, hizo la siguiente observación:

Para mí, la lección más significativa aprendida de esta experiencia ha sido que es poco probable que el razonamiento clínico sea una entidad única, sino más bien un concepto que se cristaliza como una multitud de facetas y términos interconectados. El razonamiento clínico es la abreviatura de muchas cosas diferentes, un término utilizado para describir el «pensamiento que hacen los profesionales sanitarios» que adquiere especificidad, forma y cristaliza a través de la investigación activa, la enseñanza o el proceso de evaluación.

—(Young, 2018, p. S22)

La medicina tiene un largo historial de investigación sobre el razonamiento clínico. Koufidis y cols. revisaron exhaustivamente 124 publicaciones, de las que extrajeron tres áreas principales de investigación: la investigación centrada en el razonamiento como actividad cognitiva, como actividad contextualmente situada y como actividad socialmente mediada (*v.* cuadro 6-1). Merece la pena considerar estas distinciones a medida que la investigación en terapia ocupacional se centra en un examen más detallado de los conceptos de razonamiento profesional dentro del campo.

Dentro de la terapia ocupacional, el deseo de desarrollar evaluaciones del razonamiento clínico o profesional impulsa aún más las cuestiones de la clarificación de conceptos. Con

CUADRO 6-1 ÁREAS DE INVESTIGACIÓN EN RAZONAMIENTO CLÍNICO

- Investigación sobre el razonamiento como actividad cognitiva.
  - Resolución de problemas.
  - Reconocimiento de patrones.
    - Prototipos.
    - Ejemplos.
    - Redes semánticas y guiones de enfermedades.
  - Experiencia cognitiva.
    - Encapsulación de conocimientos.
    - Práctica deliberada.
    - Metacognición.
  - Toma de decisiones.
    - Racionalidad limitada.
    - Heurística y sesgos.
    - Teorías de doble proceso.
  - El razonamiento como actividad contextualmente situada.
    - Toma de decisiones naturalista.
      - Modelo de decisión basado en el reconocimiento.
      - Conocimiento de la situación.
      - Teoría del marco de datos.
    - Cognición situada y contexto.
    - Razonar sobre la experiencia adaptativa.
  - El razonamiento como actividad socialmente mediada.
    - Socialización profesional.
    - Teoría retórica y razonamiento narrativo.
    - Creación de sentido.

De Koufidis, C., Manninen, K., Nieminen, J., Wohlin, M., y Silén, C. (2021). Unravelling the polyphony in clinical reasoning research in medical education. *Journal of Evaluation in Clinical Practice*, 27(2), 438-450. https://doi.org/10.1111/jep.13432.

este fin, Maruyama y cols. (2021) llevaron a cabo un estudio de análisis conceptual de la literatura sobre terapia ocupacional. Sus hallazgos sugieren, en parte, que hay cuatro áreas centrales en los procesos de pensamiento terapéutico que son impulsados por diferentes perspectivas:

- Evidencia científica.
- Deontología profesional.
- Contextos prácticos.
- Relato de la clientela.

Separan los procesos de pensamiento anteriores de lo que denominan habilidades de pensamiento. Identifican dos áreas de destrezas de pensamiento profesional, las que son destrezas de pensamiento individual y las que son interactivas.

El punto de vista utilizado en este texto reconoce una similitud con las principales áreas que se muestran en el cuadro 6-1, extraídas de la literatura médica. También se basa en la observación de Fleming y Mattingly cuando afirman que «se emplean diferentes modos de pensamiento para diferentes propósitos y en respuesta a características particulares de los problemas» (1994, p. 17). Como se ilustra en la tabla 6-1, esos modos son evidentes tanto por el tipo de problema que se está atendiendo como por los cambios en la retórica utilizada por terapeutas cuando describen su pensamiento.

En mi opinión, muchos de los otros «tipos de razonamiento» que se plantean son reconocidos mejor como procesos cognitivos o de razonamiento comunes que suceden en asociación con todo tipo de actividades cotidianas, desde la compra de comestibles hasta la crianza, pero que no están conectados de forma exclusiva con las decisiones y acciones terapéuticas. Por ejemplo, Unsworth (2012) postula una forma de razonamiento, al que se refiere como «razonamiento de generalización», en el que la persona profesional considera la situación actual de sus clientes a la luz de las experiencias y comprensiones pasadas de la persona terapeuta. Esto no se incluye en la lista, porque parece ser más un proceso humano general subyacente a todo razonamiento, como los discutidos anteriormente por Templeton y Baxter en el capítulo 2 (Unidad I).

En una línea similar, la discusión de Thompson sobre el razonamiento abductivo como un proceso de trabajo a partir de «descripciones de patrones a posibles explicaciones de estos patrones» (2012, p. 15) es probablemente un proceso típico en todos los esfuerzos humanos. Si hay diferencias que encajan en la teoría del razonamiento profesional, entonces necesitamos un lenguaje para distinguir de qué estamos hablando. Tal vez haya que prestar más atención a la creación de taxonomías claras, como lo que sugirió Bonsall (2012) al desentrañar los significados del término *narrativa*. Su investigación aporta claridad al sugerir un lenguaje apropiado para referirse a la narrativa en la vida cotidiana, el razonamiento clínico y como método de investigación. Parece necesaria una taxonomía similar para los constructos relacionados con el razonamiento profesional.

Una perspectiva alternativa a enumerar múltiples aspectos del razonamiento es simplificar los conceptos como se sugiere en algunos estudios, considerándolos todos parte de un proceso de resolución de problemas. Esto reconoce que la resolución de problemas abarca una variedad de temas diferentes (Roberts, 1996; Robertson y Griffiths, 2012). Otra forma de considerar estos modos es a la luz de la toma de decisiones clínicas (Unsworth, 2012), en la que se observa que algunos aspectos del razonamiento son rápidos, automáticos y en gran medida tácitos (denominados sistemas S1), mientras que otros son conscientes, más lentos y más deliberados (sistemas S2) (Bate y cols., 2012).

Aprecio los continuos esfuerzos académicos, tanto dentro como fuera de la terapia ocupacional, por sacar a la superficie evidencia empírica relacionada con este empeño. Necesitamos destilar el lenguaje que atraviesa eficazmente las disciplinas para que los metaanálisis de los estudios cuantitativos y las metasíntesis de los estudios cualitativos puedan realizarse de forma eficaz. De la misma forma, animo a que se haga un esfuerzo por llegar a un cierto consenso dentro de la profesión para hacer progresar las teorías del razonamiento profesional de la terapia ocupacional que son exclusivas de la profesión y que son claras y útiles para mejorar la práctica.

CLASIFICACIÓN DE LOS ASPECTOS DEL RAZONAMIENTO PROFESIONAL

En esta sección, tratamos brevemente aspectos importantes del razonamiento profesional que se abordan con mayor profundidad en los capítulos de esta unidad.

Razonamiento científico

El **razonamiento científico** se utiliza para comprender el trastorno que afecta a una persona y decidir qué intervenciones son las que más le convienen. Es un proceso lógico paralelo a la investigación científica. Las formas de razonamiento científico descritas en terapia ocupacional son el **razonamiento diagnóstico** (Rogers y Holm, 1991) y el **razonamiento procedimental** (Fleming, 1991, 1994b), además del uso general del **razonamiento hipotético-deductivo**

(Tomlin, 2008). El razonamiento científico también se conoce como planificación del tratamiento (Pelland, 1987), por el cual la persona terapeuta utiliza teorías seleccionadas tanto para identificar problemas como para guiar la toma de decisiones.

El razonamiento diagnóstico tiene que ver con la detección y definición de problemas clínicos. El proceso puede comenzar antes de ver a la clientela, por ejemplo, al considerar la información de derivación. La profesión de terapia ocupacional, debido a sus ámbitos de interés, busca principalmente problemas de rendimiento ocupacional. Además, la naturaleza de los problemas que se espera encontrar se ve influida por la información contenida en las solicitudes de servicios (Rogers y Holm, 1991).

El razonamiento procedimental se produce cuando las personas profesionales «piensan en la enfermedad o discapacidad y deciden qué actividades de intervención (procedimientos) podrían llevar a cabo para remediar los problemas de rendimiento funcional de la persona» (Fleming, 1994a, 1991, p. 1008). Esto puede implicar una entrevista, una observación de la persona realizando una tarea o evaluaciones formales utilizando medidas estandarizadas. Fleming señaló que normalmente implica múltiples espacios de problemas que van desde las funciones corporales y las deficiencias hasta las características personales y contextuales. Asimismo, el término se utiliza para los distintos procedimientos y rutinas de la terapia. Aunque uno espera que el razonamiento procedimental tenga una base científica, Tomlin hace la importante observación de que el razonamiento procedimental puede convertirse en una implementación incuestionable de los protocolos terapéuticos, en cuyo caso pierde su naturaleza científica (Tomlin, 2008). Por ello, se hace tanto hincapié en el uso de la evidencia científica para informar la práctica, lo que desafía a la comunidad profesional a evaluar de manera rutinaria los enfoques terapéuticos habituales con base en la mejor información disponible (Holm, 2001; Law y McDermid, 2008; Tickle-Degnen, 2000).

Mattingly (1994a) señaló que la comunidad de terapeutas ocupacionales tiene una «práctica de dos cuerpos» (p. 37). Con ello quería decir que se ve a la persona atendida de dos maneras: el cuerpo como una máquina, en la que se pueden romper piezas, y la persona como una vida, llena de significados y esperanzas personales. Gran parte del razonamiento procedimental en terapia ocupacional aborda cuestiones relacionadas con el cuerpo como una máquina, aunque las teorías actuales en el campo enfatizan la necesidad de entender a quien se atiende como un sistema abierto, que responde y actúa sobre el entorno (Taylor, 2017). La siguiente forma de razonamiento, el razonamiento narrativo, proporciona a la persona profesional de terapia ocupacional una forma de entender la experiencia de enfermedad de una persona.

Razonamiento narrativo

Comprender el significado que una enfermedad, dolencia o discapacidad tiene para un individuo es una tarea que va más allá de la comprensión científica de los procesos de la enfermedad y los sistemas orgánicos. Más bien, requiere encontrar una forma de comprender el significado de esta experiencia a partir de la perspectiva de cada cliente. Mattingly (1994b) sugirió que se hiciera a través de una forma de razonamiento denominada **razonamiento narrativo**, denominado así porque implica pensar en forma de historia. No es raro que un/a terapeuta ocupacional profesional, al reemplazar a otro/a terapeuta con una persona cliente, pregunte: «¿Cuál es la historia de esta persona?».

A menudo, se trabaja con personas cuyas historias vitales están tan gravemente alteradas que no pueden imaginar cómo será su futuro. Mattingly (1994b) creía que, en estas situaciones, quien ejerce la profesión de manera hábil ayuda a sus clientes a inventar nuevas historias vitales.

Recientemente, esto se ha denominado ayudarles a «reconstruir» sus «narrativas ocupacionales» (Auzmendia y cols., 2008, p. 313). Hasta cierto punto, estas historias se hacen visibles a medida que profesional de terapia ocupacional y cliente desarrollan objetivos en conjunto. El uso de historias de vida también es evidente cuando se seleccionan actividades tanto por su potencial curativo como por su significado particular para la persona. Para ello, primero hay que solicitar historias ocupacionales a la persona (Clark y cols., 1996). Una vez comprendidas estas historias pasadas, se les puede ayudar a crear nuevas historias y nuevos futuros.

Razonamiento pragmático

El razonamiento pragmático es otra vertiente del razonamiento que va más allá de la relación profesional-cliente y aborda el mundo en el que se desarrolla la terapia (Schell, 2008; Schell y Cervero, 1993; Unsworth, 2004). Este mundo se considera desde dos perspectivas: el contexto de la práctica y el contexto personal. Dado que el razonamiento durante la terapia es una actividad práctica, a lo largo de los años se han identificado una serie de cuestiones cotidianas que afectan el proceso terapéutico.

Entre estos se incluyen los recursos para la intervención, la cultura organizativa, las relaciones de poder entre los miembros del equipo, las prácticas de reembolso y las tendencias de la práctica en la profesión (Barris, 1987; Howard, 1991; Neuhaus, 1988; Rogers y Holm, 1991). Los estudios que examinan el razonamiento clínico han confirmado que quienes ejercen la terapia ocupacional tienen en cuenta activamente sus contextos de práctica y se ven influidos por ellos (Creighton y cols., 1995; Schell, 1994; Strong y cols., 1995; Unsworth, 2005, 2012).

La situación personal de la persona profesional también forma parte del proceso de razonamiento pragmático. A pesar de que se identifican menos fácilmente en la investigación, Unsworth sacó a la luz algunos ejemplos en su investigación. Por ejemplo, algunas personas terapeutas consideraban su propia capacidad para ofrecer terapia al evaluar las necesidades de sus clientes (2005) antes de decidir si los derivaban a otras con más experiencia. Las cuestiones prácticas relacionadas directamente con la persona terapeuta, incluidas la competencia clínica, las preferencias, el compromiso con la profesión y las demandas de rol en la vida fuera del trabajo, pueden afectar las opciones terapéuticas que se consideran y, por tanto, entrar en el proceso de razonamiento. Estas cuestiones pragmáticas, junto con los conocimientos adquiridos a partir del razonamiento científico y narrativo, pueden dar lugar a cuestiones éticas que trataremos a continuación.

Razonamiento ético

Todas las formas de razonamiento que se han descrito hasta ahora ayudan a responder a las siguientes preguntas: ¿Cuál es la situación profesional actual de esta persona?, o ¿qué puede hacerse para mejorar la situación de la persona? El **razonamiento ético** va un paso más allá y pregunta: ¿Qué debería hacerse? Rogers (1983) enmarcó estas tres preguntas (aquí parafraseadas) en su conferencia Eleanor Clark Slagle y llegó a afirmar: «El proceso de razonamiento clínico termina en una decisión ética, más que científica, y la naturaleza ética del objetivo del razonamiento clínico se proyecta sobre toda la secuencia» (p. 602). En varios estudios sobre terapia ocupacional se ha abordado el aspecto ético del razonamiento profesional (Fondiller y cols., 1990; Howard, 1991; Neuhaus, 1988; Peloquin, 1993). Hooper (1997, 2008) y Unsworth (2004) han sugerido que cuestiones fundamentales, como los valores de quien ejerce la profesión, así como su visión general del mundo, afectan en gran medida la forma en que los individuos construyen su razonamiento. Estas visiones del mundo desempeñan un papel importante en el razonamiento ético. A continuación, nos centraremos en los aspectos comunicativos del razonamiento.

Razonamiento interactivo

La prestación de terapia es inherentemente un proceso comunicativo (Schwartzberg, 2002). En terapia ocupacional, quienes ejercen profesionalmente deben ganarse la confianza de sus clientes y de las personas que son importantes en el mundo de sus clientes. Esto se debe a que la terapia ocupacional implica «hacer con», en lugar de »hacer a», la clientela (Mattingly y Fleming, 1994, p. 178). Una persona terapeuta se gana esta confianza entrando en el mundo vital de sus clientes (Crepeau, 1991) y utilizando una serie de estrategias interpersonales diseñadas para facilitar la colaboración y la atención centrada en la persona/cliente. Este aspecto fundamental del razonamiento profesional se conoce como **razonamiento interactivo**, una parte importante e integral del proceso en terapia ocupacional (Lawlor, 2012).

EL RAZONAMIENTO PROFESIONAL COMO PROCESO CONDICIONAL

Además de los aspectos del razonamiento señalados hasta ahora, Fleming (1994b) y, posteriormente, otras autorías (Unsworth, 2004) observaron un fenómeno por parte de la comunidad de terapeutas ocupacionales por el que se intentaba comprender a la clientela de forma integral. Para ello, se imaginaba su vida pasada, sus experiencias actuales y el posible futuro de esa persona en la plenitud de su mundo vital. Este **razonamiento condicional** es un proceso que integra todos los aspectos del razonamiento.

El razonamiento condicional se asocia normalmente tanto a la experiencia como al dominio de la profesión, ya que requiere una profunda apreciación tanto de las trayectorias de las distintas condiciones de salud o discapacidad como del impacto de las variables personales y contextuales en el mundo vital de la persona. Desde la profesión no solo deben combinarse distintos aspectos del razonamiento para interactuar de manera eficaz con la clientela, sino también modificar con flexibilidad las intervenciones en respuesta a los cambios de las condiciones y del contexto en el que se desarrolla la terapia. Esta flexibilidad de pensamiento se demuestra en las acciones relacionadas tanto con los objetivos terapéuticos a corto plazo como con los planes terapéuticos más amplios. Por ejemplo, Creighton y cols. (1995) observaron que la comunidad de profesionales de terapia ocupacional planificaba previamente las intervenciones de manera jerárquica y llevaba varios juegos de suministros a una sesión de intervención.

Un conjunto estaría dirigido al nivel de rendimiento esperado y los otros a un estadio superior y a un estadio inferior al rendimiento esperado. Por ejemplo, una persona practicante, en preparación para una actividad de escritura con una persona que tenía una lesión medular, llevó una tablilla de escritura corta y papel sin rayar. La persona responsable de administrar la terapia también llevó una férula más larga para proporcionar apoyo a la muñeca (en caso de que el control de la mano de su cliente fuera peor de lo esperado) y papel rayado, que requería más precisión (en caso de que el control de la mano fuera mejor de lo esperado). Para esta terapia, entonces, se combinaron las preocupaciones científicas y pragmáticas y, con ello, se anticiparon diversas situaciones posibles que podrían darse.

A mayor escala, Fleming (1994b) describió la capacidad de aquellas personas profesionales con mayor experiencia para «formarse una imagen de las posibilidades de la vida futura de la persona» (p. 234). Esta capacidad parece requerir una mezcla de todos los aspectos del razonamiento, junto con suficiente experiencia práctica para haber visto una variedad de resultados con clientes anteriores. Estas imágenes ayudan a la profesión a seleccionar las actividades terapéuticas en el día a día. Por ejemplo, la actividad de escribir o teclear para la persona anterior, que sufrió una lesión medular, no solo es beneficiosa para aumentar la coordinación, sino que también presagia ocupaciones que le permitirán recuperar el control de la vida mediante la emisión de cheques, la firma de documentos legales y el uso de diversas formas de tecnología para trabajar y jugar. Si la persona con la lesión fuera contable, estas imágenes serían poderosas. Por el contrario, si esta misma persona fuera deportista profesional, desde la terapia ocupacional deberían crearse otras actividades para permitirle desarrollar una visión de sí misma como deportista o como posible entrenador/a o docente. Las actividades que se utilizan en terapia ocupacional pueden ayudar a alcanzar objetivos específicos a corto plazo y a dar forma a las expectativas a largo plazo. Así es como, desde la profesión de terapia ocupacional, se ayuda a las personas a retomar su vida mediante el uso de ocupaciones significativas.

EL RAZONAMIENTO PROFESIONAL COMO SÍNTESIS Y ANÁLISIS

En la sección anterior se han descrito los aspectos del razonamiento profesional por separado para ilustrar las distintas partes del proceso. En la tabla 6-1 se incluyen ejemplos de los tipos de preguntas que la profesión de terapia ocupacional intenta responder con los distintos aspectos del razonamiento profesional. En esta unidad se tratan en profundidad el razonamiento científico, narrativo, pragmático, ético e interactivo. Sin embargo, como ya se ha señalado, estas facetas del razonamiento no son procesos separados o paralelos, sino más bien lo contrario. Prácticamente todas las investigaciones sobre el razonamiento en la práctica sugieren que estas diferentes formas interactúan y se solapan entre sí (Carrier y cols., 2010; Mitchell y Unsworth, 2005). Además, Toth-Cohen (2008) señala que la «actividad compartida» que tiene lugar durante el proceso de terapia es una «parte integral» del proceso de razonamiento (p. 82).

Razonamiento, reflexión y humildad intelectual

El proceso de razonamiento profesional no es un proceso lineal, sino recursivo, en el que la persona profesional actúa y reflexiona sobre su actuación. Schön (1983) propuso el término **profesional reflexivo/a** para describir cómo desde la experiencia profesional puede pensarse de forma crítica sobre la propia experiencia. Schön sugirió que la reflexión se produce de dos maneras. En primer lugar, se «reflexionan en la acción» (p. 49). Se trata de momentos en los que se reflexiona en plena acción para poder adaptarse a las demandas de la situación. La reflexión en la acción suele producirse cuando los enfoques habituales no funcionan. Se hace con frecuencia cuando se modifica la terapia para conseguir el ajuste «justo» entre las capacidades de la clientela y las demandas de la tarea. Por otro lado, la «reflexión sobre la acción» (p. 61) es el término que utiliza Schön para el pensamiento crítico que se produce después de la acción práctica.

La reflexión acerca de la práctica, la identificación de lo que funcionó y lo que no, y la apertura a concepciones alternativas se consideran necesarias desde hace mucho tiempo para apoyar el aprendizaje asociado con el avance de la experiencia (Benner, 1984; Gambrill, 2012; Slater y Cohn, 1991). Cada profesional también debe prestar atención, mostrar curiosidad y ser autoconsciente. Además, debe poder reconocer y corregir errores. La disposición a considerar que las propias creencias o suposiciones pueden estar equivocadas se denomina **humildad intelectual** (Leary y cols., 2017, p. 1). Es importante señalar que la investigación sobre la autopercepción o «la conciencia de las personas sobre sus propios procesos de actividad mental» (Harries y Gilhooly, 2010, p. 417) indica que una cantidad relativa de profesionales puede no mostrar una percepción significativa y que los individuos varían mucho en esta capacidad.

La mejora de la práctica requiere una mezcla de humildad intelectual y múltiples modos de razonamiento profesional. Planteamos estas cuestiones aquí principalmente para alertar de que el proceso de razonamiento es un proceso complejo e iterativo y que la mejora del razonamiento tanto de los individuos como de los equipos es una expectativa continua de la práctica profesional. Los temas de la reflexión y de la mejora del razonamiento profesional se tratan en profundidad en los capítulos 24 y 25 de la última unidad de este texto.

RESUMEN

El razonamiento profesional es el proceso utilizado por profesionales para planificar, dirigir, realizar y reflexionar sobre la atención a la clientela. Tal y como se trató en la Unidad I, se trata de un proceso integral y multisensorial que requiere una actividad cognitiva compleja en concierto con la clientela, que son el centro de la práctica profesional. El razonamiento profesional está inmerso en los contextos sociales y culturales del entorno de la práctica, así como de todas las personas participantes. En la Unidad II, reconocemos la complejidad de caracterizar el razonamiento profesional y exploramos una serie de facetas o procesos que permiten a profesionales comprender a sus clientes desde diferentes perspectivas. Quienes ejercen profesionalmente utilizan los procesos lógicos asociados al razonamiento científico para comprender las deficiencias, discapacidades y el desempeño ocupacional de sus clientes y los contextos de desempeño, así como para predecir el impacto que estos tienen en la participación ocupacional. El razonamiento narrativo ayuda a la profesión a apreciar el significado de las limitaciones del desempeño ocupacional para la clientela en su vida diaria, lo que respalda la atención centrada en la persona/cliente. Asimismo, se utiliza el razonamiento pragmático cuando se abordan las realidades prácticas asociadas a la prestación de servicios. Todas estas formas de razonamiento funcionan en conjunto y pueden impulsar el razonamiento ético cuando la profesión debe enfrentar el desafío de seleccionar las mejores acciones en respuesta a las demandas contrapuestas de la práctica. El proceso es interactivo por naturaleza. Implica un proceso flexible y condicional para considerar posibles futuros para cada cliente y modificar las acciones actuales a la luz de las circunstancias y los conocimientos cambiantes. La adquisición de conocimientos expertos (pericia profesional) se desarrolla a medida que se adquiere experiencia y se reflexiona sobre ella a la luz de los datos disponibles dentro y fuera del contexto de la práctica.

Actividad formativa 6-1

Actividad formativa: ¿qué forma de razonamiento se está utilizando?

Propósito: practicar con los conceptos de razonamiento clínico y utilizar la metacognición como base para la reflexión.

Cómo se conecta con constructos importantes: proporciona un ejemplo de cómo los encuentros terapéuticos de la vida real pueden analizarse a la luz de aspectos del razonamiento profesional.

Cómo llegar:

- Piense en una interacción reciente en la que haya tenido que realizar alguna acción clínica. Seleccione una breve parte de esa interacción para reflexionar sobre ella.
- En una hoja de papel, ordenador o pizarra, enumere cada paso de esa interacción y cree dos columnas como se muestra más abajo, con tantas líneas debajo como sean necesarias.

HOJA DE TAREA 6-1.1

PASOS DE LA INTERACCIÓN	LO QUE PENSABA O SABÍA

- En términos concretos, anote lo que dijo (repita las palabras reales) o hizo (describa su acción) y, a continuación, lo que dijo o hizo la otra persona.
- En la columna de la derecha, por cada paso, enumere lo que sabía o pensaba durante cada paso del camino.

Ejemplo de tabla parcialmente rellenada:

HOJA DE TAREA 6-1.2

PASOS DE LA INTERACCIÓN	LO QUE PENSABA O SABÍA
Entré en su habitación del hospital	Supe por su historial que tuvo un derrame hace un día
Dije hola	Quería empezar bien nuestra relación, así que empecé por saludarla. Me preguntaba si estaría alerta
Murmuró algo	Sabía que tenía un infarto en el lado izquierdo del cerebro. Me preguntaba si tenía afasia
Continuar con los pasos	¿Continuar con lo que tenías en mente?

- En la columna paralela de la derecha, por cada paso, enumera lo que sabías o pensabas durante cada paso del camino.
- Una vez que haya terminado de registrar todos estos datos, vuelva atrás y compruebe si puede identificar los tipos de razonamiento clínico que estaba utilizando... ¿era científico? ¿narrativo? ¿pragmático? ¿ético? ¿algo más?
- Comente lo que ha descubierto con su compañero o con el grupo. Analice cómo podrían haber cambiado sus acciones si hubiera utilizado otra forma de razonamiento clínico.

Sus reflexiones sobre esta actividad:

Puede encontrar actividades formativas adicionales para este capítulo en thePoint.

REFERENCIAS BIBLIOGRÁFICAS

Auzmendia, A. L., de las Heras, C. G., Kielhofner, G., & Maranda, C. (2008). Recrafting occupational narratives. In G. Kielhofner (Ed.), *Model of human occupation* (4th ed. pp. 313-336). Lippincott, Williams & Wilkins/Wolters Kluwer.

Barris, R. (1987). Clinical reasoning in psychosocial occupational therapy: The evaluation process. *Occupational Therapy Journal of Research, 7*, 147–162. https://doi.org/10.1177/153944928700700

Bate, L., Hutchinson, A., Underhill, J., & Maskrey, N. (2012). How clinical decisions are made. *British Journal of Clinical Pharmacology, 74*(4), 614–620. https://doi.org/10.1111/j.1365-2125.2012.04366.x

Benner, P. (1984). *From novice to expert.* Addison-Wesley.

Bonsall, A. (2012). An examination of the pairing between narrative and occupational science. *Scandinavian Journal of Occupational Therapy, 19*, 92–103. https://doi.org/10.3109/11038128.2011.552119

Carrier, A., Levasseur, M., Bédard, D., & Desrosiers, J. (2010). Community occupational therapists' clinical reasoning: Identifying tacit knowledge. *Australian Occupational Therapy Journal, 57*, 356–365. https://doi.org/10.1111/j.1440-1630.2010.00875.x

Clark, F., Ennevor, B. L., & Richardson, P. L. (1996). A grounded theory of techniques for occupational storytelling and occupational story making. In R. Zemke & F. Clark (Eds.), *Occupational science: The evolving discipline* (pp. 373–392). F.A. Davis.

Creighton, C., Dijkers, M., Bennett, N., & Brown, K. (1995). Reasoning and the art of therapy for spinal cord injury. *American Journal of Occupational Therapy, 49,* 311–317. https://doi.org/10.5014/ajot.49.4.311

Crepeau, E. B. (1991). Achieving intersubjective understanding: Examples from an occupational therapy treatment session. *American Journal of Occupational Therapy, 44,* 1016–1024. https://doi.org/10.5014/ajot.45.11.1016

da Silva Araujo, A., Anne Kinsella, E., Thomas, A., Demonari Gomes, L., & Quevedo Marcolino, T. (2022). Clinical reasoning in occupational therapy practice: A scoping review of qualitative and conceptual peer-reviewed literature. *The American Journal of Occupational Therapy, 76*(3), 7603205070. https://doi.org/10.5014/ajot.2022.048074.

Fleming, M. H. (1991). The therapist with the three-track mind. *American Journal of Occupational Therapy, 45,* 1007–1014. https://doi.org/10.5014/ajot.45.11.1007

Fleming, M. H. (1994a). Procedural reasoning: Addressing functional limitations. In C. Mattingly & M. H. Fleming (Eds.), *Clinical reasoning: Forms of inquiry in a therapeutic practice* (pp. 137–177). F.A. Davis.

Fleming, M. H. (1994b). Conditional reasoning: Creating meaningful experiences. In C. Mattingly & M. H. Fleming (Eds.), *Clinical reasoning-forms of inquiry in a therapeutic practice* (pp. 197–235). F.A. Davis.

Fleming, M. H., & Mattingly, C. (1994). Giving language to practice. In C. Mattingly & M. H. Fleming (Eds.), *Clinical reasoning-forms of inquiry in a therapeutic practice* (pp. 3–21). F.A. Davis.

Fondiller, E. D., Rosage, L. J., & Neuhaus, B. E. (1990). Values influencing clinical reasoning in occupational therapy: An exploratory study. *Occupational Therapy Journal of Research, 10,* 41–55. https://doi.org/10.1177/153944929001000105

Gambrill, E. (2012). *Critical thinking in clinical practice: Improving the accuracy of judgments and decisions* (3rd ed.). Jossey-Bass.

Harries, P. A., & Gilhooly, K. J. (2010). Occupational therapists' self-insight into their referral prioritisation policies for clients with mental health needs. *Australian Occupational Therapy Journal, 57*(6), 417–424. https://doi.org/10.1111/j.1440-1630.2010.00881.x

Holm, M. B. (2001). Our mandate for the new millennium: Evidence-based practice. The 2000 Eleanor Clarke Slagle Lecture. *American Journal of Occupational Therapy, 54*(6), 575–585. https://doi.org/10.5014/ajot.54.6.575.

Hooper, B. (1997). The relationship between pretheoretical assumptions and clinical reasoning. *American Journal of Occupational Therapy, 51,* 328–338. https://doi.org/10.5014/ajot.51.5.328

Hooper, B. (2008). Therapists' assumptions as a dimension of professional reasoning. In B. A. B. Schell & J. W. Schell (Eds., pp 51-72), *Clinical and professional reasoning in occupational therapy.* Lippincott Williams, & Wilkins.

Howard, B. S. (1991). How high do we jump? The effect of reimbursement on occupational therapy. *American Journal of Occupational Therapy, 45,* 875–881. https://doi.org/10.5014/ajot.45.10.875

Humbert, T. K. (2004). The use of clinical reasoning skills by experienced occupational therapy assistants [Thesis/Dissertation ProQuest Dissertations and Theses]. OCLC Number: 5532733536.

Koufidis, C., Manninen, K., Nieminen, J., Wohlin, M., & Silén, C. (2021). Unravelling the polyphony in clinical reasoning research in medical education. *Journal of Evaluation in Clinical Practice, 27*(2), 438–450. https://doi.org/10.1111/jep.13432

Law, M., & McDermid, J. (Eds.). (2008). *Evidence-based rehabilitation: A guide to practice* (2nd ed.). Slack.

Lawlor, M. C. (2012). The particularities of engagement: Intersubjectivity in occupational therapy practice. *Occupation, Participation & Health, 32*(4), 151–159. https://doi.org/10.3928/15394492-20120302-01

Leary, M. R., Diebels, K. J., Davison, E. K., Johngman-Sereno, K. P., Isherwood, J. C., Raimi, K. T, Deffler, S. A., & Hoyles, R. H. (2017). Cognitive and interpersonal features of intellectual humility. *Personality and Social Psychology Bulletin, 43,* 1–21. https://doi.org/10:1177/0146167217697695

Lyons, K. D., & Crepeau, E. B. (2001). Case report: The clinical reasoning of a certified occupational therapy assistant. *American Journal of Occupational Therapy, 55,* 577–581. https://doi.org/10.5014/ajot.55.5.577

Maruyama, S., Sasada, S., Jinbo, Y., & Bontje, P. (2021). A concept analysis of clinical reasoning in occupational therapy. *Asian Journal of Occupational Therapy, 17*(1), 17–25. https://doi.org/10.11596/asiajot.16.119

Mattingly, C. (1994a). Occupational therapy as a two-body practice: Body as machine. In C. Mattingly & M. H. Fleming (Eds.), *Clinical reasoning: Forms of inquiry in a therapeutic practice* (pp. 37–63). F.A. Davis.

Mattingly, C. (1994b). The narrative nature of clinical reasoning. In C. Mattingly & M. H. Fleming (Eds.), *Clinical reasoning: Forms of inquiry in a therapeutic practice* (pp. 239–269). F.A. Davis.

Mattingly, C., & Fleming, M. H. (1994). Interactive reasoning: Collaborating with the person. In C. Mattingly & M. H. Fleming (Eds.), *Clinical reasoning: Forms of inquiry in a therapeutic practice* (pp. 178–196). F.A. Davis.

Mitchell, R., & Unsworth, C. A. (2005). Clinical reasoning during community health home visits: Expert and novice differences. *British Journal of Occupational Therapy, 68*, 215–223. https://doi.org/10.1177/030802260506800505

Neuhaus, B. E. (1988). Ethical considerations in clinical reasoning: The impact of technology and cost containment. *American Journal of Occupational Therapy, 42*, 288–294. https://doi.org/10.5014/ajot.42.5.288

Pelland, M. J. (1987). A conceptual model for the instruction and supervision of treatment planning. *American Journal of Occupational Therapy, 41*, 351–359. https://doi.org/10.5014/ajot.41.6.351

Peloquin, S. M. (1993). The depersonalization of patients: A profile gleaned from narratives. *American Journal of Occupational Therapy, 49*, 830–837. https://doi.org/10.5014/ajot.47.9.830

Roberts, A. E. (1996). Approaches to reasoning in occupational therapy: A critical exploration. *British Journal of Occupational Therapy, 59*(5), 233–236. https://doi.org/10.1177/030802269605900513

Robertson, L., & Griffiths, S. (2012). Problem solving in occupational therapy. In L. Robertson (Ed.), *Clinical reasoning in occupational therapy: Controversies in practice* (pp. 1–14). Wiley-Blackwell.

Rogers, J. C. (1983). Clinical reasoning: The ethics, science, and art. *American Journal of Occupational Therapy, 37*, 601–616. https://doi.org/10.5014/ajot.37.9.601

Rogers, J. C., & Holm, M. B. (1991). Occupational therapy diagnostic reasoning: A component of clinical reasoning. *American Journal of Occupational Therapy, 45*, 1045–1053. https://doi.org/10.5014/ajot.45.11.1045

Schell, B. A. B. (1994). *The effect of practice context on occupational therapy practitioner's clinical reasoning* [Doctoral dissertation]. University of Georgia. Dissertation Abstracts International, AAT 9507243.

Schell, B. A. B. (2008). Pragmatic reasoning. In B. A. B. Schell & J. W. Schell (Eds.), *Clinical and professional reasoning in occupational therapy* (pp 203-224). Lippincott Williams and Wilkins.

Schell, B. A., & Cervero, R. M. (1993). Clinical reasoning in occupational therapy: An integrative review. *The American Journal of Occupational Therapy, 47*, 605–610. https://doi.org/10.5014/ajot.47.7.605

Schön, D. A. (1983). *The reflective practitioner: How professionals think in action.* Basic Books.

Schwartzberg, S. (2002). *Interactive reasoning in the practice of occupational therapy.* Prentice Hall.

Sinclair, K. (2007). Exploring facets of clinical reasoning. In J. Creek & A. Lawson-Porter (Eds.), *Contemporary issues in occupational therapy: Reasoning and reflection* (pp. 143–160). Wiley.

Slater, D. Y., & Cohn, E. S. (1991). Staff development through analysis of practice. *American Journal of Occupational Therapy, 45*, 1038–1044. https://doi.org/10.5014/ajot.45.11.1038

Strong, J., Gilbert, J., Cassidy, S., & Bennett, S. (1995). Expert clinicians and student view on clinical reasoning in occupational therapy. *British Journal of Occupational Therapy, 58*, 119–123. https://doi.org/10.1177/030802269505800309

Taylor, R. (2017). *Kielhofner's model of human occupation.* Wolters Kluwer.

Thompson, B. (2012). Abductive reasoning and case formulation in complex cases. In L. Robertson (Ed.), *Clinical reasoning in occupational therapy: Controversies in practice* (pp. 15–30). Wiley-Blackwell.

Tickle-Degnen, L. (2000). Evidence-based practice forum: Gathering current research evidence to enhance clinical reasoning. *American Journal of Occupational Therapy, 54*, 102–105. https://doi.org/10.5014/ajot.54.1.102

Tomlin, G. (2008). Scientific reasoning. In B. A. B. Schell & J. W. Schell (Eds.), *Clinical and professional reasoning in occupational therapy* (pp. 145-170). Lippincott Williams and Wilkins.

Toth-Cohen, S. (2008). Using cultural-historical activity theory to study clinical reasoning in context. *Scandinavian Journal of Occupational Therapy, 15*, 82–94. https://doi.org/10.1080/11038120701534975

Unsworth, C. A. (2004). How do pragmatic reasoning, worldview and client-centredness fit? *British Journal of Occupational Therapy, 67*(1), 10–19. https://doi.org/10.1177/030802260406700

Unsworth, C. A. (2005). Using a head-mounted video camera to explore current conceptualizations of clinical reasoning in occupational therapy. *American Journal of Occupational Therapy, 59*, 31–40. https://doi.org/10.5014/ajot.59.1.31

Unsworth, C. A. (2012). The evolving theory of clinical reasoning. In E. A. S. Duncan (Ed.), *Foundations for practice in occupational therapy* (5th ed., pp. 209–231). Churchill Livingstone Elsevier.

Young, M. E. (2018). Crystallizations of constructs. *Perspectives on Medical Education, 7*(1), 21–23. https://doi.org/10.1007/s40037-018-0422-0

Young, M. E., Thomas, A., Gordone, D., Gruppenf, L., Lubarsky, S., Rencich, J., Ballard, T., Holmboej, E., Da Silvam, A., Ratcliffen, T., Schuwirth, L., & Durning, S. J. (2019). The terminology of clinical reasoning in health professions education: Implications and considerations. *Medical Teacher, 41*(11), 1277–1284. https://doi.org/10.1080/0142159X.2019.163568

Young, M. E., Thomas, A., Lubarsky, S., Gordon, D., Gruppen, L. D., Rencic, J., Ballard, T., Holmboe, E., Da Silva, A., Ratcliffe, T., Schuwirth, L., Dory, V., & Durning, S. J. (2020). Mapping clinical reasoning literature across the health professions: A scoping review. *BMC Medical Education, 20*(1), 1–11. https://doi.org/10.1186/s12909-020-02012-9

CAPÍTULO 7

Razonamiento científico y evidencia en la práctica

ANGELA BENFIELD Y JESSICA KITCHENS

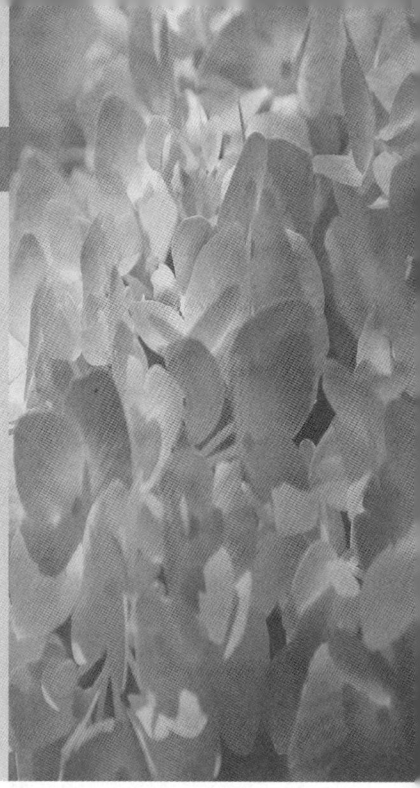

CONTENIDO

Introducción

Investigación científica

Método científico

- *Razonamiento inductivo y deductivo*
- *Razonamiento probabilístico y estadístico*

Desafío científico: de lo lineal a lo complejo

Razonamiento científico en la práctica clínica

- *Juicio clínico*
- *Pensamiento crítico*
- *Práctica informada en la evidencia*

Toma de decisiones

- *Pensamiento causal y razonamiento heurístico*
- *Pensamiento hipotético-deductivo*

Aplicación del razonamiento científico (pensamiento hipotético-deductivo) en la práctica

- *Remisión (o derivación)*
- *Relación terapéutica*
- *Marco de referencia/selección del modelo conceptual*
- *Perfil ocupacional*
- *Análisis del desempeño ocupacional*
- *Aplicación del plan de intervención*
- *Revisión de las intervenciones y evaluación de la calidad de las acciones*
- *Resultados*

Errores en el razonamiento científico

- *Errores en el diagnóstico*
- *Errores generales de razonamiento*
- *Errores en el razonamiento estadístico*

Resumen

OBJETIVOS

Después de leer este capítulo, será capaz de:

1. Definir el razonamiento científico en terapia ocupacional.
2. Explicar la posible aplicación del razonamiento científico.
3. Explicar cómo el juicio clínico, el pensamiento crítico, las habilidades numéricas/estadísticas y los modelos heurísticos influyen en la calidad de la toma de decisiones clínicas y el razonamiento científico.
4. Aplicar el razonamiento científico al proceso de terapia ocupacional.
5. Identificar y participar en actividades que mejoren la aplicación del razonamiento científico en el proceso de terapia ocupacional.

TÉRMINOS CLAVE

Método científico
Razonamiento lógico
Investigación científica
Razonamiento científico
Evidencia empírica
Razonamiento inductivo
Razonamiento deductivo
Comprobación de hipótesis
Incertidumbre
Razonamiento probabilístico
Razonamiento estadístico
Población
Muestra
Razonamiento diagnóstico
Juicio clínico
Pensamiento crítico
Práctica basada en la evidencia
Práctica informada en la evidencia
Razonamiento heurístico
Pensamiento complejo
Medida de resultados

INTRODUCCIÓN

En este capítulo, destacamos cómo se utiliza el razonamiento científico para reducir la incertidumbre en la práctica clínica y cómo respalda la prestación de una atención de calidad. Desde un punto de vista crítico, la práctica clínica es una ciencia aplicada. Vincula los conocimientos científicos conocidos sobre el cuerpo humano y la enfermedad con la comprensión vivida de que los conocimientos actuales pueden no ser aplicables en una situación específica, al tiempo que establece una relación de compenetración y comprende las experiencias y los valores personales de la clientela (Panda, 2006). La práctica clínica tiene lugar en espacios que integran tanto la ciencia como el arte de la terapia ocupacional (Peloquin, 2018). La aplicación adecuada de las intervenciones de terapia ocupacional surge de la integración de la información científica, las habilidades clínicas y las experiencias culturales acumuladas para determinar la mejor acción a tomar con cada cliente en particular.

La investigación y el razonamiento científicos son subestructuras esenciales para la prestación de servicios sanitarios. Su rol adquirió aún mayor relevancia tras ser identificados como cruciales para la prestación de servicios sanitarios a raíz del informe fundamental del Institute of Medicine, que identificó un «abismo de calidad» (Fernandopulle y cols., 2003). Este informe histórico delineó el papel de la investigación y la práctica basada en la evidencia en la mejora de la calidad de los servicios sanitarios. El razonamiento científico es utilizado por terapeutas ocupacionales para sintetizar y aplicar la evidencia de la población y la práctica con el fin de proporcionar una atención de calidad y mejorar los resultados. La práctica basada en la evidencia y el juicio clínico son dos modelos de práctica que ilustran cómo utilizar los principios del método científico para integrar el conocimiento científico con el arte de la práctica (Benner y cols., 2008).

INVESTIGACIÓN CIENTÍFICA

La *indagación* (investigación) *científica* utiliza el **método científico** para la búsqueda sistemática del descubrimiento de conocimientos sobre fenómenos que sean fiables y defendibles y, lo que es más deseable, generalizables. El *razonamiento científico,* tal y como se utiliza en este capítulo, es un proceso de descubrimiento, evaluación, interrogación, interpretación y utilización del conocimiento para tomar decisiones en la práctica profesional. No se basa en sentimientos repentinos, creencias dogmáticas, vuelos de la imaginación ni siquiera en la experiencia práctica. Su pariente cercano, el **razonamiento lógico**, utiliza reglas estructuradas para razonar a partir de hechos y llegar a conclusiones irrefutables.

Las derivaciones de las palabras «razonamiento científico» permiten comprender la evolución del significado de la frase. A partir de sus raíces (ciencia: *skei,* cortar o dividir; razonamiento: *ratio,* de *ar* [unir, encajar] [*American Heritage Dictionary*, 2000, pp. 2046, 2021, respectivamente]), podría decirse que el razonamiento científico se deriva de la noción de «cortar algo en pedazos y encajarlos de nuevo para determinar cómo funciona». En su formulación más simple, se dice que es reduccionista, es decir, que reduce el todo funcional a la suma de sus partes.

Una distinción importante entre el razonamiento científico y la **investigación científica** es que, aunque ambos utilizan muchas de las mismas técnicas cognitivas, la investigación científica se centra directamente en la creación de conocimiento generalizable, mientras que el razonamiento científico en la práctica se ocupa de mejorar la toma de decisiones profesionales con clientes particulares (individuos, organizaciones y poblaciones).

La investigación científica se utiliza normalmente para referirse a la investigación pura que utiliza metodologías de investigación formales como el ensayo controlado aleatorizado (ECA), estudios de casos o un diseño cualitativo. La visión centenaria de la American Occupational Therapy Association (AOTA, 2007) pedía un aumento de la investigación formal para apoyar que la terapia ocupacional es una profesión impulsada por la ciencia. Este llamamiento aumentó de manera significativa la participación en la investigación formal, lo que amplió nuestra comprensión de los tratamientos eficaces y las teorías con apoyo empírico (Doucet, 2013).

Fundamentalmente, los vínculos históricamente estrechos entre la práctica clínica y la investigación científica se han visto limitados por el sistema sanitario moderno y la complejidad de la investigación (Bushby y cols., 2015). A pesar de estas limitaciones, la cultura y el proceso de indagación científica tienen un lugar importante en la atención directa a la clientela, especialmente aquella con problemas complejos. Razonamiento científico es el término utilizado para los procesos cognitivos que aplican los principios de la indagación y el método científicos en la práctica clínica.

MÉTODO CIENTÍFICO

La ciencia consta de dos componentes: un cuerpo de conocimientos y los procesos que se utilizan para desarrollarlos. El propósito de la ciencia es describir, explicar y predecir las relaciones que existen en la naturaleza (National Academies of Sciences, 2019). El método científico amplía los procesos para construir el conocimiento mediante el uso de la observación cuidadosa (datos) y la lógica para inferir explicaciones a partir de observaciones y evidencia replicadas de explicaciones que aumentan la certeza de los hallazgos.

Aunque cada disciplina científica importante tiene actividades especializadas, todas ellas se basan en el principio general de pensar científicamente utilizando el método científico

(p. ej., hacer preguntas, recopilar datos, crear un modelo de lo que podría estar causando la presentación y probar el modelo o teoría). La información obtenida mediante el proceso del método científico se denomina **evidencia empírica**. El método científico es un proceso interminable de utilización de observaciones (datos) para elaborar explicaciones y predicciones hipotéticas que se ponen a prueba mediante experimentos: cada ciclo completado continúa el progreso de descubrir aproximaciones más cercanas a la verdad (National Academies of Sciences, 2019). El método científico moderno se adoptó en la década de 1930 (Ahn y cols., 2006; Castillo, 2013). El modelo de pensamiento científico representa de manera visual este proceso.

REFLEXIONAR SOBRE EL PENSAMIENTO

[El] razonamiento inductivo implica utilizar los conocimientos existentes para hacer predicciones sobre casos novedosos.

—*(Hayes y Heit, 2017, p. 1)*

Razonamiento inductivo y deductivo

Cuando se realiza una observación, quien observa utiliza conocimientos previos para asignarle un significado. Si la observación no «encaja» de manera coherente en su modelo mental, lleva a la reflexión y al desarrollo de una nueva conceptualización que sea una mejor explicación de la observación. Este acto de desarrollar una nueva explicación que sea más significativa y coherente con las observaciones se denomina **razonamiento inductivo**.

El razonamiento inductivo se define como un proceso lógico de desarrollo de generalizaciones o conclusiones a partir de observaciones o hechos específicos (Portney, 2020). Se considera lo contrario del **razonamiento deductivo**, el proceso lógico de utilizar principios generales para desarrollar hipótesis o conclusiones específicas (Portney, 2020). El proceso científico continúa cuando quien observa realiza más observaciones y evalúa su coherencia con la nueva explicación (p. ej., múltiples ciclos de razonamiento inductivo y el proceso hipotético-deductivo). Las repeticiones múltiples del proceso conducen al desarrollo de teorías inductivas más elaboradas o «teorías fundamentadas» (Portney, 2020). Las teorías pueden crearse repitiendo el proceso entre el razonamiento deductivo y el inductivo, o pueden surgir de manera intuitiva a partir de la percepción y comprensión del fenómeno. En la figura 7-1 se visualiza el proceso de razonamiento inductivo y deductivo y ofrece un ejemplo de investigación.

El razonamiento inductivo y la investigación inductiva se utilizan principalmente para construir teorías. A continuación, se utiliza el razonamiento deductivo para «probar» la teoría. Esta comprobación puede realizarse a través de un estudio de investigación formal o, de manera informal, mediante el uso de datos clínicos (p. ej., respuesta a actividades de intervención, consecución de objetivos terapéuticos). En cualquier caso, los datos se utilizan para confirmar, revisar o descartar la teoría. En cierto modo, es como una novela policíaca (*v.* cuadro 7-1). El proceso de investigación científica implica que el conocimiento científico es a la vez duradero y cambiante: las nuevas evidencias pueden apoyar las teorías y la comprensión actual en algunos casos, o la evidencia pueden cuestionar y llevar a revisar una teoría o su generalizabilidad.

¿Cómo se toman las decisiones al evaluar la investigación y los datos? En ciencia, esto se hace a diferentes niveles. En el primer nivel se evalúan las características de las teorías o creencias en cuanto a racionalidad, relevancia para nuestra profesión, economía (explicación eficiente del fenómeno) y adaptabilidad (Portney, 2020). En el segundo nivel, seguir

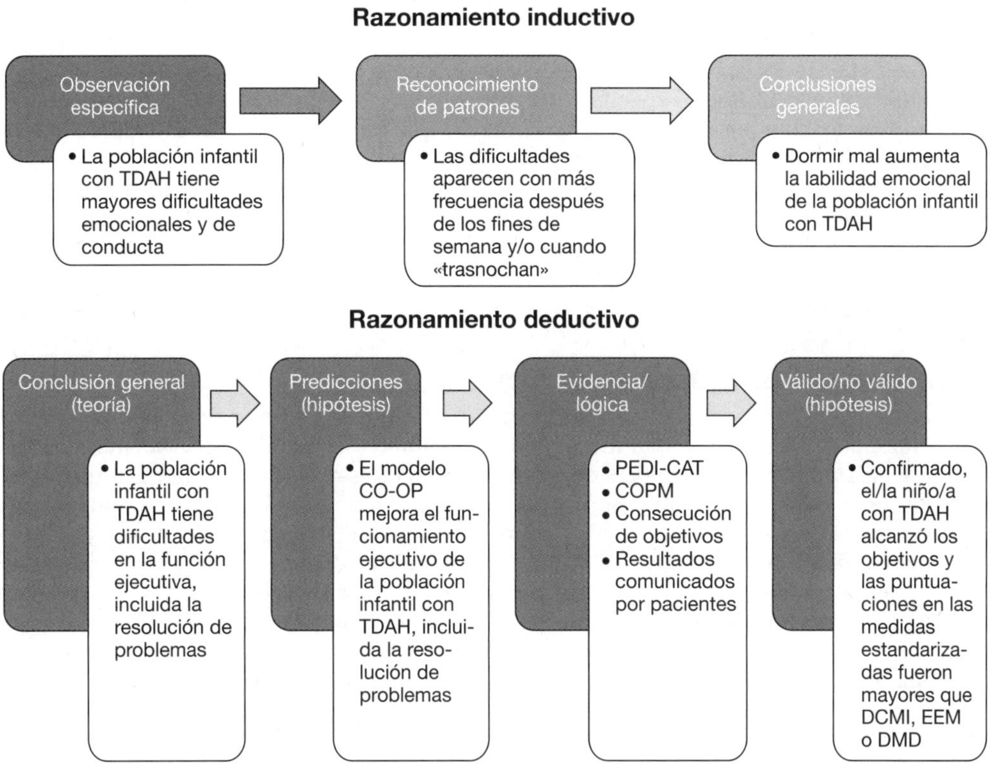

FIGURA 7-1 Razonamiento inductivo frente a deductivo. Figura cortesía del autor. CO-OP, orientación cognitiva del desempeño ocupacional diario; COPM, Medida canadiense del desempeño ocupacional; DCMI, diferencia mínima clínicamente importante; DMD, diferencia mínima detectable; EEM, error estándar de la media; PEDI-CAT, Prueba adaptativa por ordenador del inventario de evaluación pediátrica de la discapacidad; TDAH, trastorno por déficit de atención con hiperactividad.

CUADRO 7-1 SIMILITUDES ENTRE UNA NOVELA POLICÍACA Y LOS CASOS DE TERAPIA OCUPACIONAL

Las personas cualificadas (detectives o terapeutas) tienen grandes dotes para lo siguiente:

- Ver pistas, señales o claves que otras personas no ven.
- Saber cómo obtener más evidencia mediante la observación o la entrevista.
- Ver la conexión entre las pistas.
- Hacer inferencias correctas a partir de patrones.
- Hacer inferencias a partir de pistas limitadas.
- Pensar en alternativas a hechos pasados (pensamiento contrafáctico).
- Exploración sistemática y exhaustiva de explicaciones alternativas, incluidos los «límites» de las posibilidades («¿cuál sería la forma más rápida de que esta persona recuperara la coordinación necesaria para manejar los cierres de la ropa?», «¿cuáles serían las implicaciones si nunca la recuperara?»).
- Llegar a conclusiones lógicas sin tener en cuenta el coste personal o social («mi cliente necesita más terapia hoy aunque yo ya no pueda más»; «el diagnóstico médico de mi cliente debe ser erróneo»).
- Mantener el valor de cuestionar.

el método científico (y aplicar correctamente la metodología de investigación y estadística) reduce la incertidumbre (Lindley, 2014). La incertidumbre tiene muchas definiciones; sin embargo, en el caso de la ciencia, se define comúnmente como la incapacidad de asignar la probabilidad de un resultado específico (Cranley y cols., 2009). Seguir las metodologías formales de investigación permite asignar un número que tenga significado utilizando la teoría de la probabilidad. En la figura 7-2 se describe la teoría de la probabilidad tal y como se utiliza en la ciencia. Aunque la discusión completa de la metodología científica no es un objetivo de este capítulo, es importante señalar que la metodología científica se basa en la teoría de la probabilidad. Aplicar de manera correcta los hallazgos de la investigación cualitativa y de los estudios de investigación cuantitativa depende de las habilidades de razonamiento probabilístico (o estadístico) del personal clínico (Cranley y cols., 2009; Lindley, 2014).

Razonamiento probabilístico y estadístico

En el método científico moderno, la **comprobación de hipótesis** o toma de decisiones inferenciales utiliza planteamientos matemáticos de probabilidad y estadística. Normalmente, se utiliza la lógica para representar el conocimiento (p. ej., $A \rightarrow B$, lo que significa que si A es cierto, entonces B es cierto). Sin embargo, esta proposición solo funciona en condiciones de certeza. Muchas decisiones se toman en condiciones de incertidumbre.

El **razonamiento probabilístico** es el proceso de pensamiento utilizado para representar el conocimiento incierto (Schum, 2001). Las condiciones de incertidumbre pueden deberse a sucesos impredecibles que están fuera de nuestro control, falta de información o conocimiento, demasiadas posibilidades, error experimental, variación de la temperatura, etcétera. El razonamiento puramente lógico no puede dar cuenta de la incertidumbre, por lo que la probabilidad (o la posibilidad de que ocurra un suceso incierto) se utiliza para determinar la probabilidad de un suceso. Por ejemplo, una persona tiene hambre. Hay muchas opciones posibles para resolver este estado: las opciones de comida son casi ilimitadas. La persona utilizará el razonamiento probabilístico para sopesar los alimentos disponibles y determinar cuál tiene más probabilidades de «curar» su hambre.

El **razonamiento estadístico** se define como la forma en que las personas razonan con ideas estadísticas y dan sentido a la información estadística (Garfield, 2002). La probabilidad y la teoría estadística se han desarrollado ampliamente en el último siglo, lo que ha dado lugar a una comprensión más profunda de la lógica, una variedad de nuevos modelos estadísticos como la probabilidad clásica, la lógica de la probabilidad bayesiana, la teoría de

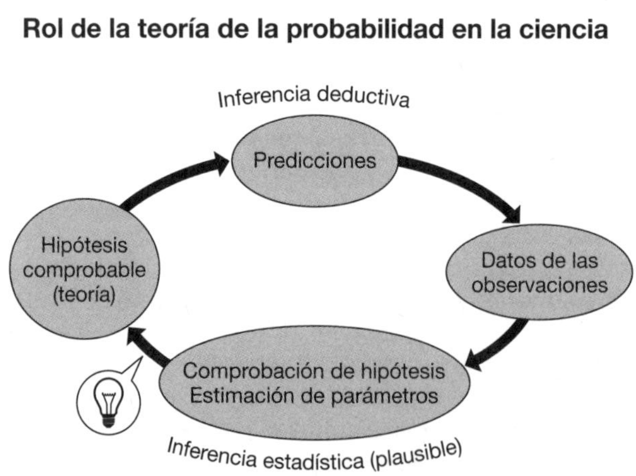

FIGURA 7-2 Teoría de la probabilidad utilizada en la ciencia. De Gregory, P. C. (2005). *Bayesian logical data analysis for the physical sciences: A comparative approach with Mathematica® support.* Cambridge University Press. https://doi.org/10.1017/CBO9780511791277. Reproducida con permiso de The Licensor a través de PLSclear.

la respuesta al ítem y las reglas emergentes para seleccionar el análisis estadístico (Harper y Hooker, 2012). Significativamente, incluso con estos avances, ninguno de estos enfoques matemáticos proporciona soluciones de certeza, sino que solo nos permiten expresar el nivel de nuestra **incertidumbre** sobre una conclusión inductiva.

La estadística nunca puede utilizarse para «demostrar» una proposición. Sin embargo, el análisis estadístico fue adoptado rápidamente como método científico porque representaba la aplicación de matemáticas precisas a la incertidumbre del razonamiento. Lograr una menor incertidumbre, o una mayor confianza, en los resultados de nuestro razonamiento ha sido uno de los principales objetivos de la lógica y la investigación científica desde el principio. El razonamiento estadístico también nos permite hacer inferencias sobre las características de una **población**, con base en la información limitada que contiene una **muestra**. La capacidad de generalización ha conferido al campo de la investigación científica un gran poder.

Aunque una gran cantidad de terapeutas ocupacionales siente atracción por nuestra profesión a través del arte de la terapia ocupacional, el razonamiento probabilístico y estadístico es la base para la prestación de una atención de calidad. La mayoría del personal clínico no participará en estudios clínicos; sin embargo, utilizará el razonamiento probabilístico y estadístico para evaluar la calidad de los hallazgos, tener en cuenta la incertidumbre de lo que se sabe sobre el fenómeno y aplicar de manera adecuada las intervenciones con clientes en particular.

Además, el razonamiento estadístico y probabilístico son componentes críticos del razonamiento diagnóstico (Schwartz y Kostopoulou, 2019). Rogers y Holm (1991) definieron el **razonamiento diagnóstico** como el proceso de resolución de problemas que conduce a (a) un **diagnóstico ocupacional** que, a su vez, (b) describe el problema, (c) crea hipótesis sobre las causas probables e (d) identifica los agentes patológicos que influyen en los parámetros de intervención (Moruno-Miralles y cols., 2020). Debido a que el razonamiento diagnóstico es un proceso de asignación de probabilidades previas a la evaluación a diferentes causas potenciales de la presentación de la clientela, las probabilidades de los factores se utilizan para informar el proceso de evaluación mediante la identificación de factores que deben ser evaluados para el diagnóstico diferencial (Benfield y Krueger, 2021).

DESAFÍO CIENTÍFICO: DE LO LINEAL A LO COMPLEJO

El método científico y la medicina son inherentemente reduccionistas, ya que ambos asumen que los problemas pueden dividirse en unidades más pequeñas y simples (Ahn y cols., 2006; Luke y Stamatakis, 2012). Debido a este supuesto, los estudios de investigación están diseñados para reducir lo que se está probando (la hipótesis) a la versión más simple posible, eliminando las variables de confusión o las interacciones entre los diversos elementos de un sistema complejo (Meehl, 1978).

Los modelos reduccionistas llevan a las personas a utilizar la causalidad lineal, que asume que hay una causa para el problema o el efecto (Ahn y cols., 2006; Grocott, 2013). Sin embargo, la evidencia a menudo no respalda el supuesto reduccionista (Capobianco, 2012), sino la necesidad de comprender que el estado actual de una persona cliente «surge de las interacciones de las partes locales, y que la conducta global no puede remontarse a las partes individuales» (De Wolf y Holvoet, 2005, p. 3). Un ejemplo en terapia ocupacional sería la creencia de la profesión de que el desempeño ocupacional es el resultado de la interacción entre una persona o grupo (y todos sus diversos atributos) y el contexto (y toda su complejidad). Así, las metodologías de investigación reduccionistas tradicionales limitan la capacidad de atribuir directamente causalidad porque los estudios no incluyen suficientes factores ni consideran las interacciones entre estos (Galea y cols., 2010; Grocott, 2013).

Para investigar las complejas cuestiones que se plantean con más frecuencia en la atención sanitaria, se están explorando nuevas metodologías analíticas. Entre estas se incluye el uso del denominado *big data* o, dicho de otro modo, enormes cantidades de datos: datos de redes sociales, secuenciación genómica, registros de entidades pagadoras, datos de dispositivos portátiles, fuentes gubernamentales y bases de datos de entidades pagadoras. La capacidad de examinar grandes bases de datos junto con los avances en el análisis de sistemas complejos y dinámicos abre la posibilidad de examinar problemas complejos. Un estudio de investigación de *big data* será intrínsecamente complejo, ya que contiene muchos más puntos de datos que cualquier estudio o experiencia personal. Nos resulta difícil comprender cuántos datos pueden utilizarse en un estudio de *big data* determinado; sin embargo, una fuente de datos utilizada habitualmente consiste en los datos agregados de los historiales médicos de más de 390 millones de personas (NEJM Catalyst, 2022).

Desde un punto de vista crítico, los puntos de datos se incluyen porque están disponibles, no porque exista una relación conocida o teórica entre estos y los fenómenos de interés. El gran número de puntos de datos permite descubrir patrones y asociaciones que no son obvios; de hecho, puede poner de relieve relaciones que no se explican con las teorías y la comprensión predominantes de los fenómenos. En otras palabras, los análisis de *big data* permiten explorar e identificar relaciones entre diferentes puntos de datos sin una comprensión teórica de «por qué» tienen una relación. ¿Por qué es importante? Destacar una discrepancia permite una reflexión crítica y el examen de creencias y teorías. Este proceso reflexivo también es la base del razonamiento inductivo: la evidencia de una relación se utiliza para desarrollar una nueva hipótesis sobre por qué existe la relación. Sin embargo, las oportunidades de utilizar grandes conjuntos de datos no han alcanzado todo su potencial (Braithwaite y cols., 2018). Hay quien sostiene que eso solo se logrará mediante un mayor uso del razonamiento inductivo para desarrollar inferencias que puedan explorarse más a fondo mediante la deducción (Hassad, 2020).

La mejora de la calidad de la atención prestada a nuestra clientela, independientemente del entorno, requiere mayores habilidades numéricas, conocimientos estadísticos y habilidades de medición (Watson y Callingham, 2003). Todos estos desarrollos tienen un gran potencial para la profesión de terapeuta ocupacional, ya que apoyan el desarrollo de evidencia empírica que es consistente con nuestra comprensión de que el desempeño ocupacional de una persona surge de las complejas interacciones entre la persona, la ocupación, la cultura y el entorno (Pentland y cols., 2018). Por tanto, para aplicar el proceso terapia ocupacional, la profesión de terapia ocupacional necesita utilizar el razonamiento probabilístico, estadístico y científico.

RAZONAMIENTO CIENTÍFICO EN LA PRÁCTICA CLÍNICA

REFLEXIONAR SOBRE EL PENSAMIENTO

Para satisfacer las cambiantes necesidades sanitarias de la sociedad actual, las profesiones sanitarias deben tener la capacidad de manejar situaciones que impliquen novedad, ambigüedad y complejidad... Los enfoques de la educación médica que hacen demasiado hincapié en la aplicación mecanicista e irreflexiva del conocimiento como patrón de referencia no preparan al personal médico para una toma de decisiones clínicas eficaz en situaciones de novedad, ambigüedad y complejidad.

—*(Mylopoulos y cols., 2018, p. 1)*

La terapia ocupacional es una profesión sanitaria basada en la ciencia (AOTA, 2020), y la práctica clínica es una ciencia aplicada. Conecta el conocimiento científico conocido sobre el uso de las ocupaciones, los contextos, el desempeño humano, el cuerpo humano y sus enfermedades con la incertidumbre de que no toda la evidencia está garantizada para ser universalmente aplicable. Además, la adopción de la atención centrada en la persona/cliente por parte de nuestra profesión requiere que la atención se personalice para incluir las perspectivas y situaciones del cliente (Mroz y cols., 2015). (*v.* cap. 3, sobre cultura e identidad, y cap. 8, sobre razonamiento narrativo y atención centrada en la persona/cliente).

Juicio clínico

El proceso de pensamiento utilizado para aplicar de manera adecuada los conocimientos profesionales a cada cliente se denomina **juicio clínico**; se diferencia del razonamiento clínico en tres claves. En primer lugar, el juicio clínico requiere explícitamente que se tomen medidas para evaluar la calidad del pensamiento de las personas terapeutas evaluando cómo ha afectado a la capacidad de la clientela para alcanzar el objetivo. Es importante destacar que el juicio clínico amplía la información considerada. Requiere un pensamiento específico sobre las normas profesionales y reglamentarias y las prácticas de evidencia a nivel poblacional derivadas de la evidencia actual (Alfaro-LeFevre, 2016). Este tipo de pensamiento formula preguntas que necesitan respuesta. También conduce a la búsqueda de información adicional y al análisis crítico de la información.

En segundo lugar, el uso del juicio clínico requiere el análisis crítico de los supuestos y la evidencia para identificar lo que es importante al momento de abordar los problemas de la clientela. La orientación al juicio clínico requiere analizar los datos clínicos y empíricos y reflexionar sobre la información del paciente para comprender el efecto de la decisión de actuación (es decir, ¿se representó correctamente el problema que llevó a seleccionar una intervención eficaz?). Esto no descarta el papel de la intuición, pero subraya la necesidad de reflexionar lógicamente sobre la corazonada para volver a comprobar la calidad del pensamiento (Alfaro-LeFevre, 2016).

El juicio clínico y el pensamiento crítico también son esenciales para una práctica creativa e innovadora. Las innovaciones en la práctica suelen ser necesarias cuando se presta una atención centrada en la persona/cliente. Estos cambios en la práctica deben ser evaluados y supervisados en cuanto a su calidad y su capacidad para lograr resultados en la clientela. Por tanto, el personal clínico debe tener en cuenta si los cambios se ajustan a las políticas, el ámbito de la práctica, la seguridad, las contraindicaciones, etc., al momento de tomar la decisión de cambiar las acciones. Además, requiere una reflexión específica y una evaluación del resultado del cambio en la práctica. Por ejemplo, ¿permitieron los cambios que la clientela lograra resultados similares o mejores que la atención típica?

Pensamiento crítico

El **pensamiento crítico** es algo más que juzgar o formarse una opinión sobre un tema. No se trata solo de criticar o condenar la información nueva. Por el contrario, es un proceso de aplicación de estándares intelectuales al pensamiento, independientemente del contenido, el tema o el problema (Alfaro-LeFevre, 2016; Paul y Elder, 2019). Es el pensamiento basado en la lógica, la evidencia y la ciencia frente a las suposiciones y creencias (Victor-Chmil, 2013). También implica características personales que influyen en el pensamiento, como la curiosidad para investigar, la disposición para cambiar de opinión, la imparcialidad en la evaluación, la capacidad de enfrentar sesgos personales, la disposición para reconsiderar, la búsqueda diligente de información relevante, la lógica, la resiliencia, la sensibilidad al contexto y la capacidad de enfoque sistemático (Facione y Facione, 2008). ¿Por qué es importante el pensamiento crítico? Es la base de todas las prácticas clínicas.

El pensamiento crítico consiste en actividades específicas que ayudan a analizar y mejorar sus habilidades de pensamiento, independientemente del objetivo del pensamiento (Paul y Elder, 2019). El pensamiento crítico es un hábito mental que se implementa de forma rutinaria y habitual en la práctica clínica. Es importante desarrollar y mantener un pensamiento de alta calidad que sustente el juicio clínico, el razonamiento clínico y la resolución de problemas. En los modelos de juicio clínico, estos hábitos mentales y predilecciones personales no solo se ponen en práctica ante un dilema o incertidumbre. Estos rasgos son importantes para la práctica clínica, ya que impulsan la aplicación del proceso terapia ocupacional con nuestra clientela. Pensar críticamente sobre cada fase del proceso terapia ocupacional amplía las preguntas que deben considerarse. Por ejemplo, al momento de desarrollar las preguntas durante el perfil ocupacional, la persona terapeuta tendría que evaluar su conocimiento y comprensión de las condiciones de referencia, la cultura de su cliente, etcétera, con el fin de identificar si su modelo heurístico utilizado en la práctica es coherente con la evidencia actual.

Práctica informada en la evidencia

La **práctica basada en la evidencia (PBE)** es un enfoque para apoyar la integración de la evidencia, la experiencia clínica y la preferencia del paciente durante el proceso de toma de decisiones (Portney, 2020). Críticamente, la PBE es un mandato para todos los terapeutas ocupacionales (AOTA, 2021; Federación Mundial de Terapia Ocupacional, 2016). La **práctica informada en la evidencia (PIE)** es un término más utilizado actualmente, ya que hace hincapié en el proceso de toma de decisiones que han sido informadas por la investigación y la evidencia de la población (Rubin y Bellamy, 2022).

Aunque estos términos parecen sinónimos, existen diferencias significativas. En primer lugar, la PIE sugiere que las acciones no están «basadas en» evidencia, sino en un enfoque basado en sistemas que asume que quienes ejercen profesionalmente aplican el pensamiento crítico. El proceso de PIE asume que el mejor curso de acción se desarrollará a partir de la interacción de la persona, el contexto y la evidencia (Kumah y cols., 2022; Rubin y Bellamy, 2022).

En concreto, la PIE prevé que el proceso de toma de decisiones consista en (a) la recopilación sistemática y el análisis crítico de evidencia procedentes de diversas fuentes, (b) la generación de hipótesis sobre qué factores son más probables que afecten el resultado, (c) la selección de intervenciones que afecten los factores hipotetizados, y (d) la recopilación de datos de resultados que midan la cantidad de cambio en el objetivo marcado (Kaslow y cols., 2007). Véase el cuadro 7-3 para las consideraciones acerca de las limitaciones de la investigación.

REFLEXIONAR SOBRE EL PENSAMIENTO

Quienes ejercen una práctica informada en la evidencia han analizado la evidencia actual procedente de todos los tipos de investigación (revisiones sistemáticas, investigación cualitativa, métodos mixtos e investigación cuantitativa), los datos locales generados en la experiencia clínica (evidencias internas procedentes de la evaluación y la información de los pacientes) y los valores y preferencias de sus clientes.

—(Kumah y cols., 2022)

El proceso de PIE es mucho más que la mera selección de una intervención. Se utiliza para responder a muchas preguntas clínicas diferentes. Por ejemplo, la PIE puede emplearse para comprender mejor las necesidades de la clientela, diagnosticar las posibles causas de sus problemas y examinar las barreras organizativas y los factores culturales que influyen en la práctica. Véanse ejemplos de preguntas de la PIE en el cuadro 7-2.

CUADRO 7-2 CATEGORÍAS DE PREGUNTAS SOBRE LA PRÁCTICA BASADA EN LA EVIDENCIA

El proceso de práctica informada en la evidencia se articula en torno a seis grandes categorías de preguntas:

- ¿Qué factores predicen resultados indeseables o deseables?
- ¿Qué puede aprenderse de la experiencia de otros (clientes, prestación de servicios, objetivo de la intervención, etc.)?
- ¿Cuáles son las mejores herramientas de evaluación?
- ¿Qué intervenciones, programas y políticas tienen el mejor efecto (evidencia a nivel de población)?
- ¿Cuáles son los costes (de herramientas, políticas, intervenciones, etc.)?
- ¿Cuáles son los daños potenciales (herramientas, intervenciones, políticas, etcétera)?

(Rubin y Bellamy, 2022)

Las decisiones basadas en la evidencia se toman respondiendo a una combinación de preguntas, no siguiendo de memoria directrices basadas en la evidencia.

TOMA DE DECISIONES

La clientela acude a los servicios de terapia ocupacional y a otros servicios sanitarios para resolver sus problemas. El núcleo de la aplicación del proceso terapia ocupacional implica tomar muchas decisiones. Algunas decisiones son muy visibles, como tratar o no tratar. En cambio, otras decisiones son menos evidentes y, en muchos casos, automáticas. Cada decisión menos visible puede tener efectos en cascada sobre el proceso terapia ocupacional. Por ejemplo, las teorías utilizadas para informar y organizar el modelo cognitivo del clínico sobre el problema de derivación afectan los tipos de datos que se buscan durante la evaluación, como las preguntas sondeadas y las herramientas de medición utilizadas. Además, pensar desde una teoría concreta puede afectar los significados extraídos de los datos (de Kwaadsteniet y cols., 2010; Hagmayer y Sloman, 2009). Las decisiones se complican todavía más debido a los objetivos contrapuestos de las partes interesadas y a lo mucho que está en juego. Fundamentalmente, la toma de decisiones es complicada porque las decisiones tienen consecuencias importantes para nuestra clientela.

La mayoría de las decisiones sanitarias se toman en condiciones de tiempo limitado e incertidumbre (Gambrill, 2018). El personal de terapia ocupacional necesita equilibrar el tiempo para obtener información relevante con los efectos potenciales de la no acción. Una de las decisiones más importantes es determinar si se dispone de suficiente información para tomar una «buena» decisión para proceder, o no, con la terapia. ¿Cómo se toman estas decisiones? La evidencia sugiere que esto debe basarse en creencias probabilísticas (Gopnik y cols., 2004). En otras palabras, el personal de terapia organiza sus conocimientos y creencias en modelos cognitivos que representan estructuras causales de diferentes factores que se sopesan por su probabilidad de afectar el problema. Se considera que los factores más pesados, o con muchas más representaciones, tienen una mayor influencia probable en la condición que se presenta.

Pensamiento causal y razonamiento heurístico

El conocimiento causal se utiliza para dar sentido al mundo. De igual forma, se utiliza para elaborar hipótesis (y teorías) a partir de las cuales se toman decisiones y para identificar qué acciones tienen más probabilidades de alcanzar el objetivo. Las mejores decisiones son las que tienen en cuenta todas las opciones posibles y seleccionan una que aumenta de manera probabilística las posibilidades de alcanzar el objetivo de cada cliente (Hagmayer y Sloman, 2009).

En la asistencia sanitaria, el modelo cognitivo de quien realiza la terapia ocupacional es la base del razonamiento heurístico (Facione y Facione, 2008). El **razonamiento heurístico** es un enfoque para la resolución de problemas, que se basa en la intuición y los atajos cognitivos (o heurísticos) para disminuir la carga cognitiva para hacer razonamientos rápidos (Featherston y cols., 2020). Estas estrategias cognitivas incluyen la confianza en generalizaciones amplias, reglas empíricas e intuición. El razonamiento heurístico se utiliza para tomar decisiones cuando el tiempo es limitado y el análisis reflexivo no es factible (Facione y Facione, 2008). La reflexión crítica requiere un mínimo de 11 a 16 segundos para formular incluso una respuesta reflexiva rudimentaria (Newell, 1990). Por tanto, las interacciones clínicas se desarrollan a velocidades que no son propicias para el análisis crítico. Esto lleva a utilizar eficiencias mentales o guiones internos para organizar la información. Estas eficiencias mentales ayudan a reducir al mínimo las ambigüedades al ignorar información como compensación por el coste de tiempo que supone recopilar más información (Howard, 2015). Sin embargo, estas estrategias mentales están sesgadas y reducen la ambigüedad al ignorar la contraevidencia (Gambrill, 2018).

Las estrategias mentales se conocen comúnmente como sesgos cognitivos (Duncan y Murray, 2012; Gambrill, 2012; Mamede y cols., 2007). Esencialmente, la evidencia encuentra que el modelo cognitivo (causal) de cualquier profesional de la salud es individualizado. Dichos modelos surgen de la interacción dinámica de cómo estas personas profesionales han construido el conocimiento, la experiencia y las creencias. Sin embargo, es posible que los modelos no estén muy influidos por el paradigma profesional o las evidencias de la literatura (de Kwaadsteniet y cols., 2010; Pilecki y cols., 2011). En general, el modelo heurístico del clínico influye en su búsqueda e interpretación de la información recopilada durante la evaluación, la definición del problema y la identificación y selección de intervenciones (Gambrill, 2012).

Pensamiento hipotético-deductivo

La orientación al pensamiento hipotético-deductivo es fundamental en la práctica clínica, ya que la incertidumbre impregna todas las acciones en la atención sanitaria (Han y cols., 2011). Los problemas de la clientela van desde los que pueden definirse claramente y tienen aceptadas las mejores acciones hasta los problemas que no están claros y no tienen solución aparente (Gambrill, 2012).

Es importante, para la profesión de terapia ocupacional, entender que gran parte de nuestra clientela viene con problemas complejos con múltiples factores plausibles que conducen a su presentación actual. Además, la clientela recibe atención en sistemas sanitarios complejos (Glasgow y cols., 2012). Quienes realizan la terapia ocupacional utilizan los datos de la evaluación para formular hipótesis sobre qué factores tienen más probabilidades de lograr el resultado deseado y qué factores pueden ignorarse. ¿Cómo sabemos qué factores deben tenerse en cuenta en los problemas complejos? Nuestros documentos profesionales y código de ética proporcionan orientación: el compromiso en el proceso PBE (o PIE), la reflexión crítica, y la medición de los resultados (American Occupational Therapy Association [AOTA], 2020a, 2021).

Aunque los procesos de PBE y PIE reducen la incertidumbre, no la eliminan debido a las lagunas en la evidencia y a los límites de la evidencia empírica que requieren un buen juicio clínico. El diseño de los ECA y el uso de la aleatorización no eliminan la incertidumbre. Aunque la evidencia de los ECA respalda nuestra comprensión de los efectos promedio del tratamiento para una población específica, tiene una capacidad limitada para ayudarnos a comprender las diferencias individuales del efecto ni para ayudarnos a comprender por qué funcionan las cosas, ya que los ECA minimizan o ignoran los factores de confusión plausibles y las covariables moderadoras (Deaton y Cartwright, 2018). La evidencia actual sugiere que mejorar los resultados de la clientela requiere considerar la evidencia a partir de un enfoque de sistemas dinámicos, como la integración de diferentes tipos de evidencia y la construcción de nuestra comprensión de las interacciones entre variables y covariables (Greenhalgh y Papoutsi, 2018). Esta premisa es coherente con nuestros documentos profesionales (el desempeño surge de la interacción dinámica entre la persona, la ocupación y el entorno) (AOTA, 2020a).

La competencia y la experiencia en la prestación de servicios de terapia ocupacional dependen de actividades en las que pueda evaluarse la calidad del pensamiento. Las buenas decisiones se basan en el uso de modelos cognitivos informados por la evidencia, lo que aumenta la probabilidad de que los factores se hayan sopesado de manera adecuada (Benfield y Krueger, 2021). Este proceso requiere un análisis crítico y una reflexión profunda sobre el conocimiento, la evidencia, las creencias y las experiencias (tanto de terapeuta como de paciente) con el propósito de evaluar las creencias subyacentes que se utilizan para ignorar los datos (Gambrill, 2018). Este análisis no es solo para resolver un dilema, sino que es necesario para evaluar las creencias y las reglas causales que se utilizan para identificar posibles factores e inferir la fuerza de su efecto causal en los resultados de la clientela. El análisis de estas creencias, conocimientos y reglas causales subyacentes favorece el desarrollo de modelos heurísticos más precisos que se utilizan en las interacciones paciente-terapeuta *in vivo* (Benfield y Krueger, 2021; Gambrill, 2018).

APLICACIÓN DEL RAZONAMIENTO CIENTÍFICO (PENSAMIENTO HIPOTÉTICO-DEDUCTIVO) EN LA PRÁCTICA

Los párrafos siguientes ilustran el razonamiento científico a lo largo de todas las fases del proceso terapia ocupacional. Comenzamos con una nueva derivación de servicios.

Remisión (o derivación)

Al recibir una derivación para una evaluación e intervención de terapia ocupacional, la persona terapeuta revisa la derivación y empieza a hacer preguntas generales. Preguntas como: ¿Esta derivación es adecuada para el entorno de mi consulta?, o ¿está dentro de nuestro ámbito de práctica? También puede plantearse preguntas sobre la calidad de sus decisiones y su plan de evaluación: ¿Hasta qué punto tengo la seguridad de que mis conocimientos y habilidades están actualizados y respaldados tanto por los datos clínicos locales como por la evidencia a nivel poblacional?, o ¿qué dicen la evidencia sobre la relación entre los factores que creo que influyen en el estado actual de mi cliente y la consecución de los resultados?

Y, lo que es más importante, se reflexiona acerca del proceso de ofrecer terapia ocupacional. Estas preguntas incluyen la reflexión sobre cómo establecer una buena relación y cómo centrarse en la clientela. También podría incluir la reflexión sobre las múltiples partes interesadas, como los miembros de la familia, el personal de la escuela y otras personas en el proceso terapéutico. Podría reflexionarse y hacerse preguntas sobre la comprensión cognitiva del problema de referencia y los factores potenciales que pueden aprovecharse para cambiar la participación y la función, ya que estas preguntas dan forma a las preguntas que se hacen al completar el perfil ocupacional de cada cliente. En casos rutinarios, preguntas como estas solo pueden hacerse cuando hay que enfrentarse a la falta de consecución de objetivos (Gambrill, 2018) o si quien lleva a cabo la terapia ocupacional muestra preocupación por su modelo causal utilizado para informar su plan de evaluación e intervenciones plausibles (Benfield y Krueger, 2021).

Relación terapéutica

El uso terapéutico de sí mismo es parte integral del proceso de terapia ocupacional y es un factor significativo en el logro de los resultados de la clientela (Gorenberg, 2013). Múltiples estudios informan que la mayoría de terapeutas ocupacionales creen que es el principal factor que influye en los resultados del proceso de terapia ocupacional (Solman y Clouston, 2016). La AOTA (2008) ha definido el uso terapéutico de sí mismo como «el uso planificado por parte de la persona profesional de terapia ocupacional de su personalidad, percepciones y razonamientos como parte del proceso terapéutico» (p. 653). Por tanto, modelos como el modelo de relación intencional de Taylor apoyan nuestra comprensión de cómo aprovechar el uso de las habilidades interpersonales para lograr los objetivos de la clientela. Aunque la investigación reciente sobre el uso terapéutico de sí mismo ha aportado evidencia, los modelos de uso terapéutico de sí mismo (p. ej., la relación intencional de Taylor) pueden ser eficaces para ayudar a terapeutas a gestionar las dificultades interpersonales que mejoran tanto la experiencia terapéutica de la persona terapeuta como la de la clientela (Gorenberg, 2013). Es crucial realizar más trabajo **empírico** para comprender cómo desarrollar y utilizar de manera efectiva las relaciones interpersonales para alcanzar resultados óptimos en la atención a la clientela (Solman y Clouston, 2016).

Marco de referencia/selección del modelo conceptual

Existen muchos marcos de referencia distintos utilizados por terapeutas ocupacionales para aplicar el proceso de terapia ocupacional. Como ya se ha comentado, existen innumerables razones para seleccionar un marco en lugar de otros. El marco de referencia seleccionado será el que mejor se ajuste a su conceptualización del problema. Sin embargo, el modelo cognitivo de un individuo sobre los problemas de cada cliente puede o no basarse en evidencia empíricas (Benfield y Krueger, 2021). La forma científica de seleccionar modelos es desarrollar modelos cognitivos informados por la evidencia que estén respaldados por la evidencia poblacional y clínica.

Perfil ocupacional

Con el fin de proporcionar una terapia ocupacional auténtica, centrada en la persona/cliente y basada en la ocupación, la persona terapeuta necesita entender la historia ocupacional y la experiencia de la clientela. La AOTA desarrolló el concepto de perfil ocupacional como una herramienta para apoyar la recopilación sistemática y el resumen de la historia ocupacional de clientes en particular, los patrones de la vida diaria, los valores, las necesidades y los contextos que son relevantes para su participación diaria. La AOTA (2021) identificó el perfil ocupacional como el primer paso para mejorar la calidad de los servicios de terapia ocupacional, ya que es fundamental para orientar eficazmente las intervenciones con el fin de lograr la capacidad de la clientela para participar en actividades significativas. De hecho, su realización se consideró tan crítica para la prestación de servicios de terapia ocupacional que, en Estados Unidos, se exigió en la *Current Procedural Terminology*® en 2017 para cada evaluación y reevaluación (AOTA, 2021). La recopilación científica de información incluye el uso del perfil ocupacional.

Análisis del desempeño ocupacional

El objetivo de analizar el desempeño ocupacional de la clientela es describir el desempeño actual y diagnosticar las causas de los problemas. Esto hace que el razonamiento científico tenga una importancia crítica (Breckenridge y Jones, 2015; Rogers y Holm, 1991). El razonamiento científico se utiliza para planificar y completar la evaluación e interpretar los datos resultantes (Kramer y Grampurohit, 2020). A pesar de que el Marco de práctica de terapia ocupacional (OTPF, *Occupational Therapy Practice Framework*) describe los muchos factores en nuestro ámbito de práctica, el razonamiento científico y el modelo cognitivo del clínico se utilizan para identificar qué factores tienen más probabilidades de estar influyendo en la presentación actual (Benfield y Krueger, 2021; Breckenridge y Jones, 2015). El razonamiento científico se utiliza para identificar y comparar qué herramientas y estrategias son psicométricamente capaces de diferenciar de forma fiable y válida si el factor es relevante en la situación única (Bass, 2020).

Cada factor que se evalúa y la interpretación de los datos generados actúan como hipótesis que se utiliza para identificar y sopesar el efecto teórico del factor sobre el problema de cada cliente. El razonamiento científico se utiliza para identificar qué factores son remediables, y las intervenciones adecuadas pueden conducir a mejores resultados (Griswold, 2020).

La evidencia sugiere que el modelo causal del clínico influye en su interpretación de los datos observados. Esto significa que es mucho más probable que la persona terapeuta anote datos coherentes con su conceptualización del problema, mientras que pase por alto (o ignore) información que no lo es (Saunders y cols., 2019). Además, la investigación sigue destacando el uso prevalente del razonamiento heurístico basado en la experiencia clínica, que conduce a creencias individualizadas, valores y comprensión de las causas de la disfunción ocupacional (Wan Yunus y cols., 2022).

Además, las personas terapeutas informan de bajas tasas de uso de evidencia a nivel poblacional revisadas por pares (Krueger y cols., 2020). Sin embargo, los modelos cognitivos que no se basan en la evidencia pueden limitar la capacidad para evaluar y proporcionar terapia ocupacional a problemas novedosos o en nuevos contextos. Esto se debe a que las reglas que subyacen al razonamiento heurístico se desarrollan para optimizar el desempeño para clientela típica en un entorno específico (Bohle Carbonell y Dailey-Hebert, 2021). Además, la confianza en los atajos hace que sea más probable que se seleccionen acciones previas (Gambrill, 2018) (cuadro 7-3).

CUADRO 7-3 EVIDENCIA POBLACIONAL FRENTE A EVIDENCIA INDIVIDUAL

El ensayo controlado aleatorizado (ECA) transformó la medicina al proporcionar un método empírico para distinguir los tratamientos eficaces de los ineficaces. Sin embargo, también ha dado lugar a una generalización excesiva de los resultados a nivel poblacional a los miembros individuales de la población.

Los resultados del estudio informan de la media de la respuesta de quienes participan (denominada evidencia poblacional o de grupo) en las intervenciones de interés. Es importante destacar que la evidencia a nivel de población o de grupo pueden no aplicarse a miembros individuales específicos de la población. De hecho, en algunos estudios que informan que una intervención es eficaz, la mejora media fue alcanzada por una minoría de quienes participaron en el estudio (Kelley y Kaptchuk, 2010).

Además, un hallazgo común en los datos de los ECA es que parte de las personas que participan no responden al tratamiento, mientras que otras lo hacen de manera excesiva. Es importante señalar que estos hallazgos rara vez proporcionan información suficiente para comprender por qué se produce esta diferencia. En el caso de aplicar los hallazgos de los ECA a clientes en particular, muchos estudios no incluyen pacientes que coincidan con las poblaciones clínicas.

Es práctica común en los estudios excluir a pacientes con enfermedades comórbidas o presentaciones complejas, como trastornos cognitivos o del lenguaje significativos. Esto no significa que debamos ignorar la evidencia a nivel poblacional. Sin embargo, sugiere la necesidad de un razonamiento más científico, una reflexión sobre la teoría de la intervención terapéutica y la presentación individual de cada cliente para desarrollar hipótesis que se «prueben» a través de la recopilación de datos demográficos más detallados, datos de las actividades de intervención y datos de resultados.

Aplicación del plan de intervención

Muchas intervenciones utilizadas en la práctica clínica tienen evidencia de eficacia limitada (Juckett y cols., 2019; Mehlman, 2005). Además, la mayoría de las intervenciones sanitarias son complejas, con múltiples variables moderadoras y que inciden en ellas, relacionadas con la teoría subyacente (Ruiter y Crutzen, 2020). Es el razonamiento científico el que vincula las actividades de intervención con sus efectos teorizados (Powell y cols., 2017). Curiosamente, es la complejidad y el arte de la prestación de servicios de terapia ocupacional los que han llevado al dilema de la «caja negra de la terapia». Este dilema se refiere al hecho conocido de que la aplicación del proceso de terapia ocupacional puede variar enormemente entre dos clientes con el mismo problema, incluso cuando es proporcionada por la misma persona profesional (Whyte y Hart, 2003).

De hecho, las primeras investigaciones sugirieron que profesionales que llevan a cabo la misma actividad atribuirán diferentes efectos y los describirán de forma diferente, lo que conduce a diferentes experiencias de intervención (p. ej., tipo, orden, intensidad, duración) y resultados (Whyte y Hart, 2003). Por ejemplo, Fava y Morton (2009) fueron capaces de predecir correctamente si una persona profesional de la psicología recomendaría intervenciones farmacológicas o intervenciones cognitivas para clientes con trastorno de pánico únicamente observando su modelo cognitivo. En el caso de la terapia ocupacional, usualmente no se cambia la teoría de intervención de una sesión a otra. Si se está utilizando un modelo específico (p. ej., integración sensorial, Modelo de Ocupación Humana [MOHO, *Model of Human Occupation*]), se utilizará ese modelo durante el tiempo que se crea necesario para lograr un cambio sostenido.

Al mismo tiempo, es posible que no haya dos sesiones exactamente iguales, ya que la selección de actividades específicas (orden, duración, intensidad, etc.) puede variar enormemente incluso con la misma persona cliente en función del día y de su presentación. Además, las sesiones de intervención para clientes con el mismo problema pueden ser significativamente diferentes en distintos entornos, puesto que pueden sopesarse los factores de forma distinta debido a las diferencias en su presentación, su historia, cultura, intereses, etc., y a los apoyos y barreras ambientales en el contexto clínico específico. La evidencia sugiere que es necesario que las personas profesionales incrementen la frecuencia de su razonamiento científico sobre las intervenciones, con el fin de identificar claramente la teoría de tratamiento que utilizan (Hart y cols., 2019; Zanca y cols., 2019). Es necesario que identifiquen cuál creen que es la relación entre las actividades que realizan con clientes en particular, por qué creen que la actividad funcionará, qué esperan conseguir con su uso y cuánto tiempo tardarán en observar el cambio clínico (*v.* fig. 7-3).

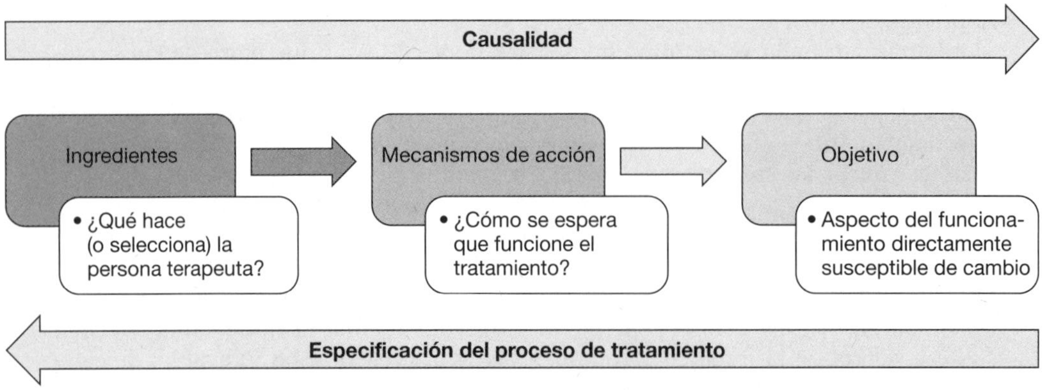

FIGURA 7-3 La estructura de la teoría del tratamiento. Utilizada con permiso de Elsevier Publishers, de Hart, T., Dijkers, M. P., Whyte, J., Turkstra, L. S., Zanca, J. M., Packel, A., Van Stan, J. H., Ferraro, M., y Chen, C. (2019). A Theory-driven system for the specification of rehabilitation treatments. *Archives of Physical Medicine and Rehabilitation, 100*(1), 174. https://doi.org/10.1016/j.apmr.2018.09.109

Al responder explícitamente a estas preguntas, se visibiliza la propia hipótesis de la persona terapeuta sobre las causas de los problemas de la clientela a la que se está atendiendo. A continuación, podrá ponerse a prueba la o las hipótesis (p. ej., creencias) y documentar más claramente las actividades durante el tratamiento (Hart y cols., 2019; Zanca y cols., 2019).

Trabajos recientes han puesto de relieve que el dilema de la caja negra se complica aún más por el lenguaje incoherente utilizado para describir las intervenciones (Hart y cols., 2019). El uso incoherente del lenguaje dificulta la determinación de lo que se hizo en los ensayos clínicos y confunde la capacidad de comparar resultados en entornos locales. Por tanto, mejorar la coherencia del lenguaje utilizado para describir las intervenciones aborda tanto el problema de la caja negra en la terapia como mejora la aplicación de la evidencia en la práctica clínica a nivel poblacional.

Hay quien sugiere que la eliminación de este dilema dependerá de que las profesiones sanitarias utilicen un lenguaje coherente para describir las actividades que utilizan (Zanca y cols., 2019). Además, el compromiso con visibilizar las hipótesis de tratamiento y utilizar un lenguaje coherente favorece la capacidad para articular el razonamiento ante otras personas (incluyendo pacientes) e identificar mejores indicadores de resultados, lo que mejora el reembolso de los servicios (Zanca y cols., 2019). Para más información, consúltese el *Manual for Rehabilitation Treatment Specification* del American Congress of Rehabilitation Medicine, disponible en https://acrm.org/acrm-communities/rehabilitation-treatment-specification/manual-for-rehabilitation-treatment-specification.

La planificación de sesiones de intervención es otro ejemplo de pensamiento hipotético-deductivo y pensamiento complejo. El **pensamiento complejo** se basa en el pensamiento sistémico dinámico, que asume que las situaciones son inciertas, complejas, no lineales y basadas en relaciones (Hawe, 2015). La importancia de estas premisas es que el desempeño presente de una persona es el resultado de cómo autoorganiza los múltiples subsistemas dentro de la persona, la tarea y el entorno. No se cree que ningún componente sea más importante que otro. En estos casos, cada subsistema interactúa para limitar o respaldar el desempeño (Zwicker y Harris, 2009). Por consiguiente, puede darse un cambio significativo en el desempeño incluso con pequeños cambios críticos en un subsistema. Muchas teorías prevalentes de terapia ocupacional utilizadas para desarrollar intervenciones, como el Modelo persona-ambiente-ocupación-desempeño (PEOP, *Person–Environment–Occupation–Performance*) y el MOHO, son derivados de la teoría de sistemas dinámicos (Hinojosa y cols., 2017).

El efecto del uso de estas teorías ha llevado a la dependencia de intervenciones complejas que se dirigen a más de un componente (es decir, motivación, estrategia, cognición; Elliott y Leland, 2018; Liu y cols., 2013; Pozzi y cols., 2020). Para desarrollar intervenciones complejas, las personas terapeutas deben teorizar sobre las relaciones entre los componentes y el resultado deseado (Greenhalgh y Papoutsi, 2018). Hacen esto para identificar qué componentes creen que tienen más probabilidades de cambiar el sistema (Zwicker y Harris, 2009). Se muestra un ejemplo clínico de ello en el Estudio de caso 7-1.

Por último, el razonamiento científico se utiliza para seleccionar los indicadores de proceso y los indicadores de resultados necesarios para evaluar los efectos de las intervenciones y valorar la calidad de la aplicación (Persch y Parsons, 2020). Cuando las personas terapeutas planifican sus sesiones de intervención, prevén qué efectos deben tener las actividades. Por ejemplo, en el caso de una persona con temblores, se puede optar por el uso de cubiertos con peso con la expectativa de que esto reduzca los movimientos involuntarios durante la autoalimentación. La disminución de los temblores sirve como indicador de que la intervención está siendo efectiva. Sin embargo, si no se observa esta reducción, la persona terapeuta debe emplear el razonamiento hipotético-deductivo para considerar otras opciones, como incrementar el peso de los cubiertos o elegir una estrategia completamente diferente.

Revisión de las intervenciones y evaluación de la calidad de las acciones

La evaluación de resultados es un componente crítico de la aplicación del proceso de terapia ocupacional (Persch y Parsons, 2020). Nuestros servicios únicamente son valiosos cuando podemos proporcionar evidencia de sus beneficios (Fawcett, 2013). Los estándares de práctica de la AOTA (2021) definen el resultado como los «resultados que la clientela puede lograr a través de la intervención de terapia ocupacional» (p. 2). Este importante documento profesional establece que la profesión de terapia ocupacional es responsable de determinar los resultados, seleccionar las herramientas adecuadas, documentar el cambio e informar éticamente de los resultados a las compañías aseguradoras y otras partes interesadas. El razonamiento científico apoya estas disposiciones porque las mediciones válidas y fiables son componentes de la investigación científica.

Los resultados de la clientela deben medirse utilizando herramientas válidas y fiables, que incorporan los principios de medición como la asignación de números a «cosas» utilizando escalas estándar que generan datos que permiten la representación del significado relativo absoluto (Fawcett, 2013).

Resultados

Una **medida de resultados** es una prueba o escala que ha demostrado medir de forma fiable y válida un atributo concreto (Fawcett, 2013). La selección de las herramientas adecuadas y el desarrollo de un plan de medición de resultados dependen de la comprensión de los principios de la ciencia de la medición y del uso del razonamiento científico para identificar los atributos que deben medirse, la mejor forma de medirlos y la interpretación adecuada de las cifras generadas por las herramientas (Fawcett, 2013).

Los datos de resultados también son fundamentales para evaluar la calidad de las decisiones y el modelo cognitivo subyacente del problema. Esto es importante, puesto que la atención centrada en la persona/cliente y las intervenciones complejas pueden dar lugar a desviaciones de las directrices (Powell y cols., 2017). Si creemos que los resultados del desempeño surgen de la interacción dinámica de la persona, la tarea y el entorno, entonces, los resultados locales pueden no ser coherentes con los notificados en las directrices de PBE y la investigación (Johnston y Dijkers, 2012). Por tanto, los resultados recopilados localmente permiten dos actividades críticas de evaluación de la calidad.

En primer lugar, comparan los resultados locales con los comunicados en las directrices y evalúan específicamente si las modificaciones locales de las directrices de PBE y la evidencia a nivel de población cumplieron o superaron los resultados comunicados (Galbraith y cols., 2008). En segundo lugar, el uso de datos de resultados puede mejorar la capacidad del personal clínico para evaluar las lagunas en el conocimiento o el desempeño (Galbraith y cols., 2008).

Estudio de caso 7-1 RAZONAMIENTO CIENTÍFICO EN LA PRÁCTICA CLÍNICA

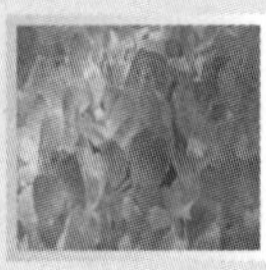

Mia es terapeuta ocupacional en una escuela primaria. Recibió una derivación para evaluar a un alumno de primer grado, Michael, que tenía dificultades para completar y participar en las actividades y rutinas diarias de su clase. El equipo de apoyo escolar inició una derivación para evaluación basada en la preocupación por la conducta y el desempeño de Michael en la escuela, las preocupaciones de sus progenitores y su diagnóstico médico. La remisión también indicaba que Michael recibía medicación para tratar su diagnóstico médico de trastorno por déficit de atención con hiperactividad (TDAH).

Mia identificó de inmediato que necesitaba comprender el historial ocupacional de Michael, los contextos del entorno y personales, los hábitos y rutinas, las fortalezas del cliente, sus barreras para el éxito y sus factores. También determinó la necesidad de entender las preocupaciones y los objetivos del cliente, la familia y el personal de la escuela. Reflexionó sobre quiénes eran las partes interesadas, cómo se relacionaba el problema con el ámbito de la práctica de la terapia ocupacional y los posibles factores causales (*v.* tabla 7-1).

Mia completó un perfil ocupacional para Michael. Entrevistó al propio Michael, a sus profesores y a sus progenitores. También le observó en su entorno escolar. El profesor del aula de Michael informó que llegaba al colegio «de mal humor» 2 o 3 días por semana, especialmente después del fin de semana o de un descanso escolar. En esos días, tenía dificultades para seguir las instrucciones dadas al grupo, iniciar y

TABLA 7-1 Ejemplos de factores que Mia tiene en cuenta para Michael

FACTORES QUE INFLUYEN EN LA ESCRITURA	FACTORES A TENER EN CUENTA PARA LA EVALUACIÓN Y EL TRATAMIENTO

• Historia de la enseñanza de la escritura a mano
  • Estilo de instrucción de letras (D'Nealian, bola y palo, etc.)
  • Método de instrucción (coherencia, directo con demostración y retroalimentación, hojas de ejercicios prácticos completadas individualmente)
• Ortografía
• Capacidad de lectura
• Funcionamiento ejecutivo
  • Memoria de trabajo, gestión del tiempo, organización, autocontrol, etc.
• Coordinación motora fina
• Competencias lingüísticas (sistemas lingüísticos multimodales)
• Habilidades cognitivas
• Habilidades visuales
  • Agudeza
  • Habilidades de percepción visual
  • Habilidades visuales motoras
• Procesos cognitivos de orden superior
  • Intención, semántica, estructuras, procesos fonema/grafema, codificación ortográfica, etc.
  • Atención
  • Motivación
• Lingüística (y lengua de enseñanza)
• Ideación (sobre qué escribir)
• Ambiente físico, incluida la ergonomía
• Ambiente social
• Autoestima/autodefensa
	• Atención
	• Problemas de conducta
	• Autocontrol
	• Autoestima
	• Historia de las intervenciones
	• Medicamentos
	• Malas relaciones con otros niños y niñas
	• Mal sueño
	• Labilidad emocional
	• Hábitos alimentarios (inapetencia, horarios afectados por la medicación)
	• Contextos ambientales (estructura, distracciones, apoyos/barreras ambientales)
	• Expectativas de la clase/docente
	• Habilidades socioemocionales (juego, autorregulación, autoeficacia)
	• Hábitos y rutinas de actividad física
	• Funcionamiento ejecutivo (memoria de trabajo, gestión del tiempo, organización, autocontrol)
	• Habilidades cognitivas (introspección, metacognición, afrontamiento, resolución de problemas)
	• Responsabilidades
	• Motivación
	• Diagnósticos comórbidos (ansiedad, depresión, trastorno negativista desafiante, trastornos de conducta, dificultades de aprendizaje)

completar el trabajo independiente, y se frustraba y enfadaba con actividades nuevas o desafiantes. La letra de Michael era «desordenada» y se apresuraba a terminar su trabajo o directamente no lo terminaba.

Todo el personal docente que trabajaba con él informó de que tenía más éxito con las rutinas, y tenía dificultades agudas con los nuevos horarios o las rutinas interrumpidas. Este personal informó que tenía un programa de gestión de conducta de nivel 2 que mejoraba su capacidad para participar adecuadamente; sin embargo, continuaba enfrentando dificultades para completar sus tareas de lenguaje escrito.

Mia recopiló información sobre el historial ocupacional de Michael revisando su expediente académico y entrevistando a sus progenitores. Michael nació a término y sin complicaciones. No tenía problemas de salud, cirugías ni lesiones importantes. Michael tenía un diagnóstico médico de TDAH y recibía medicación en casa antes del colegio y después de comer por administración de la enfermera del colegio.

Michael asistió a un programa preescolar de educación especial cuando tenía 4 años. Su familia se trasladó a otro estado y, cuando entró en una escuela diferente para el jardín de infancia, fue reevaluado para la educación especial y se determinó que no era elegible para los servicios en la categoría de retraso del desarrollo. Los expedientes y la información facilitada por los progenitores mostraban importantes problemas de conducta y de progreso en relación con las normas educativas del jardín de infancia.

La familia se mudó durante el verano después del jardín de infancia, y Michael entró en la escuela actual para el primer grado sin un Programa de Educación Individualizado (IEP, *Individualized Education Program*). Se observaron problemas durante el primer trimestre del año escolar. Michael recibió intervenciones durante 6 meses a través del modelo de intervención por niveles, sin embargo, no progresó lo suficiente, y se inició una evaluación para educación especial y terapia ocupacional.

Michael valora a su familia y que quiere tener amistades. Entre sus aficiones destacan ver videos y jugar con su tableta táctil, los Legos y los laberintos de lápiz y papel.

Durante una reunión con su madre, Mia recabó información sobre los hábitos y rutinas de Michael en casa, incluidas las actividades lúdicas, la alimentación, la gestión del hogar, las responsabilidades y el sueño. Su madre compartió que Michael prefería las actividades en su tableta de pantalla táctil. No le gustaba dibujar ni participar en ningún tipo de actividad artística. No jugaba a juegos de mesa porque no quería seguir las reglas y «montaba en cólera» si perdía. Michael no tenía amistades con quien jugar en el vecindario y no participaba en ningún deporte organizado ni en actividades recreativas. No sabía montar en bicicleta. La madre informó que era difícil conseguir que Michael se fuera a la cama. Entre semana se acostaba a las nueve de la noche, y los fines de semana podía acostarse mucho más tarde. Normalmente jugaba o veía videos en su tableta después del baño hasta la hora de acostarse, y no quería dejar de jugar con el aparato. Algunas noches, los progenitores se despertaban en mitad de la noche y descubrían que Michael estaba con su tableta. Michael estaba «malhumorado» a la mañana siguiente.

Mia consideró cómo el contexto del entorno afectaba las ocupaciones de Michael. Factores que favorecen la participación: (a) estaba sentado en su propio pupitre en la parte delantera del aula y más cerca de su docente, en lugar de compartir mesa con el resto de la clase y (b) los materiales estaban colocados en una mesa separada, lo que permitía un fácil acceso.

Factores que pueden inhibir la participación: el entorno de aprendizaje del colegio tenía aulas de planta abierta conectadas entre sí y con una zona central para el aprendizaje en grupo (distracciones visuales y de ruido adicionales). Se identificaron las prioridades y objetivos del cliente, la familia y el equipo docente. Las ocupaciones con éxito fueron «leer» y «correr y jugar en el patio durante el recreo». Las barreras identificadas fueron «dificultad para seguir instrucciones de varios pasos y organizar tareas y materiales. Con frecuencia tiene problemas sociales con miembros de su clase, que requieren la intervención de una persona adulta». Michael declaró que quería «no fracasar» en la escuela y «ser un buen estudiante».

Sus progenitores querían que hiciera amistades y que pudiera hacer sus tareas escolares más fácilmente y en menos tiempo. El equipo docente quería que fuera capaz de aprender y participar en las actividades de clase y completar las tareas escritas. Los resultados de prevención desarrollados por el equipo implementaron apoyos para prevenir su frustración y mejorar su participación y desempeño con las tareas escolares, incluyendo la obtención de recompensas por una conducta adecuada y por completar las tareas, aprender a seguir un horario visual que incluyera cambios conocidos, lecciones para estrategias de afrontamiento, y que el personal y la familia mantuvieran las rutinas cuando fuera posible.

Michael y sus progenitores querían que mejorara su bienestar y su forma física mejorando su juego y su participación con otros niños y niñas durante el recreo y en el vecindario. El resultado deseado para la calidad de vida era mejorar su autoeficacia a través del refuerzo positivo del equipo docente y la familia para participar y completar con éxito las actividades individuales y de grupo. Los objetivos de bienestar de los progenitores eran que Michael fuera feliz, tuviera amistades y le gustara ir al colegio.

Mia reflexionó sobre la evidencia poblacional acerca de las posibles causas de la mala escritura. Planteó la hipótesis de que la experiencia de Michael con la enseñanza y la práctica de la escritura a mano se había visto afectada negativamente por el cambio de colegio, los cambios en sus programas educativos y su conducta. Evaluó el desempeño y el estilo de escritura de Michael. Cuando estaba tranquilo, escribía de forma legible, dentro del espacio designado en su cuaderno de ejercicios o entre las líneas de escritura. Sus letras eran inconsistentes en cuanto a colocación en la línea de base y tamaño de letra, y mezclaba mayúsculas y minúsculas en su escritura. Cuando se le solicitó que escribiera dos frases utilizando palabras a la vista en la página, Michael parecía frustrado, y entonces garabateaba en la página y arrugaba el papel.

Mia evaluó las habilidades motoras finas y visuales de Michael mediante tareas funcionales y evaluaciones estandarizadas. Michael completó las tareas funcionales de forma independiente y sus puntuaciones en la evaluación estandarizada estaban en la media.

Mia planteó la hipótesis de que la instrucción inconsistente de la escritura a mano, las dificultades del funcionamiento ejecutivo, la motivación, la cognición y la autoeficacia estaban contribuyendo a su bajo desempeño en las tareas de lenguaje escrito. Se llevaron a cabo intervenciones que incluyeron el análisis de las tareas, un tablero de fichas para obtener una recompensa por completar las tareas, la práctica programada de la escritura a mano durante la instrucción en grupos pequeños, y la autoevaluación de su trabajo. Se proporcionó terapia ocupacional cada 2 semanas para colaborar con el equipo docente de Michael para actualizar sus intervenciones y supervisar su progreso. La calidad de los trabajos escritos de Michael y la frecuencia con la que los realizaba mejoraron con estas intervenciones.

El equipo de apoyo escolar, que incluía a los progenitores y a Michael, lo trasladó a un programa de conducta de nivel 3 que incorporaba un plan de recompensas para aumentar su motivación, conducta y desempeño en las tareas, junto con modificaciones ambientales específicas.

Mia teorizó que la rutina y los hábitos de sueño de Michael eran un factor contribuyente a sus dificultades en la escuela. Trabajó en colaboración con la familia para establecer reglas para el uso de dispositivos electrónicos y establecer rutinas para la hora de acostarse. La conducta de Michael en la escuela mejoró notablemente cuando comenzó a dormir de manera adecuada.

ERRORES EN EL RAZONAMIENTO CIENTÍFICO

Aunque la mayoría de los errores en el razonamiento científico pueden atribuirse directamente a la complejidad del sistema de prestación de asistencia sanitaria, los factores cognitivos individuales también son un factor destacado (Kalra, 2004). Un error común se debe a la fuerte dependencia de la heurística y la influencia de los sesgos cognitivos (Gambrill, 2018). Lo primero puede conducir a un cierre prematuro de la búsqueda de información que es relevante para tomar una buena decisión. Esto ocurre cuando consideramos los datos presentados y los evaluamos en concordancia con un esquema estereotipado (heurística de representatividad), la fácil recuperación de ejemplos similares (heurística de disponibilidad), la dificultad en la autoevaluación de habilidades (exceso de confianza) y creencias erróneas sobre las causas de mejoras observadas (correlación ilusoria) (Eva y Norman, 2005; Klein, 2005). Otra evidencia destaca el papel de los sesgos cognitivos y las falacias que dificultan la toma de decisiones acertadas.

Es importante destacar que la inteligencia no protege frente a los errores de pensamiento. Sin embargo, desarrollar el conocimiento de los diferentes tipos de sesgos y falacias cognitivas y establecer hábitos de considerar el pensamiento contrafáctico durante el proceso de toma de decisiones puede reducir los errores (Gambrill, 2018). Además, la evidencia sugiere que la participación rutinaria en actividades de PIE, la medición de resultados y las actividades de pensamiento crítico apoyan el desarrollo de modelos causales informados por la evidencia de los problemas (Benfield y Johnston, 2020; Benfield y Krueger, 2021; Gambrill, 2018). Estas actividades reducen los errores mediante la identificación de falsas creencias, ampliando o modificando la comprensión de la interacción (efectos) entre factores y, potencialmente, cambiando las creencias probabilísticas de la persona terapeuta sobre qué factores son remediables y/o influyen en el estado actual (Benfield y Krueger, 2021).

Errores en el diagnóstico

Se produce un error común en el razonamiento científico al utilizar un modelo causal que representa de manera incorrecta las relaciones entre variables y sus efectos sobre el resultado. Por ejemplo, una gran cantidad de terapeutas ocupacionales cree que las habilidades visuales perceptivas y la coordinación motora deficientes causan una mala caligrafía, aunque la evidencia no apoya esta relación causal (Prunty y cols., 2016).

La evidencia sugiere que la falta de práctica, el tipo de práctica (p. ej., el trazado frente a la escritura, la práctica en bloque) y las habilidades ortográficas deficientes contribuyen a los problemas con la escritura a mano (Graham y Weintraub, 1996; Graham y cols., 2018). El primer modelo causal conduce a la selección de intervenciones que se dirigen a la motricidad perceptiva, la motricidad visual y las actividades de fortalecimiento, con solo un tiempo mínimo asignado a la práctica real de la escritura a mano (Feder y Majnemer, 2007). El segundo (y más rico) modelo causal llevaría a la práctica directa de la escritura a mano y la ortografía, al tiempo que también comprendería la evidencia para desarrollar horarios de práctica (p. ej., el uso de la práctica aleatoria) (Feder y Majnemer, 2007; Graham y cols., 2018).

Errores generales de razonamiento

Otros errores pueden atribuirse a factores cognitivos cuando no se tienen suficientemente en cuenta los contextos o factores contextuales (Weiner y Schwartz, 2016). Se trata de errores causados por una adherencia excesiva a las directrices y a la evidencia de investigación sin tener en cuenta los factores específicos de la persona a la que se está atendiendo o las condiciones locales que pueden limitar la consecución de los resultados. La bibliografía ha puesto de manifiesto que los factores relacionados con la clientela, como la falta de dinero o de tiempo, pueden afectar su capacidad para seguir la dosis o la forma recomendadas de una intervención (Weiner y Schwartz, 2016).

Otros problemas surgen de la gran dependencia de los ECA muy controlados, que pueden no reflejar la complejidad de clientes individuales y minimizan la interacción de entorno, paciente y tarea (Hawe, 2015). Nuestros propios documentos profesionales destacan y requieren que tengamos en cuenta los factores sociales/contextuales. Sin embargo, la evidencia sugiere que existe una capacidad limitada para evaluar si se ha obtenido suficiente información (Weiner y Schwartz, 2016).

Por tanto, algunas investigaciones destacan la necesidad de utilizar la evidencia poblacional para identificar «banderas rojas contextuales» (p. ej., no pueden permitirse las herramientas, trastornos comórbidos), que podrían tener un efecto adverso significativo con intervenciones específicas. Al destacar las «banderas rojas» conocidas, aumentó la probabilidad de que se sondearan y abordaran al desarrollar el plan de intervención (Weiner y Schwartz, 2016).

Errores en el razonamiento estadístico

Por último, los errores en el razonamiento y los conocimientos estadísticos pueden afectar la calidad del razonamiento científico. Con el fin de aplicar de manera adecuada los resultados de la investigación, la profesión de terapia ocupacional debe ser capaz de utilizar su alfabetización numérica y sus conocimientos estadísticos.

Quienes ejercen profesionalmente necesitan comprender los conceptos estadísticos de probabilidad y la influencia de la muestra y el tamaño de la muestra (Rubin y Bellamy, 2022). Por ejemplo, podemos sobreestimar la probabilidad de que se produzca un trastorno específico en una población, lo que lleva a sobrediagnosticar una afección sobre otras que pueden tener diferentes intervenciones efectivas (Schwartz y Kostopoulou, 2019). Además, el personal clínico debe ser capaz de comprender el concepto de tamaño del efecto para comparar la eficacia relevante de diferentes intervenciones.

La interpretación adecuada de la estimación del efecto está determinada por algo más que el tamaño: requiere la capacidad de comprender cómo se generaron los datos, ya que la significatividad del número depende del tipo y la calidad de la herramienta utilizada para generar los datos (Rubin y Bellamy, 2022). Esto también se aplica a la práctica clínica. Leland y cols. (2014) afirmaron que deben utilizarse medidas de resultados válidas y fiables en todos los entornos con el fin de evaluar la calidad y el valor de los servicios de terapia ocupacional. Por tanto, las personas terapeutas necesitan desarrollar su razonamiento estadístico y conocimientos estadísticos para disminuir el potencial de errores en su pensamiento estadístico.

Extraer conclusiones adecuadas de los estudios de investigación requiere una evaluación crítica de la integridad, fiabilidad y aplicabilidad de la investigación. Las habilidades estadísticas específicas que se han identificado como críticas para aplicar y generar evidencia en un entorno local incluyen el uso y cálculo de intervalos de confianza, el reconocimiento de conflictos de interés, el análisis de la calidad de las herramientas de resultados y el reconocimiento de los impactos del sesgo en la confianza de los hallazgos (Albarqouni y cols., 2018; Johnston y Dijkers, 2012).

El uso de herramientas psicométricamente sólidas por parte de terapeutas ocupacionales y profesionales de la salud es bajo (Duncan y Murray, 2012), a pesar de que la evidencia indica que la calidad mejora (Garland y cols., 2003; Velozo y cols., 2012). Harron y Titterington (2016) informaron de que solo el 10% de terapeutas con especialización en pediatría (terapeutas ocupacionales, fisioterapeutas y logopedas) habían establecido el uso rutinario de la medición estandarizada de resultados en su práctica clínica, y el 28% no utilizaba ninguna herramienta estandarizada de resultados.

La medición de resultados es difícil. Requiere la integración de información estadística, ciencia de la medición y razonamiento clínico. El razonamiento científico se utiliza para identificar los objetivos de las intervenciones de terapia ocupacional (p. ej., calidad de vida, participación, función) y la mejor manera de obtener datos fiables, válidos y clínicamente interpretables.

Las partes interesadas están respaldando al ámbito clínico mediante el desarrollo de indicadores de calidad para muchas áreas de práctica. Laverdure y cols. (2019) es un ejemplo que describe los indicadores de calidad para la terapia ocupacional basada en la escuela. Por tanto, aumentar el conocimiento, las habilidades y la confianza en la identificación de objetivos y herramientas de resultados y aumentar la medición estandarizada de resultados puede mejorar la calidad del razonamiento científico y, Por consiguiente, la prestación de servicios de terapia ocupacional.

RESUMEN

El razonamiento científico respalda la aplicación del ámbito profesional propio con clientes individuales en un entorno específico y respalda la práctica ética. El razonamiento inductivo/deductivo, el pensamiento crítico, el razonamiento crítico, la práctica basada en la evidencia y la reflexión se utilizan para desarrollar hipótesis sobre cómo resolver los problemas de nuestra clientela. La medición de resultados ayuda a «probar» la hipótesis y evalúa la calidad de la comprensión de la situación por parte del personal clínico. Por último, el razonamiento científico respalda la atención innovadora y centrada en la persona/cliente para identificar explicaciones y acciones alternativas plausibles que probablemente mejoren la situación de nuestra clientela.

Actividad formativa 7-1

Actividad formativa: estudio de casos.

Propósito: el propósito de esta actividad es proporcionar oportunidades para aplicar el razonamiento científico con el objetivo de respaldar la práctica clínica.

Instrucciones para docentes: seleccione un escenario clínico. Puede hacerse hincapié en cualquier parte del proceso clínico (p. ej., selección de instrumentos de evaluación, definición del problema, selección de intervenciones). Véase el ejemplo.

Ejemplo: usted es terapeuta ocupacional; trabaja en escuelas públicas. Este año se ha producido un aumento significativo (>50%) en el número de estudiantes de preescolar al último curso de primaria para los que se han recomendado servicios de terapia ocupacional debido a dificultades en la escritura. Debe elaborar un plan para evaluar a esta población. La escritura a mano es un problema complejo con muchos factores plausibles que «causan» el desempeño actual.

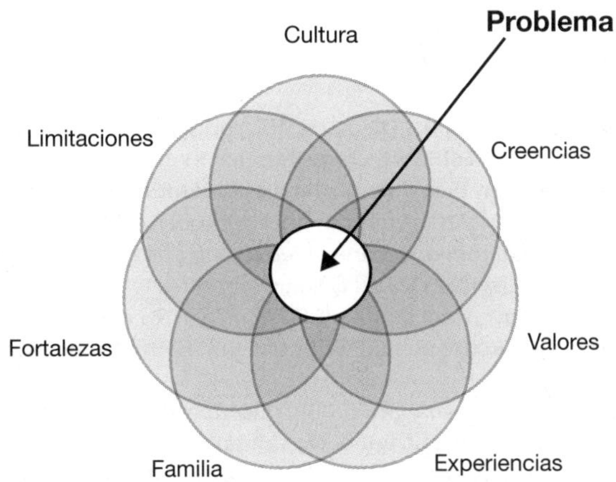

1. Como individuo, tome una hoja de papel en blanco y coloque un círculo en el centro con el problema que debe describirse durante la evaluación y que se utilizará para informar el establecimiento de objetivos.
2. (Individualmente) Utilizando la tabla de resultados relevantes para la rehabilitación o el Marco de práctica de terapia ocupacional (OTPF), coloque cualquier factor que considere que afecta o necesita ser valorado (descrito o evaluado) para definir el problema y establecer objetivos.
3. En pequeños grupos, comparar y contrastar las variables. También en pequeños grupos, colocar todos los factores en el papel grande. En grupo, discutir y añadir los factores que podrían estar implicados. (La lluvia de ideas no evalúa la calidad de las sugerencias).
4. Considere los efectos de los sesgos cognitivos en la lista generada. Proporcione una lista de sesgos cognitivos (consúltese Gambrill, 2018, o Whelehan y cols., 2020, para encontrar ejemplos de sesgos cognitivos comunes que se han implicado en la toma de decisiones médicas).
5. Utilice su mapa cognitivo para identificar posibles términos de búsqueda. En primer lugar, busque evidencia sintetizada (p. ej., guías de mejores prácticas y basadas en la evidencia, revisiones sistemáticas, UpToDate) de terapia ocupacional y otras profesiones que aborden este problema. (Extensiones: utilizar el mapa para identificar nuevas investigaciones relevantes [nuevos estudios de intervenciones, estudios de medición, estudios de pronóstico, estudios cualitativos relevantes, etc.]. Añada información al mapa. Véase el ejemplo).
6. En grupo, compare los factores del documento de grupo con los identificados en la evidencia sintetizadas. Añada los que falten.
7. Debata e identifique los factores que deben evaluarse (p. ej., más importantes de evaluar) e identifique puntos/herramientas de datos de procesos y resultados.

Puede encontrar actividades formativas adicionales para este capítulo en thePoint.

REFERENCIAS BIBLIOGRÁFICAS

Ahn, A. C., Tewari, M., Poon, C.-S., & Phillips, R. S. (2006). The limits of reductionism in medicine: Could systems biology offer an alternative? *PLoS Med, 3*(6), e208. https://doi.org/10.1371/journal.pmed.0030208

Albarqouni, L., Hoffmann, T., Straus, S., Olsen, N. R., Young, T., Ilic, D., Shaneyfelt, T., Haynes, R. B., Guyatt, G., & Glasziou, P. (2018). Core competencies in evidence-based practice for health professionals: Consensus statement based on a systematic review and Delphi survey. *JAMA Netw Open, 1*(2), e180281. https://doi.org/10.1001/jamanetworkopen.2018.0281

Alfaro-LeFevre, R. (2016). *Critical thinking, clinical reasoning and clinical judgment: A practical approach, pageburst E-book on kno.* Elsevier Health Sciences.

American Occupational Therapy Association. (2007). AOTA's centennial vision and executive summary. *American Journal of Occupational Therapy, 61*(6), 613–614. https://doi.org/10.5014/ajot.61.6.613

American Occupational Therapy Association. (2008). Occupational therapy practice framework: Domain and process (2nd ed.). *American Journal of Occupational Therapy*, 62,625–683.

American Occupational Therapy Association. (2020a). Occupational therapy practice framework: Domain and process (4th ed.). *American Journal of Occupational Therapy, 74*(Suppl. 2), 7412410010p1–7412410010p87. https://doi.org/10.5014/ajot.2020.74S2001

American Occupational Therapy Association. (2021). Standards of practice for occupational therapy. *American Journal of Occupational Therapy, 75*(Suppl. 3). https://doi.org/10.5014/ajot.2021.75S3004

Bass, J. (2020). Assessment identification and selection. In P. Kramer & N. Grampurohit (Eds.), *Hinojosa and Kramer's evaluation in occupational therapy obtaining and interpreting data* (5th ed. pp. 25–34). American Occupational Therapy Association.

Benfield, A. M., & Johnston, M. V. (2020). Initial development of a measure of evidence-informed professional thinking. *Australian Occupational Therapy Journal*, 67(4), 309-319. https://doi.org/10.1111/1440-1630.12655

Benfield, A., & Krueger, R. B. (2021). Making decision-making visible—Teaching the process of evaluating interventions. *International Journal of Environmental Research and Public Health, 18*(7), 3635. https://www.mdpi.com/1660-4601/18/7/3635

Benner, P., Hughes, R. G., & Sutphen, M. (2008). Clinical reasoning, decision making, and action: Thinking critically and clinically. In R. G. Hughes (Ed.), *Patient safety and quality: An evidence-based handbook for nurses* (*Vol. April*). Agency for Healthcare Research and Quality (US). https://www.ncbi.nlm.nih.gov/books/NBK2643/

Bohle Carbonell, K., & Dailey-Hebert, A. (2021). Routine expertise, adaptive expertise, and task and environmental influences. In M.-L. Germain & R. S. Grenier (Eds.), *Expertise at work: Current and emerging trends* (pp. 39–56). Springer International Publishing. https://doi.org/10.1007/978-3-030-64371-3_3

Braithwaite, J., Churruca, K., Long, J. C., Ellis, L. A., & Herkes, J. (2018). When complexity science meets implementation science: A theoretical and empirical analysis of systems change. *BMC Medicine, 16*(1). https://doi.org/10.1186/s12916-018-1057-z

Breckenridge, J., & Jones, D. (2015). Evaluation in everyday occupational therapy practice: Should we be thinking about treatment fidelity? *British Journal of Occupational Therapy, 78*(5), 331–333. https://doi.org/10.1177/0308022614562583

Bushby, K., Chan, J., Druif, S., Ho, K., & Kinsella, E. A. (2015). Ethical tensions in occupational therapy practice: A scoping review. *British Journal of Occupational Therapy, 78*(4), 212–221. https://doi.org/10.1177/0308022614564770

Capobianco, E. (2012). Dynamic networks in systems medicine. *Frontiers in Genetics, 3*, 185. https://doi.org/10.3389/fgene.2012.00185

Castillo, M. (2013). The scientific method: A need for something better? *American Journal of Neuroradiology, 34*, 1669–1671. https://doi.org/10.3174/ajnr.A3401

Cranley, L., Doran, D. M., Tourangeau, A. E., Kushniruk, A., & Nagle, L. (2009). Nurses' uncertainty in decision-making: A literature review. *Worldviews on Evidence-Based Nursing, 6*(1), 3–15. https://doi.org/10.1111/j.1741-6787.2008.00138.x

Deaton, A., & Cartwright, N. (2018). Understanding and misunderstanding randomized controlled trials. *Soc Sci Med, 210*, 2-21. https://doi.org/10.1016/j.socscimed.2017.12.005

de Kwaadsteniet, L., Hagmayer, Y., Krol, N. P., & Witteman, C. L. (2010). Causal client models in selecting effective interventions: A cognitive mapping study. *Psychological Assessment, 22*(3), 581–592. https://doi.org/10.1037/a0019696

De Wolf, T., & Holvoet, T. (2005). Emergence versus self-organisation: Different concepts but promising when combined. In S. A. Brueckner, G. Di Marzo Serugendo, A. Karageorgos, & R. Nagpal (Eds.), *Engineering self-organising systems* (pp. 1–15), Conference Paper. Springer.

Doucet, B. M. (2013). Five years later: Achieving professional effectiveness to move neurorehabilitation forward. *American Journal of Occupational Therapy, 67*(5), e106–e119. https://doi.org/10.5014/ajot.2013.008417

Duncan, E. A., & Murray, J. (2012). The barriers and facilitators to routine outcome measurement by allied health professionals in practice: A systematic review. *BMC Health Services Research, 12*(1), 96. https://doi.org/10.1186/1472-6963-12-96

Elliott, S., & Leland, N. E. (2018). Occupational therapy fall prevention interventions for community-dwelling older adults: A systematic review. *American Journal of Occupational Therapy, 72*(4), 7204190040p1–7204190040p11. https://doi.org/10.5014/ajot.2018.030494

Eva, K. W., & Norman, G. R. (2005). Heuristics and biases – A biased perspective on clinical reasoning. *Medical Education, 39*(9), 870–872. https://doi.org/10.1111/j.1365-2929.2005.02258.x

Facione, N. C., & Facione, P. A. (2008). *Critical thinking and clinical judgment.* California Academic Press.

Fava, L., & Morton, J. (2009). Causal modeling of panic disorder theories. *Clinical Psychology Review, 29*(7), 623–637. https://doi.org/10.1016/j.cpr.2009.08.002

Fawcett, A. L. (2013). *Principles of assessment and outcome measurement for occupational therapists and physiotherapists: Theory, skills and application.* John Wiley & Sons.

Featherston, R., Downie, L. E., Vogel, A. P., & Galvin, K. L. (2020). Decision making biases in the allied health professions: A systematic scoping review. *PLOS One, 15*(10), e0240716. https://doi.org/10.1371/journal.pone.0240716

Feder, K. P., & Majnemer, A. (2007). Handwriting development, competency, and intervention. *Developmental Medicine & Child Neurology, 49*(4), 312–317. https://doi.org/10.1111/j.1469-8749.2007.00312.x

Fernandopulle, R., Ferris, T., Epstein, A., McNeil, B., Newhouse, J., Pisano, G., & Blumenthal, D. (2003). A research agenda for bridging the 'quality chasm'. *Health Affairs, 22*(2), 178–190. https://doi.org/10.1377/hlthaff.22.2.178

Galbraith, R. M., Hawkins, R. E., & Holmboe, E. S. (2008). Making self-assessment more effective. *Journal of Continuing Education in the Health Professions, 28*(1), 20–24. https://doi.org/10.1002/chp.151

Galea, S., Riddle, M., & Kaplan, G. A. (2010). Causal thinking and complex system approaches in epidemiology. *International Journal of Epidemiology, 39*(1), 97–106. https://doi.org/10.1093/ije/dyp296

Gambrill, E. (2012). *Critical thinking in clinical practice.* John Wiley & Sons.

Gambrill, E. (2018). *Critical thinking and the process of evidence-based practice.* Oxford University Press.

Garfield, J. (2002). The challenge of developing statistical reasoning. *Journal of Statistics Education, 10*(3). https://doi.org/10.1080/10691898.2002.11910676

Garland, A. F., Kruse, M., & Aarons, G. A. (2003). Clinicians and outcome measurement: What's the use? *The Journal of Behavioral Health Services & Research, 30*(4), 393–405. https://doi.org/10.1007/BF02287427

Glasgow, R. E., Green, L. W., Taylor, M. V., & Stange, K. C. (2012). An evidence integration triangle for aligning science with policy and practice. *American Journal of Preventive Medicine, 42*(6), 646–654. https://doi.org/10.1016/j.amepre.2012.02.016

Gopnik, A., Glymour, C., Sobel, D. M., Schulz, L. E., Kushnir, T., & Danks, D. (2004). A theory of causal learning in children: causal maps and Bayes nets. *Psychol Rev, 111*(1), 3-32. https://doi.org/10.1037/0033-295X.111.1.3

Gorenberg, M. (2013). Instructional insights: Continuing professional education to enhance therapeutic relationships in occupational therapy. *Occupational Therapy in Health Care, 27*(4), 393–398. https://doi.org/10.3109/07380577.2013.834404

Graham, S., Harris, K. R., & Adkins, M. (2018). The impact of supplemental handwriting and spelling instruction with first grade students who do not acquire transcription skills as rapidly as peers: A randomized control trial. *Reading and Writing, 31*(6), 1273–1294. https://doi.org/10.1007/s11145-018-9822-0

Graham, S., & Weintraub, N. (1996). A review of handwriting research: Progress and prospects from 1980 to 1994. *Educational Psychology Review, 8*(1), 7–87. https://doi.org/10.1007/BF01761831

Greenhalgh, T., & Papoutsi, C. (2018). Studying complexity in health services research: Desperately seeking an overdue paradigm shift. *BMC Medicine, 16*(1), 95. https://doi.org/10.1186/s12916-018-1089-4

Griswold, L. A. (2020). Evaluation in the intervention planning process. In P. Kramer & N. Grampurohit (Eds.), *Hinojoa and Kramer's evaluation in occupational therapy obtaining and interpreting data* (5th ed. pp. 47–62). American Occupational Therapy Association.

Grocott, M. P. (2013). Integrative physiology and systems biology: Reductionism, emergence and causality. *Extreme Physiology & Medicine, 2*(1), 9. https://doi.org/10.1186/2046-7648-2-9

Hagmayer, Y., & Sloman, S. A. (2009). Decision makers conceive of their choices as interventions. *Journal of Experimental Psychology: General, 138*(1), 22–38. https://doi.org/10.1037/a0014585

Han, P. K. J., Klein, W. M. P., & Arora, N. K. (2011). Varieties of uncertainty in health care: A conceptual taxonomy. *Medical Decision Making, 31*(6), 828–838. https://doi.org/10.1177/0272989x10393976

Harper, W. L., & Hooker, C. A. (2012). *Foundations of probability theory, statistical inference, and statistical theories of science: Volume II: Foundations and philosophy of statistical inference (Vol. 6).* Springer Science & Business Media.

Harron, A., & Titterington, J. (2016). Use of outcome measurement by paediatric AHPs in Northern Ireland. *International Journal of Language & Communication Disorders, 51*(4), 487–492. https://doi.org/10.1111/1460-6984.12224

Hart, T., Dijkers, M. P., Whyte, J., Turkstra, L. S., Zanca, J. M., Packel, A., Van Stan, J. H., Ferraro, M., & Chen, C. (2019). A theory-driven system for the specification of rehabilitation treatments. *Archives of Physical Medicine and Rehabilitation, 100*(1), 172–180. https://doi.org/10.1016/j.apmr.2018.09.109

Hassad, R. A. (2020). A foundation for inductive reasoning in harnessing the potential of Big Data. *Statistics Education Research Journal, 19*(1), 238-258. https://doi.org/https://doi.org/10.52041/serj.v19i1.133

Hawe, P. (2015). Lessons from complex interventions to improve health. *Annual Review of Public Health, 36*(1), 307–323. https://doi.org/10.1146/annurev-publhealth-031912-114421

Hayes, B. K., & Heit, E. (2018). Inductive reasoning 2.0. *WIREs Cognitive Science, 9*(3), e1459. https://doi.org/https://doi.org/10.1002/wcs.1459

Hinojosa, J., Kramer, P., & Royeen, C. B. (2017). *Perspectives on human occupations: Theories underlying practice.* F.A. Davis.

Houghton Mifflin Company. American Heritage Dictionary of the English Language. (2000). Houghton Mifflin Harcourt.

Howard, J. (2015). Heuristic, intuition, or impulse: How to the difference and why it is important to decision makers. In J. Liebowitz (Ed.), *Bursting the big data bubble* (pp. 40–57). Auerbach. https://doi.org/10.1201/b17247-6

Johnston, M. V., & Dijkers, M. P. (2012). Toward improved evidence standards and methods for rehabilitation: recommendations and challenges. *Archives of Physical Medicine and Rehabilitation, 93*(8 Suppl), S185–S199. https://doi.org/10.1016/j.apmr.2011.12.011

Juckett, L. A., Robinson, M. L., & Wengerd, L. R. (2019). Narrowing the gap: An implementation science research agenda for the occupational therapy profession. *American Journal of Occupational Therapy, 73*(5), 7305347010p1–7305347010p6. https://doi.org/10.5014/ajot.2019.033902

Kalra, J. (2004). Medical errors: an introduction to concepts. *Clinical Biochemistry, 37*(12), 1043–1051. https://doi.org/10.1016/j.clinbiochem.2004.08.007

Kaslow, N. J., Rubin, N. J., Forrest, L., Elman, N. S., Van Horne, B. A., Jacobs, S. C., Huprich, S. K., Benton, S. A., Pantesco, V. F., & Dollinger, S. J. (2007). Recognizing, assessing, and intervening with problems of professional competence. *Professional Psychology Research and Practice, 38*(5), 479–492. https://doi.org/10.1037/0735-7028.38.5.479

Kelley, J. M., & Kaptchuk, T. J. (2010). Group analysis versus individual response: The inferential limits of randomized controlled trials. *Contemporary Clinical Trials, 31*(5), 423-428. https://doi.org/https://doi.org/10.1016/j.cct.2010.07.003

Klein, J. G. (2005). Five pitfalls in decisions about diagnosis and prescribing. *BMJ: British Medical Journal, 330*(7494), 781. https://doi.org/10.1136/bmj.330.7494.781

Kramer, P., & Grampurohit, N. (2020). Evaluation: Where do we begin? In P. Kramer & N. Grampurohit (Eds.), *Hinojosa and Kramer's evaluation in occupational therapy obtaining and interpreting data* (pp. 1–12). American Occupational Therapy Association.

Krueger, R. B., Sweetman, M. M., Martin, M., & Cappaert, T. A. (2020). Occupational therapists' implementation of evidence-based practice: A cross sectional survey. *Occupational Therapy in Health Care, 34*(3), 253–276. https://doi.org/10.1080/07380577.2020.1756554

Kumah, E. A., McSherry, R., Bettany-Saltikov, J., van Schaik, P., Hamilton, S., Hogg, J., & Whittaker, V. (2022). Evidence-informed vs evidence-based practice educational interventions for improving knowledge, attitudes, understanding and behaviour towards the application of evidence into practice: A comprehensive systematic review of undergraduate students. *Campbell Systematic Reviews, 18*(2), e1233. https://doi.org/10.1002/cl2.1233

Laverdure, P., McCann, M., McLoone, H., Moore, L., & Reed, L. (2019). Developing quality indicators for school practice. *Journal of Occupational Therapy, Schools, & Early Intervention, 12*(1), 38–50. https://doi.org/10.1080/19411243.2018.1496871

Leland, N. E., Crum, K., Phipps, S., Roberts, P., & Gage, B. (2014). Advancing the value and quality of occupational therapy in health service delivery. *American Journal of Occupational Therapy, 69*(1), 6901090010p1–6901090010p7. https://doi.org/10.5014/ajot.2015.691001

Lindley, D. V. (2014). *Understanding uncertainty*. Wiley.

Liu, C.-J., Brost, M. A., Horton, V. E., Kenyon, S. B., & Mears, K. E. (2013). Occupational therapy interventions to improve performance of daily activities at home for older adults with low vision: A systematic review. *The American Journal of Occupational Therapy, 67*(3), 279–287. https://doi.org/10.5014/ajot.2013.005512

Luke, D. A., & Stamatakis, K. A. (2012). Systems science methods in public health: Dynamics, networks, and agents. *Annual Review of Public Health, 33*, 357–376. https://doi.org/10.1146/annurev-publhealth-031210-101222

Mamede, S., Schmidt, H. G., & Rikers, R. (2007). Diagnostic errors and reflective practice in medicine. *Journal of Evaluation in Clinical Practice, 13*(1), 138–145. https://doi.org/10.1111/j.1365-2753.2006.00638.x

Meehl, P. E. (1978). Theoretical risks and tabular asterisks – Sir Karl, Sir Ronald, and the slow progress of soft psychology. *Journal of Consulting and Clinical Psychology, 46*, 806–834. https://doi.org/10.1037/0022-006X.46.4.806

Mehlman, M. J. (2005). Quackery. *American Journal of Law & Medicine, 31*(2–3), 349–363. https://doi.org/10.1177/009885880503100209

Moruno-Miralles, P., Reyes-Torres, A., Talavera-Valverde, M.-Á., Souto-Gómez, A.-I., & Márquez-Álvarez, L.-J. (2020). Learning and development of diagnostic reasoning in occupational therapy undergraduate students. *Occupational Therapy International, 2020*, 6934579. https://doi.org/10.1155/2020/6934579

Mroz, T. M., Pitonyak, J. S., Fogelberg, D., & Leland, N. E. (2015). Client Centeredness and Health Reform: Key Issues for Occupational Therapy. *The American journal of occupational therapy, 69*(5), 6905090010p6905090011-6905090069. https://doi.org/10.5014/ajot.2015.695001

Mylopoulos, M., Kulasegaram, K., & Woods, N. N. (2018). Developing the experts we need: Fostering adaptive expertise through education. *Journal of Evaluation in Clinical Practice, 24*(3), 674-677. https://doi.org/https://doi.org/10.1111/jep.12905

National Academies of Sciences, Engineering, and Medicine. (2019). *Reproducibility and replicability in science*. The National Academies Press. https://doi.org/10.17226/25303

NEJM Catalyst. (2018). Healthcare Big Data and the Promise of Value-Based Care. *Catalyst Carryover, 4*(1). https://doi.org/doi:10.1056/CAT.18.0290

Newell, A. (1990). *Unified theories of cognition*. Cambridge University Press.

Panda, S. C. (2006). Medicine: science or art? *Mens sana monographs, 4*(1), 127-138. https://doi.org/10.4103/0973-1229.27610

Paul, R., & Elder, L. (2019). *The miniature guide to critical thinking concepts and tools*. Rowman & Littlefield.

Peloquin, S. M. (2018). Occupational therapy as art and science: Should the older definition be reclaimed? *The American Journal of Occupational Therapy, 48*(11), 1093–1096. https://doi.org/10.5014/ajot.48.11.1093

Pentland, D., Kantartzis, S., Clausen, M. G., & Witemyre, K. (2018). *Occupational therapy and complexity: Defining and describing practice.* Royal College of Occupational Therapists London.

Persch, A. C., & Parsons, C. (2020). Outcomes assessment. In P. Kramer & N. Grampurohit (Eds.), *Hinojoso and Kramer's evaluation in occupational therapy obtaining and interpreting data* (5th ed. pp. 147–156). American Occupational Therapy Association.

Pilecki, B., Arentoft, A., & McKay, D. (2011). An evidence-based causal model of panic disorder. *Journal of Anxiety Disorders, 25*(3), 381–388. https://doi.org/10.1016/j.janxdis.2010.10.013

Portney, L. G. (2020). *Foundations of clinical research: Applications to evidence-based practice.* F.A. Davis.

Powell, B. J., Beidas, R. S., Lewis, C. C., Aarons, G. A., McMillen, J. C., Proctor, E. K., & Mandell, D. S. (2017). Methods to improve the selection and tailoring of implementation strategies. *The Journal of Behavioral Health Services & Research, 44*(2), 177–194. https://doi.org/10.1007/s11414-015-9475-6

Pozzi, C., Tatzer, V. C., Álvarez, E. A., Lanzoni, A., & Graff, M. J. (2020). The applicability and feasibility of occupational therapy in delirium care. *European Geriatric Medicine, 11*(2), 209–216. https://doi.org/10.1007/s41999-020-00308-z

Prunty, M., Barnett, A. L., Wilmut, K., & Plumb, M. (2016). Visual perceptual and handwriting skills in children with developmental coordination disorder. *Human Movement Science, 49*, 54–65. https://doi.org/10.1016/j.humov.2016.06.003

Rogers, J. C., & Holm, M. B. (1991). Occupational therapy diagnostic reasoning: A component of clinical reasoning. *The American Journal of Occupational Therapy, 45*(11), 1045–1053. https://doi.org/10.5014/ajot.45.11.1045

Rubin, A., & Bellamy, J. (2022). *Practitioner's guide to using research for evidence-informed practice* (3rd ed.). John Wiley & Sons.

Ruiter, R. A., & Crutzen, R. (2020). Core processes: How to use evidence, theories, and research in planning behavior change interventions. *Frontiers in Public Health, 8*, 247. https://doi.org/10.3389/fpubh.2020.00247

Saunders, H., Gallagher-Ford, L., Kvist, T., & Vehviläinen-Julkunen, K. (2019). Practicing healthcare professionals' evidence-based practice competencies: An overview of systematic reviews. *Worldviews on Evidence-Based Nursing, 16*(3), 176–185. https://doi.org/10.1111/wvn.12363

Schum, D. A. (2001). Bayesian theory: History of applications. In N. J. Smelser & P. B. Baltes (Eds.), *International Encyclopedia of the social & behavioral sciences* (pp. 1056–1060). Pergamon. https://doi.org/10.1016/B0-08-043076-7/00625-2

Schwartz, A., & Kostopoulou, O. (2019). Clinical reasoning in medicine. In J. Higgs, G. Jensen, S. Loftus, & N. Christensen (Eds.), *Clinical reasoning in the health professions* (4th ed. pp. 223–234). Elsevier.

Solman, B., & Clouston, T. (2016). Occupational therapy and the therapeutic use of self. *British Journal of Occupational Therapy, 79*(8), 514–516. https://doi.org/10.1177/0308022616638675

Velozo, C. A., Seel, R. T., Magasi, S., Heinemann, A. W., & Romero, S. (2012). Improving measurement methods in rehabilitation: Core concepts and recommendations for scale development. *Archives of Physical Medicine and Rehabilitation, 93*(Suppl. 8), S154–S163. https://doi.org/10.1016/j.apmr.2012.06.001

Victor-Chmil, J. (2013). Critical thinking versus clinical reasoning versus clinical judgment: Differential diagnosis. *Nurse Educator, 38*(1), 34–36. https://doi.org/10.1097/NNE.0b013e318276dfbe

Wan Yunus, F., Ahmad Ridhuwan, N. F., & Romli, M. H. (2022). The perception of allied health professionals on occupational therapy. *Occupational Therapy International, 2022*, 2588902. https://doi.org/10.1155/2022/2588902

Watson, J., & Callingham, R. (2003). Statistical literacy: A complex hierarchical construct. *Statistics Education Research Journal, 2*(2), 3–46. https://doi.org/10.52041/serj.v2i2.553

Weiner, S. J., & Schwartz, A. (2016). Contextual errors in medical decision making: Overlooked and understudied. *Academic Medicine, 91*(5), 657–662. https://doi.org/10.1097/acm.0000000000001017

Whelehan, D. F., Conlon, K. C., & Ridgway, P. F. (2020). Medicine and heuristics: Cognitive biases and medical decision-making. *Irish Journal of Medical Science (1971), 189*(4), 1477–1484. https://doi.org/10.1007/s11845-020-02235-1

Whyte, J., & Hart, T. (2003). It's more than a black box; It's a Russian doll: Defining rehabilitation treatments. *American Journal of Physical Medicine & Rehabilitation, 82*(8), 639–652. https://doi.org/10.1097/01.Phm.0000078200.61840.2d

World Federation of Occupational Therapy. (2016). *Code of ethics* (*Vol. 2020*, p. 2). World Federation of Occupational Therapy. https://www.wfot.org/resources/code-of-ethics.

Zanca, J. M., Turkstra, L. S., Chen, C., Packel, A., Ferraro, M., Hart, T., Van Stan, J. H., Whyte, J., & Dijkers, M. P. (2019). Advancing rehabilitation practice through improved specification of interventions. *Archives of Physical Medicine and Rehabilitation, 100*(1), 164–171. https://doi.org/10.1016/j.apmr.2018.09.110

Zwicker, J. G., & Harris, S. R. (2009). A reflection on motor learning theory in pediatric occupational therapy practice. *Canadian Journal of Occupational Therapy, 76*(1), 29–37. https://doi.org/10.1177/000841740907600108

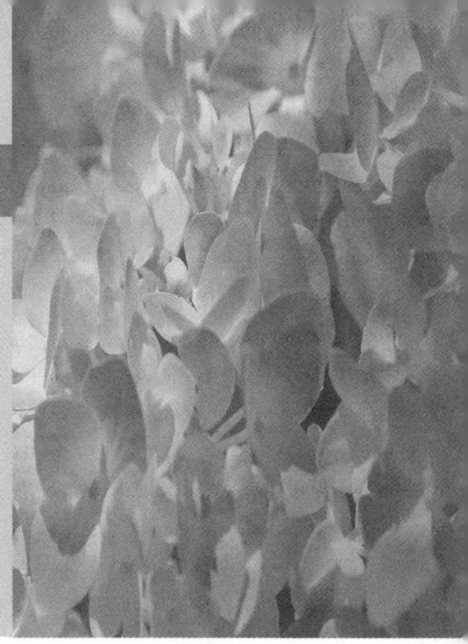

CAPÍTULO 8

Razonamiento narrativo

TOBY B. HAMILTON

CONTENIDO

- La narrativa como esencia de la práctica de la terapia ocupacional
  - *La narrativa como modo de pensar y conocer*
  - *La neurociencia de la narrativa*
  - *Ocupación y narrativa*
  - *El giro narrativo*
  - *Definición de narrativa*
- Narrativas habituales en la práctica de terapia ocupacional
  - *La historia de vida: narrativa e identidad*
  - *La narrativa de la enfermedad y la discapacidad*
  - *La narrativa ocupacional*
  - *Narrativa y cultura*
  - *Narrativas grupales*
  - *La verdad narrativa: ¿qué hace que una historia sea «buena»?*
  - *Narrativas desadaptativas*
- Razonamiento narrativo en la práctica
  - *Conocer las historias de la clientela*
  - *Escuchar las narrativas*
  - *Reconocer las narrativas*
  - *Analizar las narrativas*
  - *Interpretar las narrativas*
  - *Establecer objetivos de intervención en colaboración*
  - *Creación de tramas terapéuticas* (story making)
- Poner en práctica el razonamiento narrativo: la historia del ranchero
  - *Análisis*
  - *Hipótesis*
  - *Interpretación*
  - *Establecer objetivos de colaboración*
  - *Trama terapéutica*
- Resumen

OBJETIVOS

Después de leer este capítulo, será capaz de:

1. Definir y describir el razonamiento narrativo.
2. Definir el rol del razonamiento narrativo en la práctica basada en la evidencia.
3. Definir narrativa o historia.
4. Identificar los tipos de narrativas más habituales en la práctica de la terapia ocupacional.

5. Detectar narrativas incluidas en una conversación o entrevista.
6. Obtener historias de la clientela y sus familias.
7. Analizar tipos de tramas habituales en la práctica.
8. Interpretar el significado de las narrativas en la práctica.
9. Determinar la verdad narrativa y las narrativas desadaptativas.
10. Aplicar el razonamiento narrativo como parte del proceso de evaluación e intervención.

TÉRMINOS CLAVE

Narrativa del caos
Enfermedad
Dolencia
Narrativa
Historia de vida
Narrativa o historia
Pensamiento narrativo
Narrativa ocupacional
Trama
Narrativa progresiva
Narrativa de búsqueda
Narrativa regresiva
Narrativa de restitución
Narrativa estable
Contar historias (*storytelling*)
Trama terapéutica
Trama de victimización

REFLEXIONAR SOBRE EL PENSAMIENTO

El uso del método narrativo y de historia de vida no es cuestión de que lleve más o menos tiempo, es cuestión de que es la esencia de la práctica.

—(Burke y Kern, 1996, p. 391)

La propiedad más fundamental de las historias es que existen para ser contadas.

—(McAdams, 2006, p. 110)

LA NARRATIVA COMO ESENCIA DE LA PRÁCTICA DE LA TERAPIA OCUPACIONAL

Este capítulo explora el **razonamiento narrativo** como un tipo particular de razonamiento clínico y profesional en el que terapeutas ocupacionales «piensan con historias» para la práctica de la terapia ocupacional basada en la clientela. La forma de ser plenamente consciente de la narrativa y sus funciones es contar una historia como la que se muestra en el Estudio de caso 8-1.

Estudio de caso 8-1 LA MUJER MÁS MALVADA

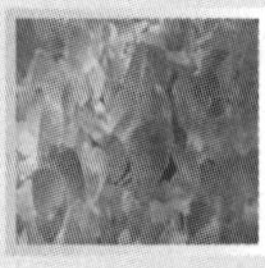

Esta historia, «La mujer más malvada del piso», es un extracto de la tarea de autoetnografía de una estudiante del último semestre del programa de Máster en Terapia Ocupacional que nos permite ilustrar sus funciones narrativas.

Aunque me di cuenta de que las acciones de la Sra. J eran consecuencia de su lesión cerebral, seguía temiendo trabajar con ella. Cuando caminaba por el pasillo hacia su habitación, el personal de terapia me daba una palmada simpática en la espalda o una palabra de aliento porque sabían exactamente hacia dónde iba por la expresión de ansiedad de mi cara. Intenté que la terapia tuviera sentido para ella, pero parecía casi imposible. No cocinaba ni limpiaba... y tenía muy pocas aficiones. Me preguntaba cómo eran sus capacidades cognitivas antes del prolongado ataque.

La trama comienza con una cláusula que orienta hacia una historia estableciendo personajes, tiempo, lugar y circunstancias que no están presentes (Labov, 1972; Labov y Weletzky, 1967). La organización y la forma de la narrativa ilustran su naturaleza subjetiva. Obsérvese cómo empieza la historia y los detalles que incluye y omite por irrelevantes, como la edad, la raza o el diagnóstico preciso de la paciente. Una de las características clave de la narrativa es su carácter intensamente personal, que nos informa más sobre el que narra que sobre la experiencia. Utiliza razonamientos científicos sobre la conducta de la Sra. J, pero por sí solos resultan insuficientes sobre cómo interactuar con ella.

Planificaba cada sesión de terapia con anticipación, con varias opciones de respaldo a mano, porque sin duda se negaría a hacer algo que le pidiera. No cumplía, se negaba a ir a terapia al menos una vez al día y el resto de pacientes tenía miedo de sus estridencias. Seguía temiendo las sesiones de terapia con ella y me estaba quedando sin opciones para motivarla para la terapia.

La acción ascendente de la historia introduce conflicto y complejidad para explicar los desafíos de la alumna y el título de la historia. A medida que la alumna da forma a la trama, la secuencia de acontecimientos que forman el esqueleto de la narrativa (Labov, 1972; Labov y Weletzky, 1967), revela su razonamiento: una relación causa-efecto entre sus frustraciones al planificar actividades que la Sra. J rechazará sin duda como causa de su pavor. Su explicación se limita a culpar a la paciente sin tener en cuenta otros factores casuales. La alumna ha asumido la responsabilidad de motivar a la Sra. J.

Antes de conocer a la Sra. J, me sentía segura de mi capacidad para involucrar a mis clientes en ocupaciones significativas, pero ahora me sentía como en un alud, cayendo con ella, y no tenía ni idea de qué hacer. Parecía fácil involucrar a mis clientes en ocupaciones significativas cuando estaban motivados o tenían aficiones o intereses. En ese momento, no me sentía como una terapeuta ocupacional.

La estudiante comparte sus sentimientos de fracaso al señalar lo extraordinaria que es la Sra. J. en comparación con clientela motivada «típica». Esta historia no se contaría si no fuera extraordinaria (Bruner, 1986).

Cuando llevaba un mes ingresada, no entendía por qué no la habían enviado a casa. Durante las reuniones semanales con su médico, rezaba para que la enviara a casa o a otro centro. A pesar de los escasos progresos, su médico era optimista y creía que su estado funcional mejoraría pronto. Aun así, me daban ganas de gritarle: «¡¡ENTONCES HAZ QUE HAGA ALGO!!».

Aunque la estudiante razona de forma pragmática que se trata de un centro de cuidados de larga duración, cuestiona los motivos y la intención del médico para mantener a la Sra. J. en el centro. Aun reconociendo que el médico espera un avance, la estudiante se enfada en silencio, amenazada por la falta de comprensión del médico sobre las dificultades de trabajar con esta cliente.

> *Entonces se me encendió una bombilla. Mi trabajo consiste en trabajar con ella y encontrar la manera de motivarla para que haga las cosas que son importantes para ella, no para el médico. Debe estar confusa y enfadada mientras intenta averiguar y realizar la secuencia correcta de pasos para completar actividades sencillas que antes eran algo natural.*

No conocemos las circunstancias que preceden a este clímax o punto de inflexión de la trama. El término *bombilla* señala un momento decisivo en el que cambia el arco o la forma de la trama. La alumna revela que la historia trata sobre el razonamiento y señala el cambio al razonamiento narrativo mediante un destello de empatía que crea la alianza terapéutica que faltaba en la relación. El clímax valida la premisa de Mattingly de que «el **pensamiento narrativo** es fundamental para proporcionar a los terapeutas una forma de considerar la discapacidad en los términos fenomenológicos de las vidas lesionadas» (1991, p. 1004). Al aventurarse fuera de su perspectiva por primera vez para considerar el punto de vista de su cliente, la estudiante percibe a la Sra. J como confundida, enfadada y vulnerable en la experiencia humana más amplia de cómo la paciente podría percibir su condición.

> *Había traído algunos artículos que ella había disfrutado anteriormente como reserva. Cuando entré, estaba sentada en una silla de ruedas frente a la ventana. La saludé y enseguida me contestó: «No voy a hacer ninguna de tus chorradas de terapia. Tengo que llamar a mi marido». Se quedó mirando el móvil y me dijo que no tenía cobertura en la habitación.*
>
> *«Bueno, ¿por qué no salimos al jardín? Seguro que allí hay cobertura», le contesté.*
>
> *Me miró sorprendida, como si por fin la dejara hacer lo que quería.*

La alumna no se ha dado cuenta de que el deterioro del procesamiento cognitivo de la Sra. J estaba causando problemas. Obsérvese la sorpresa de la Sra. J ante el repentino cambio a la práctica centrada en la persona/cliente. Están a punto de cocrear y representar una trama terapéutica (Mattingly, 1991) que cambia todo el curso de la terapia y la carrera de la estudiante.

> *Fuera, pulsó un par de números en el teclado y se acercó el teléfono a la oreja. Pronto me di cuenta de que no sabía utilizar el móvil. Cuando por fin se puso en contacto con su marido y habló con él, se le dibujó una sonrisa en la cara como si acabara de realizar una gran hazaña. Luego conversamos sobre su familia y su ciudad natal. Fue la primera conversación significativa que tuve con ella.*

Aunque la alumna no nos cuenta los detalles de la realización del desafío cognitivo y la solución para marcar, tanto ella como su paciente logran una gran hazaña. La estudiante razona cómo el problema se manifiesta como lesión cerebral de la Sra. J y comprende que el motivo, la intención y el deseo de la paciente es reanudar una ocupación significativa. Esta chispa de perspicacia permite la aplicación de todos los tipos de razonamiento clínico para imaginar cómo la lesión cerebral de la Sra. J afecta personalmente su participación ocupacional único en contextos futuros. La nueva alianza terapéutica da forma a la intervención posterior.

> *Por fin había cruzado el puente de ver a la Sra. J como un trabajo para tratarla como una persona real. En ese momento, por primera vez me sentí realmente como una terapeuta ocupacional.*

La estudiante «se siente una terapeuta ocupacional» porque ha descubierto el modo «central» del razonamiento narrativo (Mattingly, 1991, p. 998) y el poder de proporcionar una práctica basada en la ocupación y centrada en la persona/cliente que solo había comprendido a nivel intelectual. Ahora conoce el significado profundo de estas palabras y expresa que ha aprendido algo fundamental sobre el arte y la práctica de la terapia ocupacional.

> *Pensando en sesiones anteriores, me di cuenta que había dejado pasar oportunidades como esta para participar en ocupaciones significativas que pueden parecer triviales, como hacer café. Pensaba tanto en hacerla participar en las actividades previstas que perdí las oportunidades que ella me ponía en bandeja de plata.*
>
> *Ella me enseñó a dejar que la paciente guiara el proceso de intervención y a no estancarme en las intervenciones que yo planificaba. Aprendiendo de mi experiencia con la Sra. J, dejaré que mis clientes guíen el proceso de intervención. Al fin y al cabo, no hay más «experta» en una persona que la propia persona.*

La narrativa llega a una resolución porque la narradora comparte el punto o moraleja de lo que aprendió y cómo esta experiencia dará forma a sus acciones futuras (Labov, 1972; Labov y Weletzky, 1967).

Como creaciones personales, las narrativas expresan cómo nos autopercibimos y cómo nos presentamos a otras personas. Existen y adquieren significado dentro de un contexto social (Todd y Weatherhead, 2014). Al contar la historia, la alumna valida que su vida y la de la Sra. J (y la del resto de personas) «necesitan y merecen ser narradas» (Ricoeur, 1984, p. 75). Esta historia merece ser contada porque la estudiante utiliza la narrativa para dar sentido a una experiencia clínica que cambió su práctica. ¿Habría adivinado que el motivo, la intención, el deseo, el conflicto, la incertidumbre, el cambio y el suspenso podrían estar presentes en esta historia? Gracias a esta estudiante, compartimos una apreciación más profunda de la narrativa y el enfoque que ofrece para la práctica. (Relato utilizado con permiso de la estudiante y análisis utilizado con permiso del autor).

En el cuadro 8-1 se enumeran las funciones que los terapeutas ocupacionales analizan mediante la narrativa y cómo las utilizan en la práctica. En conjunto, explican por qué el razonamiento narrativo es ese «modo central» que es «fundamental» para el razonamiento clínico en terapia ocupacional (Mattingly, 1991, p. 998).

CUADRO 8-1 FUNCIONES NARRATIVAS EN LA PRÁCTICA

Quienes ejercen profesionalmente utilizan las narrativas en la práctica para:

Dar sentido a experiencias y acciones que no comprendemos del todo.
Comprender el motivo, la intención, el deseo, el conflicto, el problema, la incertidumbre y el cambio.
Conciliar las diferencias entre lo ordinario y lo extraordinario.
Dar sentido a la vida cuando se producen cambios, problemas o conflictos.
Situar la experiencia dentro de la historia vital más amplia del individuo y de la experiencia humana universal.
Darnos explicaciones y dar explicaciones a otras personas.
Ver cómo reaccionan otras personas para calibrar sus reacciones.
Como medio para advertirnos, enseñarnos y curarnos a nosotros mismos y a los demás.
Dar forma a la acción futura reflexionando sobre la experiencia y viviendo la historia de la vida.
Reflejar los grandes relatos de la cultura, como el cuento popular y el mito, a escala individual.
Relacionar las experiencias individuales con las experiencias humanas universales.

(Hamilton, 2001; Mattingly, 1994)

La narrativa como modo de pensar y conocer

Vivimos tanto de narrativa como del aire. Vivimos de y a través de la narrativa. En todas las épocas, culturas y contextos, los seres humanos contamos historias. Las utilizamos para explicar por qué llegamos tarde, por qué todas las personas actuamos como lo hacemos, y el funcionamiento de los fenómenos naturales. Miramos las estrellas, imaginamos patrones e inventamos historias para explicarlos. Ser humano es conocer, contar y vivir historias, lo que llevó a Fisher a bautizar a los seres humanos como *homo narrans* (1984).

Pensamos de dos formas básicas. Cuando exploramos el mundo físico de forma racional y lógica, Bruner (1986) sugirió que lo hacemos en paradigmas y hechos. Cuando buscamos explicaciones de la conducta y la experiencia humanas, buscamos narrativas. La narrativa no es solo una forma de comunicar, sino también una manera de percibir el mundo centrada en la experiencia personal y en la preocupación por la condición humana (Bruner, 1986; Czarniawska, 2004). El pensamiento narrativo se ocupa de particularidades y especificidades subjetivas y personalizadas de la experiencia vivida, la intención humana y la acción que conecta acontecimientos a través del tiempo y genera posibilidades y perspectivas múltiples. Esta posición subjetiva y personalizada característica no pretende generalizarse más allá de personas concretas (Bruner, 1986; Czarniawska, 2004; Ricoeur, 1984; White y Epston, 1990).

La neurociencia de la narrativa

Contar historias es una forma natural de detectar trastornos del lenguaje, del intelecto, de la autocomprensión, de la personalidad, de las funciones ejecutivas y de la percepción del mundo y propia.

La comprensión y la narración de historias son clínicamente relevantes para la evaluación y el tratamiento neurológicos. La capacidad de entablar conversaciones revela funciones que contrastan con la comprensión y la memoria de palabras u oraciones sueltas.

La capacidad de comprender y narrar historias autobiográficas se basa en habilidades lingüísticas y simbólicas que implican a ambos hemisferios a través del lenguaje y el habla (Lundy-Ekman, 2018b; Seixes, 2022). El hemisferio derecho es más activo durante la comprensión, mientras que el izquierdo lo es durante la producción, lo que sugiere relaciones de organización narrativa. Tanto los sistemas auditivos como los motores parecen desempeñar papeles integrales en el procesamiento del lenguaje a nivel del discurso (AbdulSabur y cols., 2014). Por ejemplo, la historia suscita imágenes y emociones en el hemisferio derecho que el hemisferio izquierdo pone en palabras.

Comprender historias o diálogos es una tarea cognitiva interpretativa compleja para elaborar representaciones mentales coherentes (AbdulSabur y cols., 2014). Los escáneres cerebrales revelan que las narrativas activan regiones sensoriales y afectivas a medida que quienes las escuchan participan de manera activa en la historia (Garmston, 2019). La capacidad de contar y organizar historias implica la recuperación de memoria declarativa en la corteza prefrontal lateral y el lóbulo temporal medial. Contar historias conecta centros relacionados con el lenguaje con regiones corticales y activa regiones motoras subcorticales (AbdulSabur y cols., 2014). Los relatos personales activan específicamente la memoria episódica. A medida que los recuerdos se hacen más antiguos, las áreas de activación cerebral varían (Lundy-Ekman, 2018b). Desde la infancia se desarrollan recuerdos autobiográficos moldeados por las interacciones sociales, el relato y la reminiscencia, cuyas redes neuronales se actualizan de manera constante. Los relatos personales integran recuerdos episódicos (episodios específicos con contextos de tiempo y lugar) y semánticos (conocimiento general) (Seixes, 2022). Esta conexión neuronal es evidente en los relatos definidos por cohortes generacionales sobre dónde estábamos y qué hacíamos cuando sucedieron acontecimientos mundiales significativos (*v.* cuadro 8-2 para más información sobre neurología y narrativa).

Los recuerdos autobiográficos difieren no solo en función de la cohorte de edad, sino también del sexo. Los factores relacionados con el género explican las diferencias, más que la habilidad narrativa. Los patrones y la frecuencia de la participación social influyen en las diferencias de género. Las personas con tipicidad de género femenino tienden a valorar y participar con frecuencia en reminiscencias autobiográficas, para las cuales muestran un estilo autobiográfico consistente. Contaron historias más detalladas, elaboradas, emocionalmente expresivas y orientadas a las relaciones, con el fin de crear intimidad. Las narrativas de tipicidad masculina mostraron más agencia y dependencia del contexto, con menor conectividad y afecto (Grysman y cols., 2016). Mi experiencia clínica me enseñó que a muchos hombres les gustan las conversaciones tan sucintas y precisas como las que hablan de «noticias, tiempo y deportes», así que ojeo los titulares de las noticias cuando trabajo con hombres. Consejo: espere diferencias de género cuando utilice un enfoque narrativo.

CUADRO 8-2 REVISIÓN NEUROCIENTÍFICA DEL LENGUAJE Y EL HABLA

La comprensión de la comunicación simbólica, ya sea hablada, escrita o de signos, se localiza en el área de Wernicke, situada en la unión temporoparietal izquierda. El área de Broca, en el lóbulo frontal izquierdo, planifica la salida del lenguaje para la producción del habla. La interpretación de la comunicación no verbal, como la expresión facial emocional, los gestos y la vocalización, está asociada al área correspondiente a Wernicke en el hemisferio derecho. El área del hemisferio derecho asociada a Broca proporciona instrucciones para la producción de gestos emocionales no verbales y la entonación de la voz.

Los individuos con lesiones en el hemisferio izquierdo tienen dificultades para comprender y producir lenguaje verbal, escrito o de signos. En cambio, los individuos con lesiones en el hemisferio derecho tienen dificultades para comprender o producir el contenido emocional del habla (Lundy-Ekman, 2018a).

La narrativa es un «instrumento de la mente en la construcción de la realidad» (Bruner, 1991, p. 6) que simula el funcionamiento de nuestro cerebro. Los pensamientos y el parloteo interno son narrativas (Garmston, 2019). Estamos neurológicamente cableados para la narrativa, e incluso la población infantil diferencia lo que son historias de lo que son conversaciones (Mandler, 1984). El cerebro es un «genio para dar sentido a lo que no lo tiene» (Seers y Penwill, 2017).

Independientemente de su calidad, nuestras mentes buscan el reconocimiento de patrones, el significado y las relaciones causales, a veces incluso cuando no existen (Seers y Penwill, 2017). Las historias retienen nuestra atención mejor que otras formas de comunicación y las buenas historias cambian la actividad neuronal y producen oxitocina, el neurotransmisor de la conexión. Damasio (1994) citado en Dimaggio y Semerari (2004, p. 265) afirmó que las imágenes mentales están marcadas por emociones agradables o desagradables como principales mecanismos de toma de decisiones.

Ocupación y narrativa

Los individuos crean significado a través de ocupaciones que ofrecen posibilidades de transformación y recuperación (Reed y cols., 2020). La ocupación y la narrativa se entretejen en el enfoque de la práctica narrativa.

Aunque las rutinas particulares varían en cada persona, la ocupación y la narrativa se entrelazan en nuestras experiencias diarias para estructurar el tiempo, definir las identidades y dar sentido y añadir significado a nuestras vidas. Como resultado, todas las narrativas inevitablemente tratan sobre la ocupación, y cualquier ocupación puede ser contada a través de una historia (*v.* Actividad formativa 8-2).

El giro narrativo

El razonamiento narrativo es vital en todos los campos. Históricamente, un nuevo enfoque para comprender el pensamiento humano, conocido como el *giro narrativo* (Bruner, 1990), comenzó en la década de 1970 en las ciencias sociales y las humanidades (Bruner, 1991; Czarniawska, 2004; Molineux y Rickard, 2003).

El giro narrativo afirmó la narrativa como un modo de pensamiento fundamental para la identidad personal y la comprensión de la realidad, un marco para estudiar y resolver cuestiones de la existencia y la condición humanas (Brockmeir y Harre, 1997; De Fina y Johnstone, 2015). La narrativa influyó en la metodología de investigación en ciencias sociales para aumentar los análisis cualitativos en profundidad que se extendieron a la educación, la empresa y la sanidad (Czarniawska, 2004; De Fina y Johnstone, 2015; Josselson, 1996; Josselson y Lieblich, 1993, 1996). La psicología y la terapia narrativas surgieron durante la década de 1980 para proponer que las personas utilizan historias autodefinidas para dar sentido a sus vidas a través de la identidad, el significado y la coherencia (McAdams, 2006).

La importancia de la narrativa se destacó en la literatura de terapia ocupacional en la década de 1990, tanto en la práctica como en la investigación, abarcando modelos de práctica, entornos y diversas poblaciones (Burke y Kern, 1996; Larson y Fanchiang, 1996a). En particular, el estudio sobre razonamiento clínico llevado a cabo por la American Occupational Therapy Association (AOTA) y la American Occupational Therapy Foundation (AOTF) se centró en el análisis del razonamiento clínico. Su principal conclusión fue que utilizamos diversos enfoques de razonamiento clínico y profesional indistinta y simultáneamente. El razonamiento narrativo surgió como un aspecto del pensamiento de las personas terapeutas (Larson y Fanchiang, 1996a; Mattingly y Fleming, 1994).

El giro narrativo en la atención sanitaria influyó en la aparición de la práctica basada en la evidencia en la década de 1990. Dos de los tres aspectos de la definición de práctica asistencial basada en la evidencia implican explícitamente el razonamiento narrativo: (a) la singularidad de las variables de salud de la persona paciente y (b) sus valores, preferencias, preocupaciones y expectativas personales (Sackett y cols., 2000, p. 1).

Definición de narrativa

La narrativa es un esquema personal de organización cognitiva que permite a quien narra ordenar subjetivamente los detalles relevantes, la secuencia, la subjetividad, el tiempo, dar sentido al mundo, examinar, asumir perspectivas y crear posibilidades (Hamilton, 2001). La **trama**, los acontecimientos específicos que enlazan las partes en el todo, es la fuente del poder de la narrativa (Bruner, 1990; Polkinghorne, 1988). A través de la trama, la persona narradora organiza, da forma y estructura las experiencias y acciones seleccionadas para crear significado de una manera que aclara cómo cada una contribuye tanto de modo individual como al todo (Bruner, 1986, 1990; Mattingly, 1994, 1998; Polkinghorne, 1988; Ricoeur, 1984). La capacidad de la narrativa para percibir tanto las partes como el todo nos permite ver las relaciones y situar un episodio aislado en una narrativa más amplia, como el capítulo de un libro.

La ordenación subjetiva y la omisión de la irrelevancia ponen de relieve las relaciones causales de la persona narradora que dan a las narrativas su perspectiva, punto de vista, tema o moraleja individualizados que pueden integrarse e interiorizarse. La subjetividad de las narrativas se manifiesta cuando dos personas cuentan historias divergentes de la «misma experiencia». Su secuencia temporal distintiva es más que una lista ordenada en el tiempo o una cronología, y su sello distintivo es evidente en su principio, medio y final (Bruner, 1990, p. 44). La temporalidad de la narrativa nos permite imaginar el pasado y el futuro. En la práctica, una persona terapeuta puede basar la intervención para un niño o niña en edad preescolar en las expectativas del jardín de infancia o proyectar los desafíos a los que se enfrenta en casa una persona que sale de un centro de rehabilitación.

La «materia» misma de la historia es la creencia, el deseo y el compromiso humanos (Bruner, 1990, p. 52), y el conocimiento de la intención, el motivo y la acción imparte significado y le da sentido (Bruner, 1990; Mattingly, 1994, 1998; Polkinghorne, 1988). La capacidad de negociar y renegociar significados a través de la narrativa es «uno de los mayores logros» del desarrollo de una persona y del desarrollo de la humanidad y la cultura (Bruner, 1990, p. 67). Dado que los seres humanos poseen la capacidad de promulgar una multitud de intenciones, las narrativas explican perspectivas diferentes y acontecimientos extraordinarios (Bruner, 1990; Culler, 1997). Las nuevas perspectivas crean posibilidades inimaginables. Ahora examinaremos las narrativas que con mayor frecuencia se encuentran en la práctica de terapia ocupacional.

NARRATIVAS HABITUALES EN LA PRÁCTICA DE TERAPIA OCUPACIONAL

La historia de vida: narrativa e identidad

Para dar sentido a nuestras vidas y a sus significados, construimos una **historia de vida**. No solo *una* historia (*mi* historia) sobre mí misma como una persona cuyas acciones influyen en otras personas en una historia cuyo contenido y forma otorgan significado en el mundo (McAdams, 2006). Al igual que un espejo refleja nuestro ser exterior, contar una «autohistoria» permite verla reflejada en el rostro de la persona oyente.

Las historias de vida son interpretaciones dinámicas y cambiantes de la identidad. Los fundamentos de la historia de vida son las experiencias, la constitución psicológica, la pertenencia a un grupo, la historia personal, las respuestas emocionales y los roles (Bruner, 1986, 1990; Christiansen, 1999; Czarniawska, 2004; Linde, 1993; Polkinghorne, 1996; Riessman, 1993). Múltiples aspectos de la personalidad entran en la historia de la vida y pueden incluso formar un nivel de personalidad (McAdams, 1996).

Las historias de vida se convierten en nuestra percepción de la realidad a medida que las contamos, repetimos y promulgamos a través de elecciones ocupacionales (Hamilton, 1999; Helfrich y Kielhofner, 1994; Kirsh, 1996; Mattingly, 1994; Parry y Doan, 1994; Polkinghorne, 1988). Aunque tenemos un margen considerable en su creación y revisión, una historia de vida coherente debe incluir a otras personas, conciliar motivaciones, intenciones y acciones, e incorporar acontecimientos importantes sin omisiones. Los relatos subjetivos *sobre* nuestras vidas influyen profundamente *en* estas (Czarniawska, 2004). La identidad no se encuentra en la personalidad ni en las interacciones con otras personas, sino en la capacidad de mantener una determinada narrativa (McGiddens, 1991; citado en McAdams, 1996, p. 54).

La narrativa de la enfermedad[1] y la discapacidad

Las profesiones sanitarias obtienen información sobre la salud y las condiciones de vida para establecer un diagnóstico dentro del ámbito de práctica de la profesión. La **enfermedad** es el concepto abstracto de la condición que causa un estado patológico. El diagnóstico representa la visión externa de los signos y síntomas (Conrad, 1990) y, como tal, solo la persona puede tener una enfermedad. Por el contrario, los enfoques narrativos revelan la experiencia social, psicológica y ocupacional de experimentar la enfermedad (Frank, 1995; Kleinman, 1988). Esta perspectiva interna es única para cada individuo, incluso para quienes padecen la misma afección (Conrad, 1990, p. 1261) y otras personas que experimentan la enfermedad de quien la padece.

Sugiero que utilicemos el término ampliado de **narrativa de la enfermedad y la discapacidad** (Mattingly y Lawlor, 2000) en la terapia ocupacional, ya que algunas personas pueden no estar «enfermas», sino lidiando con una discapacidad. La narrativa de la enfermedad y la discapacidad no solamente expresa la experiencia de tener una enfermedad y los problemas que acarrea (Fitzgerald y Paterson, 1995; Kautzmann, 1993). Revela las creencias fundamentales de la persona, tanto culturales como individuales, sobre la salud y la enfermedad, sus causas, los cuidados, la recuperación y la rehabilitación, y las posibilidades de tratamiento (Garro, 1994; Kleinman, 1988). Es más, la narrativa de la enfermedad y la discapacidad cuenta «la historia de una vida alterada por la enfermedad» (Garro, 1994, p. 775). Aprendemos cómo es para *esta* persona vivir con *esta* enfermedad o afección (Mattingly, 1991). La narrativa de la enfermedad y la discapacidad muestra las relaciones causales de salud, enfermedad, **dolencia**, deficiencia y discapacidad para comunicar la experiencia, las alteraciones y el significado individual de vivir una vida afectada por la enfermedad o la discapacidad (Hamilton, 2001). Dado que la narrativa de la enfermedad y la discapacidad confiere coherencia y significado a los acontecimientos relacionados con la salud y el sufrimiento, ayuda a preservar el sentido propio que experimenta la enfermedad (Fitzgerald y Paterson, 1995; Kleinman, 1988).

Tanto la identidad como las historias vitales pueden verse amenazadas por los desafíos (Christiansen, 1999) e interrumpir, retrasar y alterar la historia vital. Mattingly propuso que las personas con enfermedades crónicas sufren una «pérdida narrativa» (1998, p. 52), y Frank definió la experiencia como un «naufragio narrativo» (1995, p. 54). Contar historias restaura y sana el sentido del yo al reforzar el concepto de que una persona tiene una vida antes y después del acontecimiento de salud que segmenta la historia vital (Fitzgerald y Paterson, 1995; Frank, 1995). Dado que la narrativa concilia lo ordinario y lo extraordinario (Czarniawska, 2004), las narrativas sobre la enfermedad y la discapacidad también ayudan a las personas y las familias a dar sentido a estas excepciones (*v.* Actividad formativa 8-3).

La narrativa ocupacional

Dado que la participación ocupacional pone de manifiesto las capacidades individuales, las ocupaciones reflejan intrínsecamente la singularidad y la identidad personales. La ocupación es la forma principal en la que desarrollamos y expresamos quiénes somos, alcanzamos objetivos y desarrollamos la competencia, la autoeficacia y el dominio que dan forma a la identidad (AOTA, 2020; Christiansen, 1999). Nos identificamos en gran medida por lo que

[1] *Cuando se hace referencia a la narrativa de la enfermedad, el término «enfermedad» se entiende como la experiencia subjetiva que la persona enferma tiene de su condición, y no como la alteración objetivable por el personal médico. En español, esto genera un conflicto, ya que en inglés se utilizan términos diferentes:* illness *para la experiencia subjetiva y* disease *para la alteración objetiva.*

hacemos, por lo que narrar las acciones contribuye a la formación y continuidad de nuestras identidades. La narrativa es un medio ideal para expresar los logros y desafíos ocupacionales porque los detalles de las personas, el tiempo, el lugar y las circunstancias están integrados tanto en la narrativa como en la ocupación.

Esta **narrativa ocupacional** (Moyers, 1999, p. 16) nos afirma como seres ocupacionales y expresa la participación ocupacional, las preferencias y las elecciones (Clark, 1993; Clark y cols., 1996; Molineux y Rickard, 2003). Muestra las relaciones de salud y participación; de riesgo, enfermedad, discapacidad o barreras; la participación ocupacional dentro de contextos personales y físicos específicos; y significa sus relaciones a través de elecciones vitales, objetivos y expectativas. Los roles, los sistemas de apoyo y la participación social emergen como personajes narrativos y los contextos ambientales como escenarios y escenas (Hamilton, 2001).

La documentación resumida de la narrativa ocupacional es el perfil ocupacional, una parte del proceso de evaluación integral. El perfil ocupacional resume la historia y las experiencias ocupacionales de la persona, los patrones de la vida diaria, los intereses, los valores, las necesidades y los contextos personales y ambientales (AOTA, 2020, p. 21) (*v.* Actividad formativa 8-1). En el Estudio de caso 8-2 se pone en práctica diaria los tres tipos de narrativa.

Estudio de caso 8-2 COLECCIÓN DE ESPERANZA

Para resumir e ilustrar cómo funcionan en la práctica estos tres tipos de narrativas, comparto con gratitud la historia de una mujer mayor que fue hospitalizada para recibir quimioterapia por un cáncer en fase avanzada. En su mesilla de noche había una Biblia abierta y un rosario. A pesar del mal pronóstico, me dijo que no se había preguntado por qué tenía cáncer, como hacen muchas personas. En su lugar, se preguntó: «¿Por qué no?». Entendía el cáncer como una enfermedad que le ocurre a la gente y que, por desgracia, le había ocurrido a ella. Se preguntó por qué *no esperaba que le ocurriera algo así.* Había conciliado el extraordinario acontecimiento de percibir el cáncer como una segmentación de su vida en segmentos de antes y después, con la esperanza de volver a su casa en una pequeña finca donde cuidaba de una colección de animales de granja y mascotas como sus ocupaciones deseadas.

La secuencia temporal de las narrativas permitía imaginar sus futuros contextos personales y ambientales en casa. Imaginar futuros finales la motivó y la ayudó a desarrollar esperanzas razonables para el futuro (Spencer y cols., 1997). El razonamiento narrativo afirmó la necesidad de improvisación y revisión de la historia de su vida (Bateson, 1989). Participó con entusiasmo en la creación y aceptación de soluciones. Percibía positivamente las técnicas compensatorias, como la simplificación del trabajo y la conservación de la energía, como un autocuidado compasivo en lugar de inhibiciones restrictivas. A medida que construíamos sobre sus fortalezas para compensar su debilidad y fatiga, ampliaba su compasión por los animales a sí misma. Nuestro proceso la afirmó como ser ocupacional (Clark y cols., 1996). Años más tarde, seguí su consejo al enfrentarme a mi propio cáncer y la bendigo en cada aniversario de remisión. (Relato utilizado con permiso del autor).

Narrativa y cultura

El alcance de la narrativa se extiende más allá del enfoque individual que hemos explorado hasta ahora. Contar y escuchar historias es uno de los tipos de discurso más comunes y naturales (AbdulSabur y cols., 2014). Las grandes narrativas, como los cuentos populares, los mitos y las leyendas, transmiten e imparten cultura (Bruner, 1990; Czarniawska, 2004). Las historias familiares contienen percepciones del mundo, costumbres, normas, sanciones, uso del lenguaje, expectativas de conducta, tabúes y objetivos aceptables. Todas las narrativas permiten un aprendizaje vicario sin consecuencias directas y la mayoría sirven para advertir, enseñar o curar (Hamilton, 2001). Por ejemplo, el cuento popular europeo *Caperucita Roja* es una historia con moraleja que nos advierte de los peligros si ignoramos los consejos y nos desviamos del camino, de manera tanto literal como figurada. Lo ideal es que las historias a nivel de individuo, grupo y cultura vayan en la dirección de la coherencia (McAdams, 2006). Explore los grandes relatos de su cultura en la Actividad formativa 8-4.

Las culturas varían en sus creencias y actitudes, que influyen en el significado de una enfermedad aguda de corta duración y en las estrategias para afrontarla, proporcionar cuidados o acceder al tratamiento. Cuando la cultura de la clientela y de sus familias difiere de manera sustancial de la de quien realiza la terapia ocupacional, la información se interpretará a través de la propia cultura y la información errónea puede comprometer la intervención. «Lo que se acepta como conocimiento cotidiano en una cultura puede ser desconocido para otra» (Mattingly y Lawlor, 2000). Examinar los propios antecedentes culturales y étnicos, así como hacer preguntas ayudará a desarrollarse con humildad cultural. Consúltese el capítulo 3 para obtener más información sobre la cultura y cómo afecta el razonamiento de la persona terapeuta.

La profesión utiliza narrativas para endoculturar a profesionales principiantes en las normas y valores de su cultura. En el cuadro 8-3 se presentan historias notables de terapia ocupacional que transmiten gran parte del arte y la práctica de la disciplina.

CUADRO 8-3 HISTORIAS DE LA CULTURA DE LA TERAPIA OCUPACIONAL

Kielhofner sugirió que, en última instancia, todas las historias de la práctica contadas por terapeutas ocupacionales tratan sobre el paradigma de la ocupación. Ejemplos notables son el uso que hace Peloquin de la historia para advertir sobre la despersonalización de la clientela (1993); la historia de Yerxa que cuenta el poder del significado y el propósito cuando una mujer toma un vaso de agua (1967); la elevación de Clark de la ocupación más allá de la habilidad concreta (1993); y la historia de Wood de la ocupación como respiro de la demencia (1995).

Narrativas grupales

Los enfoques narrativos también funcionan con grupos. Los grupos de terapia se forman en torno a objetivos comunes (Cole, 2018) y las narrativas articulan su enfoque. La anticipación del alta a la comunidad, la prevención de caídas y los grupos de ocio extraescolar y participación social comparten narrativas comunes y desafíos ocupacionales. Ward estudió las sesiones de terapia de grupo en un programa de tratamiento diurno comunitario en un centro de salud mental comunitario para personas con enfermedades mentales crónicas y graves que vivían vidas marginadas en la comunidad. Aunque utilizó todos los tipos de razonamiento, empleó el razonamiento narrativo para conectar los desafíos institucionales con la vida familiar en la comunidad. Cuando la clientela expresaba su frustración por esperar su asistencia en las sesiones de grupo, ella lo comparaba con esperar en la cola de una tienda de alimentos selectos para fomentar la perspectiva comunitaria y añadir significado a las experiencias de grupo (Ward, 2003).

Con personas reclusas en centros penitenciarios comunitarios, utilicé una narrativa común para introducir una serie de grupos de terapia ocupacional dirigidos a la adaptación a residir en viviendas similares a dormitorios, ocupaciones y empleo en la comunidad mientras cumplían sus penas de prisión. Durante la sesión introductoria hacía hincapié en la capacidad de acción y en la elección a la que se enfrentaban: el éxito en la comunidad frente a la continuación de la vida en prisión.

Utilizando la visión como metáfora de la mentalidad, entraron en la sala y vieron una línea irregular pegada con cinta adhesiva en el suelo. Muchas de las personas reclusas comentaron que debía de haber sido un accidente o un asesinato. Invité al hombre «más bajo» de la sala (con menos tiempo de condena) a recorrer la línea irregular, lo que invariablemente hizo con facilidad. Le invité a repetirlo con unas gafas especiales. No eran las conocidas gafas de «persona borracha», sino unas gafas adaptadas para simular la visión de un insecto, de modo que quien las llevara viera varias líneas. Ello suscitó comentarios sobre no saber qué línea seguir. Extrapolamos esa experiencia a delincuentes, que tenían que «caminar por la línea» más estrecha que las personas no delincuentes, para señalar que las perspectivas aprendidas en prisión conducen de nuevo a la cárcel y las perspectivas comunitarias conducen a la vida en comunidad.

El uso de la narrativa por parte de Madelyn O'Reilly transformó el problemático grupo Upper Extremity en el grupo terapéutico New York Gang en su relato *The New York Subway* (Mattingly, 1994, pp. 261-264). Quienes participaron, población adulta joven del centro de larga estancia, idearon excusas para rechazar el grupo de ejercicios de memoria, que estaba supervisado por una terapeuta ocupacional igualmente poco entusiasta. Cuando O'Reilly asumió el liderazgo, invitó a contar historias y se dio cuenta de que todas las personas participantes procedían de Nueva York.

Mediante la creación de una **trama terapéutica** común, O'Reilly transformó una sala de tratamiento en una estación de metro y repartió «fichas» de metro para la sesión inicial con el fin de crear suspense e interés. Además, creó dramatismo y suspense vistiéndose de revisora de metro para recoger las fichas a medida que entraban en la primera sesión. Las personas participantes representaron la trama en sesiones dedicadas a escribir grafitis en las paredes y otras actividades locales conocidas. Mediante la trama terapéutica, transformó un grupo de ejercicios memorísticos de métodos preparatorios en sesiones de terapia activa con la participación entusiasta de todas las personas.

La verdad narrativa: ¿qué hace que una historia sea «buena»?

Luego de invertir tiempo y esfuerzo en escuchar las historias de la clientela, puede que se pregunte: «¿Y si no están diciendo la verdad?». La pregunta es más bien: «¿Qué hace que una historia sea buena?». En lugar de pensar en las historias como «exactas/verdaderas» frente a «inexactas/falsas», la mejor medida de la narrativa es la veracidad o verosimilitud. Las narrativas son los medios de comunicación de la «materia» humana de la creencia, el deseo y el compromiso (Bruner, 1990, p. 52) y expresan la verosimilitud, más que los hechos (Bruner, 1986). En cambio, las historias solo tienen que ser convincentes (McAdams, 2006) y narrativamente verdaderas (Spence, 1982) en función del desarrollo y las percepciones actuales de la persona que narra (Kohli, 1981). En lugar de pensar en estas como engañosas o verdaderas, consideremos que las actualizamos (Fivush y Grysman, 2022).

Los elementos de una «buena historia» deben ser (a) lo bastante coherentes como para tener sentido; (b) lo bastante amplios como para desarrollarlos y revisarlos; (c) lo bastante creíbles y verosímiles como para dar cuenta de los hechos; (d) complejos, profundos y ricos en personajes, tramas y temas; y (e) reflejo de una vida humana concreta en un tiempo y un lugar determinados que genere preocupación por personas y entornos futuros. Las buenas historias responden a la pregunta narrativa esencial «¿y qué?» (Bruner, 1990), y definen la buena salud mental (McAdams, 1996).

Las buenas historias «tienen sentido» y «están unidas». Su coherencia se basa en las expectativas estructurales culturales sobre: (a) *el tiempo* expresado a través del orden cronológico, un principio, un nudo, un desenlace y una secuencia sin lagunas; (b) la *intención*, el *objetivo* y la *causalidad* para plantear una cuestión y vincular motivo y objetivo, causas y efectos, y reflejar los valores humanos; y (c) el *cierre* para llegar a una conclusión que parezca acabada. Además de la estructura, el contenido de una historia coherente necesita aproximarse a la comprensión que la persona oyente tiene del mundo y de la naturaleza de la acción, el pensamiento, los sentimientos, los deseos y las relaciones humanas. Una historia coherente es una «buena» historia (McAdams, 2006) y constituye la «verdad narrativa» (Spence, 1982). Compare las diferencias entre la narrativa y el resumen y las notas clínicas en este artículo (Mattingly y Lawlor, 2000).

Una vez convencido de que una historia es buena y realista, la considero «verdadera» para la persona narradora, hasta que se demuestre lo contrario. Sin embargo, este enfoque subjetivo puede ocultar intentos de engaño, reconstrucción o revisión de la verdad (Kohli, 1981). Un caso fue el de un recluso en una correccional comunitario que se quejaba de que era uno de los «sospechosos habituales» a los que la policía local pillaba porque «olía bien». Los intentos de engaño son habituales en el entorno, así que puse en cuarentena el pensamiento: «Hmm, ¿en serio?». Sabiendo que el olor se utiliza a menudo para enmascarar el consumo de alcohol y drogas, le dejé completar la historia de su inocencia y acoso. Al día siguiente volví a leer sus nueve páginas de antecedentes penales y le dije que si quería que le ayudara a buscar trabajo, nuestra interacción tendría que ser sincera. Se negó. En la mayoría de los casos, me creo las historias que cuentan mis clientes hasta que las suficientes discrepancias respaldadas en la conducta me llevan a pedir aclaraciones y, si está justificado, a cuestionarlas y enfrentarme a estas (historia utilizada con permiso del autor). En el Estudio de caso 8-3 cuenta una historia que ilustra cómo dudar y averiguar.

Estudio de caso 8-3 EL AVIÓN

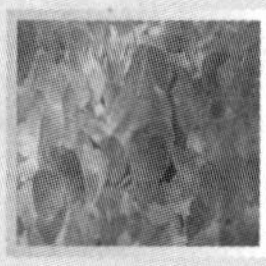

Un hombre de unos 30 años, hospitalizado en una unidad de salud mental cerrada, me contó que su día laborable habitual empezaba con el aseo personal, el desayuno y la salida por la puerta para coger el avión. «Hmm», pensé, imaginándome un avión aparcado en su entrada, «¿no es interesante?», seguido rápidamente de «¿me pregunto si estará delirando?». Seguí escuchando, esperando a interrogarle al final de su historia. Puse entre paréntesis su declaración, ni creyendo ni descreyendo de la información, y más tarde le pedí que aclarara esa parte de su historia. Sonrió y me explicó que trabajaba como alguacil federal acompañando a presos federales en tránsito entre centros. Pasaba la noche en el centro de traslado de presos situado cerca del aeropuerto, llamado Con Air por quienes lo conocían. Por tanto, salía a la calle y subía a un avión como parte de un día normal. Al interrumpir o no creer su historia desde el principio, podría haber perdido la alianza terapéutica con él, creyendo en la verdad de su diagnóstico y no en su relato. (Relato utilizado con permiso del autor).

Narrativas desadaptativas

Hemos explorado narrativas coherentes que ofrecen de manera convincente explicaciones causales de uno/a mismo/a, reflejan la plenitud de la experiencia vivida y desarrollan ocupaciones socialmente valoradas dentro de sus contextos socioculturales. Una variedad de escenarios narrativos que representan al yo en las relaciones permiten la adaptación (Dimaggio y Semerari, 2004).

Sin embargo, no todas las historias favorecen una participación ocupacional, un compromiso social, un bienestar y una salud óptimos. Las historias desadaptativas no permiten a los individuos o grupos dominar los desafíos ocupacionales cotidianos. Estas historias pueden tener su origen en factores biopsicosociales, como deficiencias de la estructura o función corporal, habilidades y patrones de desempeño, factores de la clientela, contextos personales y del entorno, experiencias vitales e injusticia ocupacional. Damasio planteó la hipótesis de que las personas con déficits neurológicos pueden tener vínculos inoperantes entre los significados emocionales de las imágenes y el razonamiento proposicional (1994, citado en Dimaggio y Semerari, 2004). Tanto el contenido como el mapa organizativo del mundo de la persona narradora pueden no cumplir los criterios de adecuarse al contexto como una descripción precisa del estado interior o de la interacción identificada como un sueño, un suceso imaginado o real que haga comprensible la interacción sin numerosas digresiones (Dimaggio y Semerari, 2004).

Las personas narradoras pueden contradecir la lógica o los hechos, desviarse del tratamiento de temas o preguntas, incluir contenido no relacionado y utilizar un lenguaje disociado poco natural. Los relatos de traumas pueden tener lagunas y utilizar el lenguaje para incluir u ocultar experiencias (Otasuke y cols., 2004). Las adicciones sustituyen a otras ocupaciones y cambian los relatos. En resumen, las historias desadaptativas no explican cómo una persona llegó a estar presente aquí y ahora de una forma que se asemeje a la vida (Bruner, 1990; McAdams, 2006). Aunque abordar la variedad de condiciones individualmente está más allá del alcance de este capítulo, una investigación sólida explica el razonamiento narrativo y las técnicas de terapia narrativa (Angus y McLeod, 2004) para individuos y grupos por diagnósticos.

A veces, las narrativas desadaptativas afectan tanto a terapeutas como a individuos. Desde un enfoque psicodinámico, la transferencia se produce cuando la persona terapeuta asocia inconscientemente a su cliente con otra persona (transferencia) o cuando la persona cliente ve a su terapeuta como alguien de su pasado (contratransferencia), reaccionando en consecuencia. La transferencia se maneja mejor en equipo. Reich señaló dos pasos para manejar la contratransferencia: primero, tomar conciencia de los sentimientos y, segundo, darles sentido (Reich, 1960).

Tal vez quien lee estas líneas ha experimentado la contratransferencia en sus interacciones con una persona particularmente difícil. En este capítulo, pude anotar mis reacciones a las historias de varios individuos.

RAZONAMIENTO NARRATIVO EN LA PRÁCTICA

Aplicar un enfoque narrativo significa una práctica guiada por la historia de la persona para alcanzar los objetivos de la clientela (Barrow, 2014). El razonamiento narrativo es un proceso de reconocimiento y escucha, análisis e interpretación, y de creación colaborativa de una trama terapéutica para representar en las sesiones de tratamiento. Las habilidades requeridas para la práctica narrativa incluyen la capacidad para «reconocer, absorber, interpretar y conmoverse por las historias que se escuchan y se leen» (Charon, 2004, p. 862), además de una sensibilidad hacia el prójimo para crear un significado narrativo, lo que Bruner denominó una «disposición al significado social» (Bruner, 1990, p. 73). Al igual que aquella persona que acaba de comenzar avanza para convertirse en terapeuta con experiencia, el razonamiento narrativo se aprende en un proceso de desarrollo. La formación de la alianza terapéutica es un punto crucial en el desarrollo del razonamiento narrativo del alumnado que depende directamente de la empatía y la reflexión (Nesbit y cols., 2016). Analizaremos cada paso del proceso y detallaremos las aplicaciones en el apartado «Poner en práctica el razonamiento narrativo: la historia del ranchero».

Conocer las historias de la clientela

Una de mis rutinas nocturnas es tomar té Sleepytime®, cuyo lema reza: «El pan y el agua pueden ser tan fácilmente té y tostadas». El significado general es que incluso lo esencial de la vida es más apetecible mediante pequeños esfuerzos que producen grandes resultados. Aplicado a la obtención de historias de clientes, «té y tostadas» significa recopilar datos de forma conversacional en lugar de acribillar con preguntas de una lista o, peor aún, hacer clic en las casillas de verificación de una computadora. Una dieta de pan y agua es esencial, pero insípida.

Tomar notas de la entrevista recopiladas a través de las indicaciones de la historia utilizando notas escritas a mano y utilizando plantillas de mapas conceptuales es mi método preferido. Busque en Internet ejemplos de mapas conceptuales y cree uno en una hoja de papel usando los encabezados de la plantilla de perfil ocupacional (AOTA, 2020). Me resulta fácil conversar mientras tomo notas a medida que surgen los temas y el beneficio de que la información esté organizada por temas para transferirla a la plantilla (*v.* Actividad formativa 8-1).

Plantear historias en lugar de responder a las preguntas quien realiza la terapia tiene varias ventajas. La primera es que el resto de profesionales ya han formulado la mayoría de preguntas. Después, está la eficacia y la eficiencia al recopilar datos de forma natural en historias ya pobladas de conexiones sociales; contextualizadas con detalles físicos, sociales y personales; repletas de ocupaciones y demandas ocupacionales; y preempaquetadas con desafíos ocupacionales que proporcionan motivo, intención y llamada a la acción, cualquiera de los cuales puede fomentar o dificultar la participación ocupacional. Quienes ejercen como terapeutas aprenden los desafíos ocupacionales a los que ya se han enfrentado las personas y, lo que es más importante, cómo se adaptaron a los desafíos anteriores de forma que se basaron en sus fortalezas que ahora pueden influir en los patrones desadaptativos (Spencer y cols., 1996). Por último, la obtención de historias establece una alianza terapéutica de forma natural.

Invite a contar historias a lo largo del proceso de evaluación e intervención. Fomente la aparición de relatos a través de evaluaciones con formatos de entrevista semiestructurados. La predicción de resultados para personas adultas en entornos de rehabilitación física mejoró cuando se combinaron datos narrativos recogidos por la Medida canadiense de desempeño ocupacional (COPM) con una evaluación del centro que incluía ítems de la Medida de independencia funcional (Simmons y cols., 2000). Cuando las personas ponen su experiencia en palabras, se centran en el afecto, la cognición y la acción como un todo ordenado (Freedman, 2019). Dado que la tarea de narrar ocupa la mente (Seers y Penwill, 2017), disminuya la carga cognitiva (Seixes, 2022) y evite pedir historias cuando esté realizando una actividad u ocupación (*v.* cuadro 8-4, que contiene sugerencias para inspirar la creación de historias).

CUADRO 8-4 SUGERENCIAS PARA INSPIRAR LA CREACIÓN DE HISTORIAS

Es posible obtener historias a través de medios familiares a lo largo del proceso de terapia ocupacional:

- Lea el expediente para obtener la información básica y formule las preguntas específicas y pertinentes a la intervención de terapia ocupacional.
- Utilizar preguntas abiertas, incluidas las preguntas habituales para describir un día, un día de trabajo o un fin de semana típico.
- Solicite aclaraciones e indague y no dé por supuesto que «entiende».
- Pregunte sobre temas profundos: la toma de conciencia de la circunstancia o condición, los primeros momentos de su vivencia y el proceso de toma de conciencia de su efecto sobre el desempeño ocupacional.
- Solicite que le cuenten historias sobre desafíos ocupacionales pasados y la respuesta de la persona.
- Solicite una comparación de los desafíos pasados y actuales.
- Pregunte sobre los tres yos: posible, esperado y temido (Markus y Nurius, 1986).
- Espere diferencias de género.
- Esté preparado para resumir, redirigir o sondear.
- Indague en detalles sobre las ocupaciones cotidianas, porque gran parte de la clientela supone que sus rutinas son universales.

La clientela con problemas de comunicación, ya sean no verbales, con discapacidad auditiva, con disfasia o reacia o incapaz de producir historias coherentes, necesitará apoyo para crear historias. El intercambio recíproco utilizando un lápiz, una goma de borrar y un papel en blanco crea un documento revisable compartido utilizando letras del alfabeto, bocetos, mapas, diagramas, listas y escalas visuales (emociones, dolor, preocupación, esperanzas, etc.) que impulsan las historias. Invita a la persona a hacer aclaraciones y correcciones mientras crea. Las fotos, las tarjetas de felicitación, los videos, el arte o la representación de una escena pueden introducirse de forma natural si son significativos para la persona (Barrow, 2014). Anotar objetos del entorno físico evoca historias. El uso del Modelo Kawa es específico de la terapia ocupacional y puede dibujarse o construirse para comunicar las fortalezas y los desafíos ocupacionales (Iwama y cols., 2009). Una innovadora colega que se describe a sí misma como una persona del espectro autista alberga ansiedad por su incapacidad para comunicarse cuando está estresada. Su solución fue tatuarse «soy autista» en la parte anterior de los antebrazos en varios idiomas, acompañando cada frase con una bandera nacional, para los casos en los que se sintiera tan angustiada que no pudiera comunicarse (Comunicación personal, 2021).

Es importante hacer una nota especial sobre la clientela que ha sufrido traumas. Los enfoques narrativos específicos para el tratamiento del trauma exceden las habilidades de nivel inicial de quienes comienzan a ejercer como terapeutas ocupacionales. Se recomienda seguir la orientación del equipo de tratamiento al escuchar las historias de trauma. Los tratamientos se centran en narrativas traumáticas, presentadas tanto de forma oral como escrita, y están respaldados por estudios y mejoras clínicas en una amplia variedad de edades, culturas y condiciones.

Escuchar las narrativas

Escuchar bien es nuestra herramienta clínica más importante. Escuchar la historia de una persona es terapia y empoderamiento (Barrow, 2014). Nuestra escucha profunda crea y mantiene el espacio para el resto de personas, y quien narra observa atentamente el rostro de la persona oyente para verla reflejada como si sostuviera un espejo. Las personas ya vienen a terapia en un espacio liminal (Mattingly, 1998), como si estuvieran en una puerta entre dos realidades, pero en ninguna de ambas. Esta liminalidad puede parecer ambigua e inexplorada, sin embargo, ofrece revisión e improvisación (Bateson, 1989). Esfuércese por «escuchar dos veces» lo que no se dice, lo que se evita, lo que se omite y lo que no se dice (Todd y Weatherhead, 2014), así como pida aclaraciones con delicadeza.

A veces, los relatos incoherentes nos obligan a reconducir de forma terapéutica los contenidos inapropiados, repetidos o delirantes. El contenido repetido con frecuencia me indica que refleje de manera asertiva el contenido y los sentimientos para asegurarme de que *estoy* escuchando. Me imagino a mí misma como un vaquero, montado en mi poni para echar el lazo a la persona y atraerla gradualmente hacia mí. Esto se traduce en interrumpir de manera cortés para resumir y reflejar lo que he oído, asegurar a la persona que la escucho y hacer una pregunta aclaratoria o de sondeo para reconducir la conversación. Hay que tener en cuenta que es mejor que el contenido delirante lo escuche un solo miembro del equipo terapéutico para después redirigirlo al resto.

Reconocer las narrativas

No todos los discursos tienen historia. Las historias que escuchamos en la práctica no empiezan de forma tan obvia como las pistas culturales, como el eurocéntrico «había una vez». Afortunadamente, en la conversación o la entrevista suele haber indicios de material narrativo. Preste atención a elementos narrativos como actor/actriz, acción, objetivo, escena e instrumento (Burke, 1945) que corresponden a persona, ocupación, objetivos, entornos y objetos (AOTA, 2020). Observe cuándo la persona narradora cambia para crear imágenes y diálogos vívidos mediante el recuerdo e incluso la recreación de voces que participan en el diálogo en la historia; el uso de marcadores de «él dijo, ella dijo»; la adición de detalles gráficos, fechas, horas y lugares específicos; y el uso de cambios de tiempo verbal (Mattingly y Lawlor, 2000).

Analizar las narrativas

El análisis narrativo es el siguiente paso de cómo las personas dan sentido a su mundo a través de las historias (Flynn y cols., 2014). El tipo de trama o motivo es un argumento general que subyace a las historias como rasgo de la cultura. Los géneros de tramas literarias, como la comedia, la tragedia y el romance, son familiares y pueden encontrarse en las historias de la clientela.

Los tipos de trama nos ayudan a determinar los patrones que facilitan o limitan las narrativas de la clientela y a orientar la intervención. Una de las técnicas más útiles consiste en comparar las narrativas de enfermedad y discapacidad de la clientela con marcos narrativos conceptuales. En la tabla 8-1 se esbozan tres tipos de tramas principales basadas en tres variables: movimiento de la trama hacia los objetivos, locus de control y relaciones con el control, el deseo, el propio cuerpo y las relaciones con otras personas. Frank (1996) advirtió a la profesión de terapia ocupacional que los esquemas solo son útiles como dispositivos de escucha para ayudar a la comprensión.

Interpretar las narrativas

El siguiente paso en el uso de un enfoque narrativo es interpretar o dar significado, un proceso que nos dice qué es significativo y cómo la persona da sentido a sus experiencias. Mi hipótesis es que «la mujer más malvada» anhelaba agencia, interacción social y conexión, basándome en sus frecuentes negativas a las sesiones planificadas y en su evidente placer al comunicarse con su marido y el estudiante de terapia. Después de confirmar mi hipótesis con ella, traduciría estos significados a la práctica dejándola elegir (ofreciendo inicialmente dos opciones) el orden de las actividades en las sesiones, alentándola a sugerir temas de tratamiento y reenganchándola en ocupaciones sociales interactivas. Más adelante, discutiría sus preocupaciones sobre la impotencia y el aislamiento, y planificaríamos colaborativamente sesiones para abordarlas. De manera similar, otra paciente en quimioterapia encontró significado a través de la espiritualidad y el cuidado de sus animales, lo que redirigió su enfoque hacia el autocuidado.

Profundice en el análisis prestando atención a las metáforas, un recurso literario que explica dos conceptos afirmando que son lo mismo. Mallinson y cols. (1996) esbozaron el proceso de búsqueda y el uso de metáforas superficiales y profundas que aparecen en la tabla 8-1.

Establecer objetivos de intervención en colaboración

Los objetivos suelen documentarse en formatos acordes con el entorno de la práctica y rara vez se comparten fuera de los registros oficiales. Las funciones de la narrativa proporcionan estructura y significado al establecimiento de objetivos. El sentido temporal de la narrativa permite perspectivas a corto y largo plazo, un enfoque evolutivo del cambio y un contexto diario personalizado y ordenado en el tiempo para las actividades cotidianas. Percibir la relación entre las partes y el todo permite comprender la conexión entre la evaluación, las actividades preparatorias y las medidas compensatorias. Las relaciones causales de las funciones corporales ilustran cómo la mejora de la función o la compensación favorecen muchas ocupaciones. La estructura narrativa de un principio, un medio y un final enfatiza el proceso y ofrece esperanza a la intención, el motivo y la acción. La consecución de objetivos ocupacionales significativos con un enfoque narrativo motiva y orienta de forma más natural y eficaz que los objetivos escondidos en registros oficiales. Un enfoque narrativo del establecimiento de objetivos abre posibilidades con culturas que pueden no adoptar el locus de control interno predominante en los objetivos de rehabilitación en el mundo occidental (Kielhofner y Barrett, 1998), al igual que la inclusión de modelos no occidentales, como el modelo Kawa (Iwama, 2006).

TABLA 8-1 Tipos de tramas en la práctica

TIPO DE TRAMA	DESCRIPCIÓN	EJEMPLOS EN LA LITERATURA PROFESIONAL
Movimiento de la trama en función de los objetivos (Gergen y Gergen, 1988)	• PROGRESIVO Responde a los desafíos ocupacionales	Penny Richardson (Clark, 1993); Tracey (Mostert y cols., 1996); Jorge (Braveman y Helfrich, 2001, p. 28)
	• ESTABLE Cambio mínimo; «retenido; atrapado en papel matamoscas»	Como atrapamiento o falta de impulso (Mallinson y cols., 1996); Tom (Braveman y Helfrich, 2001)
	• REGRESIVO Objetivos no alcanzados; retroceso o deterioro	Tom y Thelma (Helfrich y Kielhofner, 1994; Helfrich y cols., 1994); mujer en (Knutas y Borrell, 1995); Mark (Braveman y Helfrich, 2001, p. 30)
Movimiento argumental basado en el locus de control (Polkinghorne, 1996)	• AGENCIA Asumir una postura activa para lograr el cambio	Ben (Knutas y Borrell, 1995)
	• VÍCTIMA Culpar a la situación o a otros sin asumir la responsabilidad o tomar medidas para el cambio	Axel (Knutas y Borrell, 1995)
Trama narrativa de la enfermedad y la discapacidad basada en el control y el deseo y las relaciones con el propio cuerpo, con otras personas (Frank, 1995)	• RESTITUCIÓN Afección considerada transitoria y temporal, en la que la medicina moderna actúa como agente de cambio con la expectativa de una recuperación completa o casi completa. Lo dicen más a menudo pacientes de cuidados agudos o recientes, pero también quienes buscan curas poco razonables	Russell (Spencer y cols., 1995) Escritos de Christopher Reeve
	• CAOS Una «antinarrativa» (Frank, p. 98) de postura desesperanzada sin nadie que la controle. Una «secuencia bruta» y «esencia del sinsentido» (Mattingly, 1998, p. 47) sin relación entre variables	Mujer (Jongbloed, 1994) Mujer (Wright-St. Clair, 2003)
	• BÚSQUEDA Relatos en primera persona que siguen el motivo del viaje de un/a héroe (Campbell, 1968) con problemas de salud u ocupacionales como inicio durante el cual la persona narradora adquiere percepción y autoconocimiento	Sacks (1984) Mairs (1996) McCrum (1998) Muchas autobiografías escritas por personas con discapacidades

Creación de tramas terapéuticas (*story making*)

Sugiero el término más accesible de *trama terapéutica* para la creación de historias ocupacionales de Clark (1993) y la historia prospectiva de tratamiento de Mattingly (1994) para describir el proceso a través del cual las personas «pueden transformar sus vidas descubriendo nuevas direcciones para sus historias relacionadas con la ocupación» (Barrett y cols., 1999, p. 80). El proceso tiende un puente entre lo real y lo posible (Clark, 1993). En el Estudio de caso 8-4 se ilustra la transformación de las identidades.

Estudio de caso 8-4 REVISIÓN DE LA IDENTIDAD

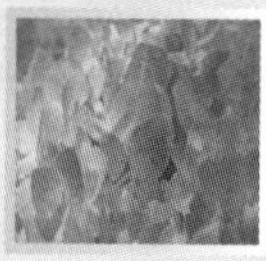

En su conferencia Slagle de 1993, la primera en formato narrativo, Clark habló de Dean Penny Richardson, una colega y amiga californiana deportista y amante del aire libre a la que Clark asistió tras el aneurisma cerebral de Richardson. A través de almuerzos y compras, su trama terapéutica revisó la historia vital de Richardson transformando su autoimagen y aceptando sus limitaciones. Richardson había pasado de un andador a un bastón, que le disgustaba por considerarlo necesario para mantener el equilibrio, pero un molesto recordatorio y símbolo de sus problemas de movilidad. Al descubrir que aristócratas y personal académico británico podían llevar bastón como accesorio (pensemos en la condesa viuda Grantham en *Downtown Abbey* y en lady Danbury en *Bridgerton*), Richardson revisó su concepto del bastón para convertirlo en símbolo de una nueva identidad. Las ocupaciones relacionadas con el vestir sirvieron al cambio de identidad, no a las tareas concretas de vestirse, y el nuevo accesorio ayudó de manera secundaria a mantener el equilibrio.

Clark y Richardson sugirieron cinco técnicas para la elaboración de historias ocupacionales (Clark y cols., 1996), como se muestra en el cuadro 8-5.

CUADRO 8-5 CARACTERÍSTICAS DEL PROCESO DE ELABORACIÓN DE HISTORIAS

1. Ser *coach* ocupacional haciendo comentarios alentadores y positivos, enseñando estrategias ocupacionales y el rol de la ocupación en la recuperación, y afirmando el progreso (pp. 384-386).
2. Evocar los desafíos ocupacionales y las amenazas a la identidad mediante la búsqueda de soluciones a los problemas ocupacionales.
3. Ampliar las ideas sobre las actividades de la vida diaria. Esta técnica abarca temas como el manejo de las emociones, la amistad y la intimidad, y las dimensiones emocionales y simbólicas de la ocupación (pp. 387-389).
4. Centrarse en la reconstrucción de la imagen, un proceso en el que la clientela adopta «un personaje» que le resulte cómodo y le capacite para el futuro (p. 390).
5. Incorporar la mayor cantidad posible de contextos físicos, culturales y sociales de la clientela en el proceso de elaboración de la historia (pp. 390-391).

(Clark y cols., 1996)

A diferencia de otros tipos de narrativa en la práctica, las tramas terapéuticas son colaborativas y se representan, no se cuentan (*v.* cuadro 8-6). Terapeuta y cliente representan la trama mediante métodos de intervención. La representación de la trama terapéutica libera el potencial de la narrativa para proporcionar opciones, informar sobre elecciones, imaginar un futuro revisado y, en última instancia, transformar vidas (Hamilton, 1999; Helfrich y Kielhofner, 1994; Larson y Fanchiang, 1996b; Mattingly, 1991, 1994, 1998; Polkinghorne, 1996; Spencer y cols., 1996, 1997).

CUADRO 8-6 CARACTERÍSTICAS DE LAS TRAMAS TERAPÉUTICAS

Ejemplificado por el grupo del metro de Nueva York de O'Reilly, Mattingly (1994) sugirió que las tramas terapéuticas incluyen cinco características clave mientras se representa la trama terapéutica a través de la intervención:

1. Utilizar la acción y el motivo a lo largo del tiempo para alcanzar los objetivos deseados.
2. Dejar que el resultado deseado guíe la trama hacia el futuro.
3. Utilizar el rasgo característico de la narrativa de «trucos y giros» (p. 253) para exteriorizar las decepciones y las expectativas no cumplidas.
4. Utilizar el dramatismo y el riesgo característicos de la narrativa para estar alerta ante los desafíos.
5. Utilizar el rasgo característico de la narrativa de los finales inciertos y utilizar la sorpresa y el suspenso para mantener la motivación por el dominio y la compasión cuando sea necesario modificar los objetivos.

En el estudio de caso 8-5, «Felices para siempre», se explica cómo la terapia ocupacional puede ser un proceso de revisión de la narrativa de una persona.

Estudio de caso 8-5 FELICES PARA SIEMPRE

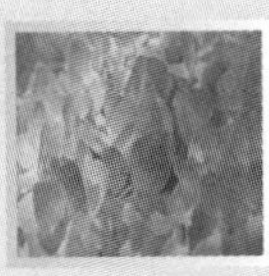

La terapia ocupacional es esencialmente un proceso de edición y revisión narrativa de la vida. Las historias saturadas de problemas pueden parecer imposibles de cambiar aunque brinden la oportunidad de convertir lo imposible en posible. Una historia puede incluso convencer a las personas para que se vean a sí mismas como el problema. Eso es lo que le ocurrió a la estudiante María, con la que compartí varias sesiones de terapia narrativa. Más especializada que el razonamiento narrativo, que se fomenta para profesionales de todos los niveles de habilidad, la terapia narrativa es una técnica especializada de la psicología que va más allá de la práctica de nivel básico y que examina cómo el conocimiento, el lenguaje, el poder y la composición social y psicológica se relacionan con la percepción que la persona tiene de la experiencia y la historia (Parry y Doan, 1994; White y Epston, 1990).

Mary pidió ayuda con la trama saturada de problemas que había creado: los problemas entraron en su vida en forma de ansiedad ante los exámenes. Imaginó los problemas como un ser gris parecido a la niebla que entraba en forma de miedo, frustración, presión y dudas sobre sí misma. Visualizar los problemas y poner las palabras en mayúsculas exterioriza el problema de manera que «el problema es el problema» (Todd y Weatherhead, 2014, p. xvi). Aceptó probar las técnicas de revisión narrativa y rápidamente contó la trama saturada de problemas y la trama de sus sueños. Trabajamos de un lado a otro entre las tramas, buscando contradicciones para plantear las dudas de Mary en la trama saturada de problemas. Ella había ignorado muchos aspectos positivos: aprobar más de cien exámenes universitarios hasta la fecha; aprobar el segundo examen y curso de otra asignatura de ciencias después de suspender un examen; aprobar otras dos asignaturas de ciencias ese mismo semestre. Mary creó una trama de ensueño en la que era el Amor, y no el Miedo, quien hacía los exámenes, y puso en marcha estrategias concretas para el siguiente examen. La trama del sueño se hizo realidad y vivió su «felices para siempre», sacando una calificación notable en el curso, casándose y graduándose según lo previsto (Hamilton, 1999). Mary es una terapeuta ocupacional de éxito y una excelente educadora de campo. La historia de Mary ilustra la afirmación de McAdams de que «entre las historias de vida más coherentes y convincentes están las que muestran cómo alguien adquiere perspicacia, sabiduría o autocomprensión a través de una serie de escenas vitales reconstruidas» (2006, p. 117). En otras palabras, el viaje de búsqueda del héroe (Campbell, 1968). (Relato utilizado con permiso del autor).

PONER EN PRÁCTICA EL RAZONAMIENTO NARRATIVO: LA HISTORIA DEL RANCHERO

Para consolidar y concluir el capítulo, elegí esta historia porque una narrativa de enfermedad y discapacidad afectaba profundamente al proceso terapéutico y simplemente no podía seguir adelante sin un enfoque de razonamiento narrativo. Esta historia se produjo al principio de mi práctica, justo cuando la terapia basada en la ocupación de arriba a abajo resurgió a principios de los 80, una década antes del estudio de razonamiento clínico de la AOTA/AOTF. Ambos nos tambaleábamos sin un enfoque descendente basado en la ocupación. Cojeando sin una historia, me esforcé por motivarnos a los dos utilizando las intervenciones preparatorias estándar de la época basadas en la deficiencia. En el Estudio de caso 8-6 se incluye la historia y se comparte cómo podría aplicarse un enfoque de razonamiento narrativo que quizá sugiera aplicaciones de investigación.

Estudio de caso 8-6 MOMENTO EN EL RANCHO

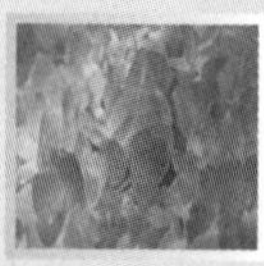

Un ranchero mayor de la zona rural de Oklahoma al que se le diagnosticó un ictus, ingresó en un hospital terciario urbano lejos de su casa. El relato de su enfermedad y discapacidad contaba que había caído en un lecho de hormigas rojas que le habían provocado una hemiplejía por intoxicación con numerosas picaduras. Basándome en mi razonamiento científico, discrepamos sobre el diagnóstico. Su narrativa de la enfermedad y la discapacidad ilustraba cómo daba sentido a lo sucedido, conciliaba la extraordinaria circunstancia de la parálisis y expresaba sus creencias sobre la salud, la enfermedad, la discapacidad y la rehabilitación. Dado que el razonamiento narrativo incluye múltiples perspectivas e interpretaciones (Czarniawska, 2004), la caída puede interpretarse desde al menos dos perspectivas: la *causa* de su enfermedad (su versión) o el *resultado* del ictus (versión médica) que provocó su caída. Me di cuenta de que discrepar sobre la secuencia causa-efecto no nos llevaba rápidamente a ninguna parte, así que abandoné los intentos de convencerle de lo contrario y me centré en su preocupación por continuar con sus ocupaciones ganaderas. (Relato utilizado con permiso del autor).

Análisis

La vida del ranchero estaba ahora segmentada en «antes» y «después». Su narrativa de enfermedad y discapacidad era una **narrativa de restitución** estable en la que él es una víctima. La restitución se centraba en una curación completa de la excreción del veneno, lo que hacía comprensible su reticencia a participar en ejercicios de amplitud de movimiento y fortalecimiento. Mi práctica narrativa incluiría las siguientes hipótesis si trabajara con él en la actualidad.

Hipótesis

1. Los intentos por modificar su versión sobre su enfermedad y discapacidad no fueron útiles. Sus metáforas encajaban con la naturaleza de sus ocupaciones y entorno físico. La causa de su condición no era tan vital como restaurar su participación ocupacional significativa.
2. Nuestro acuerdo común de que la hemiplejía afectaba su vida y las ocupaciones en su rancho formarían el desafío ocupacional para la intervención.
3. Su experiencia guiaría nuestra colaboración en las demandas específicas de actividades y los contextos físicos al aire libre estacionales necesarios para las tareas del rancho, formando el núcleo y la progresión de ocupaciones seguras en el rancho.
4. Mi rol sería considerar y simular sus ambientes físicos con su orientación. Mi experiencia en habilidades de desempeño afectadas por la hemiplejía informaría la planificación del tratamiento y las sesiones.
5. Colaboraríamos en simular contextos construidos y naturales en el entorno hospitalario.
6. La participación social en ocupaciones significativas serviría para disminuir la posibilidad de aislamiento y depresión en un entorno rural, dado el alto índice de suicidios entre personal agricultor y de ranchos.
7. Mi rol incluiría proporcionar recursos, como el proyecto nacional AgrAbility (http://www.agrability.org/), y abogar por métodos compensatorios, modificaciones de equipos y salud mental. El programa Oklahoma AgrAbility incluye a la terapeuta ocupacional Carla Wilhite, quien ahora es una de las dos consultoras nacionales

Interpretación

Hoy, exploraría los significados y consideraciones específicas relacionadas con la salud y el negocio agropecuario (Miller y Rudolphi, 2022). El personal agrícola suele enfrentar no solo factores de estrés personales, sino también variables fuera de su control, como el clima, la economía, el marketing, trabajos de alto riesgo y contextos rurales remotos lejos de los servicios de salud (Schossow, 2023). Quienes viven de su tierra lidian con largas jornadas laborales y la amenaza de perder un negocio familiar multigeneracional. La salud mental rural es una preocupación especial. En 2019, la tasa de suicidios en áreas rurales fue un 13% más alta que en áreas metropolitanas, y aumentó casi un 40% desde 1999. Casi el 50% del personal agrícola que se suicidó tenía más de 65 años, y se usaron armas de fuego como método más frecuente de muerte, independientemente de la edad y el sexo. Los problemas de salud física fueron las preocupaciones más predominantes (Miller y Rudolphi, 2022).

Establecer objetivos de colaboración

Habríamos utilizado los aspectos temporales de la narrativa para tener una visión a largo y corto plazo de sus preocupaciones, rehabilitación, adaptación y compensación, alineando las sesiones de tratamiento de la mañana y la tarde con las tareas ganaderas diarias. La evaluación y el tratamiento son más efectivos al ver cómo las partes se relacionan con el todo mediante relaciones de causa y efecto; por ejemplo, por qué la fuerza del tronco y de los brazos y la amplitud de movimiento eran vitales para muchas de sus tareas diarias. Le habría preguntado sobre su yo posible, su yo esperanzado y su yo temido para avanzar en sus narrativas estable, caótica y victimista. En el cuadro 8-7 se esbozan los principios modificados del establecimiento de objetivos narrativos.

CUADRO 8-7 PRINCIPIOS MODIFICADOS DE LA FIJACIÓN DE OBJETIVOS NARRATIVOS

- Utilizar las sugerencias del cuadro 8-4 y los principios de las tramas terapéuticas y las características de la terapia narrativa de los cuadros 8-5 y 8-6.
- Obtener relatos significativos sobre las ocupaciones deseadas para después del alta.
- Ayudar a identificar las capacidades de desempeño implícitas y pasadas por alto que contribuyen y apoyan la participación ocupacional.
- Abrir posibilidades de negociación del proceso de toma de decisiones en colaboración.
- Colaborar con otros miembros del equipo de rehabilitación y con la familia para aunar su enfoque sobre los desafíos ocupacionales a abordar.

(Todd, 2014)

Trama terapéutica

Las posibles actividades podrían incluir la simulación de tareas como entrar y salir de su camioneta, abrir y cerrar puertas, transportar y distribuir alimento para el ganado, y modificar las tareas según las condiciones estacionales. Discutir y documentar su progreso como ocupaciones (es decir, «transportó 2.3 kilos de alimento en un cubo con el brazo no afectado, apoyado por el agarre de gancho con la mano afectada, durante 6 metros») en lugar de incrementos biomecánicos registra de manera significativa el progreso para él mientras educa al personal. La terapia ocupacional podría haber tenido un impacto positivo mediante el uso de su historia de vida para dar sentido a la terapia (Crabtree, 1998) (si solo tuviéramos una historia que nos señalara la brújula en la dirección correcta).

RESUMEN

Quienes ejercen la terapia ocupacional como terapeutas practican un enfoque de razonamiento narrativo de forma implícita o explícita (Frank, 1996). A través de enfoques narrativos como modo central y fundamental de razonamiento (Mattingly, 1991, p. 998), proporcionan una intervención eficaz basada en la ocupación y centrada en la persona/cliente para mejorar su participación ocupacional, su salud y su calidad de vida. Las narrativas sobre la vida, la enfermedad y la ocupación crean un puente entre el pasado de cada cliente y una terapia personalizada y eficaz, integrándose en el capítulo terapéutico de su historia de vida. Los objetivos y las tramas terapéuticas estructuran y guían un proceso de intervención colaborativo y comprometido. El razonamiento narrativo es lo que convierte a la terapia ocupacional en un proceso de edición de la vida ocupacional. Ya escuchamos y contamos historias: también podrían ser terapéuticas.

Actividad formativa 8-1

Actividad formativa: té y tostadas.

Propósito: practicar el uso del formato conversacional para recopilar un perfil ocupacional. Practicar la toma de notas utilizando mapas conceptuales y transferirlos a la plantilla de perfil ocupacional de la AOTA.

Conexiones con los principales constructos del razonamiento clínico: la recopilación del perfil ocupacional consiste esencialmente en obtener relatos sobre la vida, la enfermedad y la ocupación.

Instrucciones: investigue los mapas conceptuales y encuentre un formato que le resulte atractivo. Cree una plantilla manuscrita que incluya elementos de la plantilla de perfil ocupacional de la AOTA. Considere la posibilidad de practicar su uso con alguien de su misma clase antes de la entrevista. Después de la entrevista, transfiera la información a la plantilla de terapia ocupacional. Comparta sus reflexiones con su docente o colega de clase (https://www.aota.org/practice/practice-essentials/documentation/improve-your-documentation-with-aotas-updated-occupational-profile-template).

Puede encontrar actividades formativas adicionales para este capítulo en thePoint.

REFERENCIAS BIBLIOGRÁFICAS

AbdulSabur, N. Y., Xu, Y., Liu, S., Chow, H. M., Baxter, M., Carson, J., & Braun, A. R. (2014). Neural correlates and network connectivity underlying narrative production and comprehension: A combined fMRI and PET study. *Cortex, 57*, 107–127. https://doi.org/10.1016/j.cortex.2014.01.017

American Occupational Therapy Association. (2020). Occupational therapy practice framework: Domain and process (4th ed.). *American Journal of Occupational Therapy, 74*(Suppl. 2). 7412410010p1–7412410010p87. https://doi.org/10.5014/ajot.2020.74S2001

Angus, L. E., & McLeod, J. (Eds.). (2004). *The handbook of narrative and psychotherapy*. Sage Publications.

Barrett, L., Beer, D., & Kielhofner, G. (1999). The importance of volitional narrative in treatment: An ethnographic case study in a work program. *Work, 12*, 79–92.

Barrow, R. (2014). *Narrative practice in the context of communication disability: A question of accessibility* (1st ed., pp. 117–142). Routledge. https://doi.org/10.4324/9780429477508-6

Bateson, M. C. (1989). *Composing a life*. Plum.

Braveman, B., & Helfrich, C. A. (2001). Occupational identity: Exploring the narratives of three men living with AIDS. *Journal of Occupational Science, 8*(2), 25–31. https://doi.org/10.1080/14427591.2001.9686486

Brockmeir, J., & Harre, R. (1997). Narrative: Problems and promises of an alternative paradigm. *Research on Language and Social Interaction, 30*, 265–286. https://doi.org/10.1207/s15327973rlsi3004_1

Bruner, J. (1986). *Actual minds, possible worlds*. Harvard University Press.

Bruner, J. (1990). *Acts of meaning*. Harvard University Press.

Bruner, J. (1991). The narrative construction of reality. *Critical Inquiry, 18*, 1–21. https://doi.org/10.1086/448619

Burke, K. (1945). *A Grammar of Motives*. University of California Press.

Burke, J. P., & Kern, S. B. (1996). The issue is—Is the use of life history and narrative in clinical practice reimbursable? Is it occupational therapy? *American Journal of Occupational Therapy, 50*(5), 389–392. https://doi.org/10.5014/ajot.50.5.389

Campbell, J. (1968). *The hero with a thousand faces*. Princeton University Press. (Original work published 1949.)

Charon, R. (2004). Untangling the truths in dementia, memory, and family ties. The Lancet, 364(9452), 2171-2172. https://doi.org/10.1016/S0140-6736(04)17574-0

Christiansen, C. (1999). The 1999 Eleanor Clarke Slagle Lecture. Defining lives: Occupational as identity: An essay on competence, coherence, and the creation of meaning. *American Journal of Occupational Therapy, 53*(6), 547–558. https://doi.org/10.5014/ajot.53.6.547

Clark, F. (1993). Occupation embedded in a real life: Interweaving occupational science and occupational therapy. *American Journal of Occupational Therapy, 47*(12), 1067–1078. https://doi.org/10.5014/ajot.47.12.1067

Clark, F., Carlson, M., Zemke, R., Frank, G., Patterson, K., Ennevor, B. L., et al. (1996). Life domains and adaptive strategies of a group of low-income, well older adults. *American Journal of Occupational Therapy,* 50, 99–108. https://doi.org/10.5014/ajot.50.2.99

Cole, M. B. (2017). *Group dynamics in occupational therapy: The theoretical basis and practice and application of group Intervention (5th ed).* Thorofare, NJ: Slack, Incorporated. ISBN 9781630913670

Conrad, P. (1990). Qualitative research on chronic illness: A commentary on method and conceptual development. *Social Science and Medicine, 30*(11), 1257–1263. https://doi.org/10.1016/0277-9536(90)90266-u

Crabtree, M. (1998). Images of reasoning: A literature review. *Australian Occupational Therapy Journal, 45*(4), 113–123. https://doi.org/10.1111/j.1440-1630.1998.tb00792.x

Culler, J. (1997). *Literary theory: A very short introduction.* Oxford University Press.

Czarniawska, B. (2004). *Narratives in social science research.* Sage Publications.

De Fina, A., & Johnstone, B. (2015). Discourse analysis and narrative. In D. Tannen, H. E. Hamilton, & D. Schiffrin (Eds.), *The handbook of discourse analysis volume I* (2nd ed., pp. 152–160). Wiley Blackwell.

Dimaggio, G., & Semerari, A. (2004). Disorganized narratives: The psychological condition and its treatment. In L. E. Angus & J. McLeod (Eds.), *The handbook of narrative and psychotherapy* (pp. 263–282). Sage Publications.

Frank, G. (1996). Life histories in occupational therapy clinical practice. *American Journal of Occupational Therapy, 50*(4), 251-264. https://doi.org/10.5014/ajot.50.4.251

Freedman, J. (2019). Feelings, thinking, and action as a coherent whole: A reflection on travelling down the neuro pathway. *The International Journal of Narrative Therapy and Community Work.* https://search.informit.org/doi/10.3316/informit.703046343359730

Fisher, W. R. (1984). Narration as a human communication paradigm: The case of public moral argument. *Communication Monographs, 51,* 1–22. https://doi.org/10.1080/03637758409390180

Fitzgerald, M. H., & Paterson, K. A. (1995). The hidden disability dilemma for the preservation of self. *Journal of Occupational Science, 2(1),* 13–21. https://doi.org/10.1080/14427591.1995.9686392

Fivush, R., & Grysman, A. (2022). Accuracy and reconstruction in autobiographical memory: (Re) consolidating neuroscience and sociocultural developmental approaches. *Wiley Interdisciplinary Reviews,* e1620. https://doi.org/10.1002/wcs.1620

Flynn, K., Daiches, A., & Weatherhead, S. (2014). *Brain injury narratives: An undercurrent into the rest of your life* (1st ed., pp. 27–50). Routledge. https://doi.org/10.4324/9780429477508-2

Frank, A. W. (1995). *The wounded storyteller: Body, illness, and ethics.* University of Chicago Press.

Frank, G. (1996). Life histories in occupational therapy clinical practice. *American Journal of Occupational Therapy, 50*(4), 251–264. https://doi.org/10.5014/ajot.50.4.251

Garmston, R. J. (2019). *The astonishing power of storytelling: Leading, teaching, and transforming in a new way.* Corwin.

Garro, L. C. (1994). Narrative representations of chronic illness experience: Cultural models of illness, mind, and body in stories concerning the temporomandibular joint (TMJ). *Social Science in Medicine, 38*(6), 775–788. https://doi.org/10.1016/0277-9536(94)90150-3

Gergen, M. M., & Gergen, K. J. (1988). Narrative and the self as relationship. In L. Berkowitz (Ed.), *Advances in experimental psychology* (pp. 17–56). Academic Press.

Grysman, A., Fivush, R., Merrill, N. A., & Graci, M. (2016). The influence of gender and gender typicality on autobiographical memory across event types and age groups. *Memory & Cognition, 44*(6), 856–868. https://doi.org/10.3758/s13421-016-0610-2

Hamilton, T. B. (1999). Synergy of occupational adaptation and narrative metaphor for student test anxiety. *Innovations in Occupational Therapy Education, 1,* 27–40.

Hamilton, T. B. (2001). *Occupational Adaptation and relationship to narrative in memoirs of adults with acquired disability* [Unpublished doctoral dissertation]. Texas Woman's University, Denton.

Helfrich, C., & Kielhofner, G. (1994). Volitional narratives and the meaning of therapy. *American Journal of Occupational Therapy, 48*(4), 319–326. https://doi.org/10.5014/ajot.48.4.319

Helfrich, C., Kielhofner, G., & Mattingly, C. (1994). Volition as narrative: Understanding motivation in chronic illness. *American Journal of Occupational Therapy, 48*(4), 311–317. https://doi.org/10.5014/ajot.48.4.311

Iwama, M. K., Thomson, N. A., & Macdonald, R. M. (2009). The Kawa model: The power of culturally responsive occupational therapy. *Disability and Rehabilitation, 31*(14), 1125-1135, https://doi.org/10.1080/09638280902773711

Jongbloed, L. (1994). Adaptation to stroke: The experience of one couple. *American Journal of Occupational Therapy, 48*, 1006–1013. https://doi.org/10.5014/ajot.48.11.1006

Josselson, R. (1996). *Ethics and process in the narrative study of lives* (Vol. 4). Sage Publications.

Josselson, R., & Lieblich, A. (1993). *The narrative study of lives* (Vol. 1). Sage Publications.

Josselson, R., & Lieblich, A. (1996). *Interpreting experience: The narrative study of lives* (Vol. 3). Sage Publications.

Kautzmann, L. N. (1993). Linking patient and family stories to caregivers' use of clinical reasoning. *American Journal of Occupational Therapy, 47*, 169–173. https://doi.org/10.5014/ajot.47.2.169

Kielhofner, G., & Barrett, L. (1998). Meaning and misunderstanding in occupational forms: A study of therapeutic goal setting. *The American Journal of Occupational Therapy, 52*(5), 345-353. https://doi.org/10.5014/ajot.52.5.345

Kirsh, B. (1996). A narrative approach to addressing spirituality in occupational therapy: Exploring personal meaning and purpose. *Canadian Journal of Occupational Therapy, 63*, 55–61. https://doi.org/10.1177/000841749606300107

Kleinman, A. (1988). *The illness narratives: Suffering, healing, and the human condition.* Basic Books.

Knutas, A., & Borrell, L. (1995). The meaning of stroke in everyday life—A comparative case study of two persons. *Scandinavian Journal of Occupational Therapy, 2*, 56–62. https://doi.org/10.3109/11038129509106669

Kohli, M. (1981). Biography: Account, text, method. In D. Bertaux (Ed.), *Biography and society: The life history approach in the social sciences* (pp. 61–75). Sage Publications.

Labov, W. (1972). The transformation of experience in narrative syntax. In W. Labov (Ed.), *Language in the inner city: Studies in the Black English vernacular.* University of Pennsylvania Press.

Labov, W., & Weletzky, J. (1967). Narrative analysis: Oral versions of personal experience. In J. Helm (Ed.), *Essays on the verbal and visual arts.* Proceedings of the 1966 Annual Spring Meeting of the American Ethnological Society. University of Washington Press.

Larson, E. A., & Fanchiang, S. C. (1996a). Special issue on life history and narrative in clinical practice [Special issue]. *American Journal of Occupational Therapy, 50*(4). https://doi.org/10.5014/ajot.50.4.247

Larson, E. A., & Fanchiang, S. C. (1996b). Nationally speaking: Life history and narrative research: Generating a humanistic knowledge base for occupational therapy. *American Journal of Occupational Therapy, 50*, 247–250. https://doi.org/10.5014/ajot.50.4.247

Linde, C. (1993). *Life stories: The creation of coherence.* Oxford University Press.

Lundy-Ekman, L. (2018a). Communication, directing attention, and spatial cognition: Temporoparietal association cortex and inferior frontal gyrus. In L. Lundy-Ekman (Ed.), *Neuroscience: Fundamentals for rehabilitation* (5th ed., pp. 537–548). Elsevier.

Lundy-Ekman, L. (2018b). Memory, consciousness, and intellect. In L. Lundy-Ekman (Ed.), *Neuroscience: Fundamentals for rehabilitation* (5th ed., pp. 511–521). Elsevier.

Mairs, N. (1996). *Waist-high in the world: A life among the nondisabled.* Beacon Press.

Mallinson, T., Kielhofner, G., & Mattingly, C. (1996). Metaphor and meaning in a clinical interview. *American Journal of Occupational Therapy, 50*, 338–346. https://doi.org/10.5014/ajot.50.5.338

Mandler, J. M. (1984). *Stories, scripts, and scenes: Aspects of schema theory.* Lawrence Erlbaum Associates.

Markus, H., & Nurius, P. (1986). Possible selves. *American Psychologist, 41*(9), 954. https://psycnet.apa.org/doi/10.1037/0003-066X.41.9.954

Mattingly, C. (1991). The narrative nature of clinical reasoning. *American Journal of Occupational Therapy, 45(11)*, 998–1005. https://doi.org/10.5014/ajot.45.11.998

Mattingly, C. (1994). The narrative nature of clinical reasoning. In C. Mattingly & M. H. Fleming (Eds.), *Clinical reasoning: Forms on inquiry in a therapeutic practice* (pp. 239–269). F. A. Davis.

Mattingly, C. (1998). *Healing dramas and clinical plots: The narrative structure of experience.* Cambridge University Press.

Mattingly, C., & Fleming, M. H. (1994). *Clinical reasoning: Forms of inquiry in a therapeutic practice.* F. A. Davis.

Mattingly, C., & Lawlor, M. (2000). Learning from stories: Narrative interviewing in cross-cultural research. *Scandinavian Journal of Occupational Therapy, 7*, 4–14. https://doi.org/10.1080/110381200443571

McAdams, D. P. (1996). Personality, modernity, and the storied self: A contemporary framework for studying persons. *Psychological Inquiry, 7*(4), 295–321. https://doi.org/10.1207/s15327965pli0704_1

McAdams, D. P. (2006). The problem of narrative coherence. *Journal of Constructivist Psychology, 19*(2), 109–125. https://doi.org/10.1080/10720530500508720

McCrum, R. (1998). *My year off.* Broadway Books.

Miller, C. D. M., & Rudolphi, J. M. (2022). Characteristics of suicide among farmers and ranchers: Using the CDC NVDRS 2003–2018. *American Journal of Industrial Medicine, 65*(8), 675–689. https://doi.org/10.1002/ajim.23399

Molineux, M., & Rickard, W. (2003). Storied approaches to understanding occupation. *Journal of Occupational Science, 10*(1), 52–60. https://doi.org/10.1080/14427591.2003.9686511

Mostert, E., Zacharkeiwicz, A., & Fossey, E. (1996). Claiming the illness experience: Using narrative to enhance theoretical understanding. *Australian Journal of Occupational Therapy, 43*, 125–132. https://doi.org/10.1111/j.1440-1630.1996.tb01848.x

Moyers, P. (1999). *The guide to occupational therapy practice.* American Occupational Therapy Association.

Nesbit, K. C., Randall, K. E., & Hamilton, T. B. (2016). The development of narrative reasoning: Student physical therapists' perception of patient stories. *Internet Journal of Allied Health Sciences and Practice, 14*(2), Article 3. https://doi.org/10.46743/1540-580X/2016.1581

Otasuke, K., Glick, M. J., Gray, M. A., Reynolds, D. A. J., Humphreys, C. L., Salvi, L. M., & Stiles, W. B. (2004). Assimilation and narrative: Stories as meaning bridges. In L. E. Angus & J. McLeod (Eds.), *The handbook of narrative and psychotherapy* (pp. 193–210). Sage Publications.

Parry, A., & Doan, R. E. (1994). *Story re-visions: Narrative therapy in the postmodern world.* Gilford Press.

Peloquin, S. (1993). The depersonalization of patients: A profile gleaned from narratives. *American Journal of Occupational Therapy, 47*(9), 830–837. https://doi.org/10.5014/ajot.47.9.830

Polkinghorne, D. E. (1988). *Narrative knowing and the human sciences.* State University of New York Press.

Polkinghorne, D. E. (1996). Transformative narratives: From victimic to agentic life plots. *American Journal of Occupational Therapy, 50*(4), 299–305. https://doi.org/10.5014/ajot.50.4.299

Reed, N. P., Josephsson, S., & Alsaker, S. (2020). A narrative study of mental health recovery: Exploring unique, open-ended and collective processes. *International Journal of Qualitative Studies on Health and Well-Being, 15*(1), 1747252. https://doi.org/10.1080/17482631.2020.1747252

Reich, A. (1960). Further remarks on counter-transference. *The International Journal of Psycho-Analysis, 41*(1), 389.

Ricoeur, P. (1984). *Time and narrative* (Vol. 1). University of Chicago Press.

Riessman, C. K. (1993). *Narrative analysis.* Sage University Paper series on Qualitative Research Methods (Vol. 30). Sage Publications.

Sackett, D. L., Straus, S. E., Richardson, W. S., Rosenberg, W., & Hayens, R. B. (2000). *Evidence-based medicine: How to practice and teach EBM.* Churchill Livingstone.

Sacks, O. (1984). *A leg to stand on.* Touchstone Simon & Schuster.

Schossow, M., Kampa, D., & Bender, J. (2023). Building Resilient Agricultural Communities: a process for addressing mental health challenges in agricultural communities. *Journal of Agromedicine, 28*(1), 97-100. https://doi.org/10.1080/1059924X.2022.2058138

Seers, L., & Penwill, M. A. (2017). Fractured consciousness. *Journal of Writing in Creative Practice, 10*(1), 159–179. https://doi.org/10.1386/jwcp.10.1.159_1

Seixas-Lima, B., Murphy, K., Troyer, A, K., Levine, B., Graham, N., Leonard, C., Tang-Wai, D., Blacmk, S., Rochon, E. (2022). Language and memory: An investigation of the relationship between autobiographical memory recall and narrative production of semantic and episodic information. *Aphasiology, 36*(1) 1-20. https://doi.org/10.1080/02687038.2020.1843593

Simmons, D. C., Crepeau, E. B., & White, B. P. (2000). The predictive power of narrative data in occupational therapy evaluation. *American Journal of Occupational Therapy, 54*(5), 471–476. https://doi.org/10.5014/ajot.54.5.471

Spence, D. (1982). *Narrative truth and historical truth: Meaning and interpretation in psychoanalysis.* W. W. Norton & Company.

Spencer, J., Davidson, H., & White, V. (1996). Continuity and change: Past experience as adaptive repertoire in occupational adaptation. *American Journal of Occupational Therapy, 50*(7), 526–534. https://doi.org/10.5014/ajot.50.7.526

Spencer, J., Davidson, H., & White, V. (1997). Helping clients develop hopes for the future. *American Journal of Occupational Therapy, 51*(3), 191–198. https://doi.org/10.5014/ajot.51.3.191

Spencer, J., Young, M. E., Rintala, D., & Bates, S. (1995). Socialization to the culture of a rehabilitation hospital: An ethnographic study. *American Journal of Occupational Therapy, 49*(1), 53–62. https://doi.org/10.5014/ajot.49.1.53

Todd, D., & Weatherhead, S. (2014). *Narrative approaches to brain injury* (1st ed.). Routledge. https://doi.org/10.4324/9780429477508

Todd, D., & Weatherhead, S. (Eds.). (2018). Narrative approaches to brain injury. Routledge. ISBN 9781780490441

Ward, J. D. (2003). The nature of clinical reasoning with groups: A phenomenological study of an occupational therapist in community mental health. *American Journal of Occupational Therapy, 57*(6), 625–634. https://doi.org/10.5014/ajot.57.6.625

White, M., & Epston, D. (1990). *Narrative means to therapeutic means.* Norton.

Wood, W. (1995). Weaving the warp and weft of occupational therapy: An art and science for all time. *American Journal of Occupational Therapy, 49*(1), 44–52. https://doi.org/10.5014/ajot.49.1.44

Wright-St. Clair, V. (2003). Storymaking and storytelling: Making sense of living with multiple sclerosis. *Journal of Occupational Science, 10*(1), 46–51. https://doi.org/10.1080/14427591.2003.9686510

Yerxa, E. (1967). Authentic occupational therapy. *American Journal of Occupational Therapy, 21*(1), 1–9.

CAPÍTULO 9

Razonamiento pragmático

BARBARA A. BOYT SCHELL

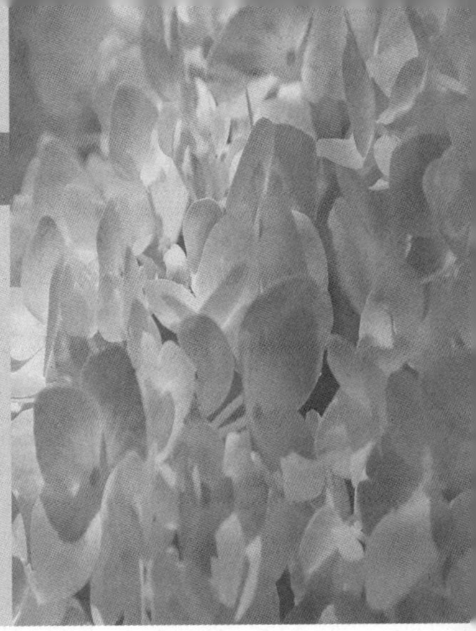

CONTENIDO

Definición de razonamiento pragmático

Contexto de práctica

Contexto personal

Razonamiento pragmático y contexto de práctica: evidencia empírica

Normas y políticas organizativas

Trabajo en equipo

Tiempo

Recursos físicos y sociales

Carga de trabajo

Pago de servicios

Opciones de alta

Razonamiento pragmático y factores personales: investigación empírica

Características personales

Habilidades terapéuticas

Resumen

OBJETIVOS

Después de leer este capítulo, será capaz de:

1. Definir razonamiento pragmático.
2. Analizar la investigación relacionada con los factores contextuales externos comunes que impulsan a realizar un razonamiento pragmático.
3. Evaluar cómo las habilidades y situaciones vitales de quienes ejercen como terapeutas pueden afectar el razonamiento y las acciones terapéuticas.

TÉRMINOS CLAVE

Razonamiento pragmático
Contexto de práctica
Contexto personal

Razonamiento pragmático es un término introducido en la literatura de terapia ocupacional en la década de 1990 por Ron Cervero y yo misma para describir el pensamiento de profesionales centrado en las realidades cotidianas que afectan la prestación de servicios (Schell y Cervero, 1993). La idea surgió de mi propia experiencia como gestora, que me enfrentaba al desafío de ayudar a profesionales a gestionar el entorno de la consulta para ofrecer una atención de calidad a sus clientes. Ron había observado problemas similares en su trabajo como profesor de educación para personas adultas, donde investiga el aprendizaje entre diferentes profesiones.

Una de mis principales motivaciones para dedicarme a la gestión fue intentar crear entornos que apoyaran la prestación de programas terapéuticos de alta calidad. En mis primeros años de ejercicio profesional me sentí frustrada por el impacto negativo de las normas burocráticas. A lo largo de los años, otras voces expresaron su preocupación por cuestiones relacionadas con la escasa disponibilidad de suministros, la necesidad de mejores equipos, la dificultad para programar, el tamaño de los casos y el pago de los servicios. Desde aquellos primeros días, he aprendido a aceptar que toda terapia tiene lugar en el «mundo real» y no en una noción idealizada de la situación óptima. También me he dado cuenta de que la calidad de la terapia realmente proporcionada está influida por mucho más que el razonamiento científico o narrativo utilizado por quien realiza la terapia.

Por muy importantes que sean estas perspectivas, a menudo hacen poco por ayudar a manejar los recursos necesarios y a hacer malabarismos con las demandas contrapuestas de los contextos de la práctica. En este capítulo se proporcionan numerosos ejemplos de estas cuestiones extraídos de la investigación en razonamiento clínico y profesional. De hecho, esta es una cuestión que se plantea en muchas profesiones y que Ron Cervero continuó en su investigación sobre el poder en la práctica de la educación de personas adultas (Cervero y cols., 2001).

Por otro lado, sigo explorando la variedad de cuestiones que aborda el razonamiento pragmático y el impacto tanto del contexto de práctica como de la comunidad de terapeutas en la terapia que se proporciona. En este capítulo se explora el razonamiento pragmático, ese aspecto del razonamiento que se ha utilizado a nivel profesional para atender a las realidades prácticas de la prestación de servicios.

DEFINICIÓN DE RAZONAMIENTO PRAGMÁTICO

En la introducción original del término en la terapia ocupacional, se sugirió que el razonamiento pragmático es el tipo de razonamiento utilizado por terapeutas al considerar los factores contextuales que inhiben o facilitan la terapia (Schell y Cervero, 1993). El término «pragmático» se eligió para reflejar la noción de decisiones prácticas o que atienden a los aspectos prácticos de la prestación de servicios. Al utilizar el razonamiento pragmático, quienes ejercen como terapeutas deben ver las cosas tal como son en realidad y encontrar formas efectivas de abordarlas.

Hay dos aspectos del razonamiento pragmático: uno se centra en el **contexto de práctica** y el otro en el **contexto personal** de las personas terapeutas. Ambos son importantes, porque cada uno puede afectar directamente la naturaleza de los servicios que recibe la clientela. Es necesaria una capacidad de razonamiento pragmático eficaz para enfrentar la realidad práctica de la prestación de servicios terapéuticos. Además, el personal de supervisión, gestión y administración de terapia que desean programas terapéuticos eficaces deben lidiar con la forma de crear entornos óptimos de prestación de servicios. La capacidad de gestión para reconocer o crear opciones que puedan aplicarse dentro de un ámbito de práctica, así como la disposición para desafiar el *statu quo* cuando sea necesario, pueden marcar una diferencia significativa en la terapia que se lleva a cabo. Por ejemplo, la capacidad de gestión para desarrollar enfoques de compra flexibles puede ser fundamental para ayudar a terapeutas a aplicar enfoques basados en la ocupación, lo que permite la fácil obtención de los materiales de actividad necesarios. Otro ejemplo es la importancia de pensar en formas de negociar las políticas y prácticas de empleo de la organización para retener al personal.

Las opciones de horarios flexibles pueden ayudar a terapeutas a seguir ejerciendo teniendo en cuenta sus obligaciones familiares, lo que reduce al mínimo la rotación de personal. La asignación cuidadosa de personal de apoyo puede permitir que terapeutas cualificados con limitaciones de salud sigan ejerciendo.

Además de razonar sobre el contexto de la consulta, las personas profesionales también razonan sobre sí mismas como proveedoras de servicios. Cada terapeuta tiene preferencias y habilidades únicas. En ocasiones, las personas terapeutas deben hacer un inventario de sus capacidades en relación con las demandas de la terapia y pueden decidir implementar, evitar o alterar el proceso terapéutico en función de estas capacidades. Además, las demandas de la vida, como el cuidado de hijas e hijos, pueden ser factores que deban tenerse en cuenta al elegir cuándo prestar los servicios.

En resumen, el razonamiento pragmático aborda tanto el contexto en el que se desarrolla la terapia como los factores personales asociados a cada profesional. Tanto los factores internos como los externos se examinan más detenidamente en las líneas que siguen.

Contexto de práctica

El razonamiento pragmático sobre el contexto de práctica puede caracterizarse como «ir más allá de la relación profesional-cliente» para abordar el mundo en el que se produce la terapia (Schell, 2003, p. 136). Durante muchos años, la comunidad de terapeutas ocupacionales ha debatido el impacto de una variedad de factores externos en la práctica de la terapia ocupacional (Barris, 1987; Howard, 1991). Opacich (1997) resumió las preocupaciones de una gran cantidad de profesionales de la salud domiciliaria en Estados Unidos sobre el «impacto del negocio de la prestación de asistencia sanitaria [...] Las estrategias empresariales están afectando la práctica en la medición de la productividad, en la documentación y en la determinación de la eficacia» (p. 434). En Australia, Mitchell y Unsworth (2004) descubrieron que la comunidad de terapeutas de la salud comunitaria identificaba factores de apoyo (como las relaciones con otros organismos) y detractores (como la financiación, la carga de trabajo, las instalaciones y el tiempo de conducción) que afectaban la calidad de su trabajo.

En una metasíntesis de los desafíos encontrados en la práctica, Murray y cols. (2015) concluyeron que «la naturaleza y la cultura de los lugares de trabajo tenían una fuerte influencia sobre el rol de la terapia ocupacional y creaban desafíos para terapeutas ocupacionales» (p. 541). Hasta que se planteó la noción de razonamiento pragmático, la literatura dentro de la terapia ocupacional tendía a caracterizar tales presiones externas como limitaciones o barreras para el razonamiento clínico, en lugar de considerarlas como otro enfoque que la comunidad de terapeutas debe tener en cuenta junto con diversas preocupaciones científicas y narrativas.

Una vez identificado, el razonamiento pragmático fue adoptado por varios otros miembros de la profesión como otro aspecto del razonamiento clínico (que ahora denominamos razonamiento profesional en este texto). Por ejemplo, Neistadt y cols. (1998) indicaron que «el razonamiento pragmático tiene en cuenta el entorno de tratamiento y las posibilidades de tratamiento dentro de un entorno determinado [...] para satisfacer los cambiantes requisitos de reembolso y las expectativas de productividad, (pág. 126). En su revisión de la literatura, Leicht y Dickerson (2001) incluyeron el razonamiento pragmático como uno de los tipos de razonamiento clínico. Las investigaciones sobre razonamiento clínico informaron con frecuencia de hallazgos relacionados con el razonamiento pragmático. Unsworth (2004) diseñó explícitamente un estudio para explorar las pruebas del razonamiento pragmático y sacó a la superficie varias preocupaciones prácticas y evidencia sólida del razonamiento pragmático, y más tarde lo incluyó como una de las formas de razonamiento en su resumen de la «teoría en evolución del razonamiento clínico» (Unsworth, 2012, p. 209, 2021).

Un razonamiento hábil sobre el contexto de práctica tiene el potencial de influir significativamente en los servicios que recibe la clientela al abrir las posibilidades de la terapia. Si quienes ejercen como terapeutas aceptan las limitaciones físicas, organizativas y sociales como innegociables, el horizonte de opciones para personalizar un programa terapéutico se verá necesariamente reducido. En el Estudio de caso 9-1, que se presenta a continuación, se muestran ejemplos de dicha aceptación. Por el contrario, cuando las personas terapeutas (y, lo que es igual de importante, las personas responsables de dirigirles) están dispuestas y son capaces de negociar los recursos necesarios y deseables, se abre el abanico de posibilidades terapéuticas, como se demuestra en el Estudio de caso 9-2.

Estudio de caso 9-1 EL SEGURO NO PAGA

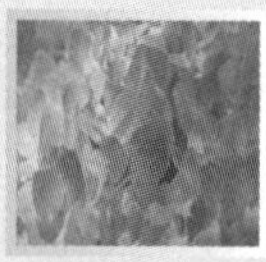

Este caso es una historia real de mi suegra. Era una mujer encantadora con una gran variedad de aficiones, como coser artículos para casas de muñecas en miniatura, como colchas y alfombras. También le encantaba leer, e incluso en los últimos años de su vida releyó *Historia de la civilización*, de Will y Ariel Durant. En los últimos años de su vida experimentó un deterioro cognitivo progresivo. Afortunadamente, estaba en una comunidad de atención vitalicia y pudo acceder a un apoyo cada vez mayor a medida que cambiaban sus capacidades.

Aunque muchos de los servicios prestados fueron excelentes para ayudarla a mantener un funcionamiento óptimo en su vida diaria, tuvimos problemas cuando tuvo que pasar de la residencia asistida a la residencia de personas mayores. En ese momento, estaba claro que tenía graves problemas cognitivos y que las señales del entorno serían aún más importantes para ayudarla a realizar sus actividades cotidianas, como ir y volver de su habitación.

Aunque vivíamos bastante lejos de ella, como nuera terapeuta ocupacional, sus hijos e hijas (incluido mi marido, John) confiaban en mí para que les ayudara a coordinar sus cuidados y a tratar con el personal sanitario. En cuanto supe que la iban a trasladar, pedí órdenes de terapia ocupacional y fisioterapia para facilitar su transición al nuevo entorno. Mi idea era que la persona responsable de la terapia ocupacional optimizara el entorno para favorecer su funcionamiento y que la de fisioterapeuta comprobara su deambulación para ver si utilizaba la ayuda a la movilidad más eficaz teniendo en cuenta sus cambios. La enfermera me sugirió que pidiera también logopedia, porque «aquí hacen cognición». Aunque creo que la terapia ocupacional desempeña un papel importante en la «cognición», decidí no librar esa batalla (decisión pragmática mía) y acepté solicitar también el servicio. Los tres servicios la vieron para una evaluación inicial, y los tres respondieron que, como no tenía potencial de mejora, Medicare (un sistema de seguros gubernamental para personas mayores en Estados Unidos) no pagaría los servicios. En consecuencia, la dejaron de atender tras las evaluaciones. Nadie pareció explorar la posibilidad de mejorar su desempeño centrándose en el entorno, en lugar de en sus capacidades cognitivas. Además, aparentemente nadie sabía que Medicare sí pagaría la consulta inicial y la intervención a corto plazo en forma de formación personalizada del personal asistencial para favorecer un desempeño óptimo (incluso en clientes para quienes no se prevé una recuperación total).

Cuando reflexiono sobre mi experiencia descrita en el Estudio de caso 9-1, se ponen en juego dos razonamientos. El primero tenía que ver con el encuadre del problema. El grupo de profesionales de este estudio parecía basar sus evaluaciones en la probabilidad de que la terapia mejorara la cognición. Desde mi punto de vista, el problema no era mejorar su cognición, sino cómo apoyar su desempeño ocupacional. Las intervenciones podrían centrarse en adaptar el entorno para maximizar el desempeño y la participación con la cognición disponible. Un segundo factor estaba relacionado con el razonamiento pragmático, ya que todo el grupo de terapeutas parecía aceptar un conjunto de reglas de reembolso para guiar sus acciones clínicas.

En primer lugar, no parecían ser plenamente conscientes de lo que Medicare pagaría en realidad. Nadie nos preguntó siquiera si ella podía pagar los servicios de su propio bolsillo (podía) o, en su defecto, si tendríamos disposición para pagar (la tendríamos). Nunca sabremos si podría haber tenido una transición más cómoda y si se habría adaptado mejor a su nuevo entorno, porque el grupo de terapeutas en este caso *ni siquiera parecieron considerar la posibilidad de otras opciones de pago.* Recientemente, he empezado a solicitar a la comunidad de terapeutas que «dejen salir sus mentes de la cárcel» y consideren seriamente las alternativas antes de limitar las opciones de atención relacionadas con el contexto externo.

Uno de los desafíos actuales de la profesión es de qué manera combinar enfoques restaurativos dentro de un marco basado en la ocupación, de forma que los enfoques neuromusculares y biomecánicos se integren en actividades que sean significativas para la clientela. Hace varios años, tuve un gran recordatorio de la importancia de los equipos disponibles para implementar actividades más naturalistas en la terapia.

Estudio de caso 9-2 ¿QUÉ HAY EN EL ARMARIO?

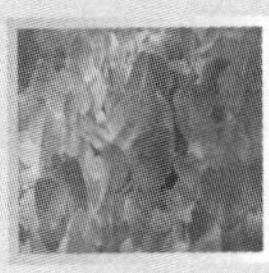

Un grupo de estudiantes participó en un seminario intensivo con un conocido ponente sobre el tema del control motor. Todo el grupo también había profundizado en la importancia de utilizar actividades ocupacionalmente relevantes a lo largo de su formación profesional. Tras la parte didáctica del curso, el grupo pasó un día con clientes en un centro de rehabilitación cercano. Esta experiencia de campo les brindó la oportunidad de desarrollar habilidades basadas en sus conocimientos recién adquiridos sobre el control motor.

Un pequeño grupo de estudiantes trabajó con un hombre con hemiplejía. Rápidamente descubrieron que era muy aficionado a jugar al golf, por lo que empezaron a buscar formas de fomentar el control motor de los miembros superiores en el contexto del golf. Cuando miré al grupo de estudiantes, vi que el hombre sostenía un trozo muy largo de espuma cilíndrica y lo movía como si fuera un palo de golf. Este es un gran ejemplo de lo que Fleming llamó la «disposición a utilizar cosas habituales o inusuales de formas inusuales» (1994, p. 112). Resulta que soy golfista y tenía mis palos de golf en el coche. Me acerqué y me ofrecí a ir a buscarlos, cuando la supervisora de la clínica me oyó. Me dijo: «Oh, tenemos palos en el armario», y procedió a sacar un juego completo de palos de golf para que el grupo de estudiantes los probaran con su cliente. El grupo le dio la oportunidad de practicar el *putt* (golpe corto) con un palo de golf real y una pelota de golf real. Como era de esperar, demostró un mayor control motor; y lo que es aún mejor, otras personas con hemiplejía empezaron a pedir usar también el palo. Pronto tuvimos una pequeña «clínica de golf» para personas con hemiplejía.

En el Estudio de caso 9-2 cabe destacar varios aspectos. En primer lugar, la terapia mejoró con el uso de objetos reales y familiares cuando se combinó con una hábil indicación de movimientos (un ejemplo de entrelazar el razonamiento científico y el narrativo). Sin embargo, estos modos de razonamiento por sí solos no fueron suficientes para proporcionar una terapia óptima. Al principio, el conjunto de estudiantes improvisó lo mejor que pudo con algo que no se parece mucho a un palo de golf (pero mejor que nada) porque *no sabían cómo conseguir lo que se necesitaba en el momento y el lugar en que se necesitaba*. Además, dudo que al grupo de estudiantes se les ocurriera preguntar cómo conseguir el equipo necesario. El hecho de que hubiera palos de golf en el armario refleja un recurso práctico que marcó la diferencia en esta sesión de terapia. Obviamente, alguien del personal terapéutico o de la dirección en este entorno sabía que el golf es una actividad común en esta región y había asegurado que los palos de golf estuvieran fácilmente disponibles. Esta es la diferencia que un hábil razonamiento pragmático puede aportar a la terapia.

Contexto personal

Otra faceta propuesta del razonamiento pragmático es la que considera los factores personales relacionados con la persona terapeuta. En la definición original, estos se postulaban como el «repertorio de habilidades terapéuticas, la capacidad de leer la cultura de la consulta, las habilidades de negociación y la motivación personal» (Schell y Cervero, 1993, p. 609). El resumen de Hooper (1997) de los supuestos de una persona terapeuta junto con la crítica de Unsworth (2004) del aspecto personal del razonamiento pragmático plantearon la cuestión de diferenciar entre el razonamiento pragmático personal y la visión del mundo de una persona terapeuta. La investigación de Unsworth (2004) sobre el razonamiento pragmático le sugirió que, en el «contexto de la práctica diaria, parece improbable que los valores y creencias de una persona terapeuta sean llevados a un nivel consciente donde puedan ser razonados» (p. 16).

Por el contrario, Chapparo (1999) ofrece una explicación del razonamiento clínico basada en la teoría de la conducta planificada, que utilizó para analizar casos de razonamien-to de terapeutas. Chapparo y Ranka (2019) consideran que la acción terapéutica es el resultado de una acción razonada basada en el «sistema de referencia personal interno de la persona terapeuta», que es una «estructura de conocimiento personal que está conformada por creencias, actitudes y expectativas» (p. 275). Chapparo y Ranka (2019) señalan que la teoría de la terapia ocupacional no es suficiente para guiar las decisiones que a menudo se producen en situaciones complejas caracterizadas por la incertidumbre.

Por tanto, estas autorías sugieren que, para tomar decisiones, cada terapeuta se base en sus propias creencias y experiencias personales, además de la teoría, la situación de la clientela y el contexto de la terapia. La acción terapéutica se convierte en el resultado de una acción razonada que se produce sobre la base de la *intención* de quien lleva a cabo la terapia (p. 275).

La intención de la persona terapeuta está, a su vez, influida por los siguientes cuatro factores (Chapparo y Ranka, 2008):

1. Actitud.
2. Norma subjetiva.
3. Control conductual percibido.
4. Normas personales.

Quienes ejercen la terapia ocupacional tienen actitudes favorables o desfavorables que se anticipan a la acción (p. ej., «parece que siempre obtengo buenos resultados con este enfoque» o «solo lo hago porque los progenitores insisten en ello»). También operan dentro de normas subjetivas, que son las percepciones internas sobre la presión social relativa a la terapia prevista (es decir, «se espera que hagamos esto con cada paciente» o «no creo que les guste que hagamos esta forma de terapia aquí»).

El control conductual percibido se refiere a la evaluación que hace la persona terapeuta de la facilidad para llevar a cabo la terapia propuesta (es decir, «esto debería funcionar bien» o «no tengo la seguridad plena de poder hacerlo correctamente»). El cuarto factor que propuso Chapparo es la norma personal, que es comparable a las creencias básicas y la visión del mundo tratadas en el capítulo 3. El trabajo de Chapparo y Ranka ofrece otra forma de ver cómo el razonamiento pragmático personal puede afectar la acción terapéutica.

Las investigaciones recientes de Moir y cols. (2022) respaldan los factores identificados por Chapparo. En un estudio de caso que examinaba las experiencias de las personas recién graduadas en la práctica de personal pediátrico, se observó que factores personales como la confianza y las altas expectativas propias afectan la conducta de quienes se acaban de graduar o licenciar, como buscar supervisión para las decisiones clínicas, pedir ayuda cuando se sienten abrumadas y estar dispuestas a aprender a través del ensayo y error.

Estos factores personales se convierten en cuestiones de razonamiento pragmático para las personas profesionales en su intento de ser consideradas competentes. Lo importante aquí es que el enfoque de su razonamiento incluye el razonamiento de las personas terapeutas acerca de sí mismas y, como tal, repercute en las decisiones clínicas y las acciones terapéuticas.

Obviamente, es necesario comprender mejor los aspectos personales del razonamiento pragmático. En el Modelo ecológico de razonamiento profesional, tratado en el capítulo 5, planteo la idea de los «yoes» personales y profesionales de la persona terapeuta, que, en parte, conforman la forma en que se desarrolla la terapia. Aunque estoy de acuerdo en que puede haber muchos aspectos de nuestro yo personal con nuestra visión del mundo que se dan por sentados y que pueden ser tácitos, mi experiencia indica que las personas terapeutas pueden hablar con bastante facilidad sobre cómo su terapia está determinada por factores personales.

El Estudio de caso 9-3 procede de una entrevista que formaba parte de algunas exploraciones preliminares sobre este tema. Ofrece algunos ejemplos del tipo de pensamiento de terapeutas que me llevó a pensar que hay cuestiones pragmáticas de carácter personal que requieren un razonamiento pragmático.

Estudio de caso 9-3 EJEMPLOS DESDE EL TERRENO

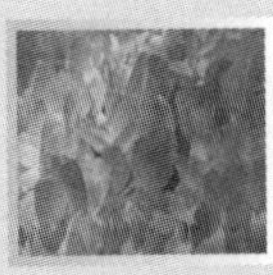

Natalie (seudónimo) lleva muchos años prestando servicios sanitarios domiciliarios. He aquí algunos ejemplos que Natalie comparte cuando se le pregunta por situaciones en las que sus propias preferencias personales o su forma de ser afectaron la manera o el momento de la terapia. Obsérvese que sus ejemplos de razonamiento pragmático se referían tanto a factores del contexto de la consulta como a los que surgían de su propia situación personal. Algunos de estos ejemplos están parafraseados para mayor claridad o para proteger la confidencialidad.

Elección de la actividad terapéutica

Creo que a menudo tomamos decisiones sobre la actividad específica basándonos en nuestras propias preferencias y necesidades, junto con lo que sabemos que necesita la persona a la que atendemos. Por ejemplo [cuando vemos a alguien que puede evitar el hambre a través de la formación en habilidades domésticas], ¿cuántas veces ha hecho que alguien cocine porque tiene hambre? Elegimos una actividad que también se adapte a nuestro nivel de comodidad personal. Otro ejemplo: si hace un buen día fuera y no ha podido tomar mucho el sol porque trabaja dentro de casa, puede decidir hacer su sesión de terapia fuera para poder disfrutar del sol, junto con su paciente.

Programación

Si hoy me siento agotado/a, y si puedo elegir en mi horario, quiero programar a alguien al final del día que no vaya a consumir mucha de mi energía [...] alguien que pueda hacer mucho en lo que yo solamente controlo, en contraposición a alguien con quien necesito trabajar intensamente y ejercer mucha energía física.

Encontrar tiempo para comer

Recuerdo haber trabajado para una agencia en un condado rural durante un par de años. Básicamente, cuando salía de la ciudad solo había dos lugares posibles donde parar y conseguir comida. Una vez fuera, no había nada, a no ser que quisieras entrar y comprar patas de cerdo en escabeche en algún almacén general en medio de ninguna parte. Así que, mientras programaba a la gente, tenía que pensar: «¿Dónde voy a tener la oportunidad de parar y comer en algún sitio?». A veces, me encontraba cerca de un cruce de ferrocarril con muchos trenes de mercancías [...] Me he sentado allí y he comido esperando a que pasaran los trenes de mercancías porque eso puede ralentizarme.

Compensar las limitaciones físicas

[Como a menudo trabajo sola en atención domiciliaria] tengo que pensar: «¿cuáles son mis capacidades físicas aquí?», «¿cuál es mi juicio de riesgo en esta situación?», «¿voy a intentar trasladarlos?», o «¿voy a tener que programar una sesión cuando esté aquí otro profesional?». (Natalie sigue señalando que sus capacidades físicas han cambiado con el tiempo debido a algunos problemas de salud). A pesar de que conozca las técnicas e incluso tenga la habilidad, eso no significa que tenga las mismas capacidades.

En la siguiente sección, nos centraremos en la evidencia sobre el razonamiento pragmático descubierta en estudios con profesionales de terapia ocupacional. La mayoría de la evidencia obtenida hasta la fecha ilustra el razonamiento pragmático en relación con el contexto de práctica, aunque están surgiendo algunos estudios que muestran evidencia de razonamiento pragmático personal.

RAZONAMIENTO PRAGMÁTICO Y CONTEXTO DE PRÁCTICA: EVIDENCIA EMPÍRICA

Desde que se introdujo el concepto de razonamiento pragmático, muchos estudios han contribuido a la comprensión del fenómeno. A menudo, la investigación explora el razonamiento clínico en entornos específicos o durante aspectos de la prestación terapéutica, en lugar de centrarse específicamente en el razonamiento pragmático. Por ejemplo, en un estudio relativamente temprano de 30 terapeutas ocupacionales que prestaban servicios comunitarios en Escocia, «quienes participaron en el estudio revelaron que, independientemente de sus propios juicios profesionales sobre las circunstancias particulares de la clientela, las consideraciones pragmáticas ejercían, inevitablemente, una fuerte influencia en su pensamiento y, posteriormente, tanto en el fondo como en el proceso de sus interacciones con esta» (Munroe, 1996, p. 200). Munroe también descubrió que, cuando las personas terapeutas tenían que justificar sus decisiones, las explicaciones cambiaban dependiendo de si hablaban con sus clientes o con alguien del personal de dirección/supervisión.

Durante las décadas siguientes, el razonamiento pragmático continuó apareciendo en las investigaciones sobre el razonamiento de las personas terapeutas. Una metasíntesis cualitativa realizada por Murray y cols. (2015) sacó a la luz tres cuestiones sobre los desafíos que la comunidad de terapeutas experimentaba en la práctica: desafíos en el contexto, desafíos personales, y desafíos sociales y culturales.

En una reciente encuesta transversal realizada a 90 terapeutas ocupacionales canadienses sobre sus recomendaciones para que la clientela tenga supervisión las 24 horas, se encontró que el razonamiento pragmático era el tipo de razonamiento más utilizado al evaluar tanto a la persona como al entorno. Además, este tipo de razonamiento también se utilizaba con frecuencia al considerar las necesidades ocupacionales de la clientela (Flemming y cols., 2021). Aunque encuestas autoinformadas sobre el uso de los tipos de razonamiento tienen importantes desafíos metodológicos, estos hallazgos sugieren que existe una concienciación importante de los factores prácticos que afectan la toma de decisiones. En las siguientes secciones se proporcionan ejemplos de hallazgos de investigación que implican razonamiento pragmático para múltiples aspectos del contexto de práctica. Nótese que la bibliografía citada tanto aquí como en la siguiente sección incluye no solo publicaciones de revistas revisadas por pares, sino también fuentes más fugaces, como tesis de nivel de máster y disertaciones doctorales. La intención aquí es hacer visible el abanico de cuestiones que han salido a la luz para que futuras investigaciones puedan validar, calificar o describir mejor este aspecto del razonamiento profesional.

Algunos temas recurrentes permiten comprender mejor los factores sobre los que razonan quienes ejercen como terapeutas. Como señaló Unsworth (2005) en su estudio sobre el razonamiento pragmático, la mayoría de los datos se relacionan con el contexto de práctica. En la tabla 9-1 se resumen los factores a través de los estudios que encontraron evidencia de razonamiento pragmático relacionado con el contexto externo. A continuación, se analizan ejemplos de hallazgos de investigaciones sobre cada uno de los factores principales.

Normas y políticas organizativas

Las normas y expectativas organizativas asociadas a los entornos de práctica surgen de muchas formas como algo que quienes ejercen como terapeutas deben tener en cuenta. En el primer estudio sobre razonamiento clínico en terapia ocupacional, Rogers y Masagatani (1982) observaron la naturaleza automática del razonamiento clínico y cómo los procedimientos terapéuticos parecían rutinarios cuando examinaron el razonamiento diagnóstico en entornos médicos.

Esto sugería que existían expectativas normativas para las rutinas terapéuticas. Del mismo modo, Barris (1987) observó que la población de pacientes, el entorno de tratamiento y la tradición del departamento influían en el razonamiento diagnóstico en entornos de salud mental. En mi propia investigación doctoral, descubrí que el uso por parte de la persona terapeuta de diferentes categorías generales de terapia podía predecirse por el tipo de programa y el lugar de tratamiento (Schell, 1994).

En algunas situaciones, quienes ejercen como terapeutas parecen combinar el razonamiento pragmático con otros tipos de razonamiento para determinar qué es posible dentro de una serie de circunstancias. Por ejemplo, Unsworth (2004) encontró más evidencia de razonamiento interactivo en culturas organizativas que respaldaba el razonamiento centrado en la persona/cliente. En un estudio reciente, Godfrey y cols. (2019) realizaron una exploración cualitativa de las experiencias de terapeutas ocupacionales en Australia y otras partes interesadas multidisciplinarias relacionadas con las visitas domiciliarias previas al alta. Observaron que las poblaciones de pacientes en cuidados agudos no eran remitidas para visitas domiciliarias previas al alta con la misma frecuencia que las poblaciones de pacientes en entornos hospitalarios de cuidados subagudos. Aunque se consideraron otras posibles razones para estas diferencias, quienes participaron en el estudio mencionaron principalmente la dinámica del entorno y la disponibilidad de recursos, en lugar de factores relacionados con la clientela. Se sugirió que las diferencias en el flujo de trabajo típico entre los centros de cuidados agudos y los centros de rehabilitación podrían contribuir a esta disparidad en la realización de visitas domiciliarias previas al alta.

Las relaciones de poder pueden requerir un razonamiento pragmático, como obtener o modificar las órdenes del personal médico, lidiar con las preocupaciones de que algunas recomendaciones de los miembros del equipo se escuchan más que las recomendaciones de quienes ejercen la terapia ocupacional, y trabajar para asegurarse de que se entienden las funciones de la persona responsable de la terapia ocupacional (Smith-Gabai, 2016).

Un tercer aspecto del contexto de práctica que requiere razonamiento pragmático son las expectativas de productividad. Numerosos estudios de investigación destacan el razonamiento relacionado con la gestión de la carga de trabajo (Moir y cols., 2021; Murray y cols., 2015; Thomas, 2011). En uno de los pocos estudios sobre razonamiento clínico de personal

TABLA 9-1 Factores del contexto de práctica que requieren razonamiento pragmático

FACTOR	CATEGORÍAS	EJEMPLOS
Normas y políticas organizativas	Expectativas de la organización	Requisitos de acreditación Modelo dominante (p. ej., biomédico, de rehabilitación, de recuperación) Enfoques terapéuticos preferidos Abanico de enfoques terapéuticos Tradición del departamento Expectativas de productividad y flujo de pacientes
	Relaciones de poder	Órdenes del personal médico Respeto por la terapia ocupacional
Trabajo en equipo	Miembros del equipo	Tipo y número de disciplinas Límites de los roles Disponibilidad para apoyar el seguimiento (personal enfermero, personal comunitario) Relaciones interorganizacionales
	Relaciones con colegas	Límites de los roles Colaboración frente a competencia Modo de trabajo en equipo
Tiempo	Programación	Frecuencia de las visitas Disponibilidad de zonas de uso especial Necesidad de compartir el tiempo con otras terapias Ser puntual o llegar tarde Momento óptimo para el servicio
	Duración del tratamiento	Cantidad de tiempo por sesión Duración total de la estancia Número de visitas autorizadas
Recursos físicos y sociales	Espacio	Acceso a un espacio natural o simulado (p. ej., cocina terapéutica, apartamento, casa de la clientela, lugar de trabajo) Proximidad de los espacios terapéuticos Configuración de espacios silenciosos frente a ruidosos
	Suministros y equipos	Disponibilidad Cantidad
	Ambiente social	Grupos de afinidad o amistad
	Geografía	Proximidad de la base de terapia ocupacional a las zonas de captación de la comunidad Riesgo para la persona terapeuta de la ubicación de la comunidad
Carga de trabajo	Número de clientes	Proporción de clientes por terapeuta (1:1, solapamiento, grupo) Volumen total de casos Frecuencia de rotación de los casos Fluctuaciones en el volumen de casos
	Tipos de clientes	Similitudes y variedad de afecciones Cantidad de supervisión necesaria Número de personas relacionadas con la clientela (p. ej., familia, personas cuidadoras, comunidades, poblaciones)
	Priorización	Decidir a quién tratar cuando el número de casos es demasiado grande

TABLA 9-1 Factores del contexto de práctica que requieren razonamiento pragmático (*continuación*)

FACTOR	CATEGORÍAS	EJEMPLOS
Pago de servicios	Seguro o cobertura gubernamental	Cobertura o no cobertura de los servicios de terapia ocupacional Normas de cobertura de los servicios
	Capacidad de pago	Lo que la clientela o su familia pueden permitirse Disposición a pagar por los servicios
Opciones de alta	Lugar	Número y disponibilidad de opciones Naturaleza de las necesidades de apoyo Expectativas familiars
	Cronometraje	Cuando se abren las opciones deseadas para nueva clientela

Basada en información de Barris (1987), Cheung y cols. (2018), Creighton y cols. (1995), Copley y cols. (2008), Evans y cols. (2016), Fondiller y cols. (1990), Godfrey y cols. (2019), Holmqvist y cols. (2009), Lockwood y cols. (2017), Lyons y Crepeau (2001), Moir y cols. (2021, 2022), Murray y cols. (2015), Munroe (1996), Rogers y Masagatani (1982), Smith Gabai (2016), Sladyk y Scheckley (1999), Strong y cols. (1995), Unsworth (2001, 2004, 2005), Walker (2001), Ward (2003).

asistente de terapia ocupacional con certificación, Lyons y Crepeau (2001) analizaron cómo las expectativas de productividad formaban parte de su razonamiento clínico. Factores adicionales como el tiempo y la carga de trabajo también pueden influir en el razonamiento sobre la productividad; se analizarán después de abordar primero el trabajo en equipo.

Trabajo en equipo

Múltiples estudios han informado que las relaciones dentro del entorno de la práctica pueden apoyar o dificultar el proceso terapéutico, y que quienes ejercen como terapeutas deben tenerlas en cuenta al decidir cursos de acción clínica. El trabajo en equipo, como el apoyo de enfermería (Creighton y cols., 1995), la relación con colegas, incluidos los conflictos de personal, y los límites borrosos de los roles (Sladyk y Sheckley, 1999; Smith-Gabai, 2016) fueron todos temas de atención. Con colegas de apoyo, buen trabajo en equipo y mínima competencia entre disciplinas, las personas terapeutas eran más libres para implementar una terapia óptima (Wainwright y McGinnis, 2009).

Por el contrario, estas podrían no incluir algunos aspectos de la terapia si ello molestara a otro miembro del equipo o se percibiera como una invasión del territorio profesional de otra persona, tal como se define en ese entorno. Smith-Gabai (2016) descubrió que la falta de trabajo en equipo o de respeto por el rol de la terapia ocupacional en los cuidados intensivos tenía un gran impacto en la planificación eficaz del alta por parte del personal de terapia ocupacional y, en consecuencia, fue el centro de muchas y diversas actividades para contrarrestar estos problemas.

Para quienes prestan servicios que implican la conexión con organizaciones comunitarias, la disponibilidad y las relaciones de trabajo con estas organizaciones se convierten en un factor clave en la toma de decisiones (Godfrey y cols., 2019).

El razonamiento pragmático relacionado con el trabajo en equipo surgió a partir de investigaciones sobre personas recién licenciadas que se incorporan a la práctica. Moir y cols. (2021) revisaron 20 artículos de 7 países que investigaban los desafíos clínicos a los que se enfrentaban estas personas, a quienes les preocupaba sobre todo ganarse el respeto de los miembros del equipo y sentirse apoyadas por dichos miembros.

Dentro del equipo de terapia ocupacional, afirmaron sentirse presionadas para ajustarse a las prácticas del resto de terapeutas. Por ejemplo, las personas recién licenciadas no utilizaban enfoques basados en la ocupación si no eran valoradas por sus colegas terapeutas ocupacionales en ese entorno.

Tiempo

Es importante tener en cuenta los aspectos prácticos relacionados con el tiempo. Fondiller y cols. (1990) analizaron los conflictos inherentes entre los valores expresados por quienes participaron en su estudio (p. ej., el holismo, la consulta multidisciplinar, el uso de actividades con propósito) y las demandas de un sistema sanitario que «empaqueta» la terapia en unidades de 15 min. Cuestiones como la duración y la frecuencia de las sesiones de terapia pueden facilitar o dificultar algunas opciones terapéuticas (Copley y cols., 2008; Creighton y cols., 1995; Schell, 1994; Unsworth, 2004). Estos factores pueden estar interrelacionados con la duración general de la estancia (Copley y cols., 2008; Schell, 1994; Unsworth, 2005), así como con la necesidad de compartir tiempo con miembros de otras profesiones sanitarias (Unsworth, 2004). Quienes realizan visitas domiciliarias previas al alta consideraron no solo su tiempo disponible para llevar a cabo y hacer el seguimiento de las visitas, sino también la importancia de elegir el momento óptimo para realizarlas (Godfrey y cols., 2019). Además, las decisiones sobre el tiempo pueden estar entrelazadas con otros factores, como la disponibilidad de recursos, la programación de espacios especializados (como una cocina terapéutica) o las demandas de carga de trabajo cuando no se puede seguir un horario terapéutico según lo previsto (Unsworth, 2004).

Recursos físicos y sociales

En Estados Unidos, la disponibilidad o falta de entornos y equipos orientados a la funcionalidad fue un factor crucial al momento de que quienes ejercen como terapeutas utilizaran actividades intencionadas en el hospital y en la rehabilitación ambulatoria (Creighton y cols., 1995; Schell, 1994). Ward (2003) describió cómo un terapeuta que dirigía un grupo psicosocial tenía que buscar en el entorno las herramientas necesarias para mantener el grupo en funcionamiento. En un estudio realizado en un ambulatorio pediátrico de Australia, parte del equipo de terapeutas señaló que la falta de equipamiento limitaba el uso de ciertos enfoques, como la intervención de integración sensorial (Copley y cols., 2008).

La importancia de los recursos físicos al momento de orientar las opciones terapéuticas puede observarse en las estrategias de gestión destinadas a cambiar un patrón de práctica. Por ejemplo, quienes abogan por un enfoque más basado en la ocupación en los entornos de rehabilitación suelen hablar de ocultar «las barras y los conos» y proporcionar objetos más comunes de la vida cotidiana en el entorno de tratamiento (Schell y Bravemen, 2005). Un reconocimiento aún mayor de la importancia de un contexto físico adecuado puede observarse en prácticas como los servicios de intervención temprana y las evaluaciones domiciliarias, que se proporcionan a propósito en un entorno natural. Un entendimiento tácito que subyace a todas estas estrategias de cambio es que las personas terapeutas utilizan las herramientas y el equipo que son fácilmente accesibles para la práctica diaria.

Además del espacio, los suministros y el equipo, tanto la ubicación geográfica de los servicios como el ambiente social dentro de un entorno determinado pueden ser el foco del razonamiento. Por ejemplo, en un pequeño estudio que exploraba las estrategias de razonamiento profesional relacionadas con el contexto de práctica en un centro de enfermería especializada, las personas terapeutas aprovecharon la disponibilidad de grupos sociales naturales para mejorar la terapia (Evans y cols., 2016). En un estudio relacionado con las visitas domiciliarias previas al alta, las personas terapeutas participaron en el análisis sistemático de riesgos relacionados con su seguridad personal en una determinada ubicación geográfica del hogar, lo cual fue un factor determinante para decidir si se realizaría una visita domiciliaria (Godfrey y cols., 2019).

Carga de trabajo

Ya se ha mencionado con anterioridad el impacto del número y el tipo de clientes de quienes ejercen como terapeutas en relación con el tiempo y la cultura organizativa. Aquellas personas que trabajan con grupos deben considerar cómo priorizar quién necesita servicios (Ward, 2003). Profesionales con experiencia en rehabilitación reconocen que existen limitaciones al tener que atender a más de una persona a la vez (Unsworth, 2001) o, al menos, factores a tener en cuenta cuando se solapan pacientes o están en espera (Thomas, 2011; Unsworth, 2005). Por otro lado, tener una carga de trabajo variada se consideró tanto un aspecto positivo de la prestación de servicios en entornos de cuidados a largo plazo como una ayuda para promover el desarrollo de habilidades, lo que a su vez favorecía una mejor toma de decisiones (Wainwright y McGinnis, 2009).

Pago de servicios

El pago y el reembolso son temas omnipresentes, a pesar de que pueden estar integrados en el debate sobre políticas o normas, dependiendo del entorno y de la forma en que se financie la asistencia sanitaria en un país determinado. Cerca de la mitad de los/las 49 terapeutas en mi propio estudio (Schell, 1994) mencionaron normas explícitas y percibidas relativas al reembolso. Unsworth (2004) descubrió que el seguro, el reembolso y lo que la persona atendida puede permitirse eran factores que las personas terapeutas tenían en cuenta al determinar qué servicios y equipos podían o debían prestarse. Lyons y Crepeau también hallaron que este era un tema a considerar por el personal de asistencia de terapia ocupacional al que estudiaron. Walker (2001) proporcionó información sobre las diferencias de razonamiento pragmático relacionadas con los cambios en los pagos (en su estudio del aumento de la atención sanitaria gestionada en Estados Unidos), y caracterizaron las posturas individuales como «oponerse», «seguir la corriente» o «sacar lo mejor de ello» (Walker, 2001, p. 121). Estudios más recientes continúan poniendo de manifiesto la necesidad de razonar sobre y dentro de las limitaciones de las normas de pago (Arnold y cols., 2019). Godfrey y cols. se refirieron a estas preocupaciones de razonamiento profesional como «realismo de recursos» (Godfrey y cols., 2019, p. 253).

Opciones de alta

Las opciones de alta de la clientela parecían afectar tanto el momento del alta como la recomendación real de alta para el grupo de terapeutas que estudió Unsworth (Unsworth, 2004, 2005). El apoyo familiar y comunitario fueron factores importantes considerados a la hora de decidir las visitas domiciliarias (Godfrey y cols., 2019) y la necesidad de asistencia doméstica (Arnold y cols., 2019). No está claro si estas cuestiones contextuales se clasifican mejor como preocupaciones de razonamiento pragmático o si encajan más con otras formas, como el razonamiento condicional en el que las personas terapeutas consideran las posibles trayectorias de desempeño de sus clientes.

RAZONAMIENTO PRAGMÁTICO Y FACTORES PERSONALES: INVESTIGACIÓN EMPÍRICA

Aunque el razonamiento pragmático relacionado con el contexto externo se ha observado claramente en múltiples estudios, el concepto de contexto personal como foco del razonamiento pragmático ha sido más elusivo. Sin duda, quienes estudian el razonamiento y las diferencias en la adquisición de conocimientos expertos destacan la importancia de la experiencia profesional y el estilo personal de la persona terapeuta (Mattingly y Fleming, 1994; Munroe, 1996). En la tabla 9-2 se incluye un resumen de los factores del contexto personal, cada uno de los cuales se describe a continuación.

CARACTERÍSTICAS PERSONALES

Hay razones para creer que las personas profesionales consideran una variedad de factores y características personales como cuestiones prácticas que deben hacer frente en el proceso

TABLA 9-2 Factores del contexto personal que requieren razonamiento pragmático

FACTOR	CATEGORÍAS	EJEMPLOS
Habilidades de la persona terapeuta	Competencia	Ponderar las habilidades terapéuticas frente a las necesidades de la clientela
	Experiencia profesional	¿He hecho esto antes? ¿Me ha funcionado?
	Experiencia personal	¿Qué habilidades aprendidas fuera de la terapia puedo utilizar en ella?
	Confianza	¿Puedo hacerlo?
Características personales	Edad (real y percibida)	¿Me considera la clientela lo bastante mayor para ser competente?
	Factores/funciones corporales	¿Tengo las capacidades físicas necesarias? (altura, peso, fuerza, coordinación, resistencia)
	Preferencias sensoriales	¿Uso algunos artículos y evito otros debido a sus características (olores, texturas)?
	Estabilidad emocional	¿Cómo tolero el estrés?
	Tolerancia al conflicto	¿Evito, creo o gestiono los conflictos?
	Disposición a aprender por ensayo y error	Preocupación por las opiniones de otras personas frente a confianza para intentarlo

Basada en información de Cheung y cols. (2018), Copley y cols. (2010), Harris (2005), Holmqvist y cols. (2009), Moir y cols. (2022), Schell y cols. (2016).

de prestación de servicios. La literatura en campos como la psicoterapia (Gallagher y Payne, 2015), la psicología (Wilson, 2002) y la fisioterapia (Oien y cols., 2007) respalda la existencia y la influencia del cuerpo de la persona profesional en la toma de decisiones durante la prestación de servicios. Como se señala en el capítulo 5, se trata de un ámbito de investigación complejo, con perspectivas contrapuestas. En términos de razonamiento pragmático, la atención a las características corporales de quien ejerce como terapeuta es relevante si existe evidencia de que las personas terapeutas alteran la terapia que ofrecen con base en su propio conocimiento sobre sí mismas. Existe evidencia de que las personas terapeutas hacen precisamente eso. Por ejemplo, en su investigación sobre el procesamiento sensorial de las personas terapeutas y su influencia en la intervención de terapia ocupacional, Harris (1995) descubrió que estas identificaban fácilmente las sensaciones que evitaban al realizar la terapia. Una terapeuta indicó que evitaba determinados productos terapéuticos debido a su olor: «no tolero olores diferentes, así que evito utilizar [masilla] con perfume… No tolero las fragancias» (p. 55).

Recientemente, en un estudio en el que encuestaron a más de 224 profesionales de terapia ocupacional, Manning y cols. (2016) descubrieron que, en varios casos, el estado corporal de las personas terapeutas influye en sus decisiones terapéuticas. Las áreas comunes de consideración incluyeron dolor, fuerza muscular y resistencia, así como el uso del tacto, la voz y el habla. Según los datos, a veces las personas terapeutas tenían en cuenta las características personales a la hora de planificar la terapia. Por ejemplo, una de las personas encuestadas comentó: «Mi estatura a veces tiene un efecto en mi terapia porque soy bastante baja y he tenido [pacientes] que son varios centímetros más altos que yo, así que tengo que considerar mi estatura comparada con la de mis clientes cuando creo intervenciones en bipedestación».

Además de algunas de las características sensoriales y físicas, también existe evidencia relacionada con la importancia de otros factores. Por ejemplo, los resultados de un estudio indican que la inteligencia emocional parece estar relacionada con el uso de la intuición, sobre todo a medida que se va adquiriendo experiencia en la práctica de la salud mental (Chaffey y cols., 2012). Todavía está por determinar si este tipo de características aumentan el nivel de consideración activa de las personas terapeutas.

Habilidades terapéuticas

Quienes ejercen como terapeutas llegan al encuentro terapéutico con su propio conjunto de habilidades y, en la práctica, eligen entre ese conjunto para decidir qué terapia realizar. Unsworth (2004) describe a una persona terapeuta que sopesa sus habilidades terapéuticas en relación con la necesidad de terapia. De manera similar, Copley y cols. (2008) encontraron que quienes ejercen como terapeutas se basaban en gran medida en su propia experiencia personal con las intervenciones, lo que influía significativamente en su decisión de utilizar ciertas intervenciones.

En otro estudio, Copley y cols. (2010) realizaron un estudio de caso sobre una profesional pediátrica experimentada y descubrieron que la experiencia personal de la terapeuta como madre informaba su práctica terapéutica. ¿Por qué es importante la identificación de estas habilidades y elementos? Si las personas terapeutas no son conscientes de que están limitando las opciones terapéuticas para sus clientes a su propio conjunto de habilidades, entonces no es probable que busquen la consulta de otras personas o se comprometan con el desarrollo profesional necesario para adquirir habilidades adicionales. Si no son conscientes de que se basan en sus propias experiencias personales, es posible que sean menos sensibles a sus propios prejuicios culturales.

RESUMEN

El razonamiento pragmático se produce cuando quienes ejercen como terapeutas atienden a las realidades cotidianas de la prestación de servicios terapéuticos. La investigación tanto dentro como fuera de la terapia ocupacional relacionada con el razonamiento profesional suele sacar a la luz las preocupaciones prácticas que deben tenerse en cuenta. Estos incluyen una serie de factores contextuales externos, como la cantidad de tiempo disponible para la intervención, la naturaleza de la carga de trabajo y las normas y reglamentos de pago. La cultura de la consulta influye en las decisiones terapéuticas. A veces, como terapeutas, hay que considerar factores tales como las normas del grupo y las herramientas disponibles, junto con los recursos humanos y no humanos. La investigación experimental existente sugiere que el propio contexto personal de la persona terapeuta, compuesto al menos por sus habilidades, características personales y experiencias en otras facetas de su vida, también puede ser el centro del razonamiento pragmático. Un razonamiento pragmático hábil encierra el potencial de liberar el poder de la terapia ocupacional, ya que la profesión se vuelve más eficaz a la hora de negociar las condiciones óptimas para la práctica.

Actividad formativa 9-1

Actividad formativa: conócete a ti mismo/a.

Objetivo: el objetivo de esta actividad es ayudar al alumnado a reflexionar sobre sus capacidades y preferencias personales y sobre cómo afectan la prestación terapéutica.

Conexiones con los principales constructos del razonamiento clínico: esta actividad proporciona práctica en la identificación y mejora de las habilidades personales de razonamiento pragmático.

Indicaciones para el alumnado:

1. Complete la Parte I de la reflexión Conócete a ti mismo.
2. Analice las conclusiones con un pequeño grupo de compañeros/as.
3. Utilizando sus propias ideas y las aportaciones del grupo, identifique las áreas en las que necesita desarrollar o mejorar su razonamiento pragmático personal. Utilice la tabla de planificación de acciones para formalizar el desarrollo previsto.

Hoja de trabajo «Conócete a ti mismo/a»

Parte I La terapia y yo

Piense en la terapia que está impartiendo actualmente o en la que ha participado durante su trabajo sobre el terreno. Con una situación concreta en mente, piense en sus respuestas a las preguntas de cada tema. Escríbase notas a medida que avanza para poder comentar sus ideas con el resto de miembros del grupo.

Evaluación: ¿Qué habilidades de evaluación tengo? ¿Hay alguna evaluación que debería utilizar pero no lo hago? ¿Por qué? ¿Existen evaluaciones que utilizo en exceso? ¿Por qué?

____

____

____

Enfoques de intervención: ¿Qué habilidades tengo para trabajar con esta población? ¿Qué competencias me faltan? ¿Cómo influye mi conjunto de competencias en los servicios que reciben mis clientes?

____

____

____

Capacidades físicas: ¿Qué capacidades tengo que sean ventajas en esta situación terapéutica? ¿Qué limitaciones tengo? ¿Cómo afecta la terapia mi conjunto de capacidades físicas?

____

____

____

Capacidades emocionales: ¿Qué siento al ser terapeuta en esta situación? ¿Cómo apoyan o limitan mis sentimientos las opciones terapéuticas que ofrezco a mis clientes?

____

____

____

Tratamiento del poder: ¿Hay aspectos de esta situación terapéutica que se ven afectados negativamente por personas o circunstancias que tienen poder en este entorno? ¿Es consciente de su propio poder dentro del entorno? ¿Hasta qué punto desarrolla y utiliza eficazmente su capacidad para influir en las situaciones con el fin de mejorar los servicios a su cliente?

____

____

____

Afrontar los conflictos: ¿Hay personas con las que le resulta difícil trabajar? ¿Existen presiones de grupo que no concuerdan con su visión de cómo deben hacerse las cosas? ¿Cómo suele responder a estas presiones? ¿Cómo afectan sus respuestas a los servicios que reciben sus clientes?

____

____

____

Demandas de la vida: ¿Qué otras demandas tiene en su vida? ¿Cómo le afectan como terapeuta? ¿Apoyan o perjudican los servicios que presta?

____

____

____

Parte II Reflexión sobre los resultados

Comente sus conclusiones con otras personas de un grupo:

- ¿Cómo contribuyen sus habilidades pragmáticas personales a la eficacia de la terapia?
- ¿Cómo perjudican a la terapia?
- ¿Qué estrategias utiliza para superar las repercusiones negativas?
- ¿En qué necesita trabajar?

Parte III Plan de acción

Identifique tres áreas en las que desee centrarse y complete la siguiente tabla de acciones. Utilícela para guiar su desarrollo personal en razonamiento pragmático.

Áreas de interés	Acción que emprenderé	Apoyo necesario	Resultado previsto/fecha

Puede encontrar actividades formativas adicionales para este capítulo en thePoint.

REFERENCIAS BIBLIOGRÁFICAS

Arnold, S., Mackenzie, L, Millington, M., & James, C. (2019). Occupational therapy medicolegal assessment of domestic assistance requirements: Focus group perspectives. *Australian Occupational Therapy Journal, 66*(2), 239-248. https://doi.org/10.1111/1440-1630.12552

Barris, R. (1987). Clinical reasoning in psychosocial occupational therapy: The evaluation process. *Occupational Therapy Journal of Research, 7*, 147–162. https://doi.org/10.1177/153944928700700302

Cervero, R. M., Wilson, A. L., & Associates (2001). *Power in practice.* Jossey-Bass.

Chaffey, L., Unsworth, C. A., & Fossey, E. (2012). Relationship between intuition and emotional intelligence in occupational therapists in mental health practice. *American Journal of Occupational Therapy, 66*, 88–96. https://doi.org/10.5014/ajot.2012.001693

Chapparo, C. (1999). Working out: Working with Angelica-interpreting practice (pp. 31-52). In S. E. Ryan & E. A. McKay (Eds.), *Thinking and reasoning in therapy: Narratives from practice.* Stanley Thornes.

Chapparo, C., & Ranka, J. (2008). Clinical reasoning in occupational therapy. In J. Higgs, M. A. Jone, S. Loftus, & N. Christensen (Eds.), *Clinical reasoning in the health professions* (3rd ed., pp. 265–278). Butterworth-Heinemann Elsevier.

Chapparo, C. & Ranka, J. (2019). Clinical reasoning in occupational therapy. In J. Higgs, G.M. Jensen, S. Loftus, & N. Christensen (Eds.), *Clinical reasoning in the health professions* (4th ed., pp. 271-284). Elsevier.

Cheung, T. W., Clemson, L., O'Loughlin, K., & Shuttleworth, R. (2018). Erognomic education on housework for women with upper limb repetitive strain injury (RSI): a conceptual representation of therapists' clinical reasoning. *Disability and Rehabilitation, 40*(26), 3136-3146. https://doi.org/10.1080/09638288.2017.1378928

Copley, J., Nelson, A., Turpin, M., Underwood, K., & Flannigan, K. (2008). Factors influencing therapists' interventions for children with learning difficulties. *Canadian Journal of Occupational Therapy, 75*(2), 105–113. https://doi.org/10.1177/000841740807500206

Copley, J. A., Turpin, M. J., & King, T. L. (2010). Information used by an expert paediatric occupational therapist when making clinical decisions. *Canadian Journal of Occupational Therapy, 77*(4), 249–256. https://doi.org/10.2182/cjot.2010.77.4.7

Creighton, C., Kijkers, M., Bennett, N., & Brown, K. (1995). Reasoning and the art of therapy for spinal cord injury. *American Journal of Occupational Therapy, 49,* 311–317. https://doi.org/10.5014/ajot.49.4.311

Evans, P. N., Li, L., Smithfield, A. M., & Subin, V. A. (2016). *Exploring professional reasoning strategies related to the practice context in a skilled nursing facility* [Unpublished manuscript]. School of Occupational Therapy, Brenau University, Gainesville, Georgia.

Fleming, M. H. (1994). A commonsense practice in an uncommon world. In C. Mattingly & M. H. Fleming (Eds.), *Clinical reasoning: Forms of inquiry in a therapeutic practice* (pp. 94–115). F. A. Davis.

Flemming, K., Ferri, R., Rose, M. A., Maranan, A., & Nalder, E. (2021). Determining the need for client 24-hour supervision: A cross-sectional survey of occupational therapists. *Occupational Therapy in Health Care, 35*(1), 75–92. https://doi.org/10.1080/07380577.2020.1870783

Fondiller, E. D., Rosage, L. J., & Neuhaus, B. E. (1990). Values influencing clinical reasoning in occupational therapy: An exploratory study. *Occupational Therapy Journal of Research, 10,* 41–55. https://doi.org/10.1177/153944929001000105

Gallagher, S., & Payne, H. (2015). The role of embodiment and intersubjectivity in clinical reasoning. *Body, Movement and Dance in Psychotherapy, 10*(1), 68–78. https://doi.org/10.1080/17432979.2014.980320

Godfrey, M., Cornwell, P., Eames, S., Hodson, T., Thomas, T., & Gillen, A. (2019). Pre-discharge home visits: A qualitative exploration of the experience of occupational therapists and multidisciplinary stakeholders. *Australian occupational therapy journal, 66*(3), 249-257. https://doi.org/10.1111/1440-1630.12561

Harris, D. L. (1995). *Therapist's sensory processing and its influence upon occupational therapy interventions in children with autism* [Unpublished master's thesis]. Brenau University, Gainesville, GA.

Holmqvist, K., Kamwendo, K., & Ivarsson, A.-B. (2009). Occupational therapists' descriptions of their work with persons suffering from cognitive impairment following acquired brain injury. *Scandinavian Journal of Occupational Therapy, 16*(1), 13–24. https://doi.org/10.1080/11038120802123520

Hooper, B. (1997). The relationship between pre-theoretical assumptions and clinical reasoning. *American Journal of Occupational Therapy, 51,* 328–338. https://doi.org/10.5014/ajot.51.5.328

Howard, B. S. (1991). How high do we jump? The effect of reimbursement on occupational therapy. *American Journal of Occupational Therapy, 45,* 875–881. https://doi.org/10.5014/ajot.45.10.875

Leicht, S. B., & Dickerson, A. (2001). Clinical reasoning, looking back. *Occupational Therapy in Health Care, 14*(3/4), 105–130. https://doi.org/10.1080/J003v14n03_07

Lockwood, K. J., Taylor, N. F., Boyd, J. N., & Harding, K. E. (2017). Pre-discharge home visits by occupational therapists completed for patients following hip fracture. *Australian Occupational Therapy Journal, 64*(1):41-48. https://doi.org/10.1111/1440-1630.12311.

Lyons, K. D., & Crepeau, E. B. (2001). Case report—the clinical reasoning of an occupational therapy assistant. *American Journal of Occupational Therapy, 55,* 577–581. https://doi.org/10.5014/ajot.55.5.577

Manning, S. M., Miller, E. R., & Weaver, L. G. (2016). *Embodiment: Therapist's description of bodily factors influencing their practice* [Unpublished master's thesis]. Brenau University, Gainesville, GA.

Mattingly, C., & Fleming, M. H. (1994). *Clinical reasoning-forms of inquiry in a therapeutic practice.* F. A. Davis.

Mitchell, R., & Unsworth, C. A. (2004). Role perceptions and clinical reasoning of community health occupational therapists undertaking home visits. *Australian Occupational Therapy Journal, 51*, 13–24. https://doi.org/10.1111/j.1440-1630.2004.00372.x

Moir, E. M. A., Turpin, M. J., & Copley, J. A. (2021). The clinical challenges experienced by new graduate occupational therapists: A matrix review. *Canadian Journal of Occupational Therapy, 88*(3), 200-213. https://doi.org/10.1177/00084174211022880

Moir, E. M., Turpin, M. J., & Copley, J. A. (2022). New Graduates' Experiences in Paediatric Private Practice: Learning to Make Intervention Decisions. *Canadian Journal of Occupational Therapy, 89*(4), 395-405. DOI:10.1177/00084174221102716

Munroe, H. (1996). Clinical reasoning in community occupational therapy. *The British Journal of Occupational Therapy, 59*(5), 196–202. https://doi.org/10.1177/030802269605900502

Murray, C., Turpin, M., Edwards, I., & Jones, M. (2015). A qualitative meta-synthesis about challenges experienced in occupational therapy practice. *British Journal of Occupational Therapy, 78*(9), 534-546. https://doi.org/10.1177/0308022615586786

Neistadt, M. E., Wight, J., & Mulligan, S. E. (1998). Clinical reasoning case studies as teaching tools. *American Journal of Occupational Therapy, 52*, 125–132. https://doi.org/10.5014/ajot.52.2.125

Oien, A., Iversen, S., & Stensland, P. (2007). Narratives of embodied experiences—therapy processes in Norwegian psychomotor physiotherapy. *Advances in Physiotherapy, 9*(1), 31–39. http://doi.org/10.1080/14038190601152115

Opacich, K. J. (1997). Moral tensions and obligations of occupational therapy practitioners providing home care. *American Journal of Occupational Therapy, 51*, 430–435. https://doi.org/10.5014/ajot.51.6.430

Rogers, J. C., & Masagatani, G. (1982). Clinical reasoning of occupational therapists during initial assessment of physically disabled patients. *Occupational Therapy Journal of Research, 2*, 195–219. https://doi.org/10.1177/153944928200200401

Schell, B. A. B. (1994). *The effect of practice context on occupational therapy practitioner's clinical reasoning* [Doctoral dissertation]. University of Georgia, Dissertation Abstracts International.

Schell, B. A. B. (2003). Clinical reasoning: The basis of practice. In E. B. Crepeau, E. S. Cohn, & B. A. B. Schell (Eds.), *Willard & Spackman's occupational therapy* (10th ed., pp. 131–139). Lippincott Williams & Wilkins.

Schell, B., & Bravemen, B. (2005). Turning theory into practice: Managerial strategies. In B. Braveman (Ed.), *Leading and managing occupational therapy services: An evidence-based approach.* F.A. Davis.

Schell, B. A., & Cervero, R. M. (1993). Clinical reasoning in occupational therapy: An integrative review. *American Journal of Occupational Therapy, 47*, 605–610. https://doi.org/10.5014/ajot.47.7.605

Sladyk, K., & Sheckley, B. (1999). Differences between clinical reasoning gainers and decliners during fieldwork. In P. A. Crist (Ed.), *Innovations in occupational therapy education* (pp. 157–170). American Occupational Therapy Association.

Smith-Gabai, H. (2016). *Occupational therapy discharge planning and recommendations in acute care: An action research study* (Order No. 10188959) [Doctoral dissertation]. ProQuest Dissertations & Theses Global database.

Strong, J., Gilbert, J., Cassidy, S., & Bennett, S. (1995). Expert clinicians' and students' views on clinical reasoning in occupational therapy. *British Journal of Occupational Therapy, 58*(3), 119–123. http://doi.org/10.1177/030802269505800309

Thomas, H. (2011). *The influence of pragmatic reasoning aspects of the personal and physical contexts on occupational therapists' intervention choices for addressing contractures. Dissertation*, Trident University, Cypress, CA. TUI University ProQuest Dissertations Publishing, 2011.3476224.

Unsworth, C. A. (2001). The clinical reasoning of novice and expert occupational therapists. *Scandinavian Journal of Occupational Therapy, 8*, 163–173. https://doi.org/10.1080/110381201317166522

Unsworth, C. A. (2004). How do pragmatic reasoning, worldview and client-centeredness fit? *British Journal of Occupational Therapy, 67*(1), 10–19. https://doi.org/10.1177/030802260406700103

Unsworth, C. A. (2005). Using a head-mounted video camera to explore current conceptualizations of clinical reasoning in occupational therapy. *American Journal of Occupational Therapy, 59*, 31–40. https://doi.org/10.5014/ajot.59.1.31

Unsworth, C. A. (2012). The evolving theory of clinical reasoning. In E. A. S. Duncan (Ed.), *Foundations for practice in occupational therapy* (5th ed., pp. 209–231). Churchill Livingstone Elsevier.

Unsworth, C. A. (2021). The evolving theory of clinical reasoning. In E. A. S. Duncan (Ed.), *Foundations for practice in occupational therapy* (6th ed., pp. 178–197). Elsevier.

Wainwright, S. F., & McGinnis, P. Q. (2009). Factors that influence the clinical decision-making of rehabilitation professionals in long-term care settings. *Journal of Allied Health, 38*(3), 143–151.

Walker, K. (2001). Adjustments to managed health care: Pushing against it, going with it, and making the best of it. *American Journal of Occupational Therapy, 55*(2), 129–137. https://doi.org/10.5014/ajot.55.2.129

Ward, J. D. (2003). The nature of clinical reasoning with groups: A phenomenological study of an occupational therapist in community mental health. *American Journal of Occupational Therapy, 57*, 625–634. https://doi.org/10.5014/ajot.57.6.625

Wilson, M. (2002). Six views of embodied cognition. *Psychonomic Bulletin & Review, 9*(4), 625–636. https://doi.org/10.3758/bf03196322

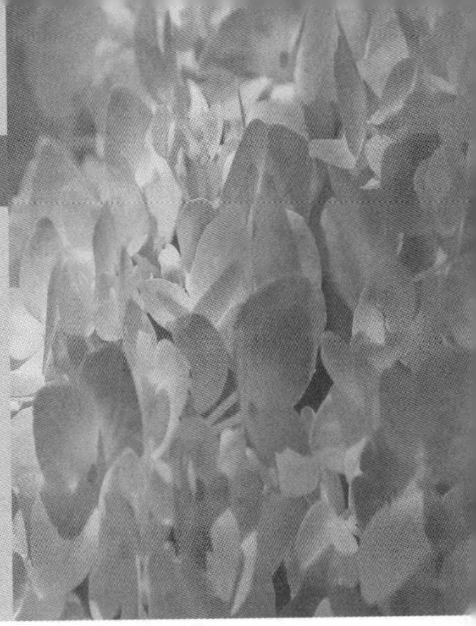

CAPÍTULO 10

Razonamiento ético

REGINA F. DOHERTY

CONTENIDO

Historia y contexto del razonamiento ético

- *Teorías y enfoques éticos*
- *Principios éticos básicos*
- *Teorías del desarrollo moral*
- *Resumen de la historia y el contexto del razonamiento ético*

Estudios sobre la aplicación del razonamiento ético en terapia ocupacional

Marcos para la toma de decisiones éticas

Razonamiento ético en la práctica

- *Acción moral*
- *Ética organizativa*
- *Resiliencia moral*

Resumen

Agradecimientos

OBJETIVOS

Después de leer este capítulo, será capaz de:

1. Explicar las teorías, conceptos y principios éticos básicos que constituyen la base del razonamiento ético.
2. Reconocer y analizar una variedad de cuestiones éticas que se encuentran en la práctica profesional.
3. Relacionar las conclusiones de los estudios sobre razonamiento ético con el proceso de razonamiento ético en la práctica de la terapia ocupacional.
4. Utilizar un marco sistemático para la toma de decisiones éticas en la práctica.

TÉRMINOS CLAVE

Razonamiento ético	**Beneficencia**	**Autonomía**
Principios éticos	**No maleficencia**	**Justicia**

Fidelidad	**Justicia procesal**	**Angustia moral**
Veracidad	**Justicia compensatoria**	**Dilema ético**
Código ético	**Moralidad**	**Ética**
Valores	**Tensión ética**	**Resiliencia moral**
Justicia distributiva	**Agente moral**	

Profesionales, personal educativo y personal de investigación de terapia ocupacional se enfrentan a una gran variedad de desafíos éticos en su práctica diaria. El énfasis en la toma de decisiones basadas en los negocios por encima del respeto al juicio clínico (a veces a expensas de la autonomía o el bienestar de las personas a las que se atiende), el avance de las tecnologías y los sistemas de atención, la escasez de personal y las demandas de la atención a las personas y familias con necesidades cada vez más complejas pueden llevar a profesionales a continuas y difíciles elecciones personales y profesionales. Del mismo modo, el personal educativo se enfrenta a desafíos cada vez mayores en relación con la conducta de sus estudiantes (y del profesorado) y las experiencias de las prácticas de campo. En el ámbito de la investigación en terapia ocupacional, el reclutamiento de participantes, el diseño de investigación y la publicación/autoría deben cumplir las directrices éticas aceptables. Este capítulo está diseñado para ayudar a desarrollar habilidades de razonamiento ético para abordar las dimensiones morales de la práctica profesional. A través del conocimiento y el análisis sistemático reflexivo, puede desarrollarse el razonamiento ético y apoyar la acción moral en la práctica profesional diaria.

REFLEXIONAR SOBRE EL PENSAMIENTO

Las personas crecen a través de la experiencia si afrontan la vida con honestidad y valentía. Así se forja el carácter.

—(Eleanor Roosevelt, 1941)

La clientela y las familias depositan su confianza en los servicios profesionales sanitarios para que actúen en su mejor interés. Se trata de un imperativo moral y ético tan importante como las competencias específicas de la práctica. El análisis, la acción y la reflexión son pasos fundamentales en el proceso de razonamiento ético. El razonamiento ético sin acción se limita a pensar e intelectualizar. El verdadero carácter moral lleva a ir más allá del pensamiento, a actuar y a aprender de esa acción.

HISTORIA Y CONTEXTO DEL RAZONAMIENTO ÉTICO

Las teorías de los campos de la filosofía y la psicología constituyen la base del **razonamiento ético**. Las teorías morales pueden clasificarse en términos generales como teorías basadas en las consecuencias, en el deber, en la justicia y en el cuidado. En esta sección se presenta un breve resumen de los conceptos clave.

Teorías y enfoques éticos

El uso de marcos teóricos proporciona una forma de ver las cuestiones éticas para ayudar a clarificarlas. Hay quien se centra en las consecuencias de nuestras acciones (teleología) y hay quien lo hace en la propia acción (deontología). Al igual que sucede con otros tipos de razonamiento profesional, la aplicación de la teoría al análisis y la resolución de problemas éticos depende de la situación y el contexto. Algunos no encajan fácilmente en un modelo, sino que son una mezcla de varios.

Centrarse en las consecuencias (utilitarismo)

La teoría teleológica o consecuencialista procede de la escuela filosófica que determina la acción correcta por sus consecuencias, no por sus características intrínsecas. El utilitarismo es la teoría teleológica más conocida, y sus orígenes se encuentran en los escritos de los filósofos David Hume (1711-1776), Jeremy Bentham (1748-1832) y John Stuart Mill (1806-1873) (Beauchamp y Childress, 2019). Esta teoría utiliza el concepto del mayor bien para el mayor número para resolver conflictos. Se centra en la utilidad y el beneficio, donde el fin justifica los medios; de ahí el término utilitarismo. Toda persona tiene la obligación de actuar o evitar la acción haciendo lo que produzca un mayor equilibrio del bien sobre el mal.

Centrarse en la acción (deontología)

La teoría deontológica procede de la escuela filosófica que determina la acción correcta examinando los deberes de los individuos entre sí. Tiene su origen en los escritos de Immanuel Kant (1734-1804). De acuerdo con esta teoría, un individuo actúa éticamente cuando lo hace en consonancia con sus deberes y derechos y con el consiguiente sentido de responsabilidad que uno siente. El acto en sí, o el medio, es lo importante, no la consecuencia (Beauchamp y Childress, 2019). Para ver un ejemplo de cómo puede aplicarse esto, consúltese el Estudio de caso relacionado en thePoint.

Principios éticos básicos

Los **principios éticos** son normas morales compartidas que proporcionan un marco para analizar cuestiones éticas y reflexionar sobre la moralidad común (Beauchamp y Childress, 2019; Doherty, 2019). Los principales principios éticos en la atención sanitaria incluyen la **beneficencia**, la **no maleficencia**, la **autonomía** y la **justicia**. Los principios adicionales incluyen la **fidelidad** y la **veracidad** (American Occupational Therapy Association [AOTA], 2020). El conocimiento y la comprensión de estos principios básicos son importantes para analizar y resolver las tensiones éticas. En la tabla 10-1 se ofrece una referencia rápida del significado de cada principio.

Los principios éticos constituyen una base común para debatir y defender las acciones propias en situaciones de preocupación ética. Los **códigos éticos** de la AOTA y de la World Federation of Occupational Therapists (WFOT) reflejan muchos de estos principios éticos y están vinculados a los fundamentos filosóficos de la profesión con el fin de satisfacer las necesidades globales de la sociedad (AOTA, 2020; WFOT, 2016). Estos códigos respaldan a la profesión de terapia ocupacional en la defensa de los principios éticos, lo que garantiza la confianza del público y articulando los valores de la práctica profesional.

Teorías del desarrollo moral

El trasfondo teórico de la teoría del desarrollo moral abarca desde la psicología del desarrollo hasta las teorías de la justicia social. John Dewey fue uno de los primeros estudiosos modernos en teorizar y escribir sobre la **moralidad** y la educación moral. Su obra fundamental, *Los principios morales en la educación* (1909), aborda el ser moral como el producto de una interrelación dinámica entre uno/a mismo/a y el ambiente social, siendo el objetivo de la educación proporcionar unas condiciones óptimas en las que pueda tener lugar el desarrollo intelectual y moral. También sugirió el concepto de etapas morales como parte del proceso de desarrollo (Dewey, 1969).

Piaget, al igual que Dewey, sugirió que el razonamiento moral se desarrolla en etapas jerárquicas alineadas con las etapas del desarrollo cognitivo (Beilin y Pufall, 1992; Flavell, 1963; Rest, 1994). Piaget estudió cómo la población infantil utilizaba el razonamiento para pensar

TABLA 10-1 Principios éticos básicos

PRINCIPIO	ENFOQUE
Beneficencia	Acciones que benefician al prójimo; generar activamente un bien positivo; en consonancia con el valor fundamental del altruismo
No maleficencia	Abstenerse de causar daño; evaluar el riesgo/beneficio y evitar acciones que puedan ser perjudiciales
Autonomía	Libertad y capacidad de autodeterminación; obligación de respetar los deseos y **valores** de la clientela dentro de límites de las normas de asistencia aceptadas, sobre la base del consentimiento informado
Justicia	Justicia, equidad, inclusión y objetividad en la prestación de servicios de terapia ocupacional; cumplimiento de las leyes y normas aplicables relacionadas con la práctica. La **justicia distributiva, social, procedimental** y **compensatoria** son subconjuntos de este principio
Veracidad	Veracidad; incluye la comunicación precisa (escrita y oral) y la transmisión de información; aplicable no solo a pacientes, sino también a colegas, estudiantes, personal de investigación y participantes en la investigación
Fidelidad	Deber de mantener los compromisos con pacientes y cumplir con el código ético/políticas de la organización (p. ej., adherirse a las normas de competencia continua); también incluye mantener relaciones respetuosas, colegiadas y organizativas

Resumida de Beauchamp y Childress (2019), AOTA (2020), Veach, Haddad, y English (2010), Doherty (2021). *Principles of biomedical ethics (8th ed.).* Oxford University Press; American Occupational Therapy Association. (2020). Occupational therapy code of ethics. *American Journal of Occupational Therapy, 74*(Suppl. 3), 7413410005. https://doi.org/10.5014/ajot.2020.74S3006; Veach, R. M., Haddad, A. M., y English, D. C. (2010). *Case studies in biomedical ethics.* Oxford University Press; y Doherty, R. F. (2021). *Ethical dimensions in the health professions* (7th ed.). Elsevier Saunders.

sobre cuestiones morales e identificó tres etapas de desarrollo moral: premoral (sin tener en cuenta las reglas), heterónoma (obedecer las reglas de los que están en el poder) y autónoma (reglas acordadas mutuamente).

Las principales afirmaciones sobre el juicio moral plasmadas en las teorías cognitivas del desarrollo son que el juicio moral es evolutivo, está controlado principalmente por procesos cognitivos y desempeña un rol en la toma de decisiones en situaciones de la vida real. Las principales ideas que constituyen la base de la ética aplicada proceden de los estudios de Lawrence Kohlberg sobre la teoría del desarrollo cognitivo del razonamiento moral (Rest, 1979).

La teoría de los estadios de Kohlberg

La teoría de Kohlberg se centra en la cognición y en las etapas secuenciales del razonamiento moral. Del mismo modo que Dewey, hizo hincapié en la naturaleza social de la moralidad (Chazan, 1985) y, al igual que Piaget, se centró en las etapas (de simples a complejas) del desarrollo moral (Rest, 1994).

La investigación de Kohlberg abarcó más de 30 años y dio como resultado la identificación de seis estadios de desarrollo moral que representan el fundamento de las acciones morales de una persona (Kohlberg, 1984). Estos estadios representan una jerarquía basada, en el nivel más bajo, en las consecuencias de la conducta, pero que se eleva en los niveles siguientes hasta evitar la desaprobación o respetar las leyes/reglas sociales haciendo lo que se espera. En los niveles más altos, las acciones se guían por principios esenciales para el bienestar público, el respeto por el prójimo y propio y, en última instancia, por principios éticos universales como la justicia, la dignidad y la igualdad (Rest, 1979). Kohlberg descubrió que el desarrollo moral a través de estas etapas es un proceso gradual y jerárquico, pero que puede cesar en cualquier etapa, varía de una persona a otra y no está en función de la edad. La cognición guía el patrón de razonamiento que los individuos utilizan para tomar decisiones sobre problemas morales. Kohlberg consideraba que la educación moral se centraba en el desarrollo de estrategias básicas de resolución de problemas, más que en contenidos específicos (Rest, 1994).

Modelo de cuatro componentes de la conducta moral

James Rest se basó en la teoría de Kohlberg y la amplió, creyendo que la conducta ética es algo más que un juicio moral. A través de una extensa investigación, Rest desarrolló lo que denominó el modelo de los cuatro componentes (Rest, 1994), mediante la identificación de cuatro componentes psicológicos que determinan la conducta moral (cuadro 10-1).

CUADRO 10-1 MODELO DE CUATRO COMPONENTES DEL RAZONAMIENTO MORAL

Componente 1: sensibilidad moral

Interpretar una situación concreta desde el punto de vista del problema ético, las medidas que podrían adoptarse y los efectos de dichas medidas.

Componente 2: juicio moral

Juzgar qué acción es moralmente correcta.

Componente 3: motivación moral

Dar prioridad a los valores morales; tener la motivación para hacer lo que es moralmente correcto.

Componente 4: carácter moral

Tener la perseverancia, la fuerza del ego y las habilidades para hacer lo que es moralmente correcto; las buenas intenciones no siempre traen consigo buenas acciones (Rest, 1994).

Utilizado con permiso de Rest, J. R. (1994). Background: Theory and research. En J. R. Rest y D. Narvaez (Eds.), *Moral development in the professions* (pp. 1-26). Lawrence Erlbaum Associates.

Visión feminista y relacional del razonamiento moral

Mientras que algunas voces teóricas del desarrollo proponen que la cognición es el principal motor de las decisiones morales, otras se centran en que la empatía desempeña un rol importante en la toma de decisiones y el razonamiento morales (Garrigan y cols. 2018). La feminista, eticista y psicóloga estadounidense Carol Gilligan fue una de las primeras en sugerir que existen diferencias de género en la forma en que las personas abordan las cuestiones morales. En su obra fundamental, *In a Different Voice: Psychological Theory and Women's Development* (1982). (*Con otra voz: Teoría psicológica y desarrollo de la mujer*) (1982), describe dos formas de pensar sobre la moralidad, una típica de los hombres, desde la perspectiva de las normas y la justicia, y otra de las mujeres, desde la perspectiva del cuidado y las relaciones. También teoriza que las mujeres pasan por etapas de velar por sus propios intereses a preocuparse por el prójimo y, por último, a preocuparse como algo universal y responsabilizarse del resto de personas. Las aportaciones de Gilligan al desarrollo moral basado en las relaciones y la comunidad ponen de relieve que la justicia y el cuidado pueden fundirse en una moral posconvencional y que existe la capacidad de contemplar el desarrollo ético desde múltiples perspectivas. Un marco integrador que incluya procesos tanto afectivos como cognitivos y considere la madurez moral tanto desde la perspectiva de la psicología del desarrollo como de la neurociencia social proporciona una imagen más completa de los factores relevantes desde el punto de vista de la toma de decisiones morales (Garrigan y cols. 2018).

Resumen de la historia y el contexto del razonamiento ético

Desde los tiempos de Aristóteles y Platón, voces filosóficas, teóricas y científicas han desarrollado y ampliado el trabajo entre sí. Entre las cuestiones comunes se incluyen el equilibrio entre el bien y el mal, los derechos frente a las consecuencias, las etapas del desarrollo, la cognición y la resolución de problemas, la adopción de perspectivas morales y la conducta moral. La investigación emergente que evalúa la compleja interacción entre la biología, la neurociencia social, la cultura, la teoría evolutiva y la filosofía moral también contribuirá a nuestra comprensión actual del desarrollo y el razonamiento moral (Bloom, 2013; Cowell y Decety, 2014; Gibbs, 2019; Skoe, 2014). Son muchas las maneras de ver el razonamiento moral, y, a medida que aprendemos más sobre cómo los individuos y la sociedad toman decisiones morales, fortalecemos nuestras capacidades para la toma de decisiones éticas. Con esta revisión del desarrollo de la teoría de la ética en el pasado, pasamos ahora a la investigación más actual y su impacto en la práctica.

ESTUDIOS SOBRE LA APLICACIÓN DEL RAZONAMIENTO ÉTICO EN TERAPIA OCUPACIONAL

La profesión de terapia ocupacional se esfuerza por proporcionar una buena atención, pero surgen problemas que interfieren en la capacidad de hacerlo. En estas situaciones, la experiencia y el juicio pueden ser aliados indispensables (Beauchamp y Childress, 2019). Además, estudios recientes sobre el razonamiento ético en la práctica proporcionan una ventana sobre cómo se responde desde la práctica profesional a los problemas, tensiones o dilemas éticos. Bushby y cols. (2015) realizaron una revisión del alcance de la literatura existente sobre las **tensiones éticas** en la práctica de la terapia ocupacional. Aunque no abordaron específicamente el proceso de razonamiento ético, reconocen que este estudio crea una base para examinar cómo desde la práctica profesional se negocian estas tensiones éticas una vez que se identifican. En la revisión final se incluyeron 32 estudios y se identificaron siete temas principales (*v.* cuadro 10-2).

CUADRO 10-2 TENSIONES ÉTICAS EN LA PRÁCTICA DE TERAPIA OCUPACIONAL

- Cuestiones sistemáticas y de recursos.
- Respetar los principios y valores éticos.
- Seguridad de la clientela.
- Trabajar con clientes vulnerables.
- Conflictos interpersonales.
- Respeto de las normas profesionales.
- Gestión de consultas.

De Bushby, K., Chan, J., Druif, S., Ho, K. y Kinsella, E. A. (2015). Ethical tensions in occupational therapy practice: A scoping review. *British Journal of Occupational Therapy*, 78(4), 212-221.

En 2016, Unsworth y Baker publicaron la primera revisión sistemática de la literatura sobre razonamiento profesional en terapia ocupacional y encontraron una investigación limitada en esta área. Aunque solo 12 de los 140 artículos revisados abordaban explícitamente el razonamiento ético y moral, una síntesis de la investigación sobre razonamiento clínico en otras áreas junto con estudios sobre ética, moral y valores en terapia ocupacional proporciona evidencia fundacional sobre la aplicación de habilidades de razonamiento ético.

La revisión de los artículos seleccionados sobre razonamiento ético y moral abarcó desde un estudio de Barnitt (1993), que examinaba cómo se enseña el proceso a estudiantes de universidad en el Reino Unido, hasta un estudio de 2013 de Johansson, centrado en las modificaciones en el hogar y cómo se incorporaban los valores en el proceso de razonamiento (Unsworth y Baker, 2016). Estos estudios destacan algunos de los componentes del razonamiento ético en terapia ocupacional. Hay una clara contribución de los factores organizativos, personales y sociales que influyen en cómo se responde a las tensiones éticas que surgen en la práctica de la terapia ocupacional.

En 2020, VanderKaay y cols. plantearon la pregunta: «Cuando se enfrentan a una cuestión ética en la práctica, ¿cómo llegan quienes ejercen la terapia ocupacional a una decisión ética que pueda ser promulgada dentro de su contexto de práctica?». (p. 2). El grupo de investigación descubrió que la toma de decisiones éticas es inductiva, receptiva y vinculada al escenario clínico. El conjunto de terapeutas ocupacionales que participaron en el estudio indicaron que utilizaban una lista de comprobación de diversos factores personales, de la clientela, de la familia, normativos, organizativos y de otro tipo, y que podían consultar a otras personas para hacer lo que consideraban correcto. Los resultados del estudio corroboran conclusiones anteriores según las cuales la toma de decisiones éticas está inextricablemente entrelazada con todos los aspectos del razonamiento. Las suposiciones tácitas sobre la ética y las teorías éticas eran fundamentales para la toma de decisiones éticas, lo que pone de relieve la necesidad de una educación ética, el desarrollo de herramientas y una tutoría ética formal para avanzar en el razonamiento ético.

Los enfoques educativos para el aprendizaje de la ética y el desarrollo del razonamiento ético varían según los planes de estudio de los programas de terapia ocupacional. Aunque no está claro qué método específico es más eficaz para proporcionar a profesionales de terapia ocupacional los conocimientos y habilidades necesarios para abordar los desafíos éticos, la literatura reciente respalda la idea de que los programas educativos pueden fomentar el desarrollo moral y construir resiliencia moral (Andersson y cols. 2022; Doherty y Peterson, 2022). En su revisión sistemática sobre educación ética en los planes de estudio de terapia ocupacional y otros estudios relacionados con la atención sanitaria, Wiles y cols. (2016) recomendaron que la entrega de contenido centrado en la ética en la enseñanza de la ética sea de naturaleza intensiva; vincule la teoría con situaciones de la vida real y la práctica; y exponga al alumnado a múltiples puntos de vista mediante el uso de una variedad de métodos como la reflexión y la discusión de temas ambiguos y controvertidos. También sugieren modelos de enseñanza que incorporen la exposición repetida a la ética para un aprendizaje acumulativo y sostenido. Esto es coherente con investigaciones anteriores que sugieren que destacar la ética a lo largo de un curso de estudio hace que la ética sea explícita y permite al alumnado reconocer el razonamiento ético en acción, desarrollar habilidades de razonamiento moral, ver al profesorado y al personal de prácticas de campo como personas orientadoras para la resolución de problemas a través de las dimensiones éticas de la atención y, en última instancia, mejorar las decisiones éticamente fundamentadas. (Doherty, 2007; Peer y Schlabach, 2010; Sisola, 2005).

MARCOS PARA LA TOMA DE DECISIONES ÉTICAS

La tensión ética puede ser la primera señal de alerta de una **angustia moral** o un **dilema ético** en el lugar de trabajo. Ser consciente de la tensión ética o sentir una amenaza a la integridad a menudo impulsa la necesidad de tomar medidas morales y activa los procesos cognitivos para el razonamiento moral (Jones-Bonofiglio, 2020; Rushton, 2018). Para el razonamiento eficaz a través de la angustia moral o los dilemas éticos en la práctica, no solo hay que ser consciente de ello, sino que también deben reconocerse los diferentes tipos de tensión ética que se encuentran en la práctica. Los temas de tensiones éticas identificados en terapia ocupacional incluyen cuestiones de recursos y reembolso, defensa de principios y valores éticos, seguridad de la clientela, trabajo con clientes vulnerables, conflictos interpersonales, defensa de estándares profesionales, equilibrio de obligaciones duales entre instituciones y clientes, y cuestiones sistémicas (Bushby y cols. 2015; Durocher y Kinsella, 2021; Rivard y Brown, 2019; Slater y Brandt, 2016).

La investigación respalda la opinión de que la toma de decisiones en la asistencia sanitaria no puede entenderse sin incluir cómo los valores son «actuados y experimentados en los encuentros entre pacientes, clientes y diferentes grupos de profesionales» (Johansson, 2013, p. 427). Cuando una persona terapeuta se enfrenta a una angustia o dilema ético, es imperativo que disponga de un proceso de resolución de problemas o un marco con el que pueda razonar y trabajar hacia la resolución. Las organizaciones sanitarias, el personal clínico de primera línea y el personal experto en ética emplean diferentes marcos para la toma de decisiones éticas (Doherty 2021; Hunt y Ells, 2013; Kornblau y Burkhardt, 2012; Swisher y Royeen, 2020). Para este capítulo, hemos elegido el Proceso de seis pasos de Doherty para la toma de decisiones éticas (cuadro 10-3). Esta herramienta de toma de decisiones éticas, introducida originalmente por la Dra. Ruth Purtilo, colega de Doherty y especialista en ética, se ha utilizado ampliamente en diversos entornos para ayudar a reconocer, razonar críticamente, actuar y reflexionar sobre los aspectos éticos de la práctica.

CUADRO 10-3 PROCESO DE SEIS PASOS PARA LA TOMA DE DECISIONES ÉTICAS

1. Recopilar la información pertinente.
2. Identificar el tipo de problema ético.
3. Utilizar teorías o enfoques éticos para analizar el problema.
4. Explorar las alternativas prácticas.
5. Completar la acción.
6. Evaluar el proceso y los resultados.

De Doherty, R. F. (2021). *Ethical dimensions in the health professions* (7th ed.). Elsevier.

El uso de su conocimiento de los principios éticos básicos, las principales teorías éticas y el código ético de la AOTA (AOTA, 2020) hará que este proceso de seis pasos sea relativamente fácil de usar. El primer paso en la *recopilación de información relevante* requiere examinar los hechos de la situación, incluidas las indicaciones clínicas, la evidencia de apoyo/guías de práctica clínica, las preferencias y los valores de cada cliente, las partes interesadas clave y los factores contextuales, como los recursos, las políticas y las cuestiones de reembolso. En el paso 2, el/la **agente moral** (ya sea una persona única o el equipo asistencial interprofesional) *identifica el tipo de problema ético* y las cuestiones morales específicas en juego para determinar si la tensión es una angustia moral o un verdadero dilema ético. En el paso 3, la persona agente *utiliza teorías y enfoques éticos para analizar el/los problema/s.* Con base en estas teorías y enfoques para centrarse en los principios, deberes, derechos o consecuencias, aplica la teoría a la práctica y apoya las posibles decisiones con una justificación moral. Es en este paso donde se aplican importantes virtudes profesionales (como la compasión) y teorías éticas (como el utilitarismo), así como el código ético, como base para respaldar el razonamiento y la acción basada en principios. En el paso 4 se *exploran las alternativas prácticas* de la forma más creativa y abierta posible. Para identificar numerosas alternativas práctica, es útil poder debatir esto con colegas, personas orientadoras de confianza, personal de supervisión y recursos profesionales/organizativos. En el quinto paso, necesita *completarse la acción* y llevarla a cabo. Si no se actúa, todo el proceso se reduce a un mero ejercicio intelectual. No actuar puede resultar perjudicial para la clientela, ya sea por omisión o por negligencia. El paso 5 es el más difícil, ya que requiere valor, fuerza, perseverancia y habilidad para llevar a cabo acciones éticas. Y, por último, el paso 6 consiste en *evaluar el proceso y el resultado*. Como sucede con muchos tipos de razonamiento profesional, este examen reflexivo es un paso vital en el proceso porque permite extraer significado de la experiencia y prepararse mejor para la próxima vez que haya que enfrentarse a una tensión ética.

El uso de modelos de toma de decisiones éticas, como el proceso de seis pasos, proporciona una forma sistemática y estructurada de razonar sobre las tensiones éticas en la práctica profesional. Al hacerlo, el personal clínico se vuelve más consciente de su propio pensamiento crítico y presta una atención centrada en la persona/cliente, con énfasis en la conducta moral (Doherty y Peterson, 2022). El Estudio de caso 10-1 es un buen ejemplo de cómo podría aplicarse este marco a una situación real.

Estudio de caso 10-1 ¿QUIÉN SE ENCARGA DE LA DISFAGIA?

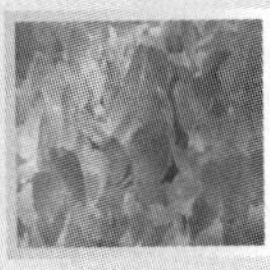

José es un terapeuta ocupacional que trabaja en un hospital pediátrico y ha cumplido los requisitos de práctica avanzada de California para la disfagia. Recientemente, le han surgido algunas dudas: «Me estoy dando cuenta de que el personal de logopedia que no tiene formación especializada o avanzada en disfagia están contradiciendo lo que documenta el personal de terapia ocupacional. Siento que debería decir algo, ya que es vergonzoso y me preocupa que a los niños y niñas no se les garantice su seguridad. Mi nueva directora de terapia ocupacional no tiene experiencia en esta área de práctica, pero, sin decírnoslo, se reunió con el director del servicio de logopedia y ha acordado retirarnos de los estudios modificados de deglución de bario y dar de alta a estos pacientes al personal de logopedia para los estudios y el tratamiento de seguimiento. Pero no son competentes y ¡el personal de terapia ocupacional sí! Siento que tengo que hablar para proteger a los niños y niñas, pero ¿cuál es la mejor manera de conseguir que esto cambie?».

El personal clínico avanza en su razonamiento ético al considerar a qué otro tipo de situaciones se aplicará esta experiencia y cómo desarrollar mejor una práctica centrada en la persona/cliente que esté respaldada por resultados y políticas bien pensadas. Para una explicación más detallada sobre el proceso de seis pasos de la toma de decisiones éticas, consúltese la tabla 10-2.

RAZONAMIENTO ÉTICO EN LA PRÁCTICA

Las cuestiones éticas pueden surgir en el contexto de situaciones cotidianas diversas, pero típicas, de la educación, la práctica y la investigación. A pesar de que puedan ser habituales, analizarlas y actuar sobre estas para resolverlas de forma meditada y defendible puede resultar todo un desafío. Las situaciones en las que algo «no parece correcto» pueden ser más complejas de lo que parecen en un principio. Por tanto, utilizar un marco para la toma de decisiones éticas, analizado con anterioridad en este capítulo, es de vital importancia para desarrollar habilidades de razonamiento ético. En vista de la complejidad de las cuestiones éticas, las personas, incluidas estudiantes, deben buscar ayuda más allá de la discusión casual con colegas. Los equipos de supervisión bien informados, los equipos de atención interprofesional,

TABLA 10-2 Aplicación del proceso de seis pasos de Doherty para la toma de decisiones éticas

PASO	CONSIDERACIONES/ACCIONES
1. Recopilar información pertinente/hechos objetivos	• Competencia/cualificaciones de terapeutas ocupacionales y logopedas en la especialidad de disfagia • Necesidad de estos servicios por parte de pacientes • Investigación y pruebas pertinentes; directrices prácticas • Frecuencia de remisiones • Consultar tiempo de respuesta • Reembolso
2. Identificar el tipo de problema ético	• Identificar al/a la agente moral (individuo(s) que puede(n) o debe(n) actuar, por ejemplo, José, el director(es) de terapia ocupacional o logopedia) • Identificar el obstáculo ético/tipo de problema ético que se presenta (p. ej., angustia moral)
3. Utilizar teorías o enfoques éticos para analizar el problema	• Identificar qué principios son relevantes (p. ej., beneficencia, no maleficencia) • Considerar qué teoría o enfoque ético es el más apropiado para alcanzar el objetivo final de una atención competente y beneficiosa (p. ej., teleológico, deontológico)
4. Explorar alternativas prácticas	• ¿Cuáles son todas las opciones para lograr el objetivo (atención competente, beneficiosa y sin daños)? • ¿Deben elaborarse o revisarse los protocolos sobre disfagia? • ¿Necesitan los servicios profesionales programas de formación continua para disponer de un número adecuado de terapeutas con preparación que satisfagan la demanda de forma competente y a tiempo? • ¿Cómo colaborarán ambos departamentos para centrarse en satisfacer los intereses y necesidades de la población de pacientes que recibe los servicios y cumplir con su obligación moral de prestar una atención segura, eficiente y eficaz? • Si los responsables de los departamentos de terapia ocupacional y logopedia no pueden colaborar en un plan clínicamente adecuado, ¿qué opciones existen para obtener niveles de apoyo elevados?
5. Completar la acción	• Seleccionar el plan más adecuado para la situación y actuar en consecuencia (la conducta no cambia si no se actúa) (p. ej., utilizar la normativa estatal sobre el ámbito de la práctica y los requisitos para la práctica de la disfagia, los documentos oficiales de la asociación profesional sobre competencia/normas de práctica y los datos recopilados sobre las necesidades de la persona paciente para respaldar una prestación de servicios adecuada y competente por parte del servicio de terapia ocupacional o de ambas disciplinas)
6. Evaluar el proceso y los resultados	• Evaluación del proceso y los resultados por parte de la persona responsable de la terapia ocupacional • ¿Reflexión sobre lo que ha ido bien? ¿Lo que no fue tan bien? ¿Qué se podría hacer de forma diferente en la misma situación? ¿Qué se aprendió? ¿Qué se ha pasado por alto? • ¿Qué dijo la persona paciente/familia sobre el curso de acción? • ¿Cómo se defendieron/no se defendieron los valores fundamentales de la atención interprofesional?

los comités de ética institucionales (si los hay), la consulta ética a través de una asociación profesional, como la AOTA, y textos pertinentes, proporcionan recursos que pueden ayudar a aclarar las tensiones éticas y a identificar estrategias que sean factibles y aplicables al entorno. Esto garantizará la comprensión del alcance de la situación y el abanico de opciones, así como las consecuencias para abordarlas de manera adecuada. El conjunto de profesionales que ejercen de forma independiente o en la comunidad, o que trabajan en consultoría sin recursos fácilmente accesibles, pueden necesitar especialmente la ayuda de las asociaciones profesionales y otras fuentes educativas.

Acción moral

Aunque el análisis y la resolución de las tensiones éticas son importantes para desarrollar el razonamiento ético (así como para abordar una situación espinosa), nunca se insistirá lo suficiente en la importancia de pasar a la acción en última instancia como agente moral. Actuar requiere valor moral porque implica asumir riesgos y consecuencias, incluidas posibles repercusiones negativas. Como ya se ha señalado en el Modelo de cuatro componentes del razonamiento moral (Rest, 1994), esto puede implicar dar prioridad a los valores morales para hacer lo correcto, a expensas de los personales. Las denunciantes son un ejemplo de personas que han hecho públicas situaciones poco éticas para provocar un cambio positivo, a menudo con repercusiones negativas para ellas mismas. En Estados Unidos, la *Civil Actions for False Claims Act* puede ofrecer protección a aquellas personas denunciantes que tengan pruebas objetivas de facturación fraudulenta al gobierno federal. El proceso puede ser largo y arriesgado, pero, se prueban los hechos y el resultado puede valer la pena. Desde la profesión también hay que ser conscientes de las leyes de notificación obligatoria de negligencias y abusos. Aunque a menudo se trata de un requisito legal en virtud de la licencia estatal, también puede causar incertidumbre ética si el abuso se sospecha, pero no se basa en hechos objetivos.

Por encima de todo, cualquier profesional tiene la obligación ética y profesional de hacer lo que es correcto para sus clientes y familias, con el fin de conseguir el bien (beneficencia) y evitar el daño (no maleficencia) en su atención. La práctica centrada en la persona/cliente va más allá de la protección y el beneficio y tiene en cuenta los valores de esta y su derecho a la autonomía en la toma de decisiones, incluso cuando entran en conflicto con las recomendaciones clínicas, lo que plantea un dilema ético a profesionales altruistas.

Ética organizativa

Además de los posibles desafíos éticos en la atención diaria, la organización en la que se trabaja también puede plantear dilemas éticos. Cada organización posee una cultura propia, y pueden surgir dificultades cuando la misión declarada del lugar de trabajo no coincide con la realidad de las políticas y procedimientos. Las directrices administrativas que afectan negativamente la atención y/o son contrarias a las prácticas éticas y legales pueden provocar angustia moral a quienes trabajan allí. Cuando estos mandatos prevalecen sobre el razonamiento clínico, el personal se encuentra a menudo en una encrucijada: las directrices son el resultado de un enfoque empresarial de la asistencia sanitaria y de un esfuerzo por maximizar el reembolso, mientras que el personal clínico lucha por proporcionar una asistencia que cumpla las normas éticas y profesionales. No es de extrañar que la incidencia de la angustia moral identificada por el personal profesional haya aumentado de manera constante según las encuestas realizadas a los miembros de AOTA desde 2015. En la encuesta de 2015, la presión para cumplir con los estándares de productividad (categorías con mayor puntuación) fue del 83.73%; la presión excesiva para aumentar las horas facturables fue del 72%; y las limitaciones de reembolso fueron del 64%. Como en todos los dilemas éticos, tienen que sopesarse todas las opciones y considerar un análisis de riesgos y beneficios antes de tomar decisiones, sobre todo si una de las opciones es abandonar la empresa. Esto puede tener repercusiones económicas negativas y otras repercusiones personales para la persona profesional. Sin embargo, también puede permitir que persista una situación clínica negativa, lo que puede perjudicar a las poblaciones de pacientes y, al mismo tiempo, incumplir los requisitos legales de las aseguradoras.

Además de los conocimientos éticos y las habilidades de razonamiento, es importante comprender bien la diferencia entre las cuestiones éticas y los estatutos/reglamentos legales, así como el alcance de la práctica y cómo tomar decisiones sobre lo que es apropiado cuando el lenguaje de la licencia no está claro o en áreas de práctica emergentes. Por definición, la **ética** es «un estudio sistemático y una reflexión sobre la moralidad». (Doherty, 2021, p. 17). Proporciona un lenguaje, un método y unas herramientas para evaluar los supuestos morales y las directrices a nivel personal, de grupo o de sociedad. El *derecho* es un cuerpo o sistema de normas que se considera vinculante para todos los miembros de una comunidad en particular (Slater, 2016, p. 291). (Slater, 2015, p. 291.). La ética se ocupa de tomar decisiones moralmente buenas, mientras que el derecho se ocupa de la regulación y la aplicación de las normas jurídicas por parte de las autoridades reguladoras. Las preocupaciones éticas y jurídicas pueden estar separadas, pero pueden solaparse (Slater, 2004). Por ejemplo, existe un mandato tanto legal como ético de evitar tratar a pacientes que no lo requieran. Desde una perspectiva legal, documentar y facturar servicios que no cumplen la normativa de Medicare puede considerarse fraude. Desde una perspectiva ética, esta práctica contradice nuestras normas éticas y profesionales. También afecta la asignación de recursos escasos, ya que los servicios innecesarios prestados a determinadas personas implican que otras no tengan acceso a los mismos.

Otro ámbito con implicaciones e incertidumbres tanto jurídicas como éticas se refiere al alcance de la práctica. Las leyes estatales de concesión de licencias definen legalmente el alcance de la práctica. Sin embargo, el lenguaje tiende a ser bastante general y, sobre todo a medida que evoluciona la práctica, a menudo no está claro lo que es legal (y éticamente) permisible. Un marco autorreflexivo para razonar sobre cuestiones éticas y del ámbito de la práctica puede ayudar al personal clínico a decidir si un área de la terapia está dentro de su ámbito de práctica. Consúltese este marco para tomar decisiones éticas sobre el alcance de la práctica.

Resiliencia moral

Es inevitable que en la práctica clínica surjan dilemas éticos. Aunque a menudo están relacionados con la atención, las directivas de la organización o la interfaz entre ambos, también pueden surgir problemas éticos entre colegas, ya sean intraprofesionales (terapeuta ocupacional/persona asistente de terapeuta ocupacional) o en el transcurso del trabajo en un equipo interprofesional. Por tanto, el conocimiento y las habilidades en la aplicación del razonamiento ético para resolver estas cuestiones son fundamentales para la práctica en los complejos entornos actuales de prestación de asistencia sanitaria. La competencia en el razonamiento ético y la **resiliencia moral** son fundamentos clave para apoyar el desempeño del equipo y el bienestar del personal clínico. La resiliencia moral es «la capacidad de un individuo para mantener o restaurar su integridad en respuesta a la complejidad moral, la confusión, la angustia o los contratiempos» (Rushton, 2018, p. 112).

Los apoyos individuales y organizacionales para la resiliencia moral (p. ej., rondas de ética, reflexión de incidentes críticos, prácticas de autocuidado) refuerzan la toma de decisiones éticas y conducen a una mejor salud en nuestra clientela y fuerza de trabajo.

REFLEXIONAR SOBRE EL PENSAMIENTO

La acción moral es una manifestación del carácter moral. Es un razonamiento sensato sobre las circunstancias y una realización del compañerismo en la práctica. La llamada profesional a la moralidad es una llamada a la acción ética, virtuosa, justa y noble.

—(Peloquin, 2005, p. 20)

RESUMEN

Cumplir el imperativo moral de actuar en el mejor interés de nuestra clientela requiere competencia en el proceso de razonamiento ético. Los dilemas éticos pueden ser difíciles de identificar y complejos de analizar. En algunos casos, las opciones para resolverlos pueden ser menos que óptimas, por lo que la evaluación de las consecuencias probables es una parte importante del proceso. Los conocimientos y habilidades adquiridos a través de la bibliografía pertinente, los comités de ética, los recursos y documentos profesionales y los miembros del equipo de atención interprofesional son esenciales para alcanzar estas competencias. La habilidad en el razonamiento ético ayuda a profesionales de terapia ocupacional tener una mejor capacidad de reflexión, lo que mejora el proceso de pensamiento y la toma de decisiones en todos los aspectos del razonamiento profesional. El desarrollo de estas competencias es un proceso de maduración, crecimiento profesional, experiencia y, al final, de tener el valor moral de pasar a la acción. Como dijo Eleanor Roosevelt en 1941: «Las personas crecen a través de la experiencia si afrontan la vida con honestidad y valentía. Así es como se forja el carácter». Durante este largo proceso, centrarse en la clientela como figura central ayudará a fundamentar la toma de decisiones éticas. Por último, el vínculo entre pensar y actuar es fundamental. El aumento de conocimientos y habilidades solo será significativo si se utiliza un razonamiento ético de alto nivel para provocar un cambio positivo en la conducta.

Actividad formativa 10-1

Actividad formativa: la toma de decisiones éticas en la práctica.

Propósito: el propósito de esta actividad es proporcionar estudios de casos que sirvan de contexto para aplicar el proceso de toma de decisiones éticas.

Conexiones con los principales constructos del razonamiento clínico: esta actividad proporciona al alumnado la oportunidad de utilizar un marco de razonamiento ético para resolver problemas a través de tensiones éticas comunes encontradas en la práctica profesional.

Indicaciones para estudiantes:

1. Divídanse en grupos de tres a cinco para debatir cada estudio de caso.
2. Utilizando como recurso el proceso de seis pasos para la toma de decisiones éticas presentado en este capítulo, responda a todas las preguntas y decida la acción que va a emprender. Respalde su acción en principios y/o teorías éticos.
3. Presente su caso y la acción propuesta al grupo más amplio. Los miembros del grupo más numeroso deben dar su opinión al grupo pequeño sobre la acción propuesta y ofrecer alternativas adicionales. Practique representando el diálogo ético y articulando su razonamiento ante el resto.

Caso núm. 1: colaboración entre auxiliar de terapia ocupacional y terapeuta ocupacional

Carlos lleva 2 años ejerciendo como auxiliar de terapia ocupacional. Recientemente se mudó y comenzó un nuevo trabajo en el centro local de enfermería especializada. Carlos está encontrando su nuevo puesto desafiante y satisfactorio. Se ha hecho amigo de algunos miembros del personal y socializa con ellos fuera del trabajo. Su supervisora directa, Sasha, una terapeuta ocupacional, comprende el rol de Carlos, por lo que han desarrollado una sólida relación de colaboración. Un día, Sasha dice que está enferma, por lo que el director de rehabilitación reasigna los casos del día. Cuando Carlos toma su lista de pacientes, descubre que le han asignado dos nuevas evaluaciones. Sabe que las evaluaciones iniciales están fuera de su ámbito de actuación, así que va a hablar con la directora de rehabilitación. Ella responde a sus preocupaciones diciendo: «Eres un clínico fuerte. Puedes hacer las evaluaciones hoy y Sasha las revisará mañana. Estamos cortos de personal y no tenemos otra opción». Carlos no quiere poner en peligro su licencia para ejercer, pero tampoco quiere decepcionar al resto ni parecer incompetente.

Caso núm. 2: centro de enfermería especializada

Charlene es una terapeuta ocupacional que tiene un contrato de 12 semanas con un centro de enfermería especializada. Lleva 8 años ejerciendo y es miembro activo de la AOTA. Durante la primera semana, Charlene se da cuenta de un grupo numeroso de pacientes, del que es responsable, que son independientes y no necesitan más intervenciones de terapia ocupacional. Comienza a darles de alta del servicio de terapia ocupacional. A la semana siguiente, el supervisor de Charlene le pide que se reúnan para comer. Él le anima a ser más creativa y a encontrar razones para mantener a este grupo de pacientes en terapia hasta que la persona responsable del servicio de rehabilitación apruebe las órdenes de alta. A Charlene le preocupa que estas directivas estén motivadas económicamente y preocupadas por maximizar el reembolso, en lugar de centrarse en los mejores intereses de la clientela y basarse en su razonamiento clínico.

Caso núm. 3: cliente pediátrico

Vihaan es terapeuta ocupacional y trabaja en un centro escolar. Le encanta su alumnado de secundaria y ha recibido críticas muy positivas por sus habilidades para motivarles en lo que algunos considerarían una etapa de desarrollo difícil. Vihaan se ha dado cuenta de que Beth, la profesora de 6.° curso con la que trabaja, con frecuencia hace caso omiso de la elección de su alumno Kendall de utilizar pronombres de género neutro (elle/s). Le resulta embarazoso corregir siempre a Beth y le preocupa que Kendall y otro alumnado no binario no se sienta respetado o seguro en el aula. Vihaan decide plantear su preocupación a Beth. Beth le replica: «Elle no existe, y usar elle para referirse a un individuo es incorrecto. Estaría enseñando un español incorrecto si llamara 'elle' a Kendall. No puedo hacer eso como educadora y, además, no creo que los padres de Kendall estén de acuerdo tampoco». Vihaan se queda perplejo ante la respuesta de Beth y se plantea cuál sería el siguiente paso.

Puede encontrar actividades formativas adicionales para este capítulo en thePoint.

AGRADECIMIENTOS

La autora agradece el trabajo de Deborah Y. Slater y Kimbery S. Erler en la edición anterior de este capítulo.

REFERENCIAS BIBLIOGRÁFICAS

American Occupational Therapy Association. (2020). Occupational therapy code of ethics. *American Journal of Occupational Therapy, 74*(Suppl. 3), 7413410005. https://doi.org/10.5014/ajot.2020.74S3006

Andersson, H., Svensson, A., Frank, C., Rantala, A., Holmberg, M., & Bremer, A. (2022). Ethics education to support ethical competence learning in healthcare: An integrative systematic review. *BMC Medical Ethics, 23*(1), 29. https://doi.org/10.1186/s12910-022-00766-z

Barnitt, R. E. (1993). Deeply troubling questions: The teaching of ethics in undergraduate courses. *British Journal of Occupational Therapy, 56*(11), 401–406. https://doi.org/10.1177/030802269305601104

Beauchamp, T. L., & Childress, J. F. (2019). *Principles of biomedical ethics* (8th ed.). Oxford University Press.

Beilin, H., & Pufall, P. (1992). *Piaget's theory: Prospects and possibilities.* Lawrence Erlbaum Associates.

Bloom, P. (2013). *Just babies: The origins of good and evil.* Crown.

Bushby, K., Chan, J., Druif, S., Ho, K., & Kinsella, E. A. (2015). Ethical tensions in occupational therapy practice: A scoping review. *British Journal of Occupational Therapy, 78*(4), 212–221. https://doi.org/10.1177/0308022614564770

Chazan, B. (1985). *Contemporary approaches to moral education: Analyzing alternative theories.* Teachers College Press.

Civil Actions for False Claims §3730. https://www.govinfo.gov/app/details/USCODE-2015-title31/USCODE-2015-title31-subtitleIII-chap37-subchapIII-sec3730

Cowell, J. M., & Decety, J. (2014). Precursors to morality in development as a complex interplay between neural, socioenvironmental, and behavioral facets. *Proceedings of the National Academy of Sciences, 112*(41), 12657–12662. https://doi.org/10.1073/pnas.1508832112

Dewey, J. (1909). *Moral principles in education.* Houghton Mifflin.

Dewey, J. (1969). Outlines of A Critical Theory of Ethics: New York: Greenwood Press.

Doherty, R. F. (2007). *Ethics education in the entry level occupational therapy curriculum: A pilot study.* Workshop presentation-Massachusetts Occupational Therapy Association—2007 annual conference.

Doherty, R. F. (2019). Ethical practice. In B. A. Schell & G. Gillen (Eds.), *Willard and Spackman's occupational therapy* (13th ed., pp. 513–526). Wolters Kluwer.

Doherty, R. F. (2021). *Ethical dimensions in the health professions* (7th ed.). Elsevier Saunders.

Doherty, R. F., & Peterson, E. W. (2022). Responsible participation in a profession: Fostering professionalism and leading for moral action. In B. Braveman (Ed.), *Leading and managing occupational therapy services: An evidence-based approach* (3rd ed., pp. 559 - 591.). F.A. Davis.

Durocher, E., & Kinsella, E. A. (2021). Ethical tensions in occupational therapy practice: Conflicts and competing allegiances. *Canadian Journal of Occupational Therapy, 88*(3), 244–253. https://doi.org/10.1177/00084174211021707

Flavell, J. H. (1963). *The developmental psychology of Jean Piaget.* D. Van Nostrand Company.

Garrigan, B., Adlam, A. L. R., & Langdon, P. E. (2018). Moral decision-making and moral development: Toward an integrative framework. *Developmental Review, 49,* 80–100. https://doi.org/10.1016/j.dr.2018.06.001

Gibbs, J. C. (2019). *Moral development and reality: Beyond the theories of Kohlberg, Hoffman, and Haidt* (4th ed.). Oxford University Press.

Gilligan, C. (1982). *In a different voice: Psychological theory and women's development.* Harvard University.

Hunt, M. R., & Ells, C. (2013). A patient-centered care ethics analysis model for rehabilitation. *American Journal of Physical Medicine & Rehabilitation, 92,* 818–827. https://doi.org/10.1097/PHM.0b013e318292309b

Johansson, K. (2013). Have they done what they should? Moral reasoning in the context of translating older persons' everyday problems into eligible needs for home modification services. *Medical Anthropology Quarterly, 27*(3), 414–433. https://doi.org/10.1111/maq.12053

Jones-Bonofiglio, K. (2020) Navigating moral distress. In: *Health care ethics through the lens of moral distress. The international library of bioethics* (Vol. 82, pp. 137–153). Springer. https://doi.org/10.1007/978-3-030-56156-7_10.

Kohlberg, L. (1984). *Essays on moral development, volume II: The psychology of moral development.* Harper & Row.

Kornblau, B. A., & Burkhardt, A. (2012). *Ethics in rehabilitation: A clinical perspective* (2nd ed.). Slack.

Peer, K. S., & Schlabach, G. A. (2010). Uncovering the moral compass: An integrated ethics education approach transcending the curriculum. *Teaching Ethics, 11,* 53–72. https://doi.org/10.5840/TEJ20101112

Peloquin, S. M. (2005). Affirming empathy as a moral disposition. In R. B. Purtilo, G. M. Jensen, & C. B. Royeen (Eds.), *Educating for moral action: A sourcebook in health and rehabilitation ethics,* pp. 11–20. F.A. Davis.

Rest, J. R. (1979). *Development in judging moral issues.* University of Minnesota Press.

Rest, J. R. (1994). Background: Theory and research. In J. R. Rest & D. Narvaez (Eds.), *Moral development in the professions* (pp. 1–26). Lawrence Erlbaum Associates.

Rivard, A., & Brown, C. A. (2019). Moral distress and resilience in the occupational therapy workplace. *Safety, 5*(1), 10. https://doi.org/10.3390/safety5010010

Roosevelt, E. (1941, August 2). *My day.* Newspaper column. The Eleanor Roosevelt Papers Project. Columbian College of Arts and Sciences, George Washington University. https://erpapers.columbian.gwu.edu/

Rushton, C. H. (2018). Integrity: The anchor for moral resilience. In C. H. Rushton (Ed.), *Moral resilience: Transforming moral suffering in healthcare*, pp. 77–103. Oxford University Press.

Sisola, S. W. (2005). Integrating theories and practices of adult teaching and learning: Implications for ethics education. In R. B. Purtilo, G. M. Jensen, & C. B. Royeen (Eds.), *Educating for moral action: A sourcebook in health and rehabilitation ethics* (pp. 239–250). F.A. Davis.

Skoe, E. A. (2014). Measuring care based moral development: The ethic of care interview. *Behavioral Development Bulletin, 19*(3), 95–102. https://doi.org/10.1037/h0100594

Slater, D. Y. (2004, September 6). Legal and ethical practice: A professional responsibility. *OT Practice*, 1–4.

Slater, D (2016). *Reference guide to the occupational therapy code of ethics and ethics standards* (2015 ed., p.291). AOTA Press.

Slater, D. Y., & Brandt, L. C. (2016). Combating moral distress. In D. Y. Slater (Ed.), *Reference guide to the occupational therapy code of ethics and ethics standards* (2015 ed., pp. 117–123). AOTA Press.

Swisher, L. L., & Royeen, C. B. (2020). *Rehabilitation ethics for interprofessional practice.* Jones & Bartlett Learning.

Unsworth, C., & Baker, A. (2016). A systematic review of professional reasoning literature in occupational therapy. *British Journal of Occupational Therapy, 79*(1), 5–16. https://doi.org/10.1177/0308022615599994

VanderKaay, S., Letts, L., Jung, B., & Moll, S. E. (2020). Doing what's right: A grounded theory of ethical decision-making in occupational therapy. Scandinavian Journal of Occupational Therapy, 27(2), 98–111.

Wiles, L. K., Murray, C. M., Baker, A., Berndt, A., & Boshoff, K. (2016). Ethics education in allied health: A systematic review of learning outcomes for entry-level students. *Humanities and Social Sciences. Special Issue: Ethical Sensitivity: A Multidisciplinary Approach, 4*(2-1), 13–24. https://doi.org/10.11648/j.hss.s.2016040201.13

World Federation of Occupational Therapists. (2016). *Code of ethics.* Retrieved December 20, 2016, from http://www.wfot.org/ResourceCentre/tabid/132/did/780/Default.aspx

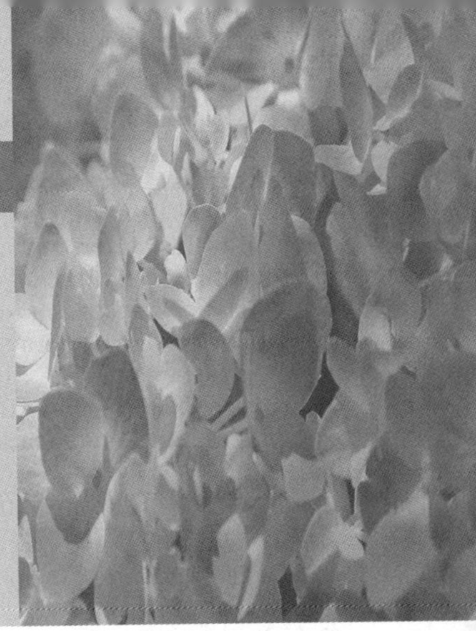

CAPÍTULO 11

Razonamiento interactivo

MERRILL J. TURPIN Y JODIE A. COPLEY

CONTENIDO

- Autogestión y gestión de las relaciones
  - *Inteligencia emocional*
  - *Desarrollo y mantenimiento de relaciones terapéuticas*
- La importancia y el uso del razonamiento interactivo en la práctica
  - *Comprender a la clientela como personas en contextos vitales específicos*
  - *Implicar a la clientela y a las personas importantes*
  - *Crear una visión compartida de la esperanza*
- Resumen

OBJETIVOS

Después de leer este capítulo, será capaz de:

1. Comprender la importancia del razonamiento interactivo para la prestación de una terapia ocupacional de alta calidad.
2. Reflexionar sobre aspectos de la inteligencia emocional propia y cómo ésta afecta el razonamiento interactivo en la práctica.
3. Utilizar una variedad de estrategias verbales y no verbales para desarrollar y mantener relaciones terapéuticas.
4. Conocer e incorporar el razonamiento interactivo en los procesos de recopilación de información, planificación y ejecución de intervenciones y evaluación.

TÉRMINOS CLAVE

Razonamiento interactivo
Uso terapéutico de sí mismo
Razonamiento interpersonal

Si una persona, como observadora, presenciara una interacción eficaz entre terapeuta ocupacional y cliente, puede que no pareciera nada especial. Desde fuera, podría parecer simplemente una conversación entre dos o más personas que se conocen hasta cierto punto (a veces bastante bien, a veces como dos personas que se acaban de conocer). Tendría las características de un intercambio constructivo o intencionado, en el que se da y se recibe información, se debate sobre esta y se llega a conclusiones o acuerdos. Aunque intencionado, se observaría calidez, junto con otras respuestas emocionales: preocupación, compasión, empatía, consideración, humor, comprensión y gratificación.

El terapeuta ocupacional del Estudio de caso 11-1 describe el **razonamiento interactivo** en acción. Este término fue acuñado por Fleming (1991) en el estudio fundamental acerca del razonamiento clínico en terapia ocupacional en el Hospital de Boston. Utilizando la analogía de «la mente de tres vías», afirmó que la profesión de terapia ocupacional trabajaba

Estudio de caso 11-1

Podía sentir que se estaba conteniendo. Sus modales eran cautelosos y reticentes. Respondió a mis preguntas acerca de su historial médico con una sola palabra y un breve contacto visual. Había contado esta historia más de 20 veces a diferentes profesionales. La remisión desde el servicio de fisioterapia indicaba que había recibido varias intervenciones, como escayolas, inyecciones y terapia de espejos, para mejorar el movimiento del brazo afectado tras el ictus, pero consideraba que ninguna había funcionado. Recientemente le habían recetado ejercicios diarios. Le pedí que me contara cómo le iban. Me explicó que creía que se estaba fortaleciendo, pero se sentía frustrado porque no notaba la diferencia en sus actividades diarias, como levantarse, vestirse o prepararse la comida. Dijo: «Mi mujer todavía tiene que ayudarme con estas cosas básicas mientras lleva toda la casa. Y yo no puedo contribuir». Sacudió la cabeza y añadió: «¿No tiene que hacerlo ella casi todo desde el ictus? ¿Cómo se supone que un hombre va a seguir adelante si necesita ayuda con cada pequeña cosa?». La frustración en su rostro era evidente; su voz vacilaba. Mantuve el contacto visual y asentí mientras hablaba. Dejé de hacer preguntas, me incliné hacia adelante y le dije, con un tono de voz tranquilo y firme, que veía que había enfrentado grandes cambios y debía ser difícil adaptarse. Le conté que entendía su frustración por necesitar ayuda y no poder contribuir como quería. Comprobé que lo había entendido bien. Asintió y dijo, con determinación en la voz, que quería ser capaz de «hacer su parte y no ser una carga». Comenté en broma que sospechaba que a su mujer le encantaría que ayudara con las tareas domésticas. Sonrió y dijo que las tareas domésticas nunca habían sido su fuerte, pero exclamó que eso le daría algunos puntos. Los dos reímos en voz baja. Le dije que podíamos hablar de las actividades que quería hacer en casa, que podía visitar la casa y ver cómo cambiar la configuración de la cocina o la lavandería para que pudiera utilizar sus habilidades actuales. Para ayudarle a progresar más rápidamente, incluso podríamos incorporar a sus tareas cotidianas los movimientos de sus ejercicios. Mientras hablaba, se sentó más erguido y empezó a asentir. Me di cuenta de que estábamos avanzando.

con pacientes en tres niveles, pensando en: (a) los procedimientos que podían utilizar para intervenir en la dolencia física, lo que se denominó razonamiento procedimental; (b) cómo podían llegar a conocer a cada paciente como persona, comprender su experiencia subjetiva e implicarle, lo que se denominó como razonamiento interactivo; y (c) desarrollar una visión de cómo podrían cambiar las cosas en el futuro, considerando la situación en su conjunto y en función de la participación de la persona, lo que se denominó razonamiento condicional. Asimismo, durante las intervenciones, se cambiaba rápidamente entre estas tres vías y, al parecer, se utilizaban de manera simultánea. Kristensen y cols. (2012) describieron el razonamiento interactivo como aquel «preocupado por las experiencias de enfermedad de pacientes y el desarrollo de la colaboración con pacientes» (p. 120).

Teniendo en cuenta estas definiciones, el razonamiento interactivo tiene dos aspectos importantes: comprender a la clientela como personas que experimentan enfermedades y discapacidades y establecer relaciones de colaboración con esta. Estos dos aspectos del razonamiento interactivo están entrelazados y son recíprocos, en el sentido de que la comprensión de la persona se desarrolla a través del proceso de creación de relaciones y una comprensión mutua más profunda estrecha los vínculos de la relación.

Schell (2019) describió la terapia ocupacional como «un proceso inherentemente comunicativo» (p. 490). Desde la terapia ocupacional se apoya a la clientela para que imagine futuros realistas y preferidos, así como se le ayuda a establecer objetivos que proporcionan peldaños hacia dichos futuros. Se comunica lo que la terapia puede ofrecer a este empeño, incluida la experiencia en intervenciones y los conocimientos adquiridos a partir de experiencias terapéuticas pasadas. Aunque deben emplearse conocimientos técnicos (p. ej., inmovilización, modificación del entorno, rehabilitación, análisis ocupacional), eso por sí solo no basta. El rol de la profesión de terapia ocupacional consiste en guiar a la clientela para que tome decisiones o emprenda iniciativas terapéuticas específicas, que requieren una inversión sustancial de tiempo y energía por su parte. Para ello, quienes ejercen como terapeutas ocupacionales deben recurrir a una interacción hábil y sensible. Metafóricamente, esta interacción podría verse como una danza o un baile. Al principio, la clientela suele encontrarse en una posición vulnerable, por lo que quienes realizan la terapia se encargan de dirigir la danza al proporcionar una base sólida y estable para guiar sus clientes a través del proceso de superación de unos desafíos que a menudo resultan abrumadores. Sin embargo, a medida que avanza la terapia, tanto terapeuta como cliente contribuyen por igual y la danza se convierte en un esfuerzo compartido.

REFLEXIONAR SOBRE EL PENSAMIENTO

Descubrí que la diferencia entre escuchar y fingir que escuchas es enorme. Escuchar de verdad implica tener la disposición a dejar que la otra persona te cambie. Cuando una persona está dispuesta a ser cambiada, sucede algo entre nosotras que es más interesante que un duelo de monólogos. Como mucho de lo que aprendí en el teatro, esto también refleja cómo funciona la vida.

—(Alan Alda, 2005, p. 160)

En este capítulo exploramos la naturaleza interactiva de la terapia ocupacional. Presentamos la terapia ocupacional como una asociación bidireccional (o más) en la que terapeutas y clientes trabajan en conjunto a partir de una visión compartida. Sin embargo, esta visión compartida no viene preempaquetada. Debe ser creada por todas las personas participantes en la terapia. Al explorar el razonamiento interactivo, sin dejar de reconocer la reciprocidad de sus dos aspectos, la creación de relaciones de pareja y la comprensión de las personas y sus experiencias, empezamos por hablar de las relaciones terapéuticas. El **uso terapéutico**

de sí mismo es fundamental en las relaciones terapéuticas. El concepto de inteligencia emocional (IE) es útil para explorar la noción del uso terapéutico de sí mismo. La IE identifica cinco habilidades que contribuyen a las relaciones a través de la autogestión y la comprensión y relación con otras personas.

A continuación, se analiza el proceso de las relaciones terapéuticas. En la segunda parte del capítulo, nos centramos en el uso del razonamiento interactivo en la práctica.

AUTOGESTIÓN Y GESTIÓN DE LAS RELACIONES

El desarrollo de relaciones con la persona que se apoya requiere un uso hábil de sí mismo. El concepto de «uso terapéutico de sí mismo» lleva demasiado tiempo arraigado en el léxico relacionado con la terapia ocupacional (Solman y Clouston, 2016). Como se indica en el Marco de práctica de terapia ocupacional (OTPF, *Occupational Therapy Practice Framework*), «una parte integral del proceso de terapia ocupacional es el uso terapéutico de sí mismo, en el que cada profesional de terapia ocupacional desarrolla y gestiona su relación terapéutica con las personas que apoyan mediante el uso de razonamiento profesional, empatía y un enfoque colaborativo centrado en la persona/cliente para la prestación de servicios» (American Occupational Therapy Association [AOTA], 2020, p. 20). Taylor (2020) explicó que «el uso terapéutico de sí mismo requiere que la persona terapeuta se esfuerce por lograr una comprensión fundamental de la clientela como ser humano, a nivel interpersonal» (p. 2). Estas definiciones presentan el uso terapéutico de sí mismo como un proceso que requiere compromiso y razonamiento, denominado de diversas maneras **razonamiento interactivo** (Fleming, 1991) e **interpersonal** (Taylor, 2020). El uso terapéutico de sí mismo es un reconocimiento del lugar influyente de quien trabaja como terapeuta ocupacional en el esfuerzo terapéutico.

El razonamiento interactivo requiere un compromiso profundamente personal, como implica el término *uso terapéutico de sí mismo*. Sin embargo, el «sí mismo» se utiliza de una forma específica: una forma intencionada, que fomenta la consecución de los objetivos de la clientela y debe seguir siendo profesional. En ocasiones, se trata de un proceso consciente, con acciones diseñadas específicamente para establecer una buena relación o desarrollar o mantener relaciones con la clientela. Otras veces, el proceso de razonamiento interactivo será esencialmente tácito, sin atraer la atención consciente. Puede constituir el trasfondo inconsciente mientras la atención consciente se dirige a otra parte. Por ejemplo, un/a terapeuta puede estar planificando conscientemente una evaluación o intervención mientras participa de manera inconsciente en un elegante baile interactivo, respondiendo de manera sutil a los cambios de actitud de sus clientes. También puede ser completamente corporal: un toque corporal tranquilizador, un movimiento que transmite comprensión o cuidado.

Inteligencia emocional

El razonamiento interactivo requiere un profundo compromiso personal y justifica una mayor exploración de las habilidades necesarias para el uso terapéutico de sí mismo en las relaciones terapéuticas. La IE es un concepto, con una base de evidencia en desarrollo en psicología, sanidad, educación, gestión y liderazgo (McKenna y Mellson, 2013), que ilumina la estrecha asociación entre el concepto de sí mismo y las relaciones. La IE tiene cinco componentes: los tres primeros son habilidades de autogestión y pertenecen a la persona terapeuta, mientras que los dos últimos se refieren a la gestión de las relaciones. Tener una conciencia precisa de las fortalezas y debilidades propias con respecto a estos cinco componentes proporciona una base sólida para el uso terapéutico de sí mismo (*v.* Actividad formativa 11-2).

En su obra fundamental sobre la IE, Daniel Goleman (1996/2015, p. 6) proporcionó definiciones y características de estos cinco componentes:

1. **Autoconciencia:** la capacidad de reconocer y comprender los propios estados de ánimo, emociones e impulsos, así como su efecto en otras personas.
   Los rasgos distintivos de la autoconciencia son la autoconfianza, la autoevaluación realista y un sentido del humor autocrítico. Aquellas personas líderes que tienen

una autoevaluación realista «no son ni excesivamente críticas ni poseen esperanzas irreales» (Goleman, 1996/2015, p. 7). Su autoconfianza proviene de una visión realista de sí mismas y de la comprensión de sus propias fortalezas, debilidades y motivaciones. Para quienes trabajan como terapeutas ocupacionales, tener autoconsciencia es esencial porque necesitan conocer sus propias habilidades y fortalezas, así como identificar sus limitaciones y determinar, por ejemplo, cuándo derivar clientes a otros servicios profesionales. Utilizar un sentido del humor autocrítico puede aliviar situaciones difíciles cuando se trata con clientes. Al ser conscientes de su efecto en sus clientes, quienes trabajan como terapeutas ocupacionales pueden utilizar de manera consciente sus fortalezas para mejorar los resultados terapéuticos.

2. **Autorregulación:** la capacidad de controlar o redirigir los impulsos y estados de ánimo perturbadores, la propensión a suspender el juicio, a pensar antes de actuar.
   La autorregulación es importante para todas las personas que desempeñan una función profesional. Al trabajar con personas, muchas de las cuales están angustiadas y enfadadas por lo que les ha ocurrido o pueden tener dificultades para regular sus emociones debido a su estado, quien realiza la terapia ocupacional debe aportar estabilidad emocional al encuentro. Debe ser consciente de sus propios impulsos y reacciones emocionales y ser capaz de inhibirlos cuando sea necesario para seguir siendo profesional. La persona terapeuta puede servir de modelo de afrontamiento y transmitir esperanza a través de sus acciones y reacciones. Goleman (1996/2015) identificó los rasgos distintivos de la autorregulación emocional, como la fiabilidad y la integridad, la comodidad con la ambigüedad y la apertura al cambio. En la práctica de la terapia ocupacional, es vital que la clientela perciba a la persona terapeuta como digna de confianza, así como que esta segunda sea íntegra. Cuando la persona que trabaja como terapeuta ocupacional confía en su capacidad para regular sus respuestas emocionales, puede enfrentarse más fácilmente a las complejidades y ambigüedades de la práctica profesional y estar abierta a cambiar sus planes para lograr los resultados deseados.
3. **Motivación:** una pasión por el trabajo que va más allá del dinero y el estatus, una propensión a perseguir objetivos con energía y persistencia.
   La clave de este componente es la motivación por el trabajo en sí, más que por algún beneficio externo. Esta es una característica que define a los miembros de cualquier profesión. En terapia ocupacional, la persona terapeuta es consciente de que presta un servicio muy necesario que marcará una verdadera diferencia en la vida de sus clientes. La pasión por facilitar la involucración y participación ocupacional de la clientela está arraigada en la cultura de la terapia ocupacional.
4. **Empatía:** capacidad para comprender la composición emocional de otras personas, habilidad para tratar a las personas en función de sus reacciones emocionales.
   La empatía es fundamental en las relaciones terapéuticas y en la práctica de la terapia ocupacional. Comprender las circunstancias, valores, visión del mundo y objetivos de la clientela es esencial para desarrollar relaciones terapéuticas fructíferas. Esta comprensión permite crear una visión compartida que da sentido a la asociación terapéutica y fomenta la participación activa la clientela. A través de la empatía, las personas terapeutas pueden demostrar que se preocupan y que pueden acompañar a sus clientes, así como proporcionarles confianza mientras les guían por caminos desconocidos.
5. **Habilidades sociales:** competencia en la gestión de relaciones y la creación de redes, capacidad para encontrar puntos en común y establecer una buena relación.
   Una relación terapéutica es un tipo de relación muy particular. No es una relación de amistad, aunque requiere cordialidad. Tiene un desequilibrio de poder inherente y las personas en el rol de clientes suelen ser vulnerables y dependientes de quienes ejercen como profesionales. Los códigos deontológicos profesionales reconocen este desequilibrio de poder y protegen a los clientes vulnerables prohibiendo las relaciones que abusan de esta posición de poder. El concepto de *uso terapéutico de sí mismo*

expresa tanto el permiso como el imperativo de utilizar las propias habilidades sociales con fines terapéuticos.

La IE hace hincapié tanto en las aptitudes personales como en las aptitudes necesarias para las relaciones, todos aspectos esenciales del razonamiento interactivo. Sin embargo, el razonamiento interactivo implica mucho más que la IE. Es un proceso dinámico de razonamiento sobre y a través de las relaciones. Pasamos ahora de la consideración del «yo» a la exploración de las relaciones, su importancia y las cuestiones clave relacionadas con su desarrollo y mantenimiento.

Desarrollo y mantenimiento de relaciones terapéuticas

En terapia ocupacional, la interacción terapéutica eficaz se sustenta en relaciones de confianza reforzadas mediante el cumplimiento de las expectativas mutuas. El establecimiento de relaciones terapéuticas es un pilar de las buenas prácticas en todos los entornos y contextos clínicos. Incluso en situaciones en las que el contacto a corto plazo con la clientela es habitual (p. ej., en los entornos de cuidados intensivos), el tiempo dedicado intencionadamente a comprender las ideas, prioridades y creencias de la clientela y a fomentar su confianza es importante para el establecimiento de relaciones. Una relación terapéutica segura proporciona una base sólida para la práctica de la terapia ocupacional y constituye la base de la asociación que es fundamental para el razonamiento interactivo.

El término relación terapéutica se refiere a las relaciones interpersonales entre profesionales de la salud y sus clientes. Otros términos utilizados para este concepto son alianza terapéutica, relación de ayuda, alianza de trabajo y buena relación terapéutica (*rapport*) (Evatt y Scanlan, 2022). Las relaciones terapéuticas implican «una conexión de confianza y compenetración establecida entre terapeuta y cliente a través de la colaboración, la comunicación, la empatía de la persona terapeuta y la comprensión y el respeto mutuos» (Cole y McLean, 2003, pp. 33-34). Esta descripción define las relaciones terapéuticas e indica cómo se desarrollan. Los atributos comunes de las relaciones terapéuticas de alta calidad incluyen el acuerdo sobre las tareas y los objetivos comunes; la confianza, la autenticidad y la consideración positiva; la toma de decisiones compartida y la capacidad de respuesta; y las habilidades interpersonales de una alta calidad (Horton y cols., 2021). Tickle-Degnan (2002) identificó tres períodos en las relaciones terapéuticas: construcción de una buena relación (*rapport*), desarrollo de alianzas de trabajo y mantenimiento de las relaciones.

En primer lugar, establecer una buena relación es un paso importante en el desarrollo de las relaciones profesionales. Se define como «una relación estrecha y armoniosa en la que las personas o grupos implicados comprenden los sentimientos o ideas de otras personas y se comunican bien» (https://en.oxforddictionaries.com/definition/rapport). Evatt y Scanlan (2022) destacaron la importancia de ayudar a la clientela a sentirse segura y protegida como base para la participación. Como dijo una de sus personas participantes: «No creo que se pueda tener mucho éxito en nada más si no existe una buena relación desde el principio» (pp. 5-6). La compenetración puede surgir de forma natural cuando terapeutas y clientes «congenian» por intereses o conocimientos mutuos, o incluso por estilos de comunicación similares. En otras situaciones, puede implicar un proceso intencionado que requiera esfuerzo. En los programas de formación de preingreso en terapia ocupacional, se anima a la comunidad estudiantil a dedicar tiempo a establecer una buena relación con sus clientes y las familias, a menudo como primera tarea en una sesión de terapia o encuentro profesional. En algunos casos, por ejemplo cuando se trabaja con personas de diversos grupos culturales, puede ser importante dedicar un período prolongado a la construcción de relaciones y confianza para obtener una comprensión clara del contexto y las prioridades de la clientela (Hill y cols., 2017).

En segundo lugar, pese a que una buena relación puede desarrollarse con bastante rapidez, las alianzas de trabajo se forman con el tiempo. Se forjan en el trabajo terapéutico, cuando clientes y terapeutas ocupacionales, en conjunto, comparten logros y fracasos y aspiran a alcanzar objetivos. Horton y cols. (2021) descubrieron que el progreso hacia los objetivos era identificado tanto por profesionales como por clientes como el punto de inflexión positivo más prevalente en las relaciones terapéuticas; las emociones asociadas a los logros afectaban de manera positiva a la relación, y la clientela a menudo se sentía comprendida y más capacitada.

En tercer lugar, a medida que las relaciones terapéuticas maduran y la empresa terapéutica avanza, mantener la estabilidad a través de las inevitables oscilaciones se convierte en una tarea central. A medida que la clientela se siente cada vez más segura dentro de estas relaciones, puede expresar más fácilmente su ira y frustración. Tickle-Degnan (2002) propuso las siguientes estrategias para regular las oscilaciones de la relación: (a) seguir compartiendo información; (b) prestar atención a la otra persona y a la relación, utilizar el humor y disculparse sinceramente cuando se hayan cometido errores; y (c) modificar las acciones y los enfoques, así como reevaluar los objetivos y el progreso según sea necesario. Evatt y Scanlan (2022) destacaron la importancia de mantener los límites profesionales en la relación.

La interacción terapéutica utilizada para establecer y mantener relaciones pretende crear un ambiente cómodo y fácil en el que la clientela pueda expresar sus preocupaciones y compartir información abiertamente. Para conseguirlo, es posible que quien realiza la terapia ocupacional deba variar su estilo de interacción para adaptarlo a la situación. En la tabla 11-1 se resumen algunas consideraciones para adaptar la interacción verbal y no verbal a cada encuentro terapéutico.

TABLA 11-1 Consideraciones para adaptar la interacción a individuos y grupos

Posicionamiento	Considerar: la proximidad entre las personas participantes; la disposición del mobiliario para facilitar un debate abierto; la posición de la persona terapeuta para permitir la orientación cara a cara para comunicar atención, o la orientación lado a lado para comunicar colaboración; la posición de la persona terapeuta para dirigirse tanto a sus clientes como a las personas significativas; la posición de la persona cliente en relación con otras personas para permitir la mejor orientación a todas las personas participantes
Expresión facial y gestos	Las expresiones faciales definidas y el contacto visual constante indican atención, cuidado y preocupación. Las expresiones deben adecuarse a la información que se esté discutiendo y al estado de ánimo de la interacción (sonreír anima a seguir compartiendo información. Una expresión de preocupación es apropiada para la información delicada). Los gestos claros y definidos pueden puntualizar y aclarar las preguntas o la información que se proporciona. A menudo, un toque tranquilizador en el brazo de su cliente sirve para comunicar preocupación o tranquilidad (sin embargo, hay que ser consciente de si esta persona tiene una reacción positiva o negativa al tacto). Utilice un lenguaje corporal abierto (postura erguida, inclinándose a veces hacia su cliente)
Voz	Considerar: **Tono**: un tono alto puede ser estimulante, mientras que un tono bajo tiene un efecto calmante **Ritmo**: un discurso rápido puede transmitir entusiasmo y ánimo y resultar muy estimulante. Un ritmo más lento y constante puede ser tranquilizador. Hacer pausas y dividir el discurso en fragmentos breves puede servir para enfatizar preguntas o puntos concretos a la hora de dar información. Utilizar menos palabras o palabras clave puede ayudar a los clientes a procesar el significado y prestar atención a conceptos concretos **Entonación**: una entonación variada mantendrá el interés y la atención de sus clientes. La entonación uniforme calma, pero puede reducir la atención

(*continúa*)

TABLA 11-1 Consideraciones para adaptar la interacción a individuos y grupos (*continuación*)

Voz	**Volumen**: el volumen alto, el volumen bajo y la variación del volumen pueden ser eficaces para mantener la atención de la persona oyente o para enfatizar un punto. Factores como la capacidad auditiva de la persona cliente, su sensibilidad sensorial y su personalidad en general determinarán cuál es el más eficaz en cada momento
Conversar sobre otros temas	La charla social puede ayudar a que la clientela y sus parejas se sientan cómodas al principio de una interacción o durante los momentos de descanso. Los temas neutros, como el tiempo o cómo les ha ido el día, pueden establecer una pauta de intercambio comunicativo antes de centrarse en la conversación relacionada con la salud. Preguntar por la familia extensa, el trabajo u otras actividades de la clientela también transmite interés por esta y establece una atmósfera informal para seguir interactuando. Intente evitar iniciar una conversación que pueda socavar su conexión inicial con su cliente o sus personas allegadas, por ejemplo, sobre política u otros temas controvertidos, a menos que les conozca bien (sobre todo a su cliente)
Buscar puntos en común	Descubrir intereses comunes puede ayudar a establecer una conexión con sus clientes. Esto sucede cuando se toma nota del aspecto, las acciones o los comentarios de la persona cliente y se comparten historias que ilustran un punto en común. Asegúrese de que la conversación se centra en sus clientes
Reflejar el estilo de conversación	El nivel de formalidad adoptado debe adaptarse a cada cliente. Para ello, escuche la estructura del discurso y el lenguaje utilizado por la persona y refléjelo. Utilice una terminología sencilla y explicaciones simples, o incluso coloquialismos. Parte de la clientela aprecia la información en profundidad y las explicaciones más técnicas. Solicite opinión sobre si la información que da es clara y útil para sus clientes. Individualice el estilo de conversación para que siga siendo auténtico
Uso del humor	Los comentarios e intercambios humorísticos pueden aligerar el estado de ánimo de la interacción, aliviar tensiones (como la frustración de la persona cliente al intentar tareas difíciles) y fortalecer la relación. Antes de emplear el humor, es crucial considerar el estilo de comunicación de cada cliente y su respuesta a conversaciones informales, para evitar que se perciba como falta de seriedad respecto a sus preocupaciones. También es importante tener en cuenta el tipo de humor preferido por cada cliente, ya que existen diferencias generacionales y personales. El uso apropiado y respetuoso del humor puede ayudar a establecer una conexión y un vínculo con el cliente, lo que facilita el abordaje de los desafíos futuros
Momentos significativos de conexión	Las personas terapeutas con vasta experiencia describen momentos durante la interacción con sus clientes en los que se alcanza un entendimiento compartido o se experimenta una alegría conjunta. Estos momentos surgen al prestar atención cuidadosa a todas las consideraciones previas

Fuente: Copley, Nelson, Turpin, Underwood y Flanigan (2008), Crepeau y Garren (2011), Di Rezze, Law, Eva, Pollock y Gorter (2014), King y cols. (2014), Lawlor (2012) y Nelson y Allison (2007). Factors influencing therapists' interventins for children with learning difficulties. *Canadian Journal of Occupational Therapy, 75*(2), 105-113. doi: 10.1177/000841740807500206; Crepeau, E. B., y Garren, K. R. (2011). I looked to her as a guide: the therapeutic relationship in hand therapy. *Disability and rehabilitation, 33*(10), 872-881. doi:10.3109/09638288.2010.511419; Di Rezze, B., Law, M., Eva, K., Pollock, N., y Gorter, J. W. (2014). Therapy behaviours in paediatric rehabilitation: essential attributes for intervention with children with physical disabilities. *Disability and Rehabilitation, 36*(1), 16-22. doi:10.3109/09638288.2013.775358; Lawlor, M. C. (2014). The particularities of engagement: Intersubjectivity in occupational therapy practice. *OTJR: Occupation, Participation and Health, 32*(4), 151-159. doi:10.3928/15394492-20120302-01.

En esta sección se han analizado las habilidades y los procesos centrales del razonamiento interactivo, como el uso terapéutico de sí mismo, incluido el uso de la propia IE, y la creación y el mantenimiento de relaciones. Ahora pasamos a considerar el razonamiento interactivo en la práctica, prestando especial atención al aspecto del razonamiento interactivo relacionado con la comprensión de las experiencias de la clientela.

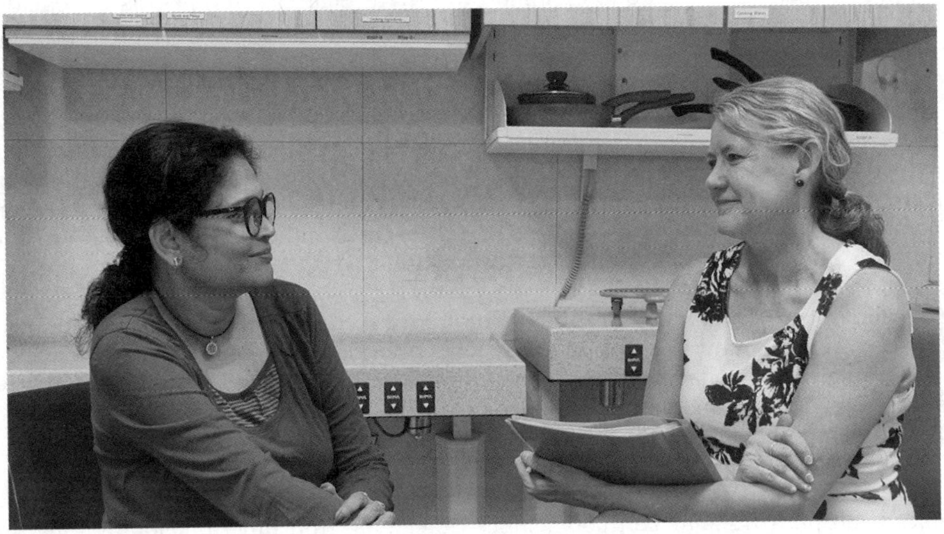

LA IMPORTANCIA Y EL USO DEL RAZONAMIENTO INTERACTIVO EN LA PRÁCTICA

Utilizar el razonamiento interactivo en la práctica requiere una serie de estrategias y procesos. Estos incluyen la comprensión de la clientela y sus vidas, la implicación de esta y de sus seres queridos, y la creación de una visión compartida de la esperanza. Además de las habilidades interpersonales mencionadas anteriormente, el razonamiento interactivo se basa en el razonamiento narrativo para comprender a pacientes y sus vidas. También requiere un razonamiento condicional mediante el cual la persona terapeuta imagina posibles futuros para sus clientes en el contexto de la familia, el entorno y la cultura. Nos resulta imposible hablar del razonamiento interactivo en términos de comprensión de la persona como persona y de su experiencia de la enfermedad y la discapacidad sin hacer referencia a su contexto vital más amplio, porque imaginar a la persona en su contexto vital es fundamental para la terapia ocupacional.

Comprender a la clientela como personas en contextos vitales específicos

Quienes trabajan en terapia ocupacional conciben a sus clientes como personas que viven en circunstancias específicas, con preferencias, valores y recursos variados. Tratan de establecer una comprensión profunda de los objetivos y prioridades de su clientela y de lo que es importante para esta en sus contextos vitales. La comprensión de componentes como la historia clínica y las capacidades físicas, cognitivas, emocionales y sociales debe ir acompañada de una visión profunda e integral, porque cualquier intervención que se elija debe «adaptarse a los contextos ambientales y personales de la persona y tratar de introducir cambios positivos en los aspectos valorados de la vida diaria de la persona, o mantenerlos» (Copley y Kuipers, 2014, p. 81).

Recopilar información sobre la vida de la clientela requiere un estilo de entrevista sensible y atento. Pueden utilizarse preguntas suaves para crear imágenes vívidas de sus vidas, incluidas sus actividades e intereses diarios, lo que funciona bien en sus rutinas y lo que les gustaría que funcionara mejor. Copley y cols. (2008) encontraron la experiencia de una persona terapeuta que trabajaba con poblaciones de clientes con afecciones neurológicas. Esta indagaba sobre las experiencias terapéuticas previas de sus clientes, así como sus actitudes y expectativas actuales hacia la terapia. La persona terapeuta utilizó la información sobre los recursos actuales y los apoyos sociales de sus clientes para saber si podían comprometerse con intervenciones específicas. En el caso de personas que no pueden responder a preguntas directas sobre lo que es importante para ellas, los terapeutas ocupacionales deben utilizar formas alternativas de descubrirlo, como atender a su conducta no verbal y hablar con otras personas importantes en sus vidas.

Comprender la vida de la clientela implica comprender su contexto cultural. En algunos ámbitos de la práctica, por ejemplo el trabajo con poblaciones indígenas, el respeto por las formas de conocimiento y comunicación culturalmente valoradas es primordial para el progreso del proceso terapéutico (Nelson y Allison, 2007; Restall y Egan, 2022). Por ejemplo, Hill y cols. (2017) descubrieron que la atención a la interacción culturalmente receptiva con población infantil y docentes dentro de una escuela indígena australiana era fundamental para que el alumnado de terapia ocupacional y logopedia pudieran proporcionar terapia con éxito.

El razonamiento interactivo es fundamental para recopilar información exhaustiva que sea precisa y representativa de la vida diaria y las prioridades de cada cliente. Quienes ejercen en terapia ocupacional procesan constantemente las respuestas de la clientela y los seres queridos de esta, mediante la reafirmación de su comprensión, la solicitud de más detalles, la comprobación de sus interpretaciones y la formulación de preguntas relacionadas. Esto les ayuda a formarse gradualmente una imagen más clara de la situación de sus clientes. Por ejemplo, Colclough y cols. (2015) descubrieron cómo terapeutas ocupacionales con formación para trabajar con poblaciones de clientes con hipertonicidad de los miembros superiores aprendieron a entrevistarles de forma receptiva. Utilizaron un razonamiento dinámico, «en el momento», para informar las preguntas posteriores y proporcionar información. Un participante comentó:

> *Hubo mucha reflexión con la persona cliente, aclaraciones constantes y un intercambio continuo de información. Al hacerle una pregunta, la persona cliente puede proporcionar información útil y recibir educación en el proceso. (p. 1420)*

El proceso de recopilación de información debe ser lo suficientemente flexible como para seguir las indicaciones de la clientela y pasar sin problemas de un tema a otro. Mientras que muchas organizaciones proporcionan herramientas de evaluación diseñadas a propósito para agilizar la recopilación de información para los ocupacionales en entornos de trabajo ocupados con cargas de trabajo exigentes, estas herramientas pueden limitar la flexibilidad y la capacidad de respuesta a las experiencias y perspectivas de la persona. Para guiar una recopilación de información más exhaustiva, flexible e individualizada, Copley y Kuipers (2014) propusieron una estructura de mapa conceptual, que podría utilizarse para desarrollar experiencia en este aspecto del razonamiento interactivo. Un mapa conceptual es un diagrama en el que las ideas y la información se colocan en recuadros o círculos y se utilizan conectores para indicar sus relaciones (*v.* Actividad formativa 11-1).

Implicar a la clientela y a las personas importantes

El personal de terapia ocupacional requiere la participación activa de sus clientes (Taylor, 2019). La clientela necesita, a menudo, realizar actividades que son difíciles, y las interacciones y relaciones pueden ser fundamentales para involucrarlos en estas actividades. El personal de terapia ocupacional debe decidir cuál es la mejor manera de involucrar a clientela específica en la evaluación y la intervención, porque las personas tienen intereses, valores, personalidades y circunstancias muy diversas, y sus motivaciones para participar serán diferentes. El personal de investigación en terapia ocupacional sugiere que el compromiso con la terapia implica apoyar la autodeterminación de la clientela para que pueda comprometerse plenamente con la terapia desde una perspectiva afectiva, conductual y cognitiva (D'Arrigo y cols., 2017; King y cols., 2014).

Además de implicar a las personas que reciben terapia, es crucial incluir en el proceso de toma de decisiones a otras personas que comparten sus vidas y que son fundamentales para su capacidad de considerar, aplicar y evaluar las intervenciones. A menudo, estas personas son fáciles de identificar. En un estudio de observación en profundidad de la toma de decisiones clínicas de un terapeuta ocupacional pediátrico experto, se dio prioridad a la información directa de progenitores y docentes en el proceso de evaluación e intervención (Copley y cols., 2010). Nelson y Allison (2007) destacaron la importancia de desarrollar relaciones con la familia y la comunidad para una práctica culturalmente receptiva cuando se trabaja con población indígena australiana. En diversas áreas de la práctica clínica, es vital reconocer que las personas significativas en la vida de cada cliente, a menudo representadas por familiares presentes en el entorno hospitalario, desempeñan un rol crucial en el proceso de atención y recuperación. En diversas áreas de la práctica, las personas significativas pueden incluir a las personas cuidadoras que asisten a las citas con clientes, así como al personal de escuelas, lugares de trabajo o centros residenciales que facilitan la participación de la clientela en actividades preferidas o requeridas.

Sin embargo, estas personas no siempre están presentes de manera habitual, por lo que su participación no debe dejarse al azar. Deben identificarse a estas personas, buscarlas, invitarlas explícitamente a reuniones y sesiones terapéuticas, y facilitar su participación en el proceso de razonamiento interactivo. Reunirse con la clientela en su entorno habitual, como en su hogar o comunidad local, puede facilitar esta aportación. En algunos casos, los contextos culturales de la clientela sitúan a la familia extensa o al vecindario local en el centro de sus vidas. Cuando no es viable el contacto en persona, puede obtenerse su contribución a través de llamadas telefónicas o comunicación escrita. Involucrar a estas personas en el proceso de razonamiento interactivo tiene como objetivo:

- Ayudar a formar una imagen ocupacional clara y completa de la clientela.
- Comprender la realidad de los apoyos y la asistencia disponibles para la clientela para poner en práctica las intervenciones y recomendaciones, incluidas las actitudes y expectativas de las personas influyentes.
- Compartir información sobre posibles líneas de actuación.

Crear una visión compartida de la esperanza

Se trabaja con cada cliente para transmitir esperanza y una visión significativa del futuro. Un medio para establecer esta visión es la formulación conjunta de objetivos realistas y alcanzables. Esto requiere un razonamiento interactivo sustancial para identificar objetivos significativos e importantes para cada cliente y sus personas significativas. Este baile interaccional está en pleno apogeo cuando se logra esta conexión. Quienes conducen la terapia ocupacional recopilan información para entender las necesidades, esperanzas, prioridades, preferencias y circunstancias de sus clientes, al tiempo que les proporcionan una idea de lo que la terapia ocupacional puede ofrecer (Restall y Egan, 2022). La investigación en terapia ocupacional indica que adaptar la información para cada cliente es esencial para establecer objetivos realistas y alcanzables, así como posibles resultados (Colclough y cols., 2015; Copley y cols., 2008).

Negociar objetivos alcanzables puede resultar difícil. Muchas personas que necesitan terapia, especialmente aquellas con enfermedades adquiridas, y sus seres queridos a menudo no saben qué esperar. Algunas pueden mostrar un optimismo inquebrantable, mientras que otras luchan por equilibrar sus esperanzas anteriores con su nueva realidad, y algunos solo ven un futuro oscuro. Esta variabilidad complica el establecimiento de objetivos claros y específicos. Estudios sobre personas con lesiones cerebrales adquiridas sugieren que la construcción de confianza y la estrategia de conexión social son esenciales para involucrar a la clientela de manera significativa en el proceso de establecimiento de objetivos (Prescott y cols., 2019).

Aunque la creación de una visión compartida constituye la base de la práctica en terapia ocupacional, esta visión no es estática. Se recalibra a medida que la terapia avanza y los resultados se clarifican. Involucrar continuamente al cliente en esta visión compartida, mediante el uso de un razonamiento interactivo hábil, mantiene y revitaliza su compromiso con la terapia ocupacional. El baile continúa.

RESUMEN

En este capítulo hemos comparado el razonamiento interactivo con un baile. En un baile, mientras un miembro de la pareja dirige, ambas personas responden a las sutiles señales de la otra. Trabajan en asociación, y crean algo que va más allá de cualquiera de las dos. En las relaciones terapéuticas, el personal de terapia ocupacional es el que lleva la voz cantante. Guía sutilmente a sus clientes a lo largo del proceso terapéutico, proporcionándoles orientación y prestando especial atención a sus respuestas. Para dirigir la relación terapéutica, hay que ser consciente y controlar las propias respuestas emocionales (utilizando la IE) y dar prioridad a la prestación de un servicio profesional de terapia ocupacional.

Hay que recurrir a los conocimientos técnicos y a la experiencia de trabajo con otra clientela y combinarlos con un profundo conocimiento de las preferencias, valores, prioridades y circunstancias de la clientela actual. El baile del razonamiento interactivo obliga a utilizar estos conocimientos de forma reflexiva e interactiva. Cada paso que terapeutas ocupacionales y clientes realicen en conjunto dará forma al siguiente. La profesión de terapia ocupacional también debe estar atenta a las señales procedentes de otras personas en la vida de sus clientes. Del mismo modo que las reacciones del público contribuyen a la danza y quienes bailan responden a estas reacciones, debe prestarse atención a otras personas que influyen en la vida de la clientela. Debe conocerse a fondo el contexto de cada cliente y utilizarlo en el razonamiento interactivo, con el fin de crear una visión compartida del futuro.

Actividad formativa 11-1

Actividad formativa: elaboración de un mapa conceptual para orientar la recopilación de información

Finalidad: orientar la recopilación de información exhaustiva para una persona concreta que recibe terapia, pasando de un tema a otro de forma flexible y receptiva.

Conexiones con los principales constructos del razonamiento clínico: razonamiento interactivo.

Instrucciones para estudiantes: identifique a un/a cliente en concreto sobre el/la que necesite recabar información. Utilizando las siguientes preguntas, elabore un mapa conceptual que le sirva de guía para generar una rica comprensión del contexto vital y las necesidades de la persona. Un mapa conceptual es un diagrama en el que las ideas y la información se colocan en recuadros o círculos y se utilizan conectores para indicar sus relaciones. Por ejemplo, para esta actividad, podría disponer de un recuadro/círculo para los roles y otro para las actividades cotidianas, etc. Su mapa conceptual debe constar de categorías de información e indicaciones para los puntos específicos que quiera explorar. Puede optar por utilizar un modelo de terapia ocupacional para organizar la información que recopile.

Revise su mapa conceptual y asegúrese de que comprende la perspectiva y las experiencias subjetivas de la persona. Piense en cómo utilizará esta información para que la persona participe activamente con usted.

- ¿Qué roles desempeña la persona en la vida (p. ej., familia, trabajo/escuela, comunidad)?

- ¿Qué quiere y necesita hacer la persona (p. ej., actividades cotidianas)? ¿Qué puede hacer sola? ¿Para qué necesita ayuda?
- ¿Cómo han cambiado recientemente los aspectos de la participación de la persona, si es que han cambiado?
- ¿Qué entornos frecuenta la persona y qué hay que saber sobre estos entornos (p. ej., modificaciones en el hogar, opciones de transporte en la comunidad local)?
- ¿Qué han experimentado en relación con la atención médica y la terapia en el pasado? ¿Qué les han parecido esas experiencias?
- ¿Cómo les afecta su enfermedad o dificultad actual? (p. ej., ¿cómo impacta en su actividad, su comodidad, su calidad de vida?)

Puede encontrar actividades formativas adicionales para este capítulo en thePoint.

REFERENCIAS BIBLIOGRÁFICAS

Alda, A. (2005). *Never have your dog stuffed and other things I've learned.* Random House.

American Occupational Therapy Association. (2020). *Occupational therapy practice framework: Domain and process*—Fourth edition. *American Journal of Occupational Therapy, 74*(Suppl. 2), 7412410010. https://doi.org/10.5014/ajot.2020.74S2001

Colclough, S., Copley, J., Turpin, M., Justins, E., & De Monte, R. (2015). Occupational therapists' perceptions of requirements for competent upper limb hypertonicity practice. *Disability and Rehabilitation, 37*(16), 1416–1423. https://doi.org/10.3109/09638288.2014.972585

Cole, M. B., & McLean, V. (2003). Therapeutic relationships re-defined. *Occupational Therapy in Mental Health, 19*(2), 33–54. https://doi.org/10.1300/J004v19n02_03

Copley, J. A., & Kuipers, K. (2014). *Neurorehabilitation of the upper limb across the lifespan: Managing hypertonicity for optimal function.* John Wiley & Sons.

Copley, J. A., Turpin, M. J., Brosnan, J., & Nelson, A. (2008). Understanding and negotiating: Reasoning processes used by an occupational therapist to individualize intervention decisions for people with upper limb hypertonicity. *Disability and Rehabilitation, 30*(19), 1486–1498. https://doi.org/10.1080/09638280701654799

Copley, J. A., Turpin, M. J., & King, T. L. (2010). Information used by an expert paediatric occupational therapist when making clinical decisions. *Canadian Journal of Occupational Therapy, 77*(4), 249–256. https://doi.org/10.2182/cjot.2010.77.4.7

D'Arrigo, R., Ziviani, J., Poulsen, A. A., Copley, J., & King, G. (2017). Child and parent engagement in therapy: What is the key? *Australian Occupational Therapy Journal, 64*(4), 340–343. https://doi.org/10.1111/1440-1630.12279

Evatt, M., & Scanlan, J. N. (2022). "After Hello": exploring strategies used by occupational therapist working in mental health settings to initiate positive therapeutic relationships with service users. *Occupational Therapy in Mental Health, 38*(4), 347–363. https://doi.org/10.1080/0164212X.2022.2053635

Fleming, M. H. (1991). The therapist with the three-track mind. *American Journal of Occupational Therapy, 45*, 1007–1014. https://doi.org/10.5014/ajot.45.11.1007

Goleman, D. (1996/2015). What makes a leader? In *HBR's 10 must reads on emotional intelligence.* Harvard Business School Publishing Corporation 978-1633690196.

Hill, A. E., Nelson, A., Copley, J., Quinlan, T., & White, R. (2017). Development of student clinics in Indigenous contexts: What works? *Journal of Clinical Practice in Speech-Language Pathology, 19*(1), 40–45.

Horton, A., Hebson, G., & Holman, D. (2021). A longitudinal study of the turning points and trajectories of therapeutic relationship development in occupational and physical therapy. *BMC Health Services Research, 21*(1), 1–14. https://doi.org/10.1186/s12913-021-06095-y

King, G., Currie, M., & Petersen, P. (2014). Child and parent engagement in the mental health process: A motivational framework. *Child and Adolescent Mental Health, 19*(1), 2–8. https://doi.org/10.1111/camh.12015

Kristensen, H. K., Borg, T., & Hounsgaard, L. (2012). Aspects affecting occupational therapists' reasoning when implementing research-based evidence in stroke rehabilitation. *Scandinavian Journal of Occupational Therapy, 19*(2), 118–131. https://doi.org/10.3109/11038128.2011.556197

McKenna, J., & Mellson, J. (2013). Emotional intelligence and the occupational therapist. *British Journal of Occupational Therapy, 76*(9), 427–430. https://doi.org/10.4276/030802213X13782044946382

Nelson, A., & Allison, H. (2007). Relationships: The key to effective occupational therapy practice with urban Australian Indigenous children. *Occupational Therapy International, 14*(1), 57–70. https://doi.org/10.1002/oti.224

Prescott, S., Fleming, J., & Doig, E. (2019). Refining a clinical practice framework to engage clients with brain injury in goal setting. *Australian occupational therapy journal, 66*(3), 313–325. https://doi.org/10.1111/1440-1630.12556

Restall, G., & Egan, M. (2022). Collaborative relationship-focused occupational therapy. In M. Egan & G. Restall (Eds.), *Promoting occupational participation: Collaborative relationship-focused occupational therapy* (pp. 97–117). Canadian Association of Occupational Therapists.

Schell, B. A. B. (2019). Professional reasoning in practice. In B. A. B. Schell, G. Gillen, & M. Scaffa (Eds.), *Willard & Spackman's occupational therapy* (13th ed., pp. 482–497). Lippincott Williams & Wilkins.

Solman, B., & Clouston, T. (2016). Occupational therapy and the therapeutic use of self. *British Journal of Occupational Therapy, 79*(8), 514–516. https://doi.org/10.1177/0308022616638675

Taylor, R. R. (2019). Therapeutic relationship and client collaboration. In B. A. B. Schell, G. Gillen, & M. Scaffa (Eds.), *Willard & Spackman's occupational therapy* (13th ed., pp. 527–538). Lippincott Williams & Wilkins.

Taylor, R. R. (2020). *The intentional relationship: Occupational therapy and use of self* (2nd ed.). F.A. Davis.

Tickle-Degnan, L. (2002). Client-centered practice, therapeutic relationship, and the use of research evidence. *American Journal of Occupational Therapy, 56*(4), 470–474. https://doi.org/10.5014/ajot.56.4.470

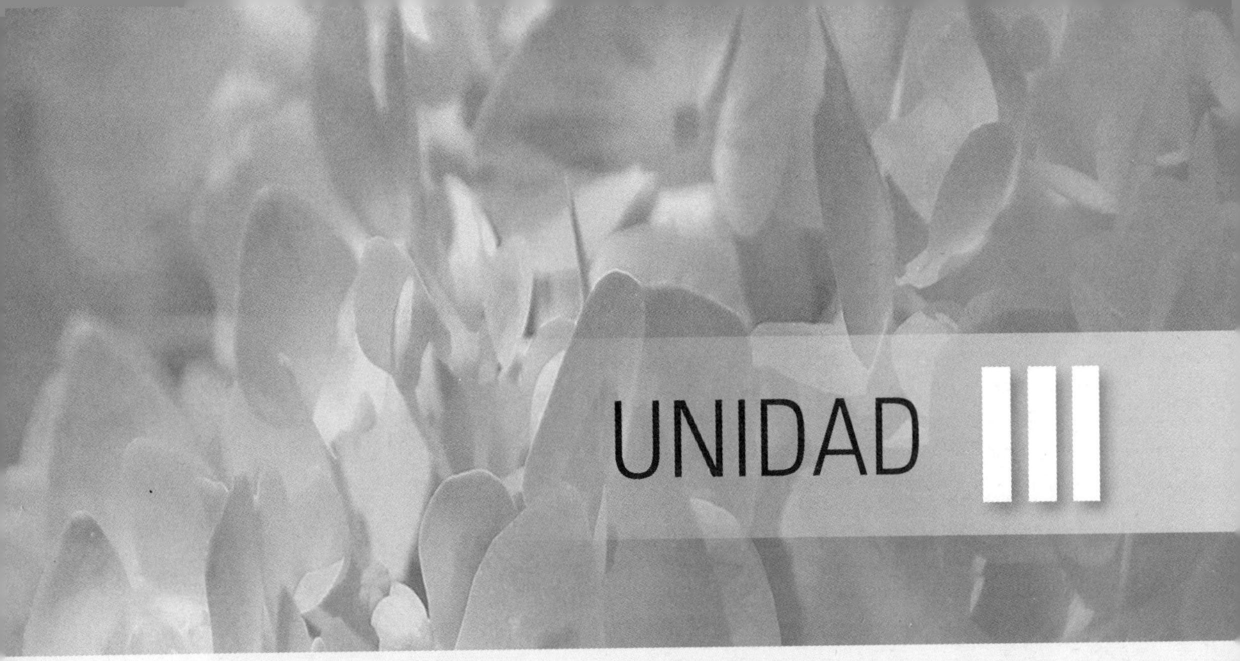

UNIDAD III

RAZONAMIENTO PROFESIONAL EN CONTEXTO

CAPÍTULO **12** Contexto y razonamiento

CAPÍTULO **13** Razonamiento interprofesional

CAPÍTULO **14** Razonamiento clínico en cuidados agudos

CAPÍTULO **15** Cuidados intensivos neonatales

CAPÍTULO **16** Modificaciones en el hogar

CAPÍTULO **17** Práctica escolar

CAPÍTULO **18** Sistemas de educación pública y poblaciones

CAPÍTULO **19** Cuidados paliativos y al final de la vida

CAPÍTULO **20** Detección y evaluación de personas mayores que conducen

CAPÍTULO **21** Salud mental

CAPÍTULO **22** Promoción de la salud para población adulta que vive en la comunidad

CAPÍTULO **23** Supervisión y desarrollo del razonamiento profesional

CAPÍTULO 12

Contexto y razonamiento

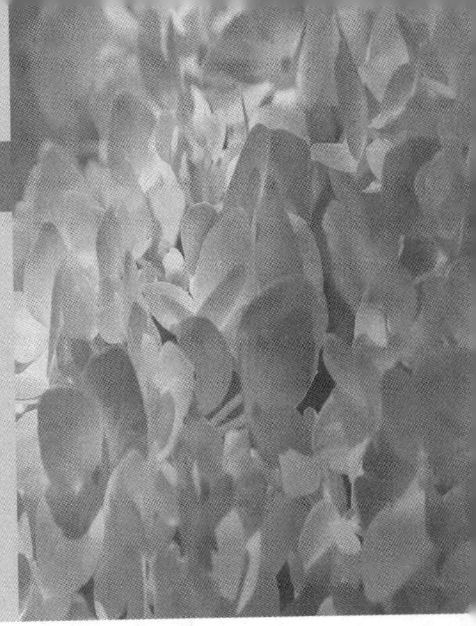

JOHN W. SCHELL Y BARBARA A. BOYT SCHELL

CONTENIDO

Naturaleza del contexto

Rol del contexto en la vida cotidiana

Contexto: Modelo bioecológico de Bronfenbrenner

Cognición situada y visión del contexto

El contexto en el razonamiento profesional

Razonamiento interprofesional

Resumen y avance de los capítulos de la unidad

OBJETIVOS

Después de leer el capítulo, será capaz de:

1. Examinar la influencia del contexto de la práctica en el razonamiento profesional.
2. Explorar las implicaciones de las teorías del contexto para las prácticas de terapia ocupacional.
3. Aplicar el concepto de líneas mentales al razonamiento profesional de terapia ocupacional.

TÉRMINOS CLAVE

Contexto
Comunidades de prácticas
Microsistema
Mesosistema
Exosistema
Macrosistemas
Cronosistemas
Cognición situada
Escenario (*arena*)
Entorno (*setting*)
Pautas mentales

NATURALEZA DEL CONTEXTO

REFLEXIONAR SOBRE EL PENSAMIENTO

Sin contexto, un dato no es más que un punto. Flota en tu cerebro con muchos otros puntos y no significa nada. El conocimiento es información en contexto que conecta los puntos.

—Michael Ventura

Los capítulos de la Unidad III describen diversos entornos o contextos en los que se produce el razonamiento profesional. Cuando empezamos a planificar la 3.ª edición de este libro, nos dimos cuenta de que el razonamiento profesional estaba cobrando vida propia. Para entender los cambios y los nuevos cuerpos de investigación, necesitábamos tener una conversación con colegas de terapia ocupacional y colegas de otros ámbitos de la salud con interés en el tema. Nuestro deseo de conversar se convirtió en una conferencia virtual internacional de dos días patrocinada por nuestras amistades de la Texas Woman's University y Wolters Kluwer Publishing. En muchos sentidos, la conferencia nos abrió los ojos a los numerosos puntos de vista teóricos y culturales y a las prácticas de razonamiento profesional en el campo de la terapia ocupacional. Los resultados de la conferencia desempeñaron un papel importante en la ampliación de esta sección en esta nueva edición. Así, al crear esta unidad, empezamos por invitar de nuevo a las personas que habían contribuido a la última edición del libro y les solicitamos que actualizaran sus capítulos. A continuación, ampliamos la lista a otras personas dedicadas a esta investigación, muchas de las cuales hicieron importantes aportaciones a la conferencia. Para completar nuestras opciones, invitamos a otras personas que sabíamos que eran expertas en un área determinada y que también estaban bien versadas en la literatura sobre razonamiento clínico y profesional. De este proceso surgió un grupo de capítulos que abarcan desde las primeras fases de la vida (cuidados intensivos neonatales) hasta las últimas (cuidados paliativos). Abarcaba entornos médicos, educativos y comunitarios (es decir, cuidados intensivos, modificaciones en el hogar, práctica escolar, conducción y salud mental comunitaria). En esta nueva edición, hemos añadido cuatro nuevos capítulos a esta sección, incluyendo razonamiento interprofesional, razonamiento profesional para sistemas educativos, práctica de salud comunitaria y poblacional, y supervisión y desarrollo del razonamiento profesional. Esperamos que estas nuevas adiciones ilustren el razonamiento profesional que se está produciendo a nivel comunitario, sistémico y poblacional.

En cada capítulo, se explican algunas de las características únicas de su contexto de práctica y, a continuación, se ofrecen ejemplos de razonamiento en esas diversas situaciones. Las autorías que contribuyen a este libro establecen conexiones con una o más teorías relacionadas con el razonamiento profesional. Nuestro objetivo en esta unidad no es solo compartir ejemplos reales de cómo los procesos de razonamiento profesional están integrados en el contexto de la práctica, sino también mostrar cómo las formas generales de ese razonamiento pueden verse a través de contextos y culturas.

Antes de entrar en los distintos capítulos, hemos pensado que sería útil proporcionar algunas bases sobre el contexto y, a continuación, relacionar ese material con la investigación actual sobre el razonamiento profesional y el contexto. Como hemos hecho a lo largo de este texto, nos basamos en teorías de diversas disciplinas, así como en la investigación acerca de la atención sanitaria.

A pesar de que en este libro diferenciamos el razonamiento en «tipos» de entornos, es importante explorar a qué nos referimos cuando utilizamos el término **contexto**. Dohn y cols. (2018) consideran el contexto como un rol desempeñado en numerosos objetos focales, como la educación o la práctica de terapia ocupacional. Este grupo de investigación describe dos características funcionales que se relacionan con contextos de todo tipo. Esas características funcionales son (a) el contexto como un rol suplementario, y (b) el contexto determinado en relación con el objeto focal.

Como rol suplementario, el contexto ayuda a comprender un fenómeno determinado, o el objeto focal. En el caso de la relación relativa con los objetos focales, el contexto puede describirse como una parte contribuyente en función del punto de vista de la persona observadora. Por ejemplo, conceptos como contexto «histórico» o contexto «social» podrían aplicarse en función de cómo se entienda el objeto focal. Considerando cualquiera de las dos funciones, «existe una relación mutuamente constitutiva entre objeto focal y contexto. El contexto determina y es determinado por el objeto» (Dohn y cols., 2018, párrafo 13). Además, Lave (1993) describe el contexto como un contenedor en cuyo interior se encuentra el objeto focal. Dohn y cols. (2018) utilizan una metáfora de cuerda o cable para describir el contexto. En esta forma de pensar, se entretejen muchas hebras contextuales que se combinan e interactúan con el objeto focal.

Tradicionalmente, hemos considerado que contexto significa «entorno, el mundo exterior comunicado a través de nuestros cinco sentidos» (Johnson, 2002, p. 16). Sin embargo, en consonancia con la metáfora de la cuerda, se necesita una definición más profunda al explorar el contexto en relación con el razonamiento profesional. Johnson continúa con su definición:

> *El contexto significa mucho más, sin duda, que acontecimientos situados en un lugar y un tiempo. El contexto también consiste en suposiciones inconscientes que absorbemos al crecer, en convicciones tenazmente arraigadas que adquirimos como por ósmosis de una visión del mundo que moldea discretamente nuestro sentido de la realidad.* (p. 16)

Aunque esta definición explica parcialmente las influencias internas en nuestro pensamiento, también existen puntos de vista externos más amplios que interactúan con el contexto. Creemos que el razonamiento profesional es una interacción entre nuestra cosmovisión profesional interna (consciente y tácita) y nuestras creencias, valores y prácticas culturales más amplias (Lave y Wenger, 1990). Es una interacción dinámica entre cada profesional y las propiedades de una situación de práctica concreta.

En el capítulo 5 (yo, Barbara) profundicé sobre este punto al hablar del Modelo ecológico de razonamiento profesional. Filosóficamente y en la práctica, esta es la razón por la que el razonamiento profesional es, en cierta medida, único o muy influido por los entornos y áreas de práctica que interactúan.

ROL DEL CONTEXTO EN LA VIDA COTIDIANA

Para profundizar en el rol del contexto en nuestras vidas, es importante señalar que incluso un somero vistazo a las perspectivas antropológica, psicológica y sociológica demuestra que el contexto es un tema extremadamente complejo. El contexto es una interacción entre un individuo y entornos reales y realistas. Estos conocimientos tienen implicaciones para la educación y el desarrollo de profesionales. En el capítulo 27 (yo, John) exploré la importancia del pensamiento crítico (razonamiento) y el aprendizaje dentro de contextos reales de práctica.

Las **comunidades de práctica** (CdP) se han convertido en un término popular para describir la intersección de contexto y práctica. Lave y Wenger (1990) identifican tres elementos esenciales de las CdP: (a) dominio, (b) comunidad y (c) práctica. El dominio es la identidad compartida por individuos con intereses comunes y un compromiso con sus objetivos, diferenciándose en competencia de otros miembros. La comunidad es un colectivo que realiza actividades conjuntas y comparte conocimientos, aprendiendo y razonando en conjunto. La práctica incluye a profesionales con un repertorio compartido de razonamientos y acciones, basado en una cultura común, herramientas, historias y formas de resolver problemas.

Describo (yo, John) la CdP como útil, aunque limitada, dado que representa cómo los colectivos de individuos acuerdan funcionar, pero no captura completamente la naturaleza interactiva del contexto para cada individuo. Para una exploración más profunda y personal del contexto, recurrimos a los primeros trabajos de dos pioneros que, aunque con enfoques diferentes, abordan las complejidades del contexto de manera relacionada.

Contexto: Modelo bioecológico de Bronfenbrenner

Bronfenbrenner (1979, 2005) describió un modelo bioecológico del desarrollo humano en el que el entorno ecológico se utiliza como marco para la investigación. Sin embargo, son sus ideas sobre el contexto social las que son relevantes para esta discusión. Su trabajo se basaba en la suposición de que la ecología del entorno es central para la interacción de una persona en desarrollo y un entorno en constante cambio en el que la persona vive y crece (Bronfenbrenner, 1979). Su modelo de desarrollo humano bioecológico consiste en círculos anidados donde, en el centro, una persona reside dentro de un **microsistema** (Bronfenbrenner, 2005).

Desde la infancia, los individuos jóvenes interactúan con elementos de su comunidad en los niveles más personales. La relación de la persona con sus progenitores, la familia extendida, un grupo religioso emergente y las instituciones como la escuela o el centro comunitario forman parte del microsistema. Moviéndose hacia el exterior, el siguiente anillo concéntrico se denomina **mesosistema**. Este nivel representa la interacción de las instituciones incluidas en el microsistema. Por ejemplo, los individuos pueden relacionarse con su escuela y también participar en programas educativos cooperativos en el centro comunitario. También se incluyen las conexiones familiares, pero debemos recordar que cada individuo vivirá las relaciones y los acontecimientos familiares de manera diferente. Con la madurez creciente, estas relaciones del mesosistema se expanden más allá de una estructura familiar temprana.

El **exosistema** consiste en entornos donde los individuos son influenciados por configuraciones externas más amplias sin contacto directo, como las normas y políticas gubernamentales o los contratos como los esquemas de seguros. Aunque estas normas pueden guiar el pago de la atención sanitaria, no existe un contacto directo entre el individuo en proceso de maduración y la creación o institucionalización de estas políticas. Moviéndonos hacia el anillo concéntrico exterior, los **macrosistemas** están formados por expectativas sociales, tradiciones culturales, religión u otras formas de ideología. Por ejemplo, antes de la revolución industrial estadounidense, la mayoría de las personas vivían en granjas en áreas rurales. Estos entornos influían en creencias y estilos de vida muy diferentes a los presentes en la cultura electrónica actual. El tamaño grande de la familia era común hace años, dado que proporcionaba la mano de obra necesaria para trabajar la tierra antes de la mecanización agrícola. La necesidad de largas jornadas laborales es otra parte del ejemplo.

Hoy en día, los macrosistemas están formados por una cultura de electrónica digital y medios sociales. En el exterior de los anillos, los **cronosistemas** están formados por acontecimientos vitales tan significativos que moldean las creencias culturales y, posteriormente, nuestras vidas. Una cantidad significativa de población estadounidense puede recordar los terribles eventos del 6 de enero de 2021, cuando un grupo de manifestantes asaltó el edificio del Capitolio de Estados Unidos, uno de una larga historia compartida de tales acontecimientos históricos. Por ejemplo, mi abuela (de John) nació en 1886. A los 24 años, se enteró del primer vuelo con motor de los hermanos Wright. Vivió la Primera Guerra Mundial, la Gran Depresión, la Segunda Guerra Mundial, la Guerra Fría, la desegregación de las escuelas públicas estadounidenses, la invasión de Bahía de Cochinos, la crisis de los misiles rusos, los asesinatos de John y Robert Kennedy, los viajeros de la libertad, la legislación sobre derechos civiles, el asesinato de Martin Luther King, y vivió para ver a los astronautas en la Luna en 1969. Todos estos acontecimientos, y otros, han marcado la vida de mi abuela y los cronosistemas de su cultura. No hace falta decir que los lectores de otras naciones y culturas tienen otros acontecimientos significativos y cambios culturales que las afectan.

El trabajo de Bronfenbrenner (2005) ilustra una visión ecológica del contexto. Su teoría proporciona un marco teórico plausible que apoya el Modelo ecológico de razonamiento profesional de Schell, ya que comparte los niveles individuales y colectivos de contexto que influyen en cómo las personas terapeutas llevan a cabo su trabajo y cómo las personas atendidas por terapia ocupacional razonan al recibir y responder al tratamiento. Sin embargo, es necesario considerar otras perspectivas sobre el contexto. A continuación, exploramos una visión antropológica publicada por primera vez por Lave (1988).

Cognición situada y visión del contexto

El campo de la **cognición situada** ha surgido a partir de una visión socialmente distribuida de la cognición articulada por la antropóloga social Jean Lave. Lave sostiene que la cognición es un «fenómeno social complejo» (Lave, 1988, p. 1), constituido por un equilibrio entre los sistemas sociales y la experiencia individual. Para ella, la cognición es «un nexo de relaciones entre la mente en funcionamiento y el mundo en el que trabaja» (p. 1). Estas relaciones pueden tender un puente entre el trabajo de nuestra mente y la forma en que una persona experimenta el mundo, es decir, los contextos vitales.

La visión de Lave del contexto se basa en la interfaz de dos elementos que denominamos **«escenario»** (*arena*) y **«entorno»** (*setting*). Los ámbitos pueden considerarse un espacio físico y una compleja interacción de economía, política e ideas organizadas socialmente, externas al individuo, quien tiene poco o ningún control sobre este entorno global. Un ejemplo de escenario podría ser una tienda de comestibles o un mercado. El entorno, por otro lado, es el espacio creado por la actividad de los individuos en su experiencia en ese escenario. Para una madre de un niño pequeño, el entorno de la tienda puede incluir ir a la zona donde se venden pañales, juguetes y artículos para bebés. En cambio, nosotros (Barbara y John) nunca vamos a esa zona, ya que nuestros hijos son personas adultas de mediana edad y sus hijos e hijas están creciendo, algunos casándose y teniendo su propia descendencia. Visitamos la farmacia con regularidad para comprar los medicamentos que necesitamos conforme envejecemos. La interacción entre escenarios y entornos es lo que forma la actividad y el propósito. Las acciones se generan dentro del escenario y también por cómo se experimenta el escenario. Por ejemplo, antes, cuando yo (Barbara) iba a la tienda de bebés, me sentía un poco abrumada por la cantidad de productos y solía tener que llamar a uno de los progenitores del nieto y nieta para los que estaba comprando, para simplemente saber qué comprar. En contraste, tanto John como yo confiamos bastante en nuestra farmacia local como gran asesora cuando la vida nos presenta otro «problema de salud» y tenemos que tomar decisiones informadas sobre medicamentos o suplementos. A medida que las personas acumulan experiencias, los entornos cambian, y en consecuencia, a medida que se producen cambios en el entorno, también se reconfiguran sus actividades.

Consideremos un ejemplo de estudiantes de terapia ocupacional que aprenden sobre sus clientes y el proceso terapéutico en un entorno de prácticas de campo. Algunos/as estudiantes pueden llegar a un entorno, por ejemplo, de salud mental comunitaria, con una sensación de familiaridad si tienen un miembro de la familia que haya experimentado un problema importante, como una adicción química. Pueden sintonizar rápidamente con las conductas de la clientela, así como con su propia posición en relación con las puertas, mesas y equipos para evitar riesgos innecesarios. Otra parte del alumnado, totalmente nuevo en la situación, puede que ni siquiera sepa fijarse en aspectos clave del entorno o en las conductas de la clientela. En los capítulos siguientes de esta unidad, se presentan ejemplos de casos prácticos de cómo diferentes terapeutas o estudiantes de terapia ocupacional y sus pacientes respondieron y se comportaron en una variedad de contextos a la luz de sus experiencias previas e interpretaciones del contexto.

El contexto es de vital importancia porque permite comprender las relaciones entre quienes actúan, los artefactos necesarios para completar la tarea y la estructura social de este encuentro. Las personas participantes se involucran con el escenario e improvisan según su interpretación de los numerosos elementos de este (Lave, 1988). Algo tan simple como la temperatura de la habitación puede ser un componente reactivo para un/a neonato/a en el escenario de la unidad de cuidados intensivos. Si un edificio es demasiado cálido o frío, los aspectos del escenario pueden cambiar. Los individuos en el ambiente físico pueden reaccionar a esta condición de formas muy diferentes dependiendo de sus experiencias corporales en el escenario. Por supuesto, la situación se complica mucho más allá de la temperatura: esta es solo una de las cientos de condiciones y relaciones que coexisten en un espacio. Las estructuras sociales, la historia de la institución y las cuestiones de clase, raza, género o estatus económico son solo algunas de las cuestiones que pueden influir en el escenario de improvisación de una persona participante (estudiante) dentro de un escenario. Cada persona crea su propio escenario en función de sus experiencias y expectativas.

Bronfenbrenner (1979, 2005) y Lave (1988) tienen ideas similares sobre el contexto multicapa, pero cada uno explora la idea de contexto de forma diferente y por motivos distintos. La investigación de Bronfenbrenner ilustra el desarrollo humano a través de niveles interactivos de contexto, lo cual es más coherente con la metáfora de Dohn (2018) de una cuerda trenzada. Lave, por otro lado, adopta una visión antropológica de cómo el contexto influye en la participación en escenarios y entornos similares a contenedores. Aunque son perspectivas diferentes, cada una aporta una visión importante de la naturaleza social del desarrollo, el pensamiento y el razonamiento. Teniendo en cuenta estos dos puntos de vista sobre la naturaleza del contexto, podemos observar que los entornos son una parte extremadamente compleja e importante del razonamiento profesional.

EL CONTEXTO EN EL RAZONAMIENTO PROFESIONAL

Los grupos de investigación que estudian el razonamiento profesional sacan a la superficie de forma rutinaria el rol que desempeña el contexto de la práctica en el proceso de razonamiento. Es un componente fuerte del Modelo ecológico de razonamiento profesional de Schell (*v.* cap. 5) y es destacado por otros como Higgs y cols. (2019), quienes escriben sobre cómo el equipo, así como el sistema local y el lugar de trabajo, influyen y son el foco del razonamiento de las profesiones de la salud.

En uno de los primeros estudios sobre razonamiento clínico en terapia ocupacional, Rogers y Masagatani (1982) observaron que la comunidad de terapeutas procedente de un entorno médico se centraba mucho en el diagnóstico y que esa información, junto con su preocupación por establecer una buena relación con sus pacientes, servía de base para su razonamiento sobre las actividades terapéuticas. Además, cuando el diagnóstico no era claro, seguían los procedimientos estándar de evaluación basados en el origen de la derivación (es decir, unidad de neurología frente a unidad ortopédica). Esto quizá no resulte sorprendente si se tiene en cuenta que los entornos médicos están muy organizados en torno al diagnóstico médico, al igual que los protocolos de tratamiento dentro de lo que suele denominarse modelo médico. Más de 20 años después, Unsworth comentó la influencia que tenía el contexto en la atención centrada en la persona/cliente en su estudio de 13 terapeutas en un centro de rehabilitación médica (Unsworth, 2004). Señaló que «la capacidad del personal terapéutico para razonar de manera interactiva parecía ser la clave del grado en que se centraban en la clientela en su práctica, *al igual que una cultura de práctica departamental que engendraba una práctica centrada en la persona/cliente,* parecía promover el razonamiento interactivo en terapeutas» (Unsworth, 2004, p. 15, cursiva añadida). Este fenómeno, donde los entornos y las comunidades de práctica, junto con la experiencia profesional, influyen de manera significativa en el razonamiento profesional, ha sido estudiado en medicina y, más recientemente, en otras profesiones. Este estudio ha dado lugar a un concepto denominado **pautas mentales** (Gabbay y le May, 2004). Véase el capítulo 24 para un análisis más amplio de este concepto.

Razonamiento interprofesional

Otro aspecto valioso del contexto en relación con el razonamiento profesional es el reconocimiento de que muchos de los problemas relacionados con la salud y el bienestar requieren los conocimientos y habilidades de profesionales de distintas disciplinas para lograr los mejores resultados. Aunque la idea del trabajo en equipo no es nueva, en las últimas décadas ha aumentado la comprensión de la importancia de las actividades interprofesionales. Una consecuencia de ello ha sido la mayor atención prestada a los procesos de razonamiento propios de las distintas profesiones, así como a la superposición de enfoques. Debido a esta importante área, decidimos que antes de entrar en los capítulos que abordan el razonamiento en entornos específicos, sería útil apreciar los conocimientos actuales sobre el razonamiento interprofesional, que se ofrecen en el capítulo 13.

RESUMEN Y AVANCE DE LOS CAPÍTULOS DE LA UNIDAD

En este capítulo, repasamos definiciones y perspectivas sobre el contexto como preludio al examen de cómo el razonamiento profesional está integrado en el contexto en el que se produce. Se revisó el modelo bioecológico de Bronfenbrenner (1979, 2005) con una apreciación del contexto que abarca desde los microsistemas de las personas cercanas y queridas hasta los macrosistemas, que representan el entorno cultural más amplio de nuestras vidas, y los cronosistemas, que captan los acontecimientos y actividades generacionales que dan forma a nuestras visiones fundacionales de la vida. También examinamos los conceptos de Lave sobre la cognición situada, que refleja una visión de la cognición totalmente integrada en el contexto. Las comunidades de práctica son importantes fenómenos sociológicos que afectan el proceso de razonamiento profesional. Concluimos con un análisis sobre cómo el contexto influye en el razonamiento profesional.

Los 12 capítulos de esta unidad abordan una variedad de contextos de práctica, tales como el razonamiento interprofesional, los cuidados intensivos neonatales, las modificaciones en el hogar, la práctica en la escuela, los cuidados paliativos, la conducción, la salud mental, las escuelas, los sistemas educativos, la atención sanitaria comunitaria y poblacional, y el razonamiento para la supervisión y el desarrollo profesional. Al leer estos capítulos, preste atención a la influencia de los distintos contextos. Observe la interacción de teorías e ideas entre los miembros del equipo. Explore las similitudes y diferencias entre profesionales dentro de los casos y a lo largo de los capítulos.

Actividad formativa 12-1

Actividad de aprendizaje: comparación y contraste de contextos.

Propósito: analizar las diferencias entre contextos de práctica seleccionados y observar el impacto en el razonamiento profesional.

Conexiones con constructos importantes: esta actividad es un enfoque inicial para sensibilizar al alumnado con los elementos del contexto de la práctica, que es un componente clave del Modelo ecológico de razonamiento profesional.

Indicaciones para estudiantes:

1. Seleccione tres capítulos de esta unidad para estudiarlos.
2. Analice cada capítulo utilizando la sección «contexto» del *Modelo ecológico de razonamiento profesional. Cuadro de análisis de casos* que se proporciona al final del capítulo 5, o descargue la versión electrónica en thePoint.

En un grupo pequeño o en un debate en clase grande, compare y contraste las características contextuales de ese contexto y discuta las posibles implicaciones para el razonamiento profesional en ese entorno.

Puede encontrar actividades formativas adicionales para este capítulo en thePoint.

REFERENCIAS BIBLIOGRÁFICAS

Bronfenbrenner, U. (1979). *The ecology of human development: Experiments by nature and design* (pp. 1–348). Harvard University Press.

Bronfenbrenner, U. (2005). *Making human beings human: Biological perspectives on human development.* Sage.

Dohn, N. B., Hansen, S. B., & Klausen, S. H. (2018). On the concept of context. *Education Sciences, 8*(3), 111. https://doi.org/10.3390/educsci8030111

Gabbay, J., & le May, A. (2004). Evidence based guidelines or collectively constructed "mindlines?" Ethnographic study of knowledge management in primary care. *British Medical Journal, 329,* 1013–1017. https://doi.org/10.1136/bmj.329.7473.1013

Higgs, J., Jensen, G. M., Loftus, S., & Christensen, N. (2019). *Clinical reasoning in the health professions* (4th ed.). Elsevier.

Johnson, E. B. (2002). *Contextual teaching and learning: What it is and why it is here to stay.* Corwin Press.

Lave, J. (1988). *Cognition in practice: Mind, mathematics, and culture in everyday life.* Cambridge University Press.

Lave, J. (1993). The practice of learning. In J. Lave & S. Chaiklin (Eds.), *Understanding practice: Perspectives on activity and context* (pp. 3–32). Cambridge University Press.

Lave, J., & Wenger, E. (1990). *Situated learning: Legitimate peripheral participation.* Cambridge University Press.

Rogers, J. C., & Masagatani, G. (1982). Clinical reasoning of occupational therapists during initial assessment of physically disabled patients. *Occupational Therapy Journal of Research, 2,* 195–219. https://doi.org/10.1177/153944928200200401

Unsworth, C. A. (2004). How do pragmatic reasoning, worldview and client-centredness fit? *British Journal of Occupational Therapy, 67*(1), 10–19. https://doi.org/10.1177/030802260406700103

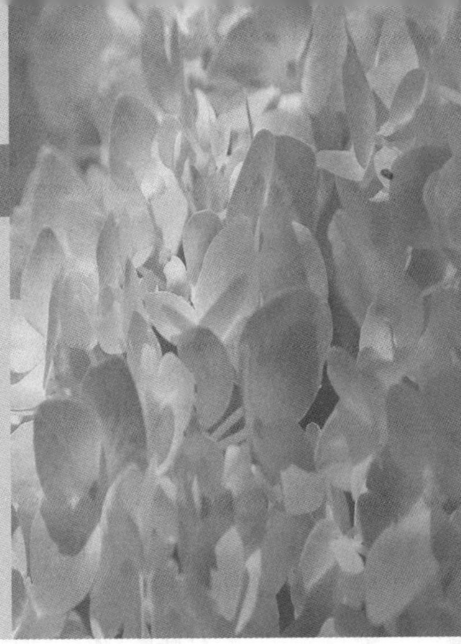

CAPÍTULO 13

Razonamiento interprofesional

CORTNI KRUSEMARK Y SOREN GRIEVE

CONTENIDO

Perspectiva histórica de la práctica interprofesional

Competencias básicas de la práctica colaborativa interprofesional

Razonamiento profesional en un equipo interprofesional utilizando el modelo ecológico

Centrado en la persona/cliente

Equipo interprofesional

Contexto de la práctica

Puesta en común

Resumen

OBJETIVOS

Después de leer este capítulo, será capaz de:

1. Identificar la historia de la práctica interprofesional y por qué los equipos interdisciplinarios son vitales para la práctica colaborativa interprofesional.
2. Aplicar el Modelo ecológico de razonamiento profesional a un modelo de práctica interprofesional centrado en la persona/cliente.
3. Discutir el razonamiento clínico y profesional interprofesional en múltiples contextos de práctica y a lo largo de la atención continuada a clientes en particular.
4. Reflexionar y aplicar conceptos de razonamiento interprofesional a un estudio de caso a través de una conferencia de atención interprofesional.

TÉRMINOS CLAVE

Práctica interprofesional
Atención en equipo
Atención colaborativa
Atención coordinada

A TENER EN CUENTA

La comunicación eficaz en equipo y el conocimiento de las diferencias en los procesos específicos de razonamiento ayudan a los miembros del equipo a mantenerse al corriente de las ideas de otras personas, mejoran su eficacia y contribuyen a mejorar la colaboración interprofesional.

—(Blondon y cols., 2017, p. 336)

PERSPECTIVA HISTÓRICA DE LA PRÁCTICA INTERPROFESIONAL

La práctica colaborativa interprofesional (PCIP) se produce «cuando múltiples personas trabajadoras sanitarias de diferentes ámbitos profesionales colaboran con pacientes, familias, [personas cuidadores] y comunidades para prestar una atención de la máxima calidad» (Organización Mundial de la Salud [OMS], 2010). Ya en la década de 1950, se reconoció que una sola persona proveedora no podía saber todo lo necesario para una atención óptima y que la PCIP era un requisito para obtener buenos resultados (Noureddine y cols., 2022). En 2000, 2001 y 2003, el Institute of Medicine publicó informes en los que se establecía que el trabajo en equipo eficaz en la asistencia sanitaria era esencial para que la atención estuviera centrada en la persona/cliente y fuera eficiente, equitativa, oportuna y segura (Noureddine y cols., 2022). Véanse las definiciones de práctica interprofesional en la tabla 13-1.

En 2010 se produjeron dos avances en la causa de la educación interprofesional (EIP) y la PCIC. El primero fue la publicación por parte de la OMS del *Marco de acción para la educación interprofesional y la práctica colaborativa*, un análisis del estado de la colaboración

TABLA 13-1 Definiciones

TÉRMINO	DEFINICIÓN
Práctica colaborativa interprofesional	«Cuando múltiples personas trabajadoras sanitarias de distintos ámbitos profesionales colaboran con pacientes, familias, [personas cuidadoras] y comunidades para prestar una atención de la máxima calidad» (OMS, 2010, p. 7)
Educación interprofesional	«Cuando estudiantes de dos o más profesiones aprenden sobre, de y con otras personas para permitir una colaboración eficaz y mejorar los resultados sanitarios» (OMS, 2010, p. 7)
Trabajo en equipo interprofesional	«Los niveles de cooperación, coordinación y colaboración que caracterizan las relaciones entre profesiones en la prestación de una atención centrada en pacientes» (IPEC, 2016, p. 8)
Atención interprofesional en equipo	«Atención prestada por grupos de trabajo creados intencionadamente [...] en la atención sanitaria que [...] tienen una identidad colectiva y una responsabilidad compartida sobre una persona paciente o grupo de pacientes (p. ej., equipo de respuesta rápida, equipo de cuidados paliativos, equipo de quirófano)» (IPEC, 2016, p. 8)

Fuente: adaptada de Health Professions Accreditors Collaborative. (2019). *Guidance on developing quality interprofessional education for the health professions.* https://healthprofessionsaccreditors.org/wp-content/uploads/2019/02/HPACGuidance 02-01-19.pdf.

interprofesional en todo el mundo y un recurso de estrategias para implantar la PCIP de acuerdo con las necesidades y los sistemas locales (OMS, 2010). En segundo lugar, la *Ley de asistencia sanitaria asequible* (*Affordable Care Act*) de Estados Unidos incluyó disposiciones para la asistencia sanitaria coordinada y centrada en la persona/cliente proporcionada por equipos sanitarios.

A TENER EN CUENTA

Para ofrecer una atención de calidad y costo-efectiva, las personas profesionales sanitarias deben estar mejor preparadas para dirigir y colaborar en equipos interprofesionales.

—(Health Professions Accreditors Collaborative [HPAC], 2019, p. 7)

Competencias básicas de la práctica colaborativa interprofesional

En 2011, la Interprofessional Education Collaborative (IPEC) publicó sus *Competencias básicas para la práctica colaborativa interprofesional* (*Core Competencies for Interprofessional Collaborative Practice*), con revisiones publicadas en 2016. En esta publicación y en la revisión posterior, la colaboración interprofesional se considera un dominio global orientado a las comunidades y poblaciones y centrado en pacientes y sus familias (IPEC, 2016). Véase la tabla 13-2 para las cuatro competencias básicas en este ámbito.

La PCIC se ha identificado como un ingrediente necesario para lograr el objetivo cuádruple de mejorar la experiencia de pacientes, mejorar la salud de la población, reducir los costes sanitarios per cápita y mejorar la satisfacción laboral de proveedores/as y personal

TABLA 13-2 Competencias básicas

Competencia 1: valores/ética para la práctica interprofesional	Trabajar con personas de otras profesiones para mantener un clima de respeto mutuo y valores compartidos
Competencia 2: roles/ responsabilidades	Utilizar los conocimientos del propio rol y los de otras profesiones para evaluar y abordar de manera adecuada las necesidades sanitarias de pacientes y para promover y fomentar la salud de poblaciones
Competencia 3: comunicación interprofesional	Comunicarse con pacientes, familias, comunidades y profesionales de la salud y de otros campos de una manera receptiva y responsable que apoye un enfoque de equipo para la promoción y el mantenimiento de la salud y la prevención y el tratamiento de las enfermedades
Competencia 4: equipos y trabajo en equipo	Aplicar los valores de creación de relaciones y los principios de la dinámica de equipo para desempeñarse eficazmente en diferentes roles de equipo a fin de planificar, prestar y evaluar programas y políticas de atención centrada en pacientes/población y de salud de la población que sean seguros, oportunos, eficientes, eficaces y equitativos

Fuente: basada en Interprofessional Education Collaborative. (2016). *Core competencies for interprofessional collaborative practice: 2016 update* (p. 10). https://ipec.memberclicks.net/assets/2016-Update.pdf.

sanitario, al tiempo que se reduce el agotamiento (Bodenheimer y Sinsky, 2014; Cox y cols., 2017). Se ha aceptado ampliamente que la PCIC debe ser el estándar de atención en todos los entornos médicos (atención aguda, atención primaria, medicina preventiva y salud comunitaria) para obtener mejores resultados de salud, disminuir la mortalidad de las personas atendidas y reducir los costes (Health Professions Accreditors Collaborative [HPAC], 2019; Noureddine y cols., 2022).

La PCIP puede lograrse mediante el *trabajo en equipo*, la *colaboración* o la *atención coordinada*. La **atención basada en el trabajo en equipo** se produce cuando los miembros de un equipo comparten una identidad, unos objetivos y la responsabilidad de los resultados. Estos miembros son interdependientes y todos son necesarios para el éxito. Los equipos tienen una membresía estable y definida y tienen la autoridad para actuar y tomar decisiones en nombre de todos los miembros (Wamsley, 2016). Los cinco principios de los equipos en la atención sanitaria incluyen objetivos compartidos, roles claros, confianza mutua, comunicación eficaz y procesos y resultados mensurables (Mitchell y cols., 2012). Los valores individuales necesarios para ser un miembro influyente de un equipo de alto funcionamiento son la honestidad, la disciplina, la creatividad, la humildad y la curiosidad (Mitchell y cols., 2012). Un ejemplo de equipo en la atención sanitaria sería un equipo de respuesta rápida en un hospital o un equipo de atención en una institución de cuidados paliativos.

En la **atención colaborativa**, la identidad compartida como equipo no es tan importante, aunque los individuos comparten la responsabilidad y los objetivos y tienen cierta interdependencia. Los roles y tareas de las personas participantes pueden estar menos definidas que en un equipo especializado, con menos conexión entre las personas (Wamsley, 2016). Un ejemplo de colaboración en la atención sanitaria podría ser un equipo multidisciplinar que atiende a pacientes de medicina general en una unidad hospitalaria. Los miembros del equipo colaborador variarán en función de las necesidades de las personas a las que se atiende y podrían incluir a un miembro de distintos servicios profesionales: médico, enfermería, terapia respiratoria, trabajo social, nutrición, fisioterapia, terapia ocupacional o logopedia, entre otros.

La **atención coordinada** requiere la menor interdependencia entre las personas cuidadoras. Aunque existe cierta responsabilidad compartida por los resultados, los miembros trabajan con pacientes en prácticas paralelas, pero independientes (Wamsley, 2016). Un ejemplo de atención coordinada es una consulta de medicina deportiva en la que personal médico y terapéutico trabajan de forma independiente y se comunican cuando es necesario.

Aunque las competencias básicas de la PCIP ayudan a definir y dar forma a los marcos educativos rectores y a las acciones de los equipos interprofesionales, la práctica colaborativa es mucho más que las competencias básicas. Véase el cuadro 13-1 para recursos útiles. Además, el Modelo ecológico de razonamiento profesional (Schell, 2018 y *v.* cap. 5) describe un enfoque que ayuda a ilustrar el espíritu de la práctica interprofesional.

CUADRO 13-1 RECURSOS PARA LA PRÁCTICA COLABORATIVA INTERPROFESIONAL

Recursos:

Curso de la University of California San Francisco: «Collaboration and Communication in Healthcare: Principles of Interprofessional Practice»: https://www.youtube.com/channel/UCjsbTqos6SDEpL9Oi_28xZQ/videos?app=desktop

Interprofessional Education Collaborative: https://www.ipecollaborative.org/

National Center for Interprofessional Practice and Education: https://nexusipe.org/

Health Professions Accreditors Collaborative: https://healthprofessionsaccreditors.org/

RAZONAMIENTO PROFESIONAL EN UN EQUIPO INTERPROFESIONAL UTILIZANDO EL MODELO ECOLÓGICO

El Modelo ecológico de razonamiento profesional (MERP) proporciona un modelo fundacional, pero fluido, el cual puede utilizarse para describir y comprender los constructos del razonamiento profesional en la práctica interprofesional (*v.* cap. 5). Cuando se aplica a la **práctica interprofesional**, el modelo amplía el supuesto general original de «terapeuta, cliente y factores contextuales» (Schell, 2018, p. 28) para incluir la interacción de los factores dinámicos y las acciones corporeizadas (encarnadas) de múltiples miembros del equipo sanitario (fig. 13-1). Las adaptaciones a los supuestos adicionales se aplican considerando la práctica interprofesional como:

1. Un proceso construido conjuntamente entre todos los miembros del equipo con la clientela y sus dimensiones contextuales en el centro de atención.

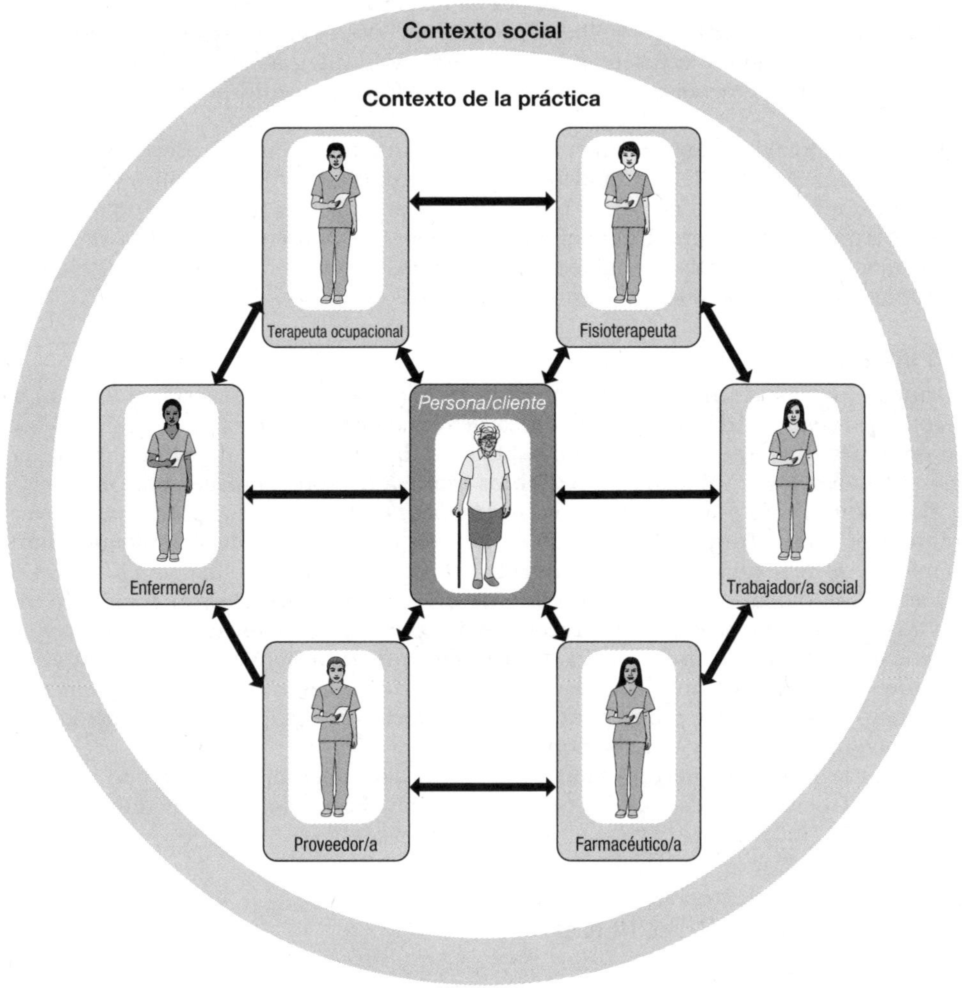

FIGURA 13-1 Modelo ecológico interprofesional de razonamiento profesional. Las diferentes ópticas de cada individuo representadas en el Modelo ecológico interprofesional de razonamiento profesional se alinean con el Modelo ecológico de razonamiento profesional original descrito en los capítulos 1 y 5. Cada cliente se presenta con sus ópticas personal y de cliente, mientras que cada miembro del equipo se presenta con sus ópticas personal y profesional. Los factores contextuales consideran el contexto personal de cada miembro, incluyendo su confianza en sus propios conocimientos y habilidades, así como el contexto de la práctica y el contexto social.

2. Tener prácticas de razonamiento profesional similares y diferentes, influidas por factores personales y profesionales conocidos y desconocidos.
3. Lograr resultados de calidad a través de interacciones saludables entre miembros del equipo, cliente y práctica contextual.

Comprender y aplicar la dinámica del MERP en un contexto interprofesional puede ayudar a los miembros del equipo a practicar de forma respetuosa y colaborativa. Un equipo sano puede respaldar el objetivo cuádruple, lo que se traduce en una atención integral centrada en la persona/cliente y en la obtención de resultados de calidad.

Centrado en la persona/cliente

Situar a la clientela en el centro del equipo interprofesional hace que la atención sanitaria pase de un modelo tradicional dirigido por quien brinda atención a un modelo que empodera a la clientela a través de las relaciones y los objetivos dirigidos por la clientela (Bokhour y cols., 2018). El MERP presenta un marco centrado en la persona/cliente que hace hincapié en el mayor acceso de la clientela a cualquiera de las personas proveedoras del equipo interprofesional. El aumento de la accesibilidad promueve el desarrollo de relaciones terapéuticas de confianza que permiten la defensa de la clientela y la integración natural de sus preferencias, necesidades, creencias y experiencias en el razonamiento profesional de quienes brindan atención.

Con la tendencia de la asistencia sanitaria hacia una atención más preventiva, los equipos trabajan no solo con clientes individuales, sino también con poblaciones (OMS, 2008). La atención centrada en las personas presenta otra perspectiva para tener en cuenta. Los equipos interprofesionales que trabajan en la atención basada en la población deben tener cuidado de no generalizar, sino considerar cómo todos los miembros de una población aportan historias similares, pero diferentes, a su práctica.

Equipo interprofesional

El enfoque para prestar una atención centrada en la persona/cliente varía en función de la orientación teórica y la investigación práctica de que disponga cada profesional del equipo. Varios enfoques diferentes, a veces contrapuestos, que se observan habitualmente en la atención sanitaria hacen hincapié en pacientes frente a personas proveedoras, en pacientes como diagnósticos frente a pacientes como personas, o en pacientes y personas proveedores frente a sistemas (Tanenbaum, 2015). La falta de comprensión de los enfoques teóricos de los miembros del equipo y del razonamiento específico de la disciplina crea barreras para una práctica saludable y colaborativa dentro de un equipo. El MERP proporciona un medio para ayudar a distintas profesiones a reconocer las diferencias teóricas en su práctica y entender cómo las diferencias influyen en su razonamiento profesional. La mejor comprensión de los enfoques teóricos, junto con la variedad de pensamientos, puede complementar el razonamiento colaborativo y profesional de los miembros del equipo en la prestación de una atención integral y centrada en la persona/cliente.

Para que la práctica interprofesional sea eficaz, los miembros del equipo tienen que verse unos a otros como personas, no como disciplinas. Para ello, los individuos deben pri-

REFLEXIONAR SOBRE EL PENSAMIENTO

El equipo de alto rendimiento es ahora ampliamente reconocido como una herramienta esencial para construir un sistema de prestación de asistencia sanitaria más centrado en pacientes, coordinado y eficaz.

—(Mitchell y cols., 2012, p. 3)

mero estar dispuestos a reflexionar sobre «quiénes son» individualmente, aparte de su «identidad profesional» (Flood y cols., 2021, p. 1). El MERP guía a cada miembro del equipo para que reflexione sobre sus intereses y experiencias personales y sobre cómo estos conforman su óptica profesional para razonar.

El autoconocimiento sienta las bases para un diálogo genuino e informal de persona a persona con colegas y la oportunidad de encontrar puntos en común a través de la comprensión mutua de las historias. A partir de esto, los sentimientos de confianza y respeto fortalecen las relaciones entre los miembros de su comunidad de práctica a medida que todos estos miembros trabajan hacia objetivos que ya no se centran en la profesión, sino en la clientela (Flood y cols., 2019).

Un ejemplo es cuando yo (Cortni) trabajaba en un centro de rehabilitación neurológica subaguda. Me acababa de licenciar y estaba justo introduciéndome en un entorno de rehabilitación que valoraba mucho la práctica interprofesional. Nuestro equipo interprofesional recibió la derivación de un nuevo cliente, Brian, un hombre divorciado de 65 años que había sufrido una lesión medular en las vértebras C5-6. Cuando conocí a Brian, lo percibí como un individuo distante y arrogante que no estaba dispuesto a compartir mucho sobre su historia personal. Trabajar con Brian me enseñó la importancia del diálogo y de encontrar puntos en común con él y con el equipo interprofesional.

Encontrar puntos en común con Brian no siempre se daba durante las visitas terapéuticas programadas. En el contexto del entorno, las oportunidades terapéuticas se daban a lo largo de la rutina diaria y nocturna del cliente. Así, tuve el privilegio de compartir conversaciones con Brian mientras comíamos juntos y, tras enterarme de que le encantaban los perros *golden retriever*, llevé al mío al campus para que se divirtiera. Nuestras conversaciones pasaron a ser historias que fomentaron el entendimiento mutuo. A lo largo de 6 meses, el equipo también maduró en su comprensión de Brian, y su relación con todo el equipo creció. El intercambio de historias influyó en la capacidad del equipo para crear y aplicar un plan de atención centrado en el cliente con objetivos significativos. Tras el alta, Brian volvía con frecuencia a visitarnos con un interés genuino en mantener estos vínculos relacionales.

Mi participación en el equipo de Brian se vio obstaculizada por mis propios sentimientos de actitud defensiva hacia los dos terapeutas de habilidades para la vida y recreativo. Me habían condicionado a creer que hacían «mi trabajo». Por ejemplo, el especialista en habilidades para la vida colaboró con Brian en la creación de presupuestos mensuales realistas y en la práctica de ir a hacer la compra. Además, el terapeuta recreativo trabajó con Brian para explorar intereses de ocio saludables en los que pudiera participar desde su silla de ruedas. Compartimos anécdotas en charlas informales y amistosas, y descubrí puntos en común con estos miembros del equipo. A medida que transcurrieron nuestros intercambios, recuerdo que bajé la guardia y me sentí más cómoda. Empecé a hacer preguntas sobre los roles de cada uno y aprendí cómo podíamos colaborar para complementar los objetivos del equipo. Colaboré con Brian y el especialista en habilidades para la vida en la resolución de problemas de transporte accesible en silla de ruedas para mejorar la movilidad independiente en la comunidad. También colaboré con el terapeuta recreativo ayudando a conseguir equipos de adaptación para que Brian pudiera jugar al billar y a las cartas con un grupo de amistades. Gracias al razonamiento colaborativo, nuestro equipo pudo ayudar a Brian a conseguir mucho más.

En la comunidad interprofesional, los miembros del equipo pueden valorar el significado de construir relaciones y experimentar cómo estas relaciones ayudan a ampliar su razonamiento profesional. Una revisión de la bibliografía ilustra cómo, debido a diversas circunstancias, personal proveedor y equipos asistenciales rara vez acceden a la evidencia de forma frecuente e independiente (Gabbay y Le May, 2016; Lander y Balka, 2019; Wieringa y cols., 2018; Wieringa y Greenhalgh, 2015). En cambio, se utilizan la comunidades clínicas para formar líneas mentales, como se introduce en el capítulo 12. La práctica interprofesional crea una cultura organizativa de conocimiento compartido en la que los límites de las profesiones no constriñen a quienes brindan atención. En cambio, su razonamiento profesional se enriquece con el pensamiento y la experiencia de otros miembros del equipo y sus respectivas disciplinas (Gabbay y Le May, 2016).

Contexto de la práctica

Es fundamental discutir cómo el contexto da forma al razonamiento profesional en la práctica interprofesional. El MERP ayuda a conceptualizar los contextos sociales, prácticos y personales que influyen en la resolución de problemas interprofesionales y en el trabajo en equipo (Carrier y cols., 2020).

Dentro del contexto social, la cultura moldea y da forma al razonamiento profesional de una comunidad de práctica. Una práctica interprofesional significativa debe reflejar la cultura de la persona o población atendida (Malkawi y cols., 2020). Cuando un equipo interprofesional trabaja con una persona de una cultura diferente, el MERP guía a los miembros del equipo para que reflexionen sobre los orígenes de sus conocimientos aprendidos y reconozcan cómo sus estrategias de evaluación y tratamiento pueden o no satisfacer las necesidades culturales del cliente. Del mismo modo, este modelo orienta la consideración de si el lenguaje utilizado es transmisible entre disciplinas y culturas.

Dentro del contexto de la práctica, el razonamiento profesional del equipo interprofesional se ve influido por múltiples dimensiones, como la ubicación y el entorno de la práctica. Por ejemplo, el tipo y nivel de razonamiento profesional de un equipo en una zona rural desatendida con acceso limitado a recursos puede ser muy diferente del de un equipo que ejerce en una zona urbana, donde los recursos son más accesibles. Además, considerando las normas culturales de las distintas regiones, la colaboración con los miembros de un equipo en la región del Medio Oeste de Estados Unidos puede parecer y sentirse muy diferente de la colaboración con los miembros de un equipo en la costa este u oeste.

El entorno institucional es la segunda dimensión del contexto de la práctica que influye en el razonamiento para la práctica interprofesional. Según Carrier y cols. (2020), quienes brindan atención tienen en cuenta limitaciones como las directrices legales, normativas y de reembolso al formar su representación mental de la situación de sus clientes y al elegir posibles soluciones. El entorno institucional afecta los procesos organizativos que guían la presencia y la coherencia de los equipos interprofesionales, el ritmo del entorno y los objetivos de cada cliente.

Los equipos interprofesionales que trabajan juntos con regularidad desarrollan relaciones entre sí, lo que mejora su conocimiento de las áreas de especialización de cada uno y aumenta la coordinación de sus acciones, lo que se traduce en una atención de mayor calidad. Los equipos que trabajan en entornos de ritmo más lento se benefician de más tiempo para reflexionar y colaborar, lo que resulta en una mejora del razonamiento profesional y el perfeccionamiento de las líneas mentales. Por ejemplo, los equipos interprofesionales de cuidados intensivos se centran en ayudar a sus pacientes a estar más estables desde el punto de vista médico para recibir el alta, mientras que en un entorno de atención domiciliaria, los objetivos del equipo suelen estar más orientados a ayudarles a vivir de forma segura e independiente en sus hogares. Dependiendo del objetivo, el equipo utiliza las formas más apropiadas de razonamiento profesional para proporcionar una atención de calidad a la clientela en su entorno. Por ejemplo, un equipo asistencial en un centro de cuidados agudos puede emplear un razonamiento más científico y procedimental para ayudar a controlar el dolor y la movilidad funcional de una persona a la que se acaba de realizar un reemplazo total de cadera. En contraste, un equipo asistencial en un centro de enfermería especializada puede emplear un razonamiento más narrativo y pragmático para coordinar una evaluación de la seguridad en el hogar para la misma persona cuando esta sea dada de alta (Lam Wai Shun y cols., 2021; Wainwright y McGinnis, 2009).

El MERP destaca el contexto personal del equipo interprofesional, y demuestra cómo todos los miembros, consciente o inconscientemente, utilizan su propia óptica personal para guiar su razonamiento profesional. Esto incluye la visión personal que cada miembro del equipo tiene de sí mismo y su nivel de confianza a la hora de utilizar su formación profesional y las experiencias vividas para contribuir al equipo (Unsworth, 2001). Por ejemplo, alguien que acaba de graduarse o licenciarse podría pensar que no puede contribuir al equipo tanto como su colega con experiencia. Por el contrario, la persona con experiencia puede pensar que el equipo se beneficiaría si quien se acaba de graduar compartiera más de sus conocimientos prácticos actualizados. El contexto personal configura la práctica interprofesional a medida que individuos y colegas aprenden a apreciar y comprender los roles y responsabilidades de cada persona como miembro del equipo (Flood y cols., 2021).

Reflexión

Teniendo en cuenta el desarrollo del razonamiento profesional y las líneas mentales cuando se trabaja con otras personas en un equipo interprofesional, ¿cómo podría influir en el razonamiento profesional la colaboración de los miembros del equipo a través del contexto de la telesalud o los medios sociales?

A TENER EN CUENTA

Mi práctica en comunidades nativas americanas

Durante más de 10 años, yo (Cortni) trabajé con individuos y grupos prestando servicios de terapia ocupacional en numerosas comunidades rurales de comunidades nativas americanas. La práctica en estas comunidades me ha cambiado en lo más profundo de mi ser. Los contextos dinámicos e interprofesionales de la práctica me han brindado muchas oportunidades para crecer personal y profesionalmente en mi carrera.

Personalmente, la cultura me desafió a ser una pensadora más integral y crítica. Trabajar en una cultura diferente a la mía me enseñó a evitar hacer suposiciones rápidas, sacar conclusiones precipitadas, o juzgar otras personas con base en mis prejuicios. Las experiencias de mi práctica me llevaron a examinar mis prejuicios implícitos y a cuestionar sus orígenes. Además, adquirí una mayor conciencia espiritual y desarrollé un mayor aprecio por la dimensión espiritual de la ocupación. La conciencia espiritual me ha permitido encontrar sentido a los momentos «no casuales» y reducir las preocupaciones por los «y si...» que presenta la vida. Estar inmersa en la cultura nativa me hizo apreciar el presente. Llegué a valorar la vida en el momento, sin permitir que las limitaciones del tiempo impuestas añadieran un estrés innecesario a mi vida.

Como sugiere el Modelo ecológico de razonamiento profesional (MERP), el crecimiento personal que experimenté influyó naturalmente en mi crecimiento profesional. Mi curiosidad por estas culturas dinámicas me llevó a reflexionar sobre nuestras similitudes, apreciar nuestras diferencias y comprender cómo la historia ha dado forma al presente. A su vez, adquirí conocimientos sobre cómo mi mentalidad y la práctica de la terapia ocupacional con individuos de estas comunidades nativas tenían que cambiar si quería ser una terapeuta eficaz. La influencia de la cultura en los contextos de práctica, el tiempo y el significado para el ser ocupacional moldearon mi razonamiento profesional y la toma de decisiones con clientes y equipos de atención.

En la dimensión contextual, trabajé en varios ambientes culturales y sistemáticos distintos. En primer lugar, presté servicios en dos comunidades tribales distintas, pero vecinas. Antes de ser más reflexiva, solía suponer que ambas comunidades nativas tenían las mismas prácticas culturales. Obviamente, no era así. Cada tribu tenía su propia historia e identidad que influyeron en mi abordaje terapéutico. Por ejemplo, con el tiempo, comencé a conocer y comprender los diferentes clanes de cada tribu. Esto me permitió desarrollar objetivos significativos para mis clientes que se centraban en la participación en sus roles únicos de clan.

La importancia de conocer la historia entre las dos tribus influyó en mi narrativa y mi razonamiento interactivo. Durante un encuentro concreto y muy incómodo con un hombre mayor, le pregunté si estaba inscrito en una tribu o en la otra. Debido al conflicto histórico entre las dos tribus por los tratados territoriales y la ubicación de un centro sanitario financiado con fondos federales, se sintió bastante ofendido de que le hubiera preguntado si pertenecía a la tribu vecina. La experiencia de descubrir y reflexionar sobre la historia de este cliente mayor dentro de la historia tribal me permitió utilizar mi razonamiento narrativo para guiar mi razonamiento interactivo (es decir, cómo formulaba mis preguntas evaluativas) para proporcionar un enfoque más centrado en la persona/cliente. Por ejemplo, en lugar de preguntar si alguien estaba inscrito en una tribu específica, empecé a preguntar: «¿En qué tribu estás inscrito?».

Las diferencias en el sistema sanitario de cada tribu (es decir, un sistema gestionado por la tribu frente a un sistema gestionado por el gobierno) provocaron diferencias en la disponibilidad y distribución de los recursos, los miembros del equipo asistencial y la secuencia de los cuidados prestados a cada cliente. Por ejemplo, una tribu gestionaba una residencia de personas mayores, mientras que la otra no. Esto afectaba la planificación del alta de quienes abandonaban el centro de cuidados agudos. Además, el centro sanitario gestionado por el gobierno podía utilizar los recursos federales para gestionar contratos con especialistas, lo que ampliaba el equipo sanitario interdisciplinar. Las diferencias sistémicas entre las tribus me llevaron a utilizar el razonamiento pragmático para comprender la prestación de servicios en cada lugar y su influencia en el desarrollo y la ejecución del plan de atención de cada cliente.

Un aspecto muy positivo de mi experiencia fue que las creencias culturales sobre el tiempo me permitieron desviarme de mantener un calendario de citas riguroso o rígido. Por ejemplo, cuando se producía un fallecimiento en la comunidad, la mayor parte del pueblo asistía al servicio religioso que duraba cuatro días para honrar las estrechas relaciones que la cultura valoraba. Eso significaba que debía adaptar mi horario previsto, y me sentí cómoda ajustándome a citas inesperadas o que se solapaban, sin dejar de hacer que mis clientes sintieran que su terapia era beneficiosa. Estas realidades me obligaron a desarrollar el razonamiento pragmático que necesitaba para seguir estando disponible y ofrecer una terapia significativa. El hecho de centrarme menos en el reloj me fortaleció. Moldeó mi forma de ejercer y permitió el crecimiento de mi razonamiento profesional y mis habilidades clínicas. Llegué a valorar el hecho de no permitir que las unidades facturables y las agendas determinaran cuánto tiempo podía pasar con una persona. Tenía el tiempo que necesitaba con cada cliente para escuchar sus historias, ganarme su confianza y proporcionarle la mejor atención posible. Del mismo modo, el alumnado prosperó en este entorno. Pudimos colaborar para conectar los puntos de atención a pacientes y desarrollar el razonamiento profesional que necesitaban para entrar en la profesión como terapeutas competentes.

Aprender y apreciar las culturas nativas americanas me ayudó a valorar las ocupaciones, el lenguaje y las relaciones del ser ocupacional. Me resultó fácil utilizar el razonamiento científico a la hora de considerar el estado de una persona, pero, para proporcionar una atención significativa, también tuve que emplear y perfeccionar las habilidades de razonamiento narrativo, interactivo y condicional. Aprendí que bailar en *pow-wow*, coser abalorios y participar en ceremonias de purificación eran ocupaciones valiosas y, por tanto, razoné cómo utilizarlas terapéuticamente.

El equipo interprofesional de este pequeño centro rural contaba con los miembros habituales, pero también incluía a muchos miembros del equipo de la comunidad que entablaron relaciones profesionales. En este entorno centrado en la comunidad, el equipo asistencial se reunía tres veces a la semana; estaba formado por miembros de distintos servicios profesionales: clínico y de urgencias, enfermería de hospitalización y ambulatorio, farmacia, tecnología de laboratorio y radiología, fisioterapia, terapia ocupacional, trabajo social, optometría, odontología, enfermería de salud pública, personal representante sanitario de la comunidad, y una persona encargada de abogar por el paciente.

Si se deseaba, el equipo interprofesional de cada cliente incluía a veces a curanderos/as tradicionales, como los «hombres medicina». Cada uno de los miembros aportó al debate perspectivas específicas de su disciplina, y se utilizó el razonamiento condicional para resolver los problemas que planteaba la prestación de una mejor atención tanto a nivel de cliente como de población.

A TENER EN CUENTA

Prácticas en la República Dominicana

Al principio de mi carrera como fisioterapeuta, yo (Soren) tuve la oportunidad de supervisar a estudiantes de fisioterapia de Estados Unidos en una experiencia de aprendizaje-servicio en un hospital público infantil de la República Dominicana. Estudié en el extranjero en la misma ciudad dominicana mientras obtenía mi licenciatura, por lo que tenía un nivel de comodidad con el idioma y la cultura que el alumnado no tenía. También trabajé en cuidados intensivos durante varios años y me sentía cómoda en un entorno hospitalario. A pesar de ello, nunca había trabajado en pediatría y mi contacto con los sistemas médicos extranjeros era mínimo. Este hospital tampoco contaba con el trabajo en equipo interprofesional del que me había acostumbrado en Estados Unidos.

Tras recibir una breve orientación y una visita guiada por el hospital de manos del director de enfermería, nos indicaron que debíamos ir de una sala a otra para identificar a la población pediátrica de pacientes que podría beneficiarse de la terapia y tratarles a pie de cama según procediera. Nos dijeron que podíamos obtener la bendición del personal médico para la terapia, pero que no era necesaria. Como éramos un grupo de voluntariado, había poca supervisión o regulación de nuestras visitas. El hospital tenía un rudimentario laboratorio de prótesis y órtesis y algunos dispositivos de asistencia guardados en un armario, pero no había una presencia perceptible de fisioterapia o terapia ocupacional y la mayoría del personal con el que nos encontramos no parecía familiarizado con nuestra función. El personal médico de cada paciente gestionaba todos los aspectos de su cuidado a través de sus órdenes al personal enfermero, que se llevaban a cabo si dicho personal tenía el tiempo y los suministros necesarios. El rol del servicio de enfermería era principalmente el de una persona técnica que seguía órdenes y no contribuía a la toma de decisiones clínicas. Esta era una diferencia muy inquietante con respecto a la mayoría de los hospitales de Estados Unidos, donde el personal de enfermería suele coordinar los cuidados y es la principal fuente de preguntas o debates. Este hospital no tenía una cultura de atención basada en el trabajo en equipo y, si había otras profesiones clínicas en el equipo de atención aparte del personal médico y de enfermería, no teníamos contacto con estas.

Vimos a población pediátrica con diagnósticos muy diversos: lactantes con hidrocefalia u otros trastornos neurológicos, menores con cirugías de traumatismos u ortopédica, y menores con quemaduras y otras heridas, por nombrar algunos. Esta población de pacientes se alojaba en dormitorios organizados por diagnóstico, edad y necesidad médica. Algunos dormitorios tenían entre 4 y 5 camas, y otros hasta 20. Las familias (normalmente madres o abuelos/as) se quedaban con los niños y niñas para funciones básicas: llevarles comida y alimentarles, bañarles y cambiarles, lavar su ropa de cama, comprar la medicación necesaria y administrársela, y atender cualquier otra necesidad que tuvieran. Dado que se trataba de un hospital regional en una gran área metropolitana, gran parte de la población de pacientes y personas cuidadoras viajaban desde lejos, y a menudo permanecían en el hospital durante semanas mientras los menores esperaban atención o se recuperaban. En ocasiones, las familias formaban pequeñas comunidades dentro del hospital, intercambiando el cuidado de menores para permitir que las familias pudieran marcharse durante breves períodos.

Con muy poca orientación, el grupo de estudiantes y yo decidimos que lo mejor era clasificar cada dormitorio y atender a quienes percibíamos que tenían una mayor necesidad y que nos sentíamos capaces de atender. Teníamos que tener una actitud conservadora con nuestro tratamiento porque aquí no teníamos una ley de prácticas ni regulaciones de seguros, ni disponíamos de datos de máquinas y monitores para guiar nuestra atención. Nuestro enfoque general consistía en evaluar el desarrollo motor del niño y dar a la madre instrucciones sobre cómo trabajar con su hijo/a para desarrollar las habilidades retrasadas o deterioradas. La familia solía tener preguntas sobre muchas otras áreas, como la alimentación, el desarrollo del lenguaje y las necesidades educativas, que no sabíamos responder. Esto resultaba especialmente frustrante porque sabíamos que cuando los/las menores volvían a casa podían no recibir un apoyo significativo de un equipo médico para su desarrollo continuo.

Trabajando en Estados Unidos, mi visión profesional se desarrolló interactuando con muchos otros servicios profesionales para coordinar la atención. Confiaba en que tenía los conocimientos y habilidades necesarios para atender necesidades concretas y podía confiar en mis colegas de equipo para que aportaran sus conocimientos y habilidades para atender otras necesidades. Por el contrario, yo era tan inexperta como el alumnado al que supervisaba en este entorno. Me sentía insegura en mi razonamiento clínico debido a mi desconocimiento acerca de la terapia pediátrica y a la falta de un equipo de atención interprofesional. Me encontré utilizando mi experiencia interprofesional previa para formar un equipo improvisado, confiando en los miembros de la familia para que nos dieran la historia de sus hijos/as y las actualizaciones diarias de los cuidados. Cuando hablábamos con el personal de enfermería o médico sobre los cuidados de pacientes en particular, nos ayudaban y apoyaban, pero no entendían bien la función de la terapia ni por qué estábamos allí.

Aunque profesionalmente me sentía frustrada e ineficaz, mi óptica personal fue muy útil en este contexto. Haber vivido en esta ciudad años antes y tener un nivel moderado de fluidez con el idioma influyó de manera positiva en mis interacciones con el personal del hospital, progenitores y menores. En cierto modo, la fuerza de mi yo personal en este contexto compensó la debilidad que sentía profesionalmente. No podía confiar demasiado en mi experiencia y mis habilidades profesionales, pero mi experiencia vital en esta cultura, mi visión del mundo y mis características personales contribuyeron de manera significativa a hacer de esta una experiencia positiva para mí y para mis estudiantes y, lo que es más importante, para nuestras poblaciones de pacientes.

PUESTA EN COMÚN

Llegados a este punto, debería quedar claro que la práctica interprofesional conlleva muchos beneficios y desafíos. En el Estudio de caso 13-1 se ofrece un ejemplo detallado de la situación de una clienta complicada y del razonamiento que aportan varios profesionales en un esfuerzo por ayudarla.

Estudio de caso 13-1

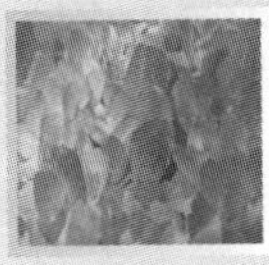

La historia de Lora

Lora es una mujer soltera e independiente que vivía sola en una gran área metropolitana y trabajaba como técnica de imagen en una clínica de salud. Creció en una pequeña ciudad rural con su padre y su madre. Aunque su padre ha fallecido, su madre, ya muy mayor, sigue viviendo allí. Lora es una persona reservada que valora más la calidad de una amistad que la cantidad de amistades. En su tiempo libre, le gusta ir de compras, escribir en su diario e ir a la biblioteca.

A Lora le diagnosticaron asma de pequeña. Se controló con el uso rutinario de inhaladores y una reducción progresiva de la prednisona según fuera necesario. A los 18 años empezó a fumar, hábito que mantuvo hasta los 38 años, momento en el que le diagnosticaron enfermedad pulmonar obstructiva crónica (EPOC). A los 42 años le diagnosticaron cáncer de mama, por la que le hicieron una mastectomía bilateral y le hicieron radioterapia. A los 47 años, fue hospitalizada en una unidad psiquiátrica debido a una grave depresión y ansiedad. Tras esta hospitalización, regresó a su ciudad natal para vivir con su madre, de 80 años. Ya no trabajaba y no tenía seguro. Solicitó una ayuda estatal, pero no se la aprobaron de inmediato.

Parte 1: atención comunitaria

Cuando Lora cumplió 48 años, volvió a sufrir un fuerte dolor lumbar. Lora era paciente del centro de salud local, debido a que no tenía seguro. En su cita clínica por este dolor, acudió a una proveedora visitante porque su proveedor habitual estaba de viaje por una ausencia prolongada. Le recetaron analgésicos de corta duración y reposo.

Contexto de la práctica: clínica de salud comunitaria ambulatoria

- Atiende a personas de regiones con bajo nivel socioeconómico que no están aseguradas.
- Alta prevalencia de pacientes con múltiples enfermedades crónicas.
- Las visitas clínicas se programan cada 10 min.
- Elevadas tasas de no comparecencia.
- Horario clínico muy apretado, a menudo con doble cita.

Reflexión de la enfermera sanitaria comunitaria (Shari)

Estoy esperando ansiosamente que el Dr. Johnson regrese de su ausencia. Conozco sus rutinas y su estilo de comunicación. Juntos, tenemos un buen flujo en nuestros procesos de trabajo. No estoy familiarizada con esta visitadora y me siento incómoda con su estilo de comunicación. Parece no querer ayuda, ya que ha ignorado sugerencias anteriores para manejar el cuidado de pacientes en particular. Prefiero trabajar con pacientes con enfermedades crónicas, pero no me siento segura con pacientes que necesitan manejo del dolor. Lora es siempre amable y cooperativa con su cuidado, pero tiene una historia compleja, y no la conozco muy bien todavía.

Evaluación del razonamiento de Shari

La reflexión de Shari demuestra el valor de la colaboración constante con una persona o un equipo. El flujo que describe son las acciones incorporadas del equipo, que permiten a cada persona trabajar en colaboración y con eficacia. Definida por su contexto personal, Shari utiliza el razonamiento científico y diagnóstico para juzgar en qué condiciones se siente cómoda trabajando. Utiliza el razonamiento narrativo para describir interacciones anteriores con Lora, lo que también le ayuda a preparar la visita actual de Lora.

Reflexión de la proveedora de atención primaria (Dra. Lee)

Como proveedora visitante, me siento abrumada por tener que cubrir el número de casos de otra persona y gestionar una gran cantidad de pacientes con enfermedades crónicas sin recursos. Me siento más cómoda trabajando con población pediátrica. También me siento sobrepasada tratando de mantenerme al día con los horarios de las citas mientras hago la documentación después de cada visita clínica. No he tenido tiempo de revisar mis casos para ponerme al día con las directrices prácticas más recientes para las enfermedades que presenta esta población de pacientes. En cuanto a la afección de Lora, no me siento cómoda realizando un examen exhaustivo del dolor de espalda, pero basándome en sus síntomas, parece que tiene una distensión muscular. Le vendría bien un breve tratamiento con analgésicos y antiinflamatorios, junto con reposo.

Evaluación del razonamiento de la Dra. Lee

Al proceder de un entorno diferente, el razonamiento procedimental de la Dra. Lee se pone a prueba cuando se enfrenta a cómo ejercer en un contexto desconocido. Se ve obligada a utilizar el razonamiento pragmático para averiguar cómo gestionar su tiempo y, al mismo tiempo, utilizar el razonamiento diagnóstico para determinar la atención adecuada para pacientes que presentan determinadas afecciones. La Dra. Lee utiliza el razonamiento interactivo para cambiar y orientar sus habilidades interpersonales para colaborar personas adultas, en lugar de con menores.

Parte 2: unidad de observación hospitalaria

A pesar de seguir fielmente las recomendaciones, el dolor de Lora empeoró. Acudió varias veces al servicio de urgencias local para que le trataran el dolor y finalmente se negó a abandonar el hospital hasta que le hicieran más pruebas. La ingresaron en la unidad de observación de cuidados agudos, donde le administraron medicación para el dolor y le hicieron una radiografía, además de una resonancia magnética de la zona lumbar. Ambas pruebas dieron negativo. El personal del hospital etiquetó a Lora como una persona con intenciones maliciosas en busca de drogas y le dieron el alta.

Contexto de la práctica: unidad de observación de cuidados agudos

- El objetivo de la fijación de prácticas es garantizar la estabilidad médica y el alta.
- Un número limitado de horas/días de estancia por diagnóstico.

- Entorno de ritmo rápido con una elevada proporción de pacientes por enfermero/a.
- Rara vez se consulta a otras disciplinas debido a la corta duración de la estancia en observación.

Reflexión de la enfermera de cuidados intensivos (Leslie)

Lora tiene mucho dolor, lo que le produce ansiedad cuando se mueve o cuando la ayudo a levantarse para ir al baño. Parece estar más cómoda cuando está tumbada en la cama con una almohada debajo de las rodillas. La diferencia extrema en su índice de dolor cuando se mueve en comparación con cuando está tumbada me hace preguntarme si está exagerando o inventando su dolor. He intentado coordinar su horario de medicación para el dolor con su horario para ir al baño. Me preocupa su capacidad para moverse cuando vuelva a casa. Es una lástima que no pueda quedarse más tiempo, pero sin seguro, tiene que ser dada de alta. Me preocupa lo que parece ser una conducta para conseguir drogas, porque no parece haber ninguna razón médica para su dolor.

Evaluación del razonamiento de Leslie

Con el uso del razonamiento narrativo, Leslie reconoce cómo el dolor de Lora afecta su capacidad para realizar las tareas cotidianas. Por otra parte, utiliza el razonamiento procedimental para diseñar una pauta de medicación que maximice la funcionalidad de Lora. Se produce un debate entre el razonamiento pragmático y el razonamiento ético cuando Leslie reconoce que la falta de financiación está forzando el alta de Lora cuando todavía no dispone de un buen tratamiento del dolor ni de una razón clara de por qué lo experimenta. Además, el razonamiento diagnóstico de Leslie la lleva a cuestionarse si el tratamiento del dolor es siquiera alcanzable si Lora está experimentando un problema de adicción a las drogas.

Parte 3: cuidados paliativos

Lora siguió padeciendo lumbalgia y empezó a tener debilidad en los miembros inferiores, lo que le causaba dificultades para andar, ir al baño y ducharse. Cuando su médico de cabecera habitual volvió a la clínica, solicitó una gammagrafía ósea. La gammagrafía mostró un aumento de la captación de contraste en la pelvis, las costillas y el esternón, lo que determinó que se trataba de actividad tumoral metastásica. Debido a su falta de seguro, no se le practicó una biopsia para determinar el estadio de los tumores ni se le hicieron pruebas de imagen de seguimiento. El diagnóstico médico de Lora fue dolor lumbar intratable derivado de tumores óseos metastásicos relacionados con el cáncer de mama. Se le recetaron opioides y se le proporcionaron cuidados paliativos a domicilio.

Reflexión del proveedor de atención primaria (Dr. Johnson)

Me siento abrumado intentando ponerme al día después de haber estado fuera de la clínica durante dos meses. Tras revisar el historial médico de Lora, me di cuenta de que parecía tener dolor lumbar sin explicación fisiológica. Inmediatamente me preocupó que tuviera una enfermedad más grave sin diagnosticar. Le comenté mi preocupación por sus antecedentes previos de cáncer de mama y discutimos sus opciones. Lora accedió a hacerse una gammagrafía ósea en la propia clínica. El aumento de la captación de contraste en la gammagrafía ósea confirmó mi hipótesis. Como no tenía seguro médico, le informé que probablemente tendría que pagar de su bolsillo otras pruebas diagnósticas y/o derivaciones a especialistas. Cuando me informó de que no disponía de medios, decidí hablar con ella de los cuidados paliativos. Ella aceptó esta derivación.

Evaluación del razonamiento del Dr. Johnson

El Dr. Johnson utiliza el razonamiento condicional para considerar muchas causas posibles del dolor y el deterioro funcional de Lora. Utiliza el razonamiento científico y diagnóstico para considerar su historial médico y los resultados de la gammagrafía ósea para determinar su diagnóstico. Su pasado con Lora le permite utilizar el razonamiento interactivo para colaborar con ella y ofrecerle opciones de tratamiento. Al final, el Dr. Johnson se ve obligado a utilizar el razonamiento ético y pragmático al identificar todas las opciones adecuadas para su cuidado, pero se ve limitado por la falta de financiación.

Reflexión de Lora

No me siento muy bien tratada por el personal sanitario desde que empecé a tener dolores. Me he sentido muy frustrada porque la falta de seguro me ha impedido obtener un diagnóstico de inmediato. Me di cuenta que gran parte del personal médico y de enfermería pensaba que yo solo quería analgésicos, pero no me gusta tomar opioides porque me preocupa hacerme adicta. Tras mi reciente diagnóstico, he pasado muchas horas pensando y me he dado cuenta de que tengo una enfermedad terminal, aunque no siento que me esté muriendo. Mi madre está muy preocupada y no deja de preguntarme si se puede hacer algo más. Me frustra depender tanto de ella. En esta etapa de nuestras vidas, yo debería cuidar de ella, en lugar de que ella cuide de mí. Sigue ayudándome incluso con cosas que puedo hacer por mí misma, lo que me pone de los nervios. Lo que más me enfada es la pérdida de funcionalidad que he experimentado. Me siento impotente porque esta enfermedad me está robando la vida. Estoy decidida a mantener mi dignidad siendo lo más independiente posible, aunque ello implique correr algunos riesgos al hacer cosas que no son del todo seguras. Quiero seguir caminando todo lo posible, aunque sea con un caminador. Espero poder subir y bajar algunas escaleras, ya que esto me permitiría subir a mi dormitorio y al baño y me ayudaría a salir de casa para acudir a las citas y salidas habituales. Esperar la ayuda de otras personas me resulta muy frustrante porque prefiero ser autosuficiente. También estoy cansada de tomar analgésicos. Si pudiera encontrar algo que me aliviara el dolor, creo que me ayudaría a mejorar mi estado de ánimo y a ser más independiente.

Evaluación del razonamiento de Lora

La reflexión de Lora demuestra los valores, creencias, conocimientos y habilidades que se filtran a través de su óptica personal y de cliente. Como mujer independiente, lucha con la idea de que ha tenido que volver a casa y recibir asistencia de su madre. Su formación en asistencia sanitaria respalda su expectativa de mantener su independencia el mayor tiempo posible. También es importante reconocer que, debido a la naturaleza biomédica de su formación en imagenología, Lora se centra en gestionar y mejorar su salud física, pero no es muy consciente de cómo manejar su salud mental.

Contexto de la práctica: centro de cuidados paliativos

- El objetivo de la práctica es el confort y la calidad de vida.
- Proporcionar apoyo psicosocial a clientes y sus familias.
- Entorno más lento y práctica más autónoma.
- Los equipos asistenciales incluyen enfermería, fisioterapia, terapia ocupacional, trabajo social y capellán. También puede incluirse personal de nutrición, personal auxiliar de salud a domicilio y otros servicios, según sea necesario.
- Por lo general, quien realiza los cuidados de enfermería paliativos abre el plan de cuidados y realiza las derivaciones oportunas a los miembros del equipo.
- Los servicios están cubiertos por el reembolso por días de estancia; Lora es tomada como un caso de caridad.

El equipo de cuidados paliativos de Lora estaba formado por un enfermero, un fisioterapeuta, un terapeuta ocupacional, un trabajador social y el proveedor de su clínica de salud comunitaria. Lora rechazó los servicios del capellán. Los resultados de los exámenes y las evaluaciones del equipo son los siguientes:

Examen y evaluación del enfermero de cuidados paliativos

- Constantes vitales actuales en reposo: presión arterial (PA) 104/67 mmHg, frecuencia cardíaca (FC) 75 lat/min, saturación de oxígeno 96% con aire ambiente, frecuencia respiratoria (RP) 13 resp/min, temperatura 36.39 °C.
- Calificación actual del dolor en sedestación: 6/10 en la región lumbar de la espalda, tomó analgésicos programados.
- Integridad normal de la piel.
- Sonido pulmonar normal con respiraciones superficiales.
- Aparato digestivo: buen apetito, ruidos intestinales normales, sin dolor abdominal, última deposición esta mañana.
- Sonda de Foley para la incontinencia urinaria y bragas para personas adultas para la incontinencia intestinal.
- Edema pedio bilateral.
- Antecedentes médicos de EPOC, asma con uso prolongado de corticoesteroides, depresión/ansiedad que requiere hospitalización, cáncer de mama con mastectomía bilateral y radiación.
- Medicamentos actuales: metadona, hidrocodona según sea necesario para el dolor de rebote, inhalador de albuterol dos veces al día según sea necesario para el asma, paroxetina para la depresión y la ansiedad, y alprazolam según sea necesario para la ansiedad o los ataques de pánico. Seguir correctamente el horario y la dosis de la medicación.
- Ninguna alergia conocida.
- Necesita ayuda de su madre para moverse, y su madre parece capaz y dispuesta a ayudarla.
- Independiente en el manejo de su sonda de Foley y bragas para personas adultas.

Reflexión del enfermero de cuidados paliativos (Robin)

Como coordinador de cuidados de Lora, reconozco que mi trabajo es asesorarle acerca de los servicios que va a recibir. Quiero que esté lo más informada posible para que pueda tomar las mejores decisiones sobre su atención. Me interesan mucho sus objetivos para orientar su plan de cuidados. Según su evaluación inicial, parecía médicamente estable con constantes vitales normales. Tiene algunas enfermedades preexistentes (p. ej., asma y EPOC) que pueden requerir tratamiento adicional. Ha perdido funcionalidad en la parte inferior del cuerpo, lo que afecta su movilidad y su capacidad para cuidar de sí misma. Juntos, Lora y yo revisamos su lista de medicamentos y discutimos cómo programar su medicación para el dolor. Informé a Lora sobre los signos y síntomas de una infección urinaria debido a su sonda de Foley, y le recalqué que debíamos mantener una comunicación frecuente para ayudarle a controlar el dolor y, al mismo tiempo, mantener su estado de alerta y sus roles para disfrutar de una buena calidad de vida.

Evaluación del razonamiento de Robin

Robin recurre al razonamiento condicional para coordinar las distintas disciplinas que intervienen en la atención de Lora. En su visita inicial a Lora, utilizó su razonamiento científico para proporcionarle información acerca del posible tratamiento de las enfermedades preexistentes, la medicación y el uso del catéter. También utiliza el razonamiento interactivo y narrativo para colaborar junto a Lora en la definición de los objetivos de sus cuidados. En su rol como coordinador de casos, Robin utiliza el razonamiento pragmático para ayudar a programar y gestionar la prestación de servicios.

Examen y evaluación de terapia ocupacional en centros de cuidados paliativos

- Lora está alerta y orientada hacia sí misma, el lugar, la situación y el tiempo; es capaz de leer y comprender artículos de prensa; y sigue todas las instrucciones.
- Expresa sentimientos de ansiedad y depresión por su situación actual debido a la pérdida de participación ocupacional a lo largo del día. Lora pasa el día viendo la televisión, jugando al solitario en el teléfono y navegando por las redes sociales, lo que a menudo le hace echar de menos su antiguo estilo de vida.
- Lora experimenta una alteración de sus hábitos y rutinas diarias habituales. El dolor y la preocupación por su continua pérdida de funcionalidad alteran su sueño, ya que se despierta cada 3-4 h por la noche, lo que le provoca somnolencia durante el día. Su rutina de autocuidado se ve alterada porque necesita ayuda para realizar las tareas de autocuidado.
- En cuanto a su movilidad funcional, necesita una asistencia mínima para manejar la parte inferior del cuerpo para desplazarse por la cama y asistencia de pie para las transferencias a y desde la silla de ruedas utilizando el caminador con ruedas hacia adelante.
- Es independiente para vestirse y asearse, sentada en el lavabo.
- Necesita asistencia moderada para vestirse la parte inferior del cuerpo debido a la disminución del equilibrio dinámico en sedestación y al dolor con los movimientos.
- Lora necesita ayuda moderada para completar un baño de cuerpo entero con esponja en el lavabo debido a la falta de acceso a la bañera/ducha de la segunda planta.
- Evaluación de la vivienda: cuatro escalones para entrar/salir de la casa sin rampa disponible; dormitorio principal y cuarto de baño en el segundo nivel; el cuarto de baño de la segunda planta tiene una combinación de bañera y ducha con un inodoro de unos 43 cm de altura; cocina, espacios de vida principales y medio baño accesibles mediante silla de ruedas en la primera planta.
- Equipo adaptado disponible: cama de hospital con barra trapezoidal, silla de ruedas manual ligera, caminador con ruedas hacia adelante.

Reflexión del terapeuta ocupacional (Jaime)

De acuerdo con el perfil ocupacional de Lora, sufre ansiedad y depresión por su reciente diagnóstico y la pérdida de roles. La veo como una mujer fuerte que valora su independencia. Creo que se beneficiaría de equipos de adaptación para mejorar su participación en las rutinas diarias de autocuidado y su movilidad tanto dentro como fuera de casa. También le vendría bien explorar otros intereses y aficiones que le ayudaran a llenar el día. Esto podría ayudarla no solo a mejorar su estado de ánimo, sino también a controlar el dolor. Basándome en su evaluación física, me preocupa la pérdida de función en sus miembros inferiores y cómo ha afectado de manera significativa su participación ocupacional y su calidad de vida. Estos síntomas podrían indicar déficits neurológicos y plantear cuestiones adicionales sobre las que me gustaría consultar al equipo asistencial.

Evaluación del razonamiento de Jaime

Jaime utiliza simultáneamente el razonamiento narrativo e interactivo para recopilar el perfil ocupacional de Lora e identificar los intereses y aficiones que le aportarían un propósito a pesar de su enfermedad. El razonamiento procedimental de Jaime guía su evaluación de los estados psicosociales y físicos de Lora, ya que favorecen o dificultan su desempeño ocupacional. La formación en ciencias de la salud de la terapia ocupacional da forma al razonamiento diagnóstico de Jaime cuando compara el diagnóstico de Lora con sus signos y síntomas y su efecto en su funcionamiento. Con base en los resultados de su evaluación, Jaime utiliza el razonamiento científico para identificar el equipo de adaptación adecuado y el razonamiento pragmático para determinar el equipo más económico debido a la falta de financiación junto con la forma de obtener este equipo.

Examen y evaluación del fisioterapeuta del centro de cuidados paliativos

- Dolor lumbar calificado como 8-10/10 en sedestación o bipedestación, 0-2/10 tumbada de lado o en decúbito prono.
- Anestesia raquídea en silla de montar, así como entumecimiento y debilidad distal bilateral de los miembros inferiores.
- Atrofia de los miembros inferiores distales.
- Edema sobre el sacro, dolor a la presión sobre el sacro.
- Asistencia mínima para manejar los miembros inferiores de sedestación a decúbito supino y de decúbito supino a sedestación en una cama de hospital con una barra de trapecio por encima de la cabeza.
- Supervisión del equilibrio y la seguridad en las transferencias en silla y cama con un andador con ruedas hacia adelante.
- Marcha: supervisión para caminar 10 min con caminador con ruedas. Postura muy flexionada con caída bilateral de los pies. Incapaz de subir y bajar escaleras.

Reflexión del fisioterapeuta (Scott)

La presentación clínica de hoy de Lora no coincide con el cuadro que me había formado en la cabeza basándome en su historial médico. He observado que presenta claramente un síndrome de cauda equina (incontinencia intestinal/vesical, anestesia perineal y debilidad de las extremidades inferiores con disminución de la sensibilidad), pero la localización de los tumores óseos metastásicos probablemente no produciría estos síntomas. Creo que su dolor de espalda parece ser mecánico, más que patológico, porque puedo reproducirlo o aliviarlo con la palpación o el posicionamiento. Esto no es típico de mi experiencia en el tratamiento de pacientes con enfermedad metastásica. Tengo que comentar con el equipo que puede que se me haya pasado algo por alto.

Evaluación del razonamiento de Scott

Con base en el diagnóstico de Lora, Scott utiliza el razonamiento científico para dar forma a sus expectativas sobre cómo cree que la paciente debería presentarse. Al ver a Lora, Scott reconoce que su presentación no coincide con el diagnóstico que se le ha dado y relaciona sus síntomas con patrones que ha visto anteriormente. Scott utiliza el razonamiento procedimental en la evaluación para descartar sus diferentes teorías. Mientras interactúa con Lora, Scott se beneficia del razonamiento interactivo y narrativo al alinear la historia de su vida con los hallazgos de su examen.

Examen y evaluación de la trabajadora social del centro de cuidados paliativos

- Lora está deprimida y ansiosa. Afirma: «Me tomo un día a la vez, un minuto a la vez», pero fluctúa entre estar enfadada por su estado de salud y resignada a su situación actual.
- Lora está aislada y no tiene ningún contacto social, aparte de su madre. Sus hermanos y hermanas viven en otras ciudades y vienen a visitarla de vez en cuando. No parece tener relaciones estrechas con familiares o amistades, y se describe a sí misma como una persona muy reservada.
- Está siendo atendida con «atención indigente/caritativa» por un centro de cuidados paliativos y necesita volver a solicitar las prestaciones estatales de Medicaid. Es posible que pueda recibir ayudas de la Seguridad Social por incapacidad para hacer frente a los gastos. No puede optar a servicios adicionales a domicilio debido a su edad y a la falta de financiación.
- La relación con su madre es tensa por depender de ella, pero en general parecen tener una buena relación y encuentran cosas de las que reírse juntas.
- La madre de Lora mantiene una apariencia dura, sin embargo, está preocupada por su hija y muy disgustada por este diagnóstico terminal. Perdió a su marido (el padre de Lora) de cáncer y no quiere perder a nadie más; expresa: «Soy demasiado vieja para esto». Tiene algunas relaciones estrechas en la comunidad, y le proporcionan cierto apoyo emocional, pero no quiere pedir ayuda adicional por respeto a la intimidad de Lora.

Reflexión de la trabajadora social (Heather)

Basándome en mi evaluación, me preocupa la relación entre Lora y su madre. El estrés del diagnóstico de Lora y su incapacidad para salir de casa ejercen una presión emocional sobre ambas. Necesito proporcionar estrategias de afrontamiento y apoyo psicosocial tanto a Lora como a su madre. También exploraré recursos comunitarios adicionales que puedan ayudar a proporcionar cierta asistencia en el hogar. Lora me ha informado de que ha solicitado Medicaid, pero que su solicitud está pendiente. No estoy segura de por qué la aprobación de su solicitud está tardando tanto. Investigaré esto y cualquier otra fuente de financiación alternativa que pueda estar a su disposición para obtener los servicios y el equipo que necesita.

Evaluación del razonamiento de Heather

Heather utilizó el razonamiento procedimental para completar su evaluación con Lora y su madre. Utilizó el razonamiento interactivo para manejar la tensión entre ambas mujeres y establecer una relación interpersonal positiva con ellas. Teniendo en cuenta la falta de financiación de Lora, Heather utilizó el razonamiento científico y pragmático para conseguirle a Lora un seguro que le proporcionara acceso a cuidados y recursos adicionales.

Parte 4: solicitud de pruebas adicionales

Tras la finalización de las evaluaciones por parte de todos los miembros del equipo, este se reunió para discutir el plan de cuidados de Lora. En la reunión, el fisioterapeuta planteó algunas dudas acerca de la exactitud de su diagnóstico. Sus preocupaciones dieron lugar a preguntas adicionales y al diálogo de los demás miembros del equipo sobre sus observaciones.

Una revisión bibliográfica reveló un posible diagnóstico alternativo que explicaría los síntomas de Lora. El equipo acordó solicitar un diagnóstico por imagen adicional basado en las pruebas clínicas. Como coordinadora de los cuidados, la enfermera comunicó los hallazgos clínicos al médico de cabecera de Lora y le pidió que solicitara radiografías adicionales.

Reflexión del proveedor de atención primaria (Dr. Johnson)

Me interesan los hallazgos clínicos del equipo de cuidados paliativos, pero me parece poco probable que el diagnóstico sea incorrecto. Le han recomendado que se haga más pruebas de imagen del sacro. Basándome en la literatura que han proporcionado y en el bajo coste de una radiografía, esta recomendación parece apropiada. He proporcionado la orden para una nueva radiografía.

Evaluación del razonamiento del Dr. Johnson

En esta situación, el Dr. Johnson está utilizando el razonamiento diagnóstico al considerar los resultados de las evaluaciones funcionales del equipo y compararlos con la literatura científica que sugiere otro diagnóstico potencial.

Resultado de Lora

Tras recibir la solicitud de diagnóstico por imagen adicional del equipo de atención interprofesional con documentación y bibliografía de apoyo, el Dr. Johnson ordenó el diagnóstico por imagen. A la vista de los resultados, se le diagnosticó osteopenia y una fractura por insuficiencia sacra con síndrome de cauda equina. Finalmente se la inscribió en Medicaid, lo que le permitió someterse a biopsias óseas que dieron negativo para enfermedad metastásica.

Tras determinar que Lora no padecía una enfermedad terminal, fue dada de alta del hospicio.

El caso de Lora revela las limitaciones contextuales de la práctica, las debilidades que pueden producirse cuando quienes brindan atención practican en compartimentos impenetrables, y las fortalezas de la PCIC. El equipo de cuidados paliativos de Lora tenía una gran confianza en las habilidades clínicas de cada miembro y se sentía muy cómodo planteándose cuestiones sobre su atención. Mantenía frecuentes reuniones formales, así como conversaciones informales sobre los cuidados de Lora, que les permitían profundizar en su historia. Como resultado, el equipo identificó que su diagnóstico médico no coincidía con su presentación clínica y trabajó para desarrollar un plan que condujera a un diagnóstico preciso.

RESUMEN

La PCIP ha sido un movimiento sanitario desde la década de 1950. Desde principios de la década de 2000, los avances más recientes han seguido promoviendo la educación y la práctica interprofesionales. Los avances incluyen la adopción de competencias básicas como estándar de la atención interprofesional en todas las áreas de práctica.

Mientras que las competencias básicas y las normas ayudan a definir y dar forma a los marcos educativos rectores y a las acciones del equipo interprofesional, el espíritu de la práctica interprofesional no está bien delineado. El MERP de Schell (2008) proporciona un marco que saca a la luz la experiencia fenomenológica de la práctica colaborativa interprofesional. El modelo hace hincapié en la clientela como miembro crítico del equipo interprofesional. También destaca el valor de que los miembros del equipo tengan su propia autoconciencia para desarrollar relaciones profesionales entre sí. Estas relaciones contribuyen a la creación y el perfeccionamiento de líneas mentales profesionales. Los contextos personal, práctico y social deben considerarse parte inherente de los procesos de razonamiento para la práctica interprofesional.

Actividad formativa 13-1

Propósito: el propósito de esta actividad es ayudar al alumnado a escuchar para identificar los factores que influyen en la óptica profesional de cada persona proveedora en un equipo interprofesional y cómo cada individuo contribuye a la atención integral de la clientela.

Guía

1. Visualice el siguiente video: https://www.youtube.com/watch?v= BHBvN8nbN-k
2. Dibuje un mapa conceptual para mostrar los factores profesionales y contextuales que influyen en la perspectiva de cada miembro del equipo.
3. Delinee de qué manera cada lente ha influido en el razonamiento de cada profesional y cómo, si se utiliza de manera adecuada, puede contribuir a la atención integral de la clientela.

Puede encontrar actividades formativas adicionales para este capítulo en thePoint.

REFERENCIAS BIBLIOGRÁFICAS

Blondon, K. S., Maitre, F., Muller-Juge, V., Bochatay, N., Cullati, S., Hudelson, P., Vu, N. V., Savodelli, G. L., & Nendaz, M. R. (2017). Interprofessional collaborative reasoning by residents and nurses in internal medicine: Evidence from a simulation study. *Medical Teacher, 39*(4), 360–367. https://doi: 10.1080/0142159X.2017.1286309

Bodenheimer, T., & Sinsky, C. (2014). From triple to quadruple aim: Care of the patient requires care of the provider. *Annals of Family Medicine, 12*(6), 573–576. https://doi.org/10.1370/afm.1713

Bokhour, B., Fix, G. M., Mueller, N. M., Barker, A. M., Lavela, S. L., Hill, J. N., Solomon, J. L., & Lukas, C. (2018). How can healthcare organizations implement patient-centered care? Examining a large-scale cultural transformation. *BMC Health Services Research, 18*, Article number 168. https://doi.org/10.1186/s12913-018-2949-5

Carrier, A., Freeman, A., Desrosiers, J., & Levasseur, M. (2020). Institutional context: What elements shape how community occupational therapists think about their clients' care? *Health and Social Care in the Community, 28*, 1209–1219. https://doi.org/10.1111/hsc.12954

Cox, M., Blouin, A. S., Cuff, P., Paniagua, M., Phillips, S., & Vlasses, P. H. (2017). *The role of accreditation in achieving the quadruple aim for health.* National Academy of Medicine Perspectives. National Academy of Medicine. https://doi.org/10.31478/201710a

Flood, B., Smythe, L., Hocking, C., & Jones, M. (2019). Interprofessional practice: Beyond competence. *Advances in Health Sciences Education, 24*, 489–501. https://doi.org/10.1007/s10459-019-09879-4

Flood, B., Smythe, L., Hocking, C., & Jones, M. (2021). Interprofessional practice: The path toward openness. *Journal of Interprofessional Care, 36(2)*, 635–642. https://doi.org/10.1080/1356182.2021.1981264

Gabbay, J., & le May, A. (2016). Mindlines: Making sense of evidence in practice. *British Journal of General Practice, 66*(649), 402–403. https://doi.org/10.3399/bjgp16X686221

Health Professions Accreditors Collaborative. (2019). *Guidance on developing quality interprofessional education for the health professions.* https://healthprofessionsaccreditors.org/wp-content/uploads/2019/02/HPACGuidance02-01-19.pdf

Interprofessional Education Collaborative. (2016). *Core competencies for interprofessional collaborative practice: 2016 update.* https://ipec.memberclicks.net/assets/2016-Update.pdf

Lam Wai Shun, P., Swaine, B., & Bottari, C. (2021). Clinical reasoning underlying acute care occupational therapists' assessment of rehabilitation potential after stroke or brain injury: A constructivist grounded theory study. *Australian Occupational Therapy Journal, 69*(2), 177–189. https://doi.org/10.1111/1440-1630.12781

Lander, B., & Balka, E. (2019). Exploring how evidence is used in care through an organizational ethnography of two teaching hospitals. *Journal of Medical Internet Research, 21*(3), 1–9. https://doi.org/10.2196/10769

Malkawi, S. H., Alqatarneh, N. S., & Fehringer, E. K. (2020). The influence of culture on occupational therapy practice in Jordan. *Occupational Therapy International, 2020*, Article ID 1092805. https://doi.org/10.1155/2020/1092805

Mitchell, P., Wynia, M., Golden, R., McNellis, B., Okun, S., Webb, C. E., Rohrbach, V., & Von Kohorn, I. (2012). *Core principles & values of effective team-based health care.* National Academy of Medicine. https://nam.edu/perspectives-2012-core-principles-values-of-effective-team-based-health-care/

Noureddine, N., Hagge, D., & Ostad, W. (2022). *Interprofessional education toolkit: Practical strategies for program design, implementation, and assessment.* Plural Publishing.

Schell, B. A. B. (2018). An ecological model of professional reasoning. In B. A. B. Schell & J. W. Schell (Eds.), *Clinical and professional reasoning in occupational therapy* (2nd ed., pp. 23–49). Wolters Kluwer.

Tanenbaum, S. J. (2015). What is patient-centered care? A typology of models and missions. *Health Care Analysis, 23*, 272–287. https://doi.org/10.1007/s10728-013-0257-0

Unsworth, C. A. (2001). The clinical reasoning of novice and expert occupational therapists. *Scandinavian Journal of Occupational Therapy, 8*, 163–173. https://doi.org/10.1080/110381201317166522

Wainwright, S. F., & McGinnis, P. Q. (2009). Factors that influence the clinical decision-making of rehabilitation professionals in long-term care settings. *Journal of Allied Health, 38*(3), 143–151. URL: https://pubmed.ncbi.nlm.nih.gov/19753425

Wamsley, M. [UCSF IPE Program]. (2016, June 9). *What makes a team? Teams and teamwork in healthcare* [Video]. YouTube. https://www.youtube.com/watch?v=mHM01fw0MsA&list=PLY1lnohv0ZTOnSRuYVVDi5PtUKEvYUx6y&index=5

Wieringa, S., Engebretsen, E., Heggen, K., & Greenhalgh, T. (2018). How knowledge is constructed and exchanged in virtual communities of physician: Qualitative study of mindlines online. *Journal of Medical Internet Research, 20*(2), 1–14. https://pubmed.ncbi.nlm.nih.gov/19753425/

Wieringa, S., & Greenhalgh, T. (2015). 10 years of mindlines: A systematic review and commentary. *Implementation Science, 10, Article number:* 45. https://doi.org/10.1186/s13012-015-0229-x

World Health Organization. (2008). *People-centred health care: Technical papers: International Symposium on People-Centred Health Care: Reorienting health systems in the 21st century.* WHO Regional Office for the Western Pacific. https://apps.who.int/iris/handle/10665/207004

World Health Organization. (2010, September 1). *Framework for action on interprofessional education and collaborative practice.* https://www.who.int/publications/i/item/framework-for-action-on-interprofessional-education-collaborative-practice

CAPÍTULO 14

Razonamiento clínico en cuidados agudos

JOHN LIEN MARGETIS

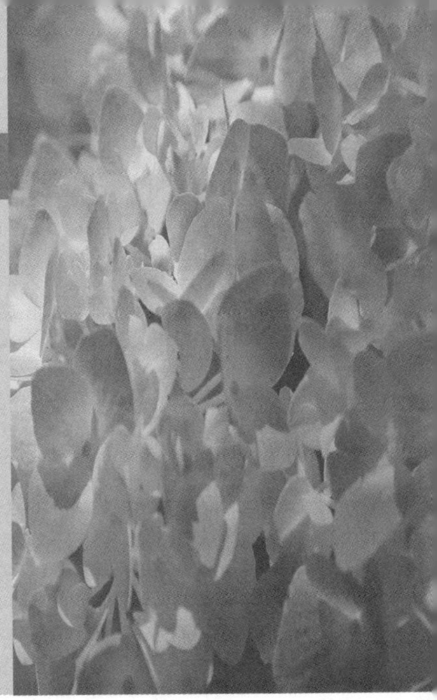

CONTENIDO

Terapia ocupacional en cuidados agudos

Enfoques de razonamiento clínico en cuidados agudos

Razonamiento procedimental

Razonamiento interactivo y narrativo

Razonamiento pragmático

Razonamiento predictivo

Razonamiento ético

Razonamiento condicional

Razonamiento clínico y planificación del alta

Evidencia basada en la práctica

Resumen

Agradecimientos

OBJETIVOS

Después de leer este capítulo, será capaz de:

1. Discutir y diferenciar los enfoques de razonamiento utilizados en cuidados agudos.
2. Evaluar el impacto de los factores contextuales comunes de los cuidados agudos en el razonamiento clínico.
3. Explicar los pasos del razonamiento clínico utilizados en la planificación del alta.
4. Aplicar diversos enfoques de razonamiento clínico a escenarios de casos clínicos.

TÉRMINOS CLAVE

Cuidados agudos
Modelo médico
Razonamiento científico
Razonamiento diagnóstico
Diagnóstico ocupacional
Grupo relacionado con el diagnóstico
Angustia moral

Los **cuidados agudos** abarcan un entorno de práctica hospitalaria en el que se proporciona atención médica a los pacientes durante un corto período después de una enfermedad grave, cirugía o traumatismo (Centers for Medicare & Medicaid Services [CMS], 2021).

Una variedad de factores guían e informan el razonamiento clínico de la comunidad de profesionales de terapia ocupacional, incluidos factores de la clientela (p. ej., diagnósticos, deficiencias), factores del personal clínico (p. ej., visión del mundo, experiencia clínica y experiencia de vida) y factores específicos relacionados con el entorno de la práctica (p. ej., estancias cortas, reembolso y políticas y regulaciones sanitarias).

Antes de revisar el razonamiento clínico y profesional empleado por profesionales de terapia ocupacional en cuidados agudos, es indispensable comprender el entorno de la práctica de cuidados agudos y su «ambiente acelerado, dinámico y estresante» (Britton y cols., 2015, p. 370).

TERAPIA OCUPACIONAL EN CUIDADOS AGUDOS

Los cuidados agudos constituyen un nivel secundario de asistencia sanitaria (después de la atención primaria) que proporciona atención médica avanzada a pacientes en estado crítico con enfermedades complejas, que ponen en riesgo la vida y que requieren supervisión y atención médica constantes.

Los centros de cuidados agudos se rigen por el **modelo médico**, que se centra en la enfermedad, lesión o intervención quirúrgica y utiliza medicamentos, dispositivos médicos y procedimientos para estabilizar y tratar a pacientes. El alcance integral de la práctica de terapia ocupacional, que promueve la «participación en la vida a través de la ocupación» (American Occupational Therapy Association [AOTA], 2020, p. 5), a menudo parece estar en desacuerdo con las perspectivas reduccionistas del modelo médico e históricamente, los esfuerzos de rehabilitación se producían de forma separada y diferenciada de los procedimientos médicos agudos (Bradley y cols., 2022).

Sin embargo, con más de una década de evidencia que respalda la movilidad y el «engranaje» tempranos, actualmente se consulta al personal de terapia ocupacional en el momento del ingreso hospitalario, con la finalidad de proporcionar intervenciones de rehabilitación que reduzcan la duración de la estancia, el número de días de ventilación mecánica y el riesgo de delirio hospitalario (Corcoran y cols., 2017; Hodgson y cols., 2018; Margetis y cols., 2021; Schweickert y cols., 2009).

A medida que se acerca el momento del alta del entorno de cuidados agudos, el personal de terapia ocupacional evaluará las capacidades funcionales de cada paciente; proporcionará educación a cerca de las precauciones postoperatorias cuando sea apropiado; y proporcionará recomendaciones para la disposición al alta, el equipo médico duradero (DME, *durable medical equipment*), y cualquier necesidad de rehabilitación en curso.

Sin embargo, también deben tenerse en cuenta las demandas específicas del contexto de los cuidados agudos, como las expectativas de productividad, la eficiencia, la contención de costes, la documentación, el reembolso, las fuentes de pago y el cumplimiento de la asistencia sanitaria (Britton y cols., 2015; Durocher y cols., 2015, 2017; Smith-Gabai, 2016).

ENFOQUES DE RAZONAMIENTO CLÍNICO EN CUIDADOS AGUDOS

El razonamiento clínico, un proceso complejo que implica el análisis y la interpretación de la información recopilada de múltiples fuentes (Da Silva Araujo y cols., 2022; Holdar y cols., 2013; Smith y cols., 2008), puede verse como un proceso cognitivo (cómo se piensa en una situación clínica) y como un proceso interactivo (cómo se utiliza el conocimiento cuando se interactúa con la clientela) (Chapparo y Ranka, 2019). Debido a la naturaleza dinámica de los cuidados agudos, pueden utilizarse innumerables enfoques de razonamiento clínico, incluidos procedimental, interactivo, narrativo, pragmático, predictivo, ético y condicional.

Razonamiento procedimental

El razonamiento procedimental, una forma de **razonamiento científico** que también emplea aspectos del **razonamiento diagnóstico**, consiste en evaluar los factores de la persona paciente y los déficits de desempeño ocupacional. Algunos ejemplos son las habilidades de la vida diaria, la movilidad, la accesibilidad del hogar y los contextos ambientales. A continuación, el personal de terapia ocupacional formula un **diagnóstico ocupacional** (o diagnóstico de tratamiento) y diseña un enfoque de intervención para abordar los problemas de desempeño identificados (Fleming, 1991; Neistadt, 1998; Roberts, 1996). Un enfoque de razonamiento procedimental también se basa en la experiencia previa del personal clínico, el conocimiento de las afecciones médicas, los síntomas actuales, sus secuelas residuales y el impacto en el desempeño ocupacional (Neistadt, 1998; Robertson, 1999). Por ejemplo, terapeutas ocupacionales con experiencia entenderán que los pacientes con enfermedad pulmonar avanzada o insuficiencia cardíaca avanzada pueden presentar síntomas similares (dificultad para respirar y resistencia limitada), y se adaptarán en consecuencia.

Razonamiento interactivo y narrativo

El enfoque de razonamiento interactivo, descrito por primera vez por Fleming (1991), junto con el enfoque de razonamiento narrativo, presentado por Mattingly (1991), son enfoques complementarios que implican comprender a las poblaciones de pacientes como personas que experimentan una enfermedad y/o discapacidad, y establecer alianzas terapéuticas con estas personas. Este último enfoque se basa en la narración y la creación de historias, en las que el propio encuentro terapéutico genera una historia prospectiva. Esto puede ser especialmente útil en los casos en que las personas afectadas luchan por visualizar su capacidad e identidad en el contexto de un nuevo diagnóstico o discapacidad. El uso de estos enfoques de razonamiento permite establecer rápidamente una relación con cada paciente al encontrar puntos en común entre terapeuta y paciente. En contraste, otros enfoques pueden presentar dificultades debido a las limitaciones de tiempo en la práctica de cuidados agudos, especialmente si la relación terapéutica requiere varias sesiones para desarrollarse y consolidarse.

Mediante el uso de la alianza terapéutica desarrollada durante los encuentros iniciales, el personal clínico puede utilizar las historias de sus pacientes para determinar si ya han desarrollado una imagen clara de su vida después de una enfermedad aguda o si necesitan ayuda para comprender cómo una enfermedad aguda afectará sus actividades diarias. Una evaluación de las actividades de la vida diaria (AVD) puede servir para identificar las deficiencias funcionales y para que la persona afectada comprenda sus capacidades y dificultades actuales. En función de las necesidades de cada paciente, la participación del personal de terapia ocupacional puede variar desde la mera incitación y formulación de preguntas abiertas hasta la identificación activa y la resolución de problemas con cada paciente durante la sesión.

Razonamiento pragmático

Un enfoque de razonamiento pragmático considera los factores contextuales que afectan la prestación de terapia ocupacional en un entorno de cuidados agudos. Algunos ejemplos podrían ser el reembolso, la menor duración de la estancia hospitalaria, los requisitos de productividad y otros factores intrínsecos del personal clínico tratante, como la experiencia con un diagnóstico concreto, la visión personal del mundo, los valores y las creencias (Unsworth, 2004). Este enfoque se usa para determinar qué intervenciones son factibles y/o prioritarias dentro de un sistema hospitalario concreto dadas las políticas, los procedimientos, la disponibilidad de personal, las expectativas de productividad y la duración prevista de la estancia asociada a cualquier **grupo relacionado con el diagnóstico** (**GRD**) (CMS, 2022; Durocher y cols., 2015, 2017).

Las clasificaciones de tipo GRD se han implantado en sistemas sanitarios de todo el mundo, pero pueden variar en su aplicación y finalidad (p. ej., medición de la producción hospitalaria, reembolso) (Busse y cols., 2011; Klein y cols., 2020). Dado que las estancias en cuidados agudos no suelen durar muchos días, el personal de terapia ocupacional se ve obligado a centrarse en el desempeño de la persona afectada y en la preparación para el alta, en lugar de centrarse en la persona (Durocher y cols., 2017).

Los entornos de atención aguda también son dinámicos y de ritmo rápido, lo que obliga al personal de terapia ocupacional a competir constantemente con otros servicios, como patología del habla y lenguaje, fisioterapia, nutrición y enfermería, para realizar visitas a pacientes y ajustar su intervención cuando estas personas no están disponibles o no son adecuadas para una mayor intervención de terapia ocupacional. Junto con el creciente número de casos y agravado por las limitaciones de personal, el personal clínico a menudo confía en el razonamiento pragmático para organizar su agenda diaria y los objetivos terapéuticos con cada paciente.

El Modelo ecológico de razonamiento profesional de Schell (Schell, 2018) (*v.* cap. 5) incorpora muchos aspectos del razonamiento pragmático y proporciona un marco útil para hacer frente a los desafíos de la prestación de servicios en los entornos de cuidados agudos. La interacción terapéutica entre profesional de cuidados agudos y paciente se produce en un contexto de práctica con espacio y tiempo limitados que restringen las herramientas, los recursos, las expectativas y las opciones terapéuticas disponibles. El tiempo necesario para cumplir las políticas de control de infecciones (p. ej., la desinfección del equipo) o la facilidad con la que se transporta el equipo terapéutico entre las habitaciones de las instalaciones de cuidados agudos también pueden influir en el razonamiento clínico profesional.

Razonamiento predictivo

Debido a que las personas usuarias de servicios con frecuencia se mueven rápidamente a través de los centros de cuidados agudos, el personal de terapia ocupacional suele basarse en el razonamiento predictivo para hacer recomendaciones de alta. Estas recomendaciones se basan en el estado funcional previo a la enfermedad, la información demográfica y médica pertinente, el conocimiento y la experiencia del personal clínico con un diagnóstico particular, y la respuesta a la intervención terapéutica. McGlinchey y Davenport (2015) señalan que «el razonamiento predictivo implica prever diferentes escenarios futuros basados en las respuestas estimadas a la terapia» (p. 1282). En un estudio en el que se examina a profesionales de terapia ocupacional y fisioterapia de cuidados agudos, Bradley y cols. (2022) describen este proceso de razonamiento, que comienza cuando se revisa la historia clínica de cada paciente antes de iniciar una sesión. Es importante destacar que el personal clínico no se basa únicamente en factores predictivos preexistentes (p. ej., edad avanzada, deterioro cognitivo basal) a la hora de hacer recomendaciones de alta o evaluar la candidatura para rehabilitación intensiva. También tienen en cuenta las respuestas tempranas de cada paciente a la intervención terapéutica (Lam Wai Shun y cols., 2022). La prevalencia de este enfoque de razonamiento clínico puede plantear dilemas éticos para el personal clínico que debe priorizar la seguridad y la planificación del alta, en lugar de las intervenciones dirigidas a optimizar la función y el bienestar de la persona afectada (Durocher y cols., 2017).

Razonamiento ético

Las prioridades contrapuestas entre la prestación de una atención de calidad, basada en la evidencia, y las medidas de contención de costes han sido un dilema ético de larga duración y están bien documentadas en la literatura (Bushby y cols., 2015; Neuhaus, 1988; Smith-Gabai, 2016). Como resultado, el personal de terapia ocupacional con frecuencia se dedica a la «práctica clandestina», por la que muchos de los aspectos que impulsan las decisiones de atención se dejan fuera de la documentación clínica debido a la percepción errónea de no estar relacionados o no ser importantes (Mattingly, 1994).

Un/a profesional que reconoce una necesidad, pero hace una recomendación menos preferible con base únicamente en factores extrínsecos, como las políticas de reembolso, está llevando a cabo una práctica «constreñida» (Nalette, 2010), que puede causar **angustia moral** en las profesiones sanitarias (Cantú, 2019; Rivard y Brown, 2019). «La angustia moral se produce cuando un/a profesional reconoce el curso de acción correcto, pero es incapaz de actuar éticamente debido a factores que se perciben fuera de su control» (Rivard y Brown, 2019, p. 1). La angustia moral se ha relacionado con el *burnout* (desgaste profesional), un tema de discusión e investigación que está surgiendo rápidamente y que se ha visto agravado por la pandemia de COVID-19 (Norman y cols., 2021). Se anima al personal de terapia ocupacional a buscar orientación y apoyo del personal clínico dentro de sus entornos y redes profesionales cuando surjan dilemas éticos, y a actuar siempre en el mejor interés de las personas usuarias de sus servicios.

Razonamiento condicional

Un enfoque de razonamiento condicional integra múltiples estrategias de razonamiento clínico para adaptarse mejor a cada paciente y contexto clínico. El personal clínico experimentado que posee un claro conocimiento de las trayectorias de recuperación típicas de una determinada enfermedad o diagnóstico suele emplear este enfoque de razonamiento avanzado porque aprecia profundamente el impacto de los factores personales y contextuales en la experiencia de cada paciente (Unsworth, 2004). Gracias al conocimiento del espectro de resultados clínicos en pacientes anteriores, esta forma de razonamiento permite prepararse para múltiples vías de intervención posibles dentro de una sesión de tratamiento. Esto es especialmente útil, debido a que el personal clínico de cuidados agudos debe adaptarse a la naturaleza fluida del entorno de la consulta y a la estabilidad fluctuante de las personas ingresadas.

RAZONAMIENTO CLÍNICO Y PLANIFICACIÓN DEL ALTA

Aunque el rol de la terapia ocupacional ha crecido enormemente en las últimas décadas para incluir la movilización temprana, los cuidados agudos neonatales y la educación preoperatoria (AOTA, 2018; Margetis y cols., 2021; Meyer y cols., 2022), un componente clave del razonamiento clínico para profesionales de terapia ocupacional de cuidados agudos está relacionado con la planificación del alta. El personal de terapia ocupacional no solo es consultado frecuentemente para hacer recomendaciones sobre DME, evaluaciones de seguridad y necesidades de rehabilitación continuas, sino que también se le solicita a menudo para evaluar la idoneidad de las personas pacientes para el ingreso en centros de rehabilitación para pacientes hospitalizados/as (IRF, *inpatient rehabilitation facilities*). Bradley y cols. (2022) describen un proceso no lineal utilizado por el personal clínico de rehabilitación para evaluar el potencial de rehabilitación, pero una versión adaptada de este modelo (fig. 14-1) resulta útil a la hora de examinar el proceso de razonamiento clínico en torno a la planificación del alta.

1. La fase 1 implica la recopilación de la información necesaria de la historia clínica, que incluye los estados de salud nuevos y preexistentes, los diagnósticos relevantes (p. ej., diagnóstico por imagen) y la información de laboratorio (p. ej., recuento de leucocitos, concentraciones de troponina), así como cualquier intervención médica/quirúrgica realizada durante la hospitalización actual. La fase 1 también incluye la evaluación por parte del personal de terapia ocupacional de los factores de la clientela y de los contextos

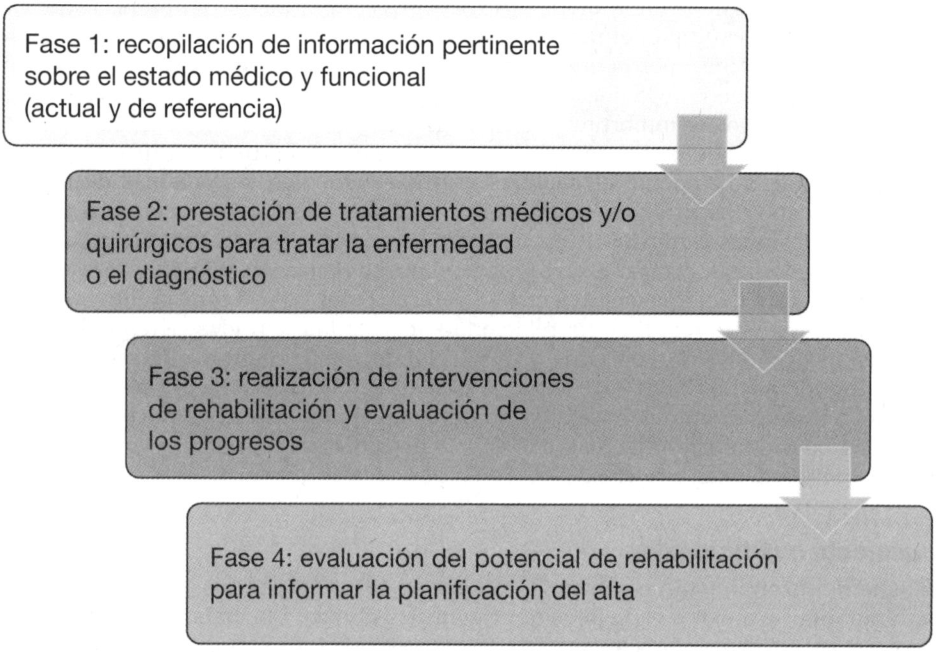

FIGURA 14-1 Proceso de razonamiento en cuatro fases para la planificación del alta. Adaptada de Bradley, G., Baker, K., & Bailey, C. (2022). Exploring how occupational therapists and physiotherapists evaluate rehabilitation potential of older people in acute care. *British Journal of Occupational Therapy, 85*(3), 199–207. https://doi.org/10.1177/03080226211011386

personales y ambientales (del entorno), como el apoyo social/familiar disponible, y también puede tener en cuenta las aportaciones de otras disciplinas como la fisioterapia y el personal médico. En esta fase suele emplearse el razonamiento predictivo, debido a que se hace uso de la experiencia clínica anterior para prever posibles respuestas a la intervención.

2. La fase 2 consiste en evaluar el impacto de las intervenciones médicas (p. ej., cirugía, medicación) destinadas a curar o apoyar a las personas afectadas en el camino general de la recuperación. Por ejemplo, una persona con parálisis aguda de los miembros inferiores debido a una compresión medular grave que recibe una cirugía de descompresión espinal podría recuperar la función. En cambio, una persona con parálisis aguda de los miembros inferiores por una lesión completa de la médula espinal que se somete a una cirugía de estabilización espinal generalmente no se espera que recupere la función motora en los miembros inferiores.
3. La fase 3 consiste en proporcionar intervenciones de rehabilitación que hagan progresar al paciente hacia sus objetivos funcionales. En esta fase del razonamiento, el personal clínico reflexiona sobre el progreso de la persona paciente durante el programa terapéutico y tienen en cuenta el nivel de compromiso de esta en el proceso de recuperación. Es importante destacar que, en esta fase del razonamiento clínico, el personal de terapia ocupacional actualizará su enfoque de razonamiento predictivo para incluir la respuesta real de la persona paciente a la intervención, lo que reemplazará la expectativa inicial basada en la experiencia previa y el conocimiento del estado de salud.
4. La fase 4, la última de este proceso no lineal, consiste en incorporar la información de las fases anteriores y proporcionar recomendaciones sobre qué nivel de atención es el más apropiado para cada paciente en particular. Aunque las vías clínicas específicas

pueden variar según el centro, la región de práctica o el sistema sanitario, algunos ejemplos de vías pueden incluir:

- Alta a domicilio sin servicios continuados.
- Alta a domicilio con terapia ocupacional domiciliaria continuada.
- Alta en IRF.
- Alta a un centro de enfermería especializada con rehabilitación continuada.
- Alta a cuidados subagudos con rehabilitación continuada.

EVIDENCIA BASADA EN LA PRÁCTICA

Con la naturaleza evolutiva de la medicina y la atención hospitalaria, al personal de terapia ocupacional de cuidados agudos se le pide de forma rutinaria que incorpore prácticas actuales basadas en la evidencia. Sin embargo, el conocido retraso en la incorporación de los resultados de la investigación a la práctica diaria impulsó el desarrollo del campo de la traducción de conocimientos (Austin, 2021). En el entorno acelerado y dinámico de los cuidados agudos, el personal clínico suele confiar en la «evidencia basada en la práctica», una destilación de conocimientos obtenidos de bases de datos en línea, recursos departamentales, normas departamentales de práctica y la experiencia de colegas con más experiencia. Este concepto de incorporar prácticas reforzadas colectivamente fue descrito por primera vez por Gabbay y le May (2004) como «líneas mentales» y fue examinado más a fondo en una revisión sistemática por Wieringa y Greenhalgh (2015). Aunque la práctica basada en la evidencia continúa siendo el estándar ideal, las líneas mentales se describen como «conocimiento en la práctica y en el contexto», o conocimiento práctico formado no solo por el entorno, sino también por la necesidad de ese conocimiento (Gabbay y le May, 2011). El personal clínico tiene que ser consciente de la posibilidad de que las prácticas institucionalizadas se etiqueten erróneamente como mejores prácticas y de que se pase por alto evidencia actualizada que ofrezca una perspectiva o técnica diferente. En el Estudio de caso 14-1 se describen ejemplos de varios tipos de razonamiento clínico.

Estudio de caso 14-1

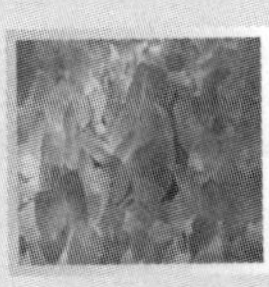

Beth, una terapeuta ocupacional con 7 años de experiencia clínica, estaba evaluando a Grace, una entrenadora de fútbol de 58 años que ingresó con una hemorragia subaracnoidea por la rotura de un aneurisma de la arteria comunicante anterior. Se le realizó una embolización endovascular del aneurisma y se le colocó un drenaje ventricular externo (DVE) para monitorizar la presión intracraneal y aliviar su hidrocefalia. El médico solicitó a la enfermera diplomada que regulara la medicación antihipertensiva intravenosa (clevidipino) para mantener la presión arterial (PA) de la paciente por debajo de 180/85, así como que sujetara el DVE durante toda la movilidad. Durante la evaluación inicial de Beth, Grace se mostraba agradable y orientada, pero tenía dificultades con el control de los impulsos, la función ejecutiva y la memoria de trabajo. Mientras estaba sentada en el borde de la cama realizando una tarea de vendaje de la parte inferior del cuerpo, Beth observó que la presión arterial de Grace había subido a 200/98, claramente por encima del parámetro establecido por el médico para mantener la presión arterial <180/85. ¿Qué podía hacer Beth para proporcionar los cuidados óptimos a Grace y cumplir al mismo tiempo las expectativas de productividad de su departamento?

Utilizando un enfoque de razonamiento procedimental, Beth sabía que la enfermera podía aumentar la medicación intravenosa para controlar mejor la presión arterial. Éticamente, Beth no podía seguir la sesión, dada la presión arterial elevada de la paciente, y arriesgarse a volver a romper el aneurisma. Beth solicitó a Grace que volviera a la cama temporalmente y pidió a la enfermera que aumentara la dosis de clevidipino. En 5 min, la PA de Grace había bajado a 167/73, lo que permitió a Beth continuar la sesión. Por tanto, empleando un enfoque de razonamiento procedimental, Beth pudo prolongar el encuentro terapéutico y continuar movilizando a Grace fuera de la cama. Durante esta movilización, Grace participó en una actividad ambulatoria de búsqueda de camino, lo que puso a prueba su memoria de trabajo alterada y permitió a Beth documentar claramente el impacto funcional de las alteraciones neurocognitivas de Grace.

Desde un punto de vista pragmático, Beth también pudo ampliar la duración de la sesión de forma ética, proporcionando una atención más completa y centrada en la persona, y mejorando sus propias posibilidades de cumplir con las expectativas de productividad de su departamento. Además, Beth obtuvo una idea más clara de la capacidad funcional de Grace, lo que le permitió utilizar su razonamiento predictivo para identificar la probable disposición al alta de la paciente, con servicios continuos de terapia ocupacional ambulatoria para la rehabilitación cognitiva. Al integrar múltiples enfoques de razonamiento clínico, Beth ejemplificó el uso del razonamiento condicional.

A TENER EN CUENTA

Independientemente del enfoque de razonamiento clínico utilizado, el personal de terapia ocupacional en entornos de cuidados agudos siempre debe reflexionar sobre lo siguiente:

1. ¿Cómo influyen los antecedentes médicos actuales y pasados de la persona paciente en su desempeño y participación profesionales?
2. ¿Los beneficios de la intervención de terapia ocupacional superan los riesgos potenciales dado el estado médico de la persona paciente?
3. ¿Cuáles son los objetivos de la persona paciente (y su familia) dentro del plan de intervención de terapia ocupacional y cómo facilita una intervención concreta el progreso hacia dichos objetivos?

RESUMEN

Los entornos de práctica de cuidados agudos son dinámicos y desafiantes, lo que obliga a la profesión de terapia ocupacional a emplear diferentes formas de razonamiento clínico para adaptarse a pacientes con necesidades complejas y únicas. Los factores contextuales inherentes a la práctica de cuidados agudos son variables que el personal clínico debe tener en cuenta en sus enfoques de razonamiento clínico. Quienes ejercen profesionalmente pueden iniciar su carrera utilizando formas de razonamiento clínico más procedimentales y narrativas. Sin embargo, a medida que adquieren experiencia y pericia, las formas de razonamiento predictivo y condicional suelen convertirse en los enfoques predominantes.

Actividad formativa 14-1

Elaine, una terapeuta ocupacional con 2 años de experiencia en cuidados agudos, es asignada a Jarod, un profesor de arte de 35 años. Después de revisar su historial, Elaine descubre que Jarod sufrió un accidente de tráfico y una lesión medular completa en T10. No tiene antecedentes médicos y vive con su pareja Fred en una gran ciudad metropolitana. Después de recibir una cirugía de estabilización de la columna por neurocirugía, se solicitó una evaluación de terapia ocupacional para evaluar su función en actividades de la vida diaria (AVD) y hacer recomendaciones para la colocación posthospitalaria.

Durante su evaluación inicial, Jarod está despierto, alerta y orientado. Su cognición, visión y función de los miembros superiores (fuerza/sensación/coordinación) están todas dentro de los límites normales, pero no tiene función sensorial o motora en los miembros inferiores. Jarod es participativo en el proceso de evaluación de terapia ocupacional, movilizándose al borde de la cama con ayuda moderada para el control del tronco proporcionada por Elaine. Con la comprensión de que Jarod acaba de sufrir una lesión que le ha cambiado la vida, que muestra una buena participación inicial en la terapia y que cuenta con el firme apoyo de su compañero Fred, Elaine recomienda su derivación a un centro de rehabilitación para pacientes hospitalizados/as (IRF) especializado en lesiones medulares.

Durante las siguientes sesiones, la participación de Jarod empieza a disminuir. Se vuelve más retraído, muestra síntomas de depresión y se niega a participar en las sesiones de terapia ocupacional. Expresa su frustración y sus limitadas perspectivas cuando dice: «¿de qué sirve levantarse si no puedo vivir mi vida?» y «nunca consideraría hacerme daño, pero ojalá me enfermara de COVID y me muriera». Sabiendo que Jarod podría beneficiarse enormemente de un ingreso en una IRF para aprender las habilidades necesarias para llevar una vida productiva con paraplejía, Elaine se esforzó por seguir recomendando el ingreso en una IRF dada la menor participación de Jarod en su programa terapéutico.

Preguntas para el debate

1. ¿Cuáles son algunas de las cuestiones éticas de este caso?
2. ¿Qué enfoque o enfoques de razonamiento clínico utiliza Elaine para hacer su recomendación inicial de IRF?
3. ¿Cuáles son algunos ejemplos de preguntas que Elaine podría formular a Jarod que demuestren el uso del enfoque de razonamiento pragmático? ¿Y del enfoque interactivo/narrativo?
4. ¿Qué fases del razonamiento clínico para la planificación del alta son evidentes en el caso? Proporcione ejemplos.

Puede encontrar actividades formativas adicionales para este capítulo en thePoint.

AGRADECIMIENTOS

Quiero reconocer y agradecer a las autoras anteriores su trabajo y aportaciones a la versión previa de este capítulo publicado en la 2.ª edición (2018) de este libro.

También me gustaría dar las gracias a Kelsey Peterson, OTD, OTR/L, por sus indispensables comentarios editoriales y su contribución a los casos de aprendizaje en línea.

REFERENCIAS BIBLIOGRÁFICAS

American Occupational Therapy Association. (2018). Occupational therapy's role in the neonatal intensive care unit. *The American Journal of Occupational Therapy, 72*(2), 7212410060p1–7212410060p9. https://doi.org/10.5014/ajot.2018.72s204

American Occupational Therapy Association. (2020). Occupational therapy practice framework: Domain and process—Fourth edition. *The American Journal of Occupational Therapy, 74*(Suppl. 2), 7412410010p1–7412410010p87. https://doi.org/10.5014/ajot.2020.74s2001

Austin, C. P. (2021). Opportunities and challenges in translational science. *Clinical and Translational Science, 14*(5), 1629–1647. https://doi.org/10.1111/cts.13055

Bradley, G., Baker, K., & Bailey, C. (2022). Exploring how occupational therapists and physiotherapists evaluate rehabilitation potential of older people in acute care. *British Journal of Occupational Therapy, 85*(3), 199–207. https://doi.org/10.1177/03080226211011386

Britton, L., Rosenwax, L., & McNamara, B. (2015). Occupational therapy practice in acute physical hospital settings: Evidence from a scoping review. *Australian Occupational Therapy Journal, 62*(6), 370–377. https://doi.org/10.1111/1440-1630.12227

Bushby, K., Chan, J., Druif, S., Ho, K., & Kinsella, E. A. (2015). Ethical tensions in occupational therapy practice: A scoping review. *British Journal of Occupational Therapy, 78*(4), 212–221. https://doi.org/10.1177/0308022614564770

Busse, R., Geissler, A., Quentin, W., & Wiley, M. (Eds.). (2011). *Diagnosis-related groups in Europe*. McGraw-Hill.

Cantu, R. (2019). Physical therapists' perception of workplace ethics in an evolving health-care delivery environment: A cross-sectional survey. *Physiotherapy Theory and Practice, 35*(8), 724–737. https://doi.org/10.1080/09593985.2018.1457744

Centers for Medicare & Medicaid Services. (2021, December 1). *Research – General information*. https://www.cms.gov/Research-Statistics-Data-and-Systems/Research/ResearchGenInfo/Downloads/DataNav_Glossary_Alpha.pdf

Centers for Medicare & Medicaid Services. (2022, September 12). *MS-DRG classifications and software*. Retrieved September 14, 2022, from https://www.cms.gov/Medicare/Medicare-Fee-for-Service-Payment/AcuteInpatientPPS/MS-DRG-Classifications-and-Software

Chapparo, C., & Ranka, J. (2019). Clinical reasoning in occupational therapy. In J. Higgs, G. M. Jensen, S. Loftus, & N. Christensen (Eds.), *Clinical reasoning in the health professions* (4th ed., pp. 271–283). Elsevier.

Corcoran, J. R., Herbsman, J. M., Bushnik, T., Van Lew, S., Stolfi, A., Parkin, K., McKenzie, A., Hall, G. W., Joseph, W., Whiteson, J., & Flanagan, S. R. (2017). Early rehabilitation in the medical and surgical intensive care units for patients with and without mechanical ventilation: An interprofessional performance improvement project. *PM&R, 9*(2), 113–119. https://doi.org/10.1016/j.pmrj.2016.06.015

Da Silva Araujo, A., Anne Kinsella, E., Thomas, A., Demonari Gomes, L., & Quevedo Marcolino, T. (2022). Clinical reasoning in occupational therapy practice: A scoping review of qualitative and conceptual peer-reviewed literature. *The American Journal of Occupational Therapy, 76*(3), 7603205070. https://doi.org/10.5014/ajot.2022.048074

Durocher, E., Gibson, B. E., & Rappolt, S. (2017). Rehabilitation as "destination triage": A critical examination of discharge planning. *Disability and Rehabilitation, 39*(13), 1271–1278. https://doi.org/10.1080/09638288.2016.1193232

Durocher, E., Kinsella, E. A., Ells, C., & Hunt, M. (2015). Contradictions in client-centered discharge planning: Through the lens of relational autonomy. *Scandinavian Journal of Occupational Therapy, 22*(4), 293–301. https://doi.org/10.3109/11038128.2015.1017531

Fleming, M. H. (1991). The therapist with the three-track mind. *The American Journal of Occupational Therapy, 45*(11), 1007–1014. https://doi.org/10.5014/ajot.45.11.1007

Gabbay, J., & le May, A. (2004). Evidence based guidelines or collectively constructed "mindlines?" Ethnographic study of knowledge management in primary care. *British Medical Journal, 329*(1013), 1–5. https://doi.org/10.1136/bmj.329.7473.1013

Gabbay, J., & le May, A. (2011). *Practice-based evidence for healthcare: Clinical Mindlines*. Routledge.

Hodgson, C. L., Capell, E., & Tipping, C. J. (2018). Early mobilization of patients in intensive care: Organization, communication and safety factors that influence translation into clinical practice. *Critical Care, 22*(1), Article number 77. https://doi.org/10.1186/s13054-018-1998-9

Holdar, U., Wallin, L., & Heiwe, S. (2013). Why do we do as we do? Factors influencing clinical reasoning and decision-making among physiotherapists in an acute setting. *Physiotherapy Research International, 18*(4), 220–229. https://doi.org/10.1002/pri.1551

Klein, A., Mathauer, I., Stenberg, K., & Habicht, T. (Eds.). (2020). *Diagnosis-related groups: A question and answer guide on case-based classification and payment systems*. World Health Organization. https://www.who.int/publications/i/item/WHO-UHC-HGF-Guidance-20.10

Lam Wai Shun, P., Swaine, B., & Bottari, C. (2022). Clinical reasoning underlying acute care occupational therapists' assessment of rehabilitation potential after stroke or brain injury: A constructivist grounded theory study. *Australian Occupational Therapy Journal, 69*(2), 177–189. https://doi.org/10.1111/1440-1630.12781

Margetis, J. L., Wilcox, J., Thompson, C., & Mannion, N. (2021). Occupational therapy: Essential to critical care rehabilitation. *The American Journal of Occupational Therapy, 75*(2), 7502170010. https://doi.org/10.5014/ajot.2021.048827

Mattingly, C. (1991). The narrative nature of clinical reasoning. *The American Journal of Occupational Therapy, 45*(11), 998-1005. https://doi.org/10.5014/ajot.45.11.998

Mattingly, C. (1994). Occupational therapy as a two-body practice: The underground practice. In C. Mattingly & M. H. Fleming (Eds.), *Clinical reasoning: Forms of inquiry in a therapeutic practice* (pp. 295–315). FA Davis Company.

McGlinchey, M. P., & Davenport, S. (2015). Exploring the decision-making process in the delivery of physiotherapy in a stroke unit. *Disability and Rehabilitation, 37*(14), 1277–1284. https://doi.org/10.3109/09638288.2014.962106

Meyer, V., Goble, N., & Hunter, M. M. (2022). Enhancing OT's role in preoperative total joint education: A cognitive-behavioral approach to care. *The American Journal of Occupational Therapy, 76*(1), 7610510017p1–7610510017p1. https://doi.org/10.5014/ajot.2022.76s1-rp17

Nalette, E. (2010). Constrained physical therapist practice: An ethical case analysis of recommending discharge placement from the acute care setting. *Physical Therapy, 90*(6), 939-952. https://doi.org/10.2522/ptj.20050399

Neistadt, M. E. (1998). Teaching clinical reasoning as a thinking frame. *The American Journal of Occupational Therapy, 52*(3), 221–229. https://doi.org/10.5014/ajot.52.3.221

Neuhaus, B. E. (1988). Ethical considerations in clinical reasoning: The impact of technology and cost containment. *The American Journal of Occupational Therapy, 42*(5), 288–294. https://doi.org/10.5014/ajot.42.5.288

Norman, S. B., Feingold, J. H., Kaye-Kauderer, H., Kaplan, C. A., Hurtado, A., Kachadourian, L., Feder, A., Murrough, J. W., Charney, D., Southwick, S. M., Ripp, J., Peccoralo, L., & Pietrzak, R. H. (2021). Moral distress in frontline healthcare workers in the initial epicenter of the COVID-19 pandemic in the United States: Relationship to PTSD symptoms, burnout, and psychosocial functioning. *Depression and Anxiety, 38*(10), 1007–1017. https://doi.org/10.1002/da.23205

Rivard, A., & Brown, C. A. (2019). Moral distress and resilience in the occupational therapy workplace. *Safety, 5*(10), 1–9. https://doi.org/10.3390/safety5010010

Roberts, A. E. (1996). Approaches to reasoning in occupational therapy: A critical exploration. *British Journal of Occupational Therapy, 59*(5), 233–236. https://doi.org/10.1177/030802269605900513

Robertson, L. (1999). Assessing Mabel at home: A complex problem-solving process. In S. E. Ryan & E. A. McKay (Eds.), *Thinking and reasoning in therapy: Narratives from practice* (pp. 19–30). Stanley Thornes.

Schell, B. A. B. (2018). An ecological model of professional reasoning. In B. A. B. Schell & J. W. Schell (Eds.), *Clinical and professional reasoning in occupational therapy* (2nd ed., pp. 23–50). Wolters Kluwer Health.

Schweickert, W. D., Pohlman, M. C., Pohlman, A. S., Nigos, C., Pawlik, A. J., Esbrook, C. L., Spears, L., Miller, M., Franczyk, M., Deprizio, D., Schmidt, G. A., Bowman, A., Barr, R., McCallister, K. E., Ball, J. B., & Dress, J. P. (2009). Early physical and occupational therapy in mechanically ventilated, critically ill patients: A randomised controlled trial. *Lancet, 373*(9678), 1874–1882. https://doi.org/10.1016/s0140-6736(09)60658-9

Smith, M., Higgs, J., & Ellis, E. (2008). Characteristics and processes of physiotherapy clinical decision making: A study of acute care cardiorespiratory physiotherapy. *Physiotherapy Research International, 13*(4), 209–222. https://doi.org/10.1002/pri.419

Smith-Gabai, H. (2016). *Occupational therapy discharge planning and recommendations in acute care: An action research study* [Doctoral dissertation]. https://nsuworks.nova.edu/hpd_ot_student_dissertations/54/

Unsworth, C. A. (2004). Clinical reasoning: How do pragmatic reasoning, worldview and client-centredness fit? *British Journal of Occupational Therapy, 67*(1), 10–19. https://doi.org/10.1177/030802260406700103

Wieringa, S., & Greenhalgh, T. (2015). 10 years of mindlines: A systematic review and commentary. *Implementation Science, 10*(45), 2–11. https://doi.org/10.1186/s13012-015-0229-x

CAPÍTULO 15

Cuidados intensivos neonatales

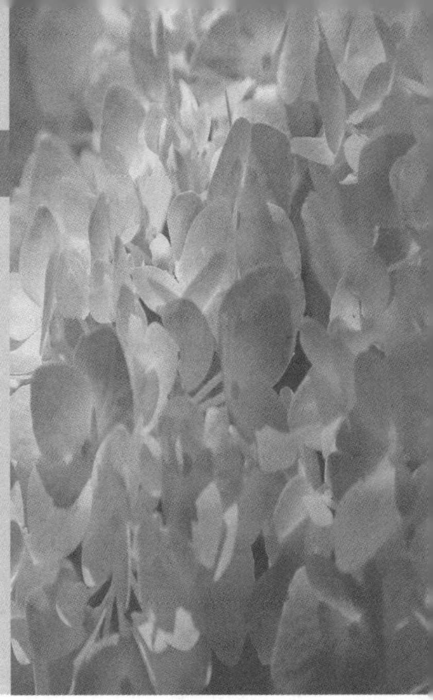

JENENE WOODS CRAIG Y DEANNA GIBBS

CONTENIDO

Terapia ocupacional en un entorno de cuidados intensivos neonatales

Desarrollo histórico de la terapia ocupacional neonatal

«Ocupación» en la unidad de cuidados intensivos neonatales

Puesta en común: razonamiento clínico/profesional

Resumen

OBJETIVOS

Después de leer este capítulo, será capaz de:

1. Explicar el impacto del contexto del/de la terapeuta ocupacional en el razonamiento utilizando el Modelo ecológico de razonamiento profesional dentro del ámbito neonatal.
2. Explicar el impacto de la óptica personal y profesional en el razonamiento profesional.
3. Explicar la influencia de la óptica de la clientela (lactante y progenitores) en el razonamiento profesional.

TÉRMINOS CLAVE

Unidad de cuidados intensivos neonatales (UCIN)

Coocupación

Atención al desarrollo centrada en la familia

Atención personalizada de apoyo al desarrollo

Atención informada sobre el trauma

Neuroprotección

Resultados del desarrollo neurológico

A TENER EN CUENTA

Como terapeutas neonatales,

1. Tenemos el privilegio de trabajar con bebés y familias que se enfrentan a un ingreso, a menudo imprevisto, en la unidad de cuidados intensivos neonatales (UCIN) y tenemos la oportunidad no solo de dar forma a sus experiencias durante la hospitalización, sino también de optimizar el desarrollo de bebés y sus familias en los meses y años venideros.
2. Somos testigos de una etapa y un desarrollo de la vida que pocas personas pueden imaginar.
3. Promovemos el desempeño ocupacional de bebés y sus familias centrándonos en la **neuroprotección**, la alineación, la propiocepción, el tono, la regulación sensorial y las secuelas del desarrollo.
4. Somos conscientes del trauma que sufren bebés y familias como consecuencia de un ingreso en la UCIN, así que podemos ofrecer apoyo a la tierna y fundamental relación entre progenitores y sus bebés, ambas partes aparentemente luchando por la otra.
5. Trabajamos en colaboración con colegas multidisciplinares para proporcionar una atención que optimice la supervivencia y los **resultados del desarrollo neurológico.**

El nacimiento prematuro (nacimiento antes de las 37 semanas completas de gestación) ha sido durante mucho tiempo una medida crítica de la salud infantil (MacDorman y cols., 2022). Cada año nacen en Estados Unidos más de 3.6 millones de bebés, casi 400 000 nacen de manera prematura (Osterman y cols., 2022). Tras un descenso de los nacimientos prematuros de 2007 a 2014, la tasa aumentó un 7%, y pasó del 9.57% de los nacimientos en Estados Unidos en 2014 al 10.23% en 2019 (Martin y cols., 2021; Osterman y cols., 2022). La tasa de nacimientos prematuros aumentó un 4% adicional en 2021 hasta el 10.48%, el mayor aumento porcentual en un solo año desde 2007 (Hamilton y cols., 2022). Este aumento es preocupante porque las tasas de mortalidad y discapacidad son más altas entre bebés nacidos prematuramente que entre bebés a término (Di Renzo y cols., 2018; Pascal y cols., 2018). En 2018, la tasa de mortalidad infantil fue de 8.21 muertes por cada 1000 nacidos vivos para bebés con prematuridad tardía (34-36 semanas de gestación), que fue 4 veces la tasa (2.05) de la de bebés a término (Ely y Driscoll, 2020).

Además, la tasa de mortalidad de bebés nacidos antes de las 34 semanas de gestación (115.39) fue 56 veces superior a la de bebés a término (Ely y Driscoll, 2020). Es importante señalar que, aunque la tasa de nacimientos prematuros disminuyó del 10.23% en 2019 al 10.1% en 2020, persisten las diferencias raciales y étnicas en las tasas de prematuridad (Centers for Disease Control and Prevention, 2022; Hamilton y cols., 2022).

Los determinantes sociales de la salud, la situación socioeconómica tanto a nivel individual como comunitario (p. ej., ingresos/pobreza, situación laboral, educación) y los factores psicosociales (p. ej., estrés crónico, falta de apoyo social) se asocian con un mayor riesgo de parto prematuro (March of Dimes [MOD], 2022). Durante 2018-2020, las tasas (promedio) de nacimientos prematuros en Estados Unidos fueron más altas en la población negra (14.2%), seguida por la población nativa americana/de Alaska (11.6%), población hispana (9.8%), población blanca (9.2%) y población asiática y de las islas del Pacífico (8.8%) (MOD, 2022). Según los Centers for Disease Control and Prevention (2022), la tasa de nacimientos prematuros en 2020 entre las mujeres negras fue del 14.4%, aproximadamente un 50% superior a la tasa de nacimientos prematuros entre las mujeres blancas o hispanas (9.1% y 9.8%, respectivamente).

El intenso entorno de la **unidad de cuidados intensivos neonatales (UCIN)** puede causar traumas psicobiológicos infantiles y estrés emocional a los progenitores (Coughlin, 2016,

2020; Kim y cols., 2015; Pace y cols., 2016; Yaari y cols., 2019). Aunque la mejora de los cuidados neonatales ha aumentado el número de bebés nacidos prematuramente que logran vivir, sigue habiendo un número considerable de bebés que no sobreviven o que experimentan problemas de salud o de desarrollo importantes, como retrasos cognitivos y físicos. Lamentablemente, aunque la UCIN es fundamental para salvar vidas infantiles, también puede afectar negativamente la relación de los progenitores con su hijo o hija (Kim y Kim, 2022; Mäkalä y cols., 2018). Los progenitores experimentan con frecuencia depresión, ansiedad e incidencias relacionadas con el estrés. La separación de los progenitores de su bebé en la UCIN también afecta el desarrollo psicosocial infantil (D'Agata y cols., 2017). En consecuencia, el impacto de estas experiencias tempranas en la UCIN en todas las partes (bebés y progenitores) pone a bebés prematuros en riesgo de abuso y maltrato por parte de sus progenitores (Puls y cols., 2019).

Por tanto, un desafío especial para el personal de la UCIN es comprender la influencia de este entorno en las relaciones entre progenitores y su descendencia, incluidas las perspectivas culturales específicas de estos (Craig y cols., 2015; Purdy y cols., 2015). El personal de terapia ocupacional que trabaja en la UCIN tiene demandas extraordinariamente desafiantes en su razonamiento profesional, ya que deberán enfrentar la notable fragilidad de esta población de pacientes y la de sus familias.

En este capítulo se analiza el complejo razonamiento profesional que se produce cuando se trabaja en la UCIN. El Modelo ecológico de razonamiento profesional de Schell (*v.* cap. 5) considera el razonamiento profesional a través de la óptica personal y profesional del personal sanitario, la óptica personal de la persona/cliente y el entorno en el que se trabaja. En la UCIN, se considera cliente tanto a bebés como a sus familias o personas cuidadoras. El contexto de la práctica se explora a través de la óptica de Jane, una terapeuta ocupacional experimentada de la UCIN, mientras trabaja con Lisa y Michael, progenitores de la bebé Mikayla (*v.* Estudio de caso 15-1). Utilizando el Modelo ecológico de razonamiento profesional (Schell, 2018) como marco, este capítulo explora los factores personales y profesionales de terapeuta y cliente dentro del contexto de la práctica de la UCIN.

TERAPIA OCUPACIONAL EN UN ENTORNO DE CUIDADOS INTENSIVOS NEONATALES

Las competencias básicas de la terapia ocupacional que apoyan a las personas a participar en ocupaciones de la vida cotidiana son igualmente relevantes para el entorno altamente tecnológico de la UCIN (Craig y cols., 2018; Craig y Smith, 2020; NANT, 2022). El empleo de habilidades clave en relación con la adaptación, la defensa, la orientación, la colaboración, la consulta, la coordinación, el diseño/construcción, la participación, la educación y el apoyo a la igualdad y la diversidad es relevante dentro del entorno neonatal. Cada una de estas habilidades puede posicionar al personal de terapia ocupacional con un conjunto único de habilidades y atributos como parte del equipo multidisciplinar neonatal que tiene como objetivo apoyar el desempeño ocupacional tanto de bebés como de sus familias (Townsend y cols., 2007).

Desarrollo histórico de la terapia ocupacional neonatal

En el transcurso de las últimas cuatro décadas, se han producido importantes cambios en el enfoque y el tratamiento de bebés en la UCIN. La participación de los terapeutas neonatales (terapeutas ocupacionales, fisioterapeutas y logopedas) en la UCIN inició a principios de la década de 1970 incorporando un enfoque basado en problemas. En aquella época, se creía que los/las bebés sufrían privación sensorial, y la terapia neonatal utilizaba modelos tradicionales de estimulación (p. ej., ayudas visuales como móviles en blanco y negro, actividades vestibulares como el balanceo, apoyo auditivo como la música). La evaluación y la intervención terapéuticas consistieron en enfoques de rehabilitación tradicionales como la amplitud del arco de movimiento, el entablillado y enfoques generales de desarrollo pediátrico (Als, 1982; Sturdivant, 2013; Vergara y Bigsby, 2003).

Durante la década de 1980, se produjo un importante cambio de paradigma que continúa en la actualidad y que promueve un enfoque de intervenciones terapéuticas basadas en el individuo y en el apoyo al desarrollo. El creciente conocimiento de los dominios fisiológicos, neurobiológicos y psicoemocionales neonatales sigue impulsando el trabajo en la UCIN. El conocimiento de los principales marcos teóricos de la prestación de servicios neonatales ayuda al razonamiento profesional del personal de terapia ocupacional en la identificación de las intervenciones más apropiadas para apoyar a bebés de alto riesgo y sus familias (consúltense los recursos complementarios en línea). Más recientemente, se han adoptado los términos **atención al desarrollo centrada en la familia** y **atención informada sobre el trauma** para reflejar el enfoque de proporcionar apoyo personalizado tanto a bebés como a sus familias, un enfoque que se centra de manera intencionada en el lugar del lactante dentro de un contexto familiar y promueve la prestación de apoyo psicosocial para el desarrollo de la relación progenitores-bebé. Dado que la terapia ocupacional es única en el sentido de que «utiliza un enfoque integral para examinar no solo las razones por las que la participación de la clientela en las actividades se ha visto afectada, sino también los roles y el entorno de esta» (National Board for Certification in Occupational Therapy, 2022, párrafo 1), esta evolución de la práctica en la UCIN ha apoyado mejor el razonamiento profesional del personal de terapia ocupacional de la UCIN.

El personal de terapia que trabaja en la UCIN debe equilibrar una fina interacción de conocimientos clínicos y apoyo psicosocial a los progenitores. Debe contener sus suposiciones sobre los antecedentes de las familias que ingresan en la UCIN y dejar espacio para apreciar realmente las percepciones, valores y aspiraciones de los progenitores al convertirse en progenitores de alguien que ha nacido prematuramente. Tener esto en cuenta a partir del punto de vista profesional es un factor clave para apoyar el desarrollo del compromiso de los progenitores y el apego familiar. Los factores que contribuyen a ese razonamiento incluyen características del o de la bebé, los progenitores y el entorno de la UCIN. Según Schell (2018), es adicionalmente importante que el personal de terapia reflexione sobre cómo su razonamiento profesional está moldeado por sus propias perspectivas personales y profesionales, y cómo esto afecta la práctica. Para terapeutas ocupacionales que trabajan en la UCIN, es importante considerar la influencia de la óptica individual de la persona terapeuta, la óptica de los progenitores y los factores ambientales (UCIN) en el razonamiento profesional. Con la creciente conciencia de las experiencias traumáticas de la clientela derivadas de un ingreso en una UCIN, es igualmente importante aportar una óptica informada sobre el trauma al trabajo terapéutico en la UCIN, así como considerar cómo esto da forma al enfoque de la evaluación y las intervenciones para bebés y familias (Coughlin, 2016, 2020; Hubbard y cols., 2022; Sanders y Hall, 2018).

«Ocupación» en la unidad de cuidados intensivos neonatales

Para terapeutas ocupacionales que se desempeñan en un entorno neonatal predispuesto a un modelo biomédico tradicional, puede ser difícil ver dónde se puede utilizar un enfoque de la práctica centrado en la ocupación. Uno de los factores únicos de la práctica de la terapia ocupacional en el entorno neonatal es la óptica que aportamos al desarrollo de las **coocupaciones** progenitores-bebé.

Para la clientela (bebés y familias) que experimenta un ingreso imprevisto en una UCIN, el contraste entre las experiencias de crianza previstas y las reales es un factor significativo cuando los progenitores comienzan su adaptación inicial a una nueva crianza (Cardin, 2020; Gibbs y cols., 2015). La relación deseada o esperada entre los progenitores y su bebé puede diferir de la realidad de lo que sucede. Los progenitores de bebés nacidos con prematuridad deben desarrollar una sólida comprensión de las necesidades de su bebé con el objetivo de prepararse para el cuidado en casa (Vance y cols., 2020). Al final de lo que a veces puede ser una larga estancia en la UCIN, los progenitores deben asumir la responsabilidad de las tareas de cuidado que hasta ese momento realizaba predominantemente el personal de la UCIN. Supervisar los cambios en la salud del o de la bebé puede anular, a veces, los sentimientos de confianza y competencia respecto a las funciones de cuidado más típicas, por ejemplo, cambiarle los pañales, alimentarle, etc. (Price y Miner, 2009; Vance y cols., 2020). Convertirse en padre o madre primerizo/a puede ser abrumador bajo la más sana de las experiencias de parto. Imagínese cuánto más abrumadora puede ser esta experiencia si se le suman las preocupaciones de la UCIN. Es esencial que el personal de terapia ocupacional neonatal apoye a los progenitores en la creación de confianza tanto en la defensa como en el cuidado de su bebé a través de la participación en aquellas ocupaciones y coocupaciones que los propios progenitores identifican como importantes (Cardin, 2020). Comprender las percepciones de los progenitores sobre su experiencia en la UCIN, así como el desarrollo de su identidad como progenitores y su autoeficacia, son factores de razonamiento profesional clave a la hora de considerar la mejor manera de apoyar tanto a bebés como a familias en la UCIN (y más allá).

En el contexto de la UCIN, el razonamiento profesional en torno a la facilitación de las coocupaciones consiste en apoyar la creación de momentos significativos entre bebés y sus familias. En el contexto del entorno altamente tecnológico de la UCIN, la participación en coocupaciones significativas puede convertirse en un símbolo de que tanto progenitores como sus hijos o hijas están avanzando hacia una vida familiar más «normal» (Price y Miner, 2009).

PUESTA EN COMÚN: RAZONAMIENTO CLÍNICO/PROFESIONAL

Estudio de caso 15-1

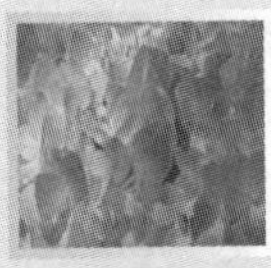

Las experiencias de Lisa, Michael, Mikayla y Jane que se comparten en este estudio de caso nos brindan la oportunidad de explorar el razonamiento profesional utilizado por una terapeuta ocupacional para proporcionar cuidados a esta bebé prematura y a su familia. En sus interacciones podemos ver el impacto de las ópticas profesionales y personales de Jane, las ópticas personales de Lisa y Michael, y el impacto del contexto de la práctica de la UCIN. Aquí se describe la interacción de estos factores en el proceso de razonamiento profesional de la terapia ocupacional.

La terapeuta: Jane

Jane es una terapeuta ocupacional experimentada con 12 años de práctica en la unidad de cuidados intensivos neonatales (UCIN). Ha estado trabajando tiempo completo en esta unidad desde hace 6 años. Jane recibe derivaciones de la totalidad de bebés en la UCIN que nacen con menos de 30 semanas de gestación o pesan menos de 1 000 g. Al llegar al trabajo una mañana, Jane revisa sus nuevas derivaciones y encuentra los datos de Lisa, Michael y la bebé Mikayla, quien ingresó en la unidad a última hora de la tarde anterior. Jane recuerda haber conocido brevemente a Lisa y Michael en la unidad de preparto y hace un hueco en su agenda para reunirse con la familia ese mismo día.

Yo personal

Jane aporta a su trabajo en la UCIN su propia experiencia de haber tenido un bebé prematuro que no sobrevivió y un parto a término, pero traumático, de otro. Apoyándose en la bibliografía actual, Jane cree que la experiencia de ingresar en una UCIN es potencialmente tóxica y traumática para bebés en desarrollo, ya que se exponen a un entorno sensorial y físico para el que no tienen preparación desde el punto de vista del desarrollo, con un impacto psicosocial adicional en los progenitores. Su objetivo como terapeuta ocupacional de la UCIN es facilitar un entorno clínico que sea lo más neuroprotector posible para reducir el impacto a largo plazo de la UCIN en la díada progenitores-bebé.

Yo profesional

Jane había ejercido como terapeuta ocupacional pediátrica en un entorno ambulatorio durante 4 años antes de empezar a trabajar en la UCIN. En esta área de práctica, con frecuencia había tratado a población infantil con antecedentes de haber nacido con prematuridad: esto la llevó a interesarse por trabajar en la UCIN, donde esperaba poder mejorar algunos de los problemas de desarrollo que experimentaba este grupo de pacientes.

A lo largo de su carrera en la UCIN, Jane ha podido aprovechar una serie de oportunidades de formación y tutoría que han reforzado sus habilidades y conocimientos. Ha desarrollado un sólido conocimiento de diversos modelos teóricos que sustentan su prestación de cuidados, incluidos los relacionados con la atención al desarrollo, el apego entre progenitores/bebé, la atención informada sobre traumas y la **atención neonatal centrada en la familia**. Además, ha adquirido experiencia en habilidades prácticas específicas relacionadas con la evaluación neuroconductual de bebés, la evaluación y el tratamiento de la alimentación, las posturas que favorecen el desarrollo, el tacto y el masaje de bebés y las estrategias para el tratamiento no farmacológico del dolor. Esto proporciona a Jane un conjunto de técnicas refinadas de evaluación e intervención que puede incorporar a su práctica para apoyar a bebés y sus familias.

Cliente: Mikayla (bebé prematura); **Michael y Lisa** (progenitores de Mikayla). En la UCIN, cliente se considera la pareja formada por los progenitores y la bebé.

Lisa es una cariñosa mujer negra de 35 años que nació y creció en los suburbios de una gran ciudad del norte de Georgia. Lleva 10 años casada con su marido, Michael, y tiene una hija, Brianne, de 6 años.

Lisa y Michael explicaron a Jane que el ingreso en la unidad de preparto con amenaza de parto prematuro iba mucho más allá de su experiencia. Ninguno de los dos tenía familiares o amistades con esta situación. Su único conocimiento previo provenía de diversos reportajes en los medios de comunicación, que con frecuencia se centraban en la supervivencia de bebés nacidos muy prematuramente y al límite de la viabilidad, o de partos múltiples. Como progenitores de su hija mayor, Brianne, Lisa y Michael habían desarrollado un fuerte sentido de su identidad como progenitores, y tenían algunas actividades/ocupaciones clave que asociaban con ello, incluyendo alimentar, cambiar pañales, bañar y abrazar a su bebé.

Lisa no tenía experiencia directa con la terapia ocupacional. Sabía de un niño de la clase de preescolar de Brianne que había recibido terapia ocupacional para mejorar sus habilidades motoras. El padre de Michael sufrió un ictus 10 años antes del nacimiento de Mikayla, por el que recibió tratamiento en un centro de rehabilitación y se recuperó sin apenas secuelas. A Michael le resultaba difícil equiparar el rol del personal de terapia ocupacional al que conoció durante la rehabilitación de su padre con el de Jane, cuando la conoció en la unidad de preparto. Mikayla, también considerada «cliente», nació en una edad gestacional en la que su desarrollo sensorial y neurológico requería un apoyo intencionado y significativo. El desarrollo de su regulación autonómica, motora, del estado y de la atención requería el apoyo externo del personal de la UCIN y de sus progenitores para promover un desarrollo y unas habilidades de autorregulación saludables.

Intervención de terapia ocupacional: el comienzo de un nuevo viaje

Jane conoció a Lisa y Michael en la unidad de preparto. Lisa había ingresado con 28 semanas de embarazo debido a un parto prematuro y un posible desprendimiento de placenta. Parte de la función de Jane es reunirse con las personas progenitoras en la unidad maternoinfantil, que es el punto inicial para la intervención del personal de terapia de la UCIN. Su experiencia personal en la UCIN contribuyó a que supiera que los diagnósticos médicos de Lisa implicaban un alto riesgo de parto prematuro. «Mientras caminaba para conocer a los progenitores de Mikayla, me recordaba a mí misma lo aterrador que resulta la posibilidad de que tu bebé nazca antes de tiempo. Recordaba lo que fue para mí. Sé que era importante para mí sentir que alguien entendía por lo que estábamos pasando». Sabiendo que los factores personales de los progenitores serían una variable importante en la UCIN, inicialmente Jane recopiló información relacionada con los conocimientos de Lisa y Michael sobre la prematuridad, cualquier experiencia previa en la UCIN y cualquier creencia cultural o espiritual que debiera tener en cuenta al momento de pensar en la terapia.

La tarde siguiente al nacimiento de Mikayla, Jane se reunió con Lisa y Michael para presentarles varios temas que sabía que serían importantes para apoyar las necesidades tanto de ambos como de Mikayla.

Para empezar, Jane les preguntó cómo se sentían tras el nacimiento de Mikayla y su transición a la UCIN. Lisa respondió: «Realmente abrumados. Sabíamos que si Mikayla se adelantaba, tendríamos que ir a la UCIN, pero la realidad es distinta de lo que esperábamos. No poder cogerla en brazos ni darle el pecho ha sido todo un desafío para mí. No estamos seguros de cómo ser progenitores aquí dentro». En ese momento, Jane pensó: «Es muy importante validar los sentimientos de Lisa y Michael, pero también es una gran oportunidad para empezar a compartir con ellos algunas estrategias de cómo pueden sentirse cerca y conectados con Mikayla. Puedo empezar por pasar tiempo observando a Mikayla con ellos, anotando en voz alta cómo se comunica con ellos». Junto a la cama de Mikayla, Jane mostró a Lisa y Michael cómo su hija era capaz de llevarse las manos a la cara para organizarse y que su expresión facial era agradable y relajada.

Hablaron sobre cómo ciertos signos, como un ceño fruncido, más actividad en las piernas y los brazos, y bostezos e hipo, podían ser señales de que Mikayla estaba experimentando estrés y necesitaba algo de ayuda. Jane pensaba: «Sé lo importante que es para estos progenitores sentirse físicamente cerca de esta bebé y tengo que ayudarles a que se sientan cómodos tocándola lo antes posible». Reconociendo la importancia de la cercanía física y el tacto para los progenitores de bebés nacidos prematuramente, Jane también compartió con Lisa y Michael cómo utilizar sus manos para proporcionar contención sosteniendo a Mikayla cuando recibía cuidados. También insistió en lo importante que era para Mikayla tenerles cerca. Al reconocer la ansiedad que Lisa y Michael estaban experimentando, Jane les informó que les visitaría cada día y les apoyaría mientras aprendían a adaptarse a su nuevo rol de criar a su bebé.

Durante la semana siguiente, Jane siguió reuniéndose regularmente con Lisa y Michael, mientras se adaptaban a la enormidad de convertirse en progenitores de una bebé prematura. A medida que se familiarizaban con la rutina de la UCIN, Jane empezó a darles información más detallada para ayudarles a entender cómo relacionarse con Mikayla. Jane describió a Lisa y Michael: «El apoyo que espero proporcionaros tiene dos vertientes. En primer lugar, quiero ayudaros a conocer las señales de Mikayla y cómo es capaz de comunicarse con nosotros y decirnos lo que necesita. Las señales son las formas en que ella se comunica con su lenguaje no verbal. Una vez que seamos capaces de leer sus señales, realmente podremos apoyarla de la mejor manera posible a medida que crece y se desarrolla. Pero también quiero asegurarme de que seguimos hablando de cómo queréis estar con Mikayla y qué actividades os gustaría poder hacer con ella. Con el tiempo, trabajaremos en conjunto en ello».

La práctica de Jane se centraba en la promoción de **cuidados personalizados de apoyo al desarrollo** centrados en la familia. Apoyándose en el trabajo de Als (1982) y en la teoría sinactiva, que identificaba cómo se alcanza la maduración y la regulación en los diversos sistemas corporales, incluida la organización autónoma, motora, del estado y de la autorregulación, Jane disponía de un marco estructurado para su práctica. Las señales de estrés y estabilidad de cada bebé se evalúan en cada una de estas áreas que contribuyen a las estrategias de intervención utilizadas por personal y progenitores.

Este marco permitió a Jane apoyar el neurodesarrollo de Mikayla mediante la provisión de posicionamientos de apoyo, la gestión del entorno y oportunidades de contacto positivo. Además, facilitó la participación de Lisa y Michael en actividades ocupacionales significativas, promoviendo un sentido de cercanía con su bebé. Ayudar a Lisa y Michael a aprender a leer y responder a las señales de Mikayla les enseñó a ser sensibles al momento de tocar a su bebé. Al final de la primera semana, Michael dijo a Jane: «Los dos estamos muy conmocionados. Lisa se siente cada vez más cómoda tocando a Mikayla, pero yo casi me siento paralizado por el miedo a hacerle daño». Al oír las palabras de Michael, Jane reflexionó: «Es crucial en estas sesiones asegurarse de que Lisa y Michael tengan el espacio para compartir sus preocupaciones y ansiedades acerca de Mikayla mientras se adaptan a su nuevo rol como progenitores».

Intervención de terapia ocupacional: apoyo a la coocupación progenitores-bebé

Cuando Mikayla tenía una semana, el equipo médico le dio el visto bueno para el método canguro, que ayuda a los progenitores a coger en brazos a sus frágiles bebés. Jane ofreció intencionadamente a los progenitores de Mikayla la oportunidad de sostener a su hija en brazos por primera vez, proporcionándole un contacto afectuoso y positivo. Jane también planificó utilizar la actividad como una oportunidad para reforzar lo que había estado compartiendo con Lisa y Michael en términos de lectura de las señales de Mikayla.

Jane entró en la sala abierta donde Mikayla dormía tranquilamente en un espacio con cinco bebés más en incubadora. Había otros progenitores presentes que visitaban a sus bebés y cuatro enfermeras que los atendían. Jane se acercó a la enfermera principal de Mikayla y le confirmó que era un buen momento para probar el método canguro. Lisa estaba sentada en una silla junto a la cama de Mikayla y Michael estaba encaramado al brazo de la silla. Ambos observaban atentamente a Mikayla a través de la pared de plexiglás de la incubadora (*v.* fig. 15-1).

Jane preguntó a Lisa y Michael cómo habían estado desde la última vez que se vieron. Lisa dijo: «Sigo un poco asustada por lo pequeña y frágil que es, pero ahora que el personal médico nos ha dicho que podemos probar el método canguro, estoy deseando tomarla en brazos. Aunque me siento un poco aprensiva porque no quiero hacerle daño». Jane se volvió hacia Michael y le invitó a hacer comentarios: «Me está resultando muy difícil, pero parece que a ella le gusta mucho cómo nos has enseñado a colocar las manos quietas alrededor de su cabeza y el pañal en esa posición recogida... pero no creo que esté preparado para tomarla en brazos todavía. Sin embargo, creo que es importante que Lisa cargue a Mikayla».

Jane trasladó una silla extra desde el otro lado de la habitación para que Michael también pudiera sentarse cómodamente. Juntos, mamá, papá y Jane pasaron un rato observando a Mikayla. Llevaba una mascarilla de presión positiva continua en las vías respiratorias (CPAP, *continuous positive airway pressure*) que la ayudaba a respirar. Estaba colocada boca arriba en un posicionamiento que le mantenía las caderas flexionadas y las manos en la línea media cerca de la cara. Jane pidió a Michael y Lisa que compartieran lo que habían notado en las señales de Mikayla. Lisa dijo: «Ahora es mucho más fácil ver cuando está un poco estresada por lo que está pasando. A menudo nos hace señas con la mano y vemos que se le frunce el ceño. Entonces sabemos que está estresada». Michael continuó diciendo: «Justo anoche, cuando estaba en su incubadora, estaba haciendo ese agarre de contención con mis manos alrededor de su cabeza y pañal, cuando ella se agarró a mi dedo con una mano y pareció agarrarse realmente fuerte. No sabía que una bebé tan pequeña pudiera ser tan fuerte».

Con la enfermera al lado de la cama, Jane explicó a Lisa cómo planeaban transferir a Mikayla al pecho de forma segura para el método canguro. Mientras recolocaban a Mikayla en la incubadora para prepararla para el traslado, Jane siguió contando a Lisa y Michael todas las señales que mostraba Mikayla. Cuando Mikayla mostraba una señal de estrés, Jane se aseguraba de hacer una pausa y proporcionar apoyo adicional a Mikayla asegurándose de que su organización neuroconductual mejoraba antes de continuar. «¿Puedes ver cómo ha cambiado su color cuando acabo de mover su posición? ¿Recuerdas que hablamos de cómo el cambio de color puede ser una señal de que Mikayla puede estar sintiéndose un poco estresada? Voy a hacer una pausa de un segundo, asegurándome de que mis manos le dan un apoyo agradable y quieto para ayudarla a regularse, y para que ella me avise cuando esté lista para que continúe».

Jane y la enfermera ayudaron a Lisa a levantar a Mikayla hasta su pecho y le colocaron el tubo de CPAP, la vía intravenosa y el cable del monitor de saturación de oxígeno. En seguida, Lisa se sentó con cuidado en el borde de la silla. Jane se dio cuenta que Lisa se estaba poniendo nerviosa y supo que tenía que intervenir:

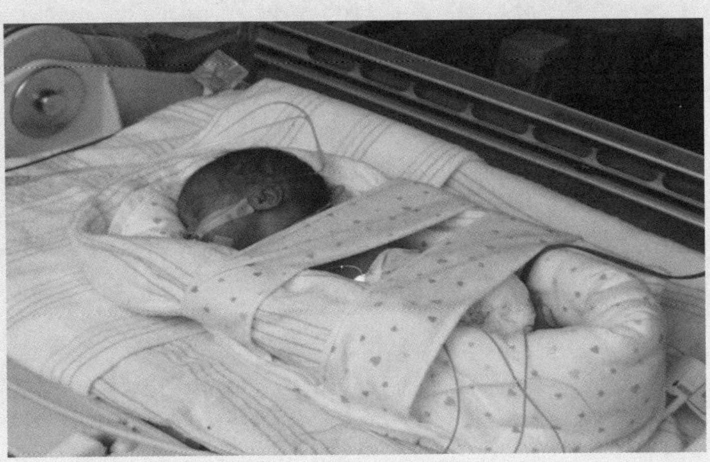

FIGURA 15-1 Mikayla en la incubadora. Foto cortesía de Tanya Clay y Curtis Clay III.

«Sé que te sientes un poco ansiosa, pero a Mikayla le encantaría que estuvieras lo más relajada y cómoda posible, así que déjame ayudarte a que te sientas un poco más cómoda en la silla». Jane y la enfermera siguieron dando palabras de ánimo y ayudaron a Lisa a instalarse cómodamente. Michael se inquietó un poco cuando la alarma del monitor de Mikayla sonó al cambiar su respiración. Mientras la enfermera seguía ayudando a Lisa a colocar a Mikayla de forma segura en posición de canguro, Jane se aseguró de seguir hablando con Michael sobre las señales de Mikayla, observando juntos cómo su saturación de oxígeno mejoraba gradualmente a medida que se adaptaba al traslado y se acomodaba en el pecho de Lisa (*v.* fig. 15-2). En ese momento, Lisa miró a Michael con lágrimas en los ojos. Sin mediar palabra, Michael se sentó en la silla junto a Lisa y puso su mano sobre la de ella, que sostenía a Mikayla. Con voz suave, Jane le dijo: «Estás haciendo un trabajo precioso apoyando a Mikayla ahí... es tan bonito veros a los tres juntos así. Ahora os dejo para que paséis un rato juntos, pero volveré a veros antes de terminar el día»

Cuando Jane volvió al final de su turno, Lisa le dijo: «Para empezar, ¡qué miedo! Habíamos disfrutado mucho con la contención que nos enseñaste y habíamos adquirido confianza, pero hacer de canguro es algo totalmente distinto. Supongo que no estoy acostumbrada a sostener a una bebé tan pequeña con todo ese equipo. Pero, una vez que se acomodó y la enfermera pudo dejarla con Michael y conmigo, fue realmente maravilloso. Por su respiración y su color, me di cuenta de que estaba demasiado cómoda, y eso me ayudó a sentir que estaba haciendo un buen trabajo como madre».

El rol de Jane continuó de manera fluida y adaptativa, apoyando las necesidades tanto de Mikayla como de sus progenitores. A medida que Mikayla se estabilizaba, las intervenciones de terapia ocupacional seguían desarrollando la competencia y la confianza en torno a las coocupaciones progenitores-bebé. Esto incluía la gestión de las actividades de cuidado, como aprender a cuidar de Mikayla de un modo que apoyara su desarrollo y se adaptara a sus señales, con actividades como cambiarle el pañal, vestirla, manipularla, colocarla y aprender a bañarla mientras estaba envuelta

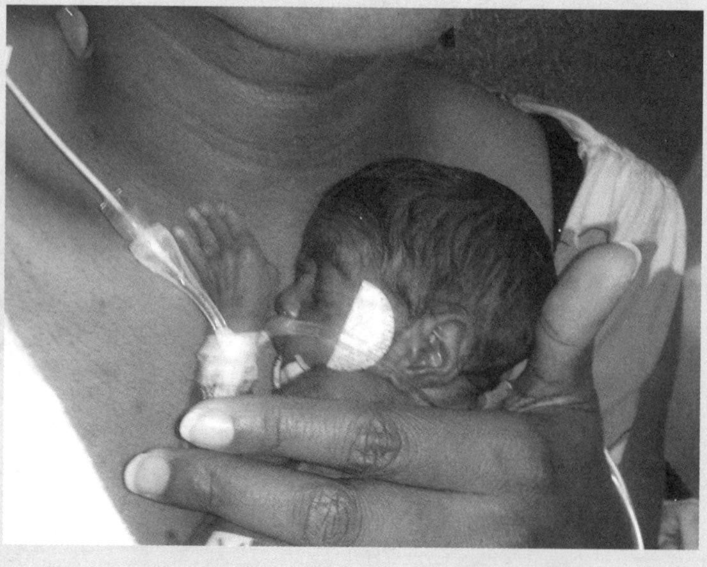

FIGURA 15-2 Lisa sostiene a Mikayla con el método canguro. Foto cortesía de Tanya Clay y Curtis Clay III.

para ayudar a la bebé a mantener su autorregulación. Jane continuó ofreciendo a los progenitores oportunidades de contacto positivo mediante el método canguro, el masaje infantil y la introducción de la alimentación oral con experiencias tempranas con el pecho durante el método canguro.

Mientras Lisa parecía sentirse cada vez más cómoda con las actividades de cuidado y con tomar a Mikayla en brazos, Michael seguía teniendo miedo de hacerlo. Jane oyó por casualidad a Michael decirle a Lisa: «Sé que tú te sientes cómoda haciendo el método canguro, pero a mí me da demasiado miedo hacerlo». Jane había preparado a Lisa y Michael desde el principio para que uno de los dos pudiera sentirse más cómodo que el otro a la hora de hacer cosas con Mikayla en la UCIN. Sabían que los niveles de comodidad fluctuarían mientras estuvieran en la unidad. Jane había hablado recientemente con ambos progenitores sobre el miedo de Michael a tomar a Mikayla en brazos.

Una tarde, cuando Lisa y Michael estaban en la unidad, Lisa miró a Jane, le guiñó un ojo, sonrió y, de repente, se volvió hacia Michael. Le quitó la camisa suavemente, pero con firmeza, y le dijo: «¡Hoy es TU día para hacer el método canguro!». Michael estaba visiblemente nervioso, pero Jane le aseguró que se quedaría junto a la cama todo el tiempo que él quisiera. Aunque el primer abrazo canguro de Michael lo inició Lisa, Jane reflexionó: «Qué bien que os apoyéis mutuamente para conocer a Mikayla. Estar aquí en la UCIN es una montaña rusa de locos. A veces, uno se va a sentir mejor o más seguro que el otro, y eso está bien». Con Michael cómodamente sentado, Jane ayudó a Lisa a sacar a Mikayla de la cama y colocarla piel con piel sobre el pecho de su padre (*v.* fig. 15-3). Fue en ese momento cuando Jane recibió uno de sus mayores regalos como terapeuta. Con Mikayla dulcemente apoyada en el pecho de Michael, él miró a Jane y a Lisa y dijo: «AHORA me siento como un padre de verdad».

Jane reflexionó más tarde que, incluso con sus muchos años de experiencia, son estos momentos los que añaden una profundidad y comprensión que contribuyen a su razonamiento profesional en la UCIN: «No importa cuánto tiempo trabaje aquí, cada día parece traer una nueva sorpresa. Nunca me canso de las maravillosas emociones que traen momentos como este; son los momentos que hacen que mi trabajo realmente valga la pena». Las oportunidades de participar en actividades de cuidado que Lisa y Michael identificaron como parte de su rol de progenitores u ocupaciones apoyaron el desarrollo de su autoeficacia y competencia para proporcionar cuidados a su hija de una manera neuroprotectora y de apoyo para su desarrollo continuo.

Intervención de terapia ocupacional: preparación para el alta

Cuando se acercaba el día del alta hospitalaria de Mikayla, Lisa y Michael ya se sentían cómodos tomándola en brazos y tocándola. Sin embargo, cuando llegó el día del alta, expresaron un nuevo nivel de ansiedad y miedo. Lisa contó a la enfermera de Mikayla y a Jane que tanto ella como Michael tenían miedo de que algo fuera mal con Mikayla cuando llegaran a casa. Lisa dijo: «Sabemos que está bien, pero nos preocupa mucho lo que pueda pasar con su horario de alimentación y sueño cuando volvamos a casa». La enfermera de Mikayla recordó a Lisa y Michael que había una enfermera disponible para responder a sus preguntas cuando Mikayla regresara a su hogar.

Jane tuvo la oportunidad de reunirse con Lisa 3 semanas después del alta de Mikayla para preguntarle cómo estaban las cosas con su familia. Sabiendo cómo los resultados de cada familia contribuyen realmente a su trabajo profesional en la

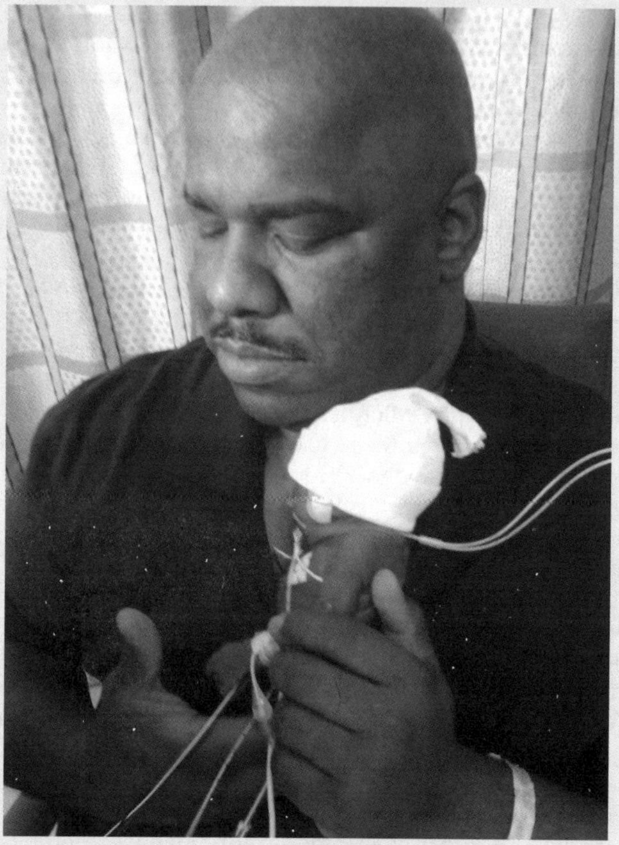

FIGURA 15-3 Michael sostiene a Mikayla con el método canguro. Foto cortesía de Tanya Clay y Curtis Clay III.

UCIN, Jane le preguntó: «Háblame de cómo ha sido la transición a casa. ¿Cómo os habéis adaptado?». Lisa dijo que ella y Michael no durmieron bien los primeros días, ya que temían que Mikayla los necesitara. También dijeron que, aunque estaban nerviosos por tener a Mikayla en casa, sentían que lo que habían aprendido en el hospital sobre sus signos de «estrés» les había ayudado mucho. Lisa dijo: «Ojalá los hubiera conocido cuando Brianne era un bebé».

Tanto Lisa como Michael seguían estando nerviosos por diferentes aspectos del cuidado de Mikayla 3 semanas después de recibir el alta hospitalaria. Sin embargo, ambos progenitores hablaron de cómo la experiencia en la UCIN influyó positiva y negativamente en su óptica parental. Aunque el estrés del equipo de la UCIN, los tubos en su bebé y los miedos y ansiedades generales sobre la supervivencia de Mikayla estaban siempre presentes, Lisa y Michael dijeron que Jane les había ayudado a entender cómo Mikayla comunicaba sus necesidades de una forma que les acercaba mucho. Lisa comentó: «Sé lo que Mikayla necesita incluso antes de que llore. Con Brianne no sabía leer las señales de bebés y ahora siento que puedo satisfacer mejor las necesidades de Mikayla. Eso fue algo realmente bueno en lo que tú (Jane) nos ayudaste». Jane utilizó esta información para aportar comentarios al personal de la UCIN y para su enfoque con los futuros progenitores, todo ello como parte del razonamiento profesional.

Es importante señalar que el caso presentado en este capítulo describe a una recién nacida prematura relativamente estable, con unos progenitores que disponen de buenos recursos internos y externos de apoyo durante su experiencia en la UCIN. En la tabla 15-1 se destacan los factores del modelo ecológico vistos a través de la óptica del estudio de caso

TABLA 15-1 Aplicación del caso práctico

MODELO ECOLÓGICO: APLICACIÓN EN LA UNIDAD DE CUIDADOS INTENSIVOS NEONATALES (UCIN)	
TERAPEUTA (Jane)	
Objetivo personal	• Casada, dos hijos (uno murió prematuro y el otro tiene ahora 9 años) • Cree que cada bebé debe tener la oportunidad de vivir • Emplea estrategias de éxito para gestionar su resiliencia cuando trabaja en un entorno de alto estrés como es la UCIN
Objetivo profesional	• Amplios conocimientos sobre la práctica en la UCIN • Conocimientos especializados en evaluación e intervención con bebés de alto riesgo • Reconoce la importancia de proporcionar terapia ocupacional neonatal dentro de un modelo de cuidados de apoyo al desarrollo centrado en la familia
	• Desarrollo de competencias especializadas en defensa, orientación, colaboración, consulta, coordinación, diseño/construcción, participación y educación • Aporta la perspectiva de la terapia ocupacional al equipo multidisciplinar para destacar la importancia de la atención centrada en la familia y la participación de los progenitores
CLIENTE (DÍADA PROGENITORES-BEBÉ)	
Objetivo personal	*Lisa y Michael:* • Establecidos en familia, con una hija de 6 años • Breve conocimiento de la terapia ocupacional en el contexto escolar y del centro de rehabilitación • Sin experiencia previa en la UCIN • Fuertes valores espirituales, especialmente en relación con la importancia de la familia • Cada progenitor tenía debilidades y fortalezas distintas al momento de afrontar situaciones estresantes
	Bebé: • Prematura relativamente sana sin comorbilidades importantes • Apoyo temprano de los progenitores para responder a sus señales de estrés y estabilidad
CONTEXTO PRÁCTICO	
Personas	• El equipo de la UCIN incluía personal médico (obstetricia, neonatología y otras especialidades), de enfermería, de terapia respiratoria, de radiología, de terapia ocupacional, de fisioterapia y de logopedia

(*continúa*)

TABLA 15-1 Aplicación del caso práctico (*continuación*)

MODELO ECOLÓGICO: APLICACIÓN EN LA UNIDAD DE CUIDADOS INTENSIVOS NEONATALES (UCIN)	
Normas y políticas organizativas	• Una política organizativa en la UCIN que promueve los cuidados centrados en el desarrollo • Políticas centradas en los progenitores, como horarios de visita abiertos a los progenitores, rondas médicas con los progenitores presentes y fomento del método canguro • Un enfoque multidisciplinar que incluya la voz de la terapia ocupacional para contribuir al desarrollo de políticas
Factores temporales	• Utilización de las reuniones de unidad y de los horarios individuales de cada bebé para planificar y coordinar las sesiones de terapia ocupacional con otras prioridades asistenciales • La planificación de los cuidados refleja los ciclos de sueño/vigilia y de cuidado de cada bebé, la disponibilidad de los progenitores o las horas de visita, y la programación de otras intervenciones médicas

Configuración física	• El tipo de equipo que se utilice para cuidar bebés frágiles (p. ej., incubadora, cuna abierta, ventilador, presión positiva continua en las vías respiratorias, oxígeno, sonda de alimentación nasogástrica) influirá en la capacidad de los progenitores para desarrollar un sentimiento de cercanía
	• Entre las implicaciones ambientales para el desempeño ocupacional que deben tenerse en cuenta figuran las siguientes:
	  • Espacio/sillas para que los progenitores pasen tiempo cómodamente junto a la cama de su bebé
	  • Disponibilidad de cómodos sillones reclinables para facilitar la participación en el método canguro
	  • Disponibilidad de alojamiento para los progenitores cuyo bebé permanezca en una unidad geográficamente alejada de su domicilio
	  • El diseño de la unidad (p. ej., compartimento abierto frente a habitación individual) y el impacto que esto puede tener en términos de privacidad de los progenitores, desarrollo de bebés y apoyo entre progenitores
	• El entorno tecnológico puede contribuir al estrés de los progenitores

Priorización de casos	• Priorizar el horario en función de las distintas demandas de los lactantes y las familias (p. ej., nuevo ingreso, establecimiento de la alimentación oral, pendiente del alta)
Opciones de alta	• Planificación del alta desde el momento del ingreso • Considerar las necesidades de equipamiento o apoyo a largo plazo • Apoyar a los progenitores para que se sientan seguros en el desempeño de las ocupaciones parentales antes del alta (p. ej., oportunidades de alojamiento conjunto, poder estar junto a la cama durante cualquier turno) • Apoyo psicosocial a los progenitores para facilitar la transición del alta hospitalaria al domicilio y el seguimiento en la comunidad

con Jane, Mikayla y sus progenitores, y el contexto ambiental de la UCIN. Al considerar la aplicación del modelo ecológico en el entorno neonatal, el personal de terapia ocupacional necesita conocimientos avanzados sobre las afecciones médicas neonatales y la variabilidad y anomalías del desarrollo en las poblaciones de bebés que se atienden en la UCIN, incluidos la organización neuroconductual neonatal, los sistemas familiares, las intervenciones psicosociales y la salud mental infantil (Vergara y cols., 2006). Esta amplitud de conocimientos es necesaria para proporcionar una terapia adecuada a la totalidad de lactantes que

TABLA 15-2 Recursos y organizaciones profesionales

ORGANIZACIÓN	ENLACE WEB
National Association of Neonatal Therapists (NANT)	https://neonataltherapists.com/
American Occupational Therapy Association: el rol de la terapia ocupacional en la unidad de cuidados intensivos neonatales	https://research.aota.org/ajot/article-abstract/72/Supplement_2/7212410060p1/6510/Occupational-Therapy-s-Role-in-the-Neonatal?redirectedFrom=PDF
Neonatal Therapy Certification Board (NTCB)	https://neonataltherapycertification.com/
Royal College of Occupational Therapists (UK): terapia ocupacional en servicios neonatales y de intervención precoz (guía práctica)	https://www.rcot.co.uk/practice-resources/rcot-publications/downloads/neonatal-services
National Perinatal Association (NPA)	https://www.nationalperinatal.org/
March of Dimes (MOD)	https://www.marchofdimes.org
Hand to Hold	https://handtohold.org/
NICU Parent Network (NPN)	https://nicuparentnetwork.org/

pueden experimentar ingresos más complejos debido a factores progenitores-bebé, como el síndrome de abstinencia neonatal, predisposiciones genéticas, complicaciones de salud como hemorragias cerebrales y lesiones quísticas, y problemas respiratorios a largo plazo.

En la tabla 15-2 se ofrece información y recursos adicionales de organizaciones de profesionales y cuidadores neonatales en relación con esta área especializada de la práctica de la terapia ocupacional.

RESUMEN

El Modelo ecológico de razonamiento profesional de Schell proporciona un marco para comprender el razonamiento profesional a través de las ópticas personal y profesional del personal sanitario, la óptica personal de la persona/cliente y el entorno en el que se trabaja. En la unidad de cuidados intensivos neonatales (UCIN), la clientela va más allá del niño o niña e incluye a los progenitores o personas tutoras. Sus pensamientos, experiencias y valores, así como los desafíos que plantea la capacidad de desempeño del niño o niña, pueden influir en los resultados. Es importante destacar que las medidas de resultados incluyen procesos que conducen a relaciones exitosas entre progenitores-bebé (Groh y cols., 2019; Propper y Moore, 2006; Propper y cols., 2008; Zeegers y cols., 2018). La UCIN proporciona un contexto de práctica que es complejo, de múltiples capas, y tiene una influencia directa en las experiencias tanto de personas/clientes como de terapeutas. Los progenitores de bebés en una UCIN deben cruzar y llegar a comprender rápidamente este contexto mientras se esfuerzan por desarrollar su rol de progenitores y sus ocupaciones.

Actividad formativa 15-1

Actividad formativa: el caso de Bri y Blake.

Con la tabla del capítulo,

1. Utilice la información del caso para identificar factores relacionados con terapeuta, cliente y contexto de práctica.
2. Escriba un resumen narrativo en el que describa las «suposiciones» adicionales que ha creado en relación con terapeuta ocupacional, progenitores, bebé y unidad de cuidados intensivos neonatales (UCIN). ¿Qué información necesitaría descubrir sobre lo siguiente: bebé(s), progenitores, resto del personal de la UCIN, etc.?

Bri y Blake son gemelos nacidos a las 32 semanas de gestación. Nacieron de Jeremy (40) y Katie (39) durante una visita a urgencias y ambos fueron ingresados en la UCIN (*v.* fig. 15-4A). Jeremy y Katie intentaron concebir durante 15 años y finalmente tuvieron

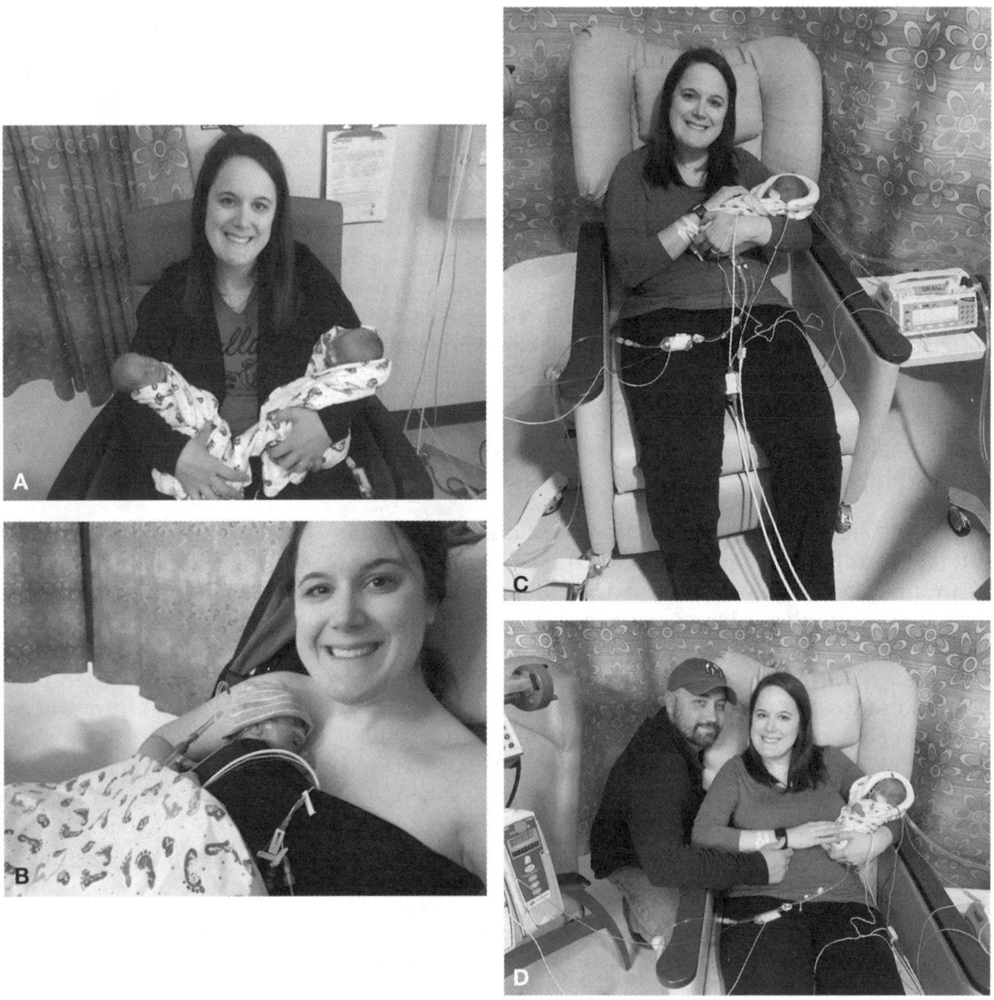

FIGURA 15-4 Imágenes de la unidad de cuidados intensivos neonatales (A), Katie y Blake (B), y Bri (C y D). Fotos cortesía de Claire Nichols.

éxito con la fecundación *in vitro* (FIV). Blake evolucionó según lo esperado para un bebé de su edad y le dieron el alta a las 37 semanas (*v.* fig. 15-4B). Sin embargo, a Bri no le fue bien con la alimentación y su historial médico era más complejo que el de su hermano. Bri sufrió una hemorragia intraventricular (HIV) de grado II y se le diagnosticó reflujo gastroesofágico (RGE) (*v.* fig. 15-4C). Jeremy y Katie viven a más de una hora de la UCIN. Es necesario contratar a una niñera para Blake cuando visitan a Bri, ya que es temporada de gripe y virus respiratorio sincitial (VRS) (*v.* fig. 15-4D). El padre emigró del Reino Unido por motivos laborales hace 10 años y trabaja a jornada completa. La madre tiene antecedentes de depresión. Los abuelos maternos viven cerca. La persona terapeuta ocupacional tiene 29 años y 5 años de experiencia en la práctica de terapia ocupacional. Anteriormente trabajó a tiempo completo en una UCIN con fuerte colaboración, donde se aplicaban políticas y cuidados de apoyo al desarrollo. Ahora trabaja la mitad del tiempo en la UCIN y la otra mitad en pediatría ambulatoria; lleva 3 meses en este nuevo trabajo. Tiene una relación sentimental seria y quiere ser madre, pero ha visto lo que sucede en la UCIN y tiene cierta preocupación, miedo y conciencia de los posibles resultados negativos de la prematuridad. La UCIN actual reconoce su experiencia como terapeuta ocupacional y está abierta a un cambio de política, ya que están trabajando para ofrecer un entorno que favorezca más el desarrollo. Se trata de una gran unidad abierta con camas para bebés muy próximas entre sí. La política de visitas de los progenitores es estricta y el personal se muestra reacio a recibir a los progenitores durante las rondas, los cambios de turno o durante más de unas horas seguidas.

Puede encontrar actividades formativas adicionales para este capítulo en thePoint.

REFERENCIAS BIBLIOGRÁFICAS

Als, H. (1982). Toward a synactive theory of development: Promise for the assessment and support of infant individuality. *Infant Mental Health Journal, 3*, 229–243. https://doi.org/10.1002/1097-0355(198224)3:43.0.CO;2-H

Cardin, A. D. (2020). Parents' perspectives: An expanded view of occupational and co-occupational performance in the neonatal intensive care unit. *American Journal of Occupational Therapy, 74*(2), 7402205030. https://doi.org/10.5014/ajot.2020.034827

Centers for Disease Control and Prevention. (2022). *Preterm birth.* Retrieved October 10, 2022, from https://www.cdc.gov/reproductivehealth/maternalinfanthealth/pretermbirth.htm

Coughlin, M. (2016). *Trauma-informed care in the NICU: Evidence-based practice guidelines for neonatal clinicians.* Springer Publishing Company.

Coughlin, M. (2020). Transformative nursing in the NICU: Trauma-informed age-appropriate care (2nd ed.). Springer Publishing Company.

Craig, J., Carroll, S., Ludwig, S., & Sturdivant, C. (2018). Occupational therapy's role in the neonatal intensive care unit. *American Journal of Occupational Therapy, 72*(Suppl. 2), 7212410020. https://doi.org/10.5014/ajot.2018.72S204

Craig, J., & Smith, C. (2020). Risk-adjusted/neuroprotective care services in the NICU: The elemental role of the neonatal therapist (OT, PT, SLP). *Journal of Perinatology, 40*, 549–559. https://doi.org/10.1038/s41372-020-0597-1

Craig, J. W., Glick, C., Phillips, R., Hall, S. L., Smith, J., & Browne, J. (2015). Recommendations for involving the family in developmental care of the NICU baby. *Journal of Perinatology, 35*(Suppl. 1), S5–S8. https://doi.org/10.1038/jp.2015.142

D'Agata, A. L., Sanders, M. R., Grasso, D. J., Young, E. E., Cong, X., & McGrath, J. M. (2017). Unpacking the burden of care for infants in the NICU. *Infant Mental Health Journal, 38*, 306–317. https://doi.org/10.1002/imhj.21636

Di Renzo, G. C., Tosto, V., & Giardina, I. (2018). The biological basis and prevention of preterm birth. *Best Practice & Research Clinical Obstetrics & Gynaecology, 52*, 13–22. https://doi.org/10.1016/j.bpobgyn.2018.01.022

Ely, D. M., & Driscoll, A. K. (2020). Infant mortality in the United States, 2018: Data from the period linked birth/infant death file. *National Vital Statistics Reports, 69*(7), 1–18. https://www.cdc.gov/nchs/data/nvsr/nvsr69/NVSR-69-7-508.pdf

Gibbs, D., Boshoff, K., & Stanley, M. (2015). Becoming the parent of a preterm infant: A meta-ethnographic synthesis. *British Journal of Occupational Therapy, 78*(8), 475–487. https://doi.org/10.1177/0308022615586799

Groh, A. M., Propper, C., Mills-Koonce, R., Moore, G. A., Calkins, S., & Cox, M. (2019), Mothers' physiological and affective responding to infant distress: Unique antecedents of avoidant and resistant attachments. *Child Development, 90*, 489–505. https://doi.org/10.1111/cdev.12912

Hamilton, B. E., Martin, J. A., & Osterman, M. J. K. (2022). Births: Provisional data for 2021. Vital Statistics Rapid Release, NVSS Report No. 20. https://doi.org/10.15620/cdc:116027

Hubbard, D., Davis, P., Willis, T., Raza, F., Carter, B., & Lantos, J. (2022). Trauma-informed care and ethics consultation in the NICU. *Seminars in Perinatology, 46*(3). https://doi.org/10.1016/j.semperi.2021.151527

Kim, S.-Y., & Kim, A. H. (2022). Attachment and relationship-based interventions during NICU hospitalization for families with preterm/low-birth weight infants: A systematic review of RCT data. *International Journal of Environmental Research and Public Health, 19*, 1126. https://doi.org/10.3390/ijerph19031126

Kim, W. J., Lee, E., Kim, K. R., Namkoong, K., Park, E. S., & Rha, D.-W. (2015). Progress of PTSD symptoms following birth: A prospective study in mothers of high-risk infants. *Journal of Perinatology, 35*, 575–579. https://doi.org/10.1038/jp.2015.9

MacDorman, M. F., Thomas, M., Declercq, E., & Howell, E. A. (2022). The relationship between obstetrical interventions and the increase in U.S. preterm births, 2014-2019. *PLoS One, 17*(3), e0265146. https://doi.org/10.1371/journal.pone.0265146

Mäkalä, H., Axelin, A., Feeley, N., & Niela-Vilén, H. (2018). Clinging to closeness: The parental view on developing a close bond with their infants in a NICU. *Midwifery, 62*, 183–188. https://doi.org/10.1016/j.midw.2018.04.003

March of Dimes. (2022). *Prematurity profile – United States.* Retrieved October 10, 2022, from https://www.marchofdimes.org/peristats/assets/s3/reports/prematurity/PrematurityProfile-UnitedStates.pdf

Martin, J. A., Hamilton, B. E., Osterman, M. J. K., & Driscoll, A. K. (2021). Births: Final data for 2019. *National Vital Statistics Reports, 70*(2), 1–51. https://www.cdc.gov/nchs/data/nvsr/nvsr70/nvsr70-02-508.pdf

National Association of Neonatal Therapists. (2022). *National Association of Neonatal Therapists.* Retrieved from October 15, 2022, from http://www.neonataltherapists.com

National Board for Certification in Occupational Therapy. (2022). *Occupational therapy.* Retrieved from October 9, 2022. https://www.nbcot.org/occupational-therapy

Osterman, M., Hamilton, B., Martin, J. A., Driscoll, A. K., & Valenzuela, C. P. (2022). Births: Final data for 2020. *National Vital Statistics Reports, 70*(17), 1–50. https://www.cdc.gov/nchs/data/nvsr/nvsr70/nvsr70-17.pdf

Pace, C. C., Spittle, A. J., Molesworth, C. M.-L., Lee, K. J., Northam, E. A., Cheong, J. L.Y., Davis, P. G., Doyle, L. W., Treyvaud, K., & Anderson, P. J. (2016). Evolution of depression and anxiety symptoms in parents of very preterm infants during the newborn period. *JAMA Pediatrics, 170*, 863–870. https://doi.org/10.1001/jamapediatrics.2016.0810

Pascal, A., Govaert, P., Oostra, A., Naulaers, G., Ortibus, E., & Van den Broeck, C. (2018). Neurodevelopmental outcome in very preterm and very-low-birthweight infants born over the past decade: a meta-analytic review. *Developmental Medicine & Child Neurology, 60*(4), 342–355. https://doi.org/10.1111/dmcn.13675

Price, M. P., & Miner, S. (2009). Mother becoming: Learning to read Mikala's signs. *Scandinavian Journal of Occupational Therapy, 16*(2), 68–77. https://doi.org/10.1080/11038120802409739

Propper, C., & Moore, G. A. (2006). The influence of parenting on infant emotionality: A multilevel psychobiological perspective. *Developmental Review, 26*(4), 427–460. https://doi.org/10.1016/j.dr.2006.06.003

Propper, C., Moore, G. A., Mills-Koonce, W. R., Halpern, C. T., Hill-Soderlund, A. L., Calkins, S. D., Carbone, M. A., & Cox, M. (2008). Gene-environment contributions to the development of infant vagal reactivity: The interaction of dopamine and maternal sensitivity. *Child Development, 79*(5), 1377–1394. https://doi.org/10.1111/j.1467-8624.2008.01194.x

Puls, H. T., Anderst, J. D., Bettenhausen, J. L., Clark, N., Krager, M., Markham, J. L., & Hall, M. (2019). Newborn risk factors for subsequent physical abuse hospitalizations. *Pediatrics, 143*, e20182108. https://doi.org/10.1542/peds.2018-2108

Purdy, I. B., Craig, J. W., & Zeanah, P. (2015). NICU discharge planning and beyond: Recommendations for parent psychosocial support. *Journal of Perinatology, 35*(Suppl. 1), S24–S28. https://doi.org/10.1038/jp.2015.146

Sanders, M. R., & Hall, S. L. (2018). Trauma-informed care in the newborn intensive care unit: Promoting safety, security and connectedness. *Journal of Perinatology, 38*(1), 3–10. https://doi.org/10.1038/jp.2017.124

Schell, B. A. B. (2018). An ecological model of professional reasoning. In B. A. B. Schell & J. W. Schell (Eds.), *Clinical and professional reasoning in occupational therapy* (2nd ed., pp. 23–49). Wolters-Kluwer.

Sturdivant, C. (2013). A collaborative approach to defining neonatal therapy. *Newborn and Infant Nursing Reviews, 13*(1), 23–26. https://doi.org/10.1053/j.nainr.2012.12.010

Townsend, E. A., Beagan, B., & Kumas-Tan, Z. (2007). Enabling: Occupational therapy's core competency. In E. A. Townsend & H. J. Polatajko (Eds.), *Enabling Occupation II: Advancing an occupational therapy vision for health, well-being and justice through occupation* (pp. 87–133). CAOT Publications ACE.

Vance, A. J., Pan, W., Malcolm, W. H., & Brandon, D. H. (2020). Development of parenting self-efficacy in mothers of high-risk infants. *Early Human Development, 141*, 104946. https://doi.org/10.1016/j.earlhumdev.2019.104946

Vergara, E., Anzalone, M., Bigsby, R., Gorga, D., Holloway, E., Hunter, J., Laadt, G., & Strzyzewski, S. (2006). Specialized knowledge and skills for occupational therapy practice in the neonatal intensive care unit. *American Journal of Occupational Therapy, 60*, 659–668. https://doi.org/10.5014/ajot.60.6.659

Vergara, E., & Bigsby, R. (2003). *Developmental and therapeutic interventions in the NICU.* Paul H. Brookes.

Yaari, M., Treyvaud, K., Lee, K. J., Doyle, L. W., & Anderson, P. J. (2019). Preterm birth and maternal mental health: Longitudinal trajectories and predictors. *Journal of Pediatric Psychology, 44*, 736–747. https://doi.org/10.1093/jpepsy/jsz019

Zeegers, M. A. J., de Vente, W., Nikolić, M., Majdandžić, M., Bögels, S. M., & Colonnesi, C. (2018). Mothers' and fathers' mind-mindedness influences physiological emotion regulation of infants across the first year of life. *Developmental Science, 21*, e12689. https://doi.org/10.1111/desc.12689

CAPÍTULO 16

Modificaciones en el hogar

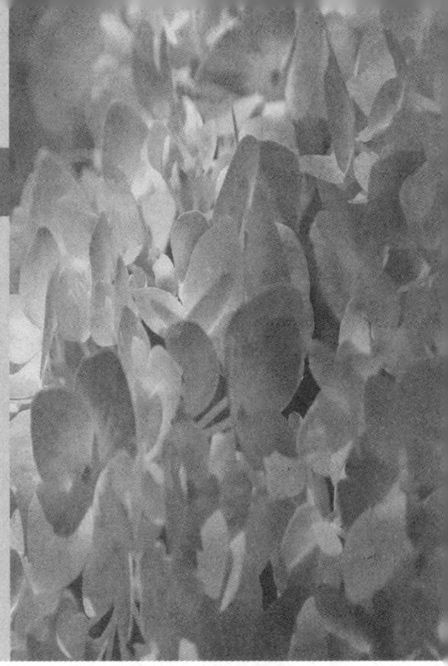

SUZANNE PEREA BURNS, ROCHELLE J. MENDONCA Y NORALYN DAVEL PICKENS

CONTENIDO

Introducción

Modificaciones en el hogar

Resumen

OBJETIVOS

Después de leer este capítulo, será capaz de:

1. Explicar los procesos de razonamiento entretejidos a lo largo de la evaluación de la seguridad en el hogar.
2. Autoevaluar los procesos de razonamiento que se siguen al desarrollar intervenciones de modificación del hogar
3. Contrastar los procesos de razonamiento de terapeutas con distinta formación y años de experiencia.
4. Seleccionar la mejor modificación de la seguridad en el hogar con base en consideraciones éticas.

TÉRMINOS CLAVE

Contextos
Entornos
Evaluación de la seguridad en el hogar
Intervención de modificación del hogar
Tecnología de asistencia

A TENER EN CUENTA

La evaluación y la intervención en materia de seguridad en el hogar requieren un razonamiento complejo en el que intervienen todos los aspectos del razonamiento profesional. Para obtener los mejores resultados es fundamental tener en cuenta el ajuste persona-ambiente-ocupación. Las ideas clave incluyen (a) dedicar tiempo a comprender plenamente las necesidades ocupacionales de quienes habitan el hogar y los objetivos de la evaluación, así como (b) actualizar constantemente los conocimientos y el acceso a nuevas tecnologías de asistencia y recursos sociales.

INTRODUCCIÓN

Modificaciones en el hogar

Las intervenciones de modificación del hogar adaptan y modifican un espacio vital con el objetivo de mejorar el ajuste entre una persona y el entorno (Pickens y cols., 2020). Las modificaciones pretenden aumentar la participación, la independencia, la seguridad, la facilidad de uso y la seguridad del hogar. Pueden ser simples o complejas y suelen incluir medidas para promover la participación y reducir los riesgos mediante cambios estructurales y la provisión de tecnologías de apoyo. Las intervenciones de modificación del hogar pueden ser beneficiosas para diversas enfermedades crónicas y discapacidades y para quienes desean envejecer en su hogar. Una evaluación de la seguridad en el hogar se pone en marcha cuando el estado médico de una persona ha cambiado y/o cuando se identifican limitaciones actuales o futuras para vivir en el hogar (Pickens y cols., 2020). Una evaluación integral de la seguridad en el hogar se produce antes de las intervenciones de modificación y, por lo general, implica una evaluación de la estructura física de la casa y las capacidades de la/s persona/s propietaria/s teniendo en cuenta los objetivos únicos de esta/s, deseos y necesidades (Pickens y cols., 2020).

Aunque varias profesiones se dedican a las modificaciones del hogar, la profesión de terapia ocupacional añade una perspectiva de cómo *vive* la persona en el hogar, mediante la adición de la *ocupación* al objetivo de encontrar el ajuste entre la persona y el entorno del hogar (Mendonca y cols., 2022). Las modificaciones en el hogar se aplican en una serie de **entornos** que incluyen casas unifamiliares, casas multifamiliares, apartamentos, remolques y habitaciones en centros de atención institucional. El personal de terapia ocupacional participa con frecuencia en modificaciones en el hogar que representan una gama de entornos de práctica, incluida la práctica basada en la comunidad, la atención médica domiciliaria, los entornos de cuidados agudos y de rehabilitación, y la contratación independiente (Mendonca y cols., 2022). La literatura de terapia ocupacional afirma y el Estudio de caso 16-1 ilustra que los clientes experimentan resultados positivos de seguridad en el hogar cuando participan en el proceso de toma de decisiones (Burns y Pickens, 2017).

Estudio de caso 16-1 CONNOR Y CAROLINE DYRLING

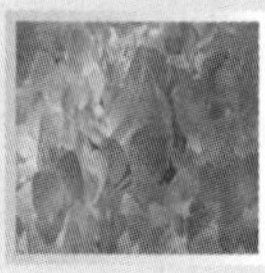

Connor y Caroline llevan casados casi 50 años y han criado a su familia en una gran ciudad metropolitana. Presumen de vivir en un barrio deseable, en un buen distrito escolar, y a menos de cinco kilómetros de una de sus tres hijas y sus nietos. Les gusta pasar tiempo en su patio y participan activamente en la comunidad, como voluntarios en un arboreto local. Connor, a sus 88 años, se ocupa de sus finanzas y recientemente ha contratado a alguien para que le ayude con el jardín. Le gusta hacer su propia gelatina. Caroline, de 84 años, disfruta de los rompecabezas, tocar el piano y cocinar. Les encanta recibir visitas y son anfitriones frecuentes a lo largo del año.

Connor y Caroline viven en una casa tipo rancho de una sola planta situada en un pequeño barrio, con vecinos mayores que se van y familias más jóvenes que se mudan a la zona. La casa tiene tres dormitorios, dos baños y medio, y tres escalones en la entrada principal. El garaje está adosado a la parte trasera de la casa y es la entrada que más utilizan.

Recientemente, Connor y Caroline han experimentado desafíos dentro de su hogar que fueron reconocidos por amistades cercanas. La persona que hizo la referencia mencionó que Connor había tenido una caída reciente que le provocó una fractura de cadera y que Caroline mostraba algunas conductas coherentes con un deterioro cognitivo leve.

Para demostrar las diferencias en el razonamiento profesional, dos terapeutas evaluaron el hogar de forma independiente: Isabella, con menos de un año de experiencia en neurorehabilitación de adultos, y Marguerite, con 10 años de experiencia centrada en veteranos de edad avanzada en cuidados de transición del hospital al hogar. A continuación, se describen sus procesos de evaluación.

Elaboración del perfil ocupacional

Isabella utilizó el razonamiento narrativo para comprender mejor las circunstancias y perspectivas de Connor y Caroline. Se reunió con ambos para evaluar su hogar y comenzó a elaborar el perfil ocupacional tan pronto como llegó a la casa. Isabella llamó con antelación para confirmar la hora de la visita y obtener información básica sobre los objetivos y las condiciones; sin embargo, Connor y Caroline no proporcionaron mucha más información que la confirmación de la hora. No ofrecieron más detalles sobre su estado de salud, y la terapeuta no presionó para obtener más información.

Al llegar, se sentó con Connor y Caroline en el salón de su casa, donde mantuvieron una conversación amistosa para entablar una buena relación. Isabella acudió a la evaluación sabiendo que envejecer en casa era su principal objetivo, y al escuchar cuánto tiempo llevaba la pareja viviendo en su hogar, comentó: «¡Qué casa tan familiar!». Esto animó a Connor y Caroline a abrirse sobre algunas de sus experiencias en el hogar, y empezaron a hablar sobre el barrio, su vecindario y los distritos escolares. Isabella también les animó a hablar de los apoyos sociales que tenían cerca, de otros servicios que habían recibido en el pasado, como atención sanitaria a domicilio o evaluaciones a domicilio, y les preguntó dónde y cómo pasaban la mayor parte del tiempo. Reflexionando sobre su proceso, explicó:

> *Tienes que ser capaz de conectar con la gente para que confíen en ti. Es entonces cuando empiezan a abrirse más sobre su casa y te cuentan más cosas, empiezan a contarte más cosas que les preocupan.*

Isabella se centró en sus clientes y les dio indicaciones para que dieran sentido a su historia vital y obtuvieran más información sobre los desafíos experimentados en el ambiente del hogar, mientras que Marguerite integró aspectos de razonamiento científico y narrativo a la hora de elaborar el perfil ocupacional.

Marguerite fomentó el debate sobre el estado de salud y profundizó en el tema. Marguerite comenzó a elaborar el perfil ocupacional mediante una llamada telefónica dos días antes de la evaluación. Reflexionó que, en su experiencia, obtener detalles que contribuyan al perfil ocupacional antes de la visita le ayuda a prepararse para la evaluación domiciliaria. Comparó su preparación para la evaluación a domicilio con ver a clientes en un entorno médico.

> *Antes de ir a cualquier sitio de trabajo o de ver a un paciente en su habitación, ¿qué haces con antelación? Revisas la historia clínica para saber qué buscar. Ves el historial médico de la persona a la que visitas, examinas qué medicación toma y cómo puede afectar su cognición o movilidad. Obtienes una lista de lo que le ha ocurrido con antelación para poder prepararte y formular un plan de tratamiento. También hablas con el personal médico, de enfermería y otro personal de terapia que han trabajado previamente con esta persona y miras sus notas para tener una imagen completa e integral. Así que, si unos días antes de la evaluación a domicilio les llamas y averiguas, obtienes un historial médico para saber qué problemas físicos o cognitivos pueden tener, y sabes qué buscar para poder hacer tu evaluación en torno a esas necesidades.*

Marguerite declaró que le costó mucho conseguir que la pareja se abriera por teléfono sobre sus objetivos, pero que dedicó mucho tiempo a indagar en los detalles. Al igual que Isabella, Marguerite se sentó en el salón con Connor y Caroline para entablar una relación y establecer una buena relación al principio de la visita. Revisaron los temas que habían surgido durante la conversación telefónica, como la dificultad para mantener las precauciones necesarias para soportar el peso y la discusión de otros problemas de salud, antes de pasar a hablar de las características favoritas de su casa, sus aficiones y sus objetivos.

Connor y Caroline declararon que su objetivo era poder permanecer en su casa el mayor tiempo posible.

Evaluación de la vivienda

Se utilizarán dos zonas de la casa, la entrada y el cuarto de baño principal, para demostrar el razonamiento profesional de Isabella y Marguerite en la evaluación de la seguridad en el hogar.

Entrada de la casa

Tras obtener el perfil ocupacional, Isabella observó y evaluó el uso que Connor y Caroline hacían del espacio mientras la acompañaban por la casa. Mientras le mostraban la casa, aprovechó la oportunidad para indagar sobre sus experiencias en el hogar y cómo se utilizaba la casa.

A lo largo de la evaluación de la vivienda, Isabella utilizó un enfoque narrativo mientras prestaba atención a sus historias ocupacionales, tratando de reconstruir la información recopilada para fundamentar las decisiones de la intervención. Isabella supuso que la entrada del garaje era la principal porque Connor y Caroline describieron su participación activa en la comunidad y dedicaban su tiempo al voluntariado.

Dado que la pareja accedía a la comunidad en coche, Isabella decidió que lo más lógico era tomar una ruta directa hacia y desde el garaje. Casualmente, Isabella les pidió que le mostraran cómo entraban en la casa por la entrada que utilizaban con más frecuencia. A Connor le daba reparo utilizar la entrada del garaje. En su lugar, optó por entrar por la puerta del patio trasero que había atravesado antes de enseñarle a Isabella el patio, mientras que Caroline estaba ansiosa por enseñarle a Isabella el garaje.

Utilizando su razonamiento condicional, se dio cuenta de que Connor parecía fatigado y no quiso pedirle que hiciera demasiado. Observó:

> *Se quedó atrás todo el tiempo, ni siquiera se acercaba al garaje y entonces, «game over», giró su caminador y dijo, «nos vemos dentro»; yo pensé, «vale... esto no va a pasar» (fig. 16-1).*

Isabella consideró las consecuencias de pedirle a Connor que demostrara cómo entraba por esa puerta cuando parecía fatigado. Utilizando el razonamiento científico, formuló la hipótesis de cómo las limitaciones de Connor podían haber dificultado el uso de esa entrada. Tomó nota del escalón peligroso y fue muy procedimental y pragmática al desarrollar una intervención para abordar el problema. También integró el razonamiento científico al considerar posibles necesidades futuras, como el uso continuado de ayudas para la movilidad

Marguerite describió cómo evaluó el vecindario antes de llegar utilizando Google Maps Street View y dedicando tiempo a observar la fachada de la vivienda cuando llegó y antes de entrar. Dedujo que, al no haber rebajes en la acera ni coches aparcados cerca de la puerta principal, Connor y Caroline entraban en la casa por el garaje trasero. También reconoció el cansancio de Connor y evaluó el escalón del garaje sin que él estuviera presente.

Profundizó más que Isabella en las mediciones del escalón y utilizó el razonamiento científico al considerar cómo él usaría los escalones con su caminador; habló de la longitud de la huella, de la posibilidad de que los dedos de los pies quedaran atrapados entre los escalones y de la dificultad del cuerpo para adaptarse a las distintas alturas de los escalones. Dedicó mucho tiempo a tomar medidas y analizar el espacio antes de recomendar modificaciones. Marguerite profundizó en su toma de decisiones:

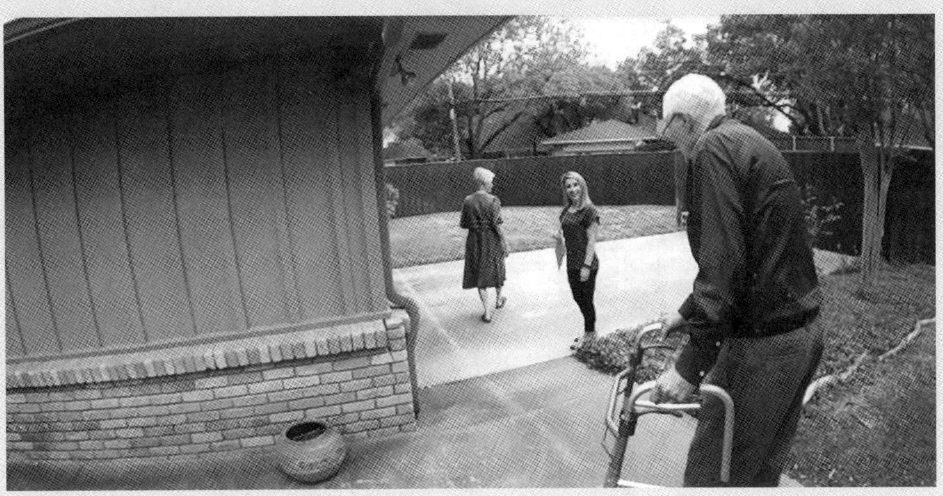

FIGURA 16-1 Isabella en el garaje con Connor y Caroline.

Entonces, mi proceso de pensamiento fue el siguiente: este caballero y su esposa vienen de una generación que es muy buena improvisando. Así que, ese escalón, él podría haberlo hecho o alguien más podría haberlo hecho, y lo analicé. Los lados son más anchos que la superficie frontal. Así que, las cosas que estaba mirando eran: observé la puerta, cuál es su dispositivo de movilidad actual y cuál será en el futuro. Alguien podría decir: «Oh, solo hay que poner una rampa en el garaje». Bueno, ellos aparcan sus dos coches en el garaje, así que no sugeriría eso porque no hay suficiente espacio para una rampa que cubra los casi 28 centímetros de paso desde el suelo del garaje hasta la parte superior del mismo. Por tanto, si se coloca un escalón tan ancho como la puerta y tan profundo como el caminador con ruedas o el caminador normal, entonces le permitiría, sea cual sea el dispositivo de movilidad, entrar por la puerta con mayor facilidad, simplemente haciendo un escalón largo y profundo (fig. 16-2). La otra entrada [delantera] tiene una zona perfecta para una rampa en caso de que necesiten utilizar una silla de ruedas durante más tiempo.

Isabella también recomendó escalones con pasamanos e incluyó un ejemplo de imagen similar (fig. 16-3). Tuvo muy en cuenta los recursos físicos y la viabilidad a la hora de tomar decisiones de intervención, lo que demuestra un razonamiento pragmático. No profundizó tanto en las mediciones, sino que hizo una recomendación

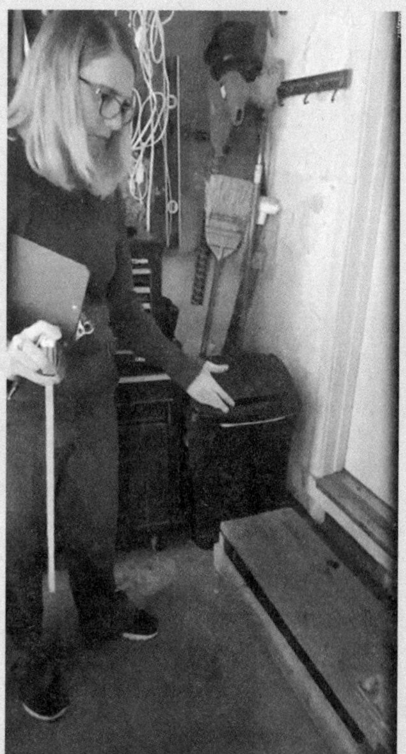

FIGURA 16-2 Marguerite evaluando la entrada del garaje.

general y remitió a una empresa contratista con más experiencia especializada en este campo. Ambas terapeutas llegaron a conclusiones similares en cuanto al uso más funcional y práctico del espacio.

Esta es la entrada principal para la familia. Tiene unos 76 cm de anchura disponible. Hay una caja de madera hecha en casa para ayudar a entrar en esta. La preocupación aquí es que hay un escalón inconsistente desde el piso del garaje hasta la caja de madera y luego desde la caja de madera hasta el umbral de la puerta. Además, hay un hueco de 10 cm entre el lateral de la caja y la parte delantera de la puerta. Existe un peligro de tropiezo porque los laterales de la caja son más anchos que la parte superior de la caja. Además, se necesita una barandilla para que la familia pueda entrar en la casa con seguridad.

Recomendación inmediata: por favor, consultar con una empresa contratista para crear un escalón seguro y permanente para entrar en la casa desde el garaje. Lo ideal sería que hubiera una altura uniforme desde el umbral de la puerta hasta el escalón y desde el escalón hasta el suelo del garaje. También, pensando en el futuro, el escalón podría ser creado para tener al menos 61-66 cm de profundidad, lo que permitiría que alguien coloque completamente un caminador en el escalón, dado que la profundidad actual del caminador es de 52 cm. Según el sitio web http://handicaphomemods.blogspot.com/, la profundidad de peldaño más cómoda es de 64-71 cm.

Si el Sr. Johnson cree que en el futuro utilizará más su caminador con ruedas en lugar del actual caminador plegable de ruedas delanteras, será necesario medir la profundidad de su caminador con ruedas. La profundidad del peldaño de la escalera deberá ajustarse para acomodar esta medida.

La instalación de pasamanos a ambos lados del escalón de 81 cm de ancho ayudaría a una entrada segura a la casa. El andador del Sr. Johnson mide 65 cm de ancho. Un escalón y pasamanos que fueran tan anchos como el ancho disponible de la puerta permitirían una entrada más fácil sin tener que plegar y mover el andador, ya que se podría mover con usted al entrar a la casa. Asegúrese de que las barandillas no sobrepasen el poste de soporte, ya que las barandillas extendidas tienden a atrapar bolsos y ropa cuando alguien pasa rozándolas. Lo ideal sería que el pasamanos tuviera una circunferencia cómoda, ya que las tablas de 2 x 4" (5 x 10 cm) que utilizan la mayoría de las empresas contratistas no facilitan un buen agarre para subir y bajar las escaleras.

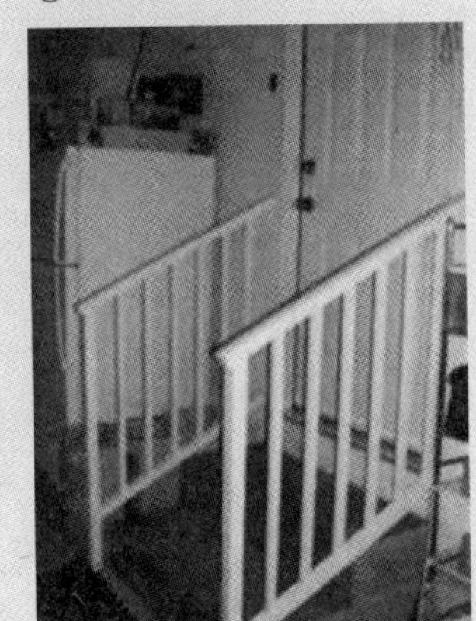

Véase en la figura 16-3 un ejemplo de pasamanos que tienen una longitud mínima más allá del poste inferior y una superficie contorneada para facilitar el agarre.

FIGURA 16-3 Recomendaciones de Marguerite para la entrada del garaje.

Baño principal

Connor y Caroline mencionaron que el cuarto de baño principal era un problema importante en su casa. Ambas terapeutas evaluaron este espacio en profundidad e intentaron identificar las áreas problemáticas con base en la observación del funcionamiento.

Durante la evaluación de Isabella, Caroline estaba muy ansiosa por mostrar las barras de apoyo y las modificaciones del baño. Caroline habló de los inodoros mejorados, que son más altos que el tamaño estándar, y de cómo las barras de apoyo habían supuesto una gran diferencia para Connor. Isabella hizo preguntas a Caroline sobre el almacenamiento de medicamentos en el baño y cómo se utilizaba el espacio. Connor hizo una demostración de transferencias en la ducha. Isabella observó y le llamó la atención sobre cómo utilizaba un pomo de la puerta para apoyarse al salir de la ducha. Integró el razonamiento pragmático cuando discutieron las opciones y las implicaciones de instalar una barra de agarre adicional. Connor pensó que era una buena idea, así que Isabella midió la ubicación de la barra de agarre con base en la colocación automática de su mano (fig. 16-4). Isabella también pidió a Connor que explicara cómo tomaba las toallas o los objetos de los armarios bajos. Informó que no podía alcanzar materiales en los armarios bajos, e Isabella extendió esta observación a toda la casa. Proporcionó educación sobre el almacenamiento de objetos a una altura accesible para mejorar la seguridad.

Isabella utilizó principalmente el razonamiento narrativo y científico al evaluar el cuarto de baño. Preguntó cómo utilizaban el baño, integrando el razonamiento pragmático y científico basado en la observación del desempeño, el pronóstico y el curso clínico de las condiciones de salud.

Al hablar de su razonamiento para explorar las capacidades actuales y las necesidades futuras, Isabella afirmó:

> *Siempre pienso que hay que planificar por adelantado, por si acaso, porque él se manejaba bastante bien con el caminador... pero por si acaso. Se está haciendo mayor y, después de una lesión como esa, podría desarrollar artritis*

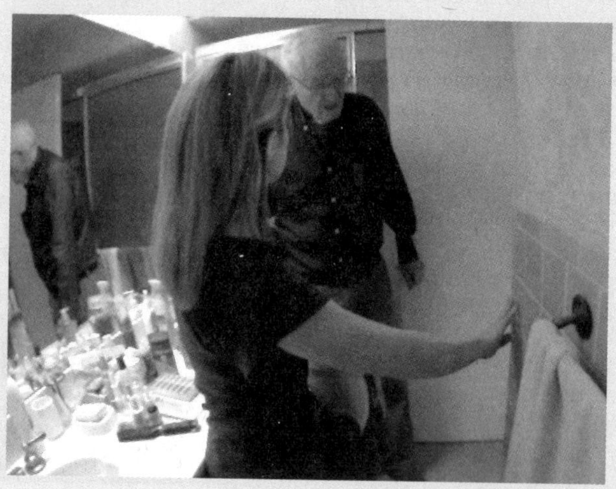

FIGURA 16-4 Isabella y Connor discuten la posible colocación de una barra de agarre.

postraumática en las caderas o en las piernas. Y dado que quieren quedarse en esa casa y seguir viviendo allí, envejecer en su sitio... Es bueno estar preparados.

Marguerite también evaluó el cuarto de baño observando cómo se movía Connor y cómo se trasladaba al inodoro y a la ducha (fig. 16-5). Después de que Connor demostrara cómo realizaría las tareas diarias en el cuarto de baño, Marguerite le dejó descansar y tomó medidas de la puerta, la anchura del pasillo, el espacio alrededor de la cómoda y la altura del escalón de la ducha. Utilizó esta información para tomar decisiones sobre el equipo de adaptación que cabría en el espacio.

Marguerite demostró un razonamiento pragmático y científico al evaluar el cuarto de baño. Utilizó el razonamiento pragmático al considerar los costos y las estructuras físicas de la casa, así como el espacio físico y el tamaño de la habitación. Tanto Isabella como Marguerite emplearon el razonamiento ético durante la reflexión, al considerar las modificaciones del hogar para elaborar el informe final.

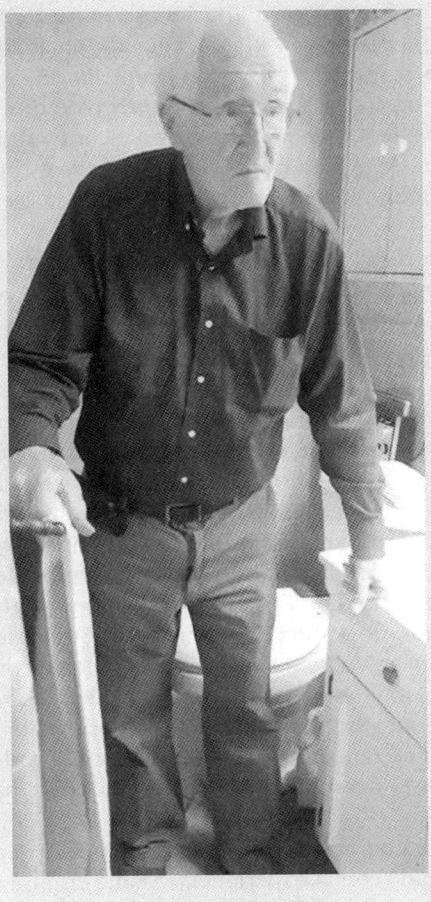

FIGURA 16-5 Connor demostrando las transferencias en el baño.

Las terapeutas evaluaron alternativas para cada recomendación y reflexionaron cuidadosamente sobre las consecuencias de recomendar o no determinadas intervenciones. Antes de crear el informe final, Isabella mencionó que necesitaba tiempo para procesar los problemas de desempeño y las barreras contextuales antes de hacer las recomendaciones finales para Connor y Caroline. Describió la importancia de tener en cuenta los intereses de sus clientes. Afirmó:

> *Recorrí mentalmente el espacio y pensé en las recomendaciones. Al principio había escrito las posibles recomendaciones, pero luego consideré cosas que podrían ser más prácticas o encajar mejor. Por ejemplo, con la ducha, no pensé en hacer ese pequeño escalón de almacenamiento más alto hasta más tarde. Creo que tomarme más tiempo para reflexionar me permitió considerar mejor las diferentes piezas. Porque una vez que estás allí, todo pasa muy rápido, especialmente cuando estás tratando de absorber tanta información. Al menos para mí, las ideas suelen surgir un poco más tarde. O a veces, si pienso en una cosa, eso me lleva a otra.*

Como nueva profesional, Isabella valoraba el tiempo de reflexión antes de hacer recomendaciones, beneficiándose del tiempo adicional para analizar opciones y líneas de actuación. Integró el razonamiento pragmático, ético, científico y condicional al reflexionar sobre la evaluación domiciliaria y considerar las recomendaciones.

En contraste, Marguerite se sentía más cómoda haciendo recomendaciones inmediatas al final de la visita de evaluación domiciliaria. Aunque también dedicó tiempo a reflexionar durante la evaluación e integró todas las formas de razonamiento, su toma de decisiones se vio influida en gran medida por sus experiencias pasadas y la exposición, lo que redujo el tiempo necesario para hacer recomendaciones finales para Connor y Caroline.

Recomendaciones desde el punto de vista profesional

La experiencia de Isabella en rehabilitación de accidentes cerebrovasculares y lesiones cerebrales facilitó su razonamiento, enfocándose en recomendaciones centradas en lo cognitivo con ocupaciones significativas en el hogar. Aunque reconoció los desafíos y recomendó modificaciones del ambiente físico para apoyar la seguridad y la participación, también sugirió medidas para apoyar las ocupaciones en el hogar, como la gestión de la medicación y la lavandería, además de proporcionar ideas acerca de la organización del espacio, el uso de señales visuales y recordatorios, y la incorporación de una rutina diaria para aumentar la estructura.

Marguerite, por su parte, abordó la evaluación del hogar desde su experiencia en geriatría y su formación adicional en modificaciones del hogar. Su experiencia colaborando con personal de diseño y empresas contratistas contribuyó a sus procesos de razonamiento al evaluar la vivienda. Aunque Marguerite también tuvo en cuenta las ocupaciones dentro del ambiente del hogar, puso más énfasis en las modificaciones del ambiente físico. Midió con precisión los espacios, hizo hincapié en la estética y comprendió las características típicas de la generación de Connor y Caroline al hacer sus recomendaciones de modificación de la vivienda. En la figura 16-6 se muestran las recomendaciones de Isabella para el cuarto de baño principal.

Marguerite comenta que sus habilidades prácticas y sus procesos de razonamiento se han desarrollado con la experiencia. Se dio cuenta de las sutilezas del entorno, como los tornillos sueltos del toallero, y confirmó sus sospechas haciendo que

Recomendaciones para el baño principal

Puede entrar y salir de su cuarto de baño; sin embargo, presenta varios riesgos de seguridad y requerirá modificaciones para mejorar la seguridad general.

- La puerta del cuarto de baño bloquea totalmente la entrada a la ducha, y el pomo está a la altura exacta para tentarlo a utilizarlo como barra de agarre. La eliminación de esta puerta mejorará la accesibilidad al cuarto de baño y a la ducha. Ha mencionado que no le preocupa mucho la privacidad, pero puede sustituir la puerta por una cortina si lo desea.

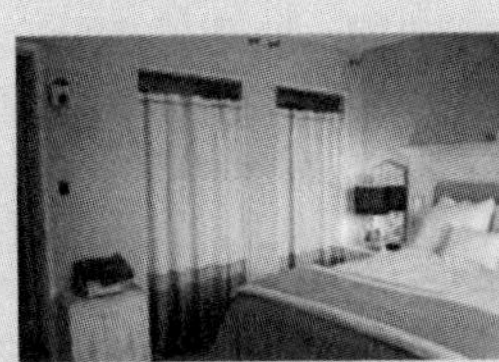

- Ha mencionado que le cuesta alcanzar la toalla en los armarios bajos; por tanto, es recomendable que guarde varias toallas al alcance de la mano, posiblemente en el toallero o en la encimera.
- El toallero situado a lo largo de la pared es una tentación para mantener el equilibrio. Es esencial que no lo utilice para mantener el equilibrio. Debe retirar este soporte y sustituirlo por una barra de agarre de longitud similar si sigue siendo necesario para mantener el equilibrio.
- Se recomienda una barra de agarre vertical de 30 cm con el punto medio aproximadamente a 96 cm del suelo (donde se coloca automáticamente la mano al salir de la ducha). Debe colocarse a la derecha de la puerta para aumentar la seguridad al salir de la ducha.

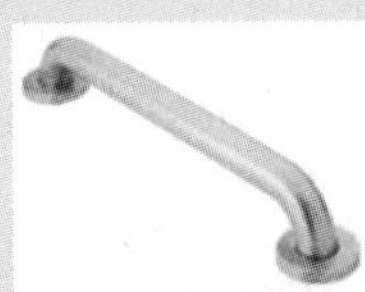

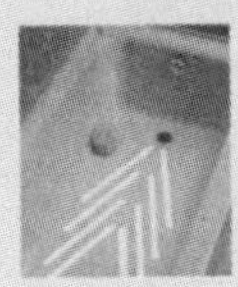

- Deben colocarse bandas antideslizantes dentro de la ducha para disminuir el riesgo de caídas en ella.
- Se recomienda elevar el pequeño escalón de la parte trasera de la ducha para poder sentarse en este. Esto tendría que hacerlo una empresa contratista profesional. La ducha es demasiado estrecha para añadir una silla de ducha. También puede ser útil invertir en un soporte para el cabezal de la ducha de mano, de modo que pueda fijarla a la pared y tenerla al alcance de la mano mientras está sentado en el escalón elevado recomendado.

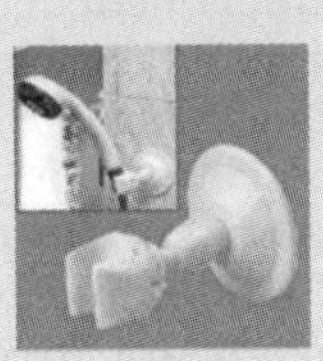

- Se sugiere colocar un pequeño carrito de ducha dentro de la ducha para limitar las posiciones de flexión, torsión y movimiento. Será útil poner todos los artículos necesarios dentro de una cesta para mejorar la organización cerca de la zona del asiento. A continuación se muestra una imagen de un «cubo de succión» disponible en Amazon.com, que cuesta aproximadamente 15 dólares.

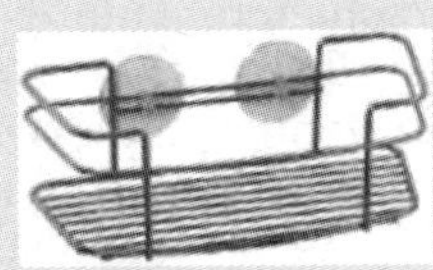

FIGURA 16-6 Recomendaciones de Isabella para el cuarto de baño principal.

Connor le mostrara un traslado. Esto supuso un momento didáctico y demostró que la evaluación y las recomendaciones iban de la mano. Para mantener la estética de la habitación, Marguerite sugirió remplazar el toallero ornamentado por un agarre decorativo, lo que permitió conservar la belleza de la habitación. Al reflexionar, destacó la importancia de controlar la comunicación no verbal al hacer recomendaciones, lo que a su vez le ayuda a ser más flexible con sus sugerencias y a negociar con su cliente. Comentó:

> *Al principio de mi carrera, alguien me decía: «No quiero barras de apoyo, son feas», y yo le contestaba: «Bueno, las necesita». Mientras que ahora, yo diría: «Escucho lo que está diciendo y tiene este hermoso mármol, escucho lo que está diciendo, tiene esta hermosa ducha. Vamos a ver algunos recursos diferentes para barras de apoyo. Veamos si podemos conseguir algo que se integre y quede mejor». Ofreces eso y tienes una forma diferente de hacerlo.*

A la hora de hacer recomendaciones, Marguerite sentía que había crecido como profesional y que tenía en cuenta factores importantes para su cliente al momento de hacer modificaciones.

Isabella y Marguerite elaboraron informes finales con recomendaciones para Connor y Caroline. Ambas terapeutas desarrollaron recomendaciones de intervención mediante un razonamiento interactivo en el hogar, e integraron su perspectiva personal y profesional con la perspectiva de los propios Connor y Caroline. Aunque abordaron la evaluación de la modificación del hogar desde diferentes ámbitos dentro de la terapia ocupacional, ambas identificaron posibles áreas problemáticas e hicieron recomendaciones similares. Presentaron sus informes finales a Connor y Caroline junto con recursos locales para ayudar a compensar los costos de las recomendaciones. Connor y Caroline apreciaron la amplitud y profundidad de ambas evaluaciones y eligieron las recomendaciones que consideraron más beneficiosas.

La terapia ocupacional centrada en la práctica de modificaciones en el hogar se basa en una amplia variedad de tipos de razonamiento profesional en la evaluación y la intervención/recomendaciones (Burns y cols., 2017).

La complejidad del contexto del hogar ofrece una oportunidad única para obtener información sobre las experiencias vividas por la clientela en sus hogares. El Modelo ecológico de Schell (2009; *v.* cap. 5) demuestra las diferentes ópticas que cada persona aporta a la interacción (figura 16-7). Adaptando ligeramente la versión de 2009 de este Modelo, destaca el contexto del hogar. La profundidad de la comprensión crea una base sobre la que crear una toma de decisiones compartida.

La persona terapeuta «como invitada» en el hogar también pone la óptica de la persona/cliente en primer plano (DuBroc y Pickens, 2015). La persona terapeuta viene con el conocimiento científico, la experiencia práctica, y los valores en torno a la seguridad y el envejecimiento en el lugar. La clientela aporta su propia comprensión de las condiciones de salud y el desempeño ocupacional. Además, aporta expectativas de la interacción. La persona terapeuta utiliza todos sus conocimientos y habilidades para ver cómo su cliente encarna el espacio, cómo se utiliza y se vive en la casa, cómo el significado del hogar afecta el uso del espacio y las posibles recomendaciones. Aunque se utilizan muchos tipos diferentes de razonamiento en las modificaciones del hogar, el proceso interactivo es fundamental para obtener resultados satisfactorios de satisfacción de la clientela, desempeño ocupacional y calidad de

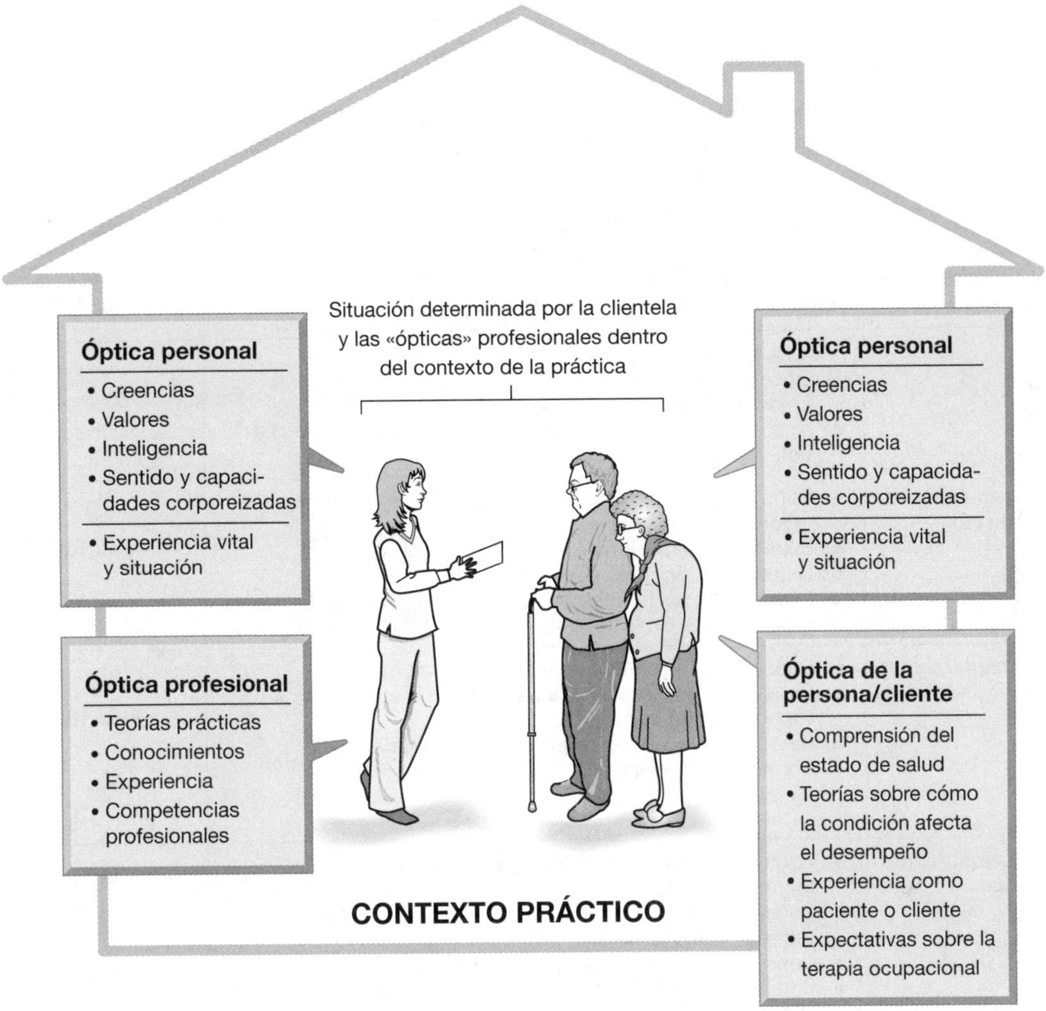
Situación determinada por la clientela
y las «ópticas» profesionales dentro
del contexto de la práctica
Óptica personal
• Creencias
• Valores
• Inteligencia
• Sentido y capaci-
dades corporeizadas
• Experiencia vital
y situación
Óptica profesional
• Teorías prácticas
• Conocimientos
• Experiencia
• Competencias
profesionales
Óptica personal
• Creencias
• Valores
• Inteligencia
• Sentido y capacida-
des corporeizadas
• Experiencia vital
y situación
Óptica de la
persona/cliente
• Comprensión del
estado de salud
• Teorías sobre cómo
la condición afecta
el desempeño
• Experiencia como
paciente o cliente
• Expectativas sobre la
terapia ocupacional
CONTEXTO PRÁCTICO

FIGURA 16-7 Modelo ecológico de Schell (Schell, 2009) modificado para el contexto de la práctica en el hogar.

vida (Burns y cols., 2017). Consúltese la tabla 16-1 para conocer los tipos de razonamiento y ejemplos de reconocimiento del razonamiento en las evaluaciones de seguridad en el hogar.

RESUMEN

En este capítulo se describen los procesos de razonamiento profesional de terapeutas ocupacionales principiantes y expertos que participan en las evaluaciones de seguridad en el hogar. Tanto Isabella como Marguerite integraron sus ópticas personales y profesionales al interactuar con los Dyrling, que aportaron sus ópticas personales y de cliente. El personal de terapia ocupacional emplea varios tipos de razonamiento profesional durante las evaluaciones de seguridad en el hogar, en gran parte debido a la complejidad del proceso y de la información evaluada.

TABLA 16-1 Tipos de razonamiento y ejemplos de reconocimiento del razonamiento en las evaluaciones de la seguridad en el hogar

TIPOS DE RAZONAMIENTO	RECONOCIMIENTO DEL RAZONAMIENTO EN LA EVALUACIÓN DE LA SEGURIDAD EN EL HOGAR Y LA PLANIFICACIÓN DE LA INTERVENCIÓN	EJEMPLOS
Razonamiento científico	• Se centra en el impacto de los diagnósticos en el uso funcional típico del hogar • Considerar los pronósticos típicos y el curso clínico de los diagnósticos a la hora de prever las necesidades futuras • Observar las capacidades y los déficits en diferentes áreas del hogar • Aprovechar los amplios conocimientos sobre las deficiencias	Video 16-1
Razonamiento narrativo	• Considerar la narrativa ocupacional de la vivienda y de quienes viven en esta • Explorar la experiencia de la discapacidad • Considerar los roles y rutinas diarias • Ofrecer oportunidades para discutir los deseos, las necesidades y las expectativas	Video 16-2
Razonamiento pragmático	• Considerar los costes de las intervenciones • Considerar el tamaño y la estructura de los distintos espacios y del hogar • Considerar la antropometría de la clientela • Considerar los factores contextuales	Video 16-3 Video 16-4
Razonamiento ético	• Considerar opciones alternativas para cada recomendación • Considerar las consecuencias de recomendar o no recomendar intervenciones • Considerar los riesgos financieros y de seguridad • Colaborar con los clientes en la toma de decisiones	Video 16-5 Video 16-6
Razonamiento interactivo	• Utilizar múltiples formas de razonamiento en interacciones y decisiones complejas	Video 16-7

Actividad formativa 16-1

Actividad de aprendizaje: el baño de Kai.

Objetivo: reflexionar sobre las decisiones y las opciones de recomendación en la práctica de las modificaciones en el hogar.

Conexiones con los principales constructos del razonamiento clínico: un enfoque en el razonamiento ético a través del reconocimiento de conflictos en el razonamiento pragmático, científico y narrativo.

Instrucciones para estudiantes: lea el siguiente caso y responda a las preguntas.

Caso: el baño de Kai: Nina es una terapeuta ocupacional que trabaja como consultora para una organización sin ánimo de lucro que ayuda a las personas mayores con las reparaciones y la accesibilidad básica del hogar. Kai es una mujer mayor con artrosis avanzada que presenta limitaciones de movimiento en caderas y rodillas y dificultad de prensión. Se ha estado bañando en el lavabo durante más de un año. Antes de que su estado empeorara, prefería remojarse en la bañera y enjuagarse ligeramente después. Tiene una bañera con ducha, pero es incapaz de manejarse en el borde de la bañera. Al discutir las opciones con Kai, Nina considera tres opciones para bañarse con seguridad y acceder a la bañera/ducha:

1. Una modificación del entorno, remodelando la zona de la bañera para crear una ducha sin bordes.
2. Una opción de tecnología de asistencia de alta tecnología de un elevador de silla/bañera.
3. Un banco de transferencia de bañera de baja tecnología.

Otros problemas de la casa incluían el revestimiento de madera podrido y daños en el techo debido a fugas en las tuberías. La organización sin ánimo de lucro tiene un presupuesto limitado y su mayor preocupación son las fugas en las tuberías. Aunque a Kai le preocupan los problemas futuros, se ha acostumbrado a los daños causados por el agua y desea poder bañarse con normalidad.

En relación con el baño, enumere las opciones (incluida la suya), las implicaciones de seguir cada opción y el proceso o procesos de razonamiento que ha utilizado.

Elección	Implicaciones	Procesos de razonamiento
¿Otras opciones?		

¿Cuáles son las cuestiones éticas en este caso?

Puede encontrar actividades formativas adicionales para este capítulo en thePoint.

REFERENCIAS BIBLIOGRÁFICAS

Burns, S. P., & Pickens, N. D. (2017). Embedding technology into inter-professional best practices in home safety evaluation. *Disability and Rehabilitation Assistive Technology, 12*(6), 585–591. https://doi.org/10.1080/17483107.2016.1189000

Burns, S. P., Pickens, N. D., & Smith, R. O. (2017). Interprofessional client-centered reasoning processes in home modification practice. *Journal of Housing for the Elderly, 31*(3), 213–228. https://doi.org/10.1080/02763893.2017.1280579

DuBroc, W., & Pickens, N. D. (2015). Becoming "at home" in home modifications: Professional reasoning across the expertise continuum. *Occupational Therapy in Health Care, 29*(3), 216–329. https://doi.org/10.3109/07380577.2015.1010129

Mendonca, R., Burns, S., Schwartz, J., & Smith, R. O. (2023). Inclusive environments: Home work, public spaces, technology, and specialty environments within occupational therapy practice. *American Journal of Occupational Therapy, 76*(Suppl 2). https://doi.org/10.5014/ajot.2022.76S3001

Pickens, N. D., Mendonca, R., Burns, S. P., & Smith, R. O. (2020). Home safety evaluation – getting it right. *Disability and Rehabilitation: Assistive Technology, 17*(6), 652–657. https://doi.org/10.1080/17483107.2020.1805033

Schell, B. A. B. (2009). Clinical reasoning. In B. A. B. Schell, G. Gillen, M. E. Scaffa, & E. S. Cohn (Eds.), *Willard and Spackman's occupational therapy* (11th ed., pp. 320–325). Lippincott, Williams, and Wilkins.

CAPÍTULO 17

Práctica escolar

YVONNE SWINTH

CONTENIDO

Práctica escolar

Derivación a terapia ocupacional

Inicio del proceso de terapia ocupacional

Proceso de terapia ocupacional

Resumen

Comentarios de Rebekah

Comentarios de la autora

OBJETIVOS

Después de leer este capítulo, será capaz de:

1. Definir el rol de la terapia ocupacional en las escuelas de Estados Unidos.
2. Reconocer y describir el proceso de razonamiento que influye en las decisiones y servicios de la práctica escolar.
3. Discutir cómo la colaboración interprofesional puede influir en el razonamiento profesional de la comunidad de profesionales de terapia ocupacional que trabajan en escuelas.
4. Reflexionar sobre su propio razonamiento profesional y realizar los cambios necesarios cuando trabaje en centros escolares.

TÉRMINOS CLAVE

Educación pública gratuita y adecuada

Ambiente menos restrictivo

Ley de mejora de la educación para personas con discapacidades

Servicios relacionados

Programa de Educación Individualizada (IEP)

A TENER EN CUENTA

El razonamiento profesional en las escuelas tiene múltiples capas y es dinámico. Una persona profesional de la terapia ocupacional con éxito en la escuela va más allá de la aplicación de estrategias de intervención técnicamente sólidas para ser flexible, creativa y estar dispuesta a adaptar los conocimientos de terapia ocupacional a la complejidad de las escuelas. Esto incluye no solo dirigir los servicios al alumnado, sino también a otros socios educativos (p. ej., equipo docente) y al sistema. Y, a menudo, negociar una variedad de servicios simultáneamente.

—(Terapeuta ocupacional que trabaja en escuelas)

PRÁCTICA ESCOLAR

Durante más de 40 años, la *Ley federal de Estados Unidos* ha exigido servicios de terapia ocupacional para población infantil y adolescente que reúnen los requisitos para recibir educación especial y necesitan terapia ocupacional para poder recibir una **educación pública gratuita y adecuada** (FAPE, *free appropriate public education*) en el **ambiente menos restrictivo** (LRE, *less restrictive environment*) (***Ley de mejora de la educación para personas con discapacidades*** [IDEA, *Individuals with Disabilities Education Improvement Act*], 2004). A lo largo de los años, los servicios de terapia ocupacional en la escuela han evolucionado en función de la legislación, la investigación y las directrices prácticas actuales. Esto ha creado un complejo conjunto de variables que la comunidad de profesionales en el ámbito escolar debe tener en cuenta para satisfacer las necesidades de la clientela atendida en este entorno. Los servicios han pasado de atender principalmente a estudiantes individuales 1:1 en un espacio terapéutico especializado a poner un mayor énfasis en lo siguiente:

- Servicios en contextos naturales (p. ej., aulas, patios de recreo, comedores, entornos comunitarios).
- Servicios basados en lo que el alumnado necesita para poder involucrarse, desempeñarse y participar en el contexto o contextos escolares.
- Planificación/equipo de colaboración que incluya a todas las partes interesadas (p. ej., docentes, progenitores, paraprofesionales).
- Pruebas de alto nivel y seguimiento del progreso y responsabilidad de que los servicios estén vinculados al desempeño del alumnado.
- Una evaluación en contexto que suele traducirse en una mejor planificación y ejecución del programa por parte de profesionales y en mejores resultados para el alumnado.
- Servicios que incluyen no solo apoyos directos, sino también de equipo y sistemas (Hanft y Shepherd, 2016).
- Supervisar el progreso del alumno y tomar decisiones basadas en los datos, incluido el cambio de intervenciones si el/la estudiante no progresa (Frolek-Clark y Handley-More, 2017).

Con estos cambios de énfasis, la práctica de los servicios de terapia ocupacional en las escuelas y el razonamiento profesional de la comunidad de profesionales en el ámbito escolar han evolucionado. Inicialmente, se prestaban servicios utilizando el *modelo pull-out* (se atiende a la clientela fuera del aula en sesiones individuales). El razonamiento clínico se centraba en determinar las necesidades del alumnado a través de un enfoque ascendente tradicional que utilizaba pruebas estandarizadas y una experiencia profesional centrada principalmente en el alumnado, tal y como indicaba la legislación federal y estatal. Ahora, el razonamiento debe considerar una compleja variedad de factores que influyen en la práctica

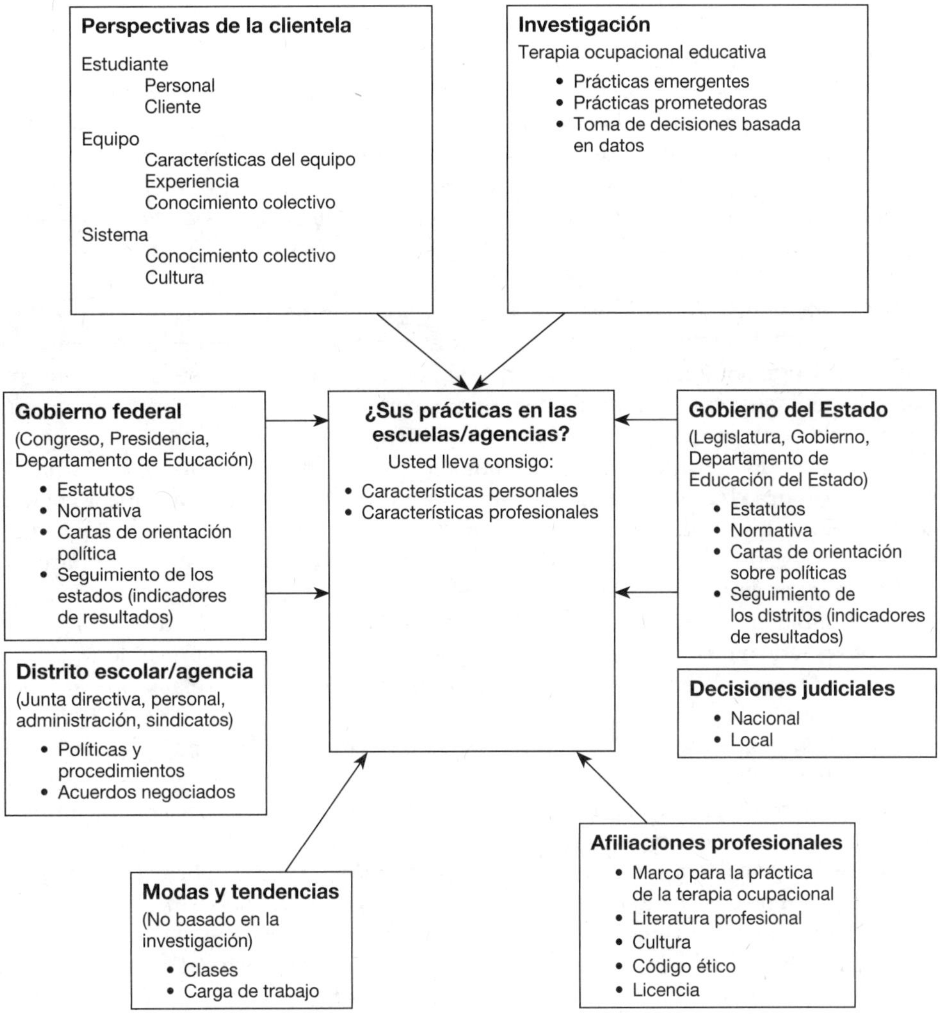

FIGURA 17-1 ¿Qué influye en el razonamiento profesional en el ámbito escolar?

(fig. 17-1). Utilizando el Modelo ecológico de razonamiento profesional (*v.* cap. 5; Schell, 2014) como marco, este capítulo ilustra cómo una profesional en el ámbito escolar consideró una variedad de factores para satisfacer mejor las necesidades de su cliente, el equipo y el sistema en el que prestan servicios (*v.* Estudio de caso 17-1). Todos los nombres en este caso fueron cambiados por motivos de confidencialidad.

Estudio de caso 17-1 TRANSICIÓN DE UN CENTRO ESPECIALIZADO DE ENFERMERÍA A UNA ESCUELA

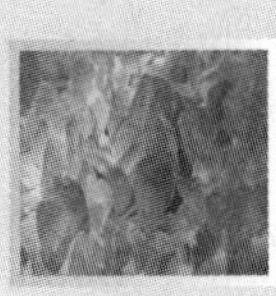

Trabajé en un centro especializado de enfermería durante algo más de 10 años. Durante ese tiempo, tuve tres hijos y, cuando empezaron a ir al colegio, me di cuenta de que quería un horario que me permitiera pasar más tiempo con ellos. Así que decidí cambiar a la escuela. Empecé mi viaje observando a dos terapeutas escolares diferentes

durante un día cada una. También me inscribí en un curso de formación continua de 30 horas para persona de provisión de servicios afines en las escuelas. Completé la primera mitad antes de empezar a trabajar y los dos últimos días después de llevar dos meses en mi nuevo puesto. Este curso me ayudó a cambiar mi forma de pensar de los centros especializados de enfermería a las escuelas y me dio algunas ideas sobre cómo empezar. (Rebekah, terapeuta ocupacional en una escuela)

Rebekah se mostró reflexiva y elocuente al describir su primer año de práctica en la escuela. Al considerar su trayectoria a lo largo de este año, vemos cómo se desarrolló su razonamiento profesional. Este caso refleja no solo su trabajo con un niño concreto, sino también su trabajo con docentes y otras partes interesadas que forman parte del equipo interprofesional y dentro del sistema.

Hay otras dos terapeutas ocupacionales trabajando en su distrito, y una de ellas, Cassandra, ha sido asignada como mentora de Rebekah. Aunque Rebekah siente que ha desarrollado su experiencia clínica como terapeuta ocupacional trabajando en el centro especializado de enfermería, después de su primera semana en las escuelas, en la que fue sombra de Cassandra y pudo hacer preguntas, declaró: «Aunque había empezado el curso, sobre el trabajo en las escuelas de mi estado, y había observado a otras dos terapeutas, me sentía totalmente desprevenida». Continuó diciendo que «se sentía como si estuviera de nuevo en la escuela» y que algunos de sus sentimientos de estudiante «volverían». Se sintió abrumada por el rápido ritmo de trabajo que Cassandra mantenía a lo largo de sus días y por la variedad de servicios (tanto directamente al alumnado como en nombre de este) que se prestaban. Esto no es infrecuente cuando profesionales, aunque con experiencia, cambian de entorno de práctica de terapia ocupacional. Aunque pueda disponerse de un razonamiento profesional «experto» en un entorno de práctica, aplicar el mismo razonamiento en otro entorno puede hacer que cualquier persona se sienta como una «principiante» o una «principiante avanzada» (Altmann, 2007) hasta que la persona logre familiarizarse con los matices del razonamiento clínico del nuevo entorno.

Para ayudar a Rebekah a desarrollar un marco para el razonamiento profesional en las escuelas, ambas terapeutas discutieron una variedad de recursos tanto de la clase que Rebekah estaba tomando como de otras que Cassandra conocía, incluyendo información sobre IDEA 2004, libros sobre la práctica basada en la escuela y estrategias de evaluación e intervención (cuadro 17-1).

En realidad, estaba verdaderamente sorprendida por los diferentes recursos disponibles y, posteriormente, totalmente abrumada tratando de averiguar cuáles usar. Así que Cassandra y yo decidimos empezar haciéndome comprar Best Practices for Occupational Therapy in the Schools *(Frolek-Clark y Chandler, 2014); parecía tener un poco de todo y los capítulos eran independientes, cortos y tenían sugerencias prácticas, y ella tenía varios de los otros libros que podía usar cuando fuera necesario.*

También comentó: «La mayor sorpresa para mí fue que durante esa primera semana estuvimos por todo el distrito y nos interrumpían todo el tiempo cuando caminábamos por el pasillo de cada escuela. No estaba segura de cómo iba a hacerlo sola». La naturaleza itinerante de la práctica en centros escolares; el número de miembros del equipo con los que se interactúa en centros escolares; y los variados roles, hábitos y rutinas que forman parte del área de ocupación de la educación influyen en cómo se desarrolla y aplica el razonamiento profesional en las escuelas. Las «interrupciones» cuando se camina por el pasillo pueden informar el razonamiento narrativo, y desplazarse por el distrito, así como entre las aulas de un colegio, puede influir en el razonamiento procedimental y condicional (cada colegio e incluso cada aula pueden funcionar de forma diferente). Por tanto, es probable que la preocupación de Rebekah por hacerlo «yo sola» refleje no solo la gestión del ajetreo del trabajo, sino también el proceso de ordenar su rutina diaria y averiguar qué experiencias e interacciones deben utilizarse para informar su razonamiento y cuáles pueden ser irrelevantes.

CUADRO 17-1 RECURSOS PARA PROFESIONALES EN CENTROS ESCOLARES

- Terapia ocupacional en las escuelas (AOTA) https://www.aota.org/practice/practice-settings/schools-early-intervention-community-education/schools
- *Collaborating for School Success*, 2.ª edición, Hanft y Shepherd.
- *Best Practices for Occupational Therapy in the Schools*, 2.ª edición, Frolek-Clark, Rioux y Chandler.
- *Occupational Therapy Services for Children and Youth Under IDEA*, 3.ª edición, Leslie Jackson.
- *Best Practices for Documenting Occupational Therapy Services in Schools*, Frolek-Clark y Handley-More.

Nota: esta lista no es exhaustiva. Consúltese la lista de referencias bibliográficas al final del capítulo.

DERIVACIÓN A TERAPIA OCUPACIONAL

Rebekah empezó su primera semana «sola». Tenía 43 menores en su lista de casos en tres escuelas diferentes y recibió su primera derivación nueva. Se trataba de un niño de preescolar, Jose, que acababa de mudarse al distrito. Jose nunca había estado en la escuela y no había recibido servicios de terapia ocupacional en el pasado. Se informó de que sus progenitores pensaban que era «joven para su edad» y que «superaría sus conductas». En casa, le dejaban hacer lo que quisiera para evitar arrebatos de conducta. La Sra. Hoff, su profesora, estaba preocupada porque deambulaba por el aula, huía del colegio cuando se sentía frustrado, tocaba constantemente objetos del aula y chocaba con el resto de la clase y los pupitres. También informó de que no parecía capaz de utilizar las herramientas de clase y se distraía y frustraba con facilidad durante cualquier tiempo de trabajo individual o en grupo en el aula. Había un paraprofesional en el aula, pero el personal del aula no se sentía con los recursos necesarios para satisfacer las necesidades de Jose. El director dijo que tenían que poner en marcha un programa adecuado y utilizar los datos para tomar decisiones en el futuro. El equipo inició una evaluación exhaustiva que incluía terapia ocupacional. Otros miembros del equipo fueron la profesora de la clase, el psicólogo escolar, un logopeda, un profesor de educación especial, los progenitores y un especialista en conducta.

Inicio del proceso de terapia ocupacional

Legislación que orienta la toma de decisiones

Rebekah: «Opté por emplear el documento *Qué influye en el razonamiento profesional de la práctica basada en la escuela*, el cual recibí en el curso para guiar el proceso de trabajo a través de esta derivación. Sabía que debía revisar mis apuntes de clase, pero no tenía tiempo. Recordé que la *Ley de mejora de la educación para personas con discapacidades* (IDEA, *Individuals with Disabilities Education Improvement Act*, 2004) requería de una evaluación exhaustiva, y que Jose podía reunir los requisitos para recibir educación especial y **servicios relacionados**, incluida la terapia ocupacional». El curso había abordado la evolución de la *Ley de educación especial* y el cambio del «viejo paradigma» de «si no pueden arreglarse, les excluimos» a un «nuevo paradigma» de «la discapacidad como una parte natural y normal de la experiencia humana» (Silverstein, 2000, p. 1761). «Sabía que tenía que centrar la evaluación en lo que Jose necesitaría para participar en todos los contextos escolares, no solo en las puntuaciones de los exámenes estandarizados». De los comentarios de Rebekah se desprende claramente que ya está desarrollando su razonamiento profesional. Está utilizando el razonamiento narrativo cuando sintetiza los comentarios de la profesora y de otros miembros del equipo, el razonamiento procedimental y condicional cuando reflexiona sobre los requisitos de IDEA, y el razonamiento interactivo y ético cuando empieza a priorizar sus próximos pasos.

Existe otra legislación que puede orientar el razonamiento profesional de cualquier profesional de terapia ocupacional en las escuelas. Rebekah no las mencionó mientras reflexionaba sobre Jose y su primer año en las escuelas. Es importante saber que cada estado tiene sus propios estatutos y reglamentos basados en la ley IDEA 2004, que orientan aún más la toma de decisiones, y los distritos escolares suelen tener políticas y procedimientos de aplicación. Cuando se le preguntó si había visto la política y los procedimientos de su distrito escolar, respondió que «no» y, a continuación, tomó nota para preguntarle a Cassandra, su mentora asignada, al respecto (esta información le servirá de base para su razonamiento pragmático y procedimental). Aunque IDEA 2004 es la legislación principal que guía la práctica de la terapia ocupacional en las escuelas, quienes ejercen en este ámbito deben conocer la *Ley de cada estudiante triunfa* (ESSA, *Every Student Succeeds Act*, 2015), la sección 504 de la *Ley de rehabilitación* (*Rehabilitation Act*) de 1973 (1973), la *Ley de estadounidenses con discapacidades* (ADA, *Americans with Disabilities Act*, 1990), la *Ley de tecnología de asistencia* (*Assistive Technology Act*) de 1998, y el programa Head Start. Si un/a estudiante tiene una discapacidad, pero no es elegible para la educación especial en virtud de la IDEA 2004, estas disposiciones adicionales prevén adaptaciones y apoyos razonables en el/los contexto/s escolar/es.

Dominio de la terapia ocupacional en las escuelas

Rebekah declaró: «En la clase, revisamos todo lo que la terapia ocupacional puede aportar al alumnado dentro del proceso de educación especial. Se parecía mucho al proceso de terapia ocupacional». Ella se refería al *Marco de práctica de terapia ocupacional* (OTPF-IV, American Occupational Therapy Association, 2020). También dijeron en la clase: «debemos centrar la evaluación y la intervención en las cosas (ocupaciones) necesarias para tener éxito en la escuela». En las escuelas, es importante centrar los servicios de terapia ocupacional en lo que el/la estudiante necesita para realizar las actividades que apoyan la participación, los roles, los hábitos y las rutinas en la vida escolar en todos los contextos escolares. Los resultados *relacionados con la escuela* de las áreas ocupacionales primarias (es decir, actividades de la vida diaria, educación, trabajo, juego/ocio y participación social) se describen en la tabla 17-1. «En el caso de Jose, el equipo me mencionó muchas necesidades. Por tanto, planifiqué abordar las siguientes áreas durante la evaluación: ponerse y quitarse el abrigo, ir al baño, manejar su rutina de merienda (actividades de la vida diaria [AVD] en la escuela/AVD), motricidad fina, motricidad gruesa, habilidades de integración visual y sensorial (*educación*; factores de la clientela), recreo (*juego*) e interacción con el resto de la clase (*participación social*)». Rebekah reflexionó principalmente sobre las necesidades directas de

TABLA 17-1 Ocupaciones relacionadas con la escuela abordadas durante la evaluación e intervención de terapia ocupacional

ÁREA OCUPACIONAL	RESULTADO EDUCATIVO
Actividades de la vida diaria (básicas e instrumentales)	Cuida de sus necesidades básicas en la escuela (p. ej., comer, ir al baño, arreglarse los zapatos y el abrigo); utiliza el sistema de transporte y los dispositivos de comunicación para relacionarse; desarrolla rutinas de gestión de la salud y, cuando procede, habilidades de gestión del hogar para llevar una vida independiente (p. ej., limpieza, compras, preparación de comidas, elaboración de presupuestos, seguridad y respuestas ante urgencias)
Educación	Se desenvuelve en un entorno de aprendizaje que incluye actividades académicas (p. ej., matemáticas, lectura), no académicas (p. ej., almuerzo, recreo), prevocacionales y vocacionales (p. ej., educación profesional y técnica)
Trabajo	Desarrolla los intereses, hábitos y habilidades necesarios para participar en actividades laborales o de voluntariado con vistas a la transición a la vida comunitaria una vez finalizada la escuela
Juego y ocio	Identifica y participa en juegos y experiencias de ocio apropiados para su edad; participa en actividades artísticas, musicales, deportivas y extraescolares
Participación social	Desarrolla relaciones sociales (y conductas) apropiadas en la escuela con compañeros/as, docentes y otro personal educativo dentro del aula, actividades extraescolares y preparación para actividades laborales

De Swinth, Y., Chandler, B., Hanft, B., Jackson, L., & Shepherd, J. (2003). *Personal issues in school-based occupational therapy: Supply and demand, preparation, and certification and licensure.* Center on Personnel Studies in Special Education. Recuperada el 15 de abril de 2016, de http://www.coe.ufl.edu/copsse. Dominio público.

Jose. Es interesante que mientras Rebekah comienza su proceso de razonamiento considerando el razonamiento pragmático y procedimental, también está utilizando el razonamiento narrativo, interactivo y ético no solo para guiar su evaluación, sino también para comenzar a priorizar su enfoque. Aunque Rebekah no lo menciona en este momento, el OTPF-IV anima al personal de terapia ocupacional a considerar no solo al individuo, sino también al equipo y al sistema como «clientes» potenciales durante la evaluación y la planificación de la intervención. La comunidad de profesionales de terapia ocupacional en el ámbito escolar incluye esta definición más amplia de «cliente» como parte de su razonamiento profesional al momento de hacer recomendaciones al equipo.

Proceso de terapia ocupacional

Evaluación de terapia ocupacional

Debido a los plazos de la educación especial, Rebekah sabía que tenía que empezar su evaluación lo antes posible. Empezó por entrevistar al profesorado y a otros miembros del equipo, incluidos los progenitores, para priorizar sus actividades de evaluación (*perfil ocupacional*). «Hice preguntas acerca de las fortalezas y los desafíos de Jose que le ayudaban o le impedían realizar actividades en el aula. También pregunté al equipo docente qué había intentado y pasé tiempo observándole en el aula, en el recreo y en el comedor. Me sentía presionada para hacer mi evaluación porque se acercaba la reunión del **Programa de Educación Individualizada (IEP)** y nunca antes había escrito un informe. Así que me alegré de ver que la motricidad gruesa era una de sus fortalezas y decidí que no haría ninguna prueba estandarizada en esta área. Utilicé la Escala de juego preescolar de Knox (*Knox Preschool Play Scale*) como guía de observación. Jose jugaba principalmente solo, no realizaba ningún juego imaginario y rara vez interactuaba con el resto de su clase. También tenía dificultades para saber qué hacer con los juguetes (gestión del material). Cuando lo observé en el aula, me di cuenta de que Jose parecía hacer sus propias cosas todo el tiempo. Me preguntaba si había cosas que el personal del aula o las adaptaciones de las rutinas podrían hacer para ayudarle a participar. La Sra. Hoff lleva mucho tiempo enseñando y parecía tener rutinas muy establecidas».

«También realicé pruebas estandarizadas en las áreas de motricidad fina, motricidad visual y sensorial. La profesora y el psicólogo del colegio abordaron las habilidades sociales como parte de su evaluación, así que no recopilé muchos datos en este ámbito. Me imaginé que podría revisar sus datos y dar una perspectiva de terapia ocupacional a sus necesidades durante la reunión».

A medida que Rebekah reflexionaba sobre el proceso de evaluación en mayor detalle, puede observarse cómo su razonamiento profesional ya se está desarrollando en este entorno, ya que utiliza una variedad de tipos de razonamiento para informar su toma de decisiones. Rebekah completó la evaluación durante un período de 2 semanas, y, aunque dispuso de algo de tiempo para la evaluación en su horario, no siempre coincidía con el momento en que tenía que observar o trabajar con Jose. Así que tuvo que hacer malabarismos con su agenda para trabajar con él y su equipo y obtener la mejor información posible. «Al principio, al equipo no le gustaba que cambiara mi horario, pero cada vez que lo hacía, a medida que avanzaba el año, lo aceptaban mejor. Creo que vieron que [era] beneficioso». Aunque Rebekah no lo mencionó, lo que estaba describiendo era la evolución hacia un enfoque de los servicios *basado en la carga de trabajo*. Existen recursos e investigaciones de la American Occupational Therapy Association (AOTA) sobre los beneficios de este enfoque. El uso de esta investigación y de los documentos de afiliación profesional podría haber apoyado aún más el razonamiento de Rebekah y ayudado a su equipo a comprender mejor sus acciones. Un enfoque de la carga de trabajo permite a quienes ejercen en el ámbito escolar utilizar el razonamiento interactivo y condicional con el fin de apoyar los mejores resultados para todo el alumnado, así como para conocer a los otros miembros del equipo que están trabajando con este.

Plan de intervención de terapia ocupacional

«Cassandra me contó que el equipo de terapeutas ocupacionales de nuestro distrito acababa de empezar a utilizar un plan de intervención. A veces, lo hacían en lugar de los objetivos del IEP y se limitaban a marcar los objetivos que estaban apoyando en el IEP. Tenían un formulario que todo el mundo utilizaba, así que, a medida que iba recopilando datos durante el proceso de evaluación, empecé a rellenar el plan de intervención. Como nunca había hecho esto antes, tenía mucho miedo de hacerlo todo mal. Pero me sorprendió cómo el uso de este formulario realmente me ayudó a documentar mi pensamiento profesional (razonamiento profesional) y lo que estaría haciendo por Jose. Me resultó frustrante porque todo lo que podía hacer como terapeuta ocupacional estaba en ese rol. No tenía ni idea de cómo priorizar lo que debía hacer debido a la gran cantidad de necesidades que tenía. Cuando hablé con Cassandra sobre esto, me dijo que debía hablar con otros miembros del equipo y que en conjunto podríamos priorizar quién haría qué y qué habría que abordar el año que viene». Este es un buen ejemplo de cómo el razonamiento narrativo puede ayudar a priorizar necesidades.

Rebekah se dio cuenta de que tenía que prestar atención a varios detalles clave. En primer lugar, había áreas de necesidades identificadas, como la participación social, que eran competencia de más de un miembro del equipo. Por eso era importante asegurarse de que no hubiera duplicación de servicios. Equilibrar factores pragmáticos como el solapamiento de competencias es un ejemplo de razonamiento ético. En segundo lugar, los datos de la evaluación parecían indicar que Jose podía tener algo más que inmadurez y falta de contacto con la escuela, como creían sus progenitores. Sin embargo, ambos seguían creyendo firmemente que «superaría» cualquier problema. Por tanto, la información debía compartirse de una manera sensible que tuviera en cuenta el punto de vista personal de los progenitores. Por último, mientras completaba su evaluación, se dio cuenta de que el equipo estaba acostumbrado a una terapeuta ocupacional que utilizaba principalmente un modelo de prestación de servicios personalizado. «No sabía cómo acercarme al equipo. Quería respetar el modelo tradicional de terapia ocupacional. No obstante, no pensé que sería el mejor enfoque para Jose. Había aprendido en la clase sobre *entornos menos restrictivos* y cómo se aplican a la terapia ocupacional, así como sobre la investigación actual que apoya la terapia ocupacional en el contexto... Tal vez fue debido a algunas de las discusiones en clase, o tal vez a mi experiencia en un centro especializado de enfermería, pero sentía que si solo trabajaba con Jose una vez a la semana durante 30 minutos, no lograría el progreso que necesitaba. Además, podía ver que su profesora se estaba frustrando. Era una buena profesora, pero nunca había tenido a un niño como Jose en su clase». La consideración de las necesidades de Jose en el contexto de la variedad de factores que describe Rebekah demuestra la compleja naturaleza de equilibrar tipos de razonamiento clínico que pueden estar compitiendo entre sí. Esto incluye la integración de los hallazgos pragmáticos de la investigación con las preferencias y experiencias (razonamiento narrativo) de los miembros del equipo.

Jose

«Sentí que Jose necesitaría servicios en todos los entornos escolares con apoyos en equipo, así como sesiones individuales para enseñarle previamente algunas habilidades». A pesar de que reconocía que fuera de contexto no era lo ideal, había algunas habilidades que debían enseñarse en una situación más tranquila, individualmente, antes de que pudiera esperarse que Jose aplicara las habilidades en el aula o en otros entornos escolares.

Rebekah había recopilado tanto las fortalezas como las preocupaciones sobre el desempeño de Jose. Su objetivo era potenciar al máximo sus fortalezas y, al mismo tiempo, ayudarle a desarrollar nuevas habilidades en sus áreas de retraso. Descubrió que en situaciones uno a uno, fuera del aula, Jose podía concentrarse durante períodos más largos. Cuando se interesaba por una actividad en este entorno individualizado, demostraba mejor atención, autorregulación y motricidad fina. Aunque había un retraso en las motricidades fina y visual, sus problemas de autorregulación, procesamiento sensorial y participación social eran los que tenían mayor impacto en el aula.

El equipo

«Jose fue mi primera evaluación; rápidamente descubrí que la terapeuta ocupacional que me precedió trabajaba predominantemente la escritura a mano en la sala de terapia con la totalidad de menores de su lista de casos. El equipo no estaba acostumbrado a que la terapeuta ocupacional preguntara por otra cosa que no fueran las habilidades motoras finas y se sorprendió al descubrir que ocuparse de ponerse y quitarse el abrigo o limpiarse después de la merienda (AVD/actividades instrumentales de la vida diaria [AIVD] que apoyan la participación escolar), el juego y la participación social eran todas áreas dentro del dominio de la terapia ocupacional. Durante los primeros meses en las escuelas, me encontré con esta situación en cada evaluación. Empecé a preguntarme si lo que había aprendido en esa clase de 30 horas era solo el sueño de alguien y no la realidad. Cuando hablé con Cassandra, me dijo que históricamente así era como se llevaba a cabo la terapia ocupacional en su distrito, pero que teníamos que cambiar. Era abrumador ser nueva en una escuela y pensar en hacer las cosas de forma diferente a la esperada. Pero también sentí que quizá sería mejor empezar haciéndolo de otra manera que intentar cambiar más tarde». En consecuencia, Rebekah y Cassandra recopilaron algunas investigaciones y documentos profesionales que ayudaron al equipo a comprender mejor el rol y el dominio de quien ejercía terapia ocupacional en las escuelas. También encontraron en Internet algunos programas modelo, como *Every Moment Counts*, que compartieron con la coordinación de casos y otros

CUADRO 17-2 RECURSOS ESCOLARES

1. Folletos para la escuela de la AOTA:
   - Terapia ocupacional en salud mental escolar https://www.aota.org/practice/clinical-topics/school-mental-health-toolkit
2. Ejemplos de sistemas de apoyo a la terapia ocupacional que han tenido éxito:
   - *Every Moment Counts* (http://www.everymomentcounts.org/) es una iniciativa de salud mental desarrollada por terapeutas ocupacionales de Ohio con el fin de promover la salud mental de todo el alumnado en la escuela, en casa y en la comunidad.
   - *Project Participate* (http://www.projectparticipate.org/) proporciona a familias, personal educativo, personal de administración y terapeutas estrategias sencillas para aumentar la participación activa del alumnado con discapacidad en los programas escolares.

miembros del equipo (*v.* en el cuadro 17-2 ejemplos de recursos que Rebekah y Cassandra compartieron con sus equipos).

«En el curso, hubo una conferencia sobre cómo escribir nuestros tiempos (terapia ocupacional) en el IEP. Nos animaron a considerar algo más que los *Servicios Relacionados*. Me pregunté si debido a todas las necesidades de Jose, este podría ser un momento para pensar en algunas de las otras necesidades. Quería hacer algún entrenamiento específico y apoyar a los miembros del equipo para que pudieran ayudar a Jose cuando yo no estuviera disponible. Así que puse parte de mi tiempo como servicios en nombre del niño. Estaba emocionada, pero también me sentía muy incómoda por entrar en el aula. Esto era totalmente nuevo para mí, y quería aprender más sobre el aula de la Sra. Hoff para saber cómo hacer recomendaciones que ella pudiera utilizar».

Por ejemplo, se dio cuenta de que Jose necesitaba pausas sensoriales específicas que le proporcionaran información propioceptiva para ayudarle a autorregularse. Su hipótesis era que la aplicación proactiva de este tipo de pausas sensoriales a lo largo de la jornada escolar podría ayudarle a controlar su deambular y el tocarlo todo. Pero quería conocer la rutina del aula para poder hacer recomendaciones que perturbaran lo menos posible la clase. «Una vez que empecé a trabajar con la Sra. Hoff, enseguida se dio cuenta de que estas estrategias también podían ayudar a otros alumnos y alumnas». Las reflexiones de Rebekah sobre el trabajo con el equipo demuestran la interacción entre los distintos tipos de razonamiento clínico. A medida que empieza a tener en cuenta cada tipo de razonamiento al elaborar su plan de intervención, se va desarrollando su experiencia y dominio en este ámbito. Mientras que al principio de la entrevista reflejaba que se sentía de nuevo como «una estudiante» al cambiar de entorno, debido a su experiencia previa en el centro especializado de enfermería, está demostrando un razonamiento profesional que va más allá del de una profesional principiante o principiante avanzada.

El sistema

«Cassandra compartió conmigo las clases de *Social Thinking*™ que había tomado y cómo estaba trabajando en su escuela para implementar parte del material para apoyar la participación social. Fue realmente interesante, y a todas las escuelas de Cassandra les gustó la información. Sentí que mi escuela, donde asistía Jose, podría beneficiarse de las estrategias de *Social Thinking*™, así que había estado trabajando con el equipo de asesoramiento escolar en habilidades sociales con varios alumnos y alumnas. Los materiales de *Social Thinking*™ y el plan de estudios de habilidades sociales en nuestra escuela parecían complementarse muy bien».

Rebekah presentó sus ideas a la Sra. Hoff y al asesor escolar de la escuela. Los dos mostraron mucho entusiasmo con los materiales de *Social Thinking*™ que Rebekah compartió. «Estaba muy emocionada cuando hablé con los dos, y creo que me estaba adelantando a los acontecimientos. Cuando salí de la reunión, me sentí muy abrumada y esa noche no pude dormir. Tenía a todos estos niños y niñas en mi lista de casos, tenía que viajar a varias escuelas y todo era tan nuevo... Volví al día siguiente y estaba dispuesta a retirarme por completo. Pero decidimos aplicar los materiales en el aula de la Sra. Hoff».

Decidieron que tomarían datos y, si el programa funcionaba bien en el aula de la Sra. Hoff, presentarían el programa al resto del personal de la escuela.

Intervención de terapia ocupacional

En la reunión para informar de los resultados de la evaluación y en la posterior reunión del IEP, Rebekah compartió los resultados de su evaluación. «Estaba muy nerviosa por la primera reunión del IEP. Pensaba que lo iba a estropear todo. Pasé mucho tiempo pensando en cómo hablaría de mis resultados y del desempeño de Jose en los distintos entornos escolares. También sabía que lo que iba a recomendar sería diferente de lo que había recomendado la anterior terapeuta ocupacional. Así que quería asegurarme de que podía hablar con claridad sobre por qué creía que esto sería bueno para Jose». Rebekah quería estar segura de que podía comunicar su razonamiento profesional de una manera que mostrara al equipo cómo sus recomendaciones conducirían a mejores resultados no solo para Jose, sino también para el resto de estudiantes de la escuela.

Como estaba previsto, en la reunión de evaluación, el equipo recomendó que Jose recibiera servicios de educación especial. En la reunión del equipo del IEP, el equipo estuvo de acuerdo con la recomendación de Rebekah de que los servicios de terapia ocupacional eran necesarios para que Jose recibiera FAPE en el LRE. Dada la edad de Jose y las fortalezas e inquietudes identificadas, el equipo decidió utilizar un enfoque de desarrollo al diseñar su programa. «Aunque el desarrollo era sin duda una necesidad, también consideré que debían abordarse sus necesidades sensoriales. El equipo no estaba familiarizado con el tratamiento sensorial en el aula. Así que les hablé de trabajar individualmente para enseñar previamente algunas habilidades, pero también de trabajar con el equipo para llevar las estrategias al aula y quizá incluso algunas ideas para toda la escuela (sistema) con el objetivo de que las estrategias sensoriales no parecieran tan únicas». Al principio, algunos miembros del equipo cuestionaron este nuevo enfoque. Sin embargo, Rebekah mostró cómo planificaba utilizar sistemáticamente la toma de decisiones basada en datos como parte de su intervención (Frolek-Clark y Handley-More, 2017) para poder no solo supervisar el progreso, sino también realizar ajustes en sus servicios, según fuera necesario, en función de los datos. El uso del razonamiento pragmático y procedimental a través de la toma de decisiones basada en datos no solo informó la toma de decisiones de Rebekah, sino que también aumentó la confianza del equipo en su recomendación.

Basándose en las recomendaciones de su plan de intervención, Rebekah y el equipo pasaron algún tiempo discutiendo cómo escribir sus servicios en el IEP. «Por suerte, Cassandra y la otra terapeuta ocupacional ya habían cambiado la forma de escribir el tiempo en el IEP. Me dijo que no era necesario que la terapia ocupacional se escribiera en el IEP de forma estática, con un solo enfoque. Pero esto era nuevo para mi escuela y mi equipo, y no sabía qué hacer. Después de mucho hablar y llamar a Cassandra, mis servicios se escribieron en el IEP como un servicio relacionado para incluir servicios directos, colaboración del equipo docente y planificación del programa, y se incluyeron servicios en nombre del niño para abordar la formación específica del equipo de docentes para Jose, en torno a sus necesidades sensoriales y sociales». En lugar de elegir un modelo de prestación de servicios, la práctica recomendada hace hincapié en elegir y moverse entre un continuo de modelos de servicio a lo largo del curso de la intervención a medida que mejora el desempeño/participación del alumno o alumna (Case-Smith y Cable, 1996; Hanft y Shepherd, 2016). Este enfoque apoya mejor el razonamiento profesional de la comunidad de terapeutas ocupacionales escolares. Sin embargo, puede requerir el trabajo con el personal de administración y otros miembros del equipo para determinar la mejor manera de documentar el tipo, la frecuencia y la duración de los servicios en los IEP, proporcionando así los servicios de una manera que mejor refleje las necesidades del alumnado, en lugar de un enfoque más tradicional y estático.

«Fue muy interesante. Una vez que empecé a trabajar con Jose, realmente solo trabajé individualmente, en la sala de terapia, de dos a tres veces al mes durante períodos cortos. La mayor parte de mi tiempo lo pasé trabajando con él como parte de la rutina del jardín de infancia durante las tareas diarias. Me di cuenta de que cuando estaba en el aula, era capaz de entender mejor cómo Jose trabajaba con el horario y la configuración física del aula. También me dio la oportunidad de hablar con la Sra. Hoff y asegurarme de que podía utilizar mis recomendaciones». Los datos se tomaron tanto durante las actividades individuales como durante las de clase.

«Creo que la parte más gratificante de trabajar con el equipo de Jose fue trabajar en el programa de habilidades sociales. Trabajé con la Sra. Hoff y el consejero escolar para aumentar el plan de estudios de habilidades sociales y desarrollar un nuevo programa basado en los materiales de *Social Thinking*™ y algunos materiales del sitio web *Every Moment Counts*. Utilizamos el libro *Whole Body Listening* como guía para nuestras actividades e integré estrategias de procesamiento sensorial y autorregulación en el programa. No solo Jose tenía estas necesidades. Vi a otras personas con dificultades, algunas en la clase de la Sra. Hoff. Sentí que habíamos encontrado una manera de abordar las necesidades de una gran cantidad de menores a la vez. Pero, al mismo tiempo, era muy nuevo para el distrito hacer esto. Por suerte, Cassandra estaba intentando algo parecido en una de sus escuelas, de modo que hicimos mucha planificación juntas».

Este es otro ejemplo de un enfoque de carga de trabajo para la prestación de servicios. Rebekah declaró que, hacia el final del año, ella y Cassandra oyeron hablar de una declaración conjunta sobre la carga de trabajo frente a la carga de casos (American Physical Therapy Association, American Speech and Hearing Association y American Occupational Therapy Association, 2014) en un curso de formación continua. Se apoderaron de este documento y lo compartieron con su administrador. El administrador accedió a dar tanto a Rebekah como a su mentora un poco de tiempo en sus horarios para investigar más a fondo un enfoque de carga de trabajo para la programación durante el próximo año escolar. Sin embargo, también les pidió que desarrollaran un sistema para recopilar datos de resultados y así evaluar si este enfoque sería más efectivo que el enfoque tradicional de carga de trabajo para la programación.

Revisión de la intervención de terapia ocupacional

«En mi otro trabajo se hacía bastante hincapié en la documentación. Cassandra era muy buena tomando datos, pero la otra persona terapeuta no, de modo que no estaba segura de lo que debía hacer. En el curso también se habló mucho de la importancia de los datos. Sabía que tenía que idear un proceso sistemático para recopilar datos y evaluar la eficacia del programa de Jose. No sabía muy bien cómo hacerlo y busqué muchas ideas en Internet. Había algunas ideas estupendas. Pensé que había desarrollado algo bueno, pero tuve que realizar varios ajustes tanto en el sistema de toma de decisiones basado en datos como en el programa». Aunque esto era nuevo para Rebekah, era importante; IDEA 2004 exige que los informes de progreso basados en datos se faciliten a la familia y al equipo al menos con la misma frecuencia que el alumnado de educación general recibe los boletines de notas, y, si un alumno o alumna no progresaba en estos momentos de revisión, se hacían ajustes en el programa.

Durante los momentos de revisión, Rebekah también se reunió con su mentora para recibir comentarios sobre su desempeño. Ambas revisaron los datos sobre los resultados de sus actividades de carga de trabajo y comenzaron a desarrollar una estrategia para presentar estos datos a la administración al final del año. Al explicar su razonamiento clínico de una manera que pudiera entenderse, esperaban poder pasar a un enfoque de carga de trabajo aún mayor el año siguiente.

Resultados

A lo largo del proceso de terapia ocupacional, Rebekah trabajó cuidadosamente con su mentora, el equipo y otras personas para asegurarse de que estaban alcanzando resultados realistas y razonables. De acuerdo con IDEA, en las escuelas, los resultados del servicio deben ser la mejora del desempeño y la participación en el contexto escolar y el currículo educativo general. Por ello, fue crucial la revisión cuidadosa de los datos de desempeño de Jose y la necesidad de definir y medir los resultados cuando se utiliza un enfoque más sistémico de los servicios de terapia ocupacional.

El OTPF-IV anima al personal de terapia ocupacional no solo a medir los resultados del desempeño ocupacional, sino también a considerar los resultados relacionados con factores como la satisfacción de la clientela, la competencia de rol, la adaptación, la salud y el bienestar, la prevención y la calidad de vida. Rebekah y su mentora utilizaron algunos de estos resultados al revisar los efectos del enfoque de carga de trabajo de prueba en su programa. Descubrieron que, como resultado de aplicar sus habilidades y experiencia a nivel de sistema/programa, un mayor número de miembros del equipo educativo no solamente comprendió mejor la terapia ocupacional, sino que también informó de una mayor satisfacción con los servicios. Otros miembros del equipo educativo también informaron de una mejora en la competencia de sus roles en el ámbito de la atención de las necesidades sensoriales y la prevención de algunas conductas en el contexto escolar.

Como resultado de los avances que Rebekah estaba experimentando con Jose, fue capaz de realizar cambios en el programa de otros y otras estudiantes en su lista de casos. Descubrió que una parte del alumnado en la lista requería menos de sus servicios directos y prácticos y más servicios de colaboración. A otra parte se le dio de baja completamente de la terapia ocupacional en su IEP a medida que las estrategias sensoriales se integraban en todo el sistema escolar. Después de descubrir que su distrito no tenía un plan de estudios coherente para la escritura a mano, Rebekah se propuso como objetivo personal investigar y desarrollar un enfoque similar para apoyar el desarrollo de la motricidad fina y la escritura a mano en su distrito.

RESUMEN

Como puede verse, Rebekah se tomó su tiempo para planificar cuidadosamente sus servicios de terapia ocupacional y utilizó muchos tipos de razonamiento clínico a medida que desarrollaba su experiencia y razonamiento profesional en este nuevo entorno. No solo tuvo en cuenta sus habilidades personales y profesionales, sino también las necesidades de sus clientes (incluidos Jose, el equipo y el sistema). A pesar de que era una terapeuta ocupacional nueva en la práctica escolar, fue capaz no solo de aprovechar su experiencia y sus habilidades de razonamiento profesional de su entorno de trabajo anterior, sino también de trabajar con su mentora para realizar algunos cambios en el sistema de prestación de servicios de terapia ocupacional en su nuevo entorno. Obsérvese que comenzó de manera gradual, pero a medida que adquiría conocimientos, recopilaba datos de resultados y obtenía éxito, pudo planificar cómo generalizar lo aprendido a otras áreas de su práctica. Este caso demuestra las complejidades y las múltiples capas del razonamiento profesional en la práctica escolar. Rebekah utilizó constantemente diferentes enfoques de razonamiento clínico, como el científico, el diagnóstico, el procedimental, el narrativo, el interactivo, el pragmático, el ético y el condicional, a lo largo del proceso de terapia ocupacional. En la figura 17-2 se ilustran los numerosos factores que tuvo en cuenta.

Comentarios de Rebekah

«Ha sido interesante reflexionar sobre mi primer año en el ámbito escolar y sobre este caso en particular. Al leerlo sobre el papel, parece que me las apañaba bien y que todo iba sobre

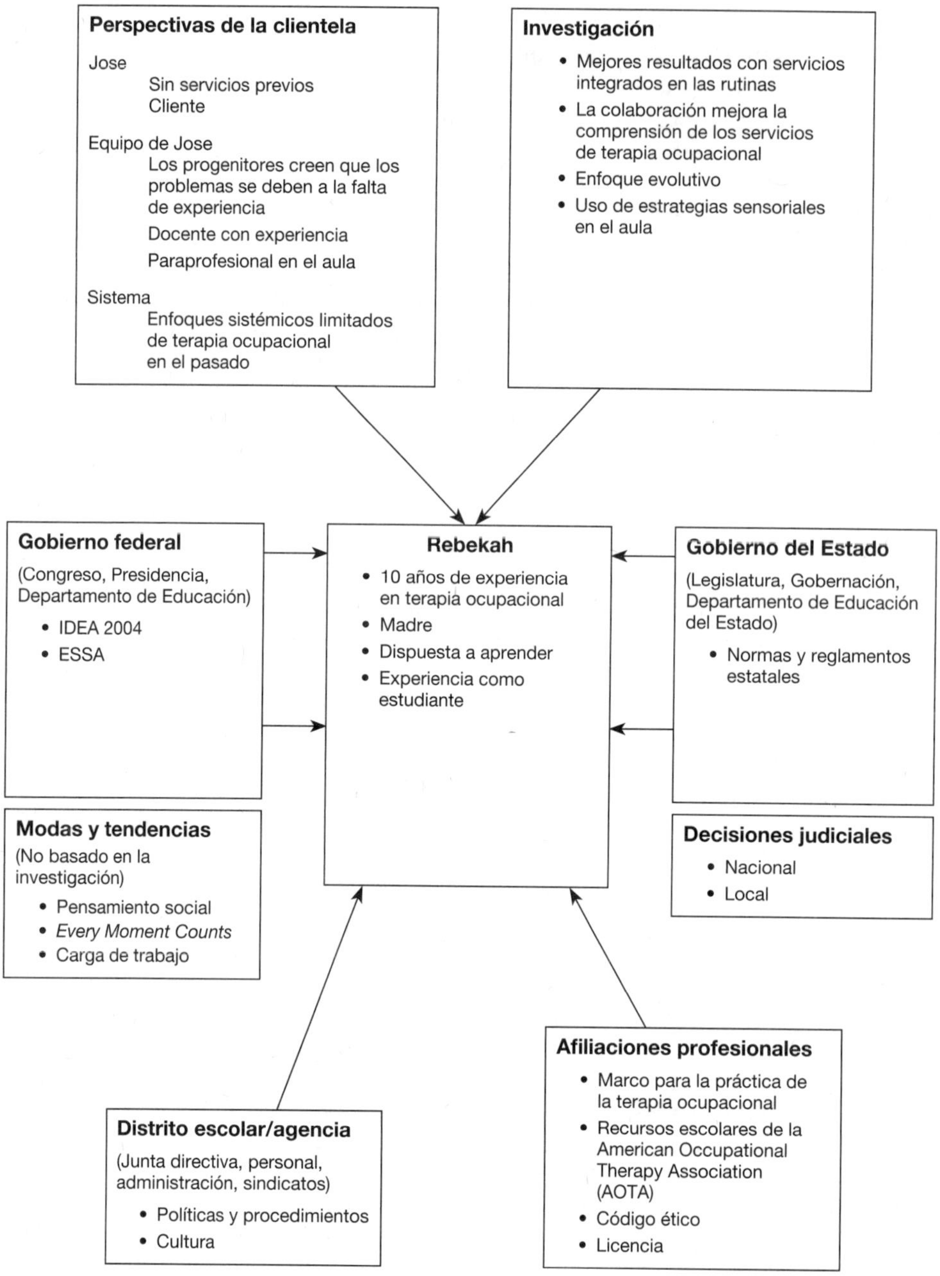

FIGURA 17-2 Influencias del razonamiento profesional de Rebekah sobre Jose.

ruedas. La realidad es que gran parte de mi carga de trabajo era sacar al alumnado de las aulas para trabajar individualmente en un espacio de terapia en las escuelas. El curso de 30 horas que tomé dio forma a mi manera de pensar, y no creo que hubiera tomado algunas de las medidas para hacer las cosas de modo diferente con Jose y su equipo si no hubiera tenido la información de ese curso y el apoyo de Cassandra. Además, el equipo de terapeutas ocupacionales de este distrito ya había hablado de hacer algunos cambios en sus servicios, así que ya había algún cambio en marcha antes de que yo llegara. También creo que mis experiencias en el centro especializado de enfermería me dieron cierta confianza en mi forma de pensar. Pero, para ser totalmente sincera, a menudo me sentía abrumada y como si estuviera intentando hacer malabarismos con muchos puntos de vista y agendas diferentes. Me mantuve en movimiento recordando mis raíces como terapeuta ocupacional. A mitad de año, imprimí una copia del *Marco de práctica de terapia ocupacional* y utilicé las tablas que contiene para ayudarme a pensar.

Ahora estoy en mi segundo año en el distrito escolar, y seguimos trabajando en equipo para introducir un mayor enfoque de la carga de trabajo. Pero yo diría que entre el 50% y el 75% de la carga de trabajo de terapia ocupacional sigue siendo un enfoque más tradicional de los servicios. El trabajo que hemos hecho con el *Pensamiento Social* está empezando a extenderse por todas las escuelas primarias del distrito, pero no hay terapeutas ocupacionales en todas las escuelas».

Comentarios de la autora

Soy consciente de que la experiencia de Rebekah puede ser más positiva de lo que experimentan otras personas que están en transición a las escuelas o que son recién graduadas. Aunque es difícil captar plenamente la complejidad del razonamiento de Rebekah, elegí su relato porque representa las necesidades polifacéticas de la práctica en la escuela, especialmente cuando se va más allá del enfoque tradicional individualizado. Rebekah se encontraba en una situación única: ya tenía 10 años de experiencia como terapeuta ocupacional, había realizado un curso de 30 horas específico para la práctica en la escuela, tenía una mentora y formaba parte de un distrito escolar que ya estaba explorando algunas formas diferentes de enfocar la prestación de servicios de terapia ocupacional en las escuelas. No todas las situaciones presentan una combinación tan perfecta de factores positivos.

Volví a conversar con Rebekah para la actualización de este capítulo. Ya lleva más de 5 años trabajando en escuelas, e hizo el siguiente comentario después de revisar el caso: «Es curioso, estoy aún más comprometida a trabajar en las aulas y facilitar el cambio de los sistemas. Es lo que más me gusta de trabajar en las escuelas. Pero, a pesar de que ha sido un enfoque desde hace más de 5 años, en cierto modo, me siento como si estuviera en el mismo lugar que al final de mi primer año en las escuelas. Uno de mis colegas de terapia ocupacional sigue prefiriendo la práctica individual, y una gran cantidad de docentes y progenitores también. Además, el papeleo a menudo me empuja en esa dirección. Pero no me doy por vencida. Estoy tomando un curso sobre terapia ocupacional y ESSA, y espero que eso me ayude a encontrar algunas ideas adicionales».

Actividad formativa 17-1

Piense en un estudiante de su lista de casos y utilice la figura 17-3 para identificar dónde podría necesitar recopilar información para respaldar su razonamiento profesional específico para este caso. Por ejemplo, podría tratarse de un alumno con dificultades para autorregularse en el aula y completar el trabajo independiente. En el ámbito de la investigación, podría recopilar las últimas investigaciones sobre la autorregulación en el aula. En el área de las afiliaciones profesionales, podría consultar la página web de la AOTA para ver qué recursos específicos sobre la autorregulación están disponibles o leer el capítulo sobre cómo abordar esta necesidad en un libro de buenas prácticas. Si le han dicho que, según la ley IDEA 2004, el personal de terapia ocupacional no puede ocuparse de la sensorialidad en el aula, podría buscar la definición de terapia ocupacional en IDEA 2004 y la definición de nuestro dominio de la práctica en el OTPF-IV. Utilizando esta hoja de trabajo como guía, puede elaborar un plan para seguir desarrollando su razonamiento profesional en las escuelas.

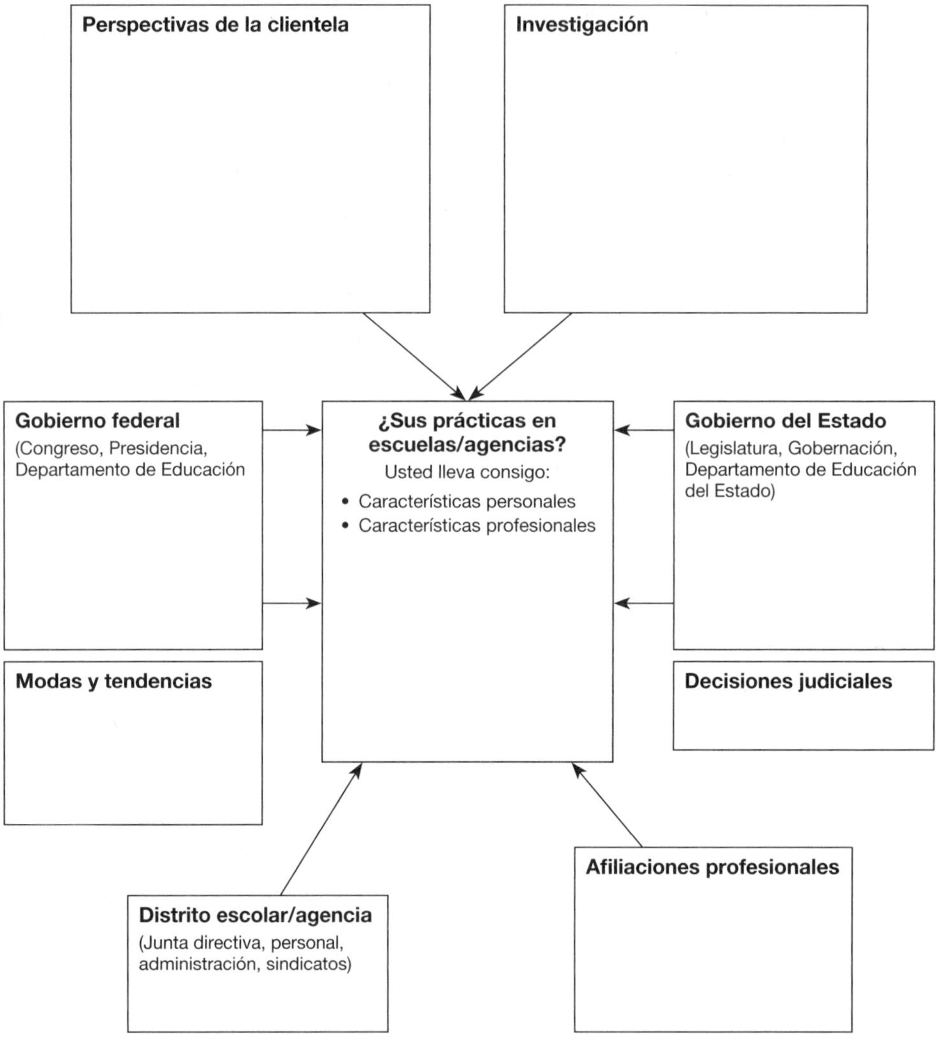

FIGURA 17-3 ¿Qué influye en su razonamiento profesional como profesional en el ámbito escolar?

REFERENCIAS BIBLIOGRÁFICAS

Altmann, T. K. (2007). An evaluation of the seminal work of Patricia Benner: Theory or philosophy? *Contemporary Nurse, 25*, 1–2, 114–123. https://doi.org/10.5172/conu.2007.25.1-2.114

American Occupational Therapy Association. (2020). Occupational therapy practice framework: Domain and process (4th ed.). *The American Journal of Occupational Therapy, 74*(Suppl. 2), 7412410010p1–7412410010p87. https://doi.org/10.5014/ajot.2020.74S2001

American Physical Therapy Association, American Speech and Hearing Association, & American Occupational Therapy Association. (2014). *Workload approach: A paradigm shift for positive impact on student outcomes.* Retrieved January 6, 2022, from https://www.aota.org/~/media/Corporate/Files/Practice/Children/APTA-ASHA-AOTA-Joint-Doc-Workload-Approach-Schools-2014.pdf

Americans with Disabilities Act of 1990, Pub. L. No. 101–336, 104 Stat. 328 (1990).

Case-Smith, J., & Cable, J. (1996). Perceptions of occupational therapists regarding service models in school-based practice. *Occupational Therapy Journal of Research, 16*, 23–44. https://doi.org/10.1177/153944929601600102

Every Student Succeeds Act of 2015, Pub. L. No. 114–95 § 114 Stat. 1177 (2015–2016).

Frolek-Clark, G., & Chandler, B. (2014). *Best practices for occupational therapy in schools*. AOTA Press.

Frolek-Clark, G., & Handley-More, D. (2017). *Best practices for documenting occupational therapy services in schools*. AOTA Press.

Hanft, B., & Shepherd, J. (2016). *Collaborating for student success: A guide for school-based occupational therapy* (2nd ed.). AOTA Press.

Individuals with Disabilities Education Act, 20 U.S.C. § 1400 (2004).

Schell, B. A. B. (2014). Professional reasoning in practice. In B. A. B. Schell, G. Gillen, & M. E. Scaffa (Eds.), *Willard and Spackman's occupational therapy* (12 ed., pp. 384–397). Lippincott Williams & Wilkins.

Section 504 of the Rehabilitation Act of 1973, Pub. L. No. 93-112, 87 Stat. 394 (1973, September 26).

Silverstein, R. (2000). An overview of emerging disability policy framework: A guidepost for analyzing public policy. In *85 Iowa Law Review* (pp. 1757–1782). U.S. Department of Education, National Institute on Disability and Rehabilitation Research.

CAPÍTULO 18

Sistemas de educación pública y poblaciones

PATRICIA LAVERDURE E YVONNE SWINTH

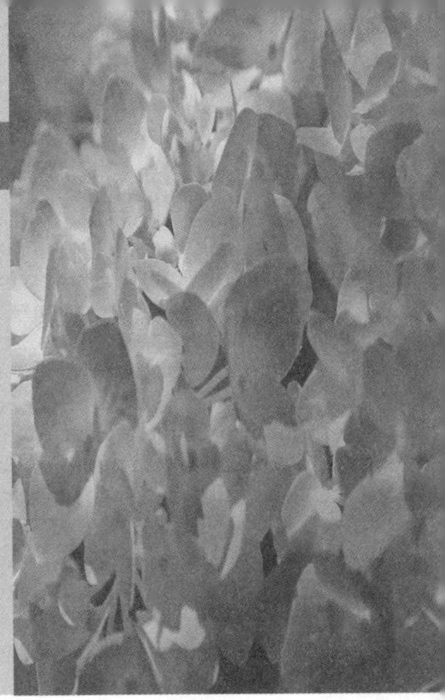

CONTENIDO

Introducción

Atención sanitaria a nivel de sistemas

Pensamiento sistémico y razonamiento profesional

Protocolo profesional, orientación e indicadores de calidad

Importancia de utilizar el razonamiento profesional para influir en la organización y el sistema

Razonamiento profesional y salud de la población

Resumen

OBJETIVOS

Después de leer este capítulo, será capaz de:

1. Debatir sobre los procesos de razonamiento profesional a nivel de sistemas y poblaciones.
2. Examinar las diferencias en el razonamiento profesional a nivel de sistemas y las formas en que los protocolos clínicos, las guías profesionales y los indicadores de calidad influyen en las interacciones con clientes y en la toma de decisiones sobre el tratamiento.
3. Reflexionar sobre las influencias ecoculturales de los sistemas de salud y las estrategias efectivas para contextualizar el razonamiento profesional dentro de estos entornos, a menudo altamente estructurados y regulados.

TÉRMINOS CLAVE

Salud poblacional

Nivel de sistemas

Pensamiento sistémico

Modelos ecológicos

INTRODUCCIÓN

En los últimos años, la American Occupational Therapy Association (AOTA) ha impulsado el debate sobre los servicios de terapia ocupacional prestados a sistemas y poblaciones (AOTA, 2020). Sin embargo, existen pocos marcos epistemológicos y teóricos, si es que existe alguno, para guiar el razonamiento profesional de la terapia ocupacional a nivel de **salud poblacional**, y queda mucho trabajo por hacer en esta área. En este capítulo, proponemos que la teoría de los sistemas ecológicos y nuestro conocimiento de la práctica de terapia ocupacional en los sistemas de educación pública pueden orientar la discusión del razonamiento profesional que examina (a) las influencias del sistema en la participación, (b) los contextos socioculturales y los determinantes de la salud, y (c) la interdependencia y la interacción de las ocupaciones, los contextos, los patrones de desempeño y las habilidades, y los factores de la clientela (AOTA, 2020).

En 2015, la Organización de las Naciones Unidas (ONU) publicó *Transformar nuestro mundo: la Agenda 2030 para el Desarrollo Sostenible* (ONU, 2015), lo que dio luz a la urgente necesidad de la comunidad global de abordar la salud, el bienestar y la sostenibilidad de las poblaciones.

El documento describe la necesidad de procesos claros que faciliten el análisis y la identificación de los componentes esenciales del sistema y cómo interactúan. Aunque los procesos de razonamiento profesional dentro de los microsistemas proporcionan una base para la práctica en sistemas y organizaciones más amplios, son vulnerables a las suposiciones y sesgos que podemos hacer con respecto a los componentes de los sistemas, la falta de comprensión de las relaciones e interacciones entre esos componentes, y el desarrollo de conceptualizaciones y formas de representación (Mambrey y cols., 2020).

La ampliación de la atención sanitaria y el complejo razonamiento profesional que permite una toma de decisiones eficaz de los individuos a las poblaciones y los sistemas que las apoyan requiere un equilibrio equitativo entre los enfoques integrales, multinivel y analíticos y los enfoques sintéticos que se centran en la narrativa de clientes como actores/actrices de su propia vida, elecciones y ocupaciones. Sin embargo, el desarrollo de los sistemas sanitarios en Estados Unidos se ha visto impulsado en gran medida por objetivos comerciales que se sustentan en la cuota de mercado y los márgenes de beneficio (D'Agostino, 2017). Algunos sistemas han adoptado protocolos profesionales específicos, guías de práctica o indicadores de calidad (recursos de práctica) para respaldar la toma de decisiones. Estas fuerzas han contribuido a crear un contexto de sistemas y atención sanitaria de la población que es científicamente y tecnológicamente avanzado, impregnado de una óptica positivista y biopsicosocial, y dependiente de la evidencia científica. Sin embargo, este enfoque a menudo tiene un gran coste para el cliente, quien aparece en el centro de ese sistema. Como resultado, la óptica humanística puede perderse o ignorarse en el proceso de razonamiento profesional a **nivel de sistemas** y de población.

El Modelo ecológico de razonamiento profesional sostiene que cada cliente se ubica en el centro de una red de componentes y sistemas interdependientes (Schell, 2018). Las transacciones que se producen entre cliente y profesional de terapia ocupacional están moldeadas no solo por las perspectivas personales y profesionales de cada profesional y las características personales y experiencias de vida de cada cliente, sino también por las formas únicas en que los sistemas anidados y superpuestos interactúan e influyen.

Los **modelos ecológicos** complementarios que permiten tener en cuenta los factores intrapersonales, interpersonales, institucionales, comunitarios y políticos (McLeroy y cols., 1988) o las influencias de los sistemas micro, tecno, meso, exo, macro y crono (Bronfenbrenner, 1979) pueden potenciar el razonamiento profesional y la toma de decisiones que promuevan el desempeño ocupacional, la participación y la justicia dentro de instituciones y poblaciones. También pueden ayudar a contextualizar el protocolo profesional, las directrices de la práctica y/o los indicadores de calidad utilizados frecuentemente como guías en los sistemas como un recurso iterativo de razonamiento profesional, en lugar de una directiva prescriptiva.

En consecuencia, en este capítulo examinamos cómo el replanteamiento de la forma en que se utilizan los recursos de la práctica puede dar lugar a mejores procesos de razonamiento profesional a nivel de sistemas y población. A través de los casos incluidos en el capítulo, examinaremos las distinciones en el razonamiento profesional en los sistemas y las formas en que los recursos de la práctica dan forma a las interacciones con clientes y a la toma de decisiones sobre el tratamiento. Por último, ofreceremos un posible marco para aplicar el razonamiento profesional a sistemas y poblaciones.

ATENCIÓN SANITARIA A NIVEL DE SISTEMAS

Las características de las organizaciones y sistemas sanitarios en los que trabaja el personal de terapia ocupacional influyen en la eficacia del razonamiento profesional y la toma de decisiones compartida (Scholl y cols., 2018). Del mismo modo, las organizaciones y los sistemas sanitarios se ven influidos por las contribuciones de razonamiento profesional de este servicio profesional. Schell y Schell (2018) sugieren que, a nivel individual, quienes ejercen profesionalmente la terapia ocupacional participan en un proceso metacognitivo de pensamiento sobre (a) la clientela, su perfil ocupacional (AOTA, 2020) y los factores que influyen en su participación y desempeño, (b) sus propios conocimientos previos, habilidades y experiencias (p. ej., observación, sensorial) y (c) los factores ambientales (p. ej., físicos, sociales) de formas a menudo rápidas y tácitas. Carr y Shotwell (2018) postulan que, a través de la integración simultánea de múltiples fuentes de información formadas y almacenadas como representaciones complejas de fenómenos llamados marcos en la memoria a largo plazo, junto con el reconocimiento momentáneo de pistas, el reconocimiento de patrones y la formulación de problemas mantenidos en la memoria de trabajo, el personal de terapia ocupacional participa en el proceso cognitivo interactivo e iterativo del razonamiento profesional. Nikopoulou-Smyrni y Nikopoulos (2007), de hecho, sugieren que es a través de la integración y la iteración de estos procesos cognitivos y reflexivos que puede identificarse e implementarse una intervención eficaz.

Schell y Benfield (2018) sugieren que quienes ejercen la terapia ocupacional utilizan una variedad de enfoques de pensamiento para abordar los desafíos clínicos únicos que encuentran. El razonamiento científico, narrativo, pragmático, ético e interactivo se integra de forma simultánea y flexible, y el proceso terapéutico se construye conjuntamente con, y a través, de la historia de la clientela y sus interacciones mutuas. Aunque no se conceptualizan ni construyen linealmente, los procesos inductivos o deductivos implícitos en estas relaciones son más simplistas en el concepto que en la realidad, sobre todo cuando se aplican a clientela compleja y cuando se utilizan para apoyar el razonamiento profesional en sistemas y con poblaciones.

Pensamiento sistémico y razonamiento profesional

El **pensamiento sistémico** permite a profesionales sanitarios considerar las interrelaciones entre factores anidados y superpuestos, examinar patrones causales de influencia y cambio y, quizá lo más importante, identificar perspectivas alternativas y cuestionar supuestos personales (reconocimiento de indicios), identificar relaciones estructurales y funcionales entre factores (reconocimiento de patrones) e identificar impulsores de cambio y procesos de cambio (formulación de problemas) (Plack y cols., 2019). Stolper y cols. (2021) sugieren que el razonamiento profesional efectivo se ve afectado por (a) presentaciones de salud de la clientela cada vez más atípicas y complejas (p. ej., sintomatología física variada y atípica, afecciones mentales que interactúan, efectos influyentes de la farmacología), (b) interacciones complejas entre personal de provisión de atención médica y personas consumidoras (y obligaciones a menudo conflictivas que el personal siente en su lugar de trabajo), (c) conjunto de evidencia y orientación profesional en rápida expansión, y (d) política organizativa, regulación y cambios de procedimiento (incluido la parte pagadora) dentro de las organizaciones y los sistemas. Sugieren que, la complejidad requiere un análisis integral, simultáneo e interconectado de la persona, población o sistema cliente, de quien provee la atención sanitaria y de los factores organizativos de la atención sanitaria. Este análisis, además, no se mueve en línea recta a través de una vía lineal inductiva o deductiva. En su lugar, se requiere un enfoque de pensamiento sistémico informado por la complejidad que tenga en cuenta las relaciones de interacción entre las variables de impacto. Como Schell y Schell (2018) presentan en su *Modelo ecológico de razonamiento profesional*, a nivel de sistemas o poblaciones, los factores científicos, narrativos, pragmáticos, éticos e integradores deben considerarse de manera simultánea y a través de múltiples niveles y tiempo.

La atención basada en sistemas requiere un enfoque sistémico del razonamiento clínico, un enfoque caracterizado por la recopilación y el análisis continuos de datos y cuestiones sistémicas desde múltiples perspectivas (Colbert y cols., 2011; Grohs y cols., 2018). El pensamiento sistémico en atención sanitaria se esfuerza por comprender la experiencia de salud de la clientela desde un contexto amplio (Plack y cols., 2019). Se examinan los elementos interdependientes dentro de los sistemas y cómo se interrelacionan y cambian con el tiempo. Se toma tiempo y se reflexiona sobre el pensamiento, tanto a nivel individual como miembros de equipos y sistemas interprofesionales (Stolper y cols., 2021). Para aplicar el pensamiento sistémico, se requieren competencias que permiten trabajar dentro de sistemas sanitarios complejos y que permiten coordinar la atención con miembros de equipos interprofesionales (Colbert y cols., 2011). Debe recopilarse de manera cuidadosa una amplia gama de experiencias de atención a pacientes y datos de resultados, y debe participarse en análisis de riesgo-beneficio, seguridad, calidad asistencial y conciencia de los costes (Colbert y cols., 2011).

Protocolo profesional, orientación e indicadores de calidad

En su revisión de alcance que describe las características a nivel organizacional y de sistema que influyen en el razonamiento clínico y la implementación de la toma de decisiones compartida en la atención médica, Scholl y cols. (2018) encontraron que los recursos claros (específicos y bien definidos) de política y práctica que apoyan el uso de la implementación explícita de la toma de decisiones mejoran la práctica en las organizaciones y sistemas de atención médica. El grupo de investigación sugirió que las organizaciones y sistemas de atención médica que proporcionan recursos de práctica explícitos, junto con la educación del personal, mejoran la toma de decisiones deliberativa y colaborativa entre el personal de atención sanitaria. Aunque es distinta del razonamiento profesional, la toma de decisiones clínicas se describe como la acción emprendida en el proceso de razonamiento clínico (Magistro, 1989). La cultura organizacional que facilita la resolución de problemas en equipo y la toma de decisiones colaborativa a menudo tiene recursos de política y práctica, como protocolos profesionales, guías de práctica o indicadores de calidad, que refuerzan el pensamiento sistémico (Scholl y cols., 2018).

Los protocolos profesionales suelen ser declaraciones consensuadas orientadas a diagnósticos específicos o problemas que describen la atención estándar que debe prestarse a pacientes o poblaciones. Proporcionan una estructura secuencial al manejo clínico para promover una atención eficaz y coherente. A menudo acompañados de vías clínicas que describen la evaluación, el tratamiento, las consultas, los tratamientos y la planificación del alta, los protocolos profesionales indican quién, cuándo y dónde debe prestarse la atención sanitaria. Los documentos de orientación profesional o directrices de práctica son síntesis compiladas de la mejor evidencia disponible. El Institute of Medicine (IOM) define las guías de práctica clínica como declaraciones basadas en una revisión sistemática de la evidencia y en un análisis exhaustivo de los beneficios y perjuicios de las opciones asistenciales alternativas que describen las recomendaciones sanitarias (IOM, 2011). Los indicadores de calidad son un conjunto de normas de competencia explícitas y técnicas utilizadas para medir el desempeño, abordar la mejora de la calidad y la priorización en una organización y/o sistema, y garantizar los mejores resultados de los servicios (Laverdure y cols., 2018). A menudo informados por datos de resultados, los indicadores de calidad son medidas multidimensionales de calidad que rastrean el cambio a lo largo del tiempo y fomentan la reflexión y el cambio de la práctica. En la tabla 18-1 se proporciona una muestra de los recursos de

TABLA 18-1 Protocolo profesional, guía e indicadores de calidad para profesionales de terapia ocupacional

ÁREA DE PRÁCTICA	TÍTULO	ENLACE
Todos	Marco de indicadores de calidad de la World Federation of Occupational Therapists (WFOT)	https://www.wfot.org/resources/quest-manual https://www.wfot.org/assets/resources/WFOT-QI-Framework-Manual.pdf https://www.jaot.or.jp/files/page/kokusai/questmanualenglish.pdf https://wfot.org/quest
	Royal College of Occupational Therapists	https://www.rcot.co.uk/practice-resources/rcot-publications/downloads/rcot-standards-and-ethics
	Competencias de terapeutas ocupacionales en Canadá	https://acotro-acore.org/wp-content/uploads/2021/11/OT-Competency-Document-EN-HiRes.pdf
Cuidados agudos y postagudos	AOTA: directrices de práctica de terapia ocupacional para población adulta con enfermedades crónicas	https://research.aota.org/ajot/article-abstract/76/2/7602397010/23263/Occupational-Therapy-Practice-Guidelines-for?redirectedFrom=fulltext
	AOTA: directrices de práctica de terapia ocupacional para población adulta con ictus	https://myaota.aota.org/shop_aota/product/900460U
	AOTA: directrices de práctica clínica para la rehabilitación postictus y la práctica de la terapia ocupacional	https://research.aota.org/ajot/article/49/7/711/3747/Clinical-Practice-Guidelines-for-Post-Stroke?searchresult=1
	AOTA: directrices de práctica de terapia ocupacional para la rehabilitación del cáncer en población adulta	https://myaota.aota.org/shop_aota/product/900409U
	AOTA: directrices de práctica de terapia ocupacional para población adulta con traumatismo craneoencefálico	https://myaota.aota.org/shop_aota/product/900463U
	AOTA: directrices de práctica de terapia ocupacional para población adulta con traumatismo craneoencefálico	https://myaota.aota.org/shop_aota/product/OL4976
	AOTA: directrices de práctica de terapia ocupacional para población adulta con afecciones musculoesqueléticas	https://myaota.aota.org/shop_aota/product/900439U

(*continúa*)

TABLA 18-1 Protocolo profesional, guía e indicadores de calidad para profesionales de terapia ocupacional (*continuación*)

ÁREA DE PRÁCTICA	TÍTULO	ENLACE
Atención ambulatoria, domiciliaria y comunitaria	AOTA: directrices de práctica de terapia ocupacional para modificaciones en el hogar	https://myaota.aota.org/shop_aota/product/900357?_ga=2.2315184.1251441622.1663714337-2027882718.1640098225
	AOTA: directrices de práctica de terapia ocupacional para personas con enfermedad de Parkinson	https://research.aota.org/ajot/article/76/3/7603397010/23280/Occupational-Therapy-Practice-Guidelines-for?searchresult=1
	AOTA: directrices de práctica de terapia ocupacional para población adulta con enfermedades neurodegenerativas	https://myaota.aota.org/shop_aota/product/900458U
	AOTA: directrices de práctica de terapia ocupacional para población adulta con enfermedades crónicas	https://research.aota.org/ajot/article/76/2/7602397010/23263/Occupational-Therapy-Practice-Guidelines-for?searchresult=1
	AOTA: directrices de práctica de terapia ocupacional para personas mayores con baja visión	https://research.aota.org/ajot/article/74/2/7402397010p1/9869/Occupational-Therapy-Practice-Guidelines-for-Older?searchresult=1
	AOTA: directrices de práctica para población adulta con enfermedades mentales graves	https://myaota.aota.org/shop_aota/product/900594
	AOTA: directrices de práctica para el envejecimiento productivo de las personas mayores que viven en la comunidad	https://myaota.aota.org/shop_aota/product/900593U
	AOTA: directrices de práctica de terapia ocupacional para población adulta con enfermedad de Alzheimer y trastornos neurocognitivos mayores relacionados	https://myaota.aota.org/shop_aota/product/900408U
	AOTA: directrices prácticas de terapia ocupacional para población adulta con artritis y otras afecciones reumáticas	https://myaota.aota.org/shop_aota/product/900438U

Atención pediátrica	AOTA: directrices prácticas de terapia ocupacional para niños y jóvenes de 5 a 21 años de edad	https://research.aota.org/ajot/article-abstract/74/4/7404397010p1/9867/Occupational-Therapy-Practice-Guidelines-for?redirectedFrom=fulltext
	AOTA: directrices prácticas para niños y jóvenes con dificultades de integración sensorial y procesamiento sensorial	https://myaota.aota.org/shop_aota/product/900483U
Intervención temprana y escuelas	AOTA: consideraciones médicas y directrices de práctica para terapeutas ocupacionales neonatales	https://research.aota.org/ajot/article/48/6/546/3489/Medical-Considerations-and-Practice-Guidelines-for?searchresult=1
	AOTA: directrices de práctica de terapia ocupacional para la primera infancia: nacimiento-5 años	https://research.aota.org/ajot/article/74/3/7403397010p1/9868/Occupational-Therapy-Practice-Guidelines-for-Early?searchresult=1
	Indicadores de calidad de la práctica escolar	https://www.tandfonline.com/doi/abs/10.1080/19411243.2018.1496871
	AOTA: directrices de práctica de terapia ocupacional para la promoción, prevención e intervención en salud mental para población infantil y joven	https://myaota.aota.org/shop_aota/product/900446U
	AOTA: directrices de práctica de terapia ocupacional para personas con trastorno del espectro autista	https://myaota.aota.org/shop_aota/product/900462U
	Indicadores de calidad de los servicios de tecnología asistencial	https://qiat.org/

Nota: esta no es una lista exhaustiva de recursos prácticos, ni pretende ser un respaldo a ningún recurso específico.

práctica disponibles en todo el espectro de entornos de práctica en la práctica de terapia ocupacional en Estados Unidos y en todo el mundo.

Como componente del pensamiento sistémico, los recursos prácticos promueven la adquisición de conocimientos sobre clientes, equipo sanitario y organización; el análisis de las interdependencias en todo el sistema; y el establecimiento de planes de atención eficaces para la clientela. Cuando se integran con un enfoque de pensamiento sistémico, se ha demostrado que estos recursos mejoran la calidad y la coherencia de la atención (Woolf y cols., 1999). El control de costes, la protección jurídica y la identificación de las necesidades de formación son resultados observados en muchas organizaciones (National Institute for Health and Care Excellence, 2022). Además, a menudo mejoran la calidad de la educación de la clientela, la defensa y la toma de decisiones compartida (Woolf y cols., 1999).

Por el contrario, los recursos para la práctica pueden cuestionar el razonamiento profesional de la profesión de terapia ocupacional, incluso cuando se combinan con el pensamiento sistémico. Aunque a menudo se diseñan como recursos iterativos para promover el razonamiento profesional, pueden percibirse como demasiado prescriptivos y restrictivos para aplicarlos en la práctica de terapia ocupacional.

Puede resultar difícil encontrar orientaciones pertinentes «que reflejen un enfoque práctico, basado en la ocupación y que atiendan a la variedad de los entornos de práctica, los complejos problemas de desempeño ocupacional que pueden experimentar los diferentes grupos de clientes y las circunstancias de vida marcadamente dispares de la clientela» (Cramm y cols., 2013, p. 121). Además, la práctica es diversa, y puede ser difícil aplicar la orientación práctica disponible a entornos que están sujetos a mandatos, políticas y estructuras normativas y organizativas únicas, como la intervención temprana y la práctica basada en la escuela (Laverdure, 2019). Cramm y cols. (2013) sugieren que la profesión de terapia ocupacional a menudo está «atrincherada en patrones de práctica particulares» (p. 121) en los que confía y para los que informa resultados confiables, incluso cuando se dispone de evidencia verificada en forma de recurso de práctica. Grol y Grimshaw (2003) sugieren que los recursos de la práctica pueden pasarse por alto debido a la comodidad, las preferencias o los patrones de práctica arraigados. Por último, los recursos para la práctica pueden desarrollarse simplemente sobre la base de evidencia científica escasa y datos epidemiológicos limitados para alinearse eficazmente con la misión y las prácticas asistenciales de la organización.

A través del desarrollo y la difusión de los *Indicadores de calidad de la práctica escolar* (Quality Indicators of School Practice; Laverdure y cols., 2018), observamos que, *sin una cuidadosa atención a las formas explícitas en que la profesión integra los factores narrativos, pragmáticos, éticos e integradores en la información científica* proporcionada por los recursos de la práctica, la práctica centrada en la persona/cliente y basada en la ocupación se ve amenazada a nivel de cliente individual.

Además, a nivel de sistema, la experiencia de atención a la clientela se ve afectada negativamente, pues esta manifiesta estar insatisfecha en el mejor de los casos, y traumatizada en el peor (Finer, 2022). Para complementar los recursos de la práctica, es fundamental garantizar oportunidades de reflexión claras para que el personal de terapia ocupacional pueda tener en cuenta toda la información disponible:

- La experiencia asistencial de la clientela y sus conocimientos, valores y creencias.
- Los conocimientos y experiencias del equipo de profesionales y del equipo asistencial.
- Características, atributos y desafíos de los sitios.

IMPORTANCIA DE UTILIZAR EL RAZONAMIENTO PROFESIONAL PARA INFLUIR EN LA ORGANIZACIÓN Y EL SISTEMA

Finer (2022) presenta un argumento convincente a fin de utilizar los recursos de la práctica como una pieza iterativa del proceso de razonamiento profesional. En su informe de persuasión a personal de oncología y sus equipos tras su propia experiencia y la de otras mujeres en el cuidado del cáncer, reflexiona:

> *Al escribir este informe de persuasión un año después de la quimioterapia, he negociado mis identidades como «superviviente» del cáncer, retórica de la salud y la medicina, y como alguien que vive con la cronicidad de la posquimioterapia. Esta última identidad es la que más me cuesta definir y, sin embargo, ahora mismo es la que más me define. Lo siento en todos mis huesos, tanto si me siento como si estoy de pie o me muevo; empujo contra la fatiga que intenta hacer pesar mis miembros contra el suelo; veo las palabras revueltas en mi cerebro, incapaz de asirlas. Cuando pienso en las mujeres participantes con las que hablé y en las respuestas a las encuestas que leí mientras recopilaba datos para este informe de persuasión, encuentro un poco de paz al saber que no estoy sola. Sin embargo, también me desanima saber que muchas de las personas que hemos pasado por esto ya no somos nosotras mismas, que muchas seguimos sufriendo y que muchas sufrimos cambios crónicos que nunca esperamos tener. (p. 178)*

Finer sugiere que, como resultado de sus experiencias con los sistemas sanitarios y su tratamiento contra el cáncer, sus cuerpos y mentes y los de sus informantes se vieron inextricablemente modificados por los efectos del tratamiento de su enfermedad. En su importante informe de 2001, *Crossing the Quality Chasm*, el IOM afirmaba que la atención sanitaria debía ser segura, eficaz, centrada en la persona que recibe la atención, oportuna, eficiente y equitativa. Sin embargo, pacientes como Finer y las mujeres a las que entrevistó siguen experimentando estrés en respuesta a experiencias negativas o traumáticas en entornos en los que recibieron servicios terapéuticos, a pesar de que muy probablemente se cumplió el protocolo clínico estándar en su atención.

A TENER EN CUENTA

Se observa un sentimiento similar a la perspectiva de Finer (2022) compartida por un padre después de la reunión de elegibilidad de educación especial de su hijo.

> *Ustedes, como personal educativo y de atención médica, comprenden a un nivel lo suficientemente profundo que, incluso si no llegamos a su consultorio con exposición al trauma (lo cual es MUY poco probable), seguramente estaremos expuestos al mismo durante el cuidado de nuestro hijo.*

La reducción de los efectos del estrés, la ansiedad y el trauma incluye estrategias muy alineadas con el Marco de práctica de terapia ocupacional (AOTA, 2020), como la construcción de relaciones con la clientela y los miembros del equipo para promover la atención centrada en la persona/cliente; proporcionar opciones y mejorar la toma de decisiones compartida; reducir las frustraciones causadas por interrupciones, sorpresas, procedimientos innecesarios, alteraciones de la medicación; y fomentar la actividad, en particular la actividad que aporta significado a la propia vida (Detsky y Krumholz, 2014; Finer, 2022; Meloncon, 2017).

Como se ha señalado anteriormente, la profesión de terapia ocupacional emplea regularmente procesos de razonamiento profesional para gestionar la complejidad en individuos y pequeños sistemas tales como familias y equipos. Además, este razonamiento profesional puede verse influido por las políticas, reglamentos y procedimientos de un sistema propiamente dicho. A pesar de que a menudo la profesión de terapia ocupacional hace recomendaciones que mejoran las experiencias de atención a pacientes en sistemas y organizaciones más grandes, hay poca literatura que describa el proceso de manera explícita. Una propuesta clave de los modelos ecológicos es que el desarrollo de intervenciones de salud eficaces requiere, por lo general, prestar atención a la combinación de modelos tanto a nivel individual como a nivel de organización y sistema (Sallis y Owen, 2015). El uso de los modelos ecológicos complementarios descritos por Schell (2018), Bronfenbrenner (1979) y McLeroy y cols. (1988) promueve la conceptualización de múltiples niveles de determinantes para guiar el diseño de intervenciones multinivel que promuevan una atención segura, eficaz, centrada en la persona que recibe la atención, oportuna, eficiente y equitativa.

El razonamiento profesional eficaz a nivel organizativo y de sistemas requiere algo más que la reflexión atenta de las interacciones dinámicas de cliente, terapeuta y entorno, así como de la adhesión a los recursos de la práctica. La atención centrada en la persona/cliente puede, de hecho, ser insuficiente (Ranjbar y Erb, 2019). A nivel organizativo y de sistemas, la profesión de terapia ocupacional debe esforzarse por promover entornos que:

- Establezcan políticas, procesos y procedimientos atentos a la calidad de la atención a individuos, grupos y poblaciones.
- Garanticen la seguridad física y emocional de sus clientes y personal sanitario en todo el sistema de atención (Centers for Disease Control and Prevention [CDC], 2020). Centrarse en crear entornos tranquilos que sean predecibles y de fácil acceso (p. ej., concertar citas, transporte, aparcamiento). Entornos que eviten la discriminación conocida y esperada (p. ej., alfabetización), los desencadenantes del estrés y la traumatización, así como la victimización (Meloncon, 2017).
- Refuercen la comprensión y la empatía por la experiencia asistencial de cada paciente, mediante el refuerzo de la toma de decisiones autónoma (CDC, 2020).

Es necesario seguir trabajando para desarrollar modelos claros de razonamiento profesional que permitan los procesos cognitivos, integradores y reflexivos multinivel.

RAZONAMIENTO PROFESIONAL Y SALUD DE LA POBLACIÓN

Comprender las causas y los factores de riesgo que influyen en el desempeño, la participación y la justicia ocupacionales es primordial si queremos contribuir eficazmente a la salud de una población. Los datos epidemiológicos pueden orientar la promoción de políticas sanitarias, mejorar la preparación profesional y aumentar la visibilidad profesional (Ciro, 2011). Sin embargo, el razonamiento profesional a nivel poblacional es, creemos, algo más que un análisis epidemiológico y estadístico cuidadosamente construido de los datos de salud. Edwards y Richardson (2008) argumentan que nuestros marcos para el razonamiento clínico en el contexto del aumento de las afecciones crónicas, la creciente complejidad de las afecciones y la gestión de la atención sanitaria, así como la influencia de los determinantes sociales en los resultados de salud, son inadecuados. La profesión de terapia ocupacional está tradicionalmente capacitada para evaluar y tratar lesiones, enfermedades y discapacidades y promover la salud y el bienestar en el individuo.

En su editorial de 2016, Health Policy Perspectives, publicado en el *American Journal of Occupational Therapy*, Braveman (2016) sugiere que abordar la salud de nuestra población es un rol esencial de la terapia ocupacional, y que para hacerlo con eficacia debemos: (a) mejorar las formas en que consideramos tanto las influencias ecológicas en nuestra clientela individual como la narrativa de esta en el contexto de nuestros datos epidemiológicos, (b) identificar intervenciones eficaces de salud de la población, (c) garantizar que los enfoques de salud de la población se incluyan en los programas educativos y (d) reconocer las contribuciones de valor que la profesión de terapia ocupacional está haciendo en este espacio de práctica emergente. Falta el examen de las formas en que recopilamos información a través de un espectro de fuentes de datos; lidiamos eficazmente con los datos; y utilizamos la síntesis para planificar, implementar y reflexionar sobre los servicios que prestamos.

Para capacitar de manera eficaz nuestro razonamiento clínico para satisfacer las necesidades de las poblaciones, necesitamos:

- Herramientas y habilidades para recopilar y analizar de forma más eficaz y sistemática los datos epidemiológicos relacionados tanto con la causalidad y los factores de riesgo del desempeño y la participación ocupacional como con la experiencia individual y grupal de la discapacidad.
- Habilidades para valorar de forma crítica el abanico de información disponible procedente de la evidencia, liderazgos de confianza, colegas, medios de comunicación, organizaciones y los propios pacientes.
- Modelos dinámicos de representación y traducción del conocimiento que permiten reflexionar sobre la práctica e identificar la necesidad de evidencia adicional.
- Reflexividad ética para determinar, de todas las decisiones que pueden tomarse, cuál debe tomarse.

En el Estudio de caso 18-1 se ofrece un ejemplo de recursos prácticos utilizados para apoyar el razonamiento profesional, mientras que en el Estudio de caso 18-2 se muestra el uso de indicadores de calidad de la práctica escolar para orientar el cambio.

Estudio de caso 18-1 USO DE RECURSOS PRÁCTICOS PARA RESPALDAR EL RAZONAMIENTO PROFESIONAL DE SISTEMAS Y POBLACIONES: NUESTRA EXPERIENCIA VIVIDA

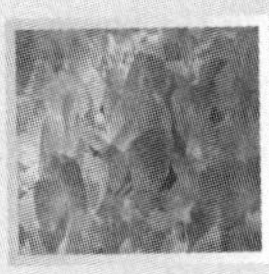

Como profesionales, líderes y personal teórico de terapia ocupacional en el ámbito escolar, reconocimos la existencia de un vacío en los recursos prácticos disponibles para que la profesión de terapia ocupacional evalúe y mejore la práctica en los sistemas escolares. Cuando nos propusimos establecer indicadores de calidad, nuestro objetivo constante ha sido definir la práctica eficaz y desarrollar un recurso que no se convirtiera en un documento prescriptivo.

Como resultado, profundizamos en la lectura sobre razonamiento profesional, práctica reflexiva, pensamiento a nivel de sistemas (D'Agostino, 2017; Plack y cols., 2019), líneas mentales (Gabbay y le May, 2016), uso de la teoría ecocultural (Bronfenbrenner, 1979; McLeroy y cols., 1988) y ecomapas (Manja y cols., 2021). También revisamos y exploramos los protocolos profesionales, las directrices de práctica y los indicadores de calidad disponibles y utilizados por profesionales de terapia ocupacional en una variedad de entornos de práctica.

Cuando empezamos a sintetizar la literatura disponible, nos dimos cuenta de que, aunque es fácil confiar en los protocolos profesionales, las directrices de práctica y los indicadores de calidad para la toma de decisiones, existe un gran peligro de que puedan ser limitantes o puedan llevar a la rama equivocada de un árbol de toma de decisiones. No abordan plenamente el «pensamiento» dinámico de profesionales cualificados (Schell, 2018) y, de hecho, pueden impedir que quienes ejercen como principiantes desarrollen los numerosos componentes del razonamiento profesional necesarios para tomar rápidamente decisiones críticas cuando trabaja con clientes, ya sea la persona con discapacidad, otras partes interesadas, un sistema o una población (AOTA, 2020).

Como resultado de esta revisión exhaustiva, identificamos una falta de modelos claros para integrar el razonamiento profesional en un marco sistémico o poblacional. De igual manera, nos dimos cuenta de que sin marcos claros para el uso de protocolos profesionales, directrices e indicadores de calidad, continuaría el peligro de utilizarlos como herramientas prescriptivas a costa de resultados positivos para la clientela. Sin embargo, cuando se integran intencionadamente con las prácticas de reflexión, las herramientas de razonamiento científico como los indicadores de calidad pueden ser un vínculo importante para recopilar y organizar fuentes multinivel de información contextualizada para promover un razonamiento profesional eficaz a la hora de abordar las necesidades de los sistemas y de la población. Nos dimos cuenta de que, cuando se estructura con herramientas de orientación, la reflexión activa:

- Facilita la participación ocupacional efectiva (detección de indicios) (Birney y cols., 2012; Boshuizen y cols., 2004).
- Permite examinar los efectos de las interacciones y las relaciones del desempeño dentro de ambientes físicos y sociales (reconocimiento de patrones) (Epstein y cols., 2008; McConnell y cols., 2012).
- Genera conocimientos, grupos y poblaciones.
- Facilita el análisis de los resultados de la práctica y la intervención.
- Promueve la planificación de la ampliación de capacidades y el cambio de prácticas.
- Promueve el uso de la ampliación de conocimientos en la práctica para desarrollar la experiencia (Fixsen y cols., 2005).

Incorporar prácticas reflexivas siempre que se hagan uso de los indicadores de calidad puede ayudar a que la profesión comience a comprender y responder de forma adaptativa en microsistemas como una familia o un equipo (Bronfenbrenner, 1979) y a los desafíos complicados e impredecibles de los sistemas y las poblaciones (Laverdure, 2017).

Además, reconocimos que la profesión puede beneficiarse de un marco que proporcione una estructura para utilizar protocolos profesionales, directrices de práctica e indicadores de calidad como parte del proceso iterativo de toma de decisiones que está integrado en el razonamiento profesional. También reconocimos la necesidad de que dichas herramientas apoyen los servicios a sistemas y poblaciones sin perder de vista la importancia de los individuos.

Como resultado, nos decidimos por cuatro formas en las que los protocolos profesionales, las directrices de práctica y los indicadores de calidad para la toma de decisiones podrían utilizarse para el razonamiento profesional utilizando una perspectiva ecocultural que reconoce la importancia y la interacción entre individuos, contextos y sistemas: prestación de servicios, desarrollo profesional, desarrollo de programas y defensa.

En la figura 18-1 se ilustra el proceso que desarrollamos para apoyar el razonamiento profesional, utilizando protocolos profesionales, directrices de práctica e indicadores de calidad como parte del proceso de toma de decisiones. La práctica reflexiva que reconoce la complejidad entre las muchas variables que profesionales de terapia ocupacional pueden encontrar al pensar en los servicios ocupacionales se convirtió en un factor clave.

A través de la revisión reflexiva de un protocolo profesional, una directriz práctica o un indicador de calidad, la persona profesional es capaz de utilizar el razonamiento clínico para aceptar, adaptar o rechazar fuentes de información basadas en la síntesis de los intereses ocupacionales, las expectativas y las necesidades del sistema o de la población. Esto, a su vez, permite la aplicación dentro del contexto único del entorno y también ayuda a garantizar que no se pierda la necesidad única del individuo.

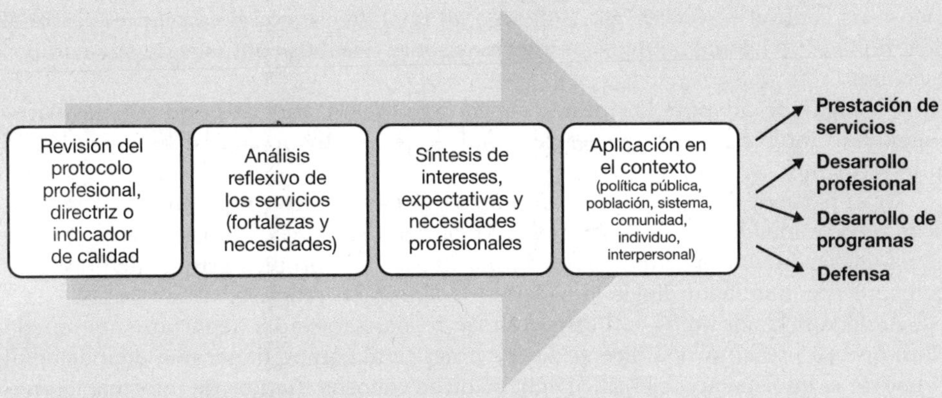

FIGURA 18-1 Proceso de razonamiento profesional para la prestación de servicios.

Estudio de caso 18-2 EXPERIENCIA DE UN GRUPO CON EL PROCESO

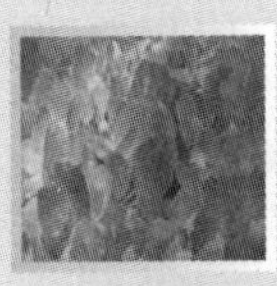

Después de asistir a un taller sobre la difusión de las directrices de la práctica pediátrica, un pequeño grupo de personal directivo de departamento del equipo de terapia ocupacional de un gran distrito escolar público metropolitano se puso en contacto con nosotros para preguntarnos sobre el uso de los *Indicadores de calidad de la práctica escolar* (QISP, *Quality Indicators of School Practice*) para apoyar la evaluación del programa y guiar el cambio de la práctica en su departamento. Indicaron su interés en diseñar un proceso que permitiera tanto la evaluación de la práctica de cada miembro del equipo como de los procesos, procedimientos y prácticas utilizados entre el personal del departamento, compuesto por 43 terapeutas ocupacionales.

El grupo indicó que habían utilizado una serie de recursos de orientación profesional en los últimos años y que les parecían demasiado restrictivos para conseguir la participación del grupo y que, en lugar de hacer avanzar la práctica, los procesos de mejora del departamento estaban provocando un aumento de la insatisfacción, una disminución del trabajo en equipo y un menor cumplimiento del protocolo de evaluación y tratamiento del departamento.

El grupo de liderazgo del departamento informó que presentaron una serie de directrices de práctica actualizadas al equipo de terapia ocupacional, proporcionando formación y recursos adicionales para apoyar su implementación. Además, mencionaron que inicialmente observaron una adopción casi universal de estas prácticas entre profesionales de terapia ocupacional, tal como se indica en los documentos de orientación, y que estaban entusiasmados y entusiasmadas con la implementación de prácticas respaldadas por la evidencia.

Los miembros del equipo de terapia ocupacional informaron que compartían estas prácticas con sus equipos escolares (personal docente de fisioterapia y de logopedia, así como familias) y que aplicaban las evaluaciones e intervenciones en todos sus centros escolares. Sin embargo, al final de ese curso escolar, el personal de terapia ocupacional comenzó a informar sobre desafíos confusos de sus equipos escolares.

En lugar de adoptar las prácticas de orientación, muchos equipos escolares solicitaban intervenciones que el personal de terapia ocupacional había utilizado anteriormente.

Gran parte de estos equipos profesionales abandonaron rápidamente las prácticas recomendadas por los documentos de orientación y expresaron su desilusión e insatisfacción. Otros grupos optaron por formar sus propios grupos de opinión y pensamiento, alrededor de los cuales desarrollaron su práctica.

Al debatir los desafíos con las personas responsables del departamento, quedó claro que, al presentar las directrices de práctica al equipo de terapia ocupacional, el uso de la información científica eclipsó otras valiosas fuentes de información necesarias para un razonamiento profesional y una toma de decisiones colaborativa eficaz, así como el consiguiente cambio de los sistemas.

Tanto a nivel de cliente individual (estudiante), como de comunidad (aula, familia) y de sistema (distrito escolar), el personal de terapia ocupacional confiaba más en la información científica proporcionada a través de las guías prácticas, a costa de su comprensión del alumnado; de las competencias y necesidades del equipo y la familia; y de la cultura, política, procedimientos y normativa del aula, la escuela y el centro escolar. En sus esfuerzos por avanzar en la práctica basada en la evidencia en su escuela, los grupos de liderazgo del departamento habían devaluado los factores narrativos, pragmáticos, éticos e integradores en favor de la aplicación de la evidencia científica. A lo largo del año, la consideración por parte de los equipos de terapia ocupacional de la experiencia asistencial de la clientela y sus conocimientos, valores y creencias; los conocimientos y las experiencias de los profesionales; los conocimientos y experiencia de los equipos asistenciales; y las características, atributos y desafíos de los centros se había erosionado. En lugar de avanzar en la práctica de la terapia ocupacional a nivel individual o de los sistemas, el programa se estancó, se perdió terreno y los resultados de la clientela se vieron en peligro.

Aunque no se concibió inicialmente como una herramienta para avanzar explícitamente en el razonamiento clínico, introdujimos el QISP para apoyar un retorno al razonamiento clínico eficaz en contextos individuales, de equipo y de sistemas. Fomentamos la creación de pequeños grupos de profesionales de terapia ocupacional que, con la orientación de una persona que dirigía el departamento, utilizaron el QISP para reflexionar sobre su práctica individual.

Al examinar sus conocimientos y habilidades, identificaron y documentaron las fortalezas y las necesidades de su práctica. Exploraron los intereses actuales y futuros de sus roles y las ventajas de sus equipos de educación especial. Estos análisis condujeron al establecimiento de planes individuales de desarrollo profesional que incluían formación continua, la creación de comunidades de aprendizaje y clubes de lectura, y la ampliación de las responsabilidades de sus roles. Los grupos también elaboraron listas de obstáculos programáticos para el avance y desarrollo en la práctica.

Al final del curso escolar, la dirección del departamento tenía una lista de tres prioridades clave que los grupos habían identificado para abordar mediante formación individual y grupal en el curso siguiente. Estas prioridades incluían la evaluación auténtica, el uso de la evaluación basada en la ocupación y la creación de prácticas de colaboración entre los equipos escolares.

El grupo se encuentra ahora en su cuarto año de utilización del QISP como herramienta de razonamiento profesional para evaluar tanto su propia práctica como la del departamento.

El QISP, junto con la formación en razonamiento profesional y reflexión, ha permitido al departamento adoptar una serie de prácticas eficaces, mejorar la capacidad de sus equipos escolares, introducir nuevos programas en sus escuelas y defender eficazmente las necesidades e intereses de estudiantes, equipos, distrito escolar y profesionales.

RESUMEN

Aunque los modelos que utilizamos para guiar el razonamiento profesional en la atención individual a la clientela pueden proporcionar un marco para la toma de decisiones eficaz en la prestación de servicios, existe una laguna en nuestros conocimientos en cuanto a su transferibilidad para su uso en sistemas y poblaciones.

Muchos sistemas han desarrollado protocolos clínicos, directrices profesionales e indicadores de calidad para configurar particularmente las interacciones con clientes y la toma de decisiones sobre el tratamiento. Aunque estas herramientas han sido útiles para estandarizar la atención en estos entornos y, en algunos casos, mejorar la satisfacción de la clientela y reducir los costes, la investigación sugiere que los profesionales siguen dependiendo de una miríada de otras fuentes y estrategias, con resultados variables, para guiar la práctica (Gabbay y le May, 2004, 2016). Jeffery y cols. (2021) proponen un marco de cinco dedos para el razonamiento clínico eficaz y la práctica responsable. Sugieren que la toma de decisiones mejora cuando confluyen factores asociados con la evidencia, el entorno de la práctica, la clientela, la experiencia de otras personas (el equipo) y la experiencia del profesional.

Es fácil ver cómo la confluencia de estos factores promoverá el razonamiento clínico y la toma de decisiones eficaces con las personas. Si tenemos en cuenta estos factores en todos los niveles ecológicos, también pueden servir de guía para el razonamiento clínico a nivel poblacional.

En nuestros ejemplos de casos, ilustramos nuestro propio viaje de descubrimiento del valor de las herramientas de razonamiento profesional estructurado cuando se integran explícitamente con las prácticas reflexivas, así como las estrategias explícitas desarrolladas por un grupo de profesionales de terapia ocupacional que utilizaron dicha herramienta para examinar las influencias ecoculturales que afectaban su práctica en un gran sistema escolar público.

El grupo de profesionales consideró las fuentes de información disponibles a través de una serie de niveles de influencia y, utilizando el razonamiento profesional contextualizado, identificaron el apoyo estructural y las barreras a su práctica, objetivos claros y planes de implementación, y medidas de resultados para mejorar el desempeño del programa.

Aunque la bibliografía sobre el razonamiento profesional a nivel de sistemas y de población es escasa, animamos a que se siga examinando la práctica del razonamiento profesional que tiene en cuenta (a) las influencias del sistema en la participación, (b) los contextos socioculturales y los determinantes de la salud, y (c) la interdependencia e interacción de las ocupaciones, los contextos, los patrones de actuación y las habilidades, y los factores de la clientela.

Por último, nuestra recomendación: a medida que se desarrollen protocolos profesionales, directrices de práctica e indicadores de calidad, se desarrollen también recursos complementarios para orientar intencionadamente la reflexión y el razonamiento profesional.

Actividad formativa 18-1

Finalidad: ayudar a considerar el abanico de factores que influyen en el razonamiento profesional en sistemas y poblaciones.

Conexión con los principales constructos del razonamiento profesional: un examen y aplicación de la teoría ecológica y los factores intrapersonales, interpersonales, institucionales, comunitarios y políticos anidados y superpuestos a través de los niveles del sistema (micro, meso, exo, macro, crono) (Bronfenbrenner, 1979; McLeroy y cols.,1988; Schell 2018).

Instrucciones: lea el caso proporcionado y, para cada uno de los factores enumerados, considere qué información debe recopilarse y de quién se debe obtener para respaldar un razonamiento profesional eficaz para abordar la salud de una población. Describa los pasos que daría para organizar la información, determinar cuáles necesidades son más urgentes, planificar e implementar la intervención y supervisar el progreso del desempeño y la participación ocupacional.

Caso: aprendizaje socioemocional.

Susan es una terapeuta ocupacional que trabaja en un gran distrito escolar urbano con menores en situación de pobreza, inseguridad alimentaria y de vivienda, barreras lingüísticas y amenazas a la seguridad física. El absentismo, los retrasos, el bajo desempeño persistente del alumnado y las altas tasas de abandono escolar son habituales.

Las altas tasas de rotación y escasez de personal, la limitada experiencia y oportunidades de desarrollo profesional, y el agotamiento del personal contribuyen a las bajas expectativas en cuanto al rendimiento de los estudiantes. A pesar de los desafíos, ha desarrollado sólidas relaciones con los equipos docentes y ha identificado la necesidad de abordar los desafíos socioemocionales a los que se enfrentan los estudiantes de la escuela. Ha revisado varios programas de aprendizaje socioemocional y ha elegido uno como fuente de información (científica) para orientar su razonamiento clínico.

Susan reconoce la necesidad de abordar los desafíos asociados con los diversos desafíos del alumnado, el personal y la escuela y, utilizando un modelo ecológico, decide identificar los factores de riesgo y desarrollar un conjunto de recomendaciones para apoyar los desafíos a los que se enfrenta el distrito escolar. ¿Qué fuentes de información debe tener en cuenta Susan?

Fuentes de información

Evidencia científica	
Interpersonal	
Intrapersonal	
Comunidad	
Sociocultural	
Organización	
Política/regulación	
Ambiente/entorno	

Con la voluntad de integrar la información epidemiológica y la rica narrativa de sus pacientes, describa los pasos del proceso que Susan podría considerar para organizar la información, priorizar las necesidades, planificar y aplicar la intervención y supervisar el progreso del desempeño y la participación ocupacionales.

Puede encontrar actividades formativas adicionales para este capítulo en thePoint.

REFERENCIAS BIBLIOGRÁFICAS

American Occupational Therapy Association. (2020). Occupational therapy practice framework: Domain and process—fourth edition. *American Journal of Occupational Therapy, 74*(Suppl. 2), 7412410010. https://doi.org/10.5014/ajot.2020.74S2001

Birney, D. P., Beckman, J. F., & Wood, R. E. (2012). Precursors to the development of flexible expertise: Metacognitive self-evaluation as antecedences and consequences in adult learning. *Learning and Individual Differences, 22,* 563–574. https://doi.org/10.1016/j.lindif.2012.07.001

Boshuizen, H., Bromme, R., & Gruber, H. (2004). *Professional learning: Gaps and transitions on the way from novice to expert.* Wolters Kluwer.

Braveman, B. (2016). Health policy perspectives—population health and occupational therapy. *American Journal of Occupational Therapy, 70,* 7001090010. https://doi.org/10.5014/ajot.2016.701002

Bronfenbrenner, U. (1979). *The ecology of human development.* Harvard University Press.

Carr, M., & Shotwell, M. P. (2018). Information processing theory and professional reasoning. In B. Schell & J. Schell (Eds.), *Clinical and professional reasoning in occupational therapy* (pp. 73–104). Wolters Kluwer.

Centers for Disease Control and Prevention. (2020). *6 Guiding principles to a trauma-informed approach.* https://www.cdc.gov/cpr/infographics/6_principles_trauma_info.htm

Ciro, C. (2011). The issue is—enhancing our collective research acumen by using an epidemiological perspective. *American Journal of Occupational Therapy, 65,* 594–598. https://doi.org/10.5014/ajot.2011.000703

Colbert, C. Y., Ogden, P. E., Ownby, A. R., & Bowe, C. (2011). Systems-based practice in graduate medical education: Systems thinking as the missing foundational construct. *Teaching and Learning in Medicine, 23*(2), 179–185. https://doi.org/10.1080/10401334.2011.561758

Cramm, H., White, C., & Krupa, T. (2013). From periphery to player: Strategically positioning occupational therapy within the knowledge translation landscape. *American Journal of Occupational Therapy, 67,* 119–125. https://doi.org/10.5014/ajot.2013.005678

D'Agostino D. (2017). System-based models of care influencing population health outcomes. *Missouri Medicine, 114*(5), 356–357. PMID: 30228632; PMCID: PMC6140180.

Detsky, A. S., & Krumholz, H. M. (2014). Reducing the trauma of hospitalization. *Journal of the American Medical Association, 311*(21), 2169–2170. https://doi.org/10.1001/jama.2014.3695

Edwards, I., & Richardson, B. (2008). Clinical reasoning and population health: decision making for an emerging paradigm of health care. *Physiotherapy Theory and Practice, 24*(3), 183–193. https://doi.org/10.1080/09593980701593797

Epstein, R., Siegel, D., & Silberman, J. (2008). Self-monitoring in clinical practice: A challenge for medical educators. *Journal of Continuing Education in the Health Professions, 28*, 5–13. https://doi.org/10.1002/chp.149

Finer, B. S. (2022). "I've never felt right after chemo": The chronicity of post-chemotherapy. *Rhetoric of Health & Medicine, 5*(2), 161–180. https://www.muse.jhu.edu/article/859971

Fixsen, D. L., Naoom, S. F., Blase, K. A., Friedman, R. M., & Wallace, F. (2005). *Implementation research: A synthesis of the literature*. University of South Florida, Louis de la Parte Florida Mental Health Institute, National Implementation Research Network.

Gabbay, J., & le May, A. (2004). *Making human beings human: Biological perspectives on human development*. Sage.

Gabbay, J., & le May, A. (2016). Mindlines: Making sense of evidence in practice. *The British Journal of General Practice, 66*(649), 402–403. https://doi.org/10.3399/bjgp16X686221

Grohs, J., Kirk, G., Soledad, M., & Knight, D. (2018). Assessing systems thinking: A tool to measure complex reasoning through ill-structured problems. *Thinking Skills and Creativity, 28*, 110–130. https://doi.org/10.1016/j.tsc.2018.03.003

Grol, R., & Grimshaw, J. (2003). From best evidence to best practice: Effective implementation of change in patients' care. *Lancet, 362*, 1225–1230. https://doi.org/10.1016/S0140-6736(03)14546-1

Institute of Medicine (US) Committee on Standards for Developing Trustworthy Clinical Practice Guidelines. (2011). In R. Graham, M. Mancher, D. Miller Wolman, et al. (Eds.), *Clinical practice guidelines we can trust*. National Academies Press. https://doi.org/10.17226/13058

Jeffery, H., Robertson, L., & Reay, K. L. (2021). Sources of evidence for professional decision-making in novice occupational therapy practitioners: Clinicians' perspectives. *British Journal of Occupational Therapy, 84*(6), 346–354. https://doi.org/10.1177/0308022620941390

Laverdure, P. (2017). Using reflection to advance professional expertise: A novice-to-expert trajectory. *OT Practice, 22*(4), 8–11. https://bpb-us-w2.wpmucdn.com/u.osu.edu/dist/8/43838/files/2017/05/Reflection-for-Prof-Dev-1ektp94.pdf

Laverdure, P. (2019). Knowledge translation: Embracing the shift from professional to practice development. *SIS Quarterly Practice Connections, 4*(3), 8–10. https://www.aota.org/publications/sis-quarterly/children-youth-sis/cysis-8-19

Laverdure, P., McCann, M., Mcloone, H., Moore, L., & Reed, L. (2018). Developing quality indicators for school practice. *Journal of Occupational Therapy, Schools & Early Intervention, 10*(3), 1–13. https://doi.org/10.1080/19411243.2018.1496871

Magistro, C. M. (1989). Clinical decision making in physical therapy: A practitioner's perspective. *Physical Therapy, 69*(7), 525–534. https://doi.org/10.1093/ptj/69.7.525

Mambrey, S., Schreiber, N., & Schmiemann, P. (2020). Young students' reasoning about ecosystems: The role of systems thinking, knowledge, conceptions, and representation. *Research in Science Education, 52*, 79–98. https://doi.org/10.1007/s11165-020-09917-x

Manja, V., Nrusimha, A., MacMillan, H., Schwartz, L., & Jack, S. (2021). Use of ecomaps in qualitative health research. *The Qualitative Report, 26*(02), 412442. https://nsuworks.nova.edu/tqr/vol26/iss2/6/

McConnell, M. M., Regehr, G., Wood, T. J., & Eva, K. W. (2012). Self-monitoring and its relationship to medical knowledge. *Advances in Health Sciences Education, 17*, 311–323. https://doi.org/10.1007/s10459-011-9305-4

McLeroy, K. R., Bibeau, D., Steckler, A., & Glanz, K. (1988). An ecological perspective on health promotion programs. *Health Education Quarterly, 15*(4), 351–377. https://doi.org/10.1177/109019818801500401

Meloncon, L. K. (2017). Patient experience design: Expanding usability methodologies for healthcare. *Communication Design Quarterly, 5*(2), 19–28. https://doi.org/10.1145/3131201.3131203

National Institute for Health and Care Excellence. (2022). *Quality standards*. https://www.nice.org.uk/

Nikopoulou-Smyrni, P., & Nikopoulos, C. K. (2007). A new integrated model of clinical reasoning: Development, description and preliminary assessment in patients with stroke. *Disability and Rehabilitation, 29*(14), 1129–1138. https://doi.org/10.1080/09638280600948318

Plack, M. M., Goldman, E. F., Scott, A. R., & Brundage, S. B. (2019). *Systems thinking in the healthcare professions: A guide for educators and clinicians*. The George Washington University. https://hsrc.himmelfarb.gwu.edu/educational_resources_teaching/1/

Ranjbar, N., & Erb, M. (2019). Adverse childhood experiences and trauma-informed care in rehabilitation clinical practice. *Archives of Rehabilitation Research and Clinical Translation, 1*(1–2), 100003. https://doi.org/10.1016/j.arrct.2019.100003

Sallis, J. F., & Owen, N. (2015). Ecological models of health behavior. In K. Glanz, B. Rimer, & K. Viswanath (Eds.), *Health behavior: Theory, research, and practice* (5th ed.). Wiley & Sons.

Schell, B. B. (2018). An ecological model of professional reasoning. In B. Schell & J. Schell (Eds.), *Clinical and professional reasoning in occupational therapy* (pp. 23–47). Wolters Kluwer.

Schell, B. B., & Benfield, A. (2018). Aspects of professional reasoning. In B. Schell & J. Schell (Eds.), *Clinical and professional reasoning in occupational therapy* (pp. 127–144). Wolters Kluwer.

Schell, B. B., & Schell, J. W. (2018). Professional reasoning at as the basis of practice. In B. Schell & J. Schell (Eds.), *Clinical and professional reasoning in occupational therapy* (pp. 3–22). Wolters Kluwer.

Scholl, I., LaRussa, A., Hahlweg, P., Kobrin, S., & Elwyn, G. (2018). Organizational- and system-level characteristics that influence implementation of shared decision-making and strategies to address them - a scoping review. *Implementation Science, 13*(1), 40. https://doi.org/10.1186/s13012-018-0731-z

Stolper, E., Van Royen, P., Jack, E., Uleman, J., & Olde Rikkert, M. (2021). Embracing complexity with systems thinking in general practitioners' clinical reasoning helps handling uncertainty. *Journal of Evaluation in Clinical Practice, 27*(5), 1175–1181. https://doi.org/10.1111/jep.13549

United Nations. (2015). *Transforming our world: The 2030 agenda for sustainable development*. https://sustainabledevelopment.un.org/content/documents/21252030%20Agenda%20for%20Sustainable%20Development%20web.pdf

Woolf, S. H., Grol, R., Hutchinson, A., Eccles, M., & Grimshaw, J. (1999). Clinical guidelines: Potential benefits, limitations, and harms of clinical guidelines. *BMJ, 318*(7182), 527–530. https://doi.org/10.1136/bmj.318.7182.527

CAPÍTULO 19

Cuidados paliativos y al final de la vida

KATHRINE HAMMILL Y ROSALIND BYE

CONTENIDO

Cuidados paliativos y al final de la vida
Enlaces electrónicos

OBJETIVOS

Después de leer este capítulo, será capaz de:

1. Definir el rol de la terapia ocupacional cuando se trabaja con personas que viven con una enfermedad incapacitante.
2. Comprender las cuestiones clave que influyen en la participación ocupacional al final de la vida y dan forma al razonamiento profesional durante la atención a la clientela.
3. Reflexionar sobre la singularidad de la experiencia de duelo y pérdida de cada individuo.
4. Identificar cómo la participación en ocupaciones significativas puede ayudar a las personas a centrarse en la continuación de su vida, así como a prepararse para su muerte inminente.
5. Identificar las estrategias de terapia ocupacional que pueden permitir a las personas y a sus familias prepararse y afrontar los cuidados al final de la vida.

TÉRMINOS CLAVE

Enfermedades incapacitantes
Cuidados paliativos
Agonía
Centro de cuidados paliativos
Final de la vida

A TENER EN CUENTA

Al principio, cuando empecé a trabajar en cuidados paliativos, me motivaba mucho hacer terapia con las personas para que pudieran dedicarse a una ocupación significativa... Lo que tiendo a hacer más ahora es pasar un tiempo tranquilo recopilando la narrativa y facilitando la resolución de problemas para que las personas puedan dedicarse a ocupaciones significativas en su entorno más natural y dentro de la intimidad de su vida normal.

—(Terapeuta ocupacional que trabaja en cuidados paliativos)

CUIDADOS PALIATIVOS Y AL FINAL DE LA VIDA

La profesión de terapia ocupacional proporciona una atención única para satisfacer las diversas necesidades de las personas con **enfermedades incapacitantes** y que se acercan al final de la vida (Hammill y cols., 2014). Quienes trabajan con personas con enfermedades incapacitantes colaboran con la clientela y sus familias en el hogar o en entornos comunitarios como hospitales o centros de cuidados paliativos.

El término **cuidados paliativos** hace referencia a un servicio integral prestado por un equipo multidisciplinar a las personas que viven con una enfermedad incapacitante. Los cuidados paliativos pueden proporcionarse en cualquier fase de una enfermedad y durante un período de días, semanas o años.

Los cuidados paliativos pueden ayudar a una persona a cambiar su enfoque para concentrarse en las cosas que son más importantes para ella y proporcionarle una sensación de esperanza mientras se enfrenta a la muerte (Health Direct, 2021). El equipo multidisciplinar puede ayudar a una persona que vive con una enfermedad incapacitante a coordinar sus cuidados y gestionar síntomas como el apoyo con la medicación, la nutrición, la comunicación, el apoyo emocional y la movilidad, así como el mantenimiento de la función y la independencia (Caresearch, 2021).

El rol de la terapia ocupacional en los cuidados paliativos y al final de la vida implica la evaluación de los síntomas físicos, psicosociales y espirituales de una persona, combinada con intervenciones que se centran en ayudar a una persona (o a su familia) a mantener una vida significativa y plena a través de la prestación de asistencia práctica, cuidados físicos y apoyo emocional y espiritual (Hammill y cols., 2019; Martin y Herkt, 2018). La investigación ha demostrado que la comunidad de terapeutas ocupacionales que trabajan en esta área tienen un enfoque doble de su rol con las personas al final de la vida (Bye, 1998; Hammill y cols., 2014).

Este enfoque doble desafía el razonamiento profesional de terapeutas, que requieren encontrar un equilibrio entre los objetivos ocupacionales que se centran en vivir, mientras que también ayudan a la clientela y sus familias a prepararse para la muerte. Aunque hay algunos puntos en común con otras profesiones de la salud en este sentido, como el personal de enfermería, que apoya a personas a vivir y morir como elijan (p. ej., Robinson y cols., 2017), y el personal de fisioterapia, que permite la vida cotidiana a través de un enfoque en la función física, el alivio del dolor y la comodidad (p. ej., Moller y cols., 2018), el enfoque del razonamiento de la terapia ocupacional en los cuidados paliativos sigue siendo exclusivamente ocupacional, centrado en las ocupaciones al final de la vida y lo que es significativo y con propósito para clientes y sus familias.

Para centrarse en la vida, quienes ejercen la terapia ocupacional en este entorno deben animar a sus clientes a priorizar la participación en actividades significativas mientras les ayudan a adaptarse a su cambiante estado de desempeño ocupacional (Hammill y cols.,

2019). Lo que es significativo diferirá entre clientes, y la atención centrada en la persona/cliente y la familia debe ser una prioridad. Para ayudar a las personas a prepararse para la muerte, el personal de terapia ocupacional puede facilitar preparativos prácticos, como establecer rutinas de cuidado, suministrar equipos de adaptación y enseñar a las personas cuidadoras cómo proporcionar cuidados en el hogar. Además, pueden fomentar actividades que ayuden a facilitar el final de la vida, como hacer un video o escribir una carta para los seres queridos, o visitar un lugar por última vez (Hammill y cols., 2019). Este equilibrio entre la participación ocupacional que afirma la vida o la que ayuda en la preparación para la muerte cambia a lo largo de la trayectoria del viaje de una persona al final de la vida, y siempre está guiado por cada cliente, sus familias y las personas de apoyo (Bye, 1998; Hammill y cols., 2019).

Es de vital importancia la forma en que la cultura de las personas en particular da forma a cómo piensan sobre la muerte y la **agonía**, las ocupaciones que más valoran al final de la vida y cómo estas y sus familias desean pasar sus últimos meses y días. Es vital mostrar respeto y ser consciente de la cultura en todas las interacciones con la clientela, pero especialmente al final de la vida, donde la expresión cultural y los rituales pueden ser fundamentales para permitir una buena muerte (Selin y Rakoff, 2019). La investigación en terapia ocupacional está creciendo en esta área para informar la práctica culturalmente sensible (p. ej., Lim y cols., 2022a, 2022b).

Para entender cómo la profesión de terapia ocupacional necesita replantear la práctica y abordar el razonamiento con clientes que tienen una enfermedad incapacitante, este capítulo considerará el complejo razonamiento profesional experimentado por Kelsey, una terapeuta ocupacional recién graduada. Utilizando el Modelo ecológico de razonamiento profesional (Schell, 2014) como marco, la narrativa de Kelsey se explora en el Estudio de caso 19-1 mientras trabaja con William, un hombre de 56 años con cáncer cerebral, en el contexto de la práctica en un **centro de cuidados paliativos**.

Estudio de caso 19-1

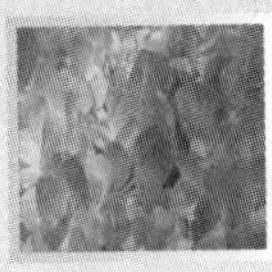

La terapeuta: Kelsey

Kelsey es una terapeuta ocupacional recién licenciada de 23 años que trabaja en cuidados paliativos comunitarios. La supervisa Hannah, una terapeuta ocupacional sénior. Kelsey trabaja en estrecha colaboración con los miembros del equipo multidisciplinar. Este es el primer puesto de Kelsey desde que se licenció, y lleva trabajando 5 meses.

Kelsey fue derivada a William, un hombre de 56 años con cáncer cerebral, por Sally, la terapeuta ambulatoria a la que acudía mientras recibía radioterapia y quimioterapia.

Sally realizó una visita domiciliaria y le recetó barras de apoyo para la ducha y le instruyó sobre el ahorro de energía. Sally no incluyó otros objetivos específicos para William en su entrega y, en su lugar, pidió a Kelsey que supervisara el deterioro del desempeño ocupacional de William en lugar de completar la terapia ocupacional activa.

Kelsey no está segura de lo que debería hacer. Siente que su rol debería ser algo más que la coordinación de casos, pero aún está aprendiendo cómo es la terapia ocupacional para alguien que vive con un cáncer terminal. Kelsey se da cuenta de que podría ofrecer más a sus clientes, pero no ha hablado de sus ideas con su supervisora. Cree que para ofrecer una terapia de calidad a William, necesita aprovechar las habilidades personales y profesionales que ya ha desarrollado y colaborar con William en su propio entorno.

Yo personal

Kelsey se define como una persona alegre y extrovertida con una gran familia y amistades. Conoce bien sus emociones y está entusiasmada con su primer trabajo, aunque pensaba que nunca trabajaría con personas que están a punto de morir. Kelsey es empática. Llora con facilidad y tiene algunas reservas a la hora de enfrentarse a largo plazo en este ámbito.

Kelsey ha tenido un contacto limitado con la muerte y la agonía, tanto personal como profesionalmente. Cuando tenía 18 años, vio morir a su abuela de cáncer de mama. Le rompió el corazón y todavía la echa de menos. A Kelsey le preocupa que su falta de experiencia pueda afectar su toma de decisiones porque ha leído artículos sobre cómo la experiencia vital de una persona puede mejorar positivamente sus relaciones clínicas y sus procesos de toma de decisiones (Copley y cols., 2010; Lee y Miller, 2003).

Kelsey ha oído que trabajar con personas que viven con una enfermedad incapacitante puede ser un desafío emocional para algunas personas y que puede causar altos niveles de agotamiento y estrés (Dijxhoorn y cols., 2021).

Intenta mejorar sus habilidades de autorreflexión y mantener un buen equilibrio entre la vida laboral y personal desde el principio para evitar el agotamiento. Para ayudarla en esta tarea, solicita reuniones informativas periódicas con su supervisora, Hannah.

Yo profesional

El yo profesional de Kelsey está impulsado por la educación relativa a las teorías de la práctica, la práctica centrada en la persona y la familia, y el proceso de terapia ocupacional. Kelsey sabe que es una terapeuta principiante, con poca experiencia en este campo. No recuerda haber completado una asignatura de cuidados paliativos en la universidad y no se siente preparada para el rol, como gran parte de terapeutas que trabajan en el área (Talbot-Coulombe y cols., 2022).

Sin embargo, tiene experiencia en prácticas clínicas en entornos neurológicos y de rehabilitación. A Kelsey le fue bien durante sus prácticas y las personas que la supervisaron le dijeron que mostraba madurez y buenas habilidades de comunicación. Ella aprende rápido, pero le gusta mirar y ver cómo se hace algo antes de intervenir y completar una tarea.

Kelsey no está segura de por dónde empezar porque nunca ha trabajado con alguien con cáncer cerebral, pero, con supervisión y adoptando un enfoque basado en la evidencia, se enfrenta a su nuevo rol de forma profesional. Durante la orientación, Hannah habló de la necesidad de replantear la forma en que Kelsey ve su práctica para que sienta que ha marcado una diferencia en la vida de sus clientes, a pesar de que vayan a morir (Bye, 1998). Durante los últimos dos meses, también ha luchado con la dualidad de tratar a alguien que vive y muere al mismo tiempo.

Kelsey ha consultado diferentes declaraciones de posición de terapia ocupacional sobre cuidados paliativos de todo el mundo (Canadian Association of Occupational Therapists, 2017; Occupational Therapy Australia, 2015) y sabe que su función es afirmar la vida, ayudar a la persona a adaptarse y afrontar su diagnóstico y mantener la calidad de vida para que pueda seguir viviendo de forma comprometida hasta la muerte. Sin embargo, como nunca ha aplicado estos conceptos a una persona con cáncer cerebral, planifica una sesión de supervisión con Hannah para hablar de todo ello.

Durante su supervisión, Kelsey reflexiona sobre la información que ha recopilado hasta el momento:

Las notas médicas y el informe de la terapeuta ocupacional de la comunidad describen un deterioro del desempeño ocupacional. En la actualidad todavía puede movilizarse, trasladarse y realizar tareas de autocuidado de forma independiente si utiliza la tecnología de asistencia prescrita, pero su memoria y su visión están afectadas. El personal médico cree que su esperanza de vida será probablemente de meses más que de años, y que irá empeorando lentamente con el tiempo. No hay mucha información sobre su familia y cómo lo están llevando, ni sobre lo que quiere conseguir antes de morir. No sé por dónde empezar.

Hannah habla del valor de practicar desde un enfoque centrado en su cliente y la familia, y de recordar que los próximos meses serán valiosos para William y su familia, ya que seguirán centrándose en vivir, pero también preparándose para su inminente muerte. Hannah sugiere que empiece la terapia con una conversación abierta.

Esto permitirá a Kelsey utilizar sus conocimientos y habilidades de terapia ocupacional para ayudar a William y su familia a construir contra las pérdidas que están experimentando y mejorar su capacidad para hacer frente a su situación (Bye, 1998; Hammill y cols., 2014). Hannah señala que las intervenciones de terapia ocupacional hasta la fecha se han centrado en mejorar las deficiencias de desempeño ocupacional de William y sugiere a Kelsey que ahora intente centrarse en su participación ocupacional (Hammill y cols., 2019; Talbot-Coulombe y cols., 2022). Cuando Kelsey preguntó cómo debería hacer esto si William solo va a empeorar, Hannah respondió: «Intenta mantener las necesidades y deseos del cliente como base de todo lo que haces, entonces no tienes más remedio que centrarte en la ocupación.

Al facilitar la participación en actividades significativas (incluso si esto significa comprometerse o compensar durante las actividades), podemos ayudar a las personas a mantener los roles y conectarse con las ocupaciones que dan sentido a su vida, y ayudarles a prepararse para la muerte» (Hammill y cols., 2019).

Hannah anima a Kelsey a tener una charla con William para explorar su narrativa y determinar sus objetivos y entender qué ocupaciones son significativas en este momento de su vida. Hannah también habla de la importancia de la práctica centrada en la familia en los cuidados paliativos y sugiere a Kelsey que también hable con Jenny, la mujer de William. Recomienda incluirla en el proceso de toma de decisiones y ayudarla con cualquier necesidad relacionada con el cuidado que pueda tener.

Kelsey se mostró de acuerdo y, a continuación, preguntó cómo encuentra Hannah el equilibrio adecuado entre la participación ocupacional y la velocidad del deterioro funcional a la hora de planificar los objetivos y las intervenciones. Hannah respondió: «Para mí no importa cuánto tiempo le quede a alguien; me centro en responder a sus objetivos y determinar cómo puede afectar su desempeño ocupacional a la consecución de sus objetivos. Suelo cambiar la forma de plantear el objetivo cuando el nivel de desempeño ocupacional de la persona empieza a deteriorarse. Por ejemplo, su objetivo podría ser seguir yendo a la cafetería local con sus amistades una vez a la semana. Cuando ya no puede ir andando desde el coche, me planteo recetarle una silla de ruedas. Cuando ya no pueden sentarse en la silla de ruedas, sugiero que sus amistades les lleven el café a casa. Me he dado cuenta de que las personas están dispuestas a modificar sus objetivos, siempre que puedan seguir participando en algo que tenga sentido para ellas».

Hannah continuó hablando de la importancia de ser flexible y de cómo las trayectorias de la enfermedad de sus clientes (Murray y McLoughlin, 2012), incluida la velocidad del deterioro funcional (Martin y Herkt, 2018), pueden afectar los planes de intervención en cuidados paliativos.

De una tarea universitaria, Kelsey recordó que la flexibilidad formaba parte del razonamiento condicional (Schell, 2014). Reflexionó sobre las veces que tuvo que ser flexible como estudiante y recordó haber trabajado con un paciente que había sufrido un ictus para crear un nuevo sentido de la realidad, a pesar de su estado de deterioro, tal y como la literatura sugería que debía hacer en cuidados paliativos (Keesing y Rosenwax, 2011).

Tras hablar con Hannah, Kelsey busca bibliografía sobre el cáncer cerebral y sus efectos y sobre el rol de la terapia ocupacional con este grupo de clientes. A continuación, concierta una cita a domicilio con William y Jenny, su mujer, para empezar a trabajar.

El contexto: trabajar con clientes en sus hogares

Como terapeuta comunitaria, Kelsey pasa el día visitando a sus clientes en sus casas. No hay restricciones en cuanto al número de veces que puede visitarles y, una vez derivado o derivada, el/la cliente sigue asignado a ella hasta el momento del fallecimiento.

A menudo se siente estresada porque puede tener entre 20 y 30 clientes a su cargo en un momento dado. Habla de ello con Hannah: «¡Todo el mundo se muere y todo el mundo se siente prioritario! No estoy segura de a quién debo ver primero ni de cómo priorizarles, ni de los recursos de nuestro equipo, ni de qué hacemos si alguien no puede permitirse lo que yo creo que es una atención óptima. Realmente está empezando a estresarme. No estoy segura de estar hecha para este rol».

Hannah disipa sus temores y le recuerda a Kelsey algunas cosas clave; la más importante, que este rol es único. Hannah explica a Kelsey que esta función tiene unas demandas temporales distintas a las de otras áreas de la terapia ocupacional.

Quienes ejercen la terapia ocupacional están constantemente evaluando y modificando sus intervenciones, en función de si sus clientes tienen un buen o un mal día y de la velocidad de progresión de su enfermedad y de su aceptación de la misma.

Hannah señala que las personas terapeutas deben tener en cuenta los apoyos formales e informales de que disponen sus clientes. ¿Pueden permitirse servicios de pago o tecnología de apoyo? ¿Quieren que haya extraños en su casa o equipos que les recuerden que no están bien?

Además, Hannah le recuerda a Kelsey que, a medida que el estado de la persona cliente empeora, el centro de atención suele pasar de estar dirigido por esta persona cliente a estar dirigido por la familia. En este punto, la comunidad de terapeutas debe satisfacer las necesidades tanto de clientes como de familias, especialmente cuando discuten dónde le gustaría morir a la persona y cómo se puede apoyar esto.

Hannah resume su consejo a Kelsey diciendo: «Cuando trabajas en esta área hay muchos desafíos que compiten entre sí y a los que no te enfrentarás en otras áreas de la práctica de la terapia ocupacional. Recuerda que todas estas cuestiones se tratan en la bibliografía y la investigación sobre terapia ocupacional, lo que te tranquilizará al saber que lo que estás experimentando es común a esta área de práctica y todo forma parte del aprendizaje del rol».

Cliente: encuentro con William

A su llegada, Kelsey se presenta y explica a William y Jenny el rol de la terapia ocupacional en los cuidados paliativos. A continuación, Kelsey le pide a William que cuente su historia: «Todo empezó hace unos cuatro meses. Estaba a medio camino del trabajo, conduciendo mi moto, y tuve que salirme de la carretera porque tenía una sensación extraña en el lado izquierdo del cuerpo. Pensé que estaba sufriendo un derrame cerebral o un ataque al corazón».

William recordó que, afortunadamente, un transeúnte se detuvo y llamó a una ambulancia, que lo trasladó al hospital, donde una tomografía computarizada (TC) del cerebro confirmó que tenía un tumor cerebral en el lóbulo temporal derecho. Tras otras pruebas del equipo de neurocirugía, le programaron una intervención quirúrgica para el día siguiente.

La cirugía no consiguió extirpar completamente el tumor. Los análisis posquirúrgicos mostraron un glioblastoma de 8 cm en estadio IV que, sin duda, le habría matado en una semana si no le hubieran operado.

William no tuvo ninguna intervención sanitaria durante su estancia en cuidados agudos, a pesar de experimentar fatiga, visión borrosa y dificultad con algunas actividades de la vida diaria (AVD) en el postoperatorio. Le dieron el alta hospitalaria 5 días después.

Dos semanas después del alta, William empezó la radioterapia y seis rondas de quimioterapia oral. Fue remitido a la terapeuta ocupacional ambulatoria, Sally, para una revisión de su desempeño ocupacional porque su fatiga estaba afectando su capacidad para volver al trabajo y completar sus AVD.

Aficionado a las motos, William estaba muy decepcionado porque ya no le permitían conducir. Pertenecía a un club de motociclismo y pasaba la mayoría de los fines de semana recorriendo más de 650 km. Era un «fanático de las motos» y ahora sentía que le faltaba una parte de él por no poder salir.

Tres meses después de la cirugía, William perdió el equilibrio y desarrolló pie caído. Necesitaba un bastón y una férula para caminar distancias cortas. Podía desplazarse con una ayuda mínima. Le costaba ponerse los pantalones y la ropa interior, por lo que Sally trabajó con él para que se vistiera la parte inferior del cuerpo con ayudas de mango largo y mejorara su equilibrio.

Hace 1 mes, William tuvo un ataque y se cayó en el baño. Informó de que ya no se sentía seguro cuando se duchaba o iba al baño. Jenny redujo sus horas de trabajo como enfermera para convertirse en la cuidadora a tiempo completo de William.

Tras el ataque, el oncólogo de William le envió a hacerse una resonancia magnética (RM), que reveló que el tumor había vuelto a crecer. Se tomó la decisión de no hacer ninguna cirugía y se le remitió al equipo comunitario de cuidados paliativos en el que trabajaba Kelsey. Su oncólogo le habló de lo que significaba ser «paliativo» y discutió con él y su familia cómo cualquier otro tratamiento que recibiera sería paliativo, en lugar de curativo.

Durante la evaluación con Kelsey, William parecía entender que su cáncer cerebral le mataría. A pesar de ello, no quería saber cuánto tiempo le quedaba ni comprender cómo podía progresar su enfermedad.

A William le costaba aceptar que no podía trabajar, montar en moto ni participar en actividades de ocio, como bailar en línea con Jenny. Decía que «no estaba bien» psicológicamente. No estaba contento con su imagen corporal porque había engordado debido a los corticoesteroides y los medicamentos de quimioterapia. El aumento de peso le hacía sentirse incómodo y limitaba su capacidad para agacharse y moverse libremente.

William habló positivamente con Kelsey sobre su amplia red de apoyo, que incluye a su mujer, sus tres hijos adultos y amistades íntimas del baile en línea, además del club de motociclismo. Le preocupaba la carga que suponía para Jenny cuidar de él, porque ahora necesitaba ayuda para hacer las tareas domésticas y a veces para ducharse.

Kelsey se dio cuenta de que a William le apasionaban las relaciones con su familia y sus amistades; se le iluminaba la cara cuando hablaba de su mujer y sus hijos y de las travesuras que hacía con ellos.

Esta información adicional ponía ahora a Kelsey al corriente de la historia personal y médica de William. Kelsey reflexionó internamente sobre la historia de William: «Tengo que reconocer sus pérdidas de roles, ya que son importantes para él. Veo lo animado que se pone cuando habla de estos y de sus amistades. Me pregunto cómo puedo incorporar elementos de estos roles en nuestras sesiones de terapia. También se ha sentido decepcionado anteriormente por la atención recibida, y no recibió los servicios que pensaba que recibiría. Tengo que cumplir cualquier promesa o sugerencia que haga».

También hablaron brevemente del entorno y la distribución de su casa y de cómo afectaba su capacidad para movilizarse en ella o acceder a la comunidad. Jenny le dijo a Kelsey:

«La casa está toda nivelada y no tenemos escalones en las puertas delantera ni trasera. Tenemos un escalón interior para acceder al garaje desde la casa. William y yo dormimos en una cama matrimonial. Tenemos un cuarto de baño en nuestra habitación con un pequeño hueco para la ducha con encimera, mampara de ducha y cabezal de ducha fija. También hay un inodoro y un tocador. El cuarto de baño principal tiene una bañera de hidromasaje, un inodoro y una ducha con mampara de cristal, placa de cocción y ducha fija. Sally nos instaló unas barras en el baño principal y compramos una silla de ducha. William siempre ve la televisión en 'su sitio': un gran sillón reclinable mullido y bajo».

Mientras escuchaba a Jenny, Kelsey pensó:

«Me pregunto si habrá espacio suficiente en el dormitorio para colocar una cama de hospital cuando William empeore. Me pregunto si William y Jenny querrán que muera en casa. Me pregunto si él querrá estar en una cama de hospital o si querrán compartir cama hasta que muera. Me pregunto cuánto tiempo seguirá siendo adecuado el cuarto de baño, ya que el espacio de circulación es reducido. También parece que necesitará una tumbona alternativa o, como mínimo, un elevador de sillas». Kelsey no compartió aún estas reflexiones internas con William y Jenny, sino que señaló que serían cuestiones a tener en cuenta a medida que avanzara su enfermedad.

A continuación, Kelsey preguntó a William y Jenny dónde y cómo realizaba sus AVD de autocuidado. William respondió:

«La mayoría de las veces voy al baño, pero me ducho y me visto en el baño principal porque es más grande. Jenny tiene que ayudarme a hacer las cosas más básicas, como meterme en la ducha, subir y bajar del retrete y lavarme las piernas y los pies para que no me caiga. Incluso tiene que ayudarme a afeitarme y a cepillarme los dientes porque no veo muy bien. Odio que me ponga la ropa interior, los pantalones, los zapatos y los calcetines, por no hablar de esa estúpida férula para los pies. ¿Cómo voy a ser un marido si no puedo hacer estas cosas básicas?».

Cuando se le preguntó por sus actividades instrumentales de la vida diaria (AIVD), William respondió que ahora las realizaba Jenny, así como las AIVD comunitarias, debido a su fatiga, falta de memoria, disminución de la movilidad y visión borrosa. Le gustaría poder pasar más tiempo en el garaje:

«Me encanta trabajar en el garaje y arreglar cosas, sobre todo las mecánicas. Mis amistades incluso me llaman 'el hombre de las herramientas', ¡porque soy el señor arreglo!». Ahora trabajar en el garaje le resultaba frustrante porque se cansaba enseguida y a menudo olvidaba lo que tenía que hacer, y se daba cuenta de que le faltaba coordinación motora fina para completar algunas tareas. Las reparaciones que antes le llevaban 10 min ahora le llevaban días.

Cuando William terminó de contarle sus ocupaciones, Kelsey recordó el consejo de Hannah sobre la necesidad de comprender qué era importante para su cliente en ese momento de su vida. Así que Kelsey le pidió que describiera qué era lo más importante para él y qué le gustaría seguir haciendo. William respondió que quería pasar tiempo con la familia y sus amistades, montar en moto y trabajar en su garaje el mayor tiempo posible.

De regreso a la oficina, Kelsey reflexionó sobre esta importante conversación con William y Jenny: «He podido aprender tanto solo escuchándoles. Solo querían ser escuchados. Así he podido establecer una buena relación e identificar lo que es importante para ellos en este momento».

Intervención de terapia ocupacional: centrarse en la vida de William y prepararse para su muerte

Durante los 6 meses siguientes, William, Jenny y Kelsey se reunieron cada 15 días para centrarse en conseguir los objetivos de William utilizando la ocupación como medio y como fin.

Durante este tiempo, William se deterioró. Tuvo numerosas caídas, tuvo dificultades para concentrarse, su visión se volvió más borrosa, sus problemas de memoria a corto plazo y de concentración empeoraron, su fatiga aumentó y su destreza disminuyó. Además, William se sentía cada vez más frustrado por no poder dedicarse a sus ocupaciones habituales. De mala gana, dejó de cortar el césped (algo de lo que solía enorgullecerse) y de trabajar en el garaje. La fatiga afectaba ahora por completo a su capacidad para realizar tareas menores, y pasaba la mayor parte del tiempo descansando.

Hannah le preguntó a Kelsey cómo se las arreglaba con el deterioro de William. Kelsey respondió:

«Todas las semanas llamo a William y a Jenny para ver cómo están y comprobar que él sigue haciendo lo que quiere. La mayoría de las semanas, los objetivos siguen siendo los mismos, pero a veces las prioridades son diferentes. En cada consulta, evalúo rápidamente el desempeño ocupacional de William (observándole hacer cosas o preguntándole) y modifico nuestras intervenciones para adaptarlas a cualquier fluctuación en su desempeño. Además, ahora paso más tiempo con Jenny para asegurarme de que lo está llevando bien. Resolvemos juntos cualquier problema que surja. También he aprendido que tengo que aumentar la frecuencia de mis sesiones cuanto más cerca está alguien de la muerte, ya que su capacidad funcional cambia muy deprisa y cada vez surgen más problemas».

Kelsey también reflexionó ante Hannah: «Uno de los principales objetivos de William era pasar tiempo con su familia, quería crear recuerdos juntos, lejos de su entorno familiar. Así que repetí las técnicas de ahorro de energía que Sally les había enseñado, pude disponer de una silla de ruedas y les ayudé a identificar lugares accesibles para visitar. Ahora, cuando William se encuentra bien, salen a comer con la familia o hacen pequeños viajes por carretera a los lugares que él quiere visitar. Aunque solo salen una hora o dos cada vez, toda la familia disfruta de este tiempo juntos.

Creo que lo que más me ha gustado ha sido ayudarle a montar en moto. No podía conducir, así que unas amistades de su club de motociclistas se organizaron para que fuera de pasajero. Jenny dijo que tenía 'una sonrisa de oreja a oreja'. William me dijo que se sentía vivo de nuevo. Fue una gran sensación saber que yo ayudé a que esto sucediera.

También he ayudado a William a desarrollar estrategias para seguir trabajando en su garaje. Realicé algunos análisis de tareas para ver cómo hacía las cosas William y averiguar cómo podía conservar energía durante las tareas e identificar qué cosas podía seguir haciendo a pesar de la reducción de la función y la destreza de la mano.

Para ayudarle con sus problemas de memoria, tomé fotos suyas realizando tareas y creé hojas de instrucciones escritas e ilustradas para que le sirvieran de ayuda. También conseguí que Jenny comprara una lupa para ayudar a William a ver las piezas mecánicas más pequeñas.

Es curioso, ya sabes, antes de desagregar sus tareas en partes más pequeñas y manejables y verlo realizarlas, yo estaba pensando que no había manera de que todavía podía hacer esto. Quiero decir, ¡las herramientas eléctricas son peligrosas! Pero me di cuenta de que había que darle la oportunidad de intentar resolver problemas de forma más segura. Supongo que este es el concepto de 'dignidad del riesgo' del que había oído hablar, pero al que nunca me había enfrentado».

Después de 9 meses de ver a Kelsey, y poco más de 1 año después de su cirugía original, William comenzó a tener convulsiones de nuevo. El olor y el sabor metálicos habían vuelto. Los escáneres revelaron que el tumor había vuelto a crecer en el lóbulo temporal y se había extendido al lóbulo frontal.

Las exploraciones de seguimiento mostraron que el tumor crecía de forma agresiva y que probablemente solo le quedaban semanas de vida. William estaba en estado de shock, porque, aunque sabía que su diagnóstico era de vida o muerte y que estaba en cuidados paliativos, seguía creyendo que podía luchar contra ello. Empezó a preocuparse por el impacto que su muerte tendría en su mujer y sus hijos y a angustiarse por el tiempo que le quedaba.

Kelsey y William empezaron a conversar sobre cómo se sentía él al morir, si había algo que aún quisiera conseguir y cómo quería que fuera su final de vida. William habló de cómo estaba en paz con su vida, pero se le saltaron las lágrimas al hablar de su preocupación por su familia: «Mi familia es mi mayor regalo y mi legado. Soy afortunado. Tengo dos hijos estupendos que me quieren. Tengo una mujer preciosa, y seguimos queriéndonos después de casi cuatro décadas de matrimonio. Me entristece no poder tener nietos y nietas, pero estoy agradecido por mi familia y mis amistades». A Kelsey le costó oír esta conversación, y le hizo reflexionar sobre la relación con su abuela.

Durante su sesión de supervisión, Kelsey le dijo a Hannah: «Sentí ganas de llorar. Me recordó a mi abuela y a los momentos que pasé con ella antes de que muriera. Sin embargo, sabía que, aunque esta conversación fue difícil para mí, lo fue aún más para él. Me hizo pensar en cómo esta conversación le estaba ayudando a afirmar su vida como esposo, padre y amigo. También me llevó a considerar diferentes actividades en las que podría querer participar para ayudarle a encontrar un cierre».

Hannah le pidió a Kelsey que reflexionara sobre cómo estaba afrontando el hecho de saber que William se acercaba a la fase final de su vida, ya que parecía estar llegando a un punto de agotamiento emocional, un signo de *burnout* (Dijxhoorn y cols., 2021). Kelsey reflexionó sobre la pregunta y respondió: «Me siento muy unida a William y Jenny. He trabajado con ellos durante mucho tiempo y creo que ver a William deteriorarse tanto está empezando a afectarme emocionalmente».

Hannah le aseguró que esto era normal, pero que sería bueno ser proactiva e implementar algunas estrategias como la meditación y el autocuidado consciente, la formación en comunicación, el *coaching* entre iguales o la terapia artística en su práctica diaria de autocuidado y en sus sesiones de supervisión, porque se ha descubierto que tienen efectos positivos en la reducción del *burnout* en cuidados paliativos (Dijxhoorn y cols., 2021; Garcia y cols., 2022).

Además, Hannah y Kelsey hablaron de la necesidad de tener autocompasión al reflexionar sobre la atención que prestan, porque esto se asocia con mayores niveles de bienestar personal y calidad de vida para profesionales de la salud (Garcia y cols., 2022).

También fue fundamental para Kelsey saber que sigue marcando la diferencia en los cuidados paliativos como terapeuta ocupacional incluso cuando sus clientes fallecen (Bye, 1998; Hammill y cols., 2019).

Como preparación para la siguiente sesión de Kelsey con William, Kelsey se comprometió a dedicar 10 min al día a meditar, anotar en un diario sus sentimientos y dedicar tiempo a reflexionar sobre cómo había marcado una diferencia positiva en la vida de cada uno de sus clientes cada día de trabajo.

Como Kelsey ya había aceptado el hecho de que su relación terapéutica terminaría debido a la muerte de William, se centró en las actividades que ayudan con el cierre al final de la vida (Hammill y cols., 2019; la Cour y cols., 2009). Como William había expresado lo mucho que su familia significaba para él en su última consulta, ella sugirió que trabajaran en escribir cartas a su familia y crear un video para cualquier futuro nieto o nieta para formar parte de su legado. A William le gustó la idea y dedicaron las siguientes sesiones a completarlas.

A medida que el desempeño ocupacional de William seguía disminuyendo, aumentaba su dependencia de otras personas, lo que obligaba a Kelsey a asegurarse de que su familia dispusiera del equipo necesario y recibiera formación sobre cómo satisfacer sus necesidades de cuidados en el ambiente del hogar. Ahora dependía moderadamente de su mujer para que le ayudara en todas las AIVD y en la mayoría de las AVD.

Kelsey comenzó a preocuparse más por William, pero también practicó más la autocompasión. Observó que «cada vez se volvía más inestable estando de pie y había llegado a un punto en el que necesitaba utilizar su silla de ruedas dentro de casa, necesitaba ayuda para todas las transferencias y cada vez dormía más tiempo. Sin embargo, como había instruido a Jenny sobre transferencias seguras y le había recetado un cinturón de transferencia y una grúa de bipedestación, conseguí que a Jenny le resultara más fácil y seguro trasladarlo. Al prescribirle una cama de hospital y un colchón para el cuidado de la presión, William pudo descansar más cómodamente y trasladarse dentro y fuera de la cama con más facilidad. William y Jenny tuvieron suerte de que su seguro médico pagara el alquiler de este equipo y de que pudieran acceder a él rápidamente».

Aunque para Jenny la cama de hospital fue una bendición porque le ayudó a cuidar de William, no le gustó no poder seguir durmiendo a su lado. Le dijo a Kelsey: «Llevamos 34 años casados; se me hace raro no tenerle a mi lado ni poder abrazarle. Además, ¿cómo voy a saber si sigue respirando si no estoy a su lado? Estar en nuestro dormitorio sin él me entristece y ya le echo de menos».

Durante su supervisión, Kelsey le contó a Hannah cómo encontró una solución a este problema:

«Me di cuenta de que era importante que estuvieran cerca el uno del otro por la noche, pero que la cama matrimonial no funcionaría junto a la cama de hospital en el dormitorio principal. Afortunadamente, tenían otra habitación con una cama individual. Así que pensé: «Me pregunto si la cama de hospital también cabrá». La medí, ¡y así era! Esta solución les encantó. Jenny me dijo que significaba mucho para ella y que se sentía más segura sabiendo que William estaba a su lado».

Para ayudar a reducir parte de la ansiedad de Jenny ante la muerte de William, Kelsey le explicó algunos de los signos y síntomas que podía esperar cuando William estuviera próximo a morir. Además, le pidió permiso para remitirla a la trabajadora social para que recibiera asesoramiento y apoyo, ya que en cada visita había notado que Jenny estaba cada vez más estresada. Jenny aceptó.

Tres semanas más tarde, William estaba prácticamente encamado y dormía casi todo el tiempo. Ya no intentaba levantarse ni ducharse; en su lugar, se bañaba con esponja en la cama.

Cuando estaba despierto, William conversaba con cada uno de los miembros de su familia por separado. Les expresaba lo mucho que significaban para él y les transmitía sus deseos y esperanzas para el futuro.

Aunque no era un hombre religioso, William mantenía conversaciones con su familia sobre su fe y su espiritualidad. Habló de lo que le gustaría que ocurriera en su funeral y regaló algunos de sus objetos más preciados a sus seres queridos. También entregó a cada uno de ellos las cartas en las que había estado trabajando con Kelsey y pidió que las abrieran después de su muerte. Algunas amistades íntimas vinieron a visitarle para despedirse.

Ver a William en las últimas fases le trajo a Kelsey recuerdos de cuando su abuela se estaba muriendo. Durante una sesión de supervisión, Kelsey le dijo a Hannah: «Sabía por experiencia propia lo doloroso que es este momento, así que me aseguré de darles tiempo para hablar. También sabía que tenía que tener cuidado de no dejar que mis experiencias anteriores se entrometieran de mala manera».

Un mes después de que le comunicaran la reaparición del tumor, William murió, como él y Jenny habían deseado, en su propia casa, rodeado de Jenny y sus hijos y con el apoyo del equipo comunitario de cuidados paliativos. Tras su muerte, Kelsey visitó a Jenny por última vez. Al hablar de los últimos días de William, Kelsey pudo ver que todo lo que había hecho como terapeuta ocupacional había marcado la diferencia en la vida y la muerte de William. Había permitido a su familia proporcionarle los cuidados y el apoyo que deseaban en el ambiente del hogar, permitiendo a William vivir el resto de su vida y morir en casa.

Kelsey le dijo a Hannah: «Me he dado cuenta de que estoy afrontando la muerte de William mucho mejor de lo que pensaba. El diario de meditación me ha ayudado mucho a explorar mis pensamientos y sentimientos. Además, saber que he marcado una diferencia tan positiva no solo en su vida, sino también en la de Jenny durante el último año, me ha ayudado mucho a replantear su muerte de forma positiva».

ENLACES ELECTRÓNICOS

Los siguientes enlaces ofrecen valiosos recursos para brindar cuidados paliativos en terapia ocupacional:

ORGANIZACIÓN	PÁGINA WEB	RECURSO
Palliative Care Australia	https://palliativecare.org.au/	Sitio web australiano que promueve recursos de cuidados paliativos de calidad para profesionales de la salud, personas con enfermedades incapacitantes y sus familias
Palliative Care Australia: temas de debate	https://palliativecare.org.au/campaign/discussion-starters/	Esta serie de debates y el paquete de tarjetas se han desarrollado para normalizar las conversaciones tempranas sobre el final de la vida
CareSearch	https://www.caresearch.com.au/tabid/6129/Default.aspx	Proporciona a profesionales de la salud y a la sociedad en general información basada en la evidencia sobre la muerte y quienes están a punto de morir
Palliative Care Australia: ayudarle a vivir hasta la muerte	https://pub.lucidpress.com/helping-you-live-until-you-die/#_0	Una guía de fácil manejo para ayudar a las personas con enfermedades incapacitantes, a sus familiares y a sus amistades a establecer objetivos y planificar sus intervenciones de terapia ocupacional

Actividad formativa 19-1

Charlotte

Charlotte tiene 45 años, es madre de dos niñas y vive con su marido y su familia en una casa que están pagando. Sus hijas tienen 15 y 17 años, y ambas van al instituto local. El marido de Charlotte, Marcus, trabaja en la localidad y tiene su propia empresa de construcción. A Charlotte le diagnosticaron hace 2 años enfermedad de la neurona motora (ENM). Cuando se la diagnosticaron, le dijeron que era una enfermedad terminal sin cura conocida y que, por lo general, la esperanza de vida era de 2 a 5 años. Algunas personas viven más de lo esperado, por lo que la familia mantuvo la esperanza.

Tras el diagnóstico, Charlotte siguió trabajando como profesora de primaria, pero no pudo hacerlo durante el último año y medio, cuando su enfermedad se deterioró hasta el punto de necesitar una silla de ruedas, las largas jornadas escolares le resultaban difíciles y arrastraba las palabras, lo que dificultaba que su clase entendiera lo que decía. Desde entonces, Charlotte se mantiene ocupada organizando la casa y ocupándose de la administración del negocio familiar, cuidando de su familia y haciendo todo lo que puede dado su progresivo deterioro físico. Charlotte y Marcus se consideran un «buen equipo» y han trabajado juntos para mantener la vida familiar lo más positiva y significativa posible y afrontar cada desafío con entereza.

Charlotte ha recibido una importante ayuda del equipo de terapia ocupacional de su hospital local. La casa se ha modificado para permitir el acceso en silla de ruedas a todas las zonas, lo que permite a Charlotte ser lo más independiente posible en el cuidado personal, las actividades cotidianas en el hogar, como cocinar y lavarse, y las ocupaciones relacionadas con el trabajo, como utilizar el ordenador y la oficina en casa para la administración relacionada con los negocios. Cuando Charlotte se daba cuenta de que tenía problemas para realizar alguna ocupación, se ponía en contacto con su terapeuta ocupacional para trabajar en conjunto y llegar a una solución en la medida de lo posible. Para Charlotte era especialmente importante hacer todas las cosas habituales que una madre hace por sus hijos, como prepararles la comida, ir a las funciones escolares e ir de compras con ellos para comprar ropa y otros artículos. El padre y la madre de Charlotte viven cerca y también le han ayudado con estas tareas. Charlotte también quiso asegurarse de mantener vivo su matrimonio y conservar una relación íntima con Marcus, por lo que siguieron durmiendo juntos en la misma cama y saliendo al cine o a cenar una o dos veces al mes. Una vez más, su terapeuta ocupacional pudo ofrecer sugerencias sobre cómo gestionar los desafíos a los que se enfrentaba Charlotte en estas áreas. La familia también disfrutaba yendo de vacaciones todos los años a un complejo familiar junto al mar. Cuando ya no pudieron hacerlo en su destino habitual, su terapeuta ocupacional les ayudó a buscar instalaciones vacacionales accesibles para que pudieran disfrutar de una vida familiar normal.

Recientemente, el estado de Charlotte se ha deteriorado mucho. Su equipo médico ha pronosticado que es probable que su enfermedad se deteriore aún más en los próximos meses y acabe provocando una parálisis respiratoria y la muerte. Aunque sabían que esto ocurriría algún día, esta noticia sigue siendo devastadora para Charlotte y su familia, que se encuentran ya en la fase paliativa de esta debilitante enfermedad. Charlotte y Marcus han dicho que les gustaría que ella pudiera permanecer en casa el mayor tiempo posible. Charlotte preferiría ser atendida como paciente ingresada en la unidad de cuidados paliativos al final de su vida porque no quiere morir en casa debido a la preocupación por sus hijas, que podrían no ser capaces de afrontar los recuerdos tras su muerte.

Actividad formativa: preguntas de reflexión.

Propósito: ayudar a considerar los factores influyentes que conforman el razonamiento profesional y las subsiguientes intervenciones de terapia ocupacional en el contexto de los cuidados paliativos.

Conexiones con los principales constructos del razonamiento clínico: este estudio de caso aplicará los conceptos de razonamiento profesional descritos en el Modelo ecológico de razonamiento clínico a un escenario clínico de cuidados paliativos.

Instrucciones para estudiantes: como terapeuta ocupacional de Charlotte, ahora debes plantearte cómo ayudarás a Charlotte y a su familia durante este tiempo. Piense en ello:

- **a.** ¿Cuáles son las probables necesidades ocupacionales a las que se enfrentará Charlotte a medida que avance su enfermedad?
- **b.** ¿Cuáles son los factores profesionales, personales y contextuales clave que influirán en su razonamiento sobre su rol de terapeuta ocupacional en la vida de Charlotte y su familia?
- **c.** ¿Cómo permitirá que Charlotte y su familia sigan concentrándose en la vida a pesar de su diagnóstico terminal?
- **d.** ¿Cómo ayudará a Charlotte y a su familia a prepararse para su muerte en los próximos meses?
- **e.** ¿Qué opina de la decisión de Charlotte sobre sus cuidados al final de la vida?
- **f.** ¿Qué factores influirán en la forma de equilibrar el enfoque de su razonamiento entre centrarse en vivir y prepararse para morir?
- **g.** ¿Qué resultados revelarán que su contribución como terapeuta ocupacional ha marcado una diferencia para Charlotte y su familia?

Puede encontrar actividades formativas adicionales para este capítulo en thePoint.

REFERENCIAS BIBLIOGRÁFICAS

Bye, R. A. (1998). When clients are dying: Occupational therapists' perspectives. *Occupational Therapy Journal of Research, 18*(1), 3–24. https://doi.org/10.1177/153944929801800101

Canadian Association of Occupational Therapists. (2017). *CAOT Position Statement: Occupational therapy and end-of-life care.* https://www.caot.ca/document/6130/PS_EndofLife.pdf

Caresearch. (2021). *Allied health and palliative care.* https://www.caresearch.com.au/tabid/6274/Default.aspx

Copley, J. A., Turpin, M. J., & King, T. L. (2010). Information used by an expert paediatric occupational therapist when making clinical decisions. *Canadian Journal of Occupational Therapy, 77*(4), 249–256. https://doi.org/10.2182/cjot.2010.77.4.7

Dijxhoorn, A.-F. Q, Brom, L., van der Linden, Y. M., Leget, C., & Raijmakers. (2021). Prevalence of burnour in healthcare professionals providing palliative care and the effect of interventions to reduce symptoms: A systematic literature review. *Palliative Medicine, 35*(1), 6–26. https://doi.org/10.1177/0269216320956825

Garcia, A. C. M., Ferreira, A. C., Silva, L. S. R., da Conceicao, V. M., Nogueira, D. A., & Mills, J. (2022). Mindful self-care, self-compassion, and resilience among palliative care providers during the COVID-19 pandemic. *Journal of Pain and Symptom Management, 64*(1), 49–57. https://doi.org/10.1016/j.jpainsymman.2022.03.003

Hammill, K., Bye, R., & Cook, C. (2014). Occupational therapy for people living with a life-limiting illness: A thematic review. *The British Journal of Occupational Therapy, 77*(11), 582–589. https://doi.org/10.4276/030802214X14151078348594

Hammill, K., Bye, R., & Cook, C. (2019). Occupational engagement of people living with a life-limiting illness: Occupational therapists' perceptions. *Australian Occupational Therapy Journal, 66*(2), 145–153. https://doi.org/10.1111/1440-1630.12557

Health Direct. (2021). *Palliative care.* https://www.healthdirect.gov.au/palliative-care

Keesing, S., & Rosenwax, L. (2011). Is occupation missing from occupational therapy in palliative care? *Australian Occupational Therapy Journal, 58*(5), 329–336. https://doi.org/10.1111/j.1440-1630.2011.00958.x

la Cour, K., Johannessen, H., & Josephsson, S. (2009). Activity and meaning making in the everyday lives of people with advanced cancer. *Palliative and Supportive Care, 7*(04), 469–479. https://doi.org/10.3928/15394492-20090914-03

Lee, C. J., & Miller, L. T. (2003). The process of evidence-based clinical decision making in occupational therapy. *American Journal of Occupational Therapy, 57*(4), 473–477. https://doi.org/10.1046/j.1440-1630.2000.00237.x

Lim, G. H., Yong, C., Breen, L. J., Keesing, S., & Buchanan, A. (2022a). Occupational therapy practice with terminally ill Chinese older adults in Singapore: A qualitative exploratory study. *Australian Occupational Therapy Journal, 70,* 1–14. https://doi.org/10.1111/1440-1630.12828

Lim, G. H., Yong, C., Breen, L. J., Keesing, S., & Buchanan, A. (2022b). Occupations of terminally ill Chinese older adults and their caregivers in Singapore: A qualitative exploratory study. *OMEGA–Journal of Death and Dying, 2022,* 302228221108288. https://doi.org/10.1177/00302228221108288

Martin, E., & Herkt, J. (2018). The reality and potential of occupational therapy within hospice care. *New Zealand Journal of Occupational Therapy, 65*(2), 23–29. https://search.informit.org/doi/10.3316/informit.982583863899720

Moller, Stigmar, K., Beck, I., Malmstrom, M., & Rasmussen, B. H. (2018). Bridging gaps in everyday life – A free-listing approach to explore the variety of activities performed by physiotherapists in specialized palliative care. *BMC Palliative Care, 17*(1), 20–20. https://doi.org/10.1186/s12904-018-0272-x

Murray, S. A., & McLoughlin, P. (2012). Illness trajectories and palliative care. In L. Sallnow, S. Kumar, & A. Kellehear (Eds.), *International perspectives on public health and palliative care* (pp. 30–51). Routledge.

Occupational Therapy Australia. (2015). *Position paper: Occupational therapy in palliative care.* Occupational Therapy Australia. https://otaus.com.au/publicassets/6d5829df-2503-e911-a2c2-b75c2fd918c5/Occupational%20Therapy%20and%20Palliative%20Care%20(August%202015).pdf

Palliative Care Australia. (2022). *Aboriginal and Torres Strait Islander Discussion Starters – Working out what's Right for You.* https://palliativecare.org.au/campaign/aboriginal-torres-strait-islander-discussion-starter/

Robinson, J., Gott, M., Gardiner, C., & Ingleton, C. (2017). Specialist palliative care nursing and the philosophy of palliative care: A critical discussion. *International Journal of Palliative Nursing, 23*(7), 352–358. https://doi.org/10.12968/ijpn.2017.23.7.352

Schell, B. A. B. (2014). Professional reasoning in practice. In B. A. B. Schell, G. Gillen, & M. E. Scaffa (Eds.), *Willard and Spackman's occupational therapy* (12th ed., pp. 384–397). Lippincott Williams & Wilkins.

Selin, H., & Rakoff. R. M. (Eds.). (2019). *Death across cultures: Death and dying in non-Western cultures.* Springer, e-book. https://doi.org/10.1007/978-3-030-18826-9

Talbot-Coulombe, C., Bravo, G., & Carrier, A. (2022). Occupational therapy practice in palliative and end-of-life care in Québec. *Canadian Journal of Occupational Therapy, 89*(2), 201–211. https://doi.org/10.1177/00084174221084466

CAPÍTULO 20

Detección y evaluación de personas mayores que conducen

ANNE BAKER Y CAROLYN A. UNSWORTH

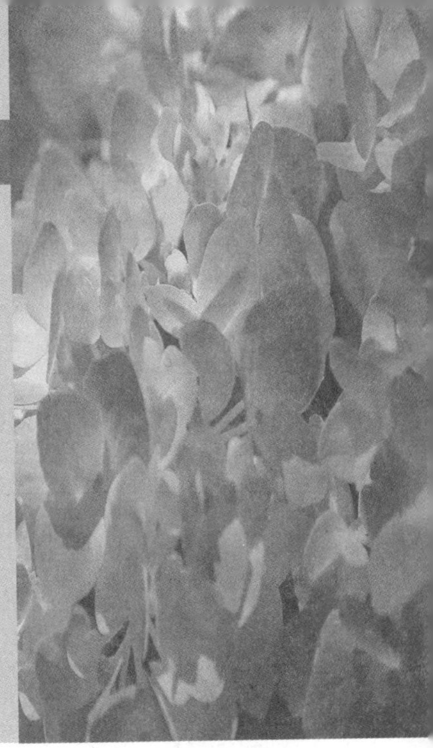

CONTENIDO

La conducción como profesión

Personas mayores que conducen

Personas mayores que conducen y razonamiento de terapeutas ocupacionales sin conocimientos avanzados dentro del campo de la rehabilitación de personas conductoras

Personas mayores que conducen y razonamiento de terapeutas ocupacionales con conocimientos avanzados en conducción

Líneas de investigación

Recomendaciones para terapeutas ocupacionales

Resumen

OBJETIVOS

Después de leer este capítulo, será capaz de:

1. Explicar el concepto de conducción como ocupación.
2. Describir la importancia de la conducción como ocupación para las personas mayores.
3. Clasificar e interpretar el razonamiento de terapeutas ocupacionales sin experiencia avanzada en el campo de la rehabilitación de personas conductoras en relación con las personas mayores que conducen.
4. Clasificar e interpretar el razonamiento de terapeutas ocupacionales con dicha experiencia en relación con las personas mayores que conducen.
5. Debatir algunas de las limitaciones del razonamiento de terapeutas ocupacionales, en relación con personas mayores que conducen, y reflexionar sobre los enfoques para hacer frente a estas limitaciones.

TÉRMINOS CLAVE

Conducción
Personas mayores que conducen
Aptitud para conducir
Razonamiento clínico y profesional
Recomendaciones óptimas para la obtención del carné de conducir

LA CONDUCCIÓN COMO PROFESIÓN

A TENER EN CUENTA

Los vehículos de motor modernos son más seguros y fiables que nunca, pero cada año mueren más de un millón de personas en accidentes de tráfico en todo el mundo y más de 50 millones resultan heridas. ¿Por qué? En gran medida porque un elemento peligroso de la mecánica de la conducción sigue sin perfeccionarse con el progreso: el ser humano.

—*Tom Chatfield*

Aunque intrínsecamente peligrosa, la **conducción** de un vehículo a motor es una de las ocupaciones más importantes y valoradas de la vida cotidiana (Fricke y Unsworth, 2001; Unsworth, 2011). En países como Estados Unidos, Canadá, Inglaterra y Australia, el coche es el medio de transporte más común que utilizan las personas para acceder a su entorno. Conducir no solo proporciona un medio de transporte, sino que a menudo se asocia de manera significativa con la sensación de independencia y bienestar de una persona y apoya el envejecimiento en el lugar (Ahn y cols., 2020). Esta sensación de independencia y bienestar está muy ligada al proceso inicial de obtención del carné de conducir, que se considera un rito de iniciación para mucha población joven.

El valor de la profesión de conducir no parece reducirse con la edad y, en consecuencia, muchas personas que conducen pretenden conservar su carné en el futuro. Por ello, la conducción suele considerarse una ocupación para toda la vida. Las ocupaciones sencillas y cotidianas que se ven facilitadas por la conducción (como ir a la tienda local a comprar alimentos) se entrelazan con el tiempo en la historia de la vida de una persona con objetivos más amplios (como tener un empleo significativo) y metas que mejoran la vida (como irse de vacaciones), que también se ven facilitadas por la conducción (Unsworth y cols., 2021).

En la literatura, el razonamiento narrativo ha sido simbolizado por un puente que une el pasado, el presente y el futuro (McKay y Ryan, 1995), con la narración de historias vista como una herramienta clave para ser usadas como puerta de acceso a partes de la historia de la vida de una persona.

Dada la importancia que se concede a la conducción como ocupación para toda la vida, esta suele estar arraigada en las historias de vida de gran parte de la clientela atendida en terapia ocupacional y, por tanto, es una ocupación importante para explorar y posiblemente habilitar o rehabilitar en terapia. Aunque se ha sugerido que «el ser humano» es el «único elemento peligroso en la mecánica de la conducción (que) permanece» (Dyer, 2014), es esta cualidad humana la clave del trabajo de la profesión de terapia ocupacional.

En este capítulo, se explora la importancia de la conducción como ocupación para una cohorte de personas conductoras de especial relevancia para terapeutas ocupacionales, las personas mayores. Se presenta la información que puede utilizarse para clasificar e interpretar el razonamiento profesional de terapeutas ocupacionales sin experiencia avanzada en el campo de la rehabilitación de personas conductoras en relación con las personas mayores que conducen, así como el razonamiento de terapeutas ocupacionales con dicha experiencia (Certified Driver Rehabilitation Specialist [CDRS®]). Por último, se destacan algunas de las limitaciones de la investigación sobre el razonamiento de terapeutas ocupacionales en relación con **personas mayores que conducen**.

PERSONAS MAYORES QUE CONDUCEN

¿Te has dado cuenta de que cualquiera que conduzca más despacio que tú es una persona idiota, y cualquiera que vaya más rápido que tú es una persona maníaca?

—George Carlin

En todo el mundo, está generalmente aceptado que la población está envejeciendo. En muchos países desarrollados, la proporción de población mayor de 65 años sigue aumentando significativamente (Centers for Disease Control and Prevention and National Center for Health Statistics, 2018; Organization for Economic Co-operation and Development, 2011). El envejecimiento es una cuestión por la que muchas personas tienen un interés personal, incluidas las que se dedican a la terapia ocupacional.

La naturaleza «envejecida» de nuestra clientela debe tenerse en cuenta en todo razonamiento profesional. Los efectos del envejecimiento (como la reducción de la capacidad física, sensorial y cognitiva) tienen el potencial de afectar la seguridad y la participación de una persona en una serie de ocupaciones, incluida la conducción. Este potencial de declive natural relacionado con la edad es preocupante desde varias perspectivas, tanto para las personas mayores como para la comunidad de personas conductoras y usuarias de la carretera en general. Desde el punto de vista de las personas mayores, conducir se considera la segunda actividad instrumental más importante de la vida diaria (después del teléfono) para mantener la independencia (Fricke y Unsworth, 2001). No es de extrañar, por tanto, que dejar de conducir se haya relacionado con una serie de resultados negativos para la salud y el estilo de vida, como la reducción de las salidas sociales y recreativas (Dickerson y cols., 2019), el aumento de los síntomas depresivos (Ragland y cols., 2005) y el ingreso prematuro en centros de cuidados de larga duración (Freeman y cols., 2006).

Sin embargo, la realidad es tal que las personas no están seguras conduciendo para siempre, y es esencial que todas las personas usuarias de la carretera estén en condiciones de conducir ante el avance de la edad. No se ha establecido una edad límite universal a partir de la cual la **aptitud para conducir** se considere «perdida» y, por tanto, las personas que conducen con un deterioro del estado de salud relacionado con la edad requieren una evaluación especializada, en lugar de renunciar simplemente a su carné una vez alcanzada una determinada edad (Mazer y cols., 2016). Con sus conocimientos sobre la salud y el bienestar y, más concretamente, sobre la interacción que se produce entre una persona, el entorno y una ocupación, la profesión de terapia ocupacional está bien posicionada para gestionar los complejos procesos de razonamiento que requieren la negociación en este ámbito de la práctica (Scott y cols., 2021).

Se han explorado diferentes tipos de pensamiento y **razonamiento clínico y profesional** en relación con los terapeutas ocupacionales y sus procesos de toma de decisiones, tales como el razonamiento procedimental, interactivo, condicional, de generalización, pragmático, de visión del mundo y de intuición (Unsworth, 2011). En la tabla 20-1 se presenta una serie de ejemplos para resumir cómo terapeutas ocupacionales/CDRS® pueden utilizar cada tipo de razonamiento cuando trabajan con personas mayores que conducen. Estos ejemplos se han extraído de entrevistas de investigación realizadas a CDRS® para investigar cómo quienes evalúan a las personas conductoras utilizaban la información (también denominada indicios o señales) y la combinaban para llegar a recomendaciones sobre la aptitud de sus clientes para conducir. El razonamiento de estos grupos de terapeutas es específico de su cul-

TABLA 20-1 Tipos de razonamiento y pensamiento utilizados en terapia ocupacional con personas mayores que conducen

TIPO DE RAZONAMIENTO	DESCRIPCIÓN DEL RAZONAMIENTO	EJEMPLOS DE CITAS EXTRAÍDAS DE ENTREVISTAS CON TERAPEUTAS OCUPACIONALES QUE TRABAJAN CON PERSONAS MAYORES QUE CONDUCEN
Razonamiento procedimental	Razonamiento asociado a la evaluación, la intervención y la reflexión sobre el desempeño de la clientela	Si alguien va demasiado pegado al coche durante la evaluación en carretera, puede que nos paremos y le diga: «Mira, he observado que en los primeros 20 minutos has conducido demasiado pegado al coche de delante. Puedes concentrarte y tratar de retroceder...», y mi idea es dar algo de *feedback* y ver si la actuación de quien conduce cambia en la segunda mitad del trayecto. Dar una oportunidad. Asimismo, si observo algo que me preocupa, algo que he marcado como error o que ha habido una intervención de la persona instructora o lo que sea, pediría que cubriéramos más de eso si tuviera dudas. Por ejemplo, si ha pasado algo y creo que ha estado a punto de pasar, le indicaría a la persona instructora que tenemos que volver a dar otra vuelta y hacer un par de vueltas más. O, si no hay tráfico donde quiero que lo haya, prefiero verle más de una vez que basarme en un solo suceso»
Razonamiento interactivo	Razonamiento que guía las interacciones con la clientela, entendiendo cliente como persona, comprendiendo los problemas de la persona desde su punto de vista, personalizando la terapia, construyendo un lenguaje compartido y monitorizando el progreso	En la evaluación clínica fuera de carretera, la terapeuta ocupacional habla de cómo utilizó el razonamiento interactivo para pensar en los problemas de su cliente y la forma en que personalizó la evaluación y estableció la evaluación en carretera específicamente para este cliente: «Mi cliente conduce desde hace mucho tiempo. Conducía un 4×4 manual y recorría distancias importantes. Por lo que me dijo, me di cuenta de que se había autolimitado a conducir solo durante el día. Tenía dificultades de visión. Su objetivo era mantener un permiso manual sin restricciones de zona, pero estaba dispuesto a aceptar que no se le permitiera conducir de noche. Cada vez era más difícil concentrarse, tomar decisiones y recordar información, a corto y a largo plazo. Tomaba algunos medicamentos, pero nada significativo, y tenía cierta disminución física en el alcance de los dedos. La visión se ajustaba a la pauta de 6/12, por lo que estaba recibiendo revisiones regulares; no me preocupé demasiado por ello y le expliqué que si su visión empeoraba, quedaría fuera de combate sin necesidad de mi intervención. Obtuvo una puntuación de 30/38 en la Prueba de leyes de tránsito y técnica de conducción (*Road Law and Road Craft Test*) (de la Batería OT-DORA [*Occupational Therapy Driver Off-Road Assessment*]; Unsworth y cols., 2011), pero tardó 40 minutos en hacerla y tuvo muchas dificultades con los diagramas y las preguntas. Tuvo verdaderos problemas para orientarse con las imágenes en 2 dimensiones (2D). Obtuvo 18/32 en la prueba de diapositivas. Parecía confuso y necesitaba aclaraciones sobre las instrucciones en dicha prueba. No entendió bien las preguntas. Señalé que mis consideraciones para la prueba en carretera incluían la cognición y la toma de decisiones, así como el tiempo de reacción necesario en caso de una frenada de emergencia. Además, tenía déficits tanto auditivos como visuales, y debía supervisar su conciencia sobre otras personas usuarias de la carretera y su control motor fino, especialmente en el uso de los intermitentes. Tenía muchas ganas de hacer una evaluación del carné abierto y otra del manual, así que hicimos la conducción abierta. No estaba familiarizado en absoluto con la zona. Tenía muy poca capacidad de observación del resto del tráfico. Si no estaba directamente delante de él, su conciencia de lo que pasaba en la carretera era muy pobre. No utilizaba los retrovisores ni siquiera cuando se lo pedían. Su capacidad para negociar cruces y respetar las señales era reducida, incluso para entrar en rotondas y averiguar qué estaba pasando y cuándo tenía que seguir. Entró una vez y se paró en la rotonda decidiendo por dónde ir»

Razonamiento condicional	Razonamiento sobre el estado de la clientela como un todo en relación con los contextos temporal, personal, cultural y social	«Tuvo el ictus unos 12 meses antes de que la evaluara. Antes de este, era muy independiente y solía llevar en coche a su hermana y a ella misma (habían vivido juntas unos 5 años) a la iglesia los domingos; era una iglesia pequeña a una hora de su casa, un poco en el campo, así que no podían tomar el autobús ni nada para llegar. Para hacer la compra y acudir a las citas médicas y demás, podía arreglárselas con su hermana en el autobús. Pero para ellas era muy importante ir a la iglesia. Así que hice la evaluación y no la aprobó. Pero estaba pensando qué hacer a continuación. Si solo hubiera querido un permiso local, le habría recomendado muchas clases y quizá se las habría arreglado. ¿Pero para una licencia abierta? No, no creía que fuera capaz de llegar a ese punto y que no valdría la pena tanto dinero para las clases y luego ni siquiera aprobar. Así que, en lugar de eso, calculamos el coste del taxi y calculamos un viaje semanal que, de todas formas, iba a ser mejor que pagar todas las clases, el seguro del coche y la matrícula»
Razonamiento de generalización	Razonamiento procedimental, interactivo, condicional y pragmático para recurrir a la experiencia y los conocimientos del pasado y ayudar a comprender las circunstancias actuales de cada cliente	«Aproximadamente el 95 % de clientes que vienen a mi consulta hacen una prueba de conducción. La única razón real para no hacerlo es que no cumplan los requisitos visuales para conducir y, por tanto, no cumplan las directrices de aptitud para la conducción. He tenido una persona [...] era una señora que tenía poliomielitis y conducía incorrectamente con los pies, y estaba de acuerdo en utilizar los controles manuales en su lugar. Así que la envié a una clase con un profesor de autoescuela con el que colaboro estrechamente, y le informé, pero después de la clase se retiró. Dijo: 'No puedo hacerlo, es demasiado difícil'. Así que no llegó a ponerse al volante, pero la mayoría pasan por el proceso. E incluso si mis clientes tienen muchos problemas cognitivos, les doy una oportunidad en la carretera. Así que nos ponemos en marcha»
Razonamiento pragmático	Razonamiento relacionado con las demandas del contexto de la práctica de la persona terapeuta (como recursos y reembolso) y puede incluir elementos de contextos personales (como las propias habilidades de negociación de la persona terapeuta y su capacidad para leer la cultura de la práctica)	«Cuando doy mi opinión a mis clientes después de la conducción, tengo mucho cuidado con el lugar en el que la doy; pienso en cómo se la van a tomar y si podrían enfadarse o responder con violencia. Así que pienso en quién tienen mis clientes como apoyo, pero también me aseguro de autoprotegerme. Sí, si tienes a un hombre de 1.90 m discutiendo contigo, también tienes que velar por tu propia seguridad. Y si creo que se va a enfadar y va a empezar a golpearme, llevo a ese cliente directamente al [centro de salud] y me aseguro de que haya mucha gente alrededor y de que puedo conseguir ayuda rápidamente. Pero incluso en el caso de una mujer que pueda estar desolada por la noticia del fallecimiento de un ser querido, me aseguro de haber preparado las cosas para que haya alguien que la lleve a casa y la apoye. Así que supongo que estoy pensando en las cuestiones prácticas de cómo se da la información, dónde se da, y cuáles pueden ser las posibles respuestas de mis clientes»

(*continúa*)

TABLA 20-1 Tipos de razonamiento y pensamiento utilizados en terapia ocupacional con personas mayores que conducen (*continuación*)

TIPO DE RAZONAMIENTO	DESCRIPCIÓN DEL RAZONAMIENTO	EJEMPLOS DE CITAS EXTRAÍDAS DE ENTREVISTAS CON TERAPEUTAS OCUPACIONALES QUE TRABAJAN CON PERSONAS MAYORES QUE CONDUCEN
Visión del mundo	La visión global de la persona terapeuta sobre la vida y el mundo	«Mi punto de vista es que estoy aquí para hacer mi trabajo y mi objetivo es mantener a la gente en la carretera el mayor tiempo posible, no sacarla de circulación, como muchos piensan. Sin embargo, no es tan sencillo. Veo a muchas personas con pérdida de memoria, demencia o deterioro cognitivo. Por eso, a menudo ofrezco una licencia de área local al principio, ya que creo que la gente tiene una mejor experiencia durante la prueba y, en realidad, solo quieren conducir en su zona. Pueden decir que quieren una licencia abierta para conducir en cualquier lugar, pero la realidad es que conducen dentro de un radio de 5 km de su casa. Si quieren obtener una licencia abierta, lo haremos, pero en general, la gente se desenvuelve mejor en su área local, por lo que recomiendo esta opción a la mayoría de las personas mayores que evalúo»
Intuición	La percepción inmediata de la situación como un todo, independiente de un proceso de pensamiento lineal; a veces, quienes ejercen como terapeutas la describen como sus sentimientos «viscerales» o su instinto	«Creo que a veces mi instinto me dice cuál es la recomendación correcta para clientes en particular, y luego a menudo tengo que averiguar qué evidencia hay que lo respalde. Aprendí muy pronto, cuando empecé a hacer evaluaciones de conducción, que si experimentaba un viaje muy duro y decía: 'Oh, no me siento muy cómodo aquí atrás', tenía que averiguar realmente qué estaba pasando». Así que si estoy sentado atrás y pienso: 'Oh, estamos muy cerca de los coches aparcados o no me siento bien', esa corazonada me dice que algo va mal en la conducción y que tengo que fijarme más en lo que está pasando. El instinto es bueno y te guía, pero no es suficiente en un campo como la evaluación de personas conductoras, en el que el carné de conducir de alguien depende de tu criterio. No es justo para una persona, así que pienso: 'Vale, ¿por qué tengo esa sensación de malestar? ¿Están circulando demasiado cerca de coches aparcados, o es porque están girando muy rápido y muy tarde y por qué estamos haciendo eso?'. Y tengo que encontrar las razones por las que me siento tan incómodo porque están quitando los semáforos y van de 0 a 60, y luego estamos frenando enseguida. Tiene que haber una razón detrás, porque tu reacción es: '¡Oh, ha sido terrible!', pero, ¿ha sido realmente? Así que tengo que encontrar razones físicas válidas para poder decir a mis clientes que el problema era el control del freno/embrague o el cambio de carril»

Adaptada de Unsworth, C. A. (2011). Gaining insights to the clinical reasoning that supports an on-road driver assessment. *Canadian Journal of Occupational Therapy, 78*(2), 97–102.

tura de práctica en el estado de Victoria (Australia), donde quienes ejercen la terapia ocupacional llevan, desde 1986, realizando evaluaciones para la autoridad que concede el carné de conducir (Unsworth, 2007). Este conjunto de terapeutas se reúne regularmente a través de un grupo de interés especial (*Special Interest Group*) relacionado con la asociación profesional, por lo que tienen la costumbre de discutir en conjunto casos difíciles, de compartir sus razonamientos y de aprender mutuamente. Sin embargo, quienes lo hacen representan una cohorte relativamente pequeña, y dependen de terapeutas ocupacionales generalistas para realizar las derivaciones adecuadas (Scott y cols., 2021).

PERSONAS MAYORES QUE CONDUCEN Y RAZONAMIENTO DE TERAPEUTAS OCUPACIONALES SIN CONOCIMIENTOS AVANZADOS DENTRO DEL CAMPO DE LA REHABILITACIÓN DE PERSONAS CONDUCTORAS

Hoy alguien me ha felicitado por mi forma de conducir. Me han dejado una notita en el parabrisas que decía «Aparcar bien». Así que ha estado bien.

—Tim Vine

La profesión de terapia ocupacional trabaja tanto en entornos clínicos como no clínicos. Dado que se trabaja en entornos en los que realmente se llevan a cabo las ocupaciones, pueden ser uno de los primeros servicios sanitarios que advierta o reciba notificación de dificultades en la conducción de una persona. Terapeutas ocupacionales sin conocimientos avanzados dentro del campo de la rehabilitación de personas conductoras pueden desempeñar una serie de funciones importantes en este ámbito, entre las cuales:

- Examinar a la clientela que se identifica como conductora para determinar si cumple las normas médicas nacionales impuestas para conducir.
- Identificar a la clientela que pueda requerir una evaluación especializada adicional para la conducción.
- Remisión de clientes a terapeutas ocupacionales con conocimientos especializados en el ámbito de la conducción, cuando esté indicado. Como otra opción, puede estar justificada la derivación a servicios locales para obtener ayuda con formas alternativas de transporte si ha habido una suspensión, cancelación o revocación del permiso de conducir.
- Educación de la clientela sobre el tiempo necesario para volver a conducir tras un episodio médico de corta duración, así como sobre formas alternativas de transporte y opciones alternativas de movilidad en la comunidad durante los períodos en los que no se conduce.
- Asesoramiento a clientes en relación con el abandono de la conducción y alternativas a largo plazo a la conducción (Korner-Bitensky y cols., 2010; Scott y cols., 2021; Usher y Stapleton, 2020).

El creciente número de personas mayores que conducen en la carretera, los conocidos efectos negativos de la pérdida del carné y la consideración de la seguridad de todas las personas usuarias de la carretera son factores que probablemente influyan en el razonamiento clínico de terapeutas ocupacionales sin conocimientos expertos en conducción. En el Estudio de caso 20-1 se ofrece un ejemplo práctico de razonamiento terapéutico durante el trabajo con una persona conductora de edad avanzada. Es importante considerar a la clientela que se ha atendido para desarrollar procesos propios de pensamiento al avanzar a través de la relación terapéutica, desde la planificación y ejecución hasta la reflexión sobre la práctica (Unsworth, 2004, 2021). Además, la Actividad formativa 20-1 proporciona un estudio de caso para explorar la propia aplicación del razonamiento profesional en relación con personas mayores que conducen.

Estudio de caso 20-1 REMISIÓN DE CLIENTES PARA UNA EVALUACIÓN DE LA CONDUCCIÓN

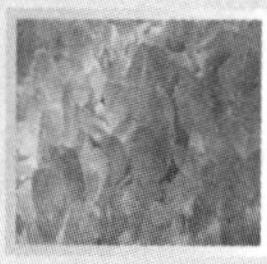

Contexto

Sally tiene 14 años de experiencia como terapeuta ocupacional en un servicio de salud comunitaria y está especializada en artritis (tratamiento del dolor y entablillado). Nora acude a la clínica desde hace 3 años para tratar su artrosis. Suele ir a la clínica en coche, aunque en ocasiones su marido la lleva y la va a buscar más tarde. Físicamente, Nora realiza todas las actividades de la vida diaria (AVD) y todas las actividades instrumentales de la vida diaria (AIVD) de forma independiente, con el apoyo de su marido, de 75 años. Sin embargo, Sally ha notado que últimamente Nora parece estar experimentando cierto deterioro cognitivo. El mes pasado acudió a la clínica un poco alterada porque había sufrido un accidente leve al girar a la izquierda en un cruce a un par de kilómetros de su casa. Nora le contó a Sally que el coche estaría en el taller de chapa y pintura para que le hicieran las pequeñas reparaciones necesarias, pero que su marido estaba encantado porque era una oportunidad para que le arreglaran también las otras abolladuras y arañazos de sus recientes accidentes de tráfico en aparcamientos y al salir marcha atrás de la entrada de casa. En general, Sally también notó que Nora se había vuelto olvidadiza y confusa en los últimos 6 meses, lo que le preocupaba respecto a su conducción. Sally se pregunta si el médico de Nora está al tanto de su deterioro cognitivo.

REFLEXIONES DE SALLY	IDENTIFICACIÓN DE LOS TIPOS DE RAZONAMIENTO
Sally pensó en los comentarios de Nora y en su reciente presentación en la clínica y habló de este caso con su colega de terapia ocupacional, Wahana Estuvieron de acuerdo en que normalmente no les gustaba implicarse demasiado en la conducción de sus clientes, pero que Nora mostraba algunos signos clásicos de que conducir podría ser un problema, como tener pequeños choques y raspones, y mostraba signos de deterioro cognitivo	Sally está utilizando el razonamiento condicional al reflexionar sobre cómo ha cambiado la salud de Nora a lo largo de los años que la conoce. Tanto Sally como Wahana emplean el razonamiento de generalización al comparar el caso de Nora con el de otra clientela conocida, con el reconocimiento de que los signos que muestra Nora podrían indicar un problema con su conducción. Además, usan el razonamiento narrativo al compartir historias sobre experiencias pasadas con otros clientes y cómo estas se desarrollaron
También reflexionaron sobre el hecho de que Nora podría contar con transporte en el futuro si su marido seguía conduciendo, y que su distrito estaba bien comunicado por transporte público. Esto les tranquilizó, ya que sabían que si Nora no podía conducir en el futuro, tendría muchas opciones alternativas disponibles	Una vez más, Sally y Wahana utilizan el razonamiento condicional cuando intentan imaginar el futuro de Nora

REFLEXIONES DE SALLY	IDENTIFICACIÓN DE LOS TIPOS DE RAZONAMIENTO
Sally y Wahana debatieron sobre el deber de diligencia de Sally hacia su cliente y la comunidad. Consideraron que Sally tenía la obligación de abordar con Nora el tema de su conducción si creía que Nora no era segura al volante. Sally conocía a Nora desde hacía 3 años y había establecido una relación de confianza que, en su opinión, facilitaría la discusión sobre su capacidad para conducir. Sin embargo, a Sally le preocupaba que hablar de este tema pudiera poner en peligro su relación con Nora y que ella decidiera no volver a la clínica	Sally y Wahana recurren a su visión del mundo y a su ética personal y profesional mientras debaten qué es lo «correcto» no solo para Nora, sino también para la comunidad en lo que respecta a la seguridad vial como un problema de salud pública A lo largo de los años, Sally ha utilizado el razonamiento interactivo para establecer una relación de confianza con Nora y comprenderla como persona. A Sally le preocupa dañar esta relación y lo que esto podría significar para el tratamiento continuo de la artritis de Nora
A continuación, hablaron sobre el deterioro cognitivo de Nora y se preguntaron si podría haber una causa reversible para ello, si su médico estaba al tanto de su declive y si se le había realizado alguna prueba. También se cuestionaron si el marido de Nora, que a veces la acompañaba a la consulta, estaba preocupado por estos cambios y por su capacidad para conducir Además, discutieron las limitaciones asociadas al contexto de su práctica, ya que su clínica cuenta con relativamente pocos recursos y no tienen personal médico adscrito al servicio. Esto complicaba la posibilidad de abordar de manera más integral la situación de Nora	Utilizando el razonamiento procedimental, las terapeutas consideraron la salud médica de Nora y si estaba recibiendo el tratamiento adecuado por parte de su médico También aplicaron razonamiento interactivo y condicional al pensar en el marido de Nora y cómo podrían involucrarlo en sus preocupaciones Por último, Sally y Wahana emplearon el razonamiento pragmático, directamente relacionado con el contexto de su práctica, al reflexionar sobre las limitaciones de su servicio y sus recursos
Sally decidió abordar el tema de la conducción con Nora de manera gradual en su próxima visita. Dependiendo de la respuesta de Nora, Sally consideró la posibilidad de hacer una llamada al marido de Nora y de animar a ambos a no aceptar el deterioro cognitivo como una parte natural del envejecimiento. Les sugeriría que pidieran a su médico que investigara más a fondo y potencialmente detuviera los cambios que parecían estar sucediendo. Sally también pensó en formas de retirarse de la conversación si Nora no estaba preparada para hablar del tema en ese momento	Aunque Sally y Wahana utilizaron el razonamiento procedimental para determinar un curso de acción, Sally sabía que se basaría en el razonamiento interactivo al abordar el tema de la conducción. De este modo, podría calibrar si Nora estaba dispuesta a hablar sobre su estado al volante y las opciones que podría tener por delante

PERSONAS MAYORES QUE CONDUCEN Y RAZONAMIENTO DE TERAPEUTAS OCUPACIONALES CON CONOCIMIENTOS AVANZADOS EN CONDUCCIÓN

A TENER EN CUENTA

Las evaluaciones de conducción con un/a terapeuta ocupacional son realmente flexibles, y me gusta mucho la forma en que podemos volver a examinar a alguien, por ejemplo, si no obtuvimos el mejor desempeño. Por ejemplo, tuve un cliente con demencia. Puntuó 25 en el Miniexamen del estado mental y, fuera de la carretera, en realidad se presentó bastante bien. Así que lo llevé a conducir en carretera. Estaba muy nervioso y me di cuenta de que eso afectaba su desempeño. Le pedí que condujera de su casa al centro comercial, que es el trayecto más largo que hace habitualmente, y que aparcara en su plaza habitual. Sin embargo, se mostraba aprensivo; cuando llegábamos a un cruce, le decía que siguiera y condujera como lo haría normalmente, pero él se ponía cada vez más nervioso. Al llegar al aparcamiento, no pudo dar marcha atrás y el instructor tuvo que intervenir, por lo que suspendió. Sin embargo, le comenté que me gustaría volver a evaluarle porque me parecía que su ansiedad estaba interfiriendo en su conducción. Creo que podemos ser muy flexibles y que nuestro razonamiento clínico sobre lo que sucede durante la evaluación es crucial para determinar los pasos a seguir.

—Terapeuta ocupacional con formación en conducción

Los terapeutas ocupacionales con formación con conocimientos avanzados en conducción, o CDRS®, han completado una formación de posgrado adecuada, que varía en el ámbito internacional, y se reconoce que pueden hacer recomendaciones sobre la aptitud de una persona para conducir a las autoridades médicas o de concesión de permisos pertinentes, en función de las leyes del país y del estado.

Las prácticas centrada en la persona/cliente y basada en la evidencia dependen de un excelente razonamiento clínico y profesional (Unsworth, 2004, 2021). Al considerar los «niveles» de habilidades de razonamiento clínico, cada persona terapeuta puede describirse como principiante, principiante avanzada, competente o experta. El estatus de experto/a no se distingue por los años de experiencia, sino por los atributos, conocimientos, cualidades y características personales, destrezas y habilidades, reputación y capacidad para producir resultados superiores.

Quienes ejercen en el ámbito de la evaluación de personas conductoras son terapeutas con mucha experiencia, a quienes sus colegas también califican de competentes o expertos/as. Dada la complejidad de los escenarios de clientes que se presentan para ser atendidos por CDRS® (incluyendo el problema que presenta cada cliente, su respuesta al problema, la capacidad y percepción sobre su conducción, y la aceptación de la necesidad de evaluación), es importante que quien ejerce en este ámbito tenga unas habilidades específicas:

- Conocimiento de una amplia variedad de afecciones médicas/procesos de envejecimiento.
- Capacidad de determinar las alteraciones subyacentes y las dificultades de conducta de la clientela como consecuencia de su enfermedad/envejecimiento y cómo pueden manifestarse durante la conducción.
- Capacidad de documentar minuciosamente el proceso de evaluación y rehabilitación y poder para defender las recomendaciones, ya que a veces la clientela se opone jurídicamente al resultado del proceso de evaluación.

- Capacidad para comprender las emociones de la clientela y su posible enfado y tristeza por la evaluación y la posible pérdida de la posibilidad de conducir. Conducir es una ocupación amada y/o necesaria para muchas personas, incluso relacionada con sus ingresos y/o que consideran parte de su identidad, por lo que es necesario gestionar sus emociones.

Por tanto, una gran cantidad de personas terapeutas CDRS® ya son expertas o están en camino de alcanzar este nivel de destreza en el razonamiento clínico.

La comunidad de terapeutas CDRS® reciben derivaciones, realizan evaluaciones y posibles rehabilitaciones con personas mayores que conducen a partir de la recomendación de otros servicios de terapia ocupacional, otras profesiones sanitarias o autoridades que conceden permisos. Aunque existen variaciones, cuando trabajan suelen participar en los siguientes procesos y utilizar el siguiente razonamiento profesional:

1. *Evaluación fuera de la carretera:* esta evaluación se realiza en un entorno clínico y tiene como objetivo considerar los patrones actuales de conducción de cada cliente y su necesidad de conducir. Se evalúan formalmente sus habilidades físicas, sensoriales y cognitivo-perceptivas para la tarea de conducir. Aunque esta evaluación está dirigida en gran medida por el razonamiento procedimental de la persona terapeuta, esta debe desarrollar una relación y establecer una compenetración con la clientela con bastante rapidez, ya que esta acudirá al servicio para esta evaluación específica, la cual puede durar desde tan solo 2 h hasta 10 h si se incluye un proceso de rehabilitación de la persona conductora.
2. *Evaluación en la carretera:* esta evaluación se realiza en un vehículo de pruebas de doble control bajo la dirección de un/a instructor/a de personas conductoras. El/la CDRS® suele sentarse en el asiento trasero y tomar nota de la conducta y la actuación de quien conduce. Tras la evaluación, y en función del país y de la jurisdicción que expida el permiso, quien ejerce la evaluación puede hacer una serie de recomendaciones para: (a) anular el permiso de conducir; (b) suspender el permiso de conducir; (c) conceder un permiso condicional como, por ejemplo, conducir solo en una zona local o durante las horas diurnas; o (d) conceder un permiso completo a la persona conductora. Durante la conducción, se utilizan todas las formas de razonamiento profesional y se alternan rápidamente con el razonamiento procedimental a medida que se desarrolla la prueba: razonamiento interactivo mientras la persona terapeuta observa a su cliente responder tanto a las instrucciones de la persona instructora de conducción como al entorno cambiante de la carretera; razonamiento condicional mientras la persona terapeuta considera cómo la conducción de su cliente está condicionada por la habilidad, la conducta y el entorno, y también si su cliente puede tener la capacidad de responder a la rehabilitación en el futuro; razonamiento de generalización mientras la persona terapeuta considera cómo otros/as clientes con problemas similares han progresado en el pasado; y, finalmente, razonamiento pragmático mientras la persona terapeuta sopesa el tráfico, el tiempo y cuánto tiempo ha llevado la evaluación frente a las otras responsabilidades en la clínica.
3. *Rehabilitación de la persona conductora*: la rehabilitación puede recomendarse cuando existe evidencia suficiente que sugiere que un/a cliente tiene potencial para superar una evaluación en carretera y seguir conduciendo de forma segura si se le proporciona una intervención adecuada. Una revisión sistemática de los tipos y la eficacia de las intervenciones utilizadas en terapia ocupacional para mejorar la aptitud para conducir en carretera encontró que había una variabilidad significativa entre los estudios con respecto a la frecuencia, la duración y el número total de sesiones de intervención recomendadas (Unsworth y Baker, 2014). En una encuesta más reciente realizada por las autoras sobre los tipos de intervenciones de rehabilitación utilizadas con personas mayores que conducen se observó que los cuatro métodos más comunes se realizaban

en carretera e incluían la práctica de maniobras específicas, la conducción graduada y la práctica utilizando un vehículo modificado; sin embargo, había una gran variabilidad en la duración y el número de sesiones recomendadas (Unsworth y cols., 2022). Dado que los resultados de estos estudios sugieren que no existen fórmulas para determinar programas óptimos de rehabilitación de personas conductoras, la comunidad de CDRS® también requiere una amplia variedad de habilidades de razonamiento para ayudar a la clientela a gestionar el proceso de rehabilitación. Berndt y cols. (2022) realizaron entrevistas y grupos de discusión con 12 CDRS® expertos/as para investigar el razonamiento clínico a la hora de desarrollar e implementar intervenciones de rehabilitación. Utilizaron el modelo jerárquico de razonamiento clínico de Unsworth (2004, 2021), tal y como se describe en el capítulo 1, para presentar sus hallazgos (excluyendo la visión del mundo, que no se exploró) y observaron que la base de su práctica era un fuerte compromiso con el razonamiento ético, que las personas terapeutas utilizaban múltiples modos de razonamiento que se solapaban al considerar las oportunidades para la rehabilitación de la clientela, y que la complejidad del razonamiento utilizado por esta comunidad de terapeutas confirma que la rehabilitación de terapia ocupacional centrada en la conducción es un ámbito avanzado de la práctica.

Junto con el razonamiento profesional de la comunidad de CDRS®, se han identificado una serie de claves para la toma de decisiones que son pertinentes a la hora de hacer **recomendaciones óptimas para la obtención del carné de conducir** para las personas mayores que conducen.

Un estudio realizado por Unsworth (2007) demostró que las intervenciones del personal de autoescuela, la conducta de quien conduce, las habilidades cognitivas y perceptivas y las habilidades de manejo del vehículo eran las cuatro informaciones más importantes utilizadas por CDRS® a la hora de hacer recomendaciones para la obtención del carné, en contraposición a la «edad», que se consideraba relativamente poco importante y que sigue mostrándose en gran medida irrelevante para las decisiones de obtención del carné (Dickerson y cols., 2019; Mazer y cols., 2016).

LÍNEAS DE INVESTIGACIÓN

Se han publicado dos revisiones sistemáticas de la literatura sobre razonamiento clínico y profesional en terapia ocupacional (Márquez-Álvarez y cols., 2019; Unsworth y Baker, 2016). Presentan una visión general de la naturaleza y el volumen de trabajos revisados por pares sobre razonamiento en la literatura de terapia ocupacional. Unsworth y Baker (2016) señalaron que, desde la publicación del primer artículo (1982), se han publicado 140 artículos sobre razonamiento clínico y profesional en el ámbito de la terapia ocupacional.

Como parte de esta revisión, el grupo de investigación agrupó términos clave de razonamiento clínico y profesional y revisó y discutió cada uno de los 140 artículos en relación con estos términos clave, lo que llevó a la identificación de áreas temáticas específicas para la revisión. Sorprendentemente, solo un artículo (Unsworth, 2011) en la revisión sistemática se relacionaba con el área temática de «razonamiento clínico y profesional y conducción»; desde entonces, solo se ha añadido el artículo de Berndt y cols. (2022). Con base en los resultados de esta revisión sistemática, es imperativo que se lleven a cabo más investigaciones en relación con el razonamiento clínico y profesional de terapeutas ocupacionales respecto a la práctica con personas conductoras. Podría argumentarse que dicha investigación es muy importante dado que las recomendaciones para la obtención del permiso de conducir suelen tener un gran impacto en la vida de una persona.

Se necesita investigación para respaldar las prácticas de evaluación y rehabilitación, así como para examinar el razonamiento que respalda la práctica, con el fin de garantizar que las recomendaciones para la obtención del permiso sean coherentes y óptimas.

Unsworth (2011) estudió el razonamiento clínico y profesional de una terapeuta ocupacional especializada en conducción utilizando el recuerdo asistido por video. En el estudio, la terapeuta, considerada experta por sus colegas, llevaba una cámara de video en la cabeza mientras realizaba una evaluación de conducción a un cliente de unos 50 años. Tras la evaluación, se llevó a cabo una sesión informativa en la que se emparejaron las imágenes de video con una transcripción del razonamiento clínico y profesional de la terapeuta, así como las decisiones tomadas durante la evaluación.

De la transcripción se podían extraer ejemplos que mostraban el razonamiento procedimental de la terapeuta, combinaciones de razonamiento procedimental y condicional, combinaciones de razonamiento procedimental, interactivo y pragmático, además de su visión global. Aunque solo se trataba de un pequeño estudio piloto, Unsworth adoptó un enfoque novedoso para comprender el razonamiento clínico y profesional que subyace a la formulación de las recomendaciones para la obtención del carné de conducir. Este método podría actualizarse fácilmente utilizando cualquiera de las innumerables y sofisticadas cámaras de salpicadero (*dashcams*) y otros equipos de grabación de video montados en el coche para capturar y mejorar el recuerdo de los procesos de razonamiento. Los estudios futuros también deberán incluir clientes con distintos diagnósticos físicos y cognitivos, así como terapeutas con distintos niveles de razonamiento clínico y profesional (es decir, principiante, principiante avanzado/a, competente y experto/a). Será importante dilucidar los marcos (fragmentos de información) y guiones (patrones) que se utilizan para que puedan debatirse, validarse y compartirse.

Este tipo de investigación contribuirá al avance de nuestra profesión en la comprensión del razonamiento clínico y profesional que guía las recomendaciones de aptitud para la conducción.

Recomendaciones para terapeutas ocupacionales

Aunque la realización de investigaciones es un enfoque a largo plazo para avanzar en nuestra comprensión del razonamiento clínico y profesional que subyace a las recomendaciones de aptitud para la conducción, existen varios enfoques a corto plazo que pueden y deben integrarse en la práctica clínica diaria de terapia ocupacional. La investigación ha identificado la necesidad de reflexión para facilitar el razonamiento (Unsworth y Baker, 2016).

Se anima tanto a estudiantes como a terapeutas a utilizar *técnicas de pensar en voz alta, casos en papel, autoconversación* y *recuerdo asistido por video* para promover la reflexión y el razonamiento. También pueden desarrollarse protocolos específicos de dominio con expertos/as, que luego pueden ser utilizados por principiantes para facilitar el razonamiento. Se recomienda a terapeutas ocupacionales que utilicen estas técnicas para reflexionar sobre su práctica clínica y así hacer progresar sus habilidades de razonamiento clínico y profesional de persona principiante a persona experta.

RESUMEN

Este capítulo ha examinado el razonamiento profesional de terapeutas ocupacionales en el área de la conducción. El área de la evaluación y rehabilitación de la persona conductora ha sido reconocida como un área de práctica importante para terapeutas ocupacionales (Korner-Bitensky y cols., 2010; Mazer y cols., 2016; Unsworth y cols., 2022).

A pesar de este reconocimiento, todavía hay, comparativamente, una pequeña cantidad de terapeutas ocupacionales con formación en conducción, en comparación con otras áreas de especialidad de la profesión. Con el objeto de satisfacer la demanda prevista para el creciente número de evaluaciones de personas conductoras y para atender el aumento previsto de personas mayores que conducen, la profesión necesita formar y producir un número cada vez mayor de terapeutas ocupacionales con la especialidad, con habilidades importantes de razonamiento. De igual manera, quienes practican la terapia ocupacional deben asegurarse de incluir el debate sobre la conducción como una actividad instrumental de la vida diaria en las conversaciones con todos sus clientes. Este capítulo incluye algunos de los razonamientos profesionales tanto de terapeutas ocupacionales con formación en conducción como de terapeutas ocupacionales sin dicha formación cuando trabajan con clientes que requieren una evaluación de su conducción y una posible rehabilitación.

Como se ha ilustrado a través del Estudio de caso y la Actividad formativa, hablar sobre la conducción con la clientela puede ser bastante complejo y requiere un razonamiento profesional detallado y hábil. Sin embargo, quienes ejercen la terapia ocupacional tienen el enfoque integral y la formación necesaria para garantizar que la clientela es derivada adecuadamente para una evaluación y rehabilitación de conducción, o asesorada cuando llega el momento de dejar de conducir.

Actividad formativa 20-1

Actividad formativa: razonamiento clínico y toma de decisiones con personas mayores que conducen.

Propósito: esta actividad de aprendizaje está diseñada específicamente para que terapeutas ocupacionales *sin formación en conducción* clasifiquen e interpreten sus habilidades de razonamiento clínico y toma de decisiones cuando trabajan con personas mayores que conducen, a las que están considerando derivar para una evaluación de conducción.

Conexiones con los principales constructos del razonamiento profesional: esta actividad de aprendizaje requiere el uso del razonamiento procedimental, interactivo, condicional, de generalización, pragmático, de visión del mundo y de intuición (Unsworth, 2011).

Indicaciones para estudiantes

1. Lea el estudio de caso proporcionado.
2. Identifique los componentes del caso práctico relacionados con los siguientes constructos de razonamiento clínico: procedimental, interactivo, condicional, generalización, pragmático, de visión del mundo y de intuición. Como terapeuta ocupacional sin formación en conducción, ¿qué haría si se enfrentara a esta situación?
3. ¿Qué problemas o dilemas se plantearía? ¿Cómo podría resolverlos?

Caso práctico: Ralph tiene 65 años y está en rehabilitación hospitalaria tras sufrir un ictus. Trabaja con Fiona, que tiene más de 20 años de experiencia en rehabilitación de derrames cerebrales y es considerada una experta por sus colegas. Ralph está casado, vive con su mujer y tienen hijos mayores. Ralph trabaja como conductor de reparto en su localidad, distribuyendo refrescos para máquinas expendedoras en escuelas locales, la universidad y centros comunitarios. Ralph parece recuperarse bien físicamente, aunque tiene debilidad en el hombro, el brazo y la mano izquierdos. Ha tenido negligencia espacial unilateral, pero parece haberse resuelto. También tiene algunos problemas de función ejecutiva y de fatiga general. Se preocupa por el dinero y quiere volver a trabajar rápidamente después de la rehabilitación. Ralph le pregunta, como terapeuta ocupacional, cuándo podrá volver a conducir. Usted le dice que puede que no sea fácil y que es posible que necesite una evaluación. Ralph se enfada y pide ver a otra persona terapeuta en vez de a ti. ¿Cómo gestiona esta situación?

HECHOS Y RAZONAMIENTOS DE TERAPIA OCUPACIONAL	¿QUÉ HARÍA USTED? PREGUNTAS MOTIVADORAS
En un principio, Fiona se plantea su posición respecto a Ralph, habla de la situación con su supervisora y toma la decisión de solucionar las dificultades con Ralph sobre la conducción. Sabe que Ralph tendrá los mismos problemas con cualquier miembro del personal que trate el tema sobre la conducción. Planifica una reunión familiar con Ralph, el equipo que le trata, incluido el médico, y la mujer de Ralph, para que puedan hablar del tema juntos, ya que Fiona siente que el problema es compartido y no solamente de ella	Como terapeuta ocupacional sin experiencia en conducción, ¿qué apoyos tiene a su alrededor para discutir sus razonamientos? ¿Hay algún equipo al que pueda llevar los problemas para que se hable de la conducción?
A continuación, Fiona estudia los requisitos legales para conducir en su zona. Revisa la legislación, disponible en Internet a través de su jurisdicción local para la obtención del permiso, e imprime los detalles para Ralph. Las directrices establecen claramente que no puede conducirse durante los 6 meses siguientes a un ictus y que se requiere una autorización médica antes de reanudar la conducción. Fiona se asegura de que el médico del equipo también disponga de esta información y la comenta con él antes de la reunión del equipo. Fiona utiliza el razonamiento procedimental, condicional y pragmático cuando piensa en los requisitos legales para conducir y se asegura de que el médico los entiende y la apoyará en la reunión de equipo con Ralph y su mujer	¿Cuáles son los requisitos legales para conducir después de un ictus en su zona? Un buen documento para empezar son las directrices médicas sobre la aptitud para conducir disponibles en la mayoría de los países y que luego se clarifican en las jurisdicciones que conceden permisos
Fiona actualiza todas sus evaluaciones para tener información clara sobre el estado actual de Ralph. Comprueba que sigue teniendo dificultades en el miembro superior izquierdo y que puede necesitar un mando giratorio que le sirva de apoyo para conducir con la mano derecha. Su negligencia unilateral se ha resuelto por completo y no hay signos de fenómeno de extinción. Fiona utiliza el razonamiento procedimental y condicional para resolver estos problemas porque sabe que ya no puede conducirse con una negligencia unilateral o un fenómeno de extinción presentes Fiona administra la Evaluación conductual del síndrome disejecutivo (BADS, *Behavioral Assessment for the Dysexecutive Syndrome*; Wilson y cols., 1996) y descubre que Ralph continúa presentando varios trastornos de la función ejecutiva que pueden afectar la conducción. Razona que, dada la presencia de problemas físicos y cognitivos, es probable que Ralph necesite una evaluación de la conducción con una persona experta y confiable (CDRS®) antes de volver a conducir	¿Qué evaluaciones realizaría con Ralph para determinar su estado actual? Revise los recursos disponibles en su lugar de trabajo para obtener detalles sobre la negligencia unilateral y el fenómeno de extinción. ¿Por qué no puede conducirse con esta afección?

HECHOS Y RAZONAMIENTOS DE TERAPIA OCUPACIONAL	¿QUÉ HARÍA USTED? PREGUNTAS MOTIVADORAS
Fiona llama a su CDRS® local, Megan, para pedirle consejo. Megan confirma el razonamiento de Fiona y afirma que Ralph necesitará pruebas relacionadas con su carné de coche y también con su carné de camión/comercial Recomienda que Ralph sea remitido al alta por su médico para realizar una evaluación a los 6 meses del ictus	¿Qué procesos de razonamiento cree que está utilizando Fiona en este momento? ¿Qué haría usted y qué razonamientos utilizaría? ¿Qué oportunidades tiene la clientela de su región de ser remitida a CDRS®? ¿Dispone de servicios especializados cerca de usted? ¿Cómo pueden usted y sus clientes obtener más información sobre estos servicios?
Fiona y Megan también comentan que Fiona seguirá viendo a Ralph como paciente ambulatorio y que coordinará un programa gradual de reincorporación al trabajo con Ralph y su empresa, así como organizarán tareas alternativas hasta que Ralph realice su evaluación de conducción y conozcan el resultado Fiona y Megan establecen límites claros en torno a sus roles, de modo que Megan controla el enfado de Ralph por el proceso de evaluación y Fiona trabaja para conseguir los objetivos a largo plazo de volver al trabajo y gestionar alternativas si Ralph no puede volver a conducir	¿Cuáles son las diferencias entre el carné de coche y el carné comercial en su región? ¿Qué tipo de razonamiento utilizará Fiona cuando planifique un programa de reincorporación gradual al trabajo con Ralph y su jefe? ¿Cuáles son algunas de las dificultades que pueden encontrar en este proceso y cómo podría resolverlas?

Puede encontrar actividades formativas adicionales para este capítulo en thePoint.

REFERENCIAS BIBLIOGRÁFICAS

Ahn, M., Kwon, H. J., & Kang, J. (2020). Supporting aging-in-place well: Findings from a cluster analysis of the reasons for aging-in-place and perceptions of well-being. *Journal of Applied Gerontology, 39*, 3–15. https://doi.org/10.1177/0733464817748779

Berndt, A., Hutchinson, C., Tepper, D., & George, S. (2022). Professional reasoning of occupational therapy driver rehabilitation interventions. *Australian Occupational Therapy Journal, 69*(4), 436–446. https://doi.org/10.1111/1440-1630.12804

Centers for Disease Control and Prevention and National Center for Health Statistics. (2018). *Health, United States 2018*. https://www.cdc.gov/nchs/hus/index.htm

Dickerson, A. E., Molnar, L. J., Bédard, M., Eby, D. W., Berg-Weger, M., Choi, M., Grigg, J., Horowitz, A., Meuser, T., Myers, A., O'Connor, M., & Silverstein, N. (2019). Transportation and aging: An updated research agenda to advance safe mobility among older adults transitioning from driving to non-driving. *The Gerontologist, 59*, 215–221. https://doi.org/10.1093/geront/gnx120

Dyer, E. (2014). *Why cars are safer than they've ever been*. Retrieved January 16, 2017, from http://www.popularmechanics.com/cars/a11201/why-cars-are-safer-than-theyve-ever -been-17194116/

Freeman, E. E., Gange, S. J., Muñoz, B., & West, S. K. (2006). Driving status and risk of entry into long-term care in older adults. *American Journal of Public Health, 96*(7), 1254–1259. https://doi.org/10.2105/AJPH.2005.069146

Fricke, J., & Unsworth, C. (2001). Time use and importance of instrumental activities of daily living. *Australian Occupational Therapy Journal, 48*(3), 118–131. https://doi.org/10.1046/j.0045-0766.2001.00246.x

Korner-Bitensky, N., Menon, A., von Zweck, C., & Van Benthem, K. (2010). Occupational therapists' capacity-building needs related to older driver screening, assessment, and intervention: A Canada-wide survey. *American Journal of Occupational Therapy, 64*(2), 316–324. https://doi.org/10.5014/ajot.64.2.316

Márquez-Álvarez, L-J., Calvo-Arenillas, J-I., Talavera-Valverde, M. A., & Moruno-Millares, P. (2019). Professional reasoning in occupational therapy: A scoping review. *Occupational Therapy International, 2019*, 1–9. https://doi.org/10.1155/2019/6238245

Mazer, B., Laliberté, M., Hunt, M., Lemoignan, J., Gélinas, I., Vrkljan, B., Naglie, G., & Marshall, S. (2016). Ethics of clinical decision-making for older drivers: Reporting health-related driving risk. *Canadian Journal on Aging/La revue canadienne du vieillissement, 35*, 69–80. https://doi.org/10.1017/S0714980816000088

McKay, E. A., & Ryan, S. (1995). Clinical reasoning through story telling: Examining a student's case story on a fieldwork placement. *The British Journal of Occupational Therapy, 58*(6), 234–238. https://doi.org/10.1177/030802269505800602

Organization for Economic Co-operation and Development. (2011). *Ageing and transport: Mobility needs and safety issues*. Organization for Economic Co-operation and Development. www.oecd-library.org

Ragland, D. R., Satariano, W. A., & MacLeod, K. E. (2005). Driving cessation and increased depressive symptoms. *The Journals of Gerontology Series A: Biological Sciences and Medical Sciences, 60*(3), 399–403. https://doi.org/10.1093/gerona/60.3.399

Scott, H., Unsworth, C., & Browne, M. (2021). Fitness to drive practices among non-driver trained occupational therapists in an Australian community-based rehabilitation setting. *Australian Occupational Therapy Journal, 68*(5), 363–373. https://doi.org/10.1111/1440-1630.12733

Unsworth, C. A. (2004). Clinical reasoning: How do pragmatic reasoning, worldview and client-centredness fit? *The British Journal of Occupational Therapy, 67*(1), 10–19. https://doi.org/10.1177/030802260406700103

Unsworth, C. A. (2007). Using social judgment theory to study occupational therapists' use of information when making driver licensing recommendations for older and functionally impaired adults. *The American Journal of Occupational Therapy, 61*(5), 493–502. https://doi.org/10.5014/ajot.61.5.493

Unsworth, C. A. (2011). Gaining insights to the clinical reasoning that supports an on-road driver assessment. *Canadian Journal of Occupational Therapy, 78*(2), 97–102. https://doi.org/10.2182/cjot.2011.78.2.4

Unsworth, C. A. (2021). The evolving theory of clinical reasoning. In E. A. S. Duncan (Ed.), *Foundations for practice in occupational therapy* (6th ed., pp. 178–197). Elsevier.

Unsworth, C. A., & Baker, A. (2014). Driver rehabilitation: A systematic review of the types and effectiveness of interventions used by occupational therapists to improve on-road fitness-to-drive. *Accident Analysis and Prevention, 71*, 106–114. https://doi.org/10.1016/j.aap.2014.04.017

Unsworth, C. A., & Baker, A. (2016). A systematic review of professional reasoning literature in occupational therapy. *British Journal of Occupational Therapy, 79*(1), 5–16. https://doi.org/10.1177/0308022615599994

Unsworth, C. A., Baker, A., Morton-Kehle, D., & Darzins, S. (2022). Survey of occupational therapy driver assessors' rehabilitation interventions with older drivers. *OTJR: Occupation, Participation and Health, 42*(2), 115–126. https://doi.org/10.1177/15394492211050634

Unsworth, C. A., Dickerson, A., Gelinas, I., Harries, P., Margot-Cattin, I., Mazer, B., Stapleton, T., Swanepoel, L., Timmer, A., Van Niekerk, L., & Vrkljan, B. (2021). Linking people and activities through community transport mobility: An international comparison of the mobility patterns of older people. *Ageing and Society, 42*, 1–26. https://doi.org/10.1017/S0144686X20001968

Unsworth, C. A., Pallant, J. P., Russell, K. J., & Odell, M. (2011). *OT-DORA battery: Occupational therapy driver off-road assessment battery*. AOTA Press.

Usher, R., & Stapleton, T. (2020). Occupational therapy and decision-making capacity assessment: A survey of practice in Ireland. *Australian Occupational Therapy Journal, 67*(2), 110–120. https://doi.org/10.1111/1440-1630.12629

Wilson, B. A., Alderman, N., Burgess, P. W., Emslie, H., & Evans, J. J. (1996). *BADS. Behavioural assessment of the dysexecutive syndrome*. Thames Valley Test Company.

CAPÍTULO 21

Salud mental

JENNIFER ALLISON Y MARY P. SHOTWELL

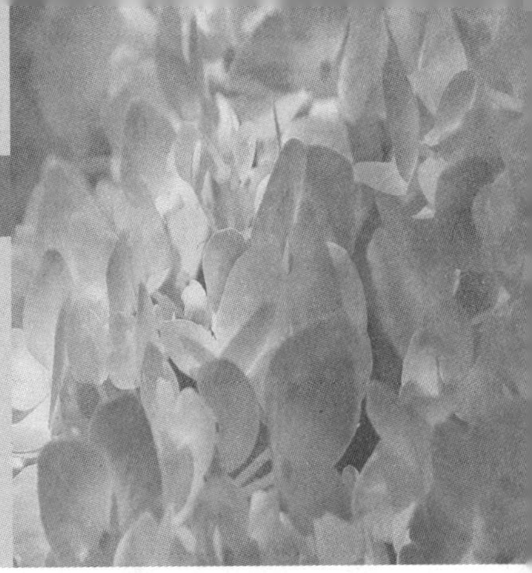

CONTENIDO

Historia de la salud mental y la práctica de terapia ocupacional

Rol de la terapia ocupacional en la salud mental

Entornos para la práctica de la salud mental

Intervención grupal frente a intervención individual

Eficacia de los servicios de terapia ocupacional en salud mental

Razonamiento clínico y profesional en salud mental

Razonamiento clínico y proceso de terapia ocupacional en salud mental

Perspectivas internacionales sobre razonamiento clínico y salud mental

Razonamiento en contextos de práctica comunitaria/salud mental

Aplicación de un estudio de caso sobre razonamiento clínico y profesional

Descripción contextual/escenario del estudio de caso

Análisis del razonamiento: dejar en paz a Jorge

Pragmática y factores contextuales

Razonamiento como instructora clínica con grupos de estudiantes

Una «autopista interestatal» de múltiples tipos de razonamiento

Óptica personal (estudiantes y clientes)

Razonamiento condicional: «alerta de tráfico»

Resumen

OBJETIVOS

Después de leer este capítulo, será capaz de:

1. Revisar la historia y los antecedentes de la práctica de terapia ocupacional con pacientes con afecciones relacionadas con la salud mental.
2. Discutir las estrategias únicas de evaluación e intervención de terapia ocupacional utilizadas en la práctica de salud mental.
3. Discutir los tipos de razonamiento clínico y profesional utilizados en la práctica de la salud mental y demostrarlo mediante ejemplos de casos.

TÉRMINOS CLAVE

Práctica basada en la comunidad
Intervención grupal
Enfermedad mental grave (EMG)
Enfermedad mental crónica y persistente (EMCP)

Este capítulo ofrece una visión general de la historia y la práctica de terapia ocupacional en salud mental en Estados Unidos. Se analizan algunas de las diferencias en la práctica en entornos de salud mental frente a otros entornos en términos de razonamiento clínico, en particular mediante el abordaje de las intervenciones grupales frente a las individuales. Además, se descubre cómo el contexto de la **práctica basada en la comunidad** influye en el razonamiento clínico y profesional al requerir que la profesión incorpore factores sistémicos y pragmáticos. Mediante un estudio de caso, se aplican diversos tipos de razonamiento clínico a un grupo de clientes. Por último, se proporciona una actividad de aprendizaje para ayudar al alumnado a aplicar el razonamiento clínico en la práctica de la salud mental.

HISTORIA DE LA SALUD MENTAL Y LA PRÁCTICA DE TERAPIA OCUPACIONAL

Peters (2011) ofrece una excelente historia de la práctica de terapia ocupacional en el ámbito de la salud mental en Estados Unidos. Señala que la terapia ocupacional tiene sus raíces en la práctica de la salud mental y surgió como respuesta a problemas sistémicos en el tratamiento y la prestación de atención a las personas con enfermedades psiquiátricas. La terapia ocupacional se fundó durante el movimiento asilar y en respuesta a la necesidad de atender a los soldados y veteranos «conmocionados» de la Primera Guerra Mundial. En las décadas posteriores, una serie de políticas federales facilitaron la desinstitucionalización y el desarrollo de más servicios comunitarios. Sin embargo, los planes mal ejecutados de desinstitucionalización masiva en la década de 1960 condujeron a un aumento de personas con enfermedades mentales sin hogar y a programas comunitarios de salud mental que no estaban adecuadamente preparados para manejar un gran número de clientes en algunas comunidades (Peters, 2011).

En la actualidad, muy pocas personas en Estados Unidos viven de manera permanente en instituciones, lo cual es positivo en términos de trato humano. Sin embargo, en muchos casos, el apoyo para atender a las personas en entornos comunitarios no es óptimo. La *Mental Health Parity Act* (*Ley de paridad de la salud mental*) estadounidense de 2007 establece que la cobertura de la salud mental debe ser comparable a la financiación de las discapacidades físicas. La defensa de los derechos también ha dado lugar al Movimiento de personas consumidoras, por el que la clientela tiene voz y voto en la atención que recibe y en su lugar de residencia. Recientemente, los/las «prosumidores/as», o profesionales que también son consumidores/as, han abogado por servicios dirigidos por iguales en entornos de salud mental comunitarios (Peters, 2011). Esta práctica ha tenido un carácter global (Bellamy y cols., 2017) y no se ha limitado a los servicios presenciales dirigidos por iguales, sino también a las intervenciones digitales de salud mental dirigidas por iguales (Fortuna y cols., 2020).

El término «enfermedad mental grave» (EMG) se utiliza en la literatura para describir a las personas que viven con múltiples trastornos, como esquizofrenia combinada con cardiopatía y abuso de sustancias, que afectan el desempeño ocupacional y la calidad de vida (CV) (Swarbrick y Noyes, 2018). Las estimaciones actuales señalan que 14.2 millones de personas adultas en Estados Unidos viven con EMG que afectan al menos una actividad importante de la vida (Substance Abuse and Mental Health Services Administration, 2021). Si bien el número de personas con necesidades de salud mental sigue aumentando, muchas de ellas no tienen acceso a los servicios de terapia ocupacional (D'Amico y cols., 2018).

La literatura reciente describe un enfoque orientado a la recuperación como importante en la práctica de la salud mental, con hincapié en que la recuperación no es lineal. El término «cura» implica que quien proporciona los servicios ofrece algo para «arreglar» el problema de su cliente, mientras que en un modelo de recuperación, «quienes consumen el servicio» asumen un rol más activo en su camino hacia la salud y el bienestar. El personal de terapia ocupacional ha sido identificado como profesionales clave en la transición hacia un modelo de recuperación, gracias a sus prácticas centradas en la clientela que emplean el uso terapéutico de sí mismo, incorporan la autonomía en la toma de decisiones y proporcionan intervenciones basadas en fortalezas (Nugent y cols., 2017).

Rol de la terapia ocupacional en la salud mental

La declaración de la World Federation of Occupational Therapists (WFOT) sobre terapia ocupacional y salud mental reconoce que la terapia ocupacional «se alinea con la práctica orientada a la recuperación valorando la singularidad de cada individuo, ofreciendo elección y agencia, promoviendo la dignidad y el respeto, participando en un enfoque de asociación mientras se evalúa ininterrumpidamente el progreso para proporcionar un servicio receptivo con el desafío adecuado» (WFOT, 2019). La terapia ocupacional se presta en diversos lugares, desde programas de hospitalización hasta servicios comunitarios y domiciliarios, y puede abarcar desde el servicio directo hasta la consulta (American Occupational Therapy Association [AOTA], 2017; WFOT, 2019).

El proceso de razonamiento profesional guía la evaluación e intervención para individuos, grupos o poblaciones. La profesión de terapia ocupacional, informada por la evidencia, selecciona y aplica diferentes perspectivas teóricas para proporcionar una atención centrada en la persona/cliente, con prioridad en entender lo que es significativo para esta antes de implementar la intervención (AOTA, 2010). El bienestar psicológico y social es esencial para el desempeño humano y debe considerarse en todas las áreas de práctica y en todas las intervenciones de terapia ocupacional. Como parte del proceso de terapia ocupacional, se emplean el razonamiento interactivo y condicional para colaborar con la clientela en ocupaciones significativas. Mediante el uso de la enumeración activa, el razonamiento narrativo y el uso terapéutico de sí mismo, se involucra a la clientela en la resolución de problemas para colaborar en la prestación de servicios, lo que permite un mejor abordaje de los desafíos en el desempeño ocupacional (AOTA, 2016).

El enfoque de atención centrado en la persona/cliente en todos los entornos de práctica implica colaborar con la clientela para identificar y superar las barreras a la participación en ocupaciones significativas. El personal de terapia ocupacional trabaja con clientes, familias, equipos de apoyo entre iguales y servicios interprofesionales para facilitar la recuperación. De acuerdo con la Substance Abuse and Mental Health Services Administration (SAMHSA), los servicios de terapia ocupacional son vitales para promover la salud, manejar los síntomas, mantener un entorno familiar, encontrar actividades significativas y facilitar relaciones y redes sociales en la comunidad (AOTA, 2017). La revisión sistemática más reciente de D'Amico y cols. (2018) categorizó las intervenciones de terapia ocupacional en intervenciones basadas en la ocupación, psicoeducativas, de entrenamiento de habilidades, basadas en la cognición y respaldadas por la tecnología.

Entornos para la práctica de la salud mental

La práctica de terapia ocupacional comenzó en entornos institucionales, donde la intervención se centraba principalmente en el uso de actividades e intervenciones de grupo relacionadas con el trabajo. Con la desinstitucionalización, el rol de la profesión pasó a ser el de ayudar a las personas consumidoras del servicio a integrarse en la comunidad, enfocándose en la formación de habilidades necesarias para la vida diaria, así como en la educación de personas cuidadoras y consumidoras en la defensa de la inclusión y los servicios necesarios. Inicialmente, la terapia ocupacional proporcionaba servicios directos a través de intervenciones grupales e individuales para promover el bienestar mental y tratar conflictos psicodinámicos, lo que facilitaba la integración del cliente en la institución o su transición a la comunidad. En la práctica actual, la terapia ocupacional en salud mental puede llevarse a cabo en hospitales, clínicas ambulatorias, centros de enfermería especializada, programas de día, centros de transición y residenciales, prisiones y otros entornos comunitarios (AOTA, 2017).

Aunque la integración de la clientela en las comunidades tiene sus ventajas, la descentralización y la disminución de la financiación de los servicios comunitarios plantean dificultades en la prestación de atención. Muchos centros comunitarios no cuentan con terapeutas ocupacionales en plantilla y, si se dispone de este servicio, es a tiempo parcial o solo como consultoría. Los centros comunitarios suelen tener una alta proporción de clientes por persona empleada, así como una pequeña cantidad de profesionales con licencia a tiempo completo. La terapia ocupacional en estos entornos se proporciona mediante intervenciones grupales e individuales, utilizando tanto un modelo directo como, más comúnmente, un modelo consultivo. Un desafío importante en la prestación de servicios de consulta es el seguimiento limitado de las recomendaciones, ya sea por parte del personal o por parte de las personas cuidadoras que viven con la clientela.

Intervención grupal frente a intervención individual

La intervención grupal se ha utilizado en terapia ocupacional desde la década de 1920 y continúa siendo empleada en una amplia variedad de entornos (Higgins y cols., 2014). La inclusión de grupos como un tipo de intervención fue añadida, y destacada como importante, a la 3.ª edición del *Marco de práctica de terapia ocupacional* (AOTA, 2014). En la actualidad, la mayoría de profesionales de terapia ocupacional en entornos de salud mental utilizan la **intervención grupal** (Higgins y cols., 2014). Este enfoque de tratamiento tiene sus raíces en el humanismo, donde la comunidad y las personas compañeras proporcionan apoyo, centrándose en la autoestima y ofreciendo opciones para la acción. Los grupos pueden ser beneficiosos por reunir a personas con experiencias comunes y proporcionar apoyo entre iguales. Las dinámicas de grupo positivas incluyen el respeto mutuo, la adhesión a las normas del grupo y el cuidado genuino, así como el intercambio de experiencias vividas (Cole, 2017). Los grupos son el método preferido de intervención en la práctica basada en la comunidad. Por desgracia, a menudo existen obstáculos significativos para promover dinámicas de grupo positivas debido a las limitaciones del sistema, el ambiente físico y/o la enfermedad. Por ejemplo, un número importante de clientes en la práctica basada en la comunidad tienen deficiencias cognitivas que afectan su capacidad para modular la conducta, adherirse a las normas del grupo, o entender cómo su conducta puede influir o verse afectada por la de otras personas.

Con frecuencia, la elevada proporción de clientes por profesional impide al personal clínico dividir a sus clientes en grupos basados en niveles funcionales, lo que da lugar a sesiones de tratamiento en las que cada grupo contiene participantes de diversos niveles. Por ejemplo, en un grupo puede haber personas con un diagnóstico de esquizofrenia; sin embargo, un miembro del grupo puede tener una capacidad excelente para pensar de forma abstracta, otro solo puede procesar información a nivel concreto y un tercero puede experimentar alucinaciones activas. Esta diversidad de niveles funcionales dificulta la planificación y puesta en marcha de grupos que se ajusten a los niveles cognitivos o conductuales de todas las personas del grupo. Quienes organizan las sesiones grupales se esfuerzan por asegurar que al menos algunas partes de cada sesión grupal satisfagan las necesidades individuales de cada persona, aunque la sesión completa no beneficie a todo el grupo de la misma manera. El personal clínico que dirige grupos en este entorno debe ser excelente en la multitarea y ser consciente de las acciones e interacciones entre las personas participantes que influyen en el resultado de la intervención. Aunque a cierto nivel la intervención grupal puede ser beneficiosa para el estímulo entre pares y el modelado de roles, también plantea desafíos significativos a la hora de planificar e implementar grupos que cumplan con los objetivos de todas las personas dentro de dichos grupos.

A TENER EN CUENTA

Las personas con las que trabajas son seres humanos que viven su propia vida. Eres alguien que intenta (si te dan permiso) acompañarles en su camino de recuperación. Yo lo veo como que quiero tener un impacto positivo en toda su vida; si eso no ocurre, quiero ser neutral. No quiero que ni yo ni la terapia ocupacional seamos algo frustrante o que no ayude a la gente.

Creo que otra cosa que hay que tener en cuenta es que también son el hijo o la hija de alguien, o el padre o la madre de otra persona, o un nieto. Todas estas personas tienen esos roles, y creo que humanizar a las personas y sus vidas ayuda a mantener cierta empatía por nuestra parte y nos impulsa a trabajar con la gente en lo que quieren y necesitan hacer para vivir lo que han decidido que es su mejor vida.

—Janice Hinds, MS, OTR/L, BCMH (Entrevista, diciembre de 2022)

Eficacia de los servicios de terapia ocupacional en salud mental

En su visión general sobre el efecto de los servicios de terapia ocupacional en la práctica de la salud mental, Swarbrick y Noyes (2018) señalan que, debido a que los servicios de terapia ocupacional para personas con **enfermedad mental grave (EMG)** están centrados en la persona y basados en la ocupación, parecen ser una buena respuesta a las crecientes necesidades de esta población atendida en entornos comunitarios. La orientación de la terapia ocupacional hacia la atención centrada en la persona/cliente y basada en la ocupación puede ayudar a las personas que viven en la comunidad a mejorar la gestión de su salud y calidad de vida. Parte de este esfuerzo para mejorar la calidad de vida incluye una orientación hacia un modelo de recuperación de la atención, basado en las fortalezas y centrado en el desarrollo de objetivos y la participación en ocupaciones y roles que dan sentido (Brown y Stoffel, 2011).

Wimpenny y cols. (2014) revisaron la literatura cualitativa sobre la eficacia de la terapia ocupacional en salud mental y encontraron cuatro temas clave: la necesidad de que la terapia ocupacional demuestre «arte profesional»; la importancia de facilitar la participación ocupacional; la ayuda a la clientela para tener una orientación hacia el futuro mediante la participación en el establecimiento de objetivos; y la promoción de la inclusión que apoya la participación y un sentido de pertenencia en diversos contextos socioculturales. Un metaanálisis (Ikiugu y cols., 2017) y dos revisiones sistemáticas (D'Amico y cols., 2018; Gibson y cols., 2011) sobre el efecto de la terapia ocupacional en el bienestar encontraron que la terapia ocupacional puede mejorar el desempeño ocupacional, lo que se asocia con reducciones en los síntomas de salud mental e influye positivamente en el bienestar.

RAZONAMIENTO CLÍNICO Y PROFESIONAL EN SALUD MENTAL

Hace más de 30 años, Cara (1992) escribió una carta al editor de la revista *American Journal of Occupational Therapy* (AJOT) en la que afirmaba que los artículos sobre razonamiento clínico no se centraban en la práctica psicosocial de la terapia ocupacional. Decía:

> *Me decepcionó, sin embargo, que el campo de la psicología no estuviera representado (en un estudio de razonamiento clínico financiado por la American Occupational Therapy Foundation [AOTF]) ni hubiera un artículo que estudiara el proceso de razonamiento clínico de un/a terapeuta ocupacional que trabajara en el área de la disfunción psicosocial... Espero que esto no represente el total, que se utilicen otros campos de conocimiento y que se estudie a los/las terapeutas ocupacionales que trabajan en rehabilitación psicológica y social. Esto es importante por dos razones. En primer lugar, los procesos de pensamiento que se describieron y explicaron suelen ser una segunda naturaleza para terapeutas ocupacionales que trabajan en el funcionamiento psicosocial. Esta es la forma en que rutinaria y conscientemente llevan a cabo el tratamiento. En segundo lugar, se habla mucho, al menos en California, de la reducción de la base de la práctica en la disfunción psicosocial. La falta de atención a la comunidad de terapeutas ocupacionales psicosociales y la falta de interés dirigido a su base de conocimientos minimizan sus contribuciones. (p. 472)*

Las preocupaciones de Cara siguen siendo válidas, pese a que existen algunos estudios sobre el razonamiento clínico y profesional, que se describen a continuación.

Razonamiento clínico y proceso de terapia ocupacional en salud mental

Ward (2003) señala que existen diferencias en el razonamiento clínico en entornos de salud mental, y afirma: «Hay poca discusión, en la literatura de terapia ocupacional, sobre el razonamiento clínico con personas que tienen enfermedades mentales, y hay aún menos escrito sobre el razonamiento clínico con grupos» (p. 626). Utilizando un estudio de caso basado en entrevistas y observación de una terapeuta que trabajaba en salud mental, Ward descubrió que la terapeuta ocupacional en un programa de tratamiento diurno de salud mental comunitario mostraba un uso simultáneo del razonamiento procedimental y del interactivo. La participante, Joan, una terapeuta ocupacional con 17 años de experiencia en tratamiento diurno, describió aspectos del razonamiento procedimental al centrarse en evaluar el estado mental de su cliente y en los objetivos funcionales del grupo y de los individuos dentro del grupo. Joan también utilizó el razonamiento interactivo observando las conductas, proporcionando señales adecuadas y utilizando el humor para crear un entorno seguro y afectuoso para sus clientes. Ward informa que Joan hacía hincapié en pensar qué debía decir o hacer para motivarles, expresando una preocupación constante por su bienestar.

Al escribir acerca de los aspectos de razonamiento clínico del proceso de evaluación psicosocial, Barris (1987) observó, entrevistó y utilizó cuestionarios con 19 terapeutas que participaban en la entrevista de evaluación inicial con clientes en terapia ocupacional psicosocial. Encontró que los métodos variaban en cuanto al contenido y formato de la entrevista de evaluación inicial. Barris observó que la rutinización del proceso, así como las creencias y actitudes de cada terapeuta, influían en el proceso de evaluación. De manera más destacada, Barris encontró que el entorno tenía una gran influencia en el proceso de razonamiento clínico.

Barris (1987) comparó las similitudes y diferencias potenciales entre los entornos de discapacidad física y el área de práctica de la terapia ocupacional psicosocial. Afirmó que existían similitudes entre ambos entornos en las rutinas de generación de objetivos y desarrollo de grupos de tratamiento, en el contexto de la rutinización de procedimientos que se produce durante el proceso de evaluación. Sin embargo, una diferencia observada por Barris en el ámbito de la salud mental fue que el personal terapéutico a menudo no quería leer un historial médico antes de trabajar con clientes en particular, en un esfuerzo por evitar el sesgo. Señaló que esto podría crear un problema, ya que el personal podría estar recopilando información duplicada o dedicando tiempo a recopilar datos que están fuera del ámbito de la terapia ocupacional.

Perspectivas internacionales sobre razonamiento clínico y salud mental

Gran parte de la literatura relativa al razonamiento clínico en salud mental en terapia ocupacional está escrita por personas que trabajan en el Reino Unido, Australia, Nueva Zelanda y Sudáfrica. Los temas de esta literatura internacional abordan una visión general de la literatura sobre el razonamiento clínico (Unsworth y Baker, 2016); habilidades y conocimientos esenciales en el razonamiento clínico en salud mental (Scanlan y cols., 2015); enfoques educativos para facilitar el razonamiento clínico (Foster y cols., 2022; MacKenzie y cols., 2021); y cómo el razonamiento clínico informa las acciones de terapeutas ocupacionales con respecto a las ocupaciones espirituales y la enfermedad mental (Hess y Ramugondo, 2014).

Unsworth y Baker (2016) realizaron una revisión sistemática sobre el razonamiento clínico en terapia ocupacional. Solo un artículo abordó específicamente la práctica psicosocial en terapia ocupacional, mientras que cinco artículos trataron la práctica basada en la comunidad y dos artículos abordaron el trabajo con grupos. Al analizar el proceso de toma de decisiones en relación con las derivaciones a servicios de salud mental, las autoras afirman: «Aunque muchos elementos del razonamiento profesional y la toma de decisiones se superponen, excluimos la investigación en terapia ocupacional que buscaba evaluar decisiones específicas como las derivaciones de salud mental» (Unsworth y Baker, 2016, p. 7).

En un estudio Delphi de profesionales de terapia ocupacional en Australia y Nueva Zelanda (Scanlan y cols., 2015), se solicitó a las personas participantes que enumeraran y clasificaran los conocimientos y habilidades esenciales para trabajar en la práctica de la salud mental. El razonamiento clínico se enumeró como la prioridad número uno (de 54 prioridades esenciales) para educar a terapeutas ocupacionales que trabajan en salud mental, señalando que el razonamiento clínico ayuda a combinar la información ocupacional y psiquiátrica para informar el establecimiento de objetivos y la planificación de la intervención. Foster y cols. (2022) trataron de comprender la necesidad de educación y formación entre terapeutas ocupacionales en salud mental que inician su carrera. Participantes en múltiples niveles (personal de administración, de educación clínica y de coordinación de programas de carrera para principiantes) completaron encuestas con preguntas cerradas y abiertas para comprender qué prácticas influían en las prácticas de terapeutas ocupacionales en salud mental para principiantes. En su revisión de la literatura, señalan que el uso del aprendizaje activo, la articulación de la identidad profesional y las prácticas reflexivas que promueven el razonamiento clínico parecen influir en el éxito de la transición profesional de terapeutas ocupacionales en salud mental; sin embargo, existen recursos limitados para implementar y mantener algunos de estos programas de tutoría al inicio de la carrera profesional.

MacKenzie y cols. (2021) utilizaron una experiencia basada en la simulación con cinco preceptores/as clínicos/as y dos grupos de estudiantes. Un grupo recibió una sesión de análisis y reflexión (*debriefing*) dirigido por el grupo instructor, mientras que el otro grupo realizó una autosesión de análisis y reflexión (*autodebriefing*). El propósito del estudio era investigar la eficacia de los métodos de *debriefing* en las experiencias de aprendizaje relacionadas con el conocimiento de la práctica, el razonamiento clínico y la facilitación del cambio durante un proceso de práctica. El *debriefing* dirigido dio lugar a una mayor profundidad de reflexión y comprensión de las lagunas en el aprendizaje y de las áreas de crecimiento necesario.

En un estudio que exploró el razonamiento clínico utilizado por terapeutas ocupacionales de Sudáfrica en su exploración de cómo las ocupaciones espirituales se relacionan con la psicopatología, quienes participaron en el estudio describieron la importancia de centrarse en la clientela como un componente clave para conciliar la tensión entre el razonamiento científico e integral (Hess y Ramugondo, 2014). Citando el trabajo de otras autorías (Chaffey y cols., 2010; Hooper y Wood, 2002; Kronenberg y cols., 2005; Unsworth, 2004), las autoras presentan un modelo que resume cómo el razonamiento clínico es un proceso dinámico «en el que convergen el arte y la ciencia» (p. 7). Describen la tensión que siente el personal clínico cuando intenta abordar la espiritualidad durante el proceso de terapia ocupacional como un proceso estructural, pragmático y político que interviene en las acciones de la persona terapeuta, y señalan que a menudo esta debe «sopesar sus opciones de acción». Por ejemplo, quienes participaron en el estudio describieron la necesidad de comprender el contexto, así como los factores organizativos o políticos, cuando se habla de bienestar mental y ocupaciones espirituales. Hess y Ramugondo (2014) señalan que puede haber prácticas «subterráneas» que no son visibles para observadores/as externos/as o que no se articulan claramente de manera intencional, ya que podrían contravenir la política organizacional que prohíbe discutir temas de religión o espiritualidad. Casteleijn y Graham (2012) señalan que en el ámbito de la terapia ocupacional en salud mental se desempeñan habilidades tales como el razonamiento clínico, el análisis y la adaptación de actividades y el uso terapéutico de sí mismo, que no siempre son evidentes para clientes, personas cuidadoras, miembros del equipo multidisciplinar y personal de administración.

La práctica de terapia ocupacional parece coherente con los principios orientados a la recuperación de autonomía, elección, relaciones terapéuticas sólidas y atención centrada en la persona/cliente. Un estudio cualitativo de profesionales en Australia (Nugent y cols., 2017) trató de explorar sus experiencias de desarrollo y mantenimiento de una orientación hacia la recuperación en la práctica de la salud mental. Los/las terapeutas ocupacionales describieron una orientación de recuperación que es colaborativa y centrada en la persona/cliente. Esta orientación pone a prueba las habilidades de razonamiento clínico de las personas profesionales, quienes buscan equilibrar un enfoque de recuperación con su identidad profesional. Esto, a su vez, refuerza su confianza en un enfoque de recuperación para atender a clientes con problemas de salud mental.

RAZONAMIENTO EN CONTEXTOS DE PRÁCTICA COMUNITARIA/SALUD MENTAL

Alers (2014) reconoce que, en los entornos de práctica basados en la comunidad, pueden existir limitaciones para el razonamiento clínico y el juicio reflexivo, incluyendo una alta carga de casos, limitaciones de tiempo y recursos, y la naturaleza poco estructurada de este entorno de práctica. No obstante, afirma que el razonamiento clínico debe formar parte del desarrollo de la competencia profesional y debe recibir la atención que merece en la práctica de terapia ocupacional. El documento de la AOTA sobre el rol de la terapia ocupacional en la práctica de la salud mental (AOTA, 2017) señala el uso de enfoques teóricos de terapia ocupacional, pero también de otras disciplinas, como la psicología, la sociología, la antropología y la neuropsicología, para guiar el proceso de razonamiento clínico durante la evaluación y la intervención.

Ward (2003) señala que los estudios de razonamiento clínico se han centrado principalmente en la intervención individual, pero en la terapia ocupacional psicosocial, se orquesta la interacción y la comunicación del grupo. En su estudio de caso cualitativo, Ward describe a Joan, una terapeuta ocupacional, como una persona que utilizaba el razonamiento condicional al implementar grupos, ya que consideraba cómo eran las vidas de sus clientes fuera del programa de tratamiento diurno. Esto también facilitaba el razonamiento narrativo de Joan cuando llevaba a sus clientes a un entorno comunitario para una interacción «de la vida real». Joan describió el uso de múltiples formas de razonamiento al hablar de cómo se utilizaba la interacción en grupo para ayudar a sus clientes a dar sentido a sus circunstancias, cometiendo errores y recibiendo ayuda de colegas. Al pensar en las tareas o actividades a utilizar con los grupos, Joan destacó que se trata más del proceso que del resultado, y que su trabajo como terapeuta es ayudar a la clientela a ver el significado y el aprendizaje que se produce al trabajar en grupo. Joan también utilizó el razonamiento pragmático al considerar los tiempos de los grupos y cómo mantenerlos en marcha mientras atendía las necesidades de todos los miembros del grupo.

Ward menciona que una de las características únicas de los entornos de salud mental basados en la comunidad es la «Gestalt en la práctica... [en la que]... la persona terapeuta debe ser constantemente consciente de los patrones de interacción que van más allá de la identificación del problema o problemas de clientes en particular. La persona terapeuta debe reconocer y actuar sobre la interacción dinámica de diversos elementos» (p. 630). Ward creía que la conciencia de Joan de sus propias reacciones ante sus clientes era otra forma de razonamiento que denominó «horizontes sobre un campo de conciencia» (p. 630). Esta forma de razonamiento consiste en el uso del razonamiento interactivo para modificar la propia conducta como terapeuta en relación con cada cliente.

La clientela de centros de salud mental comunitarios tiene más libertad que la de centros residenciales o institucionales y, por tanto, es más responsable de sus actos. Gran parte de la clientela de centros comunitarios necesita relaciones y conexiones humanas; sin embargo, es posible que haya tenido menos éxito a la hora de establecer conexiones positivas que otros tipos de clientes. Parte de la función del personal clínico en estos entornos es proporcionar oportunidades facilitadas para la conexión humana. Ward (2003) sugiere que trabajar con clientes en actividades altruistas y solidarias dentro de su comunidad fomenta la defensa y la responsabilidad. Además, sugiere que el razonamiento narrativo es fundamental para que desde la terapia ocupacional psicosocial pueda ayudarse a la clientela a replantear su pensamiento con el fin de dar sentido a sus acciones, actividades y relaciones.

Wimpenny y cols. (2010) afirman que ciertas políticas en Gran Bretaña crearon límites profesionales más fluidos entre la psiquiatría y otras profesiones sanitarias. Aunque esta difuminación de los roles profesionales proporcionó oportunidades para la terapia ocupacional, la gran cantidad de casos y el entorno poco estructurado también requieren una clara delimitación de roles, así como profesionales competentes y seguros/as de sí mismos/as. En consecuencia, los/las terapeutas ocupacionales a menudo tienen que replantearse y renegociar su identidad profesional en relación con otras profesiones del ámbito de la salud mental.

Wimpenny y cols. (2010) utilizaron un proyecto de investigación-acción para explorar cómo podría utilizarse el Modelo de Ocupación Humana (MOHO, *Model of Human Occupation*) para ayudar a clarificar la contribución de la terapia ocupacional en la práctica de la salud mental. Encontraron que una fuente de disyuntiva ayuda a provocar el cambio, que en el caso de la práctica de la salud mental fue un cambio en la política y en la superposición de roles. Descubrieron que factores como la filosofía de la institución, la autoeficacia de la persona terapeuta y las relaciones entre colegas dentro de la institución influían en el proceso de cambio. Al trabajar con la comunidad de terapeutas para utilizar el enfoque MOHO, el proyecto les ayudó a articular su contribución única a los equipos interdisciplinarios de salud mental comunitaria. Observaron que, para responder a los continuos cambios en la práctica y en los entornos políticos, el personal clínico necesita sentirse apoyado y motivado para poder emplear un enfoque basado en la teoría dentro de una comunidad de práctica específica de su disciplina, mientras participa simultáneamente en un contexto de práctica interdisciplinaria.

Alers (2014) señala que el uso de teorías como el MOHO puede informar el proceso de razonamiento en la terapia ocupacional psiquiátrica. La contribución única de la terapia ocupacional basada en el MOHO ayuda a terapeutas, así como a clientes, a abordar la habituación, los valores, las capacidades de desempeño y el desempeño ocupacional. Se anima al personal clínico y educativo en terapia ocupacional a utilizar teorías que faciliten el uso de la metacognición y la reflexión crítica en el ámbito clínico. Esto promueve las mejores prácticas en entornos de salud mental basados en la comunidad, incluso con limitaciones de tiempo, recursos económicos y carga de trabajo (Alers, 2014).

APLICACIÓN DE UN ESTUDIO DE CASO SOBRE RAZONAMIENTO CLÍNICO Y PROFESIONAL

El Modelo ecológico de razonamiento profesional de Schell describe el razonamiento profesional como un proceso «directamente vinculado a la acción terapéutica, y... moldeado por factores intrínsecos a terapeuta y cliente, así como por factores extrínsecos en el contexto de la práctica» (Schell y cols., 2008, p. 419). Aunque se utilizan muchos modelos para analizar la interacción entre terapeutas y clientes, algunos elementos del modelo de Schell también son útiles para estudiar la interacción en grupos (*v.* Estudio de caso 21-1). En el siguiente conjunto de ejemplos breves de una interacción grupal se analiza cómo la autora (Allison) usa su razonamiento profesional, aplicando el Modelo ecológico de razonamiento profesional de Schell, junto con otros tipos de razonamiento clínico, para explicar el «pensamiento que subyace al pensamiento».

Descripción contextual/escenario del estudio de caso

La primera autora [Allison] imparte cursos relacionados con el razonamiento profesional y la salud mental y también es responsable de la supervisión clínica de estudiantes de terapia ocupacional durante su trabajo de prácticas de niveles 1 y 2. Normalmente, mediante las experiencias de prácticas de campo, el profesorado y el alumnado prestan servicios en instalaciones que no cuentan con personal de terapia ocupacional. La universidad proporciona apoyo para la supervisión del alumnado de terapia ocupacional con el fin de respaldar una experiencia práctica eficaz basada en la comunidad.

Un lugar específico donde prestan servicios es una Community Service Board (CSB), que es un recurso para las personas que viven con una enfermedad mental crónica y persistente, así como para la población adulta con discapacidades del desarrollo (DD). Los servicios de terapia ocupacional se prestan en un programa de apoyo ambulatorio (denominado en este caso «el Programa»), que incluye intervenciones grupales e individuales en un entorno destinado a ser dirigido por las personas incluidas en el Programa. El personal remunerado se limita a tres personas, por lo que se anima a las personas incluidas en el Programa a que ayuden a dirigir los grupos.

El Programa incluye a personas adultas, mayores de 18 años, que padecen **enfermedades mentales crónicas y persistentes (EMCP)**. Estas personas tienen una variedad de diagnósticos: esquizofrenia, trastorno esquizoafectivo, trastorno bipolar, trastorno de estrés postraumático (TEPT) y trastorno depresivo mayor. Algunas tienen un doble diagnóstico de adicción a las drogas y/o al alcohol, además de su enfermedad mental. Entre los diagnósticos comórbidos más comunes se encuentran diabetes, hipertensión y enfermedad pulmonar obstructiva crónica (EPOC).

A TENER EN CUENTA

Sé paciente y comprende que años de dificultades derivadas de diagnósticos de salud mental o adicción no se deshacen de la noche a la mañana. Experimentarás muchos avances, pero también muchos retrocesos, y puede ser difícil clínica y personalmente presenciar algunas de las partes más intensas y trágicas del entorno. Sin embargo, si puedes seguir siendo paciente y estar presente para colaborar con las personas a las que atiendes cada día, los pequeños pasos acabarán convirtiéndose en grandes.

—Ray Cendejas, COTA/L (correo electrónico, diciembre de 2022)

Estudio de caso 21-1

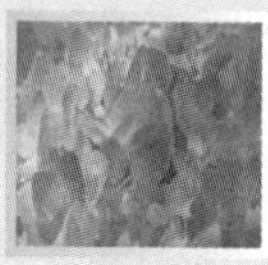

Instantánea

Todos los nombres de estudiantes y personas consumidoras de este estudio de caso son seudónimos. A los/las estudiantes de nivel II se les encargó dirigir un grupo el tercer día de prácticas de campo. El objetivo del grupo era muy ambiguo; se trataba de un grupo «para conocerse» con que comenzar las prácticas semestrales. Una de las actividades consistía en que los estudiantes y los consumidores hicieran collages individuales que los representaran y los compartieran entre sí. Al principio, la profesora se sentó en una silla contra la pared del fondo que le permitía ver claramente la sala del grupo, incluidas la entrada y la salida. Durante el grupo, la profesora observó una interacción entre un nuevo consumidor y Michelle, una de las estudiantes de terapia ocupacional. Aunque la profesora no podía oír lo que se decía, su «alarma interna» estaba sonando. Michelle abandonó el grupo y preguntó si «debía seguir hablando con Jorge. No quiere participar». El supervisor de la facultad miró a la estudiante, hizo una pausa de unos segundos y luego dijo: «No. Déjalo», al tiempo que hacía un gesto de alto. Michelle preguntó después por qué le habían dicho que dejara en paz a Jorge.

La siguiente narrativa explica la evaluación de la situación por parte de la supervisora de la facultad, así como el análisis de su proceso de razonamiento.

Era el primer día de Jorge y el personal no nos dio ninguna información sobre él. Jorge parecía tener unos 20 años. Tenía varios tatuajes intrincados, uno de los cuales parecía estar relacionado con bandas. Llevaba una sudadera con capucha y, a veces, tiraba del cordón de la capucha para que no se le viera la cara. Mientras el alumno hablaba con Jorge, este sacudió la cabeza, dejó de participar y se «arrellanó» en su silla. Al principio del grupo, no dejaba de mirar hacia la puerta de la sala de grupo que tenía detrás y a varios de las otras personas que pertenecían al Programa. Jorge empezó a balancearse ligeramente. Se observó que tenía quemaduras en la punta de los dedos de la mano derecha. Sentado a la mesa con Jorge había otro consumidor, llamado Amber, con retrasos motores y de procesamiento. Amber suele mirar fijamente a la gente mientras procesa, lo que a veces hace que otros miembros del grupo se sientan incómodos. De hecho, algunos han comentado que Amber les pone «paranoicos». Jorge estaba sentado junto a Angel, que es el miembro del grupo más volátil. Angel experimenta un flujo constante de voces, a menudo camina por la habitación mientras habla consigo mismo con las manos sobre las orejas, y tiene un historial de violencia.

Otros miembros del grupo eran Crystal, una mujer de unos 40 años con movilidad limitada debido a un linfedema en ambas piernas. Estaba sentada junto a Liz, una mujer mayor que utiliza una botella de oxígeno portátil debido a un enfisema. Brent, un hombre alto de unos 40 años, caminaba por la sala haciendo grandes círculos con los brazos antes de sentarse en su mesa y hacer muecas a otro estudiante de terapia ocupacional. Cliff, un ex motorista con una gran suástica en la parte superior del brazo, estaba sentado en la mesa junto a Jorge.

En total, había 11 miembros, la supervisora de la facultad y tres estudiantes presentes durante los encuentros. La supervisora y otro estudiante, Lucien, veterano de combate, estaban sentados al fondo de la sala, lejos de la mesa de Michelle y Jorge. La supervisora pidió a Amber que se trasladara a la mesa con las otras chicas para que pudieran compartir los suministros e hizo un gesto a Michelle para que fuera con ella. A continuación, la supervisora se acercó a la mesa de Jorge y le recordó a Angel que podía dar un paseo por el pasillo o por el exterior si necesitaba un espacio más tranquilo o cambiar de aires; él optó por caminar por el pasillo. Lucien miró a la profesora en busca de orientación y ella le indicó no verbalmente que se acercara a la mesa de Jorge y le preguntara si quería hacer dibujos para el collage (para evitar darle tijeras). Jorge dijo que se limitaría a mirar las revistas, pero que no quería hacer un collage.

Análisis del razonamiento: dejar en paz a Jorge

La decisión de decirle a Michelle que dejara en paz a Jorge se basó en varios tipos de razonamiento profesional. En primer lugar, el miembro del profesorado empleó el razonamiento diagnóstico, evaluando varias listas de verificación mental. Un criterio de elegibilidad para el Programa de apoyo entre iguales es que una persona tenga una EMCP; la mayoría de los miembros del grupo tienen un diagnóstico de esquizofrenia o trastorno bipolar. Alrededor del 75% de los miembros tienen antecedentes de abuso de sustancias. La esquizofrenia suele manifestarse a principios de la veintena, y algunos de esos individuos consumen sustancias como forma de automedicarse.

Otro indicio que contribuyó a la decisión fue el conocimiento de que fumar drogas en pipa puede provocar quemaduras en las yemas de los dedos. Los nuevos miembros de «el Programa» fueron dados de alta recientemente del hospital psiquiátrico local y es probable que aún no estén estables con su medicación. Utilizando el razonamiento diagnóstico, el miembro del profesorado conjeturó que era posible que Jorge tuviera una EMCP y que aún no estuviera estable con la medicación. Además, las quemaduras en sus dedos podrían ser evidencia de haber fumado drogas recientemente.

Cuando la terapeuta animó a Angel a dar un paseo por un lugar más tranquilo, apartó a la gente de la mesa de Jorge e indirectamente le hizo saber a Jorge que salir fuera era una opción, estaba utilizando un razonamiento científico basado en un modelo de procesamiento sensorial. Un estudio de Brown y cols. (2002) examinó el procesamiento sensorial en individuos con esquizofrenia, trastorno bipolar e individuos sin enfermedad mental utilizando el Perfil sensorial adulto/adolescente (Brown y Dunn, 2002). Los resultados del estudio sugieren que los individuos con esquizofrenia evitan las sensaciones. Con base en el conocimiento de esa evidencia, la terapeuta quería eliminar tantas distracciones como fuera posible para ayudar a calmar a Jorge y Angel durante las actividades de grupo que pudieran haber sido «sobreestimulantes».

Pragmática y factores contextuales

El razonamiento pragmático se puso de manifiesto cuando la terapeuta hizo que las mujeres con movilidad reducida y problemas de procesamiento se sentaran cerca de la salida y también cuando colocó a dos estudiantes con estas mujeres para proporcionarles ayuda física cuando fuera necesario. Los factores contextuales y pragmáticos se tuvieron en cuenta cuando la terapeuta animó a Lucien a pasar a la parte delantera de la sala, cerca de Jorge. Estos factores incluían el conocimiento de que Lucien, al ser un veterano de combate y tener experiencia previa trabajando en salud mental, era la única otra persona en la sala con formación en desescalada (*de-escalation*), es decir, habilidades para reducir la intensidad de situaciones conflictivas o potencialmente violentas. Si la situación se agravaba, Lucien también era lo suficientemente grande físicamente como para ayudar a bloquear a Jorge y/o Angel hasta que los otros pudieran ser retirados de forma segura de la habitación. La terapeuta también trató estratégicamente de colocar a sus estudiantes y a sí misma cerca de la puerta para que el personal pudiera ser alertado rápidamente si Jorge o Angel se agitaban. El último factor pragmático y contextual fue mantener a Cliff en su propia mesa con la esperanza de que Jorge no tuviera un punto de vista desde el que pudiera ver el tatuaje de la suástica que podría haber enfadado a Jorge.

Razonamiento como instructora clínica con grupos de estudiantes

Normalmente, la instructora clínica (IC) se reúne con sus estudiantes de prácticas de campo nivel II dos o tres veces por semana para analizar los grupos y los eventos de la semana. Ese mismo día, cuando tuvo lugar la sesión de grupo, se reunió con ellos y le preguntó a Michelle por qué eligió trabajar con Jorge. Michelle respondió: «Usé mi experiencia personal de una interacción con un miembro de mi familia extendida para tomar la decisión de acercarme a

Jorge. Noté que no estaba participando en la actividad, así que me sentí impulsada a intentar establecer una relación con él y animarle a participar». La IC le preguntó a Michelle qué veía y qué pensaba mientras interactuaba con Jorge. Contestó: «En cuanto me senté a su lado y empecé a hablar, noté la tensión que desprendía y me di cuenta por su lenguaje corporal de que no parecía estar respondiendo bien a mis esfuerzos (se encogió en la silla y no me miraba); sin embargo, empezó a participar en pequeñas cosas (pasó de ni siquiera mirar la revista a elegir dos imágenes al final de la sesión). Yo (Michelle) estaba confusa sobre si debía o no seguir 'presionándole' para que participara debido a su lenguaje corporal y a su falta de comunicación conmigo».

Mientras procesaba esta interacción, Anne, la tercera estudiante de prácticas de campo de nivel II, comentó que ella se había acercado a Jorge antes que Michelle. Nos explicó que percibió rápidamente que Jorge estaba pasando por un mal momento y que «podía estallar en cualquier momento». Por eso decidió trasladarse al otro lado de la sala para trabajar con Crystal y Liz. Le pregunté cómo sabía que Jorge podía «podía estallar en cualquier momento». Anne relató que su tío, quien vivió con su familia durante su infancia, tenía trastorno bipolar, trastorno de estrés postraumático y problemas de drogadicción, y era violento con su madre. Anne dijo: «Vi en sus ojos la misma mirada oscura que tenía mi tío antes de estallar». Lucien comentó que estaba «vigilando» a Michelle y Jorge desde su rincón de la sala, pero esperaba la «indicación» de la IC antes de moverse de su posición. Explicó que, al ver a la IC acercarse al frente de la sala, buscó su atención para recibir instrucciones no verbales. Contó que observó en Jorge comportamientos y posturas de evitación similares a los que había visto durante su tiempo como médico en el Ejército.

Lucien también recordó un consejo de su clase de razonamiento profesional sobre cómo manejar a un grupo en crisis: cuando hay más de un líder, uno debe encargarse del individuo que se está intensificando mientras el otro maneja al resto del grupo. Lucien mencionó que preveía que Michelle seguiría dirigiendo al grupo, mientras él se ocuparía de gestionar cualquier agitación que pudiera surgir.

Una «autopista interestatal» de múltiples tipos de razonamiento

Al intentar describir o visualizar el razonamiento condicional en un entorno de grupo y cómo se atienden múltiples cosas durante un grupo, la IC reflexionó sobre la descripción de Fleming (1991) de la persona terapeuta con la mente de tres vías. Fleming describe cómo las personas terapeutas cambian entre diferentes tipos de razonamiento mientras atienden a diversas cuestiones que surgen durante el proceso terapéutico. Basándose en esa descripción, imaginó el «*Spaghetti Junction*» de Atlanta, un conocido y enorme intercambiador que consta de varias grandes carreteras interestatales, así como de numerosas salidas y vías de acceso. Describió su uso del razonamiento condicional en un entorno de grupo como si estuviera sobre este intercambiador con muchos vehículos. Personas consumidoras, estudiantes y terapeuta tienen que ir, por ejemplo, de Atlanta a la cercana ciudad de Norcross en un plazo de tiempo determinado (la duración del grupo). La IC es consciente de que el alumnado, al ser terapeutas principiantes, no están familiarizados/as con esta ruta y necesitarán que el supervisor les sirva de GPS. La IC ha viajado junto a una gran cantidad de estudiantes en esta ruta. Por tanto, tiene un mapa mental de dónde estuvieron durante los primeros días, semanas y cerca del final de las prácticas de campo y qué podrían necesitar en cada kilómetro de la ruta.

Óptica personal (estudiantes y clientes)

Cada estudiante aporta su yo personal y su yo profesional (partes del Modelo ecológico de Schell) a la sesión de terapia, o viaje. Con Michelle, la IC sabía que no había realizado ninguna práctica de campo previa en salud mental y que, aunque estaba entusiasmada con esta práctica de campo, también estaba nerviosa. Por tanto, la IC fue más directiva con Michelle, lo que explicaba la respuesta verbal directa con un gesto de la mano (que «parara» y no empujara a Jorge). El informante necesitaba llamar la atención de Michelle y supervisarla más directamente. En cambio, con Lucien, la IC fue menos directiva porque sabía que tenía experiencia y formación previas, por lo que un simple movimiento de cabeza junto con una mirada a los ojos fue suficiente para transmitir el siguiente paso.

Las personas consumidoras también tienen sus propios objetivos personales y como clientes. En nuestra analogía con los viajes, esto podría equivaler a tener vehículos de diferentes tamaños y formas. Algunos pueden necesitar diferentes tipos de combustible, mientras que otros, dependiendo de dónde vengan, pueden sentir la necesidad de permanecer en un carril determinado. Por cuestiones de regulación, algunos pueden acelerar o detenerse. Como guía del viaje, el/la IC debe estar atento/a con todas las personas que conducen para ver si alguien necesita desviarse, repostar combustible o una ruta alternativa.

Razonamiento condicional: «alerta de tráfico»

Siguiendo con la metáfora del tráfico, la IC sabía que existía la posibilidad de que se produjera un problema o un «accidente» si Jorge se agitaba durante el grupo; por tanto, hizo que Michelle desviara a las señoras a «otro carril» cerca de una «salida» en caso de que todos necesitaran despejar rápidamente la «interestatal» (la sala). La informante fue capaz de prever el posible futuro a corto plazo si no se desviaba a Angel. Este posible escenario se imaginó basándose en las interacciones previas de la IC con Angel y con muchas personas que presentaban cuadros clínicos similares. Angel eligió salir de la habitación (ruta alternativa) en un intento de autorregularse eliminando las distracciones. Por tanto, estaba claro para la IC que salir de la habitación para caminar por el pasillo durante unos minutos funcionó para Angel, porque más tarde fue capaz de reincorporarse, o volver al tráfico, después de que ella controlara sus distracciones.

Al igual que los coches viajan a distintas velocidades, la IC se dio cuenta de que cada cliente avanza a su propio ritmo. La velocidad del «viaje» está influida por el contexto, que en esta analogía podría incluir la marca y el modelo del vehículo (es decir, el diagnóstico y/o los medicamentos), lo lejos que han viajado y en qué tipo de condiciones (es decir, la duración de la enfermedad y el estado actual de la misma). El contexto físico o social también puede influir en lo que sucede en el proceso terapéutico. La sala de grupo del Programa es pequeña, no tiene ventanas y solo tiene una puerta que da al exterior. La apertura al exterior es estupenda para algunas personas, porque necesitan el aire fresco y la luz del sol para regularse; sin embargo, para otros consumidores, esta puerta al exterior puede aumentar la paranoia porque sienten que alguien o algo puede entrar en la sala para hacerles daño. El contexto, en este caso, está influido por la óptica personal del consumidor. La hora del día, en la analogía del viaje, puede afectar a todos los que viajan por la ruta. Si es mediodía, es posible que no encontremos tantas barreras y podamos viajar más rápido; sin embargo, si es hora punta, podemos enfrentarnos a muchos contratiempos. Esto se corresponde con el modelo de recuperación, que sostiene que las personas se recuperan a ritmos diferentes y que tienen «altibajos» o contratiempos frecuentes durante el proceso. Aunque viajemos por la misma ruta, algunos nos quedaremos rezagados, otros tomarán una salida y se reincorporarán más tarde, y otros continuarán a un ritmo constante.

RESUMEN

Debido a que los/las terapeutas que trabajan en entornos comunitarios ejercen en un entorno menos estructurado y normalmente trabajan con grupos de clientes (en lugar de clientes individuales), deben emplear múltiples formas de razonamiento al mismo tiempo para proporcionar una intervención y unos resultados eficaces. El Modelo ecológico de razonamiento profesional de Schell proporciona un marco excelente para organizar y atender los múltiples factores que influyen en la prestación de servicios. El modelo facilita la comprensión del entorno comunitario teniendo en cuenta tanto los factores pragmáticos como los del contexto de la práctica. Las autoras también han descubierto que muchos de los tipos de razonamiento clínico utilizados para examinar el pensamiento encajan en al menos uno de los tres componentes principales del Modelo ecológico de Schell: terapeuta, paciente y entorno. En la práctica basada en la comunidad, debemos atender a múltiples factores para múltiples clientes y, al mismo tiempo, atender a personal y estudiantes de este entorno.

Actividad formativa 21-1

Dirigir una intervención de grupo puede parecer abrumador para profesionales principiantes o para quienes se inician en el ámbito de la intervención grupal. Siempre hay muchas cosas en juego cuando se dirige un grupo, lo que requiere una excelente capacidad multitarea para atender las necesidades de la clientela al mismo tiempo que se realiza la intervención. Cuando hago el *debriefing* después de un grupo con mis estudiantes [Allison], a veces tienen dificultades para recordar la actuación o la respuesta de cada cliente. Pueden sentirse abrumados/as al principio y comentar: «No me acuerdo», «Estaba tan concentrado en el plan del grupo que me perdí lo que dijeron los/las clientes» o «Pasaron tantas cosas que no sé lo que vi».

En la práctica de la salud mental, utilizamos la atención plena y las técnicas de conexión a tierra con la clientela cuando se siente abrumada o ansiosa para traerla al presente. La técnica «5, 4, 3, 2, 1» puede ser útil para conectar a una persona, pidiéndole que identifique 5 cosas que puede ver, 4 cosas que puede tocar, 3 cosas que puede oír, 2 cosas que puede oler y 1 cosa que puede saborear. He utilizado una variación de esta técnica con mis estudiantes para ayudarles a centrarse y razonar sobre lo que experimentaron cuando dirigían un grupo; esta técnica también puede utilizarse para reflexionar sobre una sesión individual. Las cosas que viste pueden incluir detalles que leíste en un gráfico o investigaciones que encontraste en un artículo; las cosas que oíste pueden incluir información obtenida al hablar con el personal o cosas escuchadas durante un seminario de formación continua; y las cosas que puedes tocar pueden incluir el movimiento y el conocimiento corporal obtenido del tacto (cómo se siente el tono).

La siguiente cuadrícula se completó utilizando las observaciones y reflexiones de la sección «Deja en paz a Jorge» de este capítulo. Piense en una ocasión en la que haya dirigido una intervención de grupo; empiece con un cliente y elija 2 o 3 sentidos (comentados anteriormente) como encabezados de la cuadrícula para ayudarle a reflexionar sobre tu experiencia.

CLIENTE	LO QUE VIO	LO QUE OLIÓ	¿EN QUÉ ESTÁ PENSANDO?	TIPO DE RAZONAMIENTO PROFESIONAL
Jorge	Quemaduras en la punta del dedo derecho	Olor corporal	Algunas personas que consumen sustancias tienen quemaduras en los dedos. Si un/a cliente no está bien mentalmente, su higiene disminuye, lo que puede causar olor corporal	Diagnóstico

(*continúa*)

CLIENTE	LO QUE VIO	LO QUE OLIÓ	¿EN QUÉ ESTÁ PENSANDO?	TIPO DE RAZONAMIENTO PROFESIONAL
Jorge	Mirando furtivamente hacia la puerta y otras personas clientes		Las personas con esquizofrenia pueden experimentar paranoia	
	En sus veintitantos años		Es la edad en la que se manifiesta la esquizofrenia	
Jorge	Lo que vio	Lo que oyó	Lo que piensa	Tipo de razonamiento profesional
	Se apretó la capucha	Otros miembros del grupo hablan y ríen a carcajadas	Evita activamente los estímulos sensoriales	Científico
	Hundirse en la silla	Las personas con una enfermedad mental crónica y persistente tienden a evitar los sentidos		
	Se balancea	Mecerse en un movimiento lineal puede ser calmante	Se está meciendo para intentar calmar su sistema nervioso	

Puede encontrar actividades formativas adicionales para este capítulo en thePoint.

REFERENCIAS BIBLIOGRÁFICAS

Alers, V. (2014). Clinical reasoning in psychiatric occupational therapy. In R. Crouch & V. Alers (Eds.), *Occupational therapy in psychiatry and mental health* (5th ed., pp. 67–82). Wiley-Blackwell.

American Occupational Therapy Association. (2010). Specialized knowledge and skills in mental health promotion, prevention, and intervention in occupational therapy practice. *The American Journal of Occupational Therapy, 64*(6), S30–S43. https://doi.org/10.5014/ajot.2010.64S30

American Occupational Therapy Association. (2014). Occupational therapy practice framework: Domain and process (3rd ed.). *American Journal of Occupational Therapy, 68*(Suppl. 1), S1–S48. https://doi.org/10.5014/ajot.2020.74S2001

American Occupational Therapy Association. (2016). Occupational therapy services in the promotion of mental health and well-being. *American Journal of Occupational Therapy, 70*, 7012410070. https://doi.org/10.5014/ajot.2016.706S05

American Occupational Therapy Association. (2017). Mental health promotion, prevention, and intervention in occupational therapy practice. *American Journal of Occupational Therapy, 71*(Suppl. 2), 7112410035. https://doi.org/10.5014/ajot.2017.716S03

Barris, R. (1987). Clinical reasoning in psychosocial occupational therapy: The evaluation process. *OTJR: Occupation, Participation and Health, 7*(3), 147–162. https://doi.org/10.1177/153944928700700302

Bellamy, C., Schmutte, T., & Davidson, L. (2017). An update on the growing evidence base for peer support. *Mental Health and Social Inclusion, 21*(3), 161–167. https://www.proquest.com/scholarly-journals/update-on-growing-evidence-base-peer-support/docview/1906838282/se-2

Brown, C., Cromwell, R., Filion, D., Dunn, W., & Tollefson, N. (2002). Sensory processing in schizophrenia: Missing and avoiding information. *Schizophrenia Research, 55*, 187–195. https://doi.org/10.1016/S0920-9964(01)00255-9

Brown, C., & Dunn, W. (2002). *Adolescent/adult sensory profile (administration manual)*. Psychological Corporation.

Brown, C., & Stoffel, V. C. (Eds.). (2011). *Occupational therapy in mental health: A vision for participation*. F. A. Davis.

Cara, E. (1992). Issue on clinical reasoning lacks papers on mental health: Letter to the Editor. *The American Journal of Occupational Therapy, 46*(5), 472. http://ajot.aota.org

Casteleijn, D., & Graham, M. (2012). Domains for occupational therapy outcomes in mental health practices. *South African Journal of Occupational Therapy, 42*(1), 26–34. https://search.ebscohost.com/login.aspx?direct=true&AuthType=shib&db=rzh&AN=74313989&site=eds-live.

Chaffey, L., Unsworth, C., & Fossey, E. (2010). A grounded theory of intuition among occupational therapists in mental health practice. *British Journal of Occupational Therapy, 73*(7), 300–308. https://doi.org/10.4276/030802210X12759925544308

Cole, M. (2017). *Group dynamics in occupational therapy: The theoretical basis and practice application of group intervention* (5th ed.). SLACK Incorporated

D'Amico, M. L., Jaffe, L. E., & Gardner, J. A. (2018). Evidence for interventions to improve and maintain occupational performance and participation for people with serious mental illness: A systematic review. *American Journal of Occupational Therapy, 72*, 7205190020. https://doi.org/10.5014/ajot.2018.033332

Fleming, M. (1991). The therapist with the three-track mind. *American Journal of Occupational Therapy, 45*, 1007–1014. https://doi.org/10.5014/ajot.45.11.1007

Fortuna, K. L., Naslund, J. A., LaCroix, J. M., Bianco, C. L., Brooks, J. M., Zisman-Ilani, Y., Muralidharan, A., & Deegan, P. (2020). Digital peer support mental health interventions for people with a lived experience of a serious mental illness: Systematic review. *JMIR Mental Health, 7*(4), e16460. https://doi.org/10.2196/16460

Foster, F., Palexas, S., & Hitch, D. (2022). Early career programs for mental health occupational therapists: A survey of current practice. *Australian Occupational Therapy Journal, 69*(3), 255–264. https://doi.org/10.1111/1440-1630.12787

Gibson, R. W., D'Amico, M., Jaffe, L., & Arbesman, M. (2011). Occupational therapy interventions for recovery in the areas of community integration and normative life roles for adults with serious mental illness: A systematic review. *American Journal of Occupational Therapy, 65*, 247–256. https://doi.org/10.5014/ajot.2011.001297

Hess, K. Y., & Ramugondo, E. (2014). Clinical reasoning used by occupational therapists to determine the nature of spiritual occupations in relation to psychiatric pathology. *British Journal of Occupational Therapy, 77*(5), 234–242. https://doi.org/10.4276/030802214X13990455043449

Higgins, S. M., Schwartzberg, S. L., Bedell, G., & Duncombe, L. W. (2014). Current practice and perceptions of group work in occupational therapy. *Group, 38*(4), 317–333. https://www.muse.jhu.edu/article/844641.

Hooper, B. & Wood, W. (2002). Pragmatism and structuralism in occupational therapy: the long conversation. *American Journal of Occupational Therapy, 56*(1), 40–50. https://doi.org/10.5014/ajot.56.1.40

Ikiugu, M. N., Nissen, R. M., Bellar, C., Maassen, A., & Van Peursem, K. (2017). Centennial topics—Clinical effectiveness of occupational therapy in mental health: A meta-analysis. *American Journal of Occupational Therapy, 71*, 7105100020. https://doi.org/10.5014/ajot.2017.024588

Kronenberg, F., Algado, S., & Pollard, N. (Eds.), (2005). *Occupational therapy without borders: Learning from the spirit of survivors*. Oxford/UK: Elsevier-Churchill Livingstone.

MacKenzie, D. E., Kiepek, N., Picketts, L., Zubriski, S., Landry, K., & Harris, J. (2021). Exploring simulation design for mental health practice preparation: A pilot study with learners and preceptors. *The Open Journal of Occupational Therapy, 9*(4), 1–17. https://doi.org/10.15453/2168-6408.1799

Nugent, A., Hancock, N., & Honey, A. (2017). Developing and sustaining recovery-orientation in mental health practice: Experiences of occupational therapists. *Occupational therapy International, 2017*, 5190901. https://doi.org/10.1155/2017/5190901

Peters, C. (2011). History of mental health: Perspectives of consumers and practitioners. In C. Brown, V. Stoffel, & J. P. Muñoz (Eds.), *Occupational therapy in mental health: A vision for participation* (pp. 17–31). F.A. Davis Co. http://public.eblib.com/choice/publicfullrecord.aspx?p=3009641

Scanlan, J. N., Pepin, G., Haracz, K., Ennals, P., Webster, J. S., Meredith, P. J., Batten, R., Bowman, S., Bonassi, M., & Bruce, R. (2015). Identifying educational priorities for occupational therapy students to prepare for mental health practice in Australia and New Zealand: Opinions of practising occupational therapists. *Australian Occupational Therapy Journal, 62*(5), 286–298. https://doi.org/10.1111/1440-1630.12194

Schell, B. A. B., Unsworth, C., & Schell, J. (2008). Theory and practice: New directions for research in professional reasoning. In B. A. B. Schell & J. W. Schell (Eds.), *Clinical and professional reasoning in occupational therapy* (pp. 401–427). Lippincott Williams & Wilkins.

Substance Abuse and Mental Health Services Administration. (2021). *Key substance use and mental health indicators in the United States: Results from the 2020 National Survey on Drug Use and Health (HHS Publication No. PEP21-07-01-003, NSDUH Series H-56).* Center for Behavioral Health Statistics and Quality, Substance Abuse and Mental Health Services Administration. https://www.samhsa.gov/data/

Swarbrick, M., & Noyes, S. (2018). Effectiveness of occupational therapy services in mental health practice. *The American Journal of Occupational Therapy, 72*(5), 7205170010p1–7205170010p4. https://doi.org/10.5014/ajot.2018.725001

Unsworth, C. A. (2004). Clinical Reasoning: How do Pragmatic Reasoning, Worldview and Client-Centredness Fit? *British Journal of Occupational Therapy, 67*(1), 10-19. doi: HYPERLINK "https://doi.org/10.1177/030802260406700103"10.1177/030802260406700103

Unsworth, C. A., & Baker, A. (2016). A systematic review of professional reasoning literature in occupational therapy. *British Journal of Occupational Therapy, 79*, 5–16. https://doi.org/10.1177/0308022615599994

Ward, J. (2003). The nature of clinical reasoning with groups: A phenomenological study of an occupational therapist in community mental health. *The American Journal of Occupational Therapy, 57*(6), 625–634. https://doi.org/10.5014/ajot.57.6.625

Wimpenny, K., Forsyth, K., Jones, C., Matheson, L., & Colley, J. (2010). Implementing the Model of Human Occupation across a mental health occupational therapy service: Communities of practice and a participatory change process. *British Journal of Occupational Therapy, 73*(11), 507–516. https://doi.org/10.4276/030802210X12892992239152

Wimpenny, K., Savin-Baden, M., & Cook, C. (2014). A qualitative research synthesis examining the effectiveness of interventions used by occupational therapists in mental health. *British Journal of Occupational Therapy, 77*(6), 276–288. https://doi.org/10.4276/030802214X14018723137959

World Federation of Occupational Therapists. (2019). *Occupational therapy and mental health.* https://wfot.org/resources/occupational-therapy-and-mental-health

CAPÍTULO 22

Promoción de la salud para población adulta que vive en la comunidad

KAY GRAHAM

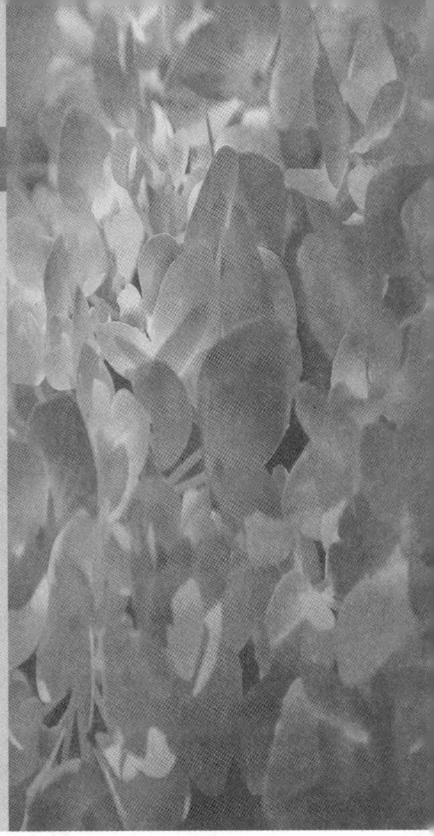

CONTENIDO

Introducción a la necesidad de centrarse en la promoción de la salud y la prevención

Terapia ocupacional en entornos comunitarios y poblacionales

Ampliación del rol de la salud comunitaria y poblacional

Proceso de terapia ocupacional en salud comunitaria y poblacional

El rol de la terapia ocupacional en la alfabetización en salud

Razonamiento profesional en salud comunitaria y poblacional

Razonamiento profesional: aplicación de casos a la salud poblacional

Terapeuta

Cliente

Contexto de práctica

Acciones terapéuticas y resultados

Resumen

OBJETIVOS

Después de leer este capítulo, será capaz de:

1. Explorar el rol de la terapia ocupacional en la promoción y prevención de la salud poblacional.
2. Describir el término cliente utilizando la óptica cambiante de la terapia ocupacional enfocada en salud poblacional.
3. Discutir el razonamiento profesional como terminología más apropiada para la salud poblacional.
4. Aplicar el Modelo ecológico de razonamiento profesional a un escenario de salud poblacional.

TÉRMINOS CLAVE

Promoción de la salud
Alfabetización en salud
Paradigma de la práctica de la salud comunitaria y poblacional
Evaluación de las necesidades
Promoción de la salud basada en la población y la comunidad

INTRODUCCIÓN A LA NECESIDAD DE CENTRARSE EN LA PROMOCIÓN DE LA SALUD Y LA PREVENCIÓN

La **promoción de la salud** incluye acciones individuales y colectivas destinadas a mejorar los factores que influyen en la salud y el bienestar. Esto incluye «empoderar a las personas para que aumenten el control sobre su salud y garantizar sistemas de salud centrados en las personas» (Organización Mundial de la Salud [OMS], 2017, p. 23). La **promoción de la salud basada en la población y la comunidad** es cada vez más importante. En todo el mundo, las personas viven más tiempo que hace incluso una década, sin embargo, muchas naciones tienen una esperanza de vida saludable estimada en 10 años menos que su esperanza de vida total. Por ejemplo, un lactante nacido en Estados Unidos en 2020 puede esperar vivir hasta los 78.5 años, pero solo hasta los 66.1 años con plena salud (estado de salud que no da lugar a discapacidad; OMS, 2020). Las enfermedades crónicas representan una enorme carga sanitaria responsable de que se vivan menos años con plena salud. En Estados Unidos, 6 de cada 10 personas adultas padecen al menos una enfermedad crónica, como cardiopatías o diabetes, y 4 de cada 10 padecen dos o más (National Center for Chronic Disease Prevention and Health Promotion [CDC], 2022). En la actualidad, el mundo está mucho más interconectado y la igualdad sanitaria (igualdad de acceso a la atención sanitaria) se ha generalizado. Sin embargo, la equidad sanitaria (atención sanitaria que aborda las barreras sociales a la salud que van más allá del individuo) sigue siendo un problema en países de todo el mundo (OMS, 2017). En 2015, la Asamblea General de las Naciones Unidas, en la *Declaración de Shanghái*, reafirmó que «la salud es un derecho universal, un recurso esencial para la vida cotidiana, un objetivo social compartido y una prioridad política para todos los países» (p. 11) e identificó la promoción de la salud como una responsabilidad compartida en todo el mundo (OMS, 2017).

La **alfabetización en salud** (garantizar que las personas tengan los conocimientos y la comprensión necesarios para poder utilizar la información sanitaria y comunicarse con los proveedores) se considera uno de los tres pilares de la promoción de la salud (OMS, 2017) y una vía para mejorar los resultados sanitarios. Mejorar la alfabetización en salud garantizando un acceso y una comunicación claros de la información sanitaria puede ayudar a empoderar e involucrar a las personas en acciones asociadas con la promoción de la salud (OMS, 2017). No es sorprendente que la alfabetización en salud sea más baja en las personas pobres, que hablan lenguas distintas de la dominante, que tienen niveles educativos más bajos y una salud precaria (Rubin, 2016).

Los enfoques de **salud poblacional** abordan grupos más amplios de personas y cuestiones sanitarias relacionadas, como el impacto de los bajos conocimientos sanitarios en los resultados sanitarios. La salud poblacional se produce cuando diferentes organizaciones, sistemas sanitarios y agencias trabajan en conjunto para mejorar los resultados sanitarios de las personas de la comunidad. La comunidad de terapeutas ocupacionales puede y debe formar parte de grupos interdisciplinarios que trabajan para crear incluso pequeños cambios en grupos más grandes de personas. Scaffa y Reitz definieron la salud poblacional desde una perspectiva ocupacional como un enfoque colaborativo e interdisciplinario que abarca el desarrollo, la implementación y la evaluación de programas de promoción, así como la revisión y creación de políticas. Este enfoque tiene como objetivo maximizar la equidad en salud y promover la justicia ocupacional en una población, tomando en cuenta tanto los determinantes sociales y de salud como las prioridades particulares de dicha población (2020, p. 8).

TERAPIA OCUPACIONAL EN ENTORNOS COMUNITARIOS Y POBLACIONALES

Ampliación del rol de la salud comunitaria y poblacional

La profesión de la terapia ocupacional considera que la ocupación es fundamental para la salud y el bienestar, así como la involucración y la participación ocupacionales. Nuestras raíces profesionales, que se remontan a Barton y Slagle en la Consolation House, ponen de relieve la práctica basada en la comunidad. El cambio hacia modelos mecanicistas, basados en la medicina e impulsados por los pagos hizo que el trabajo basado en la población y la comunidad fuera menos común (Scaffa y Reitz, 2020). En los últimos años se han recuperado nuestras raíces. La World Federation of Occupational Therapists (WFOT) recuerda a la comunidad de terapeutas ocupacionales su importante rol en la práctica comunitaria utilizando enfoques de práctica centrados en la comunidad que buscan promover la participación ocupacional de maneras culturalmente significativas. La profesión de terapia ocupacional es particularmente adecuada para la práctica centrada en la comunidad debido al rol de su conocimiento único de la ocupación como determinante de la salud, y su comprensión de cómo las «interrelaciones entre las personas, las ocupaciones y los entornos impactan en la salud y el bienestar de las comunidades y las poblaciones» (WFOT, 2019, p. 2).

Como mejor práctica, deben buscarse intervenciones centradas en la comunidad siempre que sea posible para optimizar la participación de la clientela. Scaffa y Reitz han descrito este movimiento para incluir intencionadamente/volver a nuestras raíces más amplias como un cambio de paradigma que va más allá de extender el modelo médico a la comunidad; el **paradigma de la práctica de la salud comunitaria y poblacional** utiliza los términos cliente, intervención y financiación en lugar de paciente, tratamiento y reembolso. Este paradigma «centrado en la persona/cliente» adquiere una nueva importancia porque la clientela es realmente su propia experta. Así, terapeutas ocupacionales y otras comunidades profesionales ejercen un rol facilitador para «construir y reforzar la capacidad y desarrollar el liderazgo en otras personas» (p. 15).

En su declaración *Vision 2025* para guiar el futuro de la profesión de terapia ocupacional en Estados Unidos, la American Occupational Therapy Association amplió el concepto de terapia ocupacional para incluir la promoción de la salud y el bienestar con un énfasis explícito en las poblaciones y comunidades: «como profesión inclusiva, la terapia ocupacional maximiza la salud, el bienestar y la calidad de vida de todas las personas, poblaciones y comunidades a través de soluciones eficaces que facilitan la participación en la vida cotidiana» (AOTA, 2021, 2.° párrafo). Además, en el Marco de práctica de la AOTA (AOTA, 2020b) más reciente se reforzó la comprensión de cliente de terapia ocupacional más allá del nivel individual, y se proporcionaron ejemplos para describir a posibles clientes como grupos o poblaciones. En el Marco también se reconoció el manejo de la salud como una categoría ocupacional general, lo que refuerza aún más el rol fundamental de la terapia ocupacional en las actividades de promoción de la salud.

Como personal facilitador, cada profesional de terapia ocupacional debe interactuar fácilmente, conectar y apoyar a una variedad de organizaciones y personas que trabajan en la comunidad hacia objetivos comunes de participación en ocupaciones significativas y promover el bienestar. A medida que nos conectamos con otras disciplinas, también debemos aprender a razonar en conjunto (*v.* cap. 13 para más información sobre el razonamiento interprofesional). Reunir diferentes formas de pensar y razonar puede añadir riqueza y profundidad a la práctica comunitaria. Juntos y juntas somos mejores.

Proceso de terapia ocupacional en salud comunitaria y poblacional

En el ámbito de la terapia ocupacional, al trabajar desde la perspectiva de un modelo médico, evaluamos a la clientela y el impacto de sus afecciones en su desempeño y participación ocupacional, teniendo en cuenta cuidadosamente los factores contextuales, ambientales y personales. Solo entonces iniciamos el tratamiento. En el paradigma de la práctica de la salud comunitaria y poblacional, esta evaluación inicial refleja un enfoque amplio centrado en el contexto. La clientela suele estar compuesta por un grupo de personas que comparten un contexto común. En la evaluación de salud poblacional o comunitaria, se realiza una **evaluación de necesidades** que se centra en la población objetivo y en el contexto en el que se brindarán los servicios. El plan de atención surge de esta evaluación, considerando quiénes conforman la población, cuáles son sus preocupaciones y objetivos, y el contexto en el que viven, incluidos los aspectos físicos, organizativos y sociales, así como los recursos disponibles. Este plan de intervención puede incluir la implementación de un programa basado en evidencia o el desarrollo de uno nuevo que responda a las necesidades y deseos tanto de la organización de acogida como del grupo destinatario.

El rol de la terapia ocupacional en la alfabetización en salud

Como se mencionó anteriormente, la alfabetización en salud es un componente importante de los buenos resultados de salud. La declaración social de la AOTA sobre alfabetización en salud (2017) hace hincapié en que la terapia ocupacional, al igual que otras profesiones sanitarias, puede ayudar a garantizar que las comunicaciones, los servicios y la educación se proporcionen de manera que cumplan con las habilidades de la clientela y las capacidades actuales de alfabetización en salud. El rol de la terapia ocupacional en la alfabetización en salud debe ser más amplio que asegurar una comunicación adecuada; la alfabetización en salud no es un factor estático de la clientela que simplemente requiere que el/la profesional ajuste su comunicación para que su cliente comprenda. Considerando las habilidades únicas de la profesión y el reconocimiento de la gestión de la salud como una ocupación, la profesión también debe asumir un rol activo en mejorar las habilidades de alfabetización en salud, como la comunicación eficaz con los/as proveedores/as, la gestión de medicamentos y abogar por los servicios necesarios. La mayor parte de la literatura sobre alfabetización en salud está escrita desde una perspectiva médica/clínica y no sitúa a la clientela en el centro de la acción. Normalmente, las cosas se hacen para o por una clientela pasiva. El caso analizado en este capítulo pretende enseñar habilidades de manejo de la salud que pueden mejorar directamente la alfabetización en salud.

RAZONAMIENTO PROFESIONAL EN SALUD COMUNITARIA Y POBLACIONAL

Las intervenciones de salud comunitaria y poblacional suelen estar dirigidas por personas sin formación clínica o médica. Estas personas suelen formarse como educadores/as sanitarios/as y pueden tener un título como una licenciatura en servicios humanos o promoción de la salud o un máster en salud pública o gerontología. Como tales, el razonamiento clínico, el término más utilizado en muchas profesiones clínicas, realmente no se aplica. Estas personas pueden no tener formación médica. Suelen trabajar desde un enfoque estructurado que utiliza teorías bien desarrolladas que incorporan la identificación de la población, los recursos, la necesidad y el problema principal mediante la realización de una evaluación de las necesidades; el desarrollo (si es necesario) de una intervención para abordar la población/grupo objetivo; la aplicación de la intervención; y la evaluación del programa para un grupo de individuos de la comunidad. Además, dentro de nuestra propia profesión, muchos de los textos fundacionales emplean una descripción de corte médico, enfocada en la enfermedad y en la terapia en un contexto clínico (Mattingly y Fleming, 1994). Estas formas comunes de pensar sobre el razonamiento no son suficientes en el nuevo paradigma de la práctica de la salud comunitaria y poblacional. Necesitamos más, una postura más amplia y ecológica.

A TENER EN CUENTA

Si el término razonamiento clínico no encaja, ¿cómo podemos pensar en nuestra toma de decisiones e interacciones como terapeutas ocupacionales que trabajan en el ámbito de la salud comunitaria y poblacional?

En una interesante exploración del contexto, Carrier y cols. (2013) describieron sus procedimientos para una próxima revisión de alcance destinada a comprender mejor cómo los contextos sociales y de práctica de profesionales de la salud afectan el razonamiento clínico. Propusieron un continuo de práctica que abarca desde un contexto macrosocial, pasando por un entorno mesoinstitucional y físico, hasta un contexto de práctica microrreal. Aunque a primera vista esta estructura parece útil, en realidad solo aborda el contexto de la práctica desde el entorno micro. La profesión de terapia ocupacional necesita un enfoque ecológico del razonamiento y la toma de decisiones que permita comprender mejor las transiciones entre los aspectos macro, meso y micro del contexto práctico real.

En la discusión de Schell sobre el razonamiento profesional como un proceso ecológico (Schell, 2018), se destaca su decisión de adoptar el término «razonamiento profesional» y ampliar el contexto más allá del modelo clínico tradicional, abarcando cualquier entorno en el que se produzca la terapia. Esta perspectiva hace que el Modelo ecológico de razonamiento profesional (MERP) sea especialmente útil para describir el razonamiento profesional en contextos de salud poblacional y comunitaria. El MERP tiene como objetivo identificar y explorar las relaciones entre el pensamiento de la persona terapeuta, las acciones terapéuticas y los resultados de la intervención. En la profesión de terapia ocupacional se utiliza la ocupación como medio y fin, independientemente del tipo de cliente o contexto. El MERP aborda el razonamiento considerando las interacciones entre profesional, cliente y contexto en el que se prestan los servicios. La persona terapeuta emplea tanto ópticas personales como profesionales que influyen en estas interacciones y en el proceso de razonamiento, mientras que el/la cliente utiliza su propia óptica personal y de cliente. En el contexto de este capítulo, el término «cliente» se ampliará para incluir a la comunidad/población (macro), al grupo (meso) y a la persona (micro), dependiendo de la acción que se esté realizando en un momento dado (*v.* fig. 22-1). De igual manera, el contexto de la práctica seguirá esta aplicación de lo amplio a lo específico. El modelo de Schell no se restringe al entorno médico o clínico, lo que lo convierte en una herramienta particularmente adecuada para explicar el razonamiento en entornos poblacionales y comunitarios. A medida que la terapia

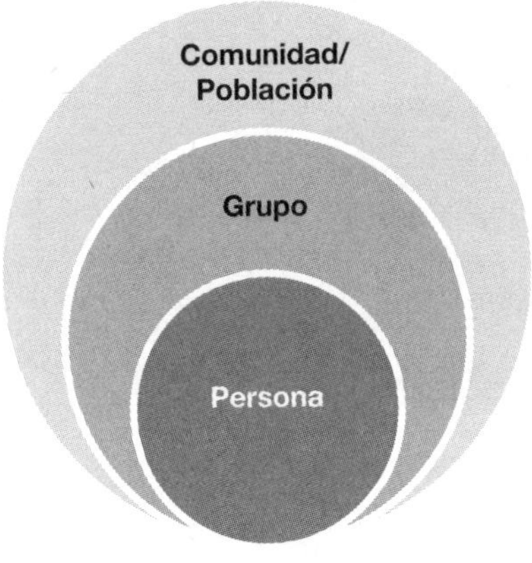

FIGURA 22-1 Ópticas personales y de cliente para la salud poblacional.

ocupacional busca reafirmar su rol en el trabajo basado en la población y la comunidad, es fundamental ampliar nuestra comprensión de cómo conceptualizamos nuestras acciones como terapeutas y las interacciones con clientes en los niveles de persona, grupo y comunidad/población.

RAZONAMIENTO PROFESIONAL: APLICACIÓN DE CASOS A LA SALUD POBLACIONAL

He aplicado el MERP para analizar el razonamiento profesional en el contexto de la salud poblacional, utilizando como ejemplo el caso de una terapeuta ocupacional que trabaja para mejorar la alfabetización en salud en su comunidad local. Siguiendo las recomendaciones de Schell, he empleado el cuadro de análisis de casos del MERP para examinar los diversos factores que influyen en el proceso terapéutico. He adaptado el cuadro de análisis de casos para reflejar los distintos niveles de cliente y contexto, que varían según la situación (*v.* Actividad formativa 22-1). Para este caso en particular, resulta útil visualizar el proceso como el lente de una cámara (*v.* fig. 22-2). Kay, la terapeuta, debe alternar con frecuencia entre un enfoque amplio en la población de interés, un enfoque intermedio en un grupo específico dentro de esa población, y un enfoque más estrecho cuando interactúa con individuos de ese grupo mientras presta servicios. Comenzando con una comprensión general del cliente, en este caso, personas mayores que viven en la comunidad regional y son atendidas por la institución local sobre envejecimiento, Kay se enfoca inicialmente en la población objetivo: personas mayores en su comunidad. Este movimiento bidireccional entre diferentes niveles de enfoque guía tanto el razonamiento subyacente a sus acciones como el nivel de intervención que proporciona. El razonamiento de Kay debe adaptarse a medida que cambia el enfoque, pero la pregunta persiste: ¿cambia el tipo de razonamiento en función del enfoque, o simplemente se aplica a una escala más amplia o más reducida?

Terapeuta

Siguiendo el MERP, la terapeuta puede ser percibida a través de dos perspectivas: su yo personal y su yo profesional, cada uno con sus respectivas ópticas de percepción. Para una mejor comprensión de esta aplicación, consúltese la tabla 22-1.

Óptica y yo personales

Kay tiene 55 años y desempeña múltiples roles en su vida: es madre de adolescentes, terapeuta ocupacional, esposa, hermana e hija. Su visión del mundo se basa en una perspectiva constructivista, donde el conocimiento y las nociones de «verdad» están profundamente influenciados por las experiencias personales, el contexto y las interacciones de cada individuo. Cree firmemente que, a medida que una persona adquiere más conocimiento, tiene la

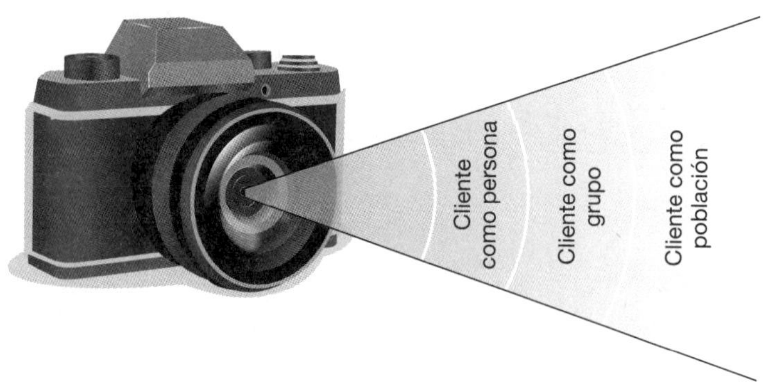

FIGURA 22-2 Comprensión de la acción y el razonamiento al tratar diferentes aspectos de la clientela en salud comunitaria/poblacional.

TABLA 22-1 Aplicación del Modelo ecológico de razonamiento profesional (MERP) en salud poblacional (terapeuta)

MODELO ECOLÓGICO	APLICACIÓN EN EL DESARROLLO E IMPLEMENTACIÓN DE PROGRAMAS DE SALUD POBLACIONAL Y COMUNITARIA
Terapeuta: Kay	
Óptica y yo personales	• 55 años, madre, trabajadora, esposa, hermana e hija • Entiende el mundo como construido por interacciones y experiencias • Cree que siempre podemos hacer algo por nuestra salud y bienestar
Óptica y yo profesionales	• Funciona a partir de un marco sólido que combina la ciencia ocupacional, la salud pública y los conceptos gerontológicos • Practica la promoción de la salud comunitaria y poblacional centrada en el manejo de la salud, más concretamente, la alfabetización en salud, el manejo de enfermedades y la prevención de caídas

responsabilidad de actuar de manera más efectiva siempre que sea posible. Su rol como terapeuta ocupacional permea su forma de pensar, sus creencias y sus acciones en todos los aspectos de su vida.

Óptica y yo profesionales

Como terapeuta ocupacional con más de 30 años de experiencia, Kay tiene una profunda pasión por su profesión y aprecia la flexibilidad que le ofrece para seguir aprendiendo y trabajando de manera continua. A lo largo de su carrera, ha trabajado en todo el espectro de atención a personas adultas, incluyendo cuidados intensivos, rehabilitación hospitalaria, enfermería especializada, psiquiatría médica, y atención ambulatoria y domiciliaria. Después de unos 10 años de práctica, Kay comenzó a sentirse frustrada al enfrentar tantos problemas evitables en sus pacientes. Describió su experiencia como «intentar apagar un incendio forestal con una manguera de jardín»: una labor insuficiente y, a menudo, con un enfoque limitado. Esta frustración la llevó a cambiar su enfoque en la segunda mitad de su carrera, centrándose en la promoción de la salud y la prevención. Empezó a ofrecer talleres comunitarios orientados al bienestar, lo que marcó el inicio de su transición hacia un enfoque preventivo. Posteriormente, Kay decidió enseñar en un programa de terapia ocupacional, lo que le permitió mantenerse al día con los avances en la profesión y en sus teorías, mientras seguía conectada con la comunidad a través de la interacción con estudiantes. Continuó su formación especializándose en gerontología y promoción de la salud en la Facultad de Salud Pública de una universidad local. Durante su doctorado, adoptó un enfoque de salud pública, utilizando su experiencia en terapia ocupacional para enriquecer su aprendizaje. Este programa le proporcionó conocimientos actualizados y formación especializada en gerontología, promoción de la salud, comunicación, y comprensión de los determinantes sociales de la salud. En su rol como profesora titular, Kay se dedica a la promoción de la salud y la prevención, particularmente en el manejo de la salud a través de la investigación de tesis de sus estudiantes y en las intervenciones basadas en la comunidad/dirigidas por la comunidad. A través de un grupo de investigación, desarrolló un interés especial en la alfabetización en salud, y llevó a cabo varios proyectos para mejorar la comprensión del manejo de la salud, especialmente entre las personas mayores y quienes trabajan con ellas. Kay se sintió entusiasmada cuando la declaración *Vision 2025* de la AOTA (2021) puso un claro énfasis en la salud y el bienestar, destacando a la población y la comunidad como principales clientes. Además, espera que más terapeutas ocupacionales se aventuren en el trabajo comunitario enfocado en la prevención y promoción de la salud, impulsados por los recientes cambios en el Marco que reconocen el manejo de la salud como una ocupación reconocida.

Cliente

La 4.ª edición del *Occupational Therapy Practice Framework* (AOTA, 2020) define cliente como poblaciones/comunidades, grupos y personas. Estas categorías se utilizarán aquí para describir los diferentes aspectos de la clientela, comenzando con la perspectiva más amplia y reduciéndola gradualmente hasta los individuos que participan en la clase grupal. Consúltese la tabla 22-2 para una aplicación resumida de estas definiciones.

Óptica y yo personales

Población

En este nivel, cliente se refiere a las personas mayores de 60 años que viven en la comunidad dentro del área regional de la universidad donde trabaja la terapeuta ocupacional. Estas personas provienen de diversos entornos en términos de estatus socioeconómico, niveles educativos y raza/etnia. Como población, las personas mayores en su conjunto presentan el mayor riesgo de baja alfabetización en salud (Rubin, 2016).

Grupo

Se llevó a cabo una campaña de difusión en una iglesia local y a través de la institución local sobre envejecimiento, con el objetivo de promover un próximo programa. Como resultado, seis personas adultas de la congregación se inscribieron en el curso de cuatro sesiones titulado *Tomar las riendas de mi salud*. Las edades de quienes participaron oscilaban entre los 59 y los 91 años. Finalmente, cinco de las seis personas inscritas asistieron al programa, conformado por cuatro mujeres y un hombre.

Individuo

Ninguna de las cinco personas que participaron en el programa asistió a todas las cuatro sesiones, aunque todas asistieron al menos a dos. En este caso, se destacará a Anna, una miembro del grupo que se había mudado recientemente a la zona. Anna está casada, jubilada, y tiene varios hijos/ y nietos que también residen en la región.

Óptica y yo del cliente

Población

Como población, las personas mayores presentan mucha variabilidad en términos de conocimientos y capacidades para manejar su salud. Debido a las crecientes complejidades sanitarias asociadas al envejecimiento, estas personas suelen invertir más tiempo y preocupaciones en el manejo de la salud. El público en general y parte del personal médico piensan que las personas mayores mayores son gruñonas y negativas. Sin embargo, desde la psicología se ha descubierto que las personas mayores como grupo son más positivas cuando

TABLA 22-2 Aplicación del Modelo ecológico de razonamiento profesional (MERP) en salud poblacional (cliente)

POBLACIÓN DESTINATARIA	GRUPO DE INTERVENCIÓN	INDIVIDUOS DENTRO DEL GRUPO
• Personas mayores de más de 60 años • Normalmente se enfrentan a mayores problemas de salud • Población más vulnerable en términos de alfabetización en salud	• Grupo de personas mayores de la iglesia local interesados en tomar clases • Participaron 1 hombre y 4 mujeres	• Cliente de interés: Anna Nueva en la zona; aún no tiene atención primaria • Cirugía de espalda reciente y fisioterapia actual • Nuevo diagnóstico de diabetes • Nunca ha recibido terapia ocupacional

se comparan con los grupos de edad más jóvenes. De hecho, atienden y recuerdan más la información positiva que la negativa. Este «efecto de positividad» también se extiende a una visión personal positiva de su propia salud y capacidades (Carstensen y Hershfield, 2021). Por ejemplo, uno de los miembros del grupo se describió a sí mismo como una persona con muy buena salud a pesar de padecer una enfermedad neurológica degenerativa y de haber recibido recientemente una derivación (*bypass*) cuádruple. Tenemos que entender este tipo de investigaciones para que puedan informar y ayudar a optimizar nuestras interacciones con grupos de personas.

Grupo

A pesar de la promoción del programa en el sitio web de la institución local sobre envejecimiento, ningún miembro de la comunidad externa se inscribió en la clase. Sin embargo, la iglesia que acogía la clase ha estado activamente involucrada en múltiples iniciativas de promoción de la salud a nivel comunitario en los últimos años, como la organización de pruebas de prevención de caídas y la implementación de programas basados en evidencia ofrecidos por la institución local. Todas las personas que asistieron a la clase eran miembros de la iglesia, aunque solo dos de ellas se conocían entre sí previamente.

Individuo

Cada una de las personas participantes representa a clientes individuales, cada una con su propia comprensión de la salud, sus problemas de salud específicos, expectativas de resultados, habilidades y experiencias en manejo de la salud. Por ejemplo, una de las participantes había trabajado como asesora en una empresa de control de peso, lo que le proporcionó una comprensión compleja y refinada de la importancia de elaborar planes de acción alcanzables, un concepto fundamental utilizado en el programa.

Anna, la clienta que seguiremos en este caso, nunca ha recibido terapia ocupacional, aunque actualmente está en fisioterapia mientras se recupera de una reciente operación de espalda. Tras su reciente traslado a la zona, aún no ha encontrado un médico de atención primaria, aunque durante el programa *Tomar las riendas de mi salud* visitó a dos especialistas. El año pasado, después de una serie de pruebas, le diagnosticaron diabetes. Actualmente sigue el régimen médico estándar para esta enfermedad y le va bien. Antes de recibir este nuevo diagnóstico y recibir la operación de espalda, Anna se consideraba una persona sana. Durante la primera sesión de la clase, expresó: «Siento que me estoy desmoronando de repente y no sé qué hacer. Ojalá los médicos me dijeran qué hacer». Como no había tenido que interactuar mucho con el personal médico hasta hace poco, Anna se siente abrumada y frustrada por la atención que ha recibido hasta ahora.

Contexto de práctica

Contexto de la población destinataria

Al reflexionar sobre el contexto para la amplia población destinataria, Kay se dio cuenta de que, en este caso, el entorno no se limita a un espacio físico concreto. Más bien, se trata de un «espacio» amorfo que facilita la interacción con otros durante las fases de planificación y, posteriormente, de evaluación del programa. Las reuniones iniciales de planificación, llevadas a cabo durante el desarrollo del programa, se realizaron tanto de forma virtual como presencial, involucrando a informantes clave y organizaciones relevantes, como centros para personas mayores, la agencia local sobre envejecimiento, grupos de tesis y el pastor local. La búsqueda de puntos en común y el cumplimiento de las expectativas fueron los principales impulsores de las acciones en este nivel. Para un resumen, consúltese la tabla 22-3.

Contexto de la intervención grupal/individual

El contexto en el que se llevó a cabo el programa fue una sala de reuniones en una iglesia local, diseñada para permitir que las personas participantes se sentaran con distanciamiento social, pero lo suficientemente pequeña y tranquila como para facilitar la interacción y la comunicación. Kay trabajó en conjunto con el párroco para elegir esta sala, asegurándose de maximizar la comodidad, la seguridad y la participación de todas las personas. Los asientos

TABLA 22-3 Aplicación del Modelo ecológico de razonamiento profesional (MERP) en el contexto de práctica de la salud poblacional

	POBLACIÓN DESTINATARIA	GRUPO/INDIVIDUOS DE INTERVENCIÓN
Normas y políticas de la organización	• Se necesita permiso para el centro de mayores • Aprobación del párroco durante la aplicación	• El párroco ayuda a coordinar la inscripción, se asegura de que el edificio esté abierto y las luces encendidas • Por lo general, los grupos deben ser de al menos seis personas para fomentar el debate
Factores temporales	• Sesiones de duración inicial: las personas mayores solicitaron sesiones de 30 min • Este programa se utiliza 2×/semana durante 2 semanas, en sesiones de 1 h como máximo	• Las sesiones de grupo se ofrecen a la hora aprobada por el párroco y se ajustan al horario de enseñanza de Kay • Decidido a usar 2×/semana durante 2 semanas
Configuración física	• Virtual y presencial	• Kay trabajó con el pastor para elegir la habitación • La configuración se mantiene constante para el programa
Priorización de casos	• Los intervalos entre las intervenciones dependen del tiempo disponible en el horario de trabajo de Kay durante los semestres	• Kay tuvo que faltar a varias reuniones para adaptarse al programa
Opciones de alta	• Evaluación del programa y decisiones de modificación y continuación	• No hay alta formal: el programa termina con un plan de acción para cada cliente individual • Recomendaciones para los próximos pasos

se organizaron en una configuración rectangular de mesas, con una pizarra blanca en un extremo de la sala. El grupo se reunió dos veces por semana durante 2 semanas, una modificación respecto a las presentaciones anteriores del programa, que se realizaban una vez por semana. La decisión de acortar la duración del programa fue un intento de mejorar la asistencia reduciendo el compromiso temporal. Aunque todas las personas participantes eran miembros de la iglesia, no se conocían entre sí. Kay ofreció el programa de manera gratuita, tanto para la iglesia como para quienes participaron. No tuvo que preocuparse por el reembolso, ya que el programa formaba parte de su servicio a la comunidad, una actividad altamente promovida por la universidad en la que enseña.

Acciones terapéuticas y resultados

Siguiendo el modelo MERP, es fundamental explorar las acciones terapéuticas y los resultados en cada nivel: la población destinataria, el grupo de intervención y los individuos dentro del grupo. Para una visión general de estos aspectos, consúltese el contenido resumido en la tabla 22-4.

Población destinataria

Como terapeuta dedicada a la **promoción de la salud basada en la población y la comunidad**, Kay comprendía que trabajar con una población requiere comenzar con un enfoque amplio

TABLA 22-4 Aplicación del Modelo ecológico de razonamiento profesional (MERP) en salud poblacional: acciones y resultados terapéuticos

POBLACIÓN DESTINATARIA	GRUPO DE INTERVENCIÓN	INDIVIDUO DENTRO DEL GRUPO
Acciones terapéuticas		
• Evaluación de las necesidades y perfil de la comunidad • Determinado problema de baja alfabetización en salud en personas mayores • Programa desarrollado para satisfacer las necesidades de promoción de la salud	• Aplicar el programa *Tomar las riendas de mi salud* mediante un manual • Enseñar contenidos, dirigir debates • Gestionar la dinámica de grupo	• Responder a las necesidades individuales del grupo y crear tiempo para que cada persona pueda compartir experiencias • Resolver problemas con Anna para fomentar la confianza en la comunicación de cara a la próxima visita son su médico
Resultados de la terapia		
• Datos agregados de múltiples grupos que muestran una mejora de la alfabetización en salud basada en la evaluación • Opinión positiva de las organizaciones asociadas	• Conclusión satisfactoria del grupo • Opinión positiva del grupo sobre la clase	• Mejora de la capacidad de comunicación con el personal médico • Mayor comprensión de su rol como «gestora» de su salud

para comprender mejor las necesidades, valores y factores contextuales del grupo destinatario. Estos factores podrían representar tanto barreras como facilitadores para trabajar con éxito con la población. En el contexto de las «acciones terapéuticas» a este nivel, el proceso típico comienza con el desarrollo de un programa basado en una evaluación de necesidades. Esto implica recopilar información sobre el amplio grupo de clientes, en este caso, personas mayores, así como clarificar problemas o cuestiones específicas. En esta evaluación, se identificó a las personas mayores como una población vulnerable debido a sus bajos niveles de alfabetización en salud en comparación con otros grupos etarios. Los objetivos iniciales de Kay eran desarrollar un programa que mejorara las habilidades relacionadas con la alfabetización en salud, con el fin de elevar los niveles de comprensión en salud y mejorar los resultados de salud entre las personas mayores en la región atendida por la institución local sobre envejecimiento. Afortunadamente, Kay contaba con tiempo y apoyo institucional, incluidos grupos de tesis de sus estudiantes, que durante un par de años contribuyeron a la recopilación de esta información inicial. Kay comenzó su investigación conversando con el personal de los centros para personas mayores para conocer su nivel de comprensión sobre la alfabetización en salud. Aunque la mayoría de personas del personal no estaban familiarizadas con el término formal, sí trabajaban para asegurarse de que las personas participantes entendieran la información que se les proporcionaba. Kay también visitó los centros de personas mayores para hablar directamente con ellas y descubrir qué temas eran importantes para ellas y cómo preferirían que se estructurara un programa en términos de duración de cada sesión y la duración total del programa. Durante este proceso, Kay se aseguró de utilizar un lenguaje accesible y ejemplos basados en las experiencias comunes de las personas mayores, para garantizar una comunicación efectiva. Además, se preocupó de identificar y destacar las contribuciones únicas que la terapia ocupacional puede ofrecer en este contexto, como su formación en alfabetización en salud, el manejo de afecciones médicas y las evaluaciones contextuales. A partir de estas conversaciones, Kay diseñó un programa de cuatro sesiones de aproximadamente 45 min cada una, lo que difería de los programas similares encontrados en la bibliografía, que generalmente tenían sesiones de 1.5 h como mínimo. La decisión de mantener las sesiones cortas fue una prioridad expresada por las personas mayores con las que habló, y Kay ajustó el programa para cumplir con esta preferencia.

Una vez que el programa fue desarrollado utilizando tanto la literatura como la retroalimentación recibida, Kay y algunos/as de sus estudiantes comenzaron a implementarlo, siempre que el horario de Kay lo permitía o cuando sus estudiantes de tesis estaban disponibles para administrarlo. En este nivel poblacional, los resultados se centran principalmente en la evaluación del programa, incluidos la retroalimentación recibida y los cambios realizados en función de esa retroalimentación. Con el tiempo y un número suficiente de participantes, se espera que también se puedan medir otros resultados más amplios para la población objetivo de personas mayores que viven en la comunidad.

A TENER EN CUENTA

Si estuviera trabajando con una población más centrada en el colectivo, ¿qué tendría que tener en cuenta como terapeuta para garantizar mejor la satisfacción de las necesidades de su cliente en una intervención culturalmente adecuada?

Grupo/individuos de intervención

Este caso describe la implementación del programa para un grupo de personas mayores en una iglesia local. El primer día, Kay dio la bienvenida a todo el mundo, presentó el programa y les entregó un cuaderno que utilizarían a lo largo de las sesiones. Aunque se inscribieron seis personas, cinco asistieron, con una participación que fluctuó entre tres y cinco personas por clase. Kay siguió el manual del programa para guiar las cuatro sesiones, cada una centrada en un tema diferente. Se esforzó en crear un ambiente en el que las personas participantes se sintieran cómodas compartiendo sus pensamientos y experiencias, asegurándose de que tuvieran el espacio y el tiempo necesarios para hacerlo. Entre las sesiones, Kay envió correos electrónicos a las personas participantes con información adicional, aclaraciones sobre los temas discutidos en clase y recordatorios para la siguiente sesión. Cada semana, ajustó el contenido del programa en función de la dinámica de la conversación en el grupo. Dado que todas las personas participantes faltaron al menos a una sesión, Kay aprovechó el tiempo antes del inicio o al final de cada clase para poner al día a aquellas personas que se habían perdido contenidos importantes.

Anna, la clienta individual destacada en este caso, se vio obligada a faltar a una sesión debido a unas obras imprevistas en su casa. Antes de la siguiente clase, Kay se reunió con ella para repasar brevemente el contenido que se había perdido y responder a sus preguntas. Durante la clase, Anna compartió con el grupo que la sesión anterior a la que había asistido le había cambiado significativamente su perspectiva sobre el manejo de su propia salud. Kay aprovechó esta oportunidad para repasar con el grupo el contenido de la sesión anterior y reforzar conceptos clave del programa, como la importancia de ser un/a consumidor/a informado/a de servicios de salud, la responsabilidad personal en el manejo de la propia salud y la necesidad de buscar una comunicación bidireccional y efectiva con el personal sanitario. Anna también compartió que, inspirada por lo aprendido en la sesión anterior, había intentado aplicar las estrategias de comunicación durante una visita médica reciente. Sin embargo, terminó sintiéndose presionada para aceptar un procedimiento costoso que, en retrospectiva, habría preferido rechazar. Kay utilizó la experiencia de Anna como un punto de partida para discutir la resolución de problemas individuales, mientras ampliaba la discusión para incluir al grupo en general. En la última sesión, los miembros del grupo revisaron los aspectos del contenido del curso que podrían aplicar en el futuro a sus propias vidas. Anna expresó que, aunque su experiencia con el médico había sido negativa, estaba decidida a aprender de ello y a trabajar en ser más asertiva en sus futuras comunicaciones.

RESUMEN

La práctica de Kay está firmemente arraigada en el paradigma de la salud comunitaria y poblacional. Entiende que trabajar dentro de este marco requiere flexibilidad y una disposición para considerar a la clientela en diferentes niveles: de manera amplia, como una población objetivo; de manera más específica, como un grupo de individuos involucrados en la educación para la promoción de la salud; y, de manera aún más particular, enfocándose en los individuos dentro de ese grupo. Aunque el razonamiento en cada uno de estos niveles parece seguir un patrón similar, varía en su enfoque más amplio o más específico dependiendo de cada cliente y contexto. La literatura se ha centrado tradicionalmente en el razonamiento que se produce dentro del entorno clínico, lo que ha llevado a que el razonamiento clínico sea la forma más común de comprender las decisiones tomadas durante las intervenciones. Sin embargo, dadas las características únicas de la salud comunitaria y poblacional, el MERP de Schell proporciona una excelente herramienta para explorar el razonamiento profesional en estos contextos. Es necesario seguir investigando y explorando cómo se aplica el razonamiento profesional en la salud comunitaria y poblacional. Estas intervenciones ofrecen oportunidades valiosas para trabajar como parte de un equipo interdisciplinario. La forma más efectiva de colaborar en el desarrollo, implementación y evaluación de programas comunitarios es hacerlo de manera colaborativa y basada en la evidencia. Nuestro razonamiento y toma de decisiones deben reflejar este enfoque. La investigación en otras profesiones, así como en la nuestra, proporciona un excelente punto de partida para una práctica reflexiva y fundamentada.

Actividad formativa 22-1

Considere a un/a cliente que haya visto en la clínica. Utilice la siguiente tabla basada en la aplicación del Modelo ecológico de razonamiento profesional (MERP) y trabaje para ampliar su comprensión de cómo podría trabajar con su cliente en el contexto de la promoción de la salud poblacional/comunidad.

CLIENTE: POBLACIÓN DESTINATARIA, GRUPO DE INTERVENCIÓN, INDIVIDUOS DENTRO DEL GRUPO			
	POBLACIÓN DESTINATARIA	GRUPO DE INTERVENCIÓN	INDIVIDUOS DENTRO DEL GRUPO
Óptica y yo personales			
Factores temporales			

MODELO ECOLÓGICO	APLICACIÓN EN EL DESARROLLO E IMPLEMENTACIÓN DE PROGRAMAS DE SALUD POBLACIONAL Y COMUNITARIA
Terapeuta: Kay	
Yo personal	
Óptica personal	
Yo profesional	
Óptica profesional	

	CONTEXTO PRÁCTICO		
	POBLACIÓN DESTINATARIA	GRUPO DE INTERVENCIÓN	INDIVIDUOS DENTRO DEL GRUPO
Normas y políticas de la organización			
Factores temporales			
Configuración física			
Priorización de la carga de trabajo			
Opciones de alta			

Puede encontrar actividades formativas adicionales para este capítulo en thePoint.

REFERENCIAS BIBLIOGRÁFICAS

American Occupational Therapy Association. (2017). AOTA's societal statement on health literacy. *American Journal of Occupational Therapy, 71*(Suppl. 2), 7112410065. https://doi.org/10.5014/ajot.2017.716S14

American Occupational Therapy Association. (2020a). Occupational therapy in the promotion of health and well-being. *American Journal of Occupational Therapy, 74*(3), 7403420010p1–7403420010p14. https://doi.org/10.5014/ajot.2020.743003

American Occupational Therapy Association. (2020b). Occupational therapy practice framework: Domain and process (4th ed.). *American Journal of Occupational Therapy, 74*(Suppl. 2), 7412410010. https://doi.org/10.5014/ajot.2020.74S2001

American Occupational Therapy Association. (2021, June). *AOTA strategic framework, vision 2025.* https://www.aota.org/-/media/corporate/files/aboutaota/2021-aota-strategic-framework.pdf

Carrier, A., Levasseur, M., Freeman, A., Mullins, G., Quenec'hdu, S., Lalonde, L., Gagnon, M., & Lacasse, F. (2013). Influence of societal and practice contexts on health professionals' clinical reasoning: A scoping study protocol. *BMJ Open, 3*, e002887. https://doi.org/10.1136/bmjopen-2013-002887

Carstensen, L. L., & Hershfield, H. E. (2021). Beyond stereotypes: Using socioemotional selectivity theory to improve messaging to older adults. *Current Directions in Psychological Science, 30*(4), 327–334. https://doi.org/10.1177/09637214211011468

CDC's National Center for Chronic Disease Prevention and Health Promotion. (2022, May 6). *Chronic diseases in America.* Centers for Disease Control and Prevention. https://www.cdc.gov/chronicdisease/resources/infographic/chronic-diseases.htm

Mattingly, C., & Fleming, M. H. (1994). *Clinical reasoning: Forms of inquiry in a therapeutic practice.* F.A. Davis. https://doi.org/10.1080/09593980701593797

Rubin, D. (2016). *A health literacy report: Analysis of 2016 BRFSS health literacy data.* Office of the Associate Director for Communication, Centers for Disease Control and Prevention. https://www.cdc.gov/healthliteracy/pdf/Report-on-2016-BRFSS-Health-Literacy-Data-For-Web.pdf

Scaffa, M. E., & Reitz, S. M. (2020). Historical and philosophical perspectives of community and population health practice. In M. F. Scaffa & S. M. Reitz (Eds.), *Occupational therapy in community and population health practice* (pp. 1–21), F.A. Davis. https://doi.org/10.1080/0164212X.2020.1782306

Schell, B. A. (2018). An ecological model of professional reasoning. In B. A. Schell & J. Schell (Eds.), *Clinical and professional reasoning in occupational therapy* (pp. 23–49). Wolters Kluwer.

World Federation of Occupational Therapy. (2019). *Occupational therapy and community-centred practice.* https://www.wfot.org/resources/occupational-therapy-and-community-centred-practice

World Health Organization. (2017). Promoting health in the SDGs. Report on the 9th Global conference for health promotion, Shanghai, China, 21–24 November 2016: All for health, health for all. World Health Organization. https://apps.who.int/iris/handle/10665/259183

World Health Organization. (2020, December 4). *Life expectancy and healthy life expectancy-data by country.* World Health Organization. https://apps.who.int/gho/data/node.main.688?lang=en

CAPÍTULO 23

Supervisión y desarrollo del razonamiento profesional

KARINA DANCZA, STEPHANIE TEMPEST Y ANITA VOLKERT

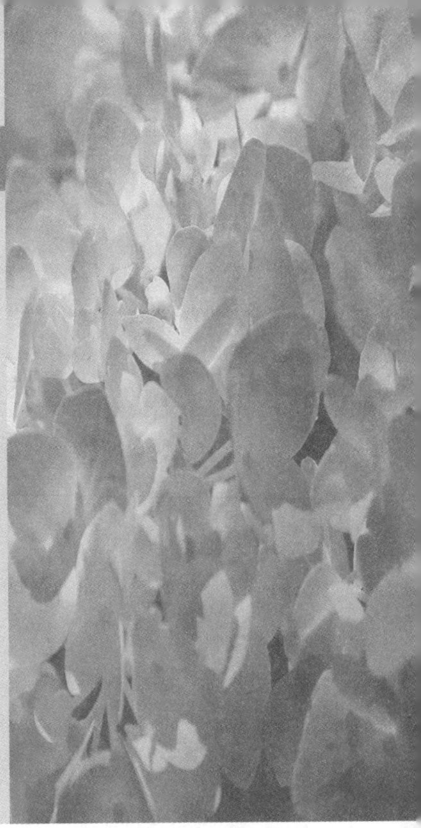

CONTENIDO

Introducción

Las 3C para una supervisión eficaz

Primer acto: introducción de Grace

Segundo acto: presentación de Emerson y Hwei Lan

Tercer acto: la crisis

Cuarto acto: el cambio

Quinto acto: volver a empezar

Dar sentido a los cinco actos utilizando el marco de las 3C para una supervisión eficaz

Conexiones

Contenido

Desarrollo continuo

Resumen

OBJETIVOS

Después de leer este capítulo, será capaz de:

1. Descifrar la importancia de la supervisión para desarrollar y mejorar el razonamiento profesional supervisor/a y supervisado/a.
2. Reflexionar sobre los múltiples factores que ayudan o dificultan el desarrollo de una supervisión y un razonamiento profesional eficaces.
3. Aplicar el marco de las 3C para una supervisión eficaz con el objetivo de evaluar y planificar el desarrollo continuo de las prácticas de supervisión propias (como supervisor/a y supervisado/a).

TÉRMINOS CLAVE

Supervisión
Las 3C para una supervisión eficaz
Conexiones
Contenido
Desarrollo continuo
Resolución de problemas
Empatizar
Nivel individual
Nivel organizativo
Sistema en su conjunto

REFLEXIONAR SOBRE EL PENSAMIENTO

La puntada o la tijera

¿Eres tú la puntada o la tijera
para el hilo de esa persona?
El problema es que nunca lo sabrás hasta que cortes.
Así, ¿no es siempre mejor ser la puntada?
Somos creaciones majestuosas y caóticas,
hechas de hilos invisibles y mágicos.
Hay quien tiene hilos más fuertes.
Hay quien no recibe suficientes hilos de entrada.
Y hay quien es arrojado tan rápido a los lobos
que demasiados hilos se cortan a la vez.
Así que, amigo mío,
sé la puntada,
no las tijeras,
para los preciosos hilos de esa persona.
Porque no sabemos cuántos le quedan.

Por Donna Ashworth (2021, p. 27)
(véase el poema en inglés en thePoint)

INTRODUCCIÓN

Una supervisión eficaz es una herramienta valiosa para fortalecer el razonamiento profesional (Martin y Snowdon, 2020). La **supervisión** desempeña un rol fundamental en el fomento de la práctica reflexiva, un proceso estructurado e intencional que permite examinar críticamente las experiencias individuales y el impacto que la sociedad tiene en ellas. A través de este proceso, no solo se adquieren nuevas perspectivas, sino que también se facilita la planificación de futuras acciones, tanto a nivel personal como para influir en el cambio social (Roche, 2022). Los debates críticos dentro de la supervisión impulsan este tipo de reflexión, lo que alienta a la persona supervisada a compartir sus puntos de vista personales, expresar preocupaciones o dudas, y explorar nuevas ideas. Este enfoque promueve un entorno propicio para el desarrollo continuo del razonamiento profesional (Fowler y Chevannes, 1998; Shea, 2016).

Pese a que sabemos que una supervisión efectiva puede ser una fuente de inspiración, fomentar un sentido de pertenencia y proporcionar seguridad y motivación para mejorar nuestros conocimientos y prácticas (Martin y cols., 2019), la realidad nos muestra que esto no siempre sucede así. Para que la supervisión sea verdaderamente eficaz en el desarrollo del razonamiento profesional, requiere un esfuerzo y consideración intencionales tanto por parte de la persona supervisora como de la persona supervisada (American Association of Occupational Therapists, 2020; Health and Care Professions Council, 2020; Occupational Therapy Australia, 2019).

Sin embargo, en muchos casos, una persona puede asumir el rol de supervisión simplemente debido a su antigüedad o posición dentro de una organización, en lugar de por un deseo genuino de adquirir las competencias necesarias para llevar a cabo una supervisión efectiva.

Además, es frecuente que la supervisión sea relegada a un segundo plano cuando el trabajo se intensifica o una vez que se cumplen los requisitos formales, como los de ser estudiante o terapeuta ocupacional autorizado/a (Dancza y cols., 2022). Para darle la prioridad que merece, compartiremos nuestras perspectivas sobre la importancia de la supervisión para mejorar nuestro razonamiento profesional y garantizar servicios seguros y eficaces.

En este capítulo, comenzaremos compartiendo una obra de teatro dividida en cinco actos. Los personajes son ficticios, aunque han sido creados a partir de nuestras experiencias colectivas como supervisores/as y supervisados/as. Al final de cada acto, plantearemos actividades de aprendizaje que no tienen respuestas correctas o incorrectas. Le invitamos a que se apoye en sus propios conocimientos y vivencias, de manera intencionada, para identificar lo que escucha, aprende y cómo puede aplicar esos aprendizajes.

Para contextualizar nuestra obra, es importante mencionar que Karina y Anita son originarias de Australia, mientras que Stephanie es de Inglaterra. A pesar de ello, todas hemos trabajado extensamente en el Reino Unido, y Karina actualmente trabaja en Singapur. Estas experiencias diversas influyeron en la manera en que hemos elaborado esta narrativa. Luego de leer los cinco actos y haber anotado tus respuestas a cada una de las actividades de formación, regresaremos a la obra para ofrecerle nuestra interpretación. Le animaremos a revisar sus respuestas originales para reflexionar sobre si sus perspectivas han cambiado o se mantienen iguales, y explorar qué factores pueden estar influyendo en sus ideas. Además, destacaremos algunos componentes críticos de la supervisión que son esenciales para promover el razonamiento profesional, y que están directamente vinculados a nuestro **marco de las 3C para una supervisión eficaz** (Dancza y cols., 2022). Comenzaremos proporcionando un poco de contexto sobre cómo entendemos la supervisión, presentando nuestra interpretación de las características clave del marco de las 3C, y conectaremos estas características con el rol que desempeña la supervisión en el desarrollo del razonamiento profesional (Dancza y cols., 2022).

LAS 3C PARA UNA SUPERVISIÓN EFICAZ

La supervisión es un término amplio que puede interpretarse de diferentes maneras según la persona. En este contexto, entendemos la supervisión como «un proceso formal de aprendizaje y desarrollo profesional, destinado a promover resultados óptimos, la seguridad y el bienestar de las personas que acceden a los servicios» (Martin y cols., 2022, p. 4). Su objetivo es fortalecer los conocimientos, habilidades y capacidades de la persona supervisada, incluido el razonamiento profesional, para garantizar que sea un profesional seguro y eficaz. Además, la supervisión asegura el cumplimiento de los estándares profesionales y organizativos, al mismo tiempo que ofrece un espacio de apoyo emocional para el trabajo, que a menudo es desafiante (Snowdon y cols., 2016, 2017).

La supervisión puede ser un proceso independiente o combinarse con elementos de supervisión directiva, la cual se enfoca en la revisión del desempeño, el cumplimiento de las políticas del lugar de trabajo y los resultados esperados. También puede incluir aspectos de tutoría u orientación (*coaching*), que suelen centrarse en el desarrollo integral de la persona y en sus planes profesionales a largo plazo, más que en las tareas cotidianas. En este capítulo, utilizaremos el término «supervisión» de manera amplia para abarcar los elementos de dirección, tutoría y orientación, con el reconocimiento de que su significado puede variar según cada persona.

Para centrarnos en algunos aspectos clave de la supervisión, queremos compartir la figura 23-1, la cual representa nuestra conceptualización del marco de las 3C para una supervisión eficaz (Dancza y cols., 2022). Este marco sugiere que, para que la supervisión sea realmente efectiva, es crucial prestar atención a tres elementos: las **conexiones** entre las personas implicadas (incluida la conexión con uno/a mismo/a), el **contenido** de lo que se aborda y la dirección del **desarrollo continuo** tanto para la persona supervisada como para la persona supervisora. Cuidar y nutrir cada uno de estos aspectos puede guiar la experiencia de supervisión y destacar las áreas donde vale la pena invertir tiempo y energía. De esta manera, podemos aprovechar al máximo nuestros recursos de supervisión y mejorar el razonamiento profesional en todos los niveles de la carrera. Igualmente importante es situar el marco de las 3C dentro de la cultura organizativa en la que se trabaja. Las prácticas de supervisión, y las oportunidades para mejorar el razonamiento profesional, solo pueden optimizarse en un contexto que reconozca la necesidad de un enfoque integrado. Esto implica que, a todos los niveles de la organización, se incorpore la supervisión eficaz a la práctica diaria.

Para ilustrar cómo la supervisión puede influir en el razonamiento profesional, queremos presentarles nuestra obra de cinco actos, que comienza con una terapeuta ocupacional llamada Grace. Mientras lea cada uno de los actos, le invitamos a hacer una pausa y reflexionar sobre las Actividades formativas propuestas. Al finalizar los cinco actos, compartiremos nuestras perspectivas, volviendo al marco de las 3C para una supervisión eficaz (Dancza y cols., 2022). A través de este marco, destacaremos conceptos clave y ofreceremos

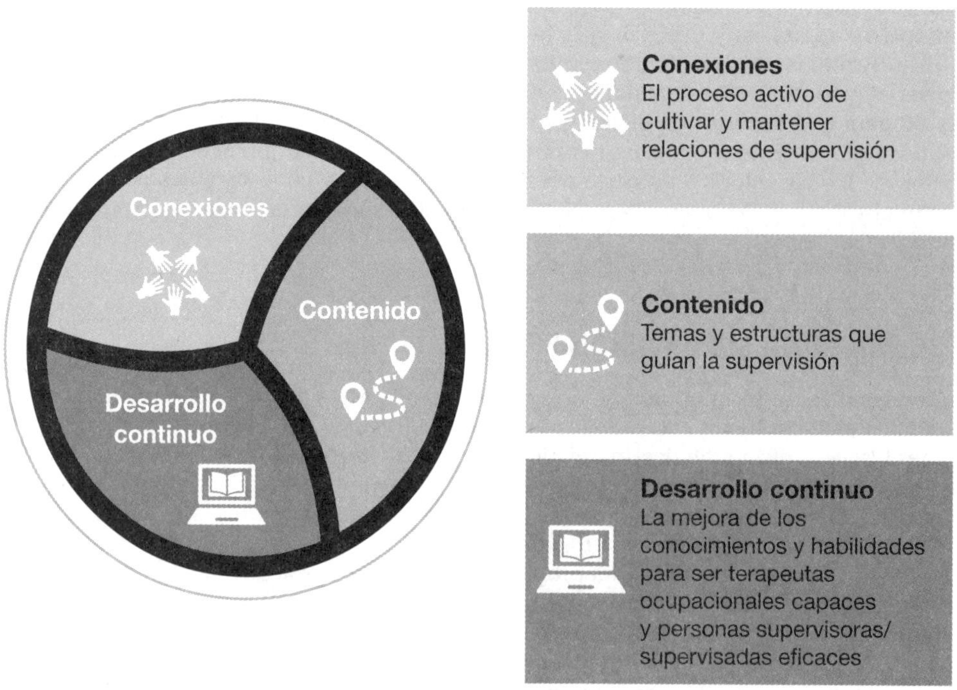

FIGURA 23-1 Marco de las 3C para una supervisión eficaz. De Dancza, K., Tempest, S., & Volkert, A. (2022). An introduction to the 3Cs for effective supervision. In K. Dancza, A. Volkert, & S. Tempest (Eds.), *Supervision for occupational therapy: Practical guidance for supervisors and supervisees* (1st ed., p. 50). Routledge. Reimpresa con permiso.

sugerencias prácticas para maximizar la supervisión con el fin de promover el razonamiento profesional. Pero antes de comenzar, permítanos presentarle a los actores.

Los actores/las actrices:

Grace: terapeuta ocupacional al principio de su carrera.
Emerson: terapeuta ocupacional y supervisor a mitad de carrera.
Hwei Lan: terapeuta ocupacional, coordinadora de casos y supervisora con experiencia.

PRIMER ACTO: INTRODUCCIÓN DE GRACE

Grace se graduó como terapeuta ocupacional hace 3 años. Durante sus estudios, destacó como una estudiante académica, capaz y exitosa, siguiendo los pasos de sus cuatro hermanos mayores, quienes también se han destacado por su alto rendimiento, algo que su padre y su madre no han dejado de elogiar públicamente. Dos grupos de vecinos están muy al pendiente de los logros colectivos de los hijos, después de escuchar durante años las historias (hay quien podría llamarlas fanfarronerías) contadas por los orgullosos progenitores de Grace.

A pesar de su éxito en el campo de la terapia ocupacional, Grace también es una persona creativa con una gran pasión y talento para la fotografía. Sin embargo, desde el punto de vista de su padre y su madre, esta inclinación se relegó a un simple *hobby* y no fue vista como una posible carrera profesional.

Al graduarse, Grace obtuvo su primer puesto en el mismo lugar donde había realizado su trabajo de campo final. Para ella, fue una elección cómoda y lógica: el equipo era amigable y el trayecto desde su casa era sencillo, por lo que no necesitaba mudarse. Este puesto se encontraba en un hospital metropolitano de agudos que ofrecía rotaciones entre distintas áreas. Hasta el momento, Grace ha adquirido experiencia en seis especialidades diferentes. Mientras que la mayoría de sus colegas que empezaron en los mismos puestos rotatorios han cambiado de empleo para ascender, Grace siente el deseo de explorar al menos dos áreas más antes de decidirse por un campo específico en el cual establecerse. Grace disfruta de la oportunidad de aplicar su razonamiento profesional, aún como principiante, en diversos contextos de práctica, sin tener que asumir responsabilidades adicionales, como la gestión de equipos o el trabajo con personas que presentan múltiples comorbilidades y afecciones complejas.

Cada nueva rotación trae consigo una nueva persona supervisora. Aunque las experiencias y la calidad de la supervisión varían, los comentarios sobre el desempeño de Grace son siempre positivos. Dado que los puestos son rotativos, quienes supervisan parecen asumir que los/las terapeutas en estos roles no desarrollarán un razonamiento profesional más allá de un nivel principiante antes de pasar a otra especialidad. Grace se siente cómoda con esta expectativa y no le importa que su relación con cada supervisor/a sea limitada en el tiempo.

Antes de continuar con el segundo acto, le invitamos a hacer una pausa para reflexionar sobre la Actividad formativa 23-1. A través de esta reflexión, esperamos que pueda comenzar a identificar algunos de sus pensamientos e ideas sobre Grace hasta ahora. Esto le permitirá, al finalizar la obra, considerar de qué manera las experiencias, decisiones y contextos de Grace han influido en su supervisión y en el desarrollo de su razonamiento profesional (Fowler y Chevannes, 1998).

SEGUNDO ACTO: PRESENTACIÓN DE EMERSON Y HWEI LAN

A 300 kilómetros de distancia, cerca de la costa, encontramos a Emerson, orgulloso terapeuta ocupacional y supervisor con experiencia que lidera un equipo compuesto por cinco terapeutas ocupacionales y dos personas asistentes. El equipo trabaja en diferentes entornos de comunidades rurales, brindando apoyo a personas con una variedad de afecciones físicas y mentales de larga duración, a menudo raras, crónicas y complejas. Aunque el equipo no se reúne en persona diariamente, Emerson se asegura de crear un espacio para conectar al menos una vez a la semana. En ocasiones, estas reuniones se realizan de manera virtual. Cada miembro del equipo recibe supervisión regular en un horario fijo y sabe que puede ponerse en contacto con Emerson entre sesiones si es necesario.

Emerson se siente muy satisfecho de ser reconocido como un supervisor eficaz y un buen jefe de equipo. Como jefe de línea experimentado, ha optado por un enfoque informal, confiando en su personalidad extrovertida y su estilo de comunicación amigable para llevar a cabo la supervisión. Este enfoque le ha funcionado bien durante años, y hasta ahora ha sido exitoso.

Recientemente, Emerson fue galardonado con un premio nacional, después de ser nominado por tres miembros de su equipo de supervisión, compuesto por colegas que reconocen su habilidad para unir a las personas y hacer que se sientan cómodas y valoradas en su trabajo. En una agradable velada de verano, Emerson aceptó con orgullo su premio y lo dedicó a quienes le nominaron, reconociendo lo mucho que han aprendido juntos.

Hwei Lan es la jefa de Emerson y está a cargo del servicio de profesiones sanitarias del distrito. Hace 2 años, decidió regresar al sector público después de haber dirigido su propia empresa durante 15 años. Eligió un puesto relativamente cómodo para readaptarse al sector público, con el objetivo de ascender a un cargo más alto y estratégico en los próximos 3 años. Aunque su rol actual es interprofesional, Hwei Lan sigue siendo una terapeuta ocupacional activa y está bien conectada en su campo. Fue presidenta del consejo de la asociación nacional, forma parte de varios comités gubernamentales para influir en las políticas, y está considerando asumir un cargo en la World Federation of Occupational Therapists.

Hwei Lan ha notado lo bien que Emerson se lleva con su equipo y cómo ha creado un entorno de trabajo amistoso e informal. Aunque reconoce el reciente premio de Emerson, también se ha preguntado hasta qué punto es realmente eficaz en el desarrollo del razonamiento profesional de los miembros del equipo a través de la supervisión, ya que el equipo parece estar un poco estancado en sus prácticas. Sin embargo, puesto que el equipo está contento, Hwei Lan es reacia a plantear sus preocupaciones a Emerson en este momento, en parte porque hay necesidades de desarrollo más urgentes que atender en el servicio en general.

Antes de continuar con el tercer acto, tómese un momento para reflexionar sobre la Actividad formativa 23-2, ampliando sus ideas del primer acto. Considere cómo Emerson y Hwei Lan emplean la supervisión para desarrollar el razonamiento profesional a distintos niveles: individualmente, dentro de la organización y en el sistema en general.

TERCER ACTO: LA CRISIS

Volvemos a Grace, quien, después del trabajo, se dirige a casa de su familia en una fría y húmeda tarde de invierno. Al llegar y aparcar en el camino de entrada, se da cuenta de que hay gritos que vienen de la cocina. Al entrar, ve una maleta junto a la puerta. Dos de sus hermanos mayores están discutiendo y suplicando a su madre, mientras su padre permanece inmóvil en un rincón, junto al fregadero, con la mirada perdida. Esa noche, su madre se marcha y nunca vuelve, salvo por el envío de una tarjeta electrónica cada cumpleaños. Las presiones financieras y la vergüenza llevan a su padre a vender la casa familiar, y 6 meses después se traslada a otro lugar, fuera de la ciudad y cerca del mar.

Preocupada por la capacidad de su padre para valerse por sí mismo, Grace decide dejar su cómodo trabajo, donde tenía una trayectoria profesional clara, y se muda con él a la nueva zona.

Comienza a buscar empleo y acepta la primera oferta que recibe: un puesto en servicios comunitarios que no incluye rotaciones a otros departamentos, con un supervisor fijo y la expectativa de que asuma mayores responsabilidades con el tiempo. Grace está de acuerdo con este nuevo rol, considerando que ya ha cambiado de funciones y supervisores en múltiples ocasiones, y no lo percibe como algo muy diferente a lo que ha vivido antes.

Sin embargo, Grace evita hablar del tema con su padre, aunque en el fondo sabe que el nuevo trabajo no la entusiasma. Frecuentemente, desearía poder concentrarse en su pasión por la fotografía, especialmente después de haber recibido la emocionante noticia de que ha sido invitada a exhibir sus fotos en una exposición nacional en línea. Aun así, Grace no quiere decepcionar a su padre ni generar más tensión e inestabilidad al renunciar a un empleo estable y a un ingreso seguro. Así que decide aceptar el trabajo, dejar de lado la oportunidad de la exposición de fotografía y no decir nada al respecto.

Antes de continuar con el cuarto acto, tómese un momento para reflexionar sobre la Actividad formativa 23-3. Le animamos a considerar más detenidamente la situación de Grace dentro de su contexto personal y profesional. Utilice sus conocimientos para reflexionar sobre lo que está ocurriendo en su vida y por qué.

CUARTO ACTO: EL CAMBIO

Grace comienza en el equipo de Emerson ocupando un puesto fijo dentro de los servicios comunitarios, una función muy diferente a cualquiera de las rotaciones hospitalarias que había realizado previamente. En ocasiones, Grace se siente abrumada por la magnitud de su nuevo rol. Sin embargo, las personas que reciben sus servicios suelen proporcionar comentarios positivos.

Después de 5 meses en el puesto, Grace es reconocida como una trabajadora competente, aunque se mantiene reservada y parece mantenerse al margen del equipo. Para sus colegas, resulta cada vez más difícil conectarse con ella, y esto se vuelve más evidente durante las reuniones virtuales, donde Grace a menudo decide mantener su cámara apagada.

Emerson se da cuenta de que algo no está bien con Grace. Ella parece un enigma, y esta es la primera vez que no ha logrado establecer una conexión informal con una de sus personas supervisadas.

Esto le resulta difícil de aceptar, ya que siempre ha confiado en su enfoque amistoso como supervisor, lo que generalmente ha funcionado bien. Sin embargo, en esta ocasión, parece que cualquier intento de acercarse a Grace ha sido infructuoso, como si la puerta estuviera cerrada y no pudiera encontrar la manera de abrirla.

Emerson decide aprovechar su propia sesión de supervisión para compartir sus preocupaciones sobre Grace con Hwei Lan. Al discutir el escenario, Emerson logra reflexionar sobre la situación y empieza a ver las cosas desde la perspectiva de Grace. A raíz de esta conversación, Hwei Lan le informa que está planificando una revisión de la política de supervisión a nivel de distrito, como parte de un esfuerzo para mejorar la gobernanza en torno a los procesos de supervisión. Le propone a Emerson probar un nuevo contrato de supervisión con su equipo y ofrecer retroalimentación sobre su implementación. El contrato de supervisión está diseñado para aclarar las expectativas tanto de la persona supervisora como de la persona supervisada, y una vez acordado, servirá como una guía para los aspectos clave de la supervisión: el contenido, las conexiones y el desarrollo continuo. También establecerá pautas sobre cómo abordar cualquier dificultad en la relación de supervisión (conexiones). A Emerson le atrae esta idea concreta y se siente orgulloso de que se le haya dado la oportunidad de probar el nuevo contrato. Se compromete a implementarlo con Grace en su próxima reunión.

Desde la perspectiva de Grace, la supervisión se ha vuelto cada vez más difícil. No comprende del todo lo que se espera de ella durante las sesiones y le cuesta mantener una «máscara profesional». Las preguntas de Emerson le parecen demasiado vagas, y siente que la frustración está creciendo entre ambos. Grace cree que sabe lo que está haciendo, ya que ha tenido éxito en sus rotaciones anteriores, por lo que no entiende por qué ahora se siente diferente. Se frustra y se retira de las conversaciones cuando Emerson le pide que asuma más responsabilidades, como se espera de alguien con 6 meses en el puesto, o cuando le sugiere que piense en su desarrollo profesional a futuro. Aunque Grace quiere hacer un buen trabajo, se siente perdida y todo parece requerir un esfuerzo enorme. Incluso ha considerado dejar el puesto.

Para empeorar las cosas, Grace aún no ha desempaquetado unas diez cajas que están apiladas al final de su cama, ya que no tiene espacio en la pequeña casa para guardarlas en otro lugar. La mayoría del contenido de las cajas es equipo fotográfico. El esfuerzo que le exige su trabajo ha dejado a Grace con poco tiempo y energía para centrarse en sus propias necesidades, como conocer gente nueva, seguir adelante con la invitación a su exposición fotográfica y, en general, asentarse en su nueva comunidad.

Además, como Grace está acostumbrada a cambiar de persona supervisora cada 6 meses, la idea de mantener una relación de supervisión a largo plazo con Emerson le resulta desalentadora y difícil de manejar.

Antes de continuar con el quinto acto, haga una pausa y reflexione sobre la Actividad formativa 23-4.

QUINTO ACTO: VOLVER A EMPEZAR

Emerson organiza la próxima sesión de supervisión con Grace para que sea en persona y también planifica una reunión presencial para el próximo encuentro del equipo. Durante la sesión, Emerson le explica a Grace que a partir de ahora se implementará un nuevo contrato de supervisión. Sin embargo, antes de que pueda explicarle que esto es parte de una revisión más amplia y no una medida específica hacia ella, Grace rompe en llanto, abrumada por la sensación de que esto marca el inicio de un proceso formal de revisión de su desempeño.

Al principio, Grace se siente avergonzada por haber llorado, pero pronto se da cuenta de que, en cierta medida, se siente aliviada por haber expresado sus emociones. Emerson, por su parte, se siente preocupado al ver a Grace tan alterada y llorando en la oficina. Para aliviar la tensión, inventa una excusa para ir a buscar pañuelos y un vaso de agua, con la esperanza de ayudar a calmarla. Finalmente, Grace deja de llorar, y ambos acuerdan posponer la sesión de supervisión.

Después de posponer la supervisión, Emerson se comunica con Hwei Lan para discutir lo ocurrido. Durante su conversación, Hwei Lan decide cambiar su enfoque y profundiza en cómo se sintió Emerson cuando Grace se mostró alterada. También abordan el enfoque de Emerson hacia la supervisión, haciendo énfasis en las técnicas que utiliza, especialmente en relación con el cuestionamiento, el desafío elegante y el avance de las personas en su razonamiento profesional. Aunque Emerson se siente algo incómodo con la conversación, la encuentra esclarecedora y útil. Al finalizar, Emerson sale con un plan claro para abordar la próxima sesión con Grace.

Grace se da cuenta de que no se ha adaptado bien al puesto ni a la comunidad. Sin saber qué hacer a continuación, se pone en contacto con un compañero de confianza de su anterior trabajo y le cuenta lo que le está ocurriendo.

Cuando Emerson y Grace se reencuentran para la supervisión, Emerson se disculpa por no haber explicado el propósito del contrato de supervisión antes de la reunión anterior. Grace, por su parte, empieza a explicar lo que desencadenó su reacción, y la conversación toma un tono amable, gentil y productivo. Emerson escucha de manera activa, sin interrumpir, mientras Grace comparte cómo le gustaría integrarse en el equipo, pero le resulta difícil porque el resto de colegas ya se conocen bien, ya que han trabajado en conjunto durante un tiempo. Grace también le cuenta sobre su vida en casa, incluyendo lo aislada y sola que se siente en esta nueva ubicación rural, en especial desde que su padre conoció a una nueva pareja 6 semanas atrás. Además, describe cómo las cajas sin desempaquetar le recuerdan constantemente los desafíos que sigue enfrentando.

Cuando Grace hace una pausa natural, Emerson guarda silencio por unos segundos antes de preguntarle qué hay en las cajas. Grace revela que son principalmente equipos de fotografía, lo que lleva a descubrir que ambos comparten una pasión por la fotografía. En ese momento, Emerson nota cómo la tensión empieza a disiparse, y una conexión genuina comienza a formarse entre ellos.

Antes de compartir nuestras propias opiniones sobre los cinco actos, haga una pausa y reflexione sobre la Actividad formativa 23-5.

DAR SENTIDO A LOS CINCO ACTOS UTILIZANDO EL MARCO DE LAS 3C PARA UNA SUPERVISIÓN EFICAZ

Ahora que ha leído la historia de Grace, Emerson y Hwei Lan, nos gustaría compartir algunas de nuestras reflexiones acerca de lo sucedido. Utilizaremos el marco de las 3C para una supervisión eficaz (Dancza y cols., 2022; *v.* fig. 23-1) para revisar algunos puntos críticos (Dancza y cols., 2022; *v.* la fig. 23-1).

Antes de comenzar, nos gustaría invitarle a revisar algunas de sus respuestas de las Actividades formativas, especialmente aquellas en las que se solicitaba que plasmara sus pensamientos inmediatos y sin filtrar.

Tómese unos minutos para repasar lo que ha escrito y reflexione sobre la influencia de su propio contexto, cultura y valores en las respuestas que dio. Por ejemplo, si al evaluar la decisión de Grace de aceptar un trabajo «fácil», cercano a casa y familiar, le pareció que carecía de ambición, es importante reflexionar sobre de dónde proviene esa interpretación y considerar otras formas de ver la situación. Le invitamos a explorar cualquier idea preconcebida que pueda surgir de su propia cultura, contexto y valores, y cómo estas pueden influir en su razonamiento, ya sea consciente o inconscientemente. La invitación no tiene la intención de juzgar ni de generar emociones negativas, como vergüenza o pudor. Como sugiere el Modelo ecológico de razonamiento profesional (Schell, 2018), para mejorar y desarrollar nuestras habilidades de razonamiento profesional, necesitamos darnos cuenta del impacto de las ópticas habituales con las que vemos el mundo para que podamos aprender a reconocer cuándo se requieren otras ópticas.

Por ahora, volvamos a nuestra obra y comencemos hablando de **conexiones**, seguido de **contenido** y, por último, de **desarrollo continuo**.

Conexiones

Como personas supervisoras y supervisadas, nuestras conexiones no se originan por accidente; requieren una construcción intencionada. Este es un aspecto del razonamiento interactivo, como se discutió en el capítulo 11, aunque con diferencias importantes, ya que la supervisión no es terapia. Sin embargo, cuando se desarrolla con intención, la supervisión eficaz puede proporcionar un espacio seguro para explorar desafíos y nuevas direcciones en nuestro pensamiento y acciones, los cuales son fundamentales para nuestro razonamiento profesional.

Es necesario que este espacio sea lo suficientemente seguro, pero también lo suficientemente desafiante para fomentar el crecimiento de todas las personas que participan en el proceso de supervisión (Martin y cols., 2022). Si solo nos apoyamos en nuestras habilidades de comunicación preexistentes y no reflexionamos cuidadosamente sobre lo que estamos tratando de construir en una relación de supervisión, corremos el riesgo de crear una supervisión agradable pero superficial. Esto es algo que vimos inicialmente con Emerson en el segundo acto.

Por otro lado, podemos parecer demasiado confrontativos y, sin darnos cuenta, crear un ambiente hostil, en el que las personas no puedan crecer, aprender y desarrollarse debido a que el entorno es demasiado rudo y desafiante.

Si pensamos en el primer acto, cuando Grace estaba en su puesto de rotación, también podemos observar el entorno y la cultura del lugar de trabajo, incluidas las expectativas para las personas graduadas que ocupaban puestos rotatorios. Quienes supervisaban crearon un contexto en el que se guiaba a terapeutas principiantes para que se familiarizaran con el entorno, pero no se esperaba que se quedaran ni asumieran puestos de responsabilidad. En consecuencia, la supervisión probablemente no se enfocaba intencionalmente en el desarrollo profesional a largo plazo, sino solo en lo necesario para los 6 meses que la persona terapeuta pasaba con el equipo.

La razón por la que estamos considerando el contexto más amplio de Grace y su entorno de trabajo en un capítulo sobre el razonamiento profesional es porque, como sugieren teorías y modelos como el Modelo ecológico de razonamiento profesional (Schell, 2018), nuestras acciones son el resultado de una interacción continua entre nosotros/as mismos/as, los demás y nuestro contexto. Para Grace, ella ve su situación a través de la óptica de alguien que desea permanecer en un nivel principiante de razonamiento profesional y que no está segura de si la terapia ocupacional es realmente su pasión.

Por otro lado, Emerson ve la situación desde su perspectiva como supervisor, alguien que hasta hace poco no había sido desafiado en sus habilidades de supervisión, un área que siempre ha considerado una fortaleza y que requería poca atención adicional. Por último, Hwei Lan tiene su propia óptica, enfocada en realizar cambios rápidos y de gran impacto en el sistema a través de la introducción de un contrato de supervisión, lo que le permitiría abordar cuestiones más amplias y sistémicas. No obstante, luego de reflexionar sobre la situación, Hwei Lan se da cuenta de que necesita dedicar más tiempo a desarrollar las conexiones que tiene con Emerson, y también a apoyar a Emerson en el fortalecimiento de sus conexiones con Grace.

El uso del Modelo ecológico de razonamiento profesional (Schell, 2018) en el contexto de la supervisión puede ser de gran ayuda para que una persona supervisora comprenda las perspectivas que tanto ella misma como la persona a la que supervisa aportan a su trabajo. Este modelo también permite a quien supervisa entender cómo la supervisión y el razonamiento profesional están influenciados por los apoyos y limitaciones del contexto, como los aspectos prácticos relacionados con el contenido de la supervisión. Por ejemplo, preguntas como «¿qué tan frecuentemente pueden reunirse en persona?», «¿qué oportunidades y recursos están disponibles para mejorar el razonamiento profesional?» y «¿cómo se utiliza la supervisión para apoyar la reflexión crítica y la toma de decisiones?», son claves en este enfoque.

Al centrarnos en cómo nuestro contexto más amplio y las ópticas desde las que percibimos las situaciones influyen en nuestras decisiones, tanto en nuestras elecciones profesionales como en la toma de decisiones diarias con las personas que acceden a nuestros servicios, nos posicionamos para tomar decisiones activas e informadas sobre nuestras acciones.

Otro concepto útil para entender cómo se forman las conexiones dentro de la supervisión es el Modelo de relación intencional (MRI) desarrollado por Bonsaksen y cols. (2008), Taylor y Melton (2009), y Taylor (2020). Este modelo se diseñó para ayudar a terapeutas ocupacionales a utilizar sus habilidades de comunicación de manera más intencional y eficaz con las personas que utilizan sus servicios. De manera similar, el MRI puede ofrecer ideas valiosas sobre cómo enfocar la supervisión. En la tabla 23-1 se presenta un resumen de las principales características y modos terapéuticos de comunicación dentro del MRI, pero le animamos a consultar los textos originales para obtener más detalles y profundizar en la aplicación de este modelo en la supervisión.

Al utilizar el MRI en la supervisión, podemos utilizar intencionalmente nuestras habilidades de razonamiento interactivo preexistentes y tomar decisiones conscientes sobre qué modos terapéuticos emplear en cada situación. Cambiamos entre estos modos a lo largo de nuestras interacciones en respuesta a lo que sucede en la supervisión. Si volvemos al cuarto acto para ilustrar el MRI, Hwei Lan intentó inicialmente utilizar el modo de **resolución de problemas** al introducir la revisión de la supervisión en todo el distrito y al proponer el pilotaje del nuevo formulario. Sin embargo, como este enfoque no tuvo éxito, Hwei Lan cambió de modo en la siguiente supervisión (en el quinto acto), adoptando un enfoque más **empático**, buscando comprender cómo se sentía Emerson cuando Grace se mostró alterada. Este cambio de modo terapéutico es un ejemplo de cómo la forma de comunicación puede ajustarse según las necesidades del momento. Los modos pueden cambiar varias veces dentro de una misma sesión o entre sesiones, tal como lo vemos en este ejemplo.

Para ayudarle a utilizar intencionalmente los principios del Modelo ecológico de razonamiento profesional y el MRI con el fin de fortalecer las conexiones en la supervisión y fomentar el crecimiento del razonamiento interactivo, le invitamos a reflexionar sobre la Actividad formativa 23-6. Dedique un tiempo a considerar cómo estos modelos pueden aplicarse en sus interacciones de supervisión. Una vez haya reflexionado sobre esta actividad, pasaremos a la siguiente C para una supervisión eficaz: contenido.

TABLA 23-1 Características principales del modelo de relación intencional (MRI)

En todas nuestras interacciones como profesionales, el modelo considera: • Las características de la persona o personas en la relación de supervisión, como características personales duraderas (p. ej., tipos de personalidad, formas preferidas de ser y de interactuar) y características situacionales (p. ej., estrés derivado de un acontecimiento actual de salud o bienestar) • El carácter imprevisible de la interacción • La dinámica interpersonal que esto desencadena, en el momento • En esta mezcla, el/la supervisor/a y el/la supervisado/a aportan a la supervisión su propia base de conocimientos sobre habilidades interpersonales (p. ej., escucha activa, habilidad y preguntas cuidadosas) Las modalidades terapéuticas dentro del MRI son: • **Defensa (abogar por)**: comprender y superar las barreras sistémicas • **Colaborar**: centrarse en la persona y formarla • **Empatizar**: intentar comprender el mundo interior de la persona y todas las facetas de su experiencia • **Alentar**: infundir esperanza y valor • **Instrucción**: utilización de un enfoque educativo para enseñar habilidades específicas • **Resolución de problemas**: uso del razonamiento y la lógica para explorar una serie de opciones

Adaptada deTaylor, R.R., 2020. *The intentional relationship: Occupational therapy and use of self.* FA Davis.

Contenido

La siguiente C para una supervisión eficaz es el contenido. En la supervisión, es esencial tener claridad sobre los temas que deben abordarse, los aspectos en los que debemos centrarnos y los detalles específicos que necesitan atención. Como se analiza en el marco de las 3C para una supervisión eficaz, el contenido también abarca la estructura práctica de la supervisión, incluidos el formato, el lugar, la frecuencia, la duración y los requisitos de documentación (Baird y cols., 2022). Todo esto debe tener en cuenta la cultura y las normas del entorno en el que trabajamos (Schell, 2018).

Si volvemos a Grace en el primer acto, el contenido de su supervisión durante sus puestos de rotación como profesional principiante y recién cualificada probablemente se centraba en aprender las «reglas» de lo que debía hacer y en cómo aplicarlas a la práctica (Swalwell y Harvey, 2017). Por ejemplo, Grace probablemente necesitaba supervisión para explorar el proceso de terapia ocupacional en diferentes contextos, aprender a reflexionar sobre diversas perspectivas, documentar su razonamiento profesional en relación con su trabajo, y explicar a una variedad de audiencias sus planes terapéuticos. Grace se sentía cómoda con esta estructura, ya que le permitía adaptarse rápidamente al entorno y cumplir con las tareas que se esperaban de una terapeuta principiante. Además, Grace avanzaba en cada rotación antes de que se le exigiera aplicar sus habilidades de razonamiento en desarrollo o reflexionar críticamente sobre situaciones más complejas.

Todo cambió para Grace cuando se unió al equipo de Emerson en el cuarto acto. Al intentar adaptarse a su nuevo rol, se sintió abrumada por las diferentes expectativas, ya que se esperaba que asumiera más responsabilidades y dejara atrás su rol de terapeuta principiante que era guiada de cerca por otras personas. Esto fue especialmente difícil para ella, no porque careciera de capacidad, sino debido a las presiones externas que sentía tras su repentino traslado a la nueva zona y la ruptura familiar, lo que complicó enormemente su transición. Además, Grace comenzó a cuestionar su elección de carrera, ya que le costaba conectar con su trabajo y pensaba que la fotografía sería una opción más adecuada y menos estresante. Como resultado, se distanció de Emerson y del equipo.

También es posible que la estructura de la supervisión haya contribuido al malestar de Grace en su nuevo rol. Tradicionalmente, como hemos observado en el caso de Grace,

Emerson y Hwei Lan, la supervisión usualmente está a cargo de una persona de rango superior sobre alguien de rango inferior, con el supervisor también actuando como superior jerárquico. Aunque este enfoque puede ser eficaz para el desarrollo del razonamiento profesional, no siempre es posible que una sola persona proporcione todo lo que la persona supervisada necesita.

El concepto de un **enfoque de portafolio para la supervisión** puede ser una forma más eficaz de apoyarnos en nuestro aprendizaje y desarrollo (Dancza y cols. 2022). Este enfoque implica identificar sus necesidades específicas de supervisión, como el apoyo de pares para la discusión de casos, la orientación de alguien de una profesión diferente para ofrecer una perspectiva estratégica, o la ayuda de personal académico para desarrollar habilidades de investigación, entre otros ejemplos.

Una vez que tenga claridad sobre lo que le beneficiaría en este momento de su carrera, puede buscar a una variedad de personas que puedan ayudarle a satisfacer esas necesidades, creando un equipo de apoyo que trabaje con usted desde dentro o fuera de su organización o profesión.

Lo vimos en el caso de Grace, quien buscó el apoyo de un antiguo colega para una supervisión informal cuando no estaba obteniendo el contenido necesario de sus sesiones con Emerson. Tal vez hubiera sido posible ampliar aún más su cartera, como buscando la supervisión informal de sus nuevos colegas del equipo, quienes podrían haberle ayudado a aprender las «reglas no escritas» sobre cómo moverse en su nuevo entorno.

Un enfoque de portafolio para la supervisión nos permite buscar el apoyo que necesitamos más allá de lo que podría ofrecerse como estándar dentro de nuestra organización (Dancza y cols., 2022). Este enfoque también nos brinda la oportunidad de aprender desde diferentes perspectivas, enriqueciendo nuestro razonamiento profesional al reflexionar sobre nuestra práctica a través de diversas ópticas.

Aunque hemos centrado nuestra atención en Grace y sus experiencias de supervisión, un enfoque de portafolio puede ser igualmente beneficiosa para profesionales con más experiencia, como Hwei Lan. Al estar bien conectada, Hwei Lan tiene acceso a oportunidades de supervisión desde múltiples fuentes, como su trabajo con la asociación nacional o la World Federation of Occupational Therapists.

Para ayudarle a explorar la idea de que puede obtener contenido para la supervisión desde diversas fuentes, le invitamos a reflexionar sobre la Actividad formativa 23-7, antes de pasar a la última C: desarrollo continuo.

Desarrollo continuo

Cuando pensamos en el desarrollo continuo en su sentido más amplio, a menudo centramos nuestra atención en lo que debemos aprender y hacer como individuos, ya sea como profesionales de la salud, personas supervisoras o personas supervisadas. Sin embargo, le invitamos a reflexionar sobre la responsabilidad a múltiples niveles para el desarrollo continuo de las prácticas de supervisión. Esto incluye no solo a la persona profesional (tanto supervisor/a como supervisado/a), sino también a la organización y al sistema sanitario y asistencial en general.

El desarrollo profesional continuo es responsabilidad del individuo; sin embargo, también debe ser facilitado y apoyado por la organización y el sistema en general (Broughton y Harris, 2022). Aplicado a la supervisión, esto implica que hay múltiples necesidades de desarrollo continuo que deben satisfacerse para garantizar unas prácticas de supervisión seguras y eficaces. Para ilustrar los elementos de este enfoque de todo el sistema, utilizaremos la historia de Grace y exploraremos ejemplos basados en nuestra propia experiencia dentro de la terapia ocupacional en el Reino Unido y Australia.

A **nivel individual**, tanto Grace como Emerson deben comprometerse con su desarrollo continuo para mejorar sus conocimientos y habilidades en la supervisión. Existe la oportunidad de explorar sus conexiones, comenzando por una mejor comprensión de sí mismos, de sus propias necesidades y valores, antes de enfocarse en la construcción de una conexión más sólida entre ellos como supervisor y supervisada.

Lo mismo es necesario en la relación entre Emerson y Hwei Lan. También hay espacio para explorar el contenido de su supervisión. Por ejemplo, probar el nuevo contrato de supervisión podría ayudar a aclarar y definir las expectativas y los límites dentro del proceso. Esto no solo podría ayudar a Grace a comprender mejor el proceso, sino también a crear un espacio más seguro en el que se pueda desafiar y desarrollar su razonamiento profesional.

A **nivel organizativo**, es esencial apoyar a las personas para que reconozcan y prioricen su propio desarrollo como supervisores/as y supervisados/as eficaces, lo que subraya una vez más la importancia de contar con una cultura organizativa que esté dispuesta a invertir en la supervisión en todos los niveles. Hwei Lan ha comenzado a prestar atención a este aspecto al iniciar una revisión de las políticas y procesos locales que guían las prácticas de supervisión.

El personal de coordinación de casos desempeña un rol clave al asegurar la aplicación efectiva de estas políticas y procesos estratégicos, y hay que hacerlo de manera significativa para apoyar tanto a profesionales individuales como a las necesidades de la organización (Fitzgerald y cols., 2022). De manera similar a cómo los/las terapeutas utilizan el razonamiento pragmático para guiar el proceso terapéutico en apoyo de las personas que acceden a sus servicios (*v.* cap. 9), el personal de supervisión eficaz aplica un razonamiento pragmático extenso para gestionar todas las variables contextuales, con el objetivo de ayudar a quienes supervisan a ofrecer la mejor práctica posible.

El **sistema en su conjunto** también desempeña un rol fundamental en el apoyo al desarrollo continuo de las capacidades, conocimientos y prácticas de supervisión. Este aspecto se aborda en profundidad en el capítulo 24, donde se exploran los recursos proporcionados por organizaciones profesionales, organismos reguladores y proveedores/as de formación. Estos actores contribuyen a ayudar a las personas a desarrollar y perfeccionar sus conocimientos y habilidades de supervisión.

En resumen, para que la supervisión sea eficaz en el desarrollo continuo y en la mejora del razonamiento profesional, debe basarse en la confianza y el respeto, teniendo en cuenta el ajuste personal, las consideraciones culturales y la experiencia (Rothwell y cols., 2021). Este enfoque va más allá de la relación entre supervisores/as y supervisados/as, para abarcar toda la organización.

El objetivo principal de la supervisión es crear un espacio propicio para la reflexión, el intercambio de conocimientos y la mejora de habilidades, lo que fomenta el crecimiento profesional y optimiza la prestación de servicios. La supervisión debe proporcionarse de manera regular y adaptarse a las necesidades individuales, empleando diferentes modelos, como la supervisión individual, en grupo, interna o externa, e incluso opciones a distancia facilitadas por la tecnología (Rothwell y cols., 2019).

Las entidades empleadoras tienen un rol crucial en este proceso, proporcionando tiempo protegido, capacitación para personal de supervisión y espacios privados para las sesiones, acomodando los diferentes patrones de trabajo de las personas a las que se supervisa. La formación continua y la retroalimentación son esenciales para mejorar las habilidades de supervisión tanto de supervisores/as como de supervisados/as. En los casos en los que quienes supervisan tienen una doble función o hay múltiples personas supervisoras involucradas, la formación especializada les ayuda a gestionar eficazmente las responsabilidades superpuestas de la gestión de línea y la supervisión (Rothwell y cols., 2021). A lo largo del proceso de supervisión, se cultiva un entorno abierto, de apoyo y seguro, que fomenta el bienestar y el crecimiento de todas las personas participantes (Dancza y cols., 2022). Le animamos a reflexionar sobre estas características dentro de su propio contexto y a considerar cómo pueden mejorarse mediante una responsabilidad compartida entre individuos, entidades empleadoras y el sistema en general. A continuación, le invitamos a realizar la Actividad formativa 23-8.

RESUMEN

La supervisión en sí misma es una forma de razonamiento profesional que tiene como objetivo ayudar profesionalmente a optimizar sus conocimientos y habilidades en terapia ocupacional. Además, la supervisión tiene el potencial de ser una herramienta fundamental para mejorar el razonamiento profesional a lo largo de toda la carrera. Para maximizar este valioso recurso, es necesario utilizar la supervisión de manera intencionada, tanto desde la perspectiva de la persona supervisora como de la persona que es supervisada.

El marco de las 3C para una supervisión eficaz ofrece un excelente punto de partida para revisar las prácticas de supervisión y facilitar la elaboración de un enfoque de portafolio para la supervisión que potencie el desarrollo del razonamiento profesional. Valorar los múltiples aspectos del razonamiento profesional aplicables al proceso de supervisión proporciona nuevas perspectivas útiles para reflexionar sobre nuestras acciones en la supervisión y mejorar dichas prácticas. Cuando se considera la supervisión eficaz como una responsabilidad compartida por todas las personas que participan en esta, desde individuos hasta equipos, las organizaciones y la profesión en su conjunto, podemos aprovechar plenamente su potencial como mecanismo para mejorar la práctica segura y eficaz, beneficiando a las personas que acceden a los servicios y ayudando a mantener el sentido de una carrera gratificante para nosotros/as mismos/as.

Actividad formativa 23-1

Primer acto: escritura reflexiva de flujo libre

Le invitamos a programar un cronómetro durante 5 minutos para escribir de manera libre. Si lo prefiere, también puede completar esta actividad en forma de grabación de audio, si considera que sus pensamientos fluyen mejor al hablar. Considere las siguientes preguntas como una guía, pero no sienta que debe ceñirse estrictamente a ellas. El objetivo es permitir que su escritura o discurso fluyan sin preocuparse por la gramática, la ortografía o la forma. Evite la autoedición en función de lo que cree que «debería» escribir o decir; nadie más leerá o escuchará esto. Lo esencial es que continúe escribiendo o hablando hasta que el cronómetro indique que debe detenerse.

1. ¿Cuáles son sus pensamientos inmediatos y sin filtro sobre Grace y su familia al leer su obra?
2. ¿Cuáles son sus pensamientos inmediatos y sin filtro sobre cómo Grace utiliza la supervisión y está desarrollando su razonamiento profesional?
3. ¿Hasta qué punto cree que el contexto personal de una persona fuera del trabajo influye en la forma en que piensa y toma decisiones en su ámbito laboral?

Actividad formativa 23-2

Segundo acto: escritura reflexiva de flujo libre

Le invitamos nuevamente a programar 5 min para escribir o hablar libremente. En esta ocasión, le proponemos las siguientes preguntas:

1. ¿Cómo se imagina a Emerson y Hwei Lan al leer sus historias?
2. ¿Cuáles son sus pensamientos inmediatos y sin filtro sobre cómo Emerson y Hwei Lan utilizan la supervisión, tanto como personas supervisoras como personas supervisadas?
3. ¿Qué cree que puede influir en la forma en que Emerson y Hwei Lan comprenden la supervisión y su importancia para el desarrollo del razonamiento profesional en sus respectivos roles?

Actividad formativa 23-3

Tercer acto: preguntas para reflexionar

Ahora plantearemos algunas preguntas más concretas y le invitamos a reflexionar sobre lo siguiente:

1. Pensando en la vida personal de Grace, ¿cuál cree que será el impacto en ella de lo que ha vivido en los actos uno y tres?
2. En cuanto a su vida profesional, ¿a qué teorías, conocimientos y habilidades puede recurrir Grace para apoyarse en esta crisis?
3. ¿Qué le parece la idea de aplicar teorías, conocimientos y habilidades profesionales para trabajarse a sí mismo/a como si fuera su propio/a cliente?

Actividad formativa 23-4

Cuarto acto: preguntas para reflexionar

1. ¿Con qué aspectos de la obra se identifica como supervisor/a, supervisado/a o ambos?
2. Si estuviera en la situación de Grace, ¿qué haría?
3. Si estuviera en la situación de Emerson, ¿qué haría?
4. ¿Qué cree que busca Hwei Lan al pedir ayuda a Emerson para revisar el nuevo contrato de supervisión?

Actividad formativa 23-5

Quinto acto: preguntas para reflexionar

1. Reflexionando sobre el conjunto de la obra, ¿qué factores o elementos cree que han facilitado el progreso hacia la mejora de las prácticas de supervisión en el futuro?
2. ¿Cómo describiría el rol de Grace en el avance hacia una supervisión más eficaz?
3. ¿Cómo describiría el rol de Emerson en la mejora de la supervisión?
4. ¿Cómo describiría el rol de Hwei Lan en la mejora de la supervisión?

Actividad formativa 23-6

Conexiones

Actividad formativa A:

Vuelva a leer los actos y observe cuántos ejemplos encuentra de:

- Lentes que cada actor aporta a la supervisión.
- Contexto y cultura que influyen en la supervisión.
- Modos terapéuticos presentes en las interacciones.

Actividad formativa B:

Reflexione sobre una sesión de supervisión reciente en la que haya participado como supervisor/a o supervisado/a. ¿Cómo era el «espacio» y en qué medida se sentía seguro o cómodo? Piense en los siguientes aspectos:

- Espacio físico: ¿dónde tuvo lugar la supervisión?, ¿el espacio estaba despejado o desordenado?, ¿qué tipo de asientos había?, ¿había mesas?, ¿era un espacio profesional, clínico o personal?, ¿era un lugar privado?
- Preparación emocional y espacio mental dedicado a la supervisión: ¿cuándo y cómo se llevó a cabo la supervisión?, ¿fue al final de un día ajetreado, cuando ya estaba agotado/a y con muchas tareas pendientes?, ¿tuvo lugar inmediatamente después o durante un día lleno de actividades clínicas o de gestión?, ¿cuánto tiempo tuvo para prepararse y reflexionar sobre su enfoque y los resultados deseados antes de iniciar la interacción de supervisión?

Ahora reflexione sobre lo que hace, consciente o inconscientemente, para crear un espacio seguro para la supervisión, ya sea como supervisor/a o supervisado/a. ¿Cómo puede usted, utilizando su razonamiento interactivo, crear intencionalmente un espacio que sea seguro para la exploración del razonamiento profesional de la persona supervisada, mientras desafía su pensamiento y sus acciones? Tenga en cuenta que, aunque quien supervisa guía el proceso, tanto supervisados/as como supervisores/as comparten la responsabilidad de crear un entorno que favorezca el crecimiento y permita la reflexión crítica.

Actividad formativa 23-7

Contenido

Al considerar cómo desarrollar su propio enfoque de portafolio para la supervisión, le sugerimos los siguientes pasos:

- Haga un mapa de la supervisión que recibe actualmente y, utilizando las 3C para una supervisión eficaz, considere de qué dispone y qué podría mejorarse.
- Piense en lo que necesita y en quién sería adecuado para ayudarle, dentro y fuera de los límites de cualquier disposición estándar de supervisión, como por ejemplo:
    - Pares.
    - Otros/otras profesionales.
    - Personas de dentro y fuera de su organización.
    - Una comunidad de prácticas.
    - Un/a educador/a universitario/a.
    - Un/a *coach.*
    - Un/a asesor/a.
- Considere el formato que preferiría en su enfoque de portafolio para la supervisión, como por ejemplo:
    - En línea.
    - Cara a cara.
    - En grupo.

Actividad formativa 23-8

Desarrollo continuo

- Reflexione sobre las habilidades de razonamiento profesional que utiliza como terapeuta. Puede considerarlas en términos generales y vincularlas con el razonamiento científico, narrativo, pragmático, ético e interactivo; o bien pensar en una persona con la que haya trabajado recientemente y en las bases de las decisiones que tomó en conjunto con ella.
- Ahora piense en una experiencia reciente de supervisión que haya tenido (como supervisor/a o supervisado/a). Aunque una relación de supervisión difiere de una relación terapéutica, ¿qué formas de razonamiento pueden haber influido en las decisiones de supervisión tomadas en esa ocasión?

REFERENCIAS BIBLIOGRÁFICAS

American Association of Occupational Therapists. (2020). Guidelines for supervision, roles, and responsibilities during the delivery of occupational therapy services. *American Journal of Occupational Therapy, 74*(Suppl. 3), 7413410020p1–7413410020p6. https://doi.org/10.5014/ajot.2020.74S3004

Ashworth, D. (2021). *The right words when you need them most.* Independently Published.

Baird, J., Copley, J., Dancza, K., & Martin, P. (2022). Organising the content of supervision. In K. Dancza, A. Volkert, & S. Tempest (Eds.), *Supervision for occupational therapy: Practical guidance for supervisors and supervisees* (1st ed., pp. 117–142). Routledge.

Broughton, W., & Harries, G. on behalf of the Interprofessional CPD and Lifelong Learning UK Working Group. (Eds.). (2022). *Principles for continuing professional development and lifelong learning in health and social care.* College of Paramedics.

Bonsaksen, T., Vollestad, K., & Taylor, R. R. (2008). *The intentional relationship model—Use of the therapeutic relationship in occupational therapy practice.* https://www.ergoterapeuten.no/Admin/Public/Download.aspx?file=Files%2FFiles%2FFagartikler%2FIRM.pdf

Dancza, K., Tempest, S., & Volkert, A., (2022). An introduction to the 3Cs for Effective Supervision. In K. Dancza, A. Volkert, & S. Tempest (Eds.), *Supervision for occupational therapy: Practical guidance for supervisors and supervisees* (1st ed., pp. 48–63). Routledge.

Dancza, K. M., Choi, Y., Amalia, K., Wong, P., Hu, J., & Yap, L. (2022, January 3). An appreciative inquiry approach to understanding what attracts and retains early-career therapists to work in community organizations. *The Internet Journal of Allied Health Sciences and Practice, 20*(1), Article 7. https://nsuworks.nova.edu/ijahsp/vol20/iss1/7

Fitzgerald, C., Craik, C., Tempest, S., & Dancza, K. (2022). Effective supervision from managerial and strategic perspectives. In K. Dancza, A. Volkert, & S. Tempest (Eds.), *Supervision for occupational therapy: Practical guidance for supervisors and supervisees* (1st ed., pp. 194–216). Routledge.

Fowler, J., & Chevannes, M. (1998). Evaluating the efficacy of reflective practice within the context of clinical supervision. *Journal of Advanced Nursing, 27*, 379–382. https://doi.org/10.1046/j.1365-2648.1998.00528.x

Health and Care Professions Council. (2020). *The characteristics of effective supervision.* Health and Care Professions Council. https://www.hcpc-uk.org/resources/reports/2019/effective-clinical-and-peer-supervision-report/

Martin, P., Dancza, K., Volkert, A., & Tempest, S. (2022). Setting the stage for supervision. In K. Dancza, A. Volkert, & S. Tempest (Eds.), *Supervision for occupational therapy: Practical guidance for supervisors and supervisees* (1st ed., pp. 1–24). Routledge.

Martin, P., Lizarondo, L., Kumar, S., & Snowdon, D. (2019). Impact of clinical supervision of health professionals on organizational outcomes: A mixed methods systematic review protocol. *JBI Database of Systematic Reviews and Implementation Reports, 18*(1), 115–120. https://doi.org/10.11124/JBISRIR-D-19-00017

Martin, P., & Snowdon, D. (2020). Can clinical supervision bolster clinical skills and well-being through challenging times? *Journal of Advanced Nursing, 76*(11), 2781–2782. https://doi.org/10.1111/jan.14483

Occupational Therapy Australia. (2019). *Professional supervision framework.* Occupational Therapy Australia. https://otaus.com.au/publicassets/2e35a9f6-b890-e911-a2c3-9b7af2531dd2/ProfessionalSupervisionFramework2019.pdf.

Roche, C. (2022). Decolonising reflective practice and supervision. *Philosophy of Coaching: An International Journal, 7*(1), 30–49. http://dx.doi.org/10.22316/poc/07.1.03

Rothwell, C., Dehoe, A., & Farook, S. (2019). *The characteristics of effective clinical and peer supervision in the workplace: A rapid evidence review.* https://www.hcpc-uk.org/globalassets/resources/reports/research/effective-clinical-and-peer-supervision-report.pdf?v=637147781260000000

Schell, B. A. B. (2018). An ecological model of professional reasoning. In B. A. B. Schell & J. W. Schell (Eds.), *Clinical and professional reasoning in occupational therapy* (2nd ed., pp. 23–50). Wolters Kluwer.

Shea. (2016). A community mental health professional development model for the expansion of reflective practice and supervision: Evaluation of a pilot training series for infant mental health professionals. *Infant Mental Health Journal, 37*(6), 653–669. https://doi.org/10.1002/imhj.21611

Snowdon, D. A., Hau, R., Leggat, S. G., & Taylor, N. F. (2016). Does clinical supervision of health professionals improve patient safety? A systematic review and meta-analysis. *International Journal for Quality in Health Care, 28*(4), 447–455. https://doi.org/10.1093/intqhc/mzw059

Snowdon, D. A., Leggat, S. G., & Taylor, N. F. (2017). Does clinical supervision of healthcare professionals improve effectiveness of care and patient experience? A systematic review. *BMC Health Service Research, 17*, 78. https://doi.org/10.1186/s12913-017-2739-5

Swalwell, J., & Harvey, V. S. (2017). Provision of supervision and school psychologists' self-care. In M. Thielking & M. D. Tergesen (Eds.), *Handbook of Australian school psychology: Integrating international research, practice, and policy* (pp. 737–755). Springer. https://doi.org/10.1007/978-3-319-45166-4_39

Taylor, R. R. (2020). *The intentional relationship: Occupational therapy and use of self.* FA Davis.

Taylor, R. R., & Melton, J. (2009). Therapeutic use of self: A model of the intentional relationship. In E. Duncan (Ed.), *Skills for practice in occupational therapy* (pp. 123–143). Churchill Livingstone.

UNIDAD IV

PROMOCIÓN DE UN RAZONAMIENTO PROFESIONAL EFICAZ

CAPÍTULO **24** Desarrollo del razonamiento profesional

CAPÍTULO **25** Mejorar la práctica mediante estrategias de reflexión

CAPÍTULO **26** Epistemología: validez del conocimiento

CAPÍTULO **27** Aprender y enseñar a razonar

CAPÍTULO **28** Aprendizaje del razonamiento profesional en la práctica a través de las prácticas de campo

CAPÍTULO **29** Razonamiento profesional en la gestión de terapia ocupacional

CAPÍTULO **30** Investigación y conocimiento en razonamiento clínico y profesional

CAPÍTULO 24

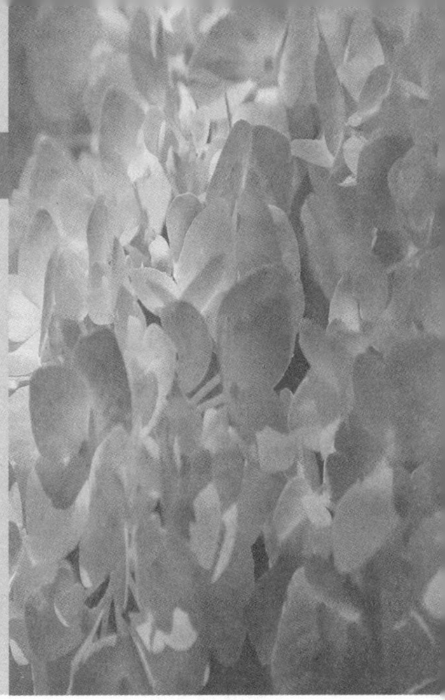

Desarrollo del razonamiento profesional

ANGELA BENFIELD

CONTENIDO

- Introducción
- Conocimientos especializados o experiencia (pericia)
- Experiencia (pericia) a partir de procesos psicológicos y cognitivos
  - *Modelos tradicionales de experiencia*
  - *Conocimiento corporeizado*
  - *Automaticidad*
  - *Implicaciones de la investigación*
  - *Del conocimiento corporeizado a la cognición corporeizada*
- La experiencia (pericia) como constructo sociológico
  - *Conocimientos prestados*
  - *Pautas mentales*
  - *Pautas mentales individuales y colectivas*
- Ciencia de la complejidad y atención sanitaria
- Experiencia (pericia) adaptativa: un modelo contemporáneo de adquisición de conocimientos especializados
- Razonamiento profesional y toma de decisiones
- Hábitos expertos
  - *Creatividad y experiencia (pericia)*
  - *Razonamiento y reflexión*
  - *Autoevaluación*
- Desarrollo del razonamiento profesional
  - *Experiencia (pericia) en terapia ocupacional*
  - *Desarrollo de la experiencia (pericia) rutinaria*
  - *Desarrollo de la experiencia (pericia) adaptativa*
  - *Estrategias pedagógicas para fomentar la experiencia adaptativa*
  - *Actitudes y actividades de apoyo a la experiencia adaptativa*
- Resumen

OBJETIVOS

Después de leer este capítulo, será capaz de:

1. Definir experto/a y experiencia (pericia).
2. Explicar cómo influyen las distintas perspectivas teóricas en las descripciones de las características y cualidades de expertos/as.
3. Comparar y contrastar las diferentes características y supuestos de las pautas mentales y de la experiencia (pericia) rutinaria y la adaptativa.
4. Explorar las características y actividades que apoyan el desarrollo del razonamiento profesional y el desarrollo de la experiencia.

TÉRMINOS CLAVE

Desarrollo
Experto/a
Conocimiento corporeizado
Conocimiento tácito
Automaticidad
Profesión
Pautas mentales
Comunidad de práctica
Transferencia analógica
Flujo
Innovación
Creatividad
Pensamiento crítico
Humildad intelectual
Valentía intelectual
Integridad intelectual
Persistencia
Juicio clínico
Pensar en voz alta
Cálculo estadístico
Instrucción integrada
Fracaso productivo
Cambio transformador
Aprendizaje permanente
Aprendizaje autodirigido

INTRODUCCIÓN

El **desarrollo** es «el proceso en el que alguien crece o cambia y se vuelve más avanzado/a» (Diccionario de Cambridge). Por tanto, comprender el desarrollo del razonamiento profesional implica entender las cualidades y características que definen cómo evoluciona el razonamiento de estudiantes mientras transitan de ser aprendices en una profesión a convertirse en terapeutas ocupacionales expertos/as. El primer paso para describir el desarrollo del razonamiento profesional es definir qué significa ser un/a experto/a y, a partir de esa definición, identificar los cambios cualitativos que distinguen una actuación menos experta de una altamente experta. Este primer paso es difícil: no existe una definición única y universal de experto/a (Bourne y cols., 2014; Robertson y cols., 2015). Las definiciones más amplias incluyen a una persona que, a través de la experiencia, tiene un desempeño excepcional en una tarea particular o dentro de un dominio determinado (Bourne y cols., 2014; Erricsson, 2018) y/o una persona que es reconocida por sus pares como una fuente confiable de conocimiento, técnica o habilidad (Erricsson, 2018; Rassafiani, 2009). Los/as **expertos/as** pueden definirse como personas que poseen amplios conocimientos y experiencia adquiridos a través de la educación y la práctica en un ámbito. Existe un amplio entendimiento y acuerdo en que la adquisición de conocimientos, la experiencia o la pericia es el resultado de la intersección de capacidades biológicas innatas (habilidades numéricas, características corporales, etc.), la formación (p. ej., la educación que enseña el conocimiento del dominio) y la práctica (p. ej., realizar una habilidad repetidamente para mejorar la competencia; Bourne y cols., 2014) (*v.* fig. 24-1). Sin embargo, no existe una definición universalmente aceptada de pericia, ni tampoco características, cualidades, conocimientos

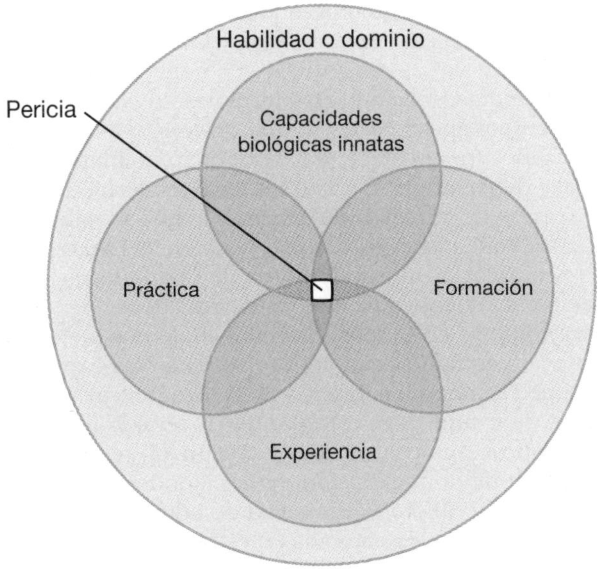

FIGURA 24-1 Factores subyacentes a la pericia.

y destrezas específicos necesarios para ser una persona experta. En este capítulo, exploraremos perspectivas filosóficas y teóricas comunes utilizadas para comprender el desarrollo del razonamiento profesional y sus implicaciones para el desarrollo del razonamiento profesional en terapia ocupacional.

CONOCIMIENTOS ESPECIALIZADOS O EXPERIENCIA (PERICIA)

En el inglés antiguo, la pericia se asociaba con la idea de «hacer» o desempeñar una tarea (Ericsson, 2018). Sin embargo, nuestra comprensión moderna de la pericia va más allá de simplemente «hacer» las tareas de nuestra profesión. La pericia también incluye el pensamiento como un componente integral para poder aplicar de manera efectiva y creativa el proceso de terapia ocupacional con la clientela (Creek y Lawson-Porter, 2007). De hecho, conforme la complejidad de la atención sanitaria y de los entornos de práctica ha aumentado, también lo ha hecho la demanda de un pensamiento frecuente y de alta calidad (Bannigan y Moores, 2009). Cada una de estas perspectivas tiene definiciones distintas que enfatizan distintas cualidades de conocimiento, habilidades y características. Comprender las implicaciones de la definición de «experto/a» y sus características es fundamental para orientar los planes de estudios en la formación de nuevos/as profesionales, así como para definir lo que se requiere para que mantengan su pericia. La capacidad de desarrollar profesionales de la salud que puedan convertirse en expertos/as es de vital importancia, ya que muchos sistemas sanitarios en todo el mundo se han orientado hacia el «pago por desempeño» y los resultados de la clientela (Ericsson, 2007; Soucat y cols., 2017).

EXPERIENCIA (PERICIA) A PARTIR DE PROCESOS PSICOLÓGICOS Y COGNITIVOS

Los procesos psicológicos y cognitivos fueron los primeros constructos utilizados para comprender la pericia. Los gremios de artesanos de la Edad Media se crearon específicamente para transmitir de manera eficaz los conocimientos especializados de una profesión a la siguiente generación. En esta concepción de la pericia, no se separaba el saber qué hacer del saber cómo hacerlo, ya que los aprendices pasaban muchos años bajo la tutela de un maestro ejecutante, quien inspeccionaba su trabajo y juzgaba la calidad de su oficio (Ericsson, 2018).

Cuando se desarrollaron las universidades formales, la capacidad de compartir conocimientos de manera eficiente y eficaz permitió una gran expansión de miembros a muchos oficios altamente cualificados (p. ej., medicina, derecho, matemáticas). De hecho, Roger Bacon, filósofo del siglo XIII y defensor del método científico moderno, notó que a una persona le llevaría más de 30 o 40 años de autoestudio dominar lo que se sabía sobre matemáticas en aquella época. En la actualidad, el equivalente aproximado del material de cálculo se enseña en un año de escuela secundaria utilizando libros de texto altamente organizados (Ericsson, 2018). Hay evidencia significativa de que las perspectivas cognitivas y psicológicas son útiles para comprender cómo se desarrollan los conocimientos y el desempeño de habilidades entre los estudiantes en cualquier campo. Consúltense los capítulos 28 y 29 para obtener más información específicamente sobre la enseñanza del razonamiento profesional y el aprendizaje en el trabajo de campo para estudiantes de terapia ocupacional.

La perspectiva de los procesos psicológicos y cognitivos se ha visto muy influida por el trabajo fundamental acerca de la adquisición de habilidades realizado por Bryan y Harter en 1899. En este estudio, describieron el proceso de adquisición de destrezas analizando la automaticidad, la variabilidad y los cambios en el desempeño de dichas habilidades (Lee y Swinnen, 1993). Los principios clave de esta perspectiva conciben el desarrollo como un proceso en etapas, donde cada una de ellas presenta características cualitativas, conductas y habilidades distintas. Es importante destacar que cada etapa se distingue por diferentes conductas o estrategias para interactuar con el mundo, siendo la actuación más hábil aquella en la que el ejecutante demuestra automaticidad.

Modelos tradicionales de experiencia

Los primeros e influyentes trabajos acerca del desarrollo de la experiencia (pericia) en las profesiones sanitarias, incluida la terapia ocupacional, se basaron en la conceptualización de John Dewey de que hay dos formas diferentes de conocer: *saber cómo* y *saber qué* (Dreyfus y Dreyfus, 1980). Dewey señaló que ciertas profesiones, como la enseñanza, necesitan algo más que el *saber qué*, porque un plan de estudios estructurado rara vez puede aplicarse sin algún aspecto de perfeccionamiento (Männikkö y Husu, 2019). El trabajo de Dreyfus y Dreyfus (1980) se basa en el trabajo de Dewey y representa una conceptualización prevalente de la pericia en las profesiones de la salud, incluida la terapia ocupacional (Creek y Lawson-Porter, 2007). La adopción de modelos que incluyen tanto el *saber qué* como el *saber cómo* surgió de la creencia de que solo saber lo que se debe hacer era insuficiente para aplicar realmente bien el proceso de terapia ocupacional. Es necesario saber cómo seleccionar, adaptar y modificar los planes durante una sesión de tratamiento para conseguir el desafío adecuado para las personas que reciben los servicios. Desde esta perspectiva, los/as expertos/as son profesionales que han adquirido un profundo conocimiento tanto del qué como del cómo practicar en un contexto determinado.

Los aspectos críticos de modelos como el de Dreyfus y Dreyfus describen un continuo de características de los factores críticos, incluidos los cambios cualitativos en el conocimiento profesional y la organización del conocimiento. Consúltese el capítulo 2 para conocer los fundamentos cognitivos de estos procesos, como el reconocimiento de patrones y el desarrollo de guiones.

Además, los/as expertos/as también tienen un conocimiento progresivamente más profundo de los contextos y demuestran la capacidad de desenvolverse eficazmente en entornos familiares. Se entiende que los/as expertos/as son profesionales que demuestran profundos conocimientos y habilidades adquiridos a través de la experiencia y reflejan esa experiencia. Es importante destacar que existe una suposición subyacente de que el tiempo es un factor crítico en el desarrollo de la pericia, ya que hacen hincapié en el conocimiento implícito y encarnado (saber cómo) como el ingrediente activo clave en el proceso de pericia (Peña, 2010). Es la automaticidad del conocimiento corporeizado y la comprensión profunda del entorno lo que les permite maximizar el trabajo dentro de los límites de su profesión en el contexto específico y les permite convertirse en «artesanos/as» de su profesión (Gube y Lajoie, 2020). En la tabla 24-1 se resumen los cambios que han surgido en la investigación sobre el razonamiento de terapeutas ocupacionales a medida que desarrollan su pericia.

En resumen, el modelo de adquisición de conocimientos o pericia de Dreyfus y Dreyfus explica cómo el personal clínico adquiere sabiduría práctica y capacidad para realizar tareas profesionales rutinarias.

TABLA 24-1 Continuidad y características del razonamiento profesional

CATEGORÍA Y EXPERIENCIA REFLEXIVA	CARACTERÍSTICAS
Principiante (Sin experiencia en el área de práctica)	**1.** Sin experiencia en la situación de la práctica; depende de la teoría para orientar la práctica **2.** Utiliza el razonamiento procedimental basado en reglas para guiar las acciones, pero no reconoce las señales contextuales; no es hábil para adaptar las reglas a la situación **3.** El razonamiento narrativo se utiliza para establecer relaciones sociales, pero no informa significativamente la práctica **4.** El razonamiento pragmático se enfatiza en términos de habilidades de supervivencia laboral **5.** Reconoce las cuestiones éticas manifiestas
Principiante avanzado/a (<1 año)	**1.** Empieza a incorporar información contextual al pensamiento basado en reglas **2.** Reconoce las diferencias entre las expectativas teóricas y los problemas que se presentan **3.** La experiencia limitada impide el reconocimiento de patrones y señales destacadas; no prioriza bien **4.** Se basa en guías externas para orientar el razonamiento **5.** Adquiere destreza en el razonamiento pragmático y narrativo **6.** Empieza a reconocer cuestiones éticas más sutiles
Capacitado/a (1-3)	**1.** Realiza de manera automática más habilidades terapéuticas y atiende más problemas **2.** Es capaz de desarrollar un horizonte común con las personas que reciben el servicio **3.** Es capaz de clasificar los datos pertinentes y priorizar los objetivos de intervención relacionados con los resultados deseados **4.** La planificación es deliberada, eficiente y sensible a las cuestiones contextuales **5.** Utiliza el razonamiento condicional para modificar la intervención, pero carece de flexibilidad **6.** Reconoce los dilemas éticos que plantea el entorno de la práctica
Competente (3-5)	**1.** Percibe las situaciones como un todo **2.** Reflexiona sobre una gama más amplia de experiencias, lo que permite una evaluación más centrada y una mayor flexibilidad en la intervención **3.** Combina de forma creativa diferentes enfoques diagnósticos y procedimentales **4.** Más atento a las historias ocupacionales y a la relevancia para la intervención **5.** Más hábil en la negociación de recursos para satisfacer las necesidades de pacientes/clientes **6.** Mayor sofisticación en el reconocimiento de la naturaleza situacional del razonamiento ético

(*continúa*)

TABLA 24-1 Continuidad y características del razonamiento profesional (*continuación*)

CATEGORÍA Y EXPERIENCIA REFLEXIVA	CARACTERÍSTICAS
Experto/a (5-10)	**1.** El razonamiento clínico se convierte en un proceso intuitivo rápido **2.** Razonamiento procedimental y pragmático más detallado **3.** Capaz de hacer fluir la conversación y la acción sin problemas **4.** Utiliza la comprensión de clientes y su perspectiva para determinar la intervención **5.** Se basa en guías o imágenes internas para apoyar sus acciones

Basada en Dreyfus y Dreyfus (1986), Benner (1984), Clark y cols. (1996), Creighton y cols. (1995), Mattingly y Fleming (1994), Slater y Cohn (1991), Strong y cols. (1995), Unsworth (2001), Unsworth y Mitchell (2005), Rassafiani y cols. (2009), Unsworth y Baker (2016).

Conocimiento corporeizado

El **conocimiento corporeizado** (o encarnado) es aquel conocimiento conocido por el cuerpo, a través del cuerpo. Por ejemplo, ¿por qué las personas con amputaciones experimentan el miembro fantasma?, ¿cómo sabe una persona si puede caminar por un entorno o si necesita gatear?, ¿por qué una persona siente que alguien está en su espacio personal? Todos estos son ejemplos en los que una persona utiliza el conocimiento corporeizado para informar sobre su actuación.

A diferencia de la visión cartesiana de una mente separada del cuerpo, el conocimiento corporeizado considera el conocimiento como un fenómeno combinado de mente y cuerpo (Miyahara, 2022; Peña, 2010). El concepto de razonamiento corporeizado se trató en profundidad en el capítulo 4 de este libro. Estos conceptos se retoman aquí en relación con la comprensión de la pericia.

En contraste con las perspectivas puras de procesamiento de la información de la cognición, el modelo de Dreyfus y Dreyfus no asume la creencia cartesiana de que la mente es una entidad separada del cuerpo. Esta creencia tuvo un enorme impacto en la salud y la medicina porque permitió la adopción del método científico y proporcionó los fundamentos teóricos del modelo biomédico de la medicina (Marcum, 2004).

La pericia o experiencia en el modelo de Dreyfus y Dreyfus conceptualiza el desempeño cualificado como conocimiento corporeizado, tácito e intuitivo, en lugar de las acciones que son desempeño basado en teorías y reglas observadas en los primeros aprendices (Miyahara, 2022). El **conocimiento tácito** se adquiere a partir de la experiencia; no se puede enseñar porque no es transferible mediante el lenguaje (Patel y cols., 1999). De hecho, Dreyfus y Dreyfus afirman que el desempeño experto no está dirigido por una mente pensante. Tampoco depende de la representación conceptual de conocimientos u objetivos explícitos (Miyahara, 2022).

En su opinión, el desempeño experto está controlado por el cuerpo de la persona experta a través del conocimiento corporeizado, el conocimiento de cómo funciona su cuerpo mientras realiza una tarea en un contexto específico (Patel y cols., 1999). La importancia de este postulado radica en que el conocimiento corporeizado es inconsciente y, de hecho, es más probable que sea «incognoscible» o inexplicable porque se basa en la intuición, la experiencia y las percepciones corporales que no están encapsuladas en el lenguaje simbólico (Peña, 2010).

Este modelo acepta que las personas expertas pueden no ser capaces de explicar por qué realizan determinadas acciones debido a su gran dependencia del conocimiento tácito (Patel y cols., 1999; Peña, 2010). Véase en el cuadro 24-1 un resumen de las distintas formas de conocimiento que se manifiestan en la práctica profesional.

CUADRO 24-1 FORMAS DE CONOCIMIENTO MOSTRADAS EN LA PRÁCTICA PROFESIONAL

- **Conocimiento explícito**: conocimiento transferible a otros mediante el lenguaje (p. ej., en libros, documentos, informes, memorandos). También se conoce como conocimiento codificado.
- **Conocimiento tácito**: todo conocimiento genético, corporal, intuitivo y basado en la experiencia que no es transferible mediante el lenguaje. «Sabemos más de lo que podemos decir» (Polanyi, 1966). También se conoce como conocimiento procedimental.
- **Conocimiento implícito**: conocimiento que puede articularse, implicarse o inferirse a partir de la observación o la actuación; sin embargo, no se ha articulado.
- **Conocimiento corporeizado**: conocimiento adquirido a través del cuerpo (experiencia) y que reside en el cuerpo.
- **Cognición corporeizada** (desde la perspectiva de los sistemas dinámicos): las representaciones mentales abstractas se basan en la experiencia incorporada del mundo. El conocimiento no puede entenderse al margen del mundo físico y social.
- **Conocimiento procedimental**: «saber cómo» hacer una tarea, conceptualizada utilizando el lenguaje; se teoriza que se almacena en la memoria a largo plazo del cerebro o la mente (Patel y cols., 1999; Tanaka, 2011).

La perspectiva de la corporeidad desde una perspectiva fenomenológica afirma que «el cuerpo es el instrumento de todo nuestro conocimiento externo, ya sea intelectual o práctico» (Polanyi, 1966, p. 15). Todo conocimiento depende del cuerpo que interactúa en el mundo. El conocimiento corporeizado es el conocimiento vivido, que incluye:

- Movimientos corporales básicos (respiración, postura, marcha, carrera, etc.).
- Cómo utilizar las herramientas, percepción espacial (derecha/izquierda, arriba/abajo, orientación de uno/a mismo/a con respecto al entorno/herramientas, utilización de las posibilidades del entorno, etc.).
- Conductas no verbales (expresiones faciales, distanciamiento social, uso de la mirada, interacción de expresiones y silencios con los interlocutores, etc.).

Ampliando esto, el conocimiento corporeizado se considera como «hacer sin representar» (Tanaka, 2011). Esto significa que experimentamos nuestra vida cotidiana utilizando acciones implícitas y no reflexivas (conocimiento corporeizado) para realizar o llevar a cabo muchas actividades a lo largo del día, a menudo descritas como conocimiento del tipo «yo puedo». Por ejemplo, «puedo» montar en bicicleta: no necesito representar cada movimiento motor necesario para montar en bicicleta. En su lugar, la propia bicicleta es una representación que guía el desempeño (Tanaka, 2011). En cambio, los modelos básicos de procesamiento de la información proponen que es la mente (el pensamiento) la que controla y selecciona un plan de acción para montar en bicicleta. En conclusión, el conocimiento corporeizado contrasta directamente con las visiones predominantes del conocimiento en la ciencia moderna, en el sentido de que el conocimiento en la ciencia está separado de la experiencia vivida. La adquisición de destrezas es el proceso por el cual el cuerpo aprende a actuar y responder en una situación sin control consciente.

Automaticidad

La **automaticidad** se define como la capacidad de realizar tareas hábiles sin control ejecutivo (Anderson, 2018). El cerebro tiene una capacidad de procesamiento limitada, y la automaticidad es la estrategia del cerebro para gestionar este desafío. Es importante destacar que, además de «reducir la atención consciente y el esfuerzo» dirigidos a la tarea en cuestión, la automaticidad desempeña un rol crucial al permitir que los ejecutantes presten atención a otros estímulos y detecten indicadores ambientales potencialmente importantes que sugieran que la situación no es típica o rutinaria (Endsley, 2018). Por ejemplo, terapeutas ocupacionales principiantes dedican gran parte de su capacidad mental a recordar qué hacer y cómo hacerlo. Esto limita su capacidad para atender a las señales del entorno o a las señales no verbales o sutiles de la persona a la que atiende. Por el contrario, terapeutas con mayor experiencia reconocen y adaptan sus acciones de manera más fluida en respuesta a las necesidades de sus clientes.

La automaticidad depende de la experiencia. El ejemplo anterior pone de manifiesto los supuestos subyacentes en los modelos tradicionales de desarrollo de la pericia, representados por la siguiente ecuación: tiempo × experiencia = actuación inconsciente y automática basada en un conocimiento profundo e implícito de los problemas y las soluciones (Peña, 2010).

Desde el punto de vista conductual, la automaticidad puede observarse mediante la «respuesta situacional intuitiva inmediata» (Dreyfus y Dreyfus, 1980, p. 42). La experiencia es un mecanismo que hace que una persona pase de confiar en reglas explícitas y acciones guiadas verbalmente a confiar en el conocimiento corporeizado (Toner y cols., 2015): aunque se utilicen señales o reglas verbales para guiar las acciones, el «hacer» se experimenta a través de todo el cuerpo.

Este hacer puede incluir lo que se siente, lo que se percibe del entorno, la posición de los miembros, las posturas corporales, etcétera. Es el conocimiento corporeizado el que influye en la construcción de vías y redes neuronales que amplían su repertorio de posibles acciones para alcanzar objetivos. Esto conduce a una mayor eficiencia y a un procesamiento intuitivo de las señales del entorno (Toner y cols., 2015). Es importante destacar que Dreyfus y Dreyfus, al igual que Dewey, conceptualizaron que la totalidad de estudiantes, con el tiempo, alcanzará la automaticidad y la pericia (Peña, 2010). Por tanto, la automaticidad es una característica esencial y necesaria de la pericia en los modelos que se consideran extensiones de Dewey (Dreyfus y Dreyfus, 1980).

En conclusión, el modelo psicológico/cognitivo ha influido enormemente en cómo la profesión de terapia ocupacional ha conceptualizado la pericia y su desarrollo (Paterson y cols., 2006). Esta perspectiva (es decir, el modelo de Dreyfus y Dreyfus) es importante en el desarrollo de los planes de estudios de terapia ocupacional (Moores y cols., 2022). Esto es crítico, ya que el resultado objetivo de las actividades educativas y el trabajo de campo está diseñado para apoyar a terapeutas ocupacionales principiantes para convertirse en terapeutas competentes capaces de aplicar los conocimientos especializados y las habilidades necesarias para proporcionar terapia a sus clientes de terapia ocupacional. El trabajo de campo y las actividades de tutoría (*mentoring*) tienden a centrarse en mantener actualizados tanto los conocimientos específicos del campo (saber qué) de la terapia ocupacional como los conocimientos tácitos (saber cómo) para ser y hacer terapia ocupacional. Incluso las actividades de desarrollo profesional se centran en ayudar a mejorar la pericia profesional, que suele evaluarse comparando los esfuerzos de profesionales principiantes con los de profesionales con más experiencia.

Implicaciones de la investigación

Importantes avances en las neurociencias han aportado nuevos conocimientos sobre la estricta división entre el conocimiento saber cómo y el saber qué. La evidencia obtenida de pacientes con amnesia sugiere que el conocimiento implícito depende de mecanismos neuronales que no tienen su base en el hipocampo y que se almacenan como representaciones abstractas (Peña, 2010). La importancia de este hallazgo radica en que el conocimiento implícito es menos flexible que el explícito. De esta manera, los individuos dependen de un sistema de conocimiento *implícito*, el cual favorece las representaciones rutinarias de los problemas y las soluciones rutinarias (Toner y cols., 2015). De manera crítica, la evidencia sugiere que las habilidades sofisticadas requieren conexiones ricas entre subsistemas neuronales de conocimiento implícito y explícito (Peña, 2010). La automaticidad puede obstaculizar el desempeño debido a una menor flexibilidad en las acciones de solución a causa de los hábitos (Peña, 2010; Toner y cols., 2015).

Con la conceptualización acerca de Dewey de la pericia, grupos de investigación de todo el mundo comenzaron a explorar la evidencia de manera empírica. Por ejemplo, el trabajo de Dewey, representado por el modelo de Dreyfus y Dreyfus, podría interpretarse en el sentido de que, con la experiencia, todas las personas con el tiempo se convertirán en expertas (Gube y Lajoie, 2020; Rolfe, 1997). Sin embargo, investigaciones repetidas en diversas profesiones han informado de que el tiempo no garantiza el desarrollo de la pericia (Gube y Lajoie, 2020; Rassafiani, 2009). De hecho, si terapeutas principiantes confían en la memorización y tienen una actitud incuestionable, acumulan experiencia, pero seguirán siendo personas no expertas experimentadas (Croskerry, 2018).

El desarrollo de la experiencia depende de la participación activa en entornos clínicos, en forma de cuestionamiento, reflexión, perspicacia y reflexión deliberada, así como crítica sobre el conocimiento, las creencias, los valores y las acciones. Por tanto, la terapia ocupacional y la enfermería, como profesiones, ampliaron el modelo de Dreyfus y Dreyfus para incluir explícitamente la premisa de que la reflexión es fundamental para convertirse en experto/a (Unsworth y Baker, 2016).

La mayoría de las profesiones sanitarias adoptaron el marco de reflexión de Schön, que definía la reflexión en la acción y la reflexión sobre la acción (Patel y Metersky, 2022). Sin embargo, solo en la última década ha habido un mayor interés en el papel crítico de la reflexión para los «problemas retorcidos», o problemas que son complejos y no se entienden completamente (Patel y Metersky, 2022). Este modelo ampliado de reflexión incluye la reflexión para la acción, que se centra en la identificación de lagunas en el conocimiento, que, a su vez, impulsa la mejora de la práctica y la creación de conocimiento (Patel y Metersky, 2022).

En concreto, esta reflexión va más allá de la aplicación de la teoría y el conocimiento a la práctica, sino que subyace a la creación de nuevos conocimientos y teorías que se ponen a prueba durante el proceso de terapia ocupacional. Esta comprensión de la necesidad de participar continuamente en el proceso reflexivo ampliado contrasta directamente con la premisa de que el automatismo es un indicador de la pericia.

REFLEXIONAR SOBRE EL PENSAMIENTO

Gran parte de nuestro pensamiento cotidiano es erróneo, y los clínicos no son inmunes al problema.

—Croskerry (2013, p. 2445)

En contraste con los modelos que asumen que la automaticidad es una característica distintiva de la pericia, Bereiter y Scardamalia (1993) argumentaron que la automaticidad es un indicador de la falta de esta. Aunque hay acuerdo en que la automaticidad permite mejorar el desempeño, tiene un coste. Por ejemplo, la investigación sobre el automatismo sugiere que la dependencia excesiva de las respuestas automatizadas puede conducir a la falta de atención (Toner y cols., 2015). Puede reducir la reflexión crítica y la conciencia situacional, especialmente si no tienen hábitos de «esperar lo inesperado». Por el contrario, *aquellas personas expertas que siguen siendo expertas son aquellas que aplican continuamente recursos cognitivos a la situación*: exploran el entorno y buscan indicadores de que su estrategia (o su comprensión de un problema) puede necesitar modificaciones. Desde un punto de vista crítico, la dependencia excesiva de la automaticidad también puede obstaculizar la capacidad de quien ejecuta para abordar problemas novedosos o problemas que son complejos (Croskerry, 2018; Gube y Lajoie, 2020). La dependencia de los comportamientos automáticos puede explicar por qué existe una brecha de calidad duradera en la atención sanitaria (Vogus y Hilligoss, 2016). Las personas verdaderamente expertas son profesionales que han sido capaces de identificar cuándo confiar en conductas rutinarias y bien practicadas y cuándo necesitan innovar o modificar sus estrategias.

Del conocimiento corporeizado a la cognición corporeizada

Los resultados de las investigaciones que pusieron a prueba el concepto de Dewey del conocimiento corporeizado de la perspectiva fenomenológica (y elaborado por Dreyfus y Dreyfus) proporcionaron un impulso para explorar un nuevo paradigma para la cognición (Fugate y cols., 2019). La explosión de nuevas tecnologías (p. ej., resonancia magnética funcional) permitió poner a prueba muchos supuestos de la cognición, el aprendizaje y la experiencia. El cambio de perspectiva hacia la cognición corporeizada obtuvo una mayor aceptación gracias al trabajo de Gibson sobre las teorías ecológicas de la percepción y la acción y la adopción generalizada de la teoría de los sistemas dinámicos (Fugate y cols., 2019). Una amplia investigación de casi todas las disciplinas, como la robótica, la historia del arte, la biología y la psicología del desarrollo, respalda los supuestos de que el conocimiento se basa en los cuerpos. De hecho, el conocimiento *depende* de la capacidad de acción de los cuerpos físicos (Fugate y cols., 2019). Sin embargo, las suposiciones de que saber cómo y saber qué son tipos diferentes de conocimiento que no están respaldadas. Por ejemplo, el cuerpo tiene un papel significativo en el procesamiento y la comprensión del lenguaje (Fugate y cols., 2019; Shapiro y Stolz, 2019). De hecho, las teorías actuales de la cognición corporeizada enfatizan «el cuerpo funcionando como un 'constituyente de la mente', en lugar de secundario a esta» (Fugate y cols., 2019, p. 275). La investigación actual y la comprensión de la cognición corporeizada proporcionan evidencia para apoyar por qué la experiencia de «hacer» tareas (p. ej., el aprendizaje experimental como el trabajo de campo) es fundamental para el aprendizaje (Fugate y cols., 2019). Críticamente, la evidencia actual sobre la cognición corporeizada no se ha aplicado tan ampliamente a las teorías del aprendizaje y el desarrollo de la experiencia (Fugate y cols., 2019).

LA EXPERIENCIA (PERICIA) COMO CONSTRUCTO SOCIOLÓGICO

Con frecuencia, la pericia se utiliza para describir a profesionales en relación con otras personas de su mismo grupo profesional. Michael Jordan, Giannis Antetokounmpo, Kareem Abdul-Jabbar y Shaquille O'Neal son considerados jugadores de baloncesto expertos si se les compara con otros jugadores de baloncesto profesionales. Esta perspectiva es diferente al modelo de Dreyfus y Dreyfus porque ese modelo no identifica la socialización como un factor importante en el desarrollo de la pericia (Collins y Evans, 2018). Definir a las personas expertas a través de perspectivas sociológicas ha ganado prevalencia, especialmente a medida que las ocupaciones laborales han evolucionado hasta convertirse en profesiones. Una **profesión** puede definirse como una ocupación en la que su elemento central de trabajo se basa en el dominio de un cuerpo específico de conocimientos y habilidades (Cruess y cols., 2002). Así pues, los miembros de una profesión dada están comprometidos con el contrato social para garantizar su competencia, integridad y promoción del bien público en su ámbito de práctica. Profesiones y profesionales son responsables de sus acciones ante sus clientes y la sociedad. Por ejemplo, la American Occupational Therapy Association, junto con el National Board for Certification in Occupational Therapy, tiene concedido el monopolio de la práctica de la terapia ocupacional en Estados Unidos. A través de sus documentos profesionales (p. ej., el código ético, el Marco para la práctica de terapia ocupacional, etc.) esbozan las características de lo que significa «ser» terapeuta ocupacional y prestar servicios de terapia ocupacional en Estados Unidos. Estas concepciones están codificadas en las leyes estatales de concesión de licencias. La World Federation of Occupational Therapists trabaja con los distintos países para negociar lo que significa ser y hacer terapia ocupacional en todo el mundo.

A los estudiantes de terapia ocupacional se les inculca y enseña cómo «pensar como» y «ser» terapeutas ocupacionales. El conocimiento explícito de nuestra profesión se enseña formalmente durante los cursos profesionales. El «saber hacer» o conocimiento implícito, corporeizado y tácito se adquiere durante las experiencias de educación clínica (American Occupational Therapy Association [AOTA], 2016). Específicamente, el propósito del trabajo de campo es desarrollar la identidad profesional como personas proveedoras de terapia ocupacional; alineando su desempeño, decisiones y juicios con los estándares de práctica de la American Occupational Therapy Association (AOTA, 2021) y el código de ética de terapia ocupacional (AOTA, 2020). Estos procesos sociales no terminan con la obtención de la certificación nacional, sino que son expectativas de por vida para practicantes profesionales.

Conocimientos prestados

La experiencia se comparte por medio de historias. La narración de historias entre colegas profesionales sobre problemas clínicos; casos específicos de clientes; hábitos de práctica, creencias, valores, etc., desempeñan un papel fundamental para ayudarnos a mantener las competencias de la profesión (Cohn, 1989; Mattingly, 1991). Por tanto, cuando alguien se enfrenta a una laguna de conocimiento o experiencia, busca a sus colegas para hacerles preguntas que desencadenen el conocimiento explícito e implícito de terapeutas con experiencia. Por ejemplo, pueden preguntar qué factores evaluaron, qué intervenciones utilizaron y cuál fue el efecto de sus acciones. Utilizan esa información para dar forma a su pensamiento como si el conocimiento lo hubieran adquirido a través de su propia experiencia. La narración de historias nos permite tomar prestado el conocimiento de terapeutas que tienen experiencia directa en primera persona (p. ej., conocimiento corporeizado) y conocimiento explícito de problemas desconocidos. Al mismo tiempo, esta predilección por tomar prestado el conocimiento desempeña un papel en la socialización de terapeutas para que piensen y actúen de la misma manera. De hecho, la mayoría de terapeutas informan que la preferencia es confiar en la orientación por parte de colegas (Robertson y cols., 2013) y el contexto en el que ejercen (Melnyk, 2016). Por tanto, es importante comprender los modelos de experiencia que explican cómo las redes sociales informan el desarrollo del razonamiento profesional.

Pautas mentales

En 2004, Gabbay y Le May publicaron su conceptualización, pautas mentales, sobre cómo la socialización impulsa la práctica profesional. Las **pautas mentales** se definen como «directrices tácitas interiorizadas y reforzadas colectivamente, que fueron informadas por breves lecturas, pero principalmente por sus interacciones entre sí y con líderes de opinión, pacientes y representantes del ámbito farmacéutico y por otras fuentes de conocimiento en gran medida tácito que se basaron en su formación temprana y en su propia experiencia y la de sus colegas» (Gabbay y Le May, 2004, p. 3). Gabbay y Le May (2004), en su investigación sobre la gestión del conocimiento por parte de personal médico de atención primaria, informaron de que no se seguían los pasos tradicionales de la práctica basada en la evidencia (PBE). En su lugar, cuando se enfrentaban a preguntas o casos difíciles, se buscaban respuestas y apoyo en la red local de profesionales de la salud (personal médico, personal de enfermería, representantes del ámbito farmacéutico, etc.). Los individuos consideraban que estas fuentes eran dignas de confianza debido a sus creencias sobre la experiencia de la fuente (Gabbay y Le May, 2004). Es importante destacar que los autores sugieren que los hábitos de práctica del personal clínico no se basan en conocimientos explícitos (como las directrices), sino que se rigen por sus pautas mentales (Gabbay y Le May, 2004).

Pautas mentales individuales y colectivas

Las pautas mentales se desarrollan con el tiempo y son modelos mentales que se utilizan para comprender tanto el saber cómo como el saber qué. Cada profesional desarrolla su propia pauta mental personal a lo largo del tiempo. Es una amalgama de muchos factores diferentes: educación, valores, creencias, experiencia, etc. Las pautas mentales, por su naturaleza, son flexibles y se ven influidas y moldeadas por las interacciones (historias, discusiones, etc.) con otros/as profesionales de confianza dentro y fuera de la terapia ocupacional y por la comprobación de cómo funcionan para ese/a profesional en la práctica. Cuando un individuo comprueba con sus colegas y fuentes externas e identifica que su pauta mental no es consistente, se involucrará en debates y reflexiones que pueden modificar su pauta mental personal. Cada profesional participa en el proceso personalizado de desarrollo de la pauta mental; sin embargo, las pautas mentales son conocimientos construidos socialmente de forma iterativa. Esto significa que estas se ven influidas por cada debate e interacción con colegas, lo que configura de manera dinámica las perspectivas, creencias, valores y acciones propias y ajenas. La confianza en el conocimiento y la experiencia prestados por otras personas a través del intercambio informal de historias, experiencias y debates para dar sentido a las nuevas ideas también contribuye a la construcción social del conocimiento (Gabbay y Le May, 2016). Las interacciones informales, como las charlas en la zona de café, desempeñan un papel fundamental al momento de ayudar a comparar la pauta mental propia con la de los colegas de trabajo. Las conversaciones brindan la oportunidad de reflexionar sobre los propios conocimientos, creencias, valores y acciones. Estas interacciones también sirven para desarrollar pautas mentales colectivas.

«Pautas mentales colectivas» es como se denomina a la comprensión de cómo el conocimiento personalizado solo puede actualizarse «cuando entra en una relación dialógica con otras ideas» (Wieringa y Greenhalgh, 2015, p. 7). El conocimiento se crea a través del intercambio individual de ideas y experiencias, lo que conduce a la creación de sentido compartido (Wieringa y Greenhalgh, 2015). En contraste con la PBE, la credibilidad de la información se basa en la experiencia percibida del individuo que proporciona la información y no en la calidad metodológica de cómo se obtuvo el conocimiento (Salter y Kothari, 2016). La creación de sentido compartido desempeña un papel fundamental en la validación del conocimiento de un individuo, que luego se utiliza para influir en el establecimiento de normas o límites para una práctica aceptable (Gabbay y Le May, 2016; Wieringa y Greenhalgh, 2015).

El reconocimiento de lo poderoso que es el conocimiento desarrollado socialmente para influir en las conductas llevó al reconocimiento de las comunidades de práctica. Una **comunidad de práctica (CdP)** se define como un grupo de personas que «comparten una preocupación o una pasión por algo que hacen, y aprenden a hacerlo mejor a medida que interactúan de manera regular» (Wenger, 2011). Las CdP se organizan en torno a un ámbito de interés compartido, no necesariamente una ubicación geográfica (Wenger, 2011). Permiten el desarrollo de pautas mentales colectivas que se extienden a un grupo más amplio de personas con ideas afines. Por ejemplo, la AOTA ha organizado varias CdP para miembros interesados en mejorar su práctica. En octubre de 2022, dicha asociación contaba con 20 CdP diferentes dirigidas a distintos entornos de práctica e intereses (salud integral, líderes estatales, transiciones, ocupaciones a la hora de comer, alfabetización, personas sin hogar, etc.) (AOTA.org, Community of Practice, https://www.aota.org/community/communities-of-practice). De hecho, las CdP se han sugerido como una poderosa herramienta para mejorar la calidad de la atención sanitaria a través de su capacidad para dar forma a la práctica mediante la construcción de su comprensión de las normas aceptadas para una práctica competente.

La calidad de las pautas mentales depende de los hábitos de reflexión, comprobación, nueva comprobación y apertura a la adaptación, cuando proceda. La evidencia sugiere que la CdP y las pautas mentales colectivas pueden no estar orientadas a la erudición y la asimilación de la evidencia actual a nivel poblacional (Salter y Kothari, 2016). Es importante destacar que la evidencia sugiere que la comunidad de terapeutas ocupacionales sigue informando de bajas tasas de participación en actividades de PBE (Krueger y cols., 2020), lo que significa una dependencia continua de las redes sociales. Garantizar la calidad requiere CdP y pautas mentales colectivas para contribuir a las prácticas informadas por la evidencia a través de la adición a la creación de conocimiento contextualizado que luego puede ser utilizado para informar a la investigación (Salter y Kothari, 2016). Además, los procesos de desarrollo de pautas mentales individuales y colectivas deben incluir una evaluación explícita y una reflexión crítica. Este enfoque debe incluir la reflexión sobre la experiencia, el uso del conocimiento tácito y la valoración crítica de todas las formas de conocimiento (Salter y Kothari, 2016).

CIENCIA DE LA COMPLEJIDAD Y ATENCIÓN SANITARIA

Al igual que otros aspectos de la ciencia y la atención sanitaria, los avances en la ciencia de la complejidad (y la aplicación de la teoría de los sistemas dinámicos) han influido en la experiencia de conceptualización y su desarrollo. La medicina ha experimentado un cambio gradual del conocimiento reduccionista de los modelos biomédicos al pensamiento sistémico. Curiosamente, este cambio de paradigma se produjo mucho más tarde para las profesiones sanitarias en comparación con otras profesiones (Braithwaite y cols., 2018). El aumento del interés por la ciencia de la complejidad como perspectiva desde la cual entender la atención sanitaria (y la experiencia) surgió de la constatación de que nuestra clientela presenta problemas de salud más complejos y de la adopción de la atención centrada en la persona/cliente y la medicina de precisión, en las que se emplean intervenciones a medida que se ajustan a las características de cada paciente. Esto requiere capacidad para razonar, modificar y ajustar las acciones para resolver los problemas de cada cliente. La adopción de la ciencia de la complejidad ha llevado a replantear nuestra comprensión de la cognición y el desarrollo, y a redefinir las características de las personas consideradas expertas. También ha identificado las características necesarias para trabajar en el sector sanitario actual: adaptabilidad y competencia en muchos ámbitos (Bohle Carbonell y cols., 2014). El éxito en el trabajo depende fundamentalmente de la capacidad profesional para enfrentarse a un entorno laboral que cambia rápidamente, inventando nuevos procedimientos y aplicando sus conocimientos de formas novedosas. Hoy en día, quien ejerza en el ámbito sanitario debe ser capaz de gestionar sistemas sanitarios cada vez más complejos, pacientes con complejidades y múltiples comorbilidades, y conocimientos específicos y tangenciales que cambian rápidamente (Kua y cols., 2021).

EXPERIENCIA (PERICIA) ADAPTATIVA: UN MODELO CONTEMPORÁNEO DE ADQUISICIÓN DE CONOCIMIENTOS ESPECIALIZADOS

Imagínese como educador/a en la década de 1980. Le han enseñado que el desarrollo de la cognición se entiende como un proceso en el que el conocimiento específico del dominio se desarrolla a través de la experiencia, como los marcos de la etapa de persona principiante a experta, descritos anteriormente en este capítulo.

Desde una perspectiva crítica, la conceptualización tradicional de la pericia enfatiza la importancia de la experiencia. De hecho, los sistemas educativos han sido diseñados bajo la premisa de que un/a profesor/a experto/a guíe a estudiantes menos experimentados/as, ayudándoles a abordar problemas más complejos mediante el uso de conocimientos previos pertinentes y la adaptación de estos a situaciones nuevas. Sin embargo, existe una considerable evidencia documentada de casos de pericia espontánea, en los que un/a alumno/a demuestra una competencia notable en un dominio específico sin haber adquirido necesariamente una base sólida de conocimiento declarativo. Este fenómeno desafía los modelos tradicionales de desarrollo de la pericia, como el de Dreyfus y Dreyfus, los cuales no logran dar cuenta de tales excepciones. Para abordar este dilema, Hatano e Inagaki (1986) propusieron una nueva definición y comprensión de las características de la pericia.

Hatano e Inagaki (1986) conceptualizaron dos niveles de experiencia (pericia): rutinaria y adaptativa. En su modelo, las personas con experiencia (pericia) rutinaria se alinean con la conceptualización presentada en la tabla 24-1. Las características de estas personas incluyen un vasto conocimiento específico del dominio, la habilidad para reconocer patrones con facilidad y el dominio del «cómo» de las cosas, lo que les permite alcanzar objetivos conocidos de manera eficiente y eficaz (Kua y cols., 2021). Existe un consenso general sobre la importancia de la pericia rutinaria en los servicios sanitarios, ya que facilita soluciones rápidas y efectivas (Croskerry, 2018). Ante problemas familiares, las personas con experiencia (pericia) rutinaria aprovechan su profundo conocimiento del contexto para maximizar los recursos disponibles y reducir al mínimo las limitaciones del entorno, lo que mejora su desempeño *dentro* de las condiciones actuales de su trabajo (Lajoie y Gube, 2018).

La pericia o experiencia rutinaria resulta más beneficiosa en entornos estables y predecibles (Croskerry, 2018). ¿Por qué es crucial un entorno estable? Quienes poseen este tipo de pericia tienden a desarrollar una fijeza funcional en su resolución de problemas, confiando en su experiencia previa incluso cuando esta no sea la más adecuada (Kua y cols., 2021). Con frecuencia, carecen de una comprensión más profunda de la información relevante y enfrentan dificultades con la **transferencia analógica** (Kua y cols., 2021), que implica recordar un problema anterior y aplicar su solución (con o sin adaptación) a un nuevo problema (Bassok, 2003). De hecho, prefieren recurrir a soluciones previas, puesto que cuentan con menos opciones de acciones plausibles que podrían aplicar de manera única para resolver problemas (Benfield y Krueger, 2021). Otras investigaciones subrayan la relación entre esta dependencia de soluciones anteriores y su inclinación hacia un razonamiento profundo basado en teorías (Bohle Carbonell y cols., 2014). Esto es relevante porque se ha observado que las comunidades de profesionales de la salud rara vez reflexionan sobre las teorías o el «porqué» detrás de sus acciones (Benfield y Jeffery, 2022; Benfield y Johnston, 2020). El concepto relacionado de transferencia del aprendizaje se explora con mayor detalle en el capítulo 27.

REFLEXIONAR SOBRE EL PENSAMIENTO

Todos los clínicos deberían adquirir el hábito de llevar a cabo una vigilancia regular y frecuente de su conducta intuitiva... el pensamiento no examinado no merece ser pensado.

—Croskerry (2013, p. 2448)

La experiencia (pericia) adaptativa se construye sobre la base de la pericia rutinaria (Bohle Carbonell y cols., 2014). Al igual que las personas con pericia rutinaria, quienes poseen pericia adaptativa cuentan con un conocimiento profundo y específico del dominio y del contexto, además de una notable capacidad para reconocer patrones y seleccionar soluciones de manera eficiente. Sin embargo, se distinguen en su enfoque hacia las soluciones automáticas (Erricsson, 2018). Las personas con pericia adaptativa evitan recurrir a lo automático, y prefieren emplear la reflexión y el análisis crítico para expandir sus conocimientos (Gube y Lajoie, 2020). Como señalaron Bereiter y Scardamalia (1993), optan por «trabajar al límite de su competencia» (p. 98). En este sentido, terapeutas ocupacionales con pericia adaptativa intentan considerar la mayor cantidad de factores de la 4.ª edición del *Marco de práctica de terapia ocupacional* (OTPF-4, *Occupational Therapy Practice Framework*) que les sea posible. Este proceso metacognitivo continuo no solo profundiza su conocimiento, sino que también les permite desarrollar una representación más compleja de los problemas rutinarios (Gube y Lajoie, 2020). Las conexiones más ricas entre sus conocimientos permiten redefinir los problemas y, lo que es más relevante, encontrar soluciones novedosas e innovadoras (Benfield y Krueger, 2021; Gube y Lajoie, 2020). Es importante destacar que los objetivos que persiguen las personas con pericia rutinaria o adaptativa al reinvertir recursos mentales son diferentes. Las segundas buscan mejorar su desempeño y/o redefinir nuevos problemas y objetivos, mientras que las primeras tienden a abordar los problemas como si ya tuvieran una solución preestablecida (Bereiter y Scardamalia, 1986). En consecuencia, la reinversión de recursos mentales en quienes se basan en la pericia rutinaria está dirigida a alcanzar un «desempeño suficientemente bueno», sin un énfasis en mejorar dicho desempeño (Bereiter y Scardamalia, 1993, p. 91). Consúltese la tabla 24-2 para una comparación detallada entre la pericia rutinaria y la adaptativa.

TABLA 24-2 Características de los distintos tipos de peritaje

EXPERIENCIA (PERICIA) RUTINARIA	EXPERIENCIA (PERICIA) ADAPTATIVA
• Capacidad eficiente y precisa para abordar problemas con soluciones establecidas	• Equilibra el uso de soluciones rutinarias para problemas sencillos con la resolución innovadora de problemas en respuesta a nuevos desafíos
• Profundo conocimiento de «qué» y «cómo» practicar	• Comprensión conceptual profunda del «porqué» de la práctica
• Creen que pueden seguir desarrollando sus conocimientos a lo largo de su vida profesional	• En situaciones novedosas, responde de forma más eficaz e innovadora
• En situaciones novedosas, hacen hincapié en mejorar la eficacia de las tareas	• Esfuerzo consciente para evitar la automatización mediante actividades metacognitivas continuas para ampliar los conocimientos
• Cuando es necesaria la adaptación, modifica seleccionando una solución previa diferente	• Actividades metacognitivas rutinarias y frecuentes teniendo en cuenta:
• Maximiza la eficacia, trabajando dentro de sus límites («artesanos/as»)	• ¿Qué piensan/hacen?
• El desempeño se basa en un amplio y profundo conocimiento corporeizado (conocimiento tácito, implícito e incognoscible)	• ¿Por qué piensan/hacen?
	• ¿Cuál es su confianza?
	• ¿Cuáles son las acciones/explicaciones alternativas plausibles?
	• Las redes de conocimiento u organización flexibles e interconectadas (no la profundidad de los conocimientos) les permiten superar los límites, ser creativos e innovadores (p. ej., «virtuosos/as»)
	• Intervenciones basadas en hipótesis, que explicitan y ponen a prueba conocimientos desconocidos
	• Utiliza los principios de la práctica deliberada para mejorar la calidad

Las personas con experiencia (pericia) adaptativa se esfuerzan por alcanzar el «punto dulce» de la experiencia, en el que se genera el estado de «**flujo**», descrito como una experiencia de placer sostenido que surge cuando existe un equilibrio entre las capacidades y el desafío (Bereiter y Scardamalia, 1993; Reid, 2011). Es relevante señalar que este punto óptimo de fluidez cambia con el aprendizaje. Si el desafío no crece al mismo ritmo que el aprendizaje, puede surgir el aburrimiento. Moulton y cols. (2007) sugieren que, dado que el pleno desarrollo de la pericia rutinaria suele tardar aproximadamente 7 años, esto podría explicar fenómenos como el agotamiento laboral, la autocomplacencia y la «picazón de los siete años», o el aburrimiento que algunas personas experimentan en ese momento. Alcanzar el punto dulce del flujo no es sencillo, ya que depende de los ambientes sociales en los que se llevan a cabo las actividades y requiere estar en un «entorno de desarrollo experto» (Bereiter y Scardamalia, 1986; Reid, 2011). Estos entornos se caracterizan por la necesidad de adaptarse y evolucionar continuamente como resultado de los éxitos de otras personas en el mismo contexto (Bereiter y Scardamalia, 1986, p. 106). Esto implica que la experiencia debe ser observada y compartida con otras personas. Desde esta perspectiva, trabajar en aislamiento puede dificultar significativamente el logro de una pericia adaptativa (Bereiter y Scardamalia, 1986). El creciente uso de CdP en línea aborda de manera específica los desafíos del trabajo en ambientes sociales más aislados, ya sea por factores geográficos, como en áreas rurales, o por el diseño organizativo que no fomenta interacciones incidentales y formales (Gube y Lajoie, 2020; Sockalingam y cols., 2020).

RAZONAMIENTO PROFESIONAL Y TOMA DE DECISIONES

Tomar buenas decisiones requiere del uso del razonamiento profesional (Paterson y cols., 2006). La capacidad de terapeutas ocupacionales para brindar servicios de alta calidad depende de su habilidad para razonar a través de la complejidad y la incertidumbre, y así tomar decisiones informadas. A pesar de que mejorar la calidad de la atención ha sido una prioridad desde principios del siglo XXI, persiste una brecha significativa en la calidad (Chassin, 2013). Aunque la ciencia de la implementación ha propuesto numerosas estrategias para mejorar esta situación, ninguna ha logrado mejoras sostenidas en los resultados (Williams y cols., 2018). ¿Por qué? La evidencia sugiere que los hábitos mentales son un componente clave. De hecho, hay quien sostiene que la mejora de la calidad de los servicios depende, en gran medida, de la mejora de los hábitos mentales de quien ejerce profesionalmente en el ámbito de la salud (Vogus y Hilligoss, 2016). Esto implica que el indicador de la pericia debe ser la participación activa en el razonamiento profesional, más que la mera automaticidad en la realización de tareas clínicas. Desde una perspectiva crítica, esto también sugiere que el desarrollo de la pericia está vinculado al establecimiento de hábitos de razonamiento profesional durante las experiencias de campo. La investigación actual muestra que el alumnado en prácticas puede observar a personal clínico que informa de una participación poco frecuente en actividades de razonamiento profesional y en prácticas basadas en evidencia (Benfield y Jeffery, 2022). No obstante, otras profesiones, como los programas de formación docente, han adoptado de manera explícita el objetivo de desarrollar pericia adaptativa durante las experiencias de campo (Mason-Williams y cols., 2015). Muchos textos educativos y estudios identifican estrategias eficaces que pueden aprovecharse en el trabajo de campo para establecer hábitos de razonamiento profesional y promover la pericia adaptativa. En terapia ocupacional, un ejemplo de esto es el Marco de los cinco dedos. Jeffery y cols. (2021) aplicaron este marco como un andamiaje cognitivo para apoyar a estudiantes en prácticas y a terapeutas principiantes, orientándoles a formular preguntas que recopilan información de la literatura profesional, el entorno, la clientela, colegas (conocimiento prestado) y sobre sí mismos/as. Para más detalles sobre este método, consúltese el capítulo 25. Este marco es especialmente valioso, puesto que promueve el aprendizaje y fomenta la adquisición de hábitos de búsqueda de información proveniente de diversas fuentes críticas para la toma de decisiones clínicas.

Es fundamental destacar que esta y otras estrategias eficaces para establecer hábitos de reflexión tienen como propósito hacer visible el proceso de pensamiento y aprovechar momentos críticos, como las transiciones asistenciales, las evaluaciones y las observaciones durante las intervenciones, con el fin de motivar a la profesión a formular preguntas específicas y relevantes cada vez que se enfrenten a dichos estímulos.

HÁBITOS EXPERTOS

La extensa bibliografía sobre la experiencia (pericia) ha identificado características y hábitos esenciales que facilitan tanto su desarrollo como su mantenimiento. Entre estos destacan los hábitos de curiosidad, la reflexión en la acción y la búsqueda constante de información (Epstein y Hundert, 2002; Kua y cols., 2021; Paterson y cols., 2006). Por ejemplo, la curiosidad y la búsqueda de información son pilares fundamentales para el aprendizaje continuo y para asegurar la vigencia del conocimiento especializado en el dominio. Todos los modelos coinciden en que estos hábitos juegan un papel fundamental en el desarrollo de la pericia (Croskerry, 2018; Kua y cols., 2021; Mylopoulos, 2020). Sin embargo, las distintas perspectivas sobre la pericia divergen en cuanto al papel de la reflexión crítica una vez alcanzada la pericia. Modelos más antiguos, como los propuestos por Schön, no profundizaron en cómo la reflexión se integra en el aprendizaje continuo y en la creación de nuevo conocimiento que guíe la práctica futura (Patel y Metersky, 2022). Los modelos de pericia adaptativa, por su parte, sugieren que la pericia exige un compromiso constante con la reflexión crítica, que puede desencadenar la adaptación para responder a las demandas de situaciones inmediatas (Moulton y cols., 2007). De manera significativa, existe consenso en que la curiosidad, la reflexión crítica y la actualización de la información son esenciales para mantener la pericia y tomar decisiones en situaciones novedosas o complejas (Croskerry, 2018; Kua y cols., 2021; Mylopoulos, 2020). Por ejemplo, Schön (1983) y cols. destacan que la reflexión en la acción ocurre con mayor frecuencia cuando los enfoques habituales fallan, lo que lleva a un razonamiento profesional más conscientemente analítico. Otras voces intelectuales sugieren que, si se establecen hábitos de búsqueda de información alternativa durante el encuadre del problema, este impulso hacia el razonamiento consciente puede evitar el dilema y conducir a un curso de acción diferente (Croskerry, 2018; Scott, 2009). Por tanto, ambos tipos de experiencia son esenciales. Se debe desarrollar la capacidad para realizar tareas de forma automática, pero también es fundamental mantener hábitos que incluyan la curiosidad, la búsqueda de información y la reflexión crítica sobre la propia acción.

¿Qué hacen las personas terapeutas ocupacionales experimentadas con los recursos mentales liberados por la automatización? Benfield y Jeffery (2022) descubrieron que las personas terapeutas «promedio» de su muestra informaron una participación poco frecuente en actividades como la reflexión crítica, la búsqueda activa de información, la reflexión sobre las teorías que emplean para comprender y tratar los problemas clínicos, y el compartir sus hallazgos y observaciones clínicas con colegas. Además, las personas encuestadas indicaron que rara vez formulaban preguntas clínicas. Estos hallazgos son importantes, ya que, aunque prefieren obtener información de sus colegas, también informaron de tasas bajas de búsqueda de información externa (es decir, fuera de su propia mente), incluso cuando trabajan en un entorno con otro personal de terapia ocupacional (Jeffery y cols., 2021; Myers, 2019). La baja frecuencia de búsqueda de información se ha atribuido comúnmente a barreras organizativas en el lugar de trabajo, como la falta de un ambiente social que promueva el uso de evidencia (Myers, 2019). Sin embargo, investigaciones adicionales sugieren que, si bien el clima organizacional está correlacionado, su impacto en las tasas de participación en PBE es mínimo (Benfield y Jeffery, 2022). Desde un punto de vista crítico, estas respuestas sugieren que el personal clínico no está reinvirtiendo sus recursos mentales liberados para operar al límite de sus capacidades ni utilizando a sus colegas como recursos para mejorar su desempeño.

Creatividad y experiencia (pericia)

Otra característica fundamental de la pericia es la capacidad de aceptar la complejidad y reconocer que puede haber más de una solución a un problema. La toma de decisiones acertadas depende de la habilidad para manejar esta complejidad y la incertidumbre. De hecho, la evidencia sugiere que, en condiciones novedosas o inciertas, no es tanto el conocimiento profundo lo que importa, sino cómo se ha conectado la información (Eva y Norman, 2005). Es fundamental señalar que las personas con pericia adaptativa han superado el pensamiento basado en «reglas» porque han utilizado el conocimiento de saber qué para desarrollar una comprensión más rica del «porqué» y el «cómo» (Scholz, 2018). Han establecido relaciones entre puntos dispares de información. Estas conexiones más complejas abarcan una amplia gama de relaciones, tales como: empíricas, regla empírica (x suele llevar a y), superveniencia, medios-fines y signo natural (x indica y) (Scholz, 2018). A través de estas relaciones interconectadas, se hacen posibles soluciones novedosas y prácticas innovadoras (Benfield y Krueger, 2021).

La adaptabilidad es una competencia clave en las profesiones del siglo XXI. La creatividad y la adaptabilidad requieren el desarrollo de habilidades profesionales de aprendizaje autodirigido y el mantenimiento de hábitos de búsqueda de la información necesaria (Gube y Lajoie, 2020). Cada día se generan grandes cantidades de nuevos conocimientos; la curva de duplicación del conocimiento varía entre 2 años en campos como la nanotecnología y 18 años en áreas como la medicina (Fernández-Moure, 2016). Toda esta nueva información debe integrarse o conectarse con el conocimiento previo para poder informar y mejorar las prácticas, tanto a nivel individual como colectivamente, a través de redes de conocimiento dentro de una organización o en CdP (Men y cols., 2019). La **innovación** se define como cualquier objeto, idea o práctica que presente ventajas relativas y efectos positivos (Baregheh y cols., 2009). La **creatividad**, por su parte, se caracteriza por dos elementos: la originalidad (novedad o singularidad) y la eficacia (valor y adecuación) (Gube y Lajoie, 2020). Tanto la innovación como la creatividad deben tener como objetivo *mejorar* las prácticas actuales, y la vigencia del conocimiento es esencial para evaluar el valor y la pertinencia de cualquier cambio (Gube y Lajoie, 2020).

La creatividad y la innovación se producen cuando aparece un problema y la persona innovadora reacciona redefiniéndolo (Gube y Lajoie, 2020). Las personas creativas se hacen preguntas «sorprendentes» que las llevan a replantear o definir un nuevo problema, en lugar de simplemente elegir una solución para un problema antiguo (Gube y Lajoie, 2020). La investigación sobre creatividad e innovación subraya la importancia de adoptar múltiples perspectivas durante el proceso de enmarcar o definir los problemas (Gube y Lajoie, 2020). En cuanto a la experiencia adaptativa, se ha observado que, cuando se enfrenta un problema novedoso, se dedica mucho más tiempo a enmarcar el problema que a seleccionar una solución (Erricsson, 2018). Además, la evidencia sugiere que la creatividad y la innovación están muy influenciadas por el entorno social, ya que el nuevo conocimiento se construye conjuntamente y de manera colaborativa a través de interacciones creativas (Gube y Lajoie, 2020). Esto coincide con la investigación sobre la experiencia adaptativa, que indica que esta se facilita cuando se trabaja en ambientes sociales y físicos seguros (Kua y cols., 2021). Estos entornos promueven la tutoría y el discurso colaborativo, lo que permite explorar diferentes perspectivas y apoya la evaluación crítica de la información (Kua y cols., 2021).

Razonamiento y reflexión

El proceso de razonamiento profesional no es lineal, sino recursivo, en el cual las personas profesionales actúan y luego reflexionan sobre su actuación. Schön (1983) acuñó el término «profesional reflexivo/a» para describir cómo las personas expertas piensan de manera crítica sobre sus propias experiencias. La reflexión se produce de dos formas. En primer lugar, se «reflexiona en la acción» (p. 49), es decir, se piensa mientras se actúa y se produce una adaptación constante y en tiempo real a los requerimientos de una situación. Esta reflexión en la acción usualmente surge cuando los enfoques habituales fallan. En terapia ocupacional, esto se percibe frecuentemente cuando se modifica la terapia para lograr un ajuste preciso entre las capacidades de clientes en particular y las demandas de la tarea. Por otro lado, Schön utiliza el término «reflexión sobre la acción» (p. 61) para referirse al pensamiento crítico que se produce después de la acción práctica.

La reflexión sobre la práctica, la identificación de lo que funcionó y lo que no, así como la apertura a concepciones alternativas, son generalmente consideradas esenciales para apoyar el aprendizaje y el avance de la experiencia profesional (Benner, 1984; Gambrill, 2012; Slater y Cohn, 1991). Sin embargo, es importante señalar que la investigación reciente sobre la autopercepción, definida como «la conciencia de las personas sobre sus propios procesos de actividad mental» (Harries y Gilhooly, 2010, p. 417), sugiere que quienes ejercen profesionalmente no siempre demuestran una percepción significativa de sus procesos. Además, existe una variabilidad notable en esta capacidad entre los individuos. Harries y Gilhooly también destacan que «la mejora de la autopercepción no es un resultado automático de la reflexión» y que, en algunos casos, puede afectar negativamente la calidad del juicio (p. 418). Esto parece estar relacionado, en parte, con la naturaleza de los procesos mentales, que pueden ser explícitos y disponibles para la reflexión o, por el contrario, completamente tácitos. En el capítulo 25 se ofrece más información sobre la práctica reflexiva.

Autoevaluación

Un aspecto crítico que afecta la calidad de la autorreflexión y la percepción personal es la capacidad limitada para realizar una autoevaluación precisa (Eva y cols., 2004). Los modelos de razonamiento clínico comúnmente utilizados buscan mitigar esta limitación alentando al personal clínico a recurrir a diversas fuentes, incluyendo colegas y personas expertas locales, con el fin de apoyar el proceso de autoevaluación y reflexión (Bannigan y Moores, 2009). Algunas autorías, como Levett-Jones y cols. (2010), proponen expandir el ciclo de razonamiento clínico para incluir un razonamiento formal sobre los resultados, la evaluación del impacto de la intervención y la reflexión sobre los datos recopilados durante el proceso de evaluación e intervención. El modelo basado en la PBE aborda estas limitaciones al enfatizar el uso de datos de resultados, directrices clínicas, revisión de historiales y otras fuentes «objetivas» de conocimiento (Schwartz y Elstein, 2008). Estas fuentes se emplean como referencias para comparar las experiencias clínicas, creencias y resultados obtenidos con los de otras profesiones a nivel de población. La investigación ha demostrado que el uso de estas referencias mejora la capacidad para identificar lagunas en el conocimiento y evaluar con mayor precisión las propias habilidades (Galbraith y cols., 2008). En resumen, la calidad de la autorreflexión, la perspicacia y la autoevaluación depende no solo de la búsqueda rutinaria de colegas competentes y con experiencia, sino también del uso constante de indicadores objetivos.

DESARROLLO DEL RAZONAMIENTO PROFESIONAL

En el capítulo 2, se destacó que la investigación acerca del razonamiento profesional debe estar vinculada a la investigación sobre la acción profesional y los resultados relacionados, para avanzar de manera que se promueva una práctica óptima. En la literatura, algunos modelos teóricos proponen que los resultados y la experiencia en la atención a la clientela pueden lograrse mediante el ciclo de reflexión y razonamiento clínico, mientras que otros enfatizan la aplicación del marco de PBE, que incluye la medición de resultados. Benfield y Johnson han propuesto un nuevo modelo de este proceso, denominado pensamiento profesional informado por la evidencia (PPIE) (Benfield, 2015). Este modelo amplía el pensamiento profesional propuesto por Bannigan y Moores (2009) y fue desarrollado a partir de una revisión exhaustiva de la literatura.

El modelo de PPIE incluye las acciones tomadas después de las decisiones de intervención, la recopilación de datos de resultados y la reflexión sobre estos para evaluar el proceso de terapia ocupacional. Este enfoque apoya la integración del razonamiento clínico, el pensamiento crítico y el juicio clínico. Aunque los términos razonamiento clínico, pensamiento crítico y juicio clínico a menudo se utilizan de manera intercambiable, existen diferencias importantes. El **pensamiento crítico** se define como una forma de «imponer estándares intelectuales» (Victor-Chmil, 2013, p. 1). Este enfoque implica describir y evaluar la información de manera clara para mejorar los procesos cognitivos (Gambrill, 2018). El pensamiento crítico también introduce la importancia de interesarse tanto por el proceso de razonamiento como por su resultado (Gambrill, 2018). Este proceso involucra el examen de la información, no solo en términos de claridad e imparcialidad, sino también buscando cualidades como profundidad, coherencia, relevancia, solidez y fundamentación empírica (Gambrill, 2018). La evidencia sugiere que el pensamiento crítico y la inteligencia están solo ligeramente asociados (Gambrill, 2018). De hecho, hay quien afirma que la persona más susceptible de ser engañada es uno/a mismo/a, especialmente cuando se enfrenta a información errónea. El pensamiento crítico cobró especial relevancia con la proliferación de la desinformación durante la pandemia de COVID-19 (Roozenbeek y cols., 2020), que afectó tanto a legos/as como a profesionales de la salud. Investigaciones recientes identificaron que las habilidades de pensamiento crítico están altamente correlacionadas con habilidades numéricas subyacentes (Cokely y cols., 2018; Roozenbeek y cols., 2020).

El pensamiento crítico también está influido por las predisposiciones y actitudes de cada persona. Al igual que existe un «punto dulce» para la fluidez, el pensamiento crítico requiere escepticismo, evitar caer en el cinismo (no creer nada) o en la credulidad (creerlo todo). Deben valorarse cualidades tales como la humildad, el coraje y la integridad intelectuales, así como la persistencia. La **humildad intelectual** implica reconocer los límites de nuestros conocimientos y sesgos, así como las limitaciones de nuestro punto de vista (Gambrill, 2018). El **coraje** o **valentía intelectual** se refiere a la capacidad de abordar con imparcialidad ideas, creencias o perspectivas que suscitan emociones negativas o con las que tenemos un fuerte apego (Gambrill, 2018). Se requiere valor para analizar estas ideas críticamente y, cuando corresponde, emplearlas para ajustar nuestro pensamiento o acciones, incluso si esto desafía la práctica convencional. La **integridad intelectual** consiste en aplicar los mismos estándares intelectuales a nuestras propias evidencias, creencias y conocimientos que aplicamos a los del resto de personas (Gambrill, 2018). En el pensamiento crítico, se examina el propio pensamiento de manera rigurosa, evaluando la fortalezas, debilidades y vacíos. Este proceso no solo profundiza la comprensión, sino que también fomenta la capacidad de corregir los errores cuando sea necesario (Gambrill, 2018). Finalmente, la **persistencia** es clave, debido a que el pensamiento crítico debe practicarse de forma constante y regular, a pesar de su dificultad. Esta dificultad proviene de las emociones y tensiones que pueden surgir, ya que el pensamiento crítico busca «pensar bien», lo que a menudo implica desafiar el *statu quo* (Kahlke y Eva, 2018).

El **juicio clínico** se define como «los procesos cognitivos utilizados para analizar datos, derivar diagnósticos, decidir intervenciones y evaluar la atención» (*Medical dictionary for the health professions and nursing*, 2012). Este proceso implica la integración del razonamiento profesional, la toma de decisiones y la evaluación de la calidad del pensamiento, con el objetivo de mejorar la aplicación de los procesos en la terapia ocupacional. La evidencia sugiere que la experiencia adaptativa es un componente clave del juicio clínico (Mylopoulos, Kulasegaram y Woods, 2018). El modelo de PPIE puede definirse como la utilización del conocimiento adquirido a través de la reflexión crítica y la evaluación sistemática tanto de la experiencia como de la literatura revisada por pares, lo que lleva a la creación de modelos causales alternativos para problemas clínicos e intervenciones. Quienes aplican el PPIE reflexionan sobre la evidencia colectiva de problemas clínicos específicos para identificar los indicadores apropiados (como indicadores indirectos y resultados proximales y distales) que deben recopilarse antes, durante y después de la intervención. Estas personas recopilan datos para mejorar su capacidad de evaluar la precisión en la identificación de problemas, detectar lagunas en el conocimiento, seleccionar intervenciones adecuadas y evaluar el impacto de estas en los resultados valorados por sus clientes. Además, miden de manera sistemática los resultados, razonando sobre los resultados deseados, observando la respuesta y los resultados a corto plazo, y reflexionando sobre los resultados reales a largo plazo.

La afirmación principal del modelo de PPIE es que el pensamiento crítico, el razonamiento profesional y la PBE son interdependientes: un «buen pensamiento» requiere un compromiso constante con los tres. Es la autorreflexión crítica sobre la práctica lo que genera preguntas que no pueden ser respondidas únicamente con el conocimiento tácito o la experiencia clínica previa, ya sea individual o prestada (incluso si se basa en pruebas). Además, el uso de la evidencia requiere actividades específicas de razonamiento clínico para sintetizarla y aplicarla de manera adecuada en contextos locales con clientes en particular. La investigación sobre la medición del PPIE respalda esta afirmación, como lo demuestra el hallazgo de que los hábitos de participación en actividades de razonamiento clínico y PBE estaban altamente correlacionados ($r = 0.78$), siendo la medición y reflexión sobre los resultados el vínculo clave entre ambos constructos (Benfield y Johnston, 2020). Es importante destacar que los modelos de juicio clínico, como el PPIE, muestran que las buenas decisiones surgen de la participación simultánea en el pensamiento crítico, el razonamiento profesional y las actividades de PBE. El modelo de PPIE busca superar las dicotomías entre perspectivas psicológicas y sociológicas, reconociendo la importancia de ambas: integrar el conocimiento socializado, el conocimiento corporeizado y el método científico para mejorar el pensamiento y la toma de decisiones profesionales.

La automaticidad es fundamental para el desarrollo de la pericia. En el modelo de PPIE, la competencia y la pericia profesionales se basan en el desarrollo tanto de hábitos mentales como de hábitos de actuación. A diferencia de otros modelos de competencia y pericia, el PPIE sostiene que los hábitos de curiosidad, formulación de preguntas y pensamiento crítico son tan esenciales para la competencia como las tareas conductuales críticas, como la lectura de literatura revisada por pares. La evidencia recopilada durante el desarrollo de la medida de PPIE indica que los hábitos mentales (como el compromiso frecuente y diario con la reflexión crítica, la evaluación crítica y la integración del conocimiento) están intrínsecamente ligados a los hábitos de participación en la PBE. De hecho, el personal clínico que informó de una participación diaria en estos hábitos mentales también mostró una alta frecuencia en la búsqueda de información (tanto de colegas como de bibliografía), en la evaluación de esta información y en su aplicación en la práctica clínica. Ninguna de las personas encuestadas mostró una alta participación en solo una de estas áreas sin estar también involucradas en las demás (Benfield y Jeffery, 2022; Benfield y Johnston, 2020).

Desde una perspectiva crítica, el modelo de PPIE también postula que la automaticidad es fundamental en el desarrollo de la experiencia (pericia); sin embargo, pone un énfasis particular en el establecimiento de hábitos mentales que se desencadenan de manera automática. El modelo sostiene que hábitos como observar y evaluar de manera recurrente y precisa el propio pensamiento, las emociones y los procesos cognitivos son conductas automáticas que se interiorizan mediante la inmersión en la profesión. Además, deben establecerse otros hábitos clave como la atención, la curiosidad, la autoconciencia y la disposición para reconocer y corregir errores. Leary y cols. denominan a esta disposición «humildad intelectual», o la apertura a la posibilidad de que nuestras creencias o suposiciones puedan estar equivocadas (Leary y cols., 2017, p. 1).

Críticamente, el modelo de PPIE está orientado a la mejora de la práctica. Por tanto, requiere explícitamente que el/la profesional demuestre habitualmente una mezcla de humildad intelectual y múltiples modos de razonamiento profesional, todos los cuales deben ser examinados en busca de conceptos erróneos y errores a través del uso reflexivo y consciente de los datos relacionados tanto con el proceso como con los resultados de la clientela.

Experiencia (pericia) en terapia ocupacional

Cada vez hay más evidencia sobre la naturaleza de la pericia en el razonamiento profesional dentro de la terapia ocupacional y otras profesiones sanitarias. Para desarrollar una pericia que responda a las necesidades actuales de la clientela, la terapia ocupacional, como profesión, debe comprender los procesos que llevan a la adquisición tanto de la pericia rutinaria como de la adaptativa. Aunque ambos tipos de pericia requieren el establecimiento de hábitos mentales y prácticos que sustentan la toma de decisiones clínicas, se requieren diferentes hábitos de pensamiento profesional. Consúltese la figura 24-2, en la que se destacan los componentes críticos que influyen en el razonamiento profesional. Esto es esencial, ya que la pericia adaptativa parece demandar un conjunto de habilidades distinto al de la pericia rutinaria, lo cual subraya la necesidad de posibles ajustes en las actividades educativas y de desarrollo profesional (Froyd, 2011; Mylopoulos, Kulasegaram y Woods, 2018).

Desarrollo de la experiencia (pericia) rutinaria

Como se ha mencionado en este capítulo, el modelo de Dreyfus y Dreyfus ha sido ampliamente adoptado por las profesiones médicas y sanitarias para estructurar los planes de estudio y las experiencias de trabajo de campo. Por ello, el diseño curricular suele enfocarse en un conjunto básico de habilidades y rutinas que sustentan la práctica en entornos comunes. Entre las estrategias que favorecen el desarrollo de la pericia rutinaria están el uso de estudios de casos y el aprendizaje basado en problemas. Estas estrategias brindan apoyo al alumnado para aplicar sus conocimientos explícitos a «casos clínicos auténticos» (McLean, 2016), cuyas situaciones reflejan problemas que posiblemente enfrentarán cuando trabajen con clientes. Es importante destacar que la evaluación de estas actividades tiende a centrarse en la correspondencia entre el razonamiento clínico del alumnado y el de personas más experimentadas, así como en la similitud de los resultados de las decisiones (McLean, 2016). Sin embargo, la evidencia sugiere que, aunque estas actividades mejoran la capacidad del alumnado para conectar el conocimiento científico básico con el conocimiento clínico, no necesariamente fomentan una mejora en su razonamiento clínico (Custers, 2018). ¿Por qué? Se ha teorizado que, para mejorar el razonamiento clínico, no se debe poner tanto énfasis en el resultado final, sino en la evaluación de la calidad del pensamiento crítico y del razonamiento en sus múltiples dimensiones (científico, procedimental, narrativo, pragmático, interactivo, diagnóstico, condicional, etc.) (Custers, 2018). Además, la mejora del razonamiento clínico requiere que el facilitador del aprendizaje formule preguntas que obliguen

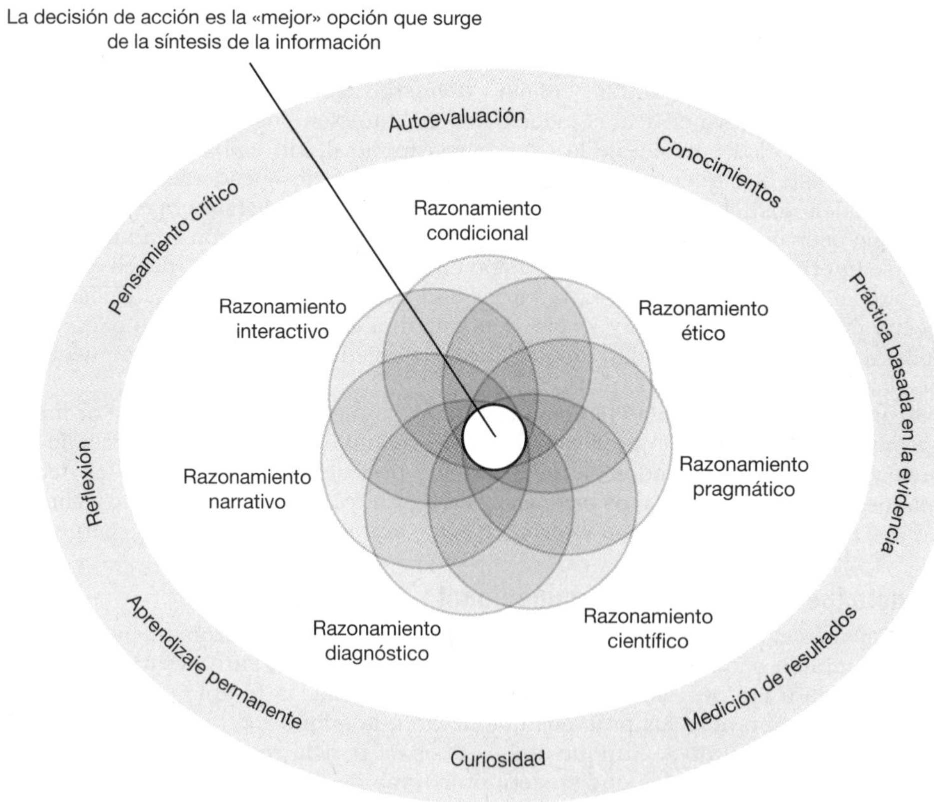

FIGURA 24-2 Componente del desarrollo de la experiencia (pericia): el anillo exterior incluye importantes actitudes, estrategias y procesos de desarrollo profesional, todos ellos dirigidos a mejorar el razonamiento profesional en apoyo de la experiencia (pericia) adaptativa. Dentro del círculo se encuentran los diversos aspectos del razonamiento profesional que se combinan para promover un razonamiento eficaz en terapia ocupacional.

al alumnado a razonar y reflexionar clínicamente (*v.* cap. 25). Incluso, hay quien sugiere que los casos clínicos presentados sean desconocidos para quienes instruyen, lo que les permite participar de manera activa en el proceso de resolución de problemas. El uso de casos desconocidos obliga a quienes instruyen a participar de manera genuina en el razonamiento clínico, durante el cual pueden utilizar la estrategia de «**pensar en voz alta**» para hacer visible su razonamiento profesional. Este enfoque, que consiste en verbalizar cómo se está utilizando la información disponible para generar una solución, permite al alumnado observar cómo, desde la experiencia, se organizan los conocimientos y se selecciona la información más relevante (Pinnock y cols., 2015). Cuando el alumnado adopta esta práctica, obtiene una herramienta sistemática para desarrollar las habilidades de razonamiento necesarias para abordar casos complejos utilizando conocimientos prestados (Pinnock y cols., 2015). Además, «pensar en voz alta» por parte de las personas que están formando a principiantes puede desempeñar un papel crucial en el establecimiento de hábitos de pensamiento que previenen el riesgo de un cierre prematuro en el proceso de toma de decisiones. La evidencia sugiere que el razonamiento profesional experto se basa en gran medida en el reconocimiento implícito de patrones (Norman y cols., 2007). Al centrarse en el proceso de toma de decisiones en lugar de en los resultados, quien instruye puede hacer visible su conocimiento tácito y buscar tanto evidencia que confirme como que contradiga su diagnóstico basado en el reconocimiento de patrones (Norman y cols., 2007; Pinnock y cols., 2015).

Otras prácticas comúnmente empleadas para apoyar el desarrollo de la pericia rutinaria son el modelado, la tutoría y la orientación (*coaching*). De hecho, la educación clínica está diseñada para proporcionar un conjunto de experiencias que apuntan específicamente al desarrollo del razonamiento y de las habilidades clínicas necesarias para aplicar los conocimientos y competencias de la profesión con clientes (Pashmdarfard, 2019). Durante el trabajo de campo, el personal educativo utiliza estas estrategias para guiar a sus estudiantes. Es importante destacar que el/la educador/a clínico/a sirve como modelo de referencia contra el cual se evalúa la capacidad de cada estudiante. Curiosamente, la evidencia sugiere que estas estrategias son particularmente efectivas para apoyar el desarrollo de normas sociales. La investigación ha demostrado que las habilidades de estudiantes de terapia ocupacional están directamente correlacionadas con los hábitos mentales y las prácticas de sus educadores/as de campo (Main y cols., 2021). Por tanto, buscar y desarrollar relaciones con personas que encarnen los hábitos de la mente y las prácticas que una persona aspira a cultivar es de importancia crítica. Integrarse en una red social, ya sea en persona o mediante la tecnología, que apoye y fomente el establecimiento de «buenos hábitos» (curiosidad, búsqueda de información y creación de significado) es esencial para el desarrollo de la pericia.

Desarrollo de la experiencia (pericia) adaptativa

Históricamente, se consideraba que el razonamiento clínico consistía en la capacidad de aplicar artísticamente los procesos ocupacionales, sin dar mucha importancia a las habilidades numéricas subyacentes (Paterson y cols., 2006). Sin embargo, los datos sugieren que la competencia numérica estadística es el predictor más fuerte de la capacidad general para tomar decisiones. El **cálculo estadístico**, definido como «la capacidad de comprender y procesar información estadística y probabilística» (Traczyk y Fulawka, 2016, p. 37), es un sólido indicador de diversos juicios no numéricos, como las relaciones sociales, las normas de conducta, las conductas de salud y la competencia profesional (Cokely y cols., 2018). La aritmética es tan crucial en situaciones de incertidumbre y riesgo como lo son los procesos de pensamiento para resolver problemas desordenados o inciertos, que parecen utilizar estrategias metacognitivas similares a las empleadas para resolver problemas probabilísticos prácticos (Cokely y cols., 2018). Esto se debe a que las condiciones inciertas requieren tener en cuenta múltiples factores para tomar la mejor decisión. Durante la toma de decisiones, los profesionales ponderan estos factores según su importancia o influencia en el problema (Zhang y cols., 2019), y la precisión en dicha ponderación depende de las habilidades numéricas subyacentes (Cokely y cols., 2018). A pesar de tener una buena educación, muchas personas suelen tener dificultades con las habilidades numéricas básicas y el razonamiento probabilístico (Cokely y cols., 2018).

Estrategias pedagógicas para fomentar la experiencia adaptativa

La mayoría de los planes de estudio se centran en la adquisición de conocimientos procedimentales y evalúan la capacidad del alumnado para demostrar eficazmente las habilidades designadas. Este conocimiento es crucial para el desarrollo de la experiencia (pericia) rutinaria, pero puede limitar el desarrollo de la adaptativa (Mylopoulos, Kulasegaram y Woods, 2018). Por ejemplo, muchos programas de terapia ocupacional incluyen competencias de laboratorio obligatorias donde deben demostrarse habilidades como la realización de pruebas musculares manuales o la transferencia de pacientes entre superficies. Estas actividades prácticas están diseñadas para adquirir conocimientos procedimentales transferibles a entornos clínicos. Sin embargo, suelen enfocarse en pacientes «habituales» y rara vez desafían al alumnado a razonar sobre la aplicación de estas habilidades a pacientes «no habituales» o en situaciones novedosas (Mylopoulos, Kulasegaram y Woods, 2018). Para fomentar la pericia adaptativa, los planes de estudio deben orientarse hacia el desarrollo de una mentalidad de «aprendizaje futuro», lo que implica diseñar actividades que obliguen al alumnado a aprender nueva información, utilizar recursos de manera eficaz y desarrollar estrategias innovadoras o adaptativas para abordar problemas novedosos en la práctica.

La mentalidad de aprendizaje futuro es un proceso interno del pensador o pensadora, que se basa en el aprendizaje autodirigido y autorregulado para identificar la necesidad de información, así como en la habilidad de localizar, evaluar su calidad y relevancia, y aplicarla adecuadamente (Mylopoulos, Kulasegaram y Woods, 2018). Entre las estrategias eficaces para fomentar la pericia adaptativa se incluyen la participación en el fracaso productivo y el descubrimiento guiado, utilizando estudios de casos complejos y contrastados. Estas tareas implican un aprendizaje nuevo y requieren una instrucción integrada (Mylopoulos, Kulasegaram y Woods, 2018).

Instrucción integrada

Otra estrategia de instrucción basada en la evidencia que apoya el desarrollo de la pericia adaptativa es la **instrucción integrada**. Este enfoque vincula explícitamente la información de la ciencia básica (u otros tipos de conocimiento) con los signos y síntomas clínicos (Mylopoulos, 2020; Mylopoulos, Kulasegaram y Woods, 2018). La instrucción integrada ayuda al alumnado a comprender por qué se presentan ciertos signos y síntomas o por qué se selecciona una estrategia específica para realizar una habilidad. Este enfoque fomenta la creación de conexiones más profundas entre fragmentos aislados de información. En particular, promover el hábito de formular y responder preguntas del tipo «por qué» facilita la formación de conexiones significativas entre distintos fragmentos de información, especialmente en lo que respecta a la comprensión de la información subyacente y la necesidad de aprendizaje futuro. Las actividades formativas del capítulo 7 son un ejemplo de tareas que contribuyen a este proceso. Dado el volumen de nueva información científica básica relevante para la práctica clínica, estas actividades apoyan el desarrollo profesional de profesionales en activo, ayudándoles a integrar nuevos conocimientos científicos, directrices y conocimientos aplicados con sus conocimientos y experiencia previos.

Fracaso productivo

Otra herramienta poderosa para desarrollar la pericia adaptativa es el uso de la «lucha», la invención y el fracaso. Muchas tareas clínicas son difíciles de ejecutar debido a la necesidad de adaptar o modificar el enfoque en tiempo real. El **fracaso productivo** es un diseño de aprendizaje que favorece el aprendizaje a largo plazo a costa del desempeño inmediato. Este enfoque enseña que, a menudo, desconocemos lo que no sabemos. Se presenta un problema complejo cuyo abordaje requiere el aprendizaje de conceptos asociados. El proceso implica activar conocimientos previos para, de manera intuitiva, generar múltiples ideas y soluciones. Se espera que estas soluciones iniciales sean insuficientes debido a lagunas en el conocimiento, lo que obliga a razonar por qué sus enfoques no funcionaron. La evidencia sugiere que el fracaso productivo es más efectivo para el desarrollo de la comprensión conceptual y la transferencia del aprendizaje que los métodos de instrucción directa (Kapur, 2015).

Este enfoque promueve hábitos de activar y analizar conocimientos previos, lo que mejora la comprensión conceptual y facilita la transferencia a problemas nuevos. Curiosamente, el éxito del fracaso productivo parece depender de la activación y diferenciación de estos conocimientos previos. De manera crítica, la eficacia del aprendizaje aumenta con el número de soluciones generadas (p. ej., más soluciones equivalen a mayores resultados de aprendizaje) (Kapur, 2015). La evidencia también sugiere que la «lucha» por comprender desempeña un papel crucial en el desarrollo de la comprensión conceptual, puesto que el descubrimiento guiado durante la generación de soluciones tiende a producir resultados de aprendizaje más bajos (Kapur, 2015). El mecanismo clave que hace eficaz al fracaso productivo radica en el compromiso activo del alumnado con sus conocimientos previos y en las manipulaciones mentales de la información para identificar soluciones. Es esencial permitir que el alumnado se enfrente a la manipulación de la información por sí mismos/as, lo que lleva a una comprensión más profunda, una mayor durabilidad en la memoria y una mejor consolidación del conocimiento (Mylopoulos, Steenhof y cols., 2018). Además, el fracaso productivo parece fomentar la autoeficacia en la resolución de problemas, incluso sin la presencia de la persona que instruye (Steenhof y cols., 2020). Cabe destacar que el proceso y las estrategias del fracaso productivo son directamente aplicables a la práctica clínica, ya que contribuyen al desarrollo de hábitos de autorregulación, autoeficacia y aprendizaje permanente necesarios para enfrentar problemas novedosos. Incluso, hay quien sugiere que la creatividad en la clínica, es decir, la capacidad de arriesgarse a hacer algo diferente, depende de que el/la clínico/a perciba el fracaso y la incertidumbre como oportunidades de aprendizaje (Sinha y Kapur, 2019). En definitiva, el fracaso productivo apoya el desarrollo de la autoeficacia y la resiliencia imprescindibles para abordar los desafíos que surgen en la práctica clínica.

Actitudes y actividades de apoyo a la experiencia adaptativa

La pericia es un proceso continuo, no un logro. En el análisis de la figura 24-2 se destaca el complejo y permanente proceso de tomar decisiones de alta calidad con nuestra clientela. A lo largo de este libro, cada capítulo profundiza en nuestra comprensión de los factores que influyen en estas decisiones. Más allá de esa comprensión, existen oportunidades adicionales para fortalecer el razonamiento profesional y desarrollar la experiencia (pericia) adaptativa. Es esencial, en primer lugar, examinar y hacer explícito el conocimiento tácito e incorporado (Männikkö y Husu, 2019), ya que la generación de conocimiento profesional debe compartirse para maximizar los beneficios discutidos al abordar el conocimiento desde una perspectiva sociológica. Sin embargo, no todo lo compartido promueve el desarrollo de la pericia adaptativa. Es fundamental crear un entorno seguro que permita la oportunidad de examinar críticamente los propios modelos mentales a través de un discurso que busque aumentar la comprensión sin perder de vista la complejidad (Ward y cols., 2007).

Comunidades de práctica

Con los entornos de práctica en constante cambio, las CdP basadas en Internet ofrecen una oportunidad única para respaldar la pericia adaptativa, especialmente si están diseñadas para fomentar el discurso que cuestione supuestos y creencias (Timperley y cols., 2017). Sin embargo, muchas CdP tienden a centrarse en alinear la práctica con un estándar preestablecido (p. ej., pautas mentales colectivas mencionadas anteriormente). Si el objetivo es mejorar la práctica, el discurso y las deliberaciones dentro de las CdP deben basarse en datos y evidencia obtenidos a nivel local y revisados por pares; sin esta evidencia, los debates se reducen a meras expresiones de opiniones personales (Timperley y cols., 2017). Para respaldar la práctica adaptativa, el objetivo del discurso en las CdP debe ser el **cambio transformador**, entendido como la capacidad de hacer las cosas de manera diferente. Un ejemplo de cambio transformador en el campo es la adopción formal del uso de la ocupación como medio y fin. En resumen, los debates en las CdP deben enfocarse no solo en cómo las nuevas soluciones pueden abordar problemas específicos, sino también en identificar explícitamente cuándo y cómo estas soluciones podrían aplicarse a futuros problemas, lo que transforma la forma de ejercer la terapia ocupacional.

Aprendizaje permanente

Quienes ejercen profesionalmente la terapia ocupacional deben aprender de manera continua a lo largo de su vida para mantener su competencia y desarrollar su experiencia (pericia). Los *Standards for Continuing Competence* (AOTA, 2021) destacan el aprendizaje continuo en todas las etapas de la carrera profesional como una actividad crítica. El **aprendizaje permanente** se define como un proceso continuo que abarca oportunidades de aprendizaje tanto formales como informales a lo largo de la vida, lo que promueve el desarrollo y la mejora constante de las habilidades y conocimientos necesarios para el éxito profesional y personal (Laal, 2011). Este aprendizaje va más allá de cumplir con las horas de formación continua exigidas por los organismos reguladores; es un proceso autorregulado o autodirigido, basado en hábitos individuales de curiosidad, búsqueda de información y la identificación de lagunas en el conocimiento, lo que a su vez genera más preguntas clínicas y la búsqueda de nuevas respuestas. El **aprendizaje autodirigido** se define «como un proceso en el que un individuo toma la iniciativa de aprender, con o sin la ayuda de otros, reconoce sus necesidades de aprendizaje, establece sus objetivos, identifica los recursos, selecciona e implementa estrategias de aprendizaje adecuadas y evalúa los resultados obtenidos» (Cadorin y cols., 2012). El alumnado en aprendizaje permanente se motiva por el deseo de mejorar, buscando información por un afán interno de superación. La evidencia sugiere que quienes participan de manera rutinaria y frecuente en actividades de aprendizaje formales e informales tienen una mayor propensión a demostrar pericia (Hallé y cols., 2018). Por tanto, la pericia se fundamenta en el establecimiento de hábitos de curiosidad y en el uso constante de esa curiosidad para adquirir nuevos conocimientos.

RESUMEN

El desarrollo de la experiencia (pericia) en el razonamiento profesional depende de las capacidades biológicas innatas, la educación y formación, la experiencia y la práctica. Las personas expertas son capaces de determinar de manera eficiente y eficaz cuándo pueden aplicar procedimientos rutinarios y cuándo es necesario innovar o crear nuevas soluciones para sus clientes. Este desarrollo se basa en que los clínicos establezcan hábitos mentales, como la curiosidad, la reflexión y el pensamiento crítico; hábitos de práctica, como buscar información y retroalimentación, utilizar su red social y participar en diversos tipos de razonamiento profesional; y en su compromiso con el aprendizaje permanente. Estas actividades están orientadas hacia la mejora profesional continua. En resumen, las personas expertas aprovechan sus profundos conocimientos explícitos, procedimentales, incorporados y tácitos para enfrentar la complejidad, utilizando la automaticidad de sus habilidades para expandir conscientemente su comprensión de los problemas complejos de sus clientes.

Los capítulos restantes de esta unidad exploran distintos aspectos del viaje hacia el desarrollo profesional. El capítulo 25 profundiza en la reflexión, seguido del capítulo 26, que desafía a comprender la epistemología, es decir, cómo se sabe lo que se sabe. El capítulo 28 está diseñado para ayudar al personal educativo a mejorar su capacidad de enseñar, mientras que el 29 se centra en el aprendizaje y la enseñanza durante las experiencias de campo. El capítulo 30 aborda el razonamiento profesional a nivel directivo. Esta unidad, dedicada a fomentar el razonamiento profesional, concluye con el capítulo 30, que trata sobre la investigación y el conocimiento en el razonamiento profesional.

Actividad formativa 24-1

Actividad formativa: orientación (*coaching*) para promover la coselección.

Finalidad: rompe el proceso de cierre temprano de identificación de problemas durante la recopilación de datos. Obliga a tomar conciencia de la coselección y a practicarla de manera deliberada.

Conexión con conceptos clave: se relaciona con el desarrollo de hábitos asociados a la experiencia (pericia) adaptativa.

Cómo llegar:

El facilitador del aprendizaje puede utilizar la orientación (*coaching*) como estrategia de práctica deliberada para el alumnado cuyas presentaciones incluyan datos extraños o ausentes, o para quienes dediquen un tiempo excesivo a la recopilación de datos o que tengan dificultades para recopilar datos significativos.

1. El/la tutor/a repasa el concepto de coselección y ofrece ejemplos de cómo puede cambiar la recopilación de datos a medida que se obtiene nueva información.
2. El/la entrenador/a prepara al alumno o alumna antes del encuentro con la persona paciente, por ejemplo: «Vas a ver a Susy, una niña de 9 meses con síndrome de Down que no puede sentarse».
3. El/la entrenador/a indica al alumno o alumna que:
   a. Esboce una primera causa diferencial del problema.
   b. Enumere los cinco principales detalles/datos que le gustaría obtener durante la entrevista.
   c. Enumere las tres a cinco evaluaciones que le serán útiles para determinar el factor o factores que influyen en la presentación actual.
   d. Identificar estrategias de intervención para el cambio de persona, el cambio de entorno y el cambio de tarea.

Puede encontrar actividades formativas adicionales para este capítulo en thePoint.

REFERENCIAS BIBLIOGRÁFICAS

American Occupational Therapy Association. (2016). Occupational therapy fieldwork education: Value and purpose. *American Journal of Occupational Therapy, 70*(Suppl. 2), 7012410060p7012410061–7012410060p7012410062. https://doi.org/10.5014/ajot.2016.706S06

American Occupational Therapy Association. (2020). Occupational therapy code of ethics. *American Journal of Occupational Therapy, 74*(Suppl. 3), 7413410005p7413410001–7413410005p7413410013. https://doi.org/10.5014/ajot.2020.74S3006

American Occupational Therapy Association. (2021). Standards of practice for occupational therapy. *The American Journal of Occupational Therapy, 75*(Suppl. 3). https://doi.org/10.5014/ajot.2021.75S3004

Anderson, B. A. (2018). Controlled information processing, automaticity, and the burden of proof. *Psychonomic Bulletin and Review, 25*(5), 1814–1823. https://doi.org/10.3758/s13423-017-1412-7

Bannigan, K., & Moores, A. (2009). A model of professional thinking: Integrating reflective practice and evidence based practice. *Canadian Journal of Occupational Therapy, 76*(5), 342–350. https://doi.org/10.1177/000841740907600505

Baregheh, A., Rowley, J., & Sambrook, S. (2009). Towards a multidisciplinary definition of innovation. *Management Decision, 47*(8), 1323–1339. https://doi.org/10.1108/00251740910984578

Bassok, M. (2003). Analogical transfer in problem solving. In J. E. Davidson & R. J. Sternberg (Eds.), *The psychology of problem solving* (pp. 343–370). Cambridge University Press. https://doi.org/10.1017/CBO9780511615771.012

Benfield, A. M. (2015). *Developing a measure of evidence-informed professional thinking* (Publication Number 3708810) [Ph.D., The University of Wisconsin- Milwaukee]. ProQuest Dissertations Publishing.

Benfield, A., & Jeffery, H. (2022). Exploring evidence based practice implementation by occupational therapists: Implications for fieldwork. *Journal of Occupational Therapy Education, 6*(4). https://doi.org/10.26681/jote.2022.060410

Benfield, A., & Krueger, R. B. (2021). Making decision-making visible—Teaching the process of evaluating interventions. *International Journal of Environmental Research and Public Health, 18*(7), 3635. https://doi.org/10.3390/ijerph18073635

Benfield, A. M., & Johnston, M. V. (2020). Initial development of a measure of evidence-informed professional thinking. *Australian Occupational Therapy Journal, 67*(4), 309–319. https://doi.org/10.1111/1440-1630.12655

Benner, P. (1984). *From novice to expert: Excellence and power in clinical nursing practice.* Addison-Wesley Publishing Company. https://doi.org/10.1002/nur.4770080119

Bereiter, C., & Scardamalia, M. (1986). Educational relevance of the study of expertise. *Interchange, 17*(2), 10–19. https://doi.org/10.1007/BF01807464

Bereiter, C., & Scardamalia, M. (1993). *Surpassing ourselves: An inquiry into the nature and implications of expertise.* Open Court.

Bohle Carbonell, K., Stalmeijer, R. E., Könings, K. D., Segers, M., & van Merriënboer, J. J. G. (2014). How experts deal with novel situations: A review of adaptive expertise. *Educational Research Review, 12*, 14–29. https://doi.org/10.1016/j.edurev.2014.03.001

Bourne, L. E., Jr., Kole, J. A., & Healy, A. F. (2014). Expertise: Defined, described, explained. *Frontiers in Psychology, 5*, 186. https://doi.org/10.3389/fpsyg.2014.00186

Braithwaite, J., Churruca, K., Long, J. C., Ellis, L. A., & Herkes, J. (2018). When complexity science meets implementation science: A theoretical and empirical analysis of systems change. *BMC Medicine, 16*(1), 63. https://doi.org/10.1186/s12916-018-1057-z

Cadorin, L., Suter, N., Dante, A., Williamson, S. N., Devetti, A., & Palese, A. (2012). Self-directed learning competence assessment within different healthcare professionals and amongst students in Italy. *Nurse Education in Practice, 12*(3), 153–158. https://doi.org/10.1016/j.nepr.2011.10.013

Chassin, M. R. (2013). Improving the quality of health care: What's taking so long? *Health Affairs, 32*(10), 1761–1765. https://doi.org/10.1377/hlthaff.2013.0809

Cohn, E. S. (1989). Fieldwork education: Shaping a foundation for clinical reasoning. *American Journal of Occupational Therapy, 43*(4), 240–244. https://doi.org/10.5014/ajot.43.4.240

Cokely, E. T., Feltz, A., Ghazal, S., Allan, J., Petrova, D., & Garcia-Retamero, R. (2018). Decision making skill: From intelligence to numeracy and expertise. In K.A. Ericsson, R.R. Hoffman, A. Kozbelt, & A.M. Williams, (Eds.). pp 476-504. The Cambridge handbook of expertise and expert performance. Cambridge University Press.

Collins, H., & Evans, R. (2018). A sociological/philosophical perspective on expertise: The acquisition of expertise through socialization. In K. A. Ericsson, R. R. Hoffman, A. Kozbelt, & A. M. Williams (Eds.), *The Cambridge handbook of expertise and expert performance* (2nd ed., pp. 21-32.). Cambridge University Press.

Creek, J., & Lawson-Porter, A. (2007). *Contemporary issues in occupational therapy: Reasoning and reflection.* Wiley.

Croskerry, P. (2013). From mindless to mindful practice—Cognitive bias and clinical decision making. *New England Journal of Medicine, 368*(26), 2445–2448. https://doi.org/10.1056/NEJMp1303712

Croskerry, P. (2018). Adaptive expertise in medical decision making. *Medical Teacher, 40*(8), 803–808. https://doi.org/10.1080/0142159X.2018.1484898

Cruess, S. R., Johnston, S., & Cruess, R. L. (2002). Professionalism for medicine: Opportunities and obligations. *Medical Journal of Australia, 177*(4), 208–211. https://doi.org/10.5694/j.1326-5377.2002.tb04735.x

Custers, E. J. F. M. (2018). Training clinical reasoning: Historical and theoretical background. In O. ten Cate, E. J. Custers, & S. Durning (Eds.), *Principles and practice of case-based clinical reasoning education* (pp. 21–33). Springer Nature. https://doi.org/10.1007/978-3-319-64828-6_2

Dreyfus, S. E., & Dreyfus, H. L. (1980). *A five-stage model of the mental activities involved in directed skill acquisition.* Research report. Defense Technical Information Center.

Dreyfus, H., & Dreyfus, S. (1986). *Mind over machine: The power of human intuitive expertise in the era of the computer.* Free Press.

Endsley, M. R. (2018). Expertise and situation awareness. In *The Cambridge handbook of expertise and expert performance* (2nd ed., pp. 714–741). Cambridge University Press. https://doi.org/10.1017/9781316480748.037

Epstein, R. M., & Hundert, E. M. (2002). Defining and assessing professional competence. *JAMA, 287*(2), 226–235. https://doi.org/10.1001/jama.287.2.226

Ericsson, K. A. (2007). An expert-performance perspective of research on medical expertise: The study of clinical performance. *Medical Education, 41*(12), 1124–1130. https://doi.org/10.1111/j.1365-2923.2007.02946.x

Ericsson, K. A. (2018). *The Cambridge handbook of expertise and expert performance* (2nd ed.). Cambridge University Press. https://doi.org/10.1017/9781316480748

Eva, K. W., Cunnington, J. P., Reiter, H. I., Keane, D. R., & Norman, G. R. (2004). How can I know what I don't know? Poor self assessment in a well-defined domain. *Advances in health sciences education: theory and practice, 9*(3), 211–224. https://doi.org/10.1023/B:AHSE.0000038209.65714.d4

Eva, K. W., & Norman, G. R. (2005). Heuristics and biases: A biased perspective on clinical reasoning. *Medical Education, 39*(9), 870–872. https://doi.org/10.1111/j.1365-2929.2005.02258.x

Fernandez-Moure, J. S. (2016). Lost in translation: The gap in scientific advancements and clinical application. *Frontiers in Bioengineering and Biotechnology, 4*, 43. https://doi.org/10.3389/fbioe.2016.00043

Froyd, J. E. (2011). Problem-based learning and adaptive expertise. *2011 frontiers in education conference (FIE)*. https://doi.org/10.1109/FIE.2011.6142783

Fugate, J. M. B., Macrine, S. L., & Cipriano, C. (2019). The role of embodied cognition for transforming learning. *International Journal of School and Educational Psychology, 7*(4), 274–288. https://doi.org/10.1080/21683603.2018.1443856

Gabbay, J., & Le May, A. (2004). Evidence based guidelines or collectively constructed "mindlines?" Ethnographic study of knowledge management in primary care. *BMJ, 329*(7473), 1013. https://doi.org/10.1136/bmj.329.7473.1013

Gabbay, J., & Le May, A. (2016). Mindlines: Making sense of evidence in practice. *British Journal of General Practice, 66*(649), 402–403. https://doi.org/10.3399/bjgp16X686221

Galbraith, R. M., Hawkins, R. E., & Holmboe, E. S. (2008). Making self-assessment more effective. *J Contin Educ Health Prof, 28*(1), 20-24. https://doi.org/10.1002/chp.151

Gambrill, E. (2012). *Critical thinking in clinical practice: Improving the accuracy of judgments and decisions* (3rd ed.). Jossey-Bass.

Gambrill, E. (2018). *Critical thinking and the process of evidence-based practice*. Oxford University Press.

Gube, M., & Lajoie, S. (2020). Adaptive expertise and creative thinking: A synthetic review and implications for practice. *Thinking Skills and Creativity, 35*, 100630. https://doi.org/10.1016/j.tsc.2020.100630

Hallé, M. C., Mylopoulos, M., Rochette, A., Vachon, B., Menon, A., McCluskey, A., Amari, F., & Thomas, A. (2018). Attributes of evidence-based occupational therapists in stroke rehabilitation. *Canadian Journal of Occupational Therapy. Revue Canadienne d'Ergotherapie, 85*(5), 351–364. https://doi.org/10.1177/0008417418802600

Harries, P. A., & Gilhooly, K. J. (2010). Occupational therapists' self-insight into their referral prioritisation policies for clients with mental health needs. *Australian Occupational Therapy Journal, 57*(6), 417–424. https://doi.org/10.1111/j.1440-1630.2010.00881.x

Hatano, G., & Inagaki, K. (1986). Two courses of expertise. In H. W. Stevenson, H. Azuma, & K. Hakuta (Eds.) *Child development and education in Japan* (pp. 262–272). W. H. Freeman/Times Books/Henry Holt and company.

Jeffery, H., Robertson, L., & Reay, K. L. (2021). Sources of evidence for professional decision-making in novice occupational therapy practitioners: Clinicians' perspectives. *British Journal of Occupational Therapy, 84*(6), 346–354. https://doi.org/10.1177/0308022620941390

Kahlke, R., & Eva, K. (2018). Constructing critical thinking in health professional education. *Perspectives on Medical Education, 7*(3), 156–165. https://doi.org/10.1007/s40037-018-0415-z

Kapur, M. (2015). Learning from productive failure. *Learning: Research and Practice, 1*(1), 51–65. https://doi.org/10.1080/23735082.2015.1002195

Krueger, R. B., Sweetman, M. M., Martin, M., & Cappaert, T. A. (2020). Occupational therapists' implementation of evidence-based practice: A cross sectional survey. *Occupational Therapy in Health Care, 34*(3), 253–276. https://doi.org/10.1080/07380577.2020.1756554

Kua, J., Lim, W. S., Teo, W., & Edwards, R. A. (2021). A scoping review of adaptive expertise in education. *Medical Teacher, 43*(3), 347–355. https://doi.org/10.1080/0142159X.2020.1851020

Laal, M. (2011). Lifelong learning: What does it mean? *Procedia – Social and Behavioral Sciences, 28*, 470–474. https://doi.org/10.1016/j.sbspro.2011.11.090

Lajoie, S. P., & Gube, M. (2018). Adaptive expertise in medical education: Accelerating learning trajectories by fostering self-regulated learning. *Medical Teacher, 40*(8), 809–812. https://doi.org/10.1080/0142159X.2018.1485886

Leary, M. R., Diebels, K. J., Davisson, E. K., Jongman-Sereno, K. P., Isherwood, J. C., Raimi, K. T., Deffler, S. A., & Hoyle, R. H. (2017). Cognitive and Interpersonal Features of Intellectual Humility. *Personality and Social Psychology Bulletin, 43*(6), 793–813. https://doi.org/10.1177/0146167217697695

Lee, T. D., & Swinnen, S. P. (1993). Three legacies of Bryan and Harter: Automaticity, variability and change in skilled performance. In J. L. Starkes & F. Allard (Eds.), *Advances in psychology* (Vol. *102*, pp. 295–315). North-Holland. https://doi.org/10.1016/S0166-4115(08)61477-6

Levett-Jones, T., Hoffman, K., Dempsey, J., Jeong, S. Y.-S., Noble, D., Norton, C. A., Roche, J., & Hickey, N. (2010). The 'five rights' of clinical reasoning: An educational model to enhance nursing students' ability to identify and manage clinically 'at risk' patients. *Nurse Education Today, 30*(6), 515-520. https://doi.org/https://doi.org/10.1016/j.nedt.2009.10.020

Main, E., Michaud, C., Kellar, A., Wondra, K., Jewell, V. D., Wienkes, T., & Coppard, B. M. (2021). The occupation-centered intervention assessment: Bridging theory and practice in fieldwork education. *Journal of Occupational Therapy Education, 5*(1). https://doi.org/10.26681/jote.2021.050110

Männikkö, I., & Husu, J. (2019). Examining teachers' adaptive expertise through personal practical theories. *Teaching and Teacher Education, 77*, 126–137. https://doi.org/10.1016/j.tate.2018.09.016

Marcum, J. A. (2004). Biomechanical and phenomenological models of the body, the meaning of illness and quality of care. *Medicine, Health Care, and Philosophy, 7*(3), 311–320. https://doi.org/10.1007/s11019-004-9033-0

Mason-Williams, L., Frederick, J. R., & Mulcahy, C. A. (2015). Building adaptive expertise and practice-based evidence: applying the implementation stages framework to special education teacher preparation. *Teacher Education and Special Education, 38*(3), 207–220. https://doi.org/10.1177/0888406414551285

Mattingly, C. (1991). The narrative nature of clinical reasoning. *American Journal of Occupational Therapy, 45*(11), 998–1005. https://doi.org/10.5014/ajot.45.11.998

Mattingly, C., & Fleming, M. H. (1994). *Clinical reasoning: Forms of inquiry in a therapeutic practice.* F.A. Davis.

McLean, S. F. (2016). Case-based learning and its application in medical and health-care fields: A review of worldwide literature. *Journal of Medical Education and Curricular Development, 3*. https://doi.org/10.4137/JMECD.S20377

Medical dictionary for the health professions and nursing. (2012). Retrieved November 7, 2022, from https://medical-dictionary.thefreedictionary.com/clinical+judgment

Melnyk, B. M. (2016). Culture eats strategy every time: What works in building and sustaining an evidence-based practice culture in healthcare systems. *Worldviews on Evidence-Based Nursing, 13*(2), 99–101. https://doi.org/10.1111/wvn.12161

Men, C., Fong, P. S. W., Luo, J., Zhong, J., & Huo, W. (2019). When and how knowledge sharing benefits team creativity: The importance of cognitive team diversity. *Journal of Management and Organization, 25*(6), 807–824. https://doi.org/10.1017/jmo.2017.47

Mitchell, R., & Unsworth, C. A. (2005). Clinical reasoning during community health home visits: Expert and novice differences. *British Journal of Occupational Therapy, 68*(5), 215-223.

Miyahara, K. (2022). Dreyfus and Zeami on embodied expertise. In K. L. Lai (Ed.), *Knowers and knowledge in East-West philosophy epistemology extended* (pp. 345–366). Springer International Publishing. https://doi.org/10.1007/978-3-030-79349-4_15

Moores, A. V., Dancza, K. M., Turpin, M. J., & Copley, J. A. (2022). The nature of theory used in practice education: A scoping review. *Canadian Journal of Occupational Therapy. Revue Canadienne d'Ergothérapie, 89*(3), 261–282. https://doi.org/10.1177/00084174221093466

Moulton, C. A., Regehr, G., Mylopoulos, M., & MacRae, H. M. (2007). Slowing down when you should: A new model of expert judgment. *Academic Medicine, 82*(10)(Suppl.), S109–S116. https://doi.org/10.1097/ACM.0b013e3181405a76

Myers, C. T. (2019). Occupational therapists' self-reported research utilization and use of online evidence sources. *Occupational Therapy in Health Care, 33*(1), 73–87. https://doi.org/10.1080/07380577.2018.1544725

Mylopoulos, M. (2020). Preparing future adaptive experts: Why it matters and how it can be done. *Medical Science Educator, 30*(Suppl. 1), 11–12. https://doi.org/10.1007/s40670-020-01089-7

Mylopoulos, M., Kulasegaram, K., & Woods, N. N. (2018). Developing the experts we need: Fostering adaptive expertise through education. *Journal of Evaluation in Clinical Practice, 24*(3), 674–677. https://doi.org/10.1111/jep.12905

Mylopoulos, M., Steenhof, N., Kaushal, A., & Woods, N. N. (2018). Twelve tips for designing curricula that support the development of adaptive expertise. *Medical Teacher, 40*(8), 850–854. https://doi.org/10.1080/0142159X.2018.1484082

Norman, G., Young, M., & Brooks, L. (2007). Non-analytical models of clinical reasoning: The role of experience. *Medical Education, 41*(12), 1140–1145. https://doi.org/10.1111/j.1365-2923.2007.02914.x

Pashmdarfard, M. (2019). Different clinical education terms in occupational therapy: Narrative review. *Function and Disability Journal, 2*(19), 143–147. https://doi.org/10.34171/fdj.2.19

Patel, K. M., & Metersky, K. (2022). Reflective practice in nursing: A concept analysis. *International Journal of Nursing Knowledge, 33*(3), 180–187. https://doi.org/10.1111/2047-3095.12350

Patel, V. L., Arocha, J. F., & Kaufman, D. R. (1999). Expertise and tacit knowledge in medicine. In R. J. Sternberg, & J.A. Horvath (Eds.). *Tacit knowledge in professional practice* (pp. 89–114). Psychology Press.

Paterson, M., Higgs, J., & Wilcox, S. (2006). Developing expertise in judgement artistry in occupational therapy practice. *British Journal of Occupational Therapy, 69*(3), 115–123. https://doi.org/10.1177/030802260606900304

Peña, A. (2010). The Dreyfus model of clinical problem-solving skills acquisition: A critical perspective. *Medical Education Online, 15*(1), 4846. https://doi.org/10.3402/meo.v15i0.4846

Polanyi, M. (1966). *The Tacit Dimension.* Doubleday & Company. ISBN: 9780226672984.

Pinnock, R., Young, L., Spence, F., Henning, M., & Hazell, W. (2015). Can think aloud be used to teach and assess clinical reasoning in graduate medical education? *Journal of Graduate Medical Education, 7*(3), 334–337. https://doi.org/10.4300/JGME-D-14-00601.1

Rassafiani, M. (2009). Is length of experience an appropriate criterion to identify level of expertise? *Scandinavian Journal of Occupational Therapy, 16*(4), 247–256. https://doi.org/10.3109/11038120902795441

Rassafiani, M., Ziviani, J., Rodger, S., & Dalgleish, L. (2009). Identification of occupational therapy clinical expertise: Decision-making characteristics. *Australian Occupational Therapy Journal, 56*(3), 156-166.

Reid, D. (2011). Mindfulness and flow in occupational engagement: Presence in doing. *Canadian Journal of Occupational Therapy. Revue Canadienne d'Ergotherapie, 78*(1), 50–56. https://doi.org/10.2182/cjot.2011.78.1.7

Robertson, D., Warrender, F., & Barnard, S. (2015). The critical occupational therapy practitioner: How to define expertise? *Australian Occupational Therapy Journal, 62*(1), 68–71. https://doi.org/10.1111/1440-1630.12157

Robertson, L., Graham, F., & Anderson, J. (2013). What actually informs practice: Occupational therapists' views of evidence. *British Journal of Occupational Therapy, 76*(7), 317–324. https://doi.org/10.4276/030802213X13729279114979

Rolfe, G. (1997). Beyond expertise: Theory, practice and the reflexive practitioner. *Journal of Clinical Nursing, 6*(2), 93–97. https://www.ncbi.nlm.nih.gov/pubmed/9188346

Roozenbeek, J., Schneider, C. R., Dryhurst, S., Kerr, J., Freeman, A. L. J., Recchia, G., Van Der Bles, A. M., & Van Der Linden, S. (2020). Susceptibility to misinformation about COVID-19 around the world. *Royal Society Open Science, 7*(10), 201199. https://doi.org/10.1098/rsos.201199

Salter, K. L., & Kothari, A. (2016). Knowledge "Translation" as social learning: Negotiating the uptake of research-based knowledge in practice. *BMC Medical Education, 16*(1), 76. https://doi.org/10.1186/s12909-016-0585-5

Schwartz, A., & Elstein, A. S. (2008). *Clinical reasoning in medicine.* In J. Higgs, M. Jones, S. Loftus, & N. Christensen (Eds). *Clinical reasoning in the health professions* (3rd ed., pp. 223-234). Elsevier.

Schön, D. A. (1983). *The Refective Practitioner: How Professionals Think in Action.* Basic Books. ISBN 046506874a

Scholz, O. R. (2018). Symptoms of expertise: Knowledge, understanding and other cognitive goods. *Topoi, 37*(1), 29–37. https://doi.org/10.1007/s11245-016-9429-5

Scott, I. A. (2009). Errors in clinical reasoning: Causes and remedial strategies. *BMJ, 338,* b1860. https://doi.org/10.1136/bmj.b1860

Shapiro, L., & Stolz, S. A. (2019). Embodied cognition and its significance for education. *Theory and Research in Education, 17*(1), 19–39. https://doi.org/10.1177/1477878518822149

Sinha, T., & Kapur, M. (2019). When productive failure fails. In *Proceedings of the annual meeting of the Cognitive Science Society, Europe*, Germany, Switzerland, UK.

Sockalingam, S., Chaudhary, Z. K., Barnett, R., Lazor, J., & Mylopoulos, M. (2020). Developing a framework of integrated competencies for adaptive expertise in integrated physical and mental health care. *Teaching and Learning in Medicine, 32*(2), 159–167. https://doi.org/10.1080/10401334.2019.1654387

Soucat, A., Dale, E., Mathauer, I., & Kutzin, J. (2017). Pay-for-performance debate: Not seeing the forest for the trees. *Health Systems and Reform, 3*(2), 74–79. https://doi.org/10.1080/23288604.2017.1302902

Slater, D. Y., & Cohn, E. S. (1991). Staff development through analysis of practice. *The American Journal of Occupational Therapy, 45*(11), 1038–1044. https://doi.org/10.5014/ajot.45.11.1038

Steenhof, N., Woods, N. N., & Mylopoulos, M. (2020). Exploring why we learn from productive failure: Insights from the cognitive and learning sciences. *Advances in Health Sciences Education: Theory and Practice, 25*(5), 1099–1106. https://doi.org/10.1007/s10459-020-10013-y

Strong, J., Gilbert, J., Cassidy, S., & Bennett, S. (1995). Expert clinicians' and students' views on clinical reasoning in occupational therapy. *British Journal of Occupational Therapy, 58*(3), 119-123.

Tanaka, S. (2011). The notion of embodied knowledge. In P. Stenner, J. Cromby, J. Motzkau, J. Yen, & Y. Haosheng (Eds.), *Theoretical psychology global transformations and challenges* (Vol., pp. 149–159). Captus.

Timperley, H., Ell, F., & Le Fevre, D. (2017). Developing adaptive expertise through professional learning communities. In A. Harris, M. Jones, & J. B. Huffman (Eds.). Teachers leading educational reform: The power of professional learning communities. (pp. 175–189). Routledge.

Toner, J., Montero, B. G., & Moran, A. (2015). The perils of automaticity. *Review of General Psychology, 19*(4), 431–442. https://doi.org/10.1037/gpr0000054

Traczyk, J., & Fulawka, K. (2016). Numeracy moderates the influence of task-irrelevant affect on probability weighting. *Cognition, 151*, 37–41. https://doi.org/10.1016/j.cognition.2016.03.002

Unsworth, C. A. (2001). The clinical reasoning of novice and expert occupational therapists. *Scandinavian Journal of Occupational Therapy, 8*(4), 163-173.

Unsworth, C., & Baker, A. (2016). A systematic review of professional reasoning literature in occupational therapy. *British Journal of Occupational Therapy, 79*(1), 5–16. https://doi.org/10.1177/0308022615599994

Victor-Chmil, J. (2013). Critical thinking versus clinical reasoning versus clinical judgment: Differential diagnosis. *Nurse Educator, 38*(1), 34–36. https://doi.org/10.1097/NNE.0b013e318276dfbe

Vogus, T. J., & Hilligoss, B. (2016). The underappreciated role of habit in highly reliable healthcare. *BMJ Quality and Safety, 25*(3), 141–146. https://doi.org/10.1136/bmjqs-2015-004512

Ward, P., Hodges, N. J., Starkes, J. L., & Williams, M. A. (2007). The road to excellence: Deliberate practice and the development of expertise. *High Ability Studies, 18*(2), 119–153. https://doi.org/10.1080/13598130701709715

Wenger, E. (2011). Communities of practice: A brief introduction. *Scholar's Bank*, 1–7. http://hdl.handle.net/1794/11736

Wieringa, S., & Greenhalgh, T. (2015). 10 years of mindlines: A systematic review and commentary. *Implementation Science, 10*(1), 45. https://doi.org/10.1186/s13012-015-0229-x

Williams, N. J., Ehrhart, M. G., Aarons, G. A., Marcus, S. C., & Beidas, R. S. (2018). Linking molar organizational climate and strategic implementation climate to clinicians' use of evidence-based psychotherapy techniques: Cross-sectional and lagged analyses from a 2-year observational study. *Implementation Science, 13*(1), 85. https://doi.org/10.1186/s13012-018-0781-2

Zhang, Y., Qin, J., Shi, P., & Kang, Y. (2019). High-order intuitionistic fuzzy cognitive map based on evidential reasoning theory. *IEEE Transactions on Fuzzy Systems, 27*(1), 16–30. https://doi.org/10.1109/TFUZZ.2018.2853727

CAPÍTULO 25

Mejorar la práctica mediante estrategias de reflexión

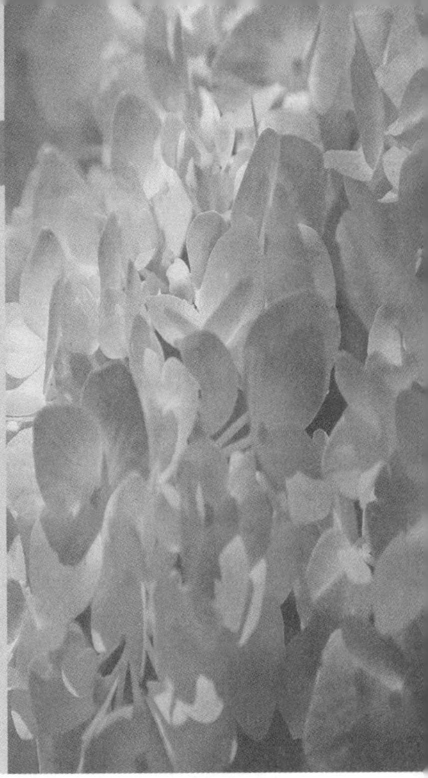

JOHN W. SCHELL Y BARBARA A. BOYT SCHELL

CONTENIDO

- Introducción
- Definiciones de reflexión
- Análisis del pensamiento y las propiedades de la reflexión
  - *Pensamiento general y reflexión*
  - *Metacognición*
- Perspectivas sobre la reflexión y la práctica
  - *La reflexión de una persona pensante*
  - *El arte de la reflexión en la práctica*
  - *La reflexión como forma de conocimiento*
  - *Reflexión crítica*
  - *Autorreflexión*
- Sintetizar las observaciones reflexivas
- Investigación y práctica reflexivas en terapia ocupacional
  - *Apoyos tecnológicos para el razonamiento*
  - *Intervenciones y directrices manualizadas*
  - *Marco de práctica de los cinco dedos*
  - *Reflexión en equipo y en grupo*
  - *Juicio clínico*
- Resumen

OBJETIVOS

Después de leer este capítulo, será capaz de:

1. Entender y crear una definición personal de reflexión.
2. Crear una visión de la práctica reflexiva en terapia ocupacional.
3. Sintetizar las ventajas y probables problemas de la práctica reflexiva en terapia ocupacional.
4. Analizar y aplicar la investigación reflexiva a la práctica de la terapia ocupacional como estudiante o profesional.

TÉRMINOS CLAVE

Pensar en acción
Autoconocimiento
Núcleo metacognitivo
Actitudes mentales reflexivas
Reflexión en la acción
Reflexión sobre la acción
Problemas mal estructurados
Pensamiento prerreflexivo
Pensamiento cuasirreflexivo
Pensamiento reflexivo
Pedagogía crítica
Reflexión crítica
***Mindfulness* (conciencia plena)**
Reflexión
Práctica reflexiva
Investigación reflexiva
Autorreflexión

REFLEXIONAR SOBRE EL PENSAMIENTO

...la práctica reflexiva puede verse como un proceso más deliberado y estructurado que implica el procesamiento de información para ayudar a aprender de situaciones complejas.

—(Bannigan y Moores, 2009)

INTRODUCCIÓN

A lo largo de este libro, se ha presentado el concepto de **reflexión** como un componente fundamental para el aprendizaje del razonamiento profesional y la mejora de la práctica. En este capítulo, exploramos las diversas perspectivas sobre el acto de reflexionar. John Dewey (1933/1998), precursor de la reflexión en educación, postuló que «el acto de limitarse a saber algo era insuficiente». El conocimiento adquiere utilidad cuando las experiencias se combinan con actitudes específicas, creando una base de reflexión significativa. Donald Schön (1983) expandió el trabajo de Dewey al reflexionar sobre cómo los profesionales **piensan en acción**. Boud y cols. (1985) hablaron de actividades intelectuales que conducen a nuevas comprensiones. Boyd y Fales (1983) destacaron la exploración de puntos de estancamiento y el uso de la reflexión para esclarecer significados basados en el **autoconocimiento**, lo que conduce a cambios de perspectiva. Estas son solo algunas de las diversas ideas sobre lo que implica ser un/a profesional reflexivo/a. A lo largo de este capítulo, exploraremos y analizaremos en profundidad diversas perspectivas sobre la reflexión y cómo pueden desarrollarse y aplicarse en la práctica de la terapia ocupacional. Será evidente que la reflexión es una habilidad que se cultiva con el tiempo y está estrechamente relacionada con la experiencia. En la práctica, esta distinción resulta fundamental. La práctica diaria de la terapia ocupacional suele ser una jornada ajetreada. Como señaló Angie Benfield en el capítulo anterior, los hábitos y las habilidades para la **reflexión crítica** deben desarrollarse en una fase temprana de la formación profesional y, a continuación, incorporarse a las rutinas para que se conviertan en una parte automática del razonamiento profesional durante la prestación de servicios. En el cuadro 25-1 se destaca que muchos/as profesionales, a pesar de su alta competencia, enfrentan dificultades para reflexionar sobre los cambios complejos en la práctica que conducen a transformaciones.

CUADRO 25-1 CAPACIDAD DE REFLEXIONAR EN Y SOBRE LA PRÁCTICA

Muchos de nosotros hemos sido testigos de profesionales con conocimientos técnicos absolutamente estelares que son incapaces de navegar por los pantanos, y los pantanos parecen estar cada vez más revueltos. ¿Qué distingue a profesionales con experiencia de profesionales que apenas dominan la técnica? Schön y otros afirman que es la capacidad de reflexionar en y sobre la práctica, y de introducir cambios en las propias acciones en medio de los contextos en constante cambio de la práctica.

—*(Kinsella, 2010b, p. 566)*

Sin embargo, comenzamos este capítulo con una pregunta fundamental: ¿Qué queremos decir al utilizar el término *reflexión*?

Tras explorar múltiples definiciones del concepto, adoptamos una definición operativa que unifica nuestra comprensión para los fines de este capítulo. Posteriormente, examinamos las diversas partes interactivas que componen el proceso reflexivo, con el análisis de cómo el concepto ha evolucionado desde múltiples perspectivas teóricas y culturales. A partir de estos sólidos antecedentes, concluimos el capítulo destacando las **prácticas reflexivas** efectivas en terapia ocupacional y otras profesiones sanitarias.

Parece que cada una de estas perspectivas académicas y prácticas trae consigo su propia definición de reflexión. Por tanto, identificaremos y desarrollaremos una definición que se ajuste al tema del razonamiento profesional. Para empezar, exploraremos los orígenes latinos de la palabra *reflexión* en el cuadro 25-2.

DEFINICIONES DE REFLEXIÓN

CUADRO 25-2 ORÍGENES LATINOS

La palabra «reflexión» se utiliza ampliamente en contextos muy diversos, desde la física a la educación, pero todos se mantienen fieles a sus orígenes latinos: «doblar» o «volver atrás».

—*(Sandars, 2009, p. 685)*

Establecer una definición operativa de la reflexión es como intentar que los gatos desfilen en formación a lo largo de una ruta. Cada uno parece seguir el ritmo de un tambor diferente. Para organizar este desfile, exploremos algunas de las similitudes y diferencias en las definiciones del concepto.

Comenzaremos con John Dewey, quien adoptó una perspectiva detectivesca y creía que la ciencia y la evidencia son la base del pensamiento reflexivo. Dewey definió la reflexión como «una consideración activa, persistente y cuidadosa de cualquier creencia o supuesta forma de conocimiento a la luz de los fundamentos que la apoyan y de las conclusiones ulteriores a las que tiende» (1933, p. 9).

El filósofo Donald Schön, al examinar las prácticas reflexivas de diversos/as profesionales, ofreció su concepto dual de reflexión en y sobre la acción: «Volver a pensar en lo que hemos hecho para descubrir cómo nuestro saber en la acción puede haber contribuido a un resultado inesperado. Podemos hacerlo *a posteriori*, con tranquilidad, o podemos detenernos en medio de la acción» (1987, p. 26). Boyd y Fales (1983), psicólogos interesados en el aprendizaje experiencial, definieron la reflexión como «el proceso de crear y clarificar el significado de la experiencia (presente o pasada) en términos de uno/a mismo/a (en relación con uno/a mismo/a y en relación con el mundo). El resultado del proceso [hacia] es el cambio de perspectiva conceptual» (p. 101).

El educador infantil Sandars (2009) escribió: «Un proceso metacognitivo que ocurre antes, durante y después de las situaciones con el propósito de desarrollar una mayor comprensión tanto de sí mismo como de la situación, de modo que los futuros encuentros con la situación estén informados a partir de los encuentros anteriores» (p. 685). El educador de población adulta Stephen Brookfield (1990) ofrece una definición multifásica: (a) identificar los supuestos que subyacen a nuestros pensamientos y acciones, (b) examinar su exactitud y validez en función de cómo se relacionan o difieren de nuestra experiencia de la realidad, y (c) reconfigurar esos supuestos para hacerlos más inclusivos e integradores. Como conjunto, estas definiciones son solo la punta del iceberg.

En nuestra revisión de la literatura, identificamos a Nguyen y cols. (2014), quienes realizaron una metasíntesis de los trabajos más citados sobre la reflexión que incluían una definición. Luego de analizar 72 artículos con una definición, redujeron su análisis a los 15 artículos más frecuentemente referenciados. De este análisis surgieron cinco componentes clave de la reflexión: (a) contexto, (b) contenido sobre el que se reflexiona, (c) procesos de reflexión, (d) marco subyacente de pensamientos y (e) perspectivas sobre el cambio. Extrapolando su análisis, el grupo de investigación redactó la siguiente definición operativa de la reflexión: «La reflexión es el proceso de involucrar al yo en interacciones atentas, críticas, exploratorias e iterativas con los propios pensamientos y acciones, así como con su marco conceptual subyacente, con el objetivo de modificarlos y promover el propio cambio» (Nguyen y cols., 2014, p. 1182).

Esta definición resulta convincente para terapeutas ocupacionales, ya que la reflexión: (a) se lleva a cabo en contextos terapéuticos, (b) es específica al contenido de la terapia que exige razonamiento profesional, (c) se sustenta en un pensamiento atento y cuidadoso, (d) requiere evidencia que la respalde, (e) genera significado y orienta hacia el cambio, y (f) fomenta mejores resultados en la evaluación e intervención. La cuestión del cambio o la reflexión orientada puede interpretarse a la luz de las filosofías occidentales que enfatizan el logro, manteniendo así, en cierto modo, nuestro enfoque en la reflexión aplicada al razonamiento profesional. En esta última frase, yo (John) elijo emplear deliberadamente la expresión «en cierto modo» porque más adelante exploraremos la idea de la **autorreflexión**, donde las cuestiones del «yo» y los «actos institucionales de arrogancia» serán objeto de un análisis crítico.

ANÁLISIS DEL PENSAMIENTO Y LAS PROPIEDADES DE LA REFLEXIÓN

A TENER EN CUENTA

El pensamiento reflexivo es un proceso de pensamiento que implica dar vueltas a un tema en la mente y considerarlo seria y consecutivamente.

—(John Dewey, 1933, p. 3)

Al analizar sobre la reflexión, surge una pregunta: ¿es lo mismo reflexionar que pensar? Hay quien sostiene que son lo mismo, mientras que hay quien afirma que son diferentes. Otras voces consideran incluso que es una diferencia sin distinción. La visión de Dewey sobre el pensamiento reflexivo lo define como «pensar con un propósito centrado en una cuestión problemática», y aboga por el uso de métodos científicos, como el razonamiento deductivo y la experimentación (Bulman, 2008). Por su parte, Holyoak y Morrison conceptualizan el pensamiento como «representaciones mentales de información que caracterizan estados reales o posibles del mundo, a menudo al servicio de objetivos» (2012, p. 3). Quizá el cambio de perspectiva resultante sea una pista para responder a nuestra pregunta.

Pensamiento general y reflexión

Nguyen y cols. (2014) sugieren que el pensamiento general y la reflexión son distintos. Para ellos, la reflexión implica un deseo de alcanzar un resultado. Boyd y Fales (1983) también consideran que la reflexión es diferente del pensamiento cotidiano, ya que es una herramienta para transformar perspectivas. En muchas de las definiciones de reflexión analizadas por Nguyen y cols., el enfoque en el cambio de perspectivas, el desarrollo de nuevas habilidades o el deseo de desafiar las circunstancias sociales son elementos que distinguen la reflexión del pensamiento habitual. Aunque reconocemos que definir el pensamiento es una tarea compleja, para los fines de este capítulo, aceptamos que la reflexión es un fenómeno cognitivo diferente, aunque relacionado con el pensamiento general. Coincidimos con los investigadores en educación de enfermería Kuiper y Pesut (2004), quienes destacan la importancia tanto de la actividad cognitiva del pensamiento crítico como de la actividad metacognitiva del pensamiento reflexivo.

Metacognición

Mientras exploramos los matices, también es importante examinar la metacognición como una función cognitiva. Según Kuiper y Pesut (2004), el pensamiento crítico implica un «razonamiento autodisciplinado», mientras que el pensamiento reflexivo es «metacognición o un nivel de conciencia que existe a través del control cognitivo ejecutivo y la autocomunicación sobre las experiencias» (p. 382). Además, sostienen que la combinación de pensamiento crítico y pensamiento reflexivo (metacognición) es un componente esencial para el aprendizaje permanente y el desarrollo profesional. De manera similar, Goupil y Kouider definen la metacognición como un mecanismo de control cerebral utilizado para examinar las representaciones mentales, lo que permite «regular la cognición y optimizar el aprendizaje» (2019, p. 403).

Con frecuencia se ha pensado que las estrategias metacognitivas están ausentes en población infantil pequeña; sin embargo, investigaciones recientes ofrecen una perspectiva diferente. Goupil y Kouider (2019) informan los resultados de un estudio que concluye que las **habilidades metacognitivas** básicas están presentes en esta población, si bien se carece de la capacidad de articular o comunicar el pensamiento propio. Esto sugiere que desde los primeros años de vida «las personas ya están dotadas de un sistema de metacognición central que les permite evaluar y regular de manera automática su propia cognición» (Goupil y Kouider, 2019, p. 404). Sin embargo, la autorreflexión no suele aparecer hasta mucho más tarde, en la infancia y la adolescencia, debido a las influencias culturales en competencia y al lento desarrollo de las vías neuronales frontales. Esto indica con fuerza que la articulación del pensamiento metacognitivo es una habilidad cognitiva ejecutiva que se desarrolla gradualmente con el tiempo.

PERSPECTIVAS SOBRE LA REFLEXIÓN Y LA PRÁCTICA

Para ofrecer una visión general de la reflexión en sus diversas facetas, cada una con sus propios méritos, esta sección se organiza en torno a los marcos teóricos sobre la reflexión tal como han evolucionado a lo largo del tiempo. Estos incluyen: (a) la reflexión de una persona pensante, (b) el arte de la reflexión, (c) la reflexión como forma de conocimiento, (d) la reflexión crítica y (e) la autorreflexión.

La reflexión de una persona pensante

John Dewey, en su célebre libro *Cómo pensamos* (1933/1998), trató procedimientos mentales semejantes a los de la ciencia, que podrían concebirse como una serie de pasos encadenados. Sin embargo, Dewey no toleraba el pensamiento superficial. Distinguía entre la «corriente de conciencia» o el «flujo incontrolado de ideas» y el «pensamiento reflexivo», entendido como un pensamiento intencional y disciplinado, considerado cuidadosamente (Lyons, 2010). Para él, el pensamiento reflexivo es deliberado y orientado hacia un propósito. El pensamiento es «la consideración activa, persistente y cuidadosa de cualquier creencia o supuesta forma de conocimiento a la luz de los fundamentos que la respaldan y de las consideraciones ulteriores a las que tiende» (Dewey, 1933, p. 118). Aproximándose al método científico, Dewey sugiere que el pensamiento reflexivo se inicia cuando se percibe que algo está mal o fuera de lugar, lo que crea un estado de duda. Aunque no todas las definiciones analizadas por Nguyen y cols. (2014) mencionan este aspecto, un estado de disonancia se cita comúnmente como punto de partida del pensamiento reflexivo. Dewey escribió: «Dudamos porque la situación es inherentemente dudosa. La indagación comienza con lo inherentemente dudoso, con la situación confusa, oscura o conflictiva» (1933, p. 121). Pensando más allá de este punto de partida en la duda, Dewey desarrolló un modelo de **investigación reflexiva** basado en dos supuestos: (a) investigación en situación, y (b) énfasis en el pensamiento durante la investigación (Dimova y Kamarska, 2015). Dewey también identificó cuatro «actitudes», que se presentan en el cuadro 25-3, las cuales fomentan una forma reflexiva de pensar. Las denominó **actitudes mentales reflexivas** (Lyons, 2010).

CUADRO 25-3 ACTITUDES MENTALES REFLEXIVAS DE DEWEY

- **Mentalidad abierta**: independencia de creencias institucionales que excluyan perspectivas alternativas, consideración de evidencia creíble, escucha atenta y consideración de otros resultados posibles.
- **Compromiso total**: el acto de darlo todo con una concentración y conciencia total.
- **Responsabilidad**: implica anticipar las consecuencias positivas y negativas que podrían extraerse de las acciones emprendidas.
- **Enfoque directo**: implicación activa en los problemas, frente a la aceptación pasiva de un problema.

Estas actitudes establecen una **conciencia** sobre la naturaleza del conocimiento, lo que promueve la apertura, la acción basada en los hechos y la aceptación de las consecuencias derivadas de las acciones tomadas. Aquí se destacan dos elementos importantes que han sido la base de estudios posteriores. Aunque Dewey no lo expresa de manera explícita, sugiere que la reflexión está vinculada a la cuestión de la identidad propia, un aspecto que será clave en discusiones futuras. En segundo lugar, resalta la acción como un componente esencial del pensamiento reflexivo (Dimova y Kamarska, 2015). La importancia de la acción es fundamental para el trabajo posterior de Donald Schön, sobre quien se habla a continuación.

El arte de la reflexión en la práctica

Donald Schön amplió las ideas de Dewey acerca de la reflexión mediante su aplicación a la práctica profesional (1987/1991). Sostenía que en el mundo profesional se actúa de manera diferente al mundo académico, puesto que en el primero a menudo debe recurrirse a un conocimiento tácito en situaciones problemáticas específicas. Hébert (2015) distingue el trabajo de Dewey como un modelo racionalista-tecnicista y el de Schön como experiencial-intuitivo. Según Schön, quienes ejercen profesionalmente desarrollan una experiencia (pericia) especial que se manifiesta de manera casi artística o como una colección inconsciente de heurísticos. Durante sus primeros años, Donald fue un talentoso músico de formación clásica que estudió en el Conservatorio Nacional de Música de la Sorbona de París y conocido como un apasionado del *jazz* (Neumann, 2000). Nash (2016) sugirió que su amor por el *jazz* y la improvisación influyó en su concepto de «pensar sobre los propios pies», creyendo que las experiencias personales deberían guiar a profesionales y a sus organizaciones. Lyons describe la perspectiva de Schön sobre profesionales como quienes «exhiben un tipo de conocimiento en su práctica».

Estas personas muestran una capacidad de reflexión sobre su conocimiento intuitivo en medio de la acción, lo que permite hacer consciente ese conocimiento y ponerlo en práctica (2010, p. 14). Esta habilidad, que Schön denominó más tarde **«reflexión en la acción»**, destaca la improvisación en el momento. Los fundamentos teóricos de Schön se centran en el conocimiento y en cómo se aplica. Sin embargo, cuando quienes ejercen profesionalmente enfrentan problemas mal estructurados o complejos, como los descritos por King y Kitchener (2004), deben afrontar la ambigüedad y a la sorpresa en «terrenos pantanosos... [donde] los problemas desordenados y confusos desafían la consideración técnica» (Schön, 1987, p. 3). En estos escenarios, Schön describe la necesidad de «replantear los problemas» para transformarlos de situaciones confusas a problemas manejables, lo que él denominó **«reflexión sobre la acción»** (Schmidt, 2000).

La práctica reflexiva ha tenido una larga historia en el pensamiento de Schön, quien completó su tesis doctoral sobre la teoría de la indagación de Dewey en 1955 (Dimova y Kamarska, 2015). Su libro *The Reflective Practitioner* (1983) desafió a profesionales de muchos campos a reconsiderar el papel del conocimiento técnico frente al «arte del conocimiento» en la búsqueda de la excelencia profesional. Este concepto influyó en campos como las profesiones sanitarias, la formación del profesorado y el diseño arquitectónico. En el campo de la terapia ocupacional, Cheryl Mattingly y Maureen Fleming colaboraron con Schön en el innovador estudio de razonamiento clínico AOTA-AOTF (*v.* cap. 1). La especialista en terapia ocupacional Anne Kinsella (2010b) profundizó en las contribuciones de Schön a la práctica reflexiva, destacando su reconocimiento de (a) los límites de la adhesión estricta a la racionalidad científica, (b) el arte en la práctica profesional, (c) la importancia de la reflexión corporeizada y (d) el reconocimiento de los «marcos» individuales y profesionales (p. 565). Para más detalles, véase el capítulo 4 de este libro.

El conocimiento tácito está presente en todos los aspectos clave, como señala Kinsella. Toom (2012) lo describe como una acumulación de experiencias personales a través de «factores, acontecimientos y desarrollos que permiten a una persona saber o hacer ciertas cosas» (p. 625). Polanyi expresa este fenómeno de la siguiente manera: «sabemos más de lo que podemos contar» (1967, p. 4).

En la práctica de la terapia ocupacional, se invierte mucho tiempo en terrenos bajos y pantanosos, caracterizados por su imprevisibilidad. En estas condiciones, la racionalidad científica (p. ej., la práctica basada en la evidencia) es valiosa, sin embargo, no siempre es suficiente. Se requiere también arte y profundos depósitos de conocimiento, tanto científico como tácito, junto con prácticas reflexivas, para enmarcar y abordar problemas difíciles y mal estructurados.

La reflexión como forma de conocimiento

La educadora Patricia King y la psicóloga consejera Karen Strohm Kitchener (2004) propusieron un modelo de juicio reflexivo basado en el desarrollo del pensamiento reflexivo desde la adolescencia hasta la edad adulta. Lo que hace único y significativo a este enfoque son los supuestos sobre la cognición epistemológica, es decir, el saber cómo se sabe (Kitchener, 1983). Su teoría se centra en los supuestos de la persona «reflexionadora» sobre el conocimiento y su producción. Entre los principales supuestos se incluye la naturaleza de los problemas, desde los bien estructurados hasta los mal estructurados que se encuentran.

Los **problemas mal estructurados** son los más comunes en la asistencia sanitaria y la educación sanitaria. Estos problemas no pueden «definirse con un alto grado de exhaustividad ni resolverse con certeza» (King y Kitchener, 2004, p. 5).

King y Kitchener identificaron tres categorías de pensamiento: (a) **pensamiento prerreflexivo**, (b) **pensamiento cuasirreflexivo** y (c) **pensamiento reflexivo**. Cada categoría incluye dos o más estadios de desarrollo, con una «descripción del conocimiento», seguida de ejemplos de «conceptos de justificación» para cada estadio. Por ejemplo, en el pensamiento prerreflexivo, el estadio 1 asume que el conocimiento existe de forma absoluta y no requiere justificación: «Sé lo que he visto» (King y Kitchener, 2004, p. 7). Avanzando al pensamiento cuasirreflexivo, en el estadio 4, el conocimiento se percibe como incierto debido a la ambigüedad de la evidencia. La justificación se basa en las pruebas seleccionadas para apoyar una creencia preexistente. Por ejemplo: «Mostraría una mayor inclinación a creer en la evolución si tuviera pruebas. Es como las pirámides: no creo que lo sepamos nunca... nadie estuvo allí» (p. 7). Finalmente, en el pensamiento reflexivo, estadio 7, el conocimiento es el resultado de la indagación sobre problemas mal estructurados.

Debido a la complejidad inherente a estos problemas, las soluciones se basan en la mejor evidencia disponible, aunque está sujeta a revisión a medida que surgen nuevos hallazgos. La justificación en esta etapa se fundamenta en evidencia de alta calidad que sea la más «completa, plausible o convincente». Como explican King y Kitchener: «Se puede juzgar un argumento por lo bien pensadas que estén las posiciones, qué tipo de razonamientos y evidencia se utiliza para apoyarlo, y lo coherente que sea la forma de argumentar sobre este tema en comparación con otros» (p. 7). En el capítulo 26 se ofrece más información acerca de este tema.

Desde esta perspectiva epistemológica, la reflexión es una manera de pensar sobre la práctica basada en la evidencia (PBE) o la práctica informada por la evidencia (PIE). Las educadoras en el ámbito de la enfermería Nickerson y Thurkettle (2013), al utilizar el modelo de juicio reflexivo como marco teórico, señalan que la madurez cognitiva puede ser un factor importante que afecte negativamente la PBE entre estudiantes y profesionales de enfermería. Sin embargo, muestran optimismo al afirmar que las prácticas epistémicas bien desarrolladas en los/las estudiantes aumentan su interés, su capacidad de investigación clínica y el uso de los resultados de la investigación (2013). En esta línea, King y Kitchener observan que las habilidades de juicio reflexivo pueden desarrollarse lentamente, ya que el avance a través de cada etapa implica un cambio significativo en la cosmovisión de la persona «reflexionadora». A pesar de ello, la investigación de Nickerson y Thurkettle ofrece esperanzas al sugerir que intervenciones educativas bien planificadas y basadas en sólidos fundamentos teóricos pueden ser efectivas para fomentar niveles más altos de juicio reflexivo entre estudiantes con un buen compromiso. Más adelante en este capítulo se tratarán más a fondo estos conceptos.

Avanzando hacia una perspectiva diferente, a continuación se aborda la reflexión desde una óptica crítica. Esta exploración analizará las teorías críticas que sustentan la reflexión orientada hacia la liberación y la justicia social.

Reflexión crítica

Los puntos de vista críticos sobre la reflexión se originan en el trabajo histórico de Horkheimer, Adorno y Marcuse, un grupo de economistas, sociólogos y otras voces académicas con preocupación por el uso excesivo de enfoques científicos en las ciencias sociales (Carr y Kemmis, 1986). Este enfoque crítico surgió en la Frankfurt School, en el Institute of Social Research, fundado en 1923 en la Universidad Goethe de Frankfurt, Alemania (Corradetti, 2022). El término comúnmente utilizado para este trabajo es teoría crítica. En el cuadro 25-4 se presenta una cita que ofrece una perspectiva amplia sobre la teoría crítica.

Dado el contexto de la vida en Alemania a principios de la década de 1930 y el énfasis de la Frankfurt School en identificar la opresión y promover la emancipación social, el nazismo se convirtió en un tema natural de investigación en el instituto. Una importante rama de estudio se centraba en las cuestiones jurídicas y políticas que afectaban la sociedad, mientras que otra analizaba por qué las personas mostraban obediencia irracional y sumisión

CUADRO 25-4 TEORÍA CRÍTICA

Los temas clave y las preocupaciones filosóficas de la Frankfurt School involucran la crítica de la modernidad y la sociedad capitalista, la definición de la emancipación social, así como la detección de las patologías de la sociedad.

—(Corradetti, 2022)

a la dominación (Corradetti, 2022). Cuando el Partido Nacionalsocialista Obrero Alemán, o Partido Nazi, llegó al poder en 1933, y el poder se consolidó bajo Hitler con la aprobación de la Ley habilitante en marzo de ese año, el gabinete de Hitler obtuvo el derecho a promulgar leyes sin la aprobación parlamentaria (Evans, 2003). Ante estos poderes unilaterales, los miembros del Frankfurt Institute huyeron de la Alemania nazi a Suiza y luego a Estados Unidos, donde finalmente se establecieron en la Universidad de Columbia, en Nueva York (Corradetti). Cabe destacar que gran parte del trabajo de teoría crítica desarrollado en Columbia fue ignorado académicamente, en gran medida debido al racismo y al antisemitismo predominantes en Estados Unidos antes, durante y después de la Segunda Guerra Mundial (McLaughlin, 2001).

En su esencia filosófica, la teoría crítica rechaza la objetividad como forma de conocimiento. Horkheimer (1976) postuló que, cuando nos enfrentamos a una situación, la percibimos a través de nuestros sentidos y la interpretamos según (a) lo que ya se sabe comúnmente sobre esta y (b) cómo nuestras experiencias previas influyen en su interpretación cognitiva. Como se puede apreciar, esta perspectiva se aleja de manera considerable de los enfoques técnico-científicos de Dewey (1933). También contrasta con las posturas epistemológicas de King y Kitchener sobre el juicio basado en la evidencia (2004). No obstante, guarda cierta sintonía con las ideas de Schön sobre el conocimiento en acción (1983).

Al igual que los filósofos de la Frankfurt School fueron expulsados de Alemania en la década de 1930, otros investigadores continuaron las tradiciones de la teoría crítica, enfocadas en la liberación y en la crítica al abuso de poder institucional. En este sentido, pasamos ahora a examinar cómo la reflexión puede ser alimentada por los principios de la teoría crítica.

REFLEXIONAR SOBRE EL PENSAMIENTO

El conocimiento es un regalo otorgado por aquellos que se consideran sabios a aquellos a quienes consideran que no saben nada.
El control de la información que se enseña es una forma de asegurar la opresión continua al ajustar... a la «gente incompetente y perezosa» cambiando su mentalidad.

—(Freire, 1970, pp. 72 y 74)

Paulo Freire, filósofo y educador brasileño, tomó como referencia el trabajo de la Primera Generación de Erich Fromm en el Frankfurt Institute of Social Research Institute, desarrollando una perspectiva crítica de la educación conocida como **pedagogía crítica** (McLaughlin, 2001). Esta adaptación de la teoría crítica surgió de la convicción de Freire de que existían obstáculos invisibles inherentes al sistema educativo brasileño, que se manifestaban como una forma de dominación del alumnado por parte del profesorado, lo que perpetuaba la opresión de las clases trabajadoras mal educadas en Brasil (Torres y Morrow, 1998). Freire denominó a esto «educación bancaria», refiriéndose a la práctica en la que el conocimiento es presentado por el profesorado como un «regalo» para quienes se consideran ignorantes (Freire, 1970). De esta manera, se perpetúa la opresión y la conformidad.

El famoso libro de Freire, *Pedagogía del oprimido*, «da la vuelta a la moneda» al proponer un método de planteamiento de problemas a través de la reflexión crítica entre alumnado y profesorado (p. 80). Este enfoque es similar al constructivismo dialéctico, que se analiza con mayor profundidad en el capítulo 27.

La reflexión crítica, o conciencia crítica, se convirtió en una herramienta fundamental para humanizar, educar y liberar a la ciudadanía y los/las trabajadores/as del país con analfabetismo del trabajo opresivo y de las condiciones de pobreza (Freire, 1970). La conciencia crítica en el contexto de la educación problematizadora «afirma que hombres y mujeres están en proceso de devenir, como seres inacabados e incompletos, en y con una realidad igualmente inacabada» (p. 84).

Dado que nuestra definición de reflexión enfatiza la importancia de la acción, el enfoque de Freire es igualmente transformador, anticipando acciones y desafíos futuros que mejoren las condiciones económicas y sociales en Brasil. En el cuadro 25-5 se ilustra la naturaleza transformadora de la reflexión.

CUADRO 25-5 REFLEXIÓN FREIREANA BASADA EN PROBLEMAS

La reflexión freireana basada en problemas «afirma a las mujeres y a los hombres como seres que se trascienden a sí mismos, que avanzan y miran hacia adelante... Para quienes mirar al pasado solo debe ser un medio para comprender más claramente qué y quiénes son, y así construir más sabiamente el futuro» (1970, p. 84).

En una línea similar, el educador de población adulta Stephen Brookfield (2010) examina la dinámica del poder y las estrategias empleadas para su conservación. Es precisamente esta consideración fundamental del poder lo que distingue a la reflexión crítica de formas más generalizadas de pensamiento reflexivo (Brookfield, 2009). En cuanto al poder, Brookfield vincula la reflexión crítica con las tradiciones de la teoría crítica, diferenciando entre la reflexión general y la reflexión crítica. Una lectura interesante sobre este tema es su artículo *Radical Questioning on the Long Walk to Freedom: Nelson Mandela and the Practice of Critical Reflection* (2008), en el cual Brookfield utiliza los relatos de Mandela para ilustrar sus autorreflexiones sobre los supuestos de las estructuras de poder político en Sudáfrica y las diversas perspectivas que empleaba para analizar el *apartheid* y su propio rol como luchador por la libertad. Este análisis se presenta en el cuadro 25-6.

De manera similar a los planteamientos de Freire, Brookfield sugiere que (a) las democracias occidentales son inherentemente desiguales en términos socioeconómicos, raciales y

CUADRO 25-6 REFLEXIÓN Y TEORÍA CRÍTICA

Lo que hace que la reflexión sea crítica es su arraigo en la tradición de la teoría crítica que utiliza la reflexión para teorizar y elaborar estrategias sobre cómo lograr el socialismo democrático.

—(Brookfield, 2008, p. 96)

de clase, (b) estas desigualdades se perpetúan a través de ideologías dominantes y hegemónicas basadas en el poder, y (c) las voces teóricas críticas reflexionan sobre estas condiciones como opresivas, viéndolas como preludio del activismo social y el cambio (2010). Mientras se escribe este capítulo, en el último trimestre de 2022, Estados Unidos, Europa y Sudamérica proporcionan numerosos ejemplos de extremismo de derecha, supremacía blanca, represión de la identidad de género, odio, guerra y opresión económica.

Los relatos de estas acciones aparecen a diario en las noticias. Estas condiciones constituyen dilemas desorientadores que generan ansiedad ante el avance de problemas autocráticos y una aparente falta de voluntad política y social para hacer frente a estas tendencias antidemocráticas.

Brookfield sugiere que la reflexión crítica actúa como un contrapeso ante esta disonancia, o lo que algunas voces teóricas podrían describir como «perturbaciones en la fuerza». En primer lugar, la reflexión y la investigación sobre la naturaleza de las relaciones de poder opresivas inician el proceso (2010). Las prácticas cotidianas, que a menudo se consideran naturales y benignas, suelen ocultar dinámicas de poder opresivas. El plan de estudios actual, las prácticas docentes, los supuestos éticos y muchos otros ejemplos a menudo sostienen una agenda hegemónica oculta. Brookfield sostiene que estas prácticas profesionales pueden volverse hegemónicas a través de actos que, en efecto, contribuyen a la dominación. Por ejemplo, en condiciones de escasez de recursos, algunas personas trabajadoras comprometidas asumen demasiadas responsabilidades y obligaciones personales, lo que las lleva a sobrepasar los límites de sus capacidades, energía y salud (2016, p. 31). Esta devoción desinteresada y el orgullo con que el personal sanitario dedica a sus pacientes, o el profesorado a sus estudiantes, pueden, de hecho, reforzar las instituciones hegemónicas. Esto se ha evidenciado en las presiones laborales actuales que enfrentan las profesiones sanitarias y educativas a raíz del COVID-19. Por ejemplo, Yearby y Mohapatra (2020) señalan que «se está pidiendo a parte del personal de atención sanitaria domiciliaria que trabaje en hospitales y residencias de personas mayores con escasez de recursos para reemplazar a personal enfermo o ausente. Mientras las empresas de atención sanitaria a domicilio que gestionan a este tipo de personal aumentan sus ingresos y beneficios, estas personas trabajadoras siguen ganando salarios bajos, sin seguro médico, sin prestaciones por desempleo ni equipo de protección» (p. 2).

Kuiper y Pesut (2004) coinciden en que la escasez de personal en enfermería representa un obstáculo para la reflexión, lo que lleva a rutinas no cuestionadas y, a menudo, opresivas que dominan la práctica. Brookfield describe al dedicado personal sanitario que continúa trabajando en estas condiciones para proteger la salud de las personas atendidas, mientras que tal devoción contribuye a mantener un entorno laboral desigual y abusivo (2015).

Brookfield (2010) postula varios propósitos para la reflexión crítica. El primero es examinar cómo cada profesional utiliza su poder de posición en su propia práctica. Por ejemplo, el personal sanitario posee poder sobre la prestación de servicios, y el profesorado de ciencias de la salud tiene un poder inherente de control y decisión sobre el plan de estudios. Un segundo propósito de la reflexión crítica es analizar los supuestos hegemónicos, que a menudo están bien ocultos y, en apariencia, parecen lógicos y deseables, pero que en realidad están diseñados para desfavorecer a las personas trabajadoras a largo plazo (Brookfield, 2017). La hegemonía es un concepto sutil y difícil de detectar, incluso cuando parece que las instituciones sanitarias, educativas o de trabajo social actúan en el mejor interés de la clientela. Sin embargo, en algunos casos, estas instituciones están extrayendo un precio enorme de su personal a través de salarios bajos, horarios irrazonables y escasos recursos (2010).

Siguiendo con nuestra definición operativa de la reflexión, que incluye un elemento de propósito, Brookfield (2010) describe el proceso de llegar a ser individuos reflexivamente críticos como un desarrollo en el que se toma conciencia de las desigualdades a través de la experiencia de «dilemas desorientadores». Al asumir la reflexión como un acto voluntario y con un deseo de cambio, los individuos pueden experimentar el síndrome del impostor y el autocuestionamiento.

Esto puede llevar a lo que Brookfield llama un inquietante período de «suicidio cultural», en el que los/las colegas perciben las ideas alternativas como una amenaza a las creencias institucionales establecidas, lo que a menudo resulta en un aislamiento social que puede parecer devastador. A continuación, Brookfield describe el aprendizaje a partir de la reflexión como «un paso adelante y dos pasos atrás» en el camino hacia la madurez reflexiva. Utiliza la metáfora del «correcaminos», por la que el crecimiento reflexivo se asemeja al personaje de dibujos animados, perseguido por un lobo institucional hasta un precipicio. Suspendido momentáneamente en el aire, la gravedad hegemónica finalmente lo arrastra hacia un choque catastrófico contra el suelo del desierto. Con el tiempo, las conductas hegemónicas resurgen, lo que desencadena una resistencia personal renovada, y una vez más nos dirigimos hacia los acantilados para otra ronda de búsqueda de la verdad y enfrentamientos desastrosos con la gravedad. Después de ser perseguidas por demasiados precipicios, las personas pensantes críticamente reflexivas pueden alcanzar un estado de «apreciación intelectual de la importancia de la *contextualidad* y la *ambigüedad*, [que] convive con un ansia emocional de verdad revelada» (2010, p. 229). Brookfield se refiere a este estado como la «inocencia perdida». Una fase final del crecimiento reflexivo puede culminar en la pertenencia a una comunidad de personas pensantes afines, «en proceso [reflexivo] crítico... [que] confirman que no están solas» (p. 230). Se trata de una forma colectiva de dar sentido a su lucha.

Un proceso tan desafiante como el de volverse una persona con capacidad de reflexión crítica requiere perseverancia y un profundo autoconocimiento. Entonces, ¿cuál es la importancia de la atención plena (*mindfulness*) y la autorreflexión en la práctica diaria? En el cuadro 25-7 se presenta la perspectiva de Bandura sobre la agencia y la autorreflexión.

Autorreflexión

CUADRO 25-7 AUTORREFLEXIÓN METACOGNITIVA

Una característica importante del ejercicio de la agencia a través de la autorreflexión metacognitiva es el juicio sobre la propia eficacia. Esta creencia central es la base de las aspiraciones, la motivación y los logros humanos.

—(Bandura, 2018, p. 133)

El psicólogo Albert Bandura (2018) postula que la agencia humana se compone de tres elementos fundamentales que interactúan: (a) previsión, (b) autorreactividad y (c) autorreflexión. La previsión implica planificar, establecer objetivos y visualizar posibles resultados. La autorreactividad consiste en autorregular las propias acciones de acuerdo con los valores o normas personales. Finalmente, la autorreflexión se refiere a la capacidad humana de «reflexionar sobre su eficacia» (p. 131), es decir, evaluar los desafíos y ajustar las acciones y decisiones morales adoptadas.

Knapp, Gottlieb y Handelsman definen la autorreflexión como un proceso metacognitivo de autoobservación objetiva de pensamientos, sentimientos, actitudes y comportamientos (2017). Además, sugieren que la autorreflexión es más efectiva cuando se realiza de manera planificada y deliberada. Escribiendo personal de psicología en ejercicio, estos autores proponen cuatro actividades fundamentales que promueven la autorreflexión: (a) mantener una apertura mental y reflexionar en todas las actividades profesionales, (b) identificar la actividad que mejor se adapte a cada individuo, (c) combinar diversas actividades para fomentar una autorreflexión más profunda, y (d) cultivar interacciones productivas y positivas con otras profesiones.

Slepcevic-Zach y Stock (2018) abordan la reflexión desde la tradición occidental del individualismo, considerándola como una habilidad o destreza que permite comprender las propias fortalezas y debilidades para identificar oportunidades de aprendizaje: «cuestionarse qué efecto tiene un evento, pensamiento o proceso particular en uno/a mismo/a» (p. 292).

Una contribución significativa de esta investigación es el vínculo entre la autorreflexión y las capacidades humanas para actuar. Sin embargo, las fuerzas institucionales, sociales y políticas pueden oponerse a otras acciones significativas.

En los últimos años, se han producido una serie de avances políticos autocráticos que han contribuido a los traumas sociales experimentados por demasiadas personas en todo el mundo. Los lentos movimientos antidemocráticos, las pandemias, la guerra, el hambre y el odio son artefactos, por desgracia, reconocibles.

Como resultado, muchas personas han estado, y continúan estando, traumatizadas. Al escribir sobre este trauma, Ardelt y Grewald (2018) destacan la importancia de la autorreflexión y la conciencia como herramientas para la curación. Reconociendo tradiciones orientales, como el concepto budista del «no-yo», Ardelt y Grewald proponen tres estrategias para sanar el trauma. Su enfoque incluye: (a) aumentar la capacidad de disociarse de las concepciones de uno/a mismo/a, (b) encontrar formas de reducir el apego al mundo problemático, y (c) desarrollar las capacidades personales para cambiar fácilmente entre el yo percibido y el yo disociado, con una mentalidad abierta y una actitud de aceptación (2018). Como se observa en el cuadro 25-8, este es un desafío continuo que requiere una intensa reflexión y una autoconciencia cultivada con el tiempo.

CUADRO 25-8 AUTORREFLEXIÓN CONSCIENTE Y CORPORAL

La autorreflexión encarnada, consciente y abierta a la naturaleza siempre cambiante de las sensaciones corporales no presupone un yo independiente que participe en la reflexión. En su lugar, el observador se convierte en uno con la experiencia de la reflexión (es decir, similar a un violinista tocando un concierto extraordinario).

—*(Ardelt y Grewald, 2018, p. 189)*

Desde esta perspectiva, la autorreflexión corporeizada (encarnada) puede considerarse un arte adquirido, caracterizado por la toma de conciencia y el aprendizaje que permite al cuerpo entero conectarse con los sentimientos viscerales derivados de la interacción con un mundo disonante.

Evidentemente, esto no se logra fácilmente. Knapp y cols. (2017) encuentran evidencias de que muchas personas profesionales no logran autorreflexionar con éxito debido a su obstinada adherencia a sesgos personales. Por supuesto, la metacognición es fundamental para la autorreflexión como base para futuras acciones.

Sin embargo, enfocarse excesivamente en uno/a mismo/a puede llevar a la autovalidación y a la confirmación de prejuicios preexistentes. Así, una vez más, nos enfrentamos al desafío de concebir la reflexión como un producto del desarrollo humano a lo largo de un arduo camino. La reflexión encarnada es, en sí misma, una experiencia y un camino hacia el crecimiento personal (Ardelt y Grewald, 2018).

SINTETIZAR LAS OBSERVACIONES REFLEXIVAS

Hasta este punto, hemos intentado proporcionar una visión general de la vasta literatura profesional sobre la reflexión. Hemos examinado la reflexividad desde diversas perspectivas y enfoques. A manera de resumen, en la tabla 25-1 se ofrece una síntesis de nuestra exploración reflexiva, destacando los elementos más significativos y citando fuentes académicas que respaldan la evidencia.

TABLA 25-1 Elementos de la reflexión y fuentes académicas

REFLEXIÓN	SIGNIFICADO
Es clave para aprender	• El aprendizaje reflexivo es fundamental para el aprendizaje permanente y el crecimiento profesional (Kuiper y Pesut, 2004) • Comprender las fortalezas y debilidades personales para reconocer las posibilidades de aprendizaje (Slepcevick-Zack y Stock, 2018)
Es una acción intencionada	• El pensamiento reflexivo tiene un propósito iniciado por cuestiones problemáticas (Dewey, 1933) • Schön integra la reflexión en la acción, sobre la acción y en la práctica reflexiva • Superar la hegemonía (Brookfield, 2010)
Es un artefacto de dilemas desorientadores	• Los individuos se dan cuenta de que algo va mal; de ahí la necesidad de reflexionar (Brookfield, 2010; Dewey, 1933)
Es desarrolladora	• La metacognición como mecanismo de control para optimizar el aprendizaje desarrollado a lo largo del tiempo (Goupil y Kouider, 2019) • La reflexión avanza por un camino hacia la madurez reflexiva (Brookfield, 2010) • La reflexión corporeizada es una experiencia propia y una vía de crecimiento personal (Ardelt y Grewald, 2018) • El desarrollo del juicio reflexivo puede ser lento, ya que cada etapa supone un cambio importante en la visión del mundo (King y Kitchener, 2004)
Consideración de sí mismo y/o del no sí mismo	• La metacognición examina las situaciones con el fin de comprenderse a sí mismo y obtener información para futuros encuentros (Sandars, 2009) • La autoobservación corporeizada puede superar al yo, lo que permite que la observación sea la experiencia (Ardelt y Grewald, 2018) • Centrarse demasiado en uno mismo puede confirmar los prejuicios existentes
Puede ser tácita	• El conocimiento tácito está en juego (Kinsella, 2010a) • Las personas profesionales suelen utilizar el conocimiento tácito para resolver problemas específicos (Schön, 1987) • «Sabemos más de lo que podemos contar» (Polani, 1967, p. 4)
Puede ser intencionada	• La autorreflexión es mejor cuando es planificada y deliberada (Knapp y cols., 2017) • El pensamiento reflexivo como pensamiento intencional disciplinado y cuidadosamente considerado (Dewey, 1933)
Puede enseñarse	• La reflexión crítica como método de planteamiento de problemas entre docente/estudiante (Freire, 1970) • Habilidades de razonamiento reflexivo promovidas en la teoría del aprendizaje autorregulado (Kuiper y Pesut, 2004)
Se basa en conocimientos y evidencia	• Los supuestos del saber se sitúan en lo que se sabe y en cómo se demuestra (King y Kitchener, 2004) • Ordenada por etapas de desarrollo (King y Kitchener, 2004) • La calidad de la evidencia varía según los niveles de juicio reflexivo (King y Kitchener, 2004) • La madurez cognitiva puede influir negativamente en el uso de evidencia entre estudiantes (Nickerson y Thurkettle, 2013)
Es arte	• Dewey postula que la experiencia es arte (1929) • Schön plantea elementos del arte en la práctica profesional cotidiana (Kinsella, 2009) • Schön: apreciación del arte demostrada para superar las luchas cotidianas de la práctica diaria (Kinsella, 2010a)
Es corporeizada	• La reflexión corporeizada es en sí misma una experiencia y un aspecto importante del crecimiento personal (Ardelt y Grewald, 2018)
Puede ser curativa	• Autorreflexión y concienciación como herramienta para la curación del trauma (Ardelt y Grewald, 2018)

INVESTIGACIÓN Y PRÁCTICA REFLEXIVAS EN TERAPIA OCUPACIONAL

Ahora que hemos explorado los fundamentos teóricos de la reflexión, en esta sección y las siguientes nos centraremos en cómo la investigación reflexiva puede aplicarse al razonamiento y la práctica profesionales. Sin embargo, comenzamos con una advertencia. Kinsella señala que algunas acciones realizadas en nombre de la reflexión están «divorciadas de las teorías originales de la reflexión y la práctica reflexiva» (2015, p. 461). Kinsella (2007) también menciona una «confusión conceptual» en el ámbito sanitario sobre lo que realmente significa practicar de manera reflexiva. Para evitar dicha confusión en esta publicación, recurrimos nuevamente a nuestra definición adoptada de reflexión (*v.* cuadro 25-9).

CUADRO 25-9 PROCESOS DE REFLEXIÓN

La reflexión es el proceso de involucrar al yo en interacciones atentas, críticas, exploratorias e iterativas con los propios pensamientos y acciones, y su marco conceptual subyacente, con vistas a cambiarlos y con vistas al propio cambio.

—(Nguyen y cols., 2014, p. 1182)

La investigación es exploratoria y tiene como objetivo promover el cambio mediante la mejora de los servicios. Kim y cols. (2010) definen la investigación reflexiva como un enfoque centrado en el examen crítico de los supuestos fundamentales de la práctica. A través de la reflexión y la crítica, se «adquiere una comprensión de los conocimientos, valores y actitudes que se integran en la práctica real y evalúan la práctica para aprender de su propia experiencia» (pp. 5-6).

Entonces, ¿cómo ha abordado la profesión de terapia ocupacional las nociones de reflexión en el contexto de la práctica? Podría decirse que la profesión surgió a partir de la reflexión, cuando un grupo interdisciplinar comenzó a conceptualizar cómo la ocupación podía utilizarse como terapia, en lugar de mantener a las personas con enfermedades mentales confinadas en instituciones, condenadas a la ociosidad forzada. Otro ejemplo fue el rechazo a la cura de reposo prevalente para las personas con tuberculosis, mediante la promoción de su participación en actividades gradualmente más exigentes (Christiansen y Haertl, 2019; Cohn y cols., 2010). En ese momento, estas ideas se apartaban radicalmente de lo que se consideraba la atención estándar. Durante las décadas siguientes, la profesión continuó desarrollándose en respuesta a los desafíos sanitarios de la época. Las prácticas compartidas en la Unidad III de este libro contienen numerosos ejemplos de enfoques que surgieron de la interacción entre el razonamiento profesional, las necesidades y perspectivas de la clientela, los factores contextuales y el uso de prácticas reflexivas para diseñar y mejorar las intervenciones terapéuticas, logrando así resultados eficaces.

En la década de 1980, la profesión de terapia ocupacional comenzó a considerar explícitamente la importancia de la reflexión para una práctica eficaz. El trabajo de Donald Schön

REFLEXIONAR SOBRE EL PENSAMIENTO

Debemos enseñar de tal manera que el aprendizaje se traduzca en una actitud investigadora: una forma de pensar para que el cuestionamiento, la investigación y la evaluación constructivamente crítica se conviertan en una forma de vida y, por tanto, el aprendizaje y el crecimiento en un proceso continuo.

—(Gale Fidler, 1965, p. 8)

influyó de manera significativa en el estudio seminal de Mattingly y Fleming sobre el razonamiento clínico en terapia ocupacional. Como se mencionó en el capítulo 1 y en este capítulo, dicho estudio fue llevado a cabo por la American Occupational Therapy Association (AOTA) y la American Occupational Therapy Foundation (AOTF), inspirado por el libro de Schön *The Reflective Practitioner* (1983).

La difusión de este estudio generó una serie de artículos sobre el razonamiento clínico y el papel de la reflexión en terapia ocupacional, defendiendo la incorporación de la reflexión en la formación de los profesionales de la disciplina. Debido a que los capítulos 27 y 28 se centran en la reflexión en el contexto de la educación y las prácticas de campo, se limita aquí la discusión a la reflexión en la práctica profesional.

Uno de los primeros y más influyentes artículos dirigidos a los profesionales fue el de Parham sobre el terapeuta reflexivo (1987). Parham recomendó varias prácticas terapéuticas para promover la reflexión, en su esfuerzo por fortalecer el reconocimiento de la terapia ocupacional como profesión. En el cuadro 25-10 se muestran ejemplos seleccionados de sus sugerencias. Con más de 25 años de antigüedad, se incluyen aquí como una forma de señalar que hemos estado discutiendo en el campo sobre la práctica reflexiva durante mucho tiempo.

CUADRO 25-10 EJEMPLOS SELECCIONADOS: RECOMENDACIONES DE PARHAM PARA LA PRÁCTICA REFLEXIVA (1987)

- Utilice las teorías para identificar los problemas de la clientela y guie las acciones terapéuticas.
- Mantenga la mente abierta a nuevas perspectivas, elija un curso de acción y observe los resultados de esas decisiones.
- Establezca redes con terapeutas ocupacionales uniéndose a grupos de interés compartido y accediendo a personas expertas.
- Critique su propio pensamiento clínico.
- Desarrolle relaciones con otras personas profesionales para conocer sus teorías y evidencias sobre cómo perciben los problemas en la práctica.
- Mantenga la mente abierta a diferentes puntos de vista.
- No dé por sentado que su perspectiva es inferior o superior.
- Aprenda a argumentar de manera constructiva analizando los puntos de vista contradictorios.
- Consuma y contribuya a la investigación.

La reflexión es una respuesta humana natural. No obstante, también es una parte integral del razonamiento y la práctica profesionales (Robertson y cols., 2019). Lamentablemente, el razonamiento y la reflexión pueden no estar completamente desarrollados al finalizar los programas de formación profesional. Levett-Jones y cols. (2009) nos recuerdan que el desarrollo del razonamiento clínico y la reflexión no sigue un proceso lineal y se entiende mejor como una serie de experiencias interconectadas que ocurren a lo largo del tiempo. Por ello, es fundamental crear conciencia sobre la importancia de la reflexión como un medio para mejorar la práctica y los resultados en las poblaciones de pacientes. Si la reflexión no se convierte en un hábito rutinario, la probabilidad de mejorar la práctica disminuye considerablemente. En el capítulo 27 se aborda este punto tanto para los docentes de terapia ocupacional como para sus estudiantes, mientras que el resto de este capítulo se centra en la reflexión dentro de la práctica profesional.

Últimamente, nuevos trabajos han aportado una mirada más sistemática a las prácticas reflexivas de los terapeutas ocupacionales. Además, han surgido nuevas estrategias para fomentar un pensamiento reflexivo eficaz, orientado a analizar y mejorar las prácticas con el fin de obtener mejores resultados. En la siguiente sección, se exploran una serie de recursos que han mostrado ser valiosos en la promoción de la reflexión y en el apoyo a un razonamiento profesional más eficaz.

Apoyos tecnológicos para el razonamiento

El uso de ordenadores, dispositivos inteligentes e inteligencia artificial ofrece una oportunidad significativa para apoyar la investigación reflexiva en terapia ocupacional. Incluso una búsqueda superficial en terapia ocupacional y registros médicos electrónicos revela numerosos ejemplos de su utilidad para explorar cuestiones clínicas (Burgess y Jensen, 2019), así como cuestiones relacionadas con los sistemas que afectan la práctica, como los patrones de derivación (Fleischer y Fleischer, 2019). Además de la investigación reflexiva a través de bases de datos electrónicas, están surgiendo algunos sistemas de apoyo a la toma de decisiones clínicas en áreas específicas de la práctica. Aunque estos sistemas han estado disponibles en medicina durante algún tiempo, son relativamente nuevos en el ámbito de la terapia ocupacional. Los sistemas de apoyo a la decisión clínica están diseñados para razonar sobre problemas clínicos en un dominio particular, utilizando datos sobre la clientela y sus condiciones (Danial-Saad y cols., 2015). Estos sistemas plantean preguntas que deben considerarse en la toma de decisiones clínicas, basadas en los algoritmos incorporados. Un ejemplo de ello son los sistemas de apoyo a la toma de decisiones centrados en la tecnología de asistencia (Danial-Saad y cols., 2015). Estos programas electrónicos ofrecen opciones basadas en la evidencia, y ayudan a elegir intervenciones y a cuestionar sus prácticas habituales a la luz de la investigación actual.

Intervenciones y directrices manualizadas

Cada vez hay más directrices clínicas disponibles a través de asociaciones profesionales nacionales, así como de diversos recursos fiables, como grupos gubernamentales, equipos interdisciplinarios organizados por el sistema de salud en temas sanitarios y grupos de consumidores. En el capítulo 18 se presentan ejemplos de dichas directrices. El uso de estas directrices puede ayudar a las personas profesionales que no están familiarizadas con un área a centrar su evaluación e intervención. La revisión de la práctica local junto con las directrices puede fomentar la investigación reflexiva. Además, como señaló Benfield en el capítulo 24, la atención sistemática a múltiples fuentes de datos puede conducir a una pericia adaptativa, en la que se evalúan de manera sistemática tanto la aplicabilidad como las limitaciones de estas directrices.

Otra fuente de investigación reflexiva son los estudios de intervención a gran escala, que requieren que las decisiones clínicas y los enfoques de intervención estén cuidadosamente documentados o «manualizados» (Blanche y cols., 2011). Se requieren protocolos muy específicos para garantizar la fidelidad de la intervención y apoyar la evaluación de su eficacia. Estos recursos ofrecen la oportunidad de reflexionar sobre los propios patrones de práctica, comparándolos y contrastándolos con estos recursos manualizados, y evaluando la mejora de los resultados o las limitaciones de su aplicabilidad en un contexto determinado.

Al poner estos recursos como ejemplo, nuestra intención es sugerir que recursos bien documentados como éstos pueden servir de base para una investigación reflexiva sobre los propios supuestos, las prácticas reales y los resultados esperados.

Marco de práctica de los cinco dedos

El Marco de práctica de los cinco dedos se introdujo como un enfoque educativo basado en la reflexión, diseñado para mejorar la toma de decisiones a través de habilidades de práctica basada en la evidencia. Fue investigado y presentado por Robertson y cols. en 2020, y se recomendó como un enfoque útil para apoyar a profesionales principiantes en la consideración rutinaria de múltiples fuentes de evidencia en el razonamiento sobre la clientela. También sugerimos que este modelo puede aplicarse igualmente a todos los niveles de profesionales como una estrategia reflexiva. El modelo se entrelaza con los aspectos teóricos de la reflexión descritos en las primeras secciones de este capítulo.

Al inicio, el modelo fue publicado como el Modelo de los cinco dedos. En publicaciones posteriores, pasó a llamarse Marco de práctica de los cinco dedos. Según Robertson y cols. (2020), «las habilidades reflexivas son fundamentales para reconocer las áreas de fortaleza y debilidad, lo que permite que este autoconocimiento facilite a los terapeutas comprometerse con el aprendizaje permanente» (p. 8).

El Marco de práctica de los cinco dedos se ilustra en la figura 25-1. En este enfoque, el clínico utiliza los dedos de la mano como una metáfora para tener en cuenta la evidencia esencial en el razonamiento profesional. Cada dedo representa una fuente diferente de evidencia, como se detalla a continuación.

Girando la mano con la palma hacia arriba, hacia la cara, la metáfora funciona desde el dedo meñique hasta el pulgar, todos en apoyo de una decisión tomada en la palma de la mano. Los elementos del marco incluyen: (a) la literatura y la evidencia de la investigación (dedo meñique), (b) el entorno de la práctica (dedo anular), (c) las percepciones de la clientela (dedo medio), (d) otras personas expertas (dedo índice), (e) los conocimientos, habilidades, experiencia y atributos de la persona terapeuta (pulgar), y (f) la decisión que debe tomarse (palma de la mano).

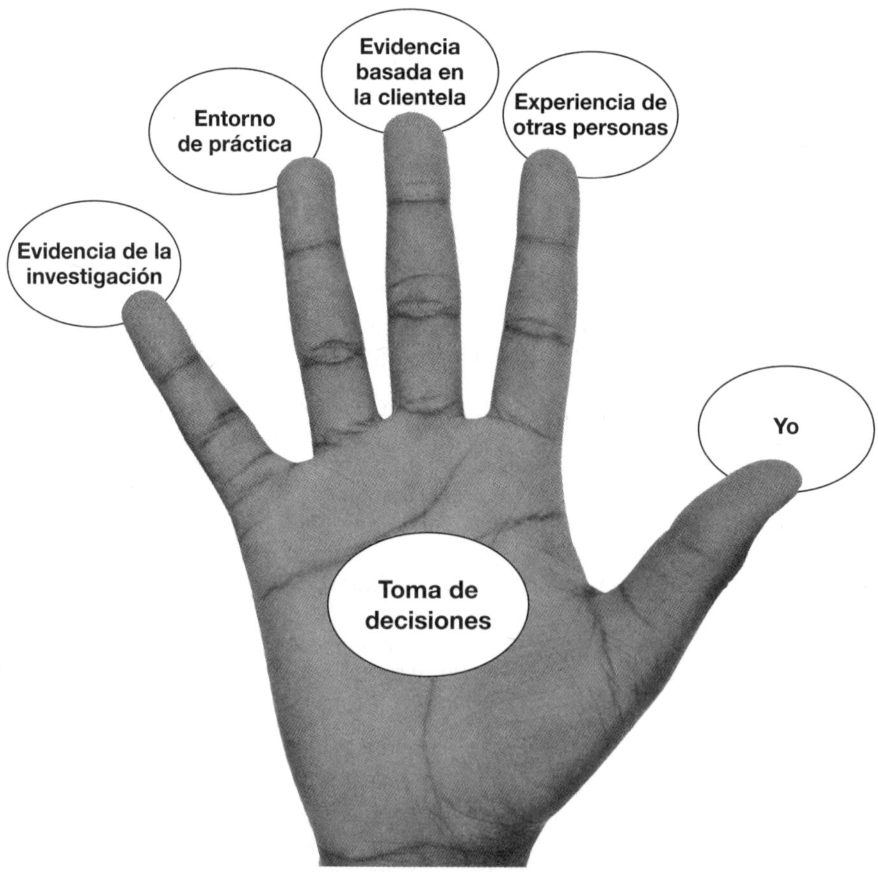

FIGURA 25-1 Marco de práctica de los cinco dedos. Adaptada de Robertson, L., Reay, K., y Jeffery, H.A. (2020). *A framework for teaching evidence-based practice. OT Insight* (April), 19–20.

Dedo meñique: evidencia de la investigación

Aprender a basarse en la evidencia de la investigación, especialmente en relación con la pregunta clínica actual, representa un desafío tanto para los principiantes como para algunos profesionales. Este «dedo» impulsa la adopción rutinaria de hábitos que implican encontrar, leer y seleccionar la mejor evidencia disponible para respaldar una intervención específica en terapia ocupacional.

Dedo anular: entorno de práctica

Los/las profesionales necesitan examinar de forma rutinaria lo que está disponible dentro del contexto específico de su práctica para apoyar la toma de decisiones. Esto puede incluir desde vías clínicas hasta directrices, políticas y procedimientos institucionales.

Dedo medio: evidencia basada en la clientela

La reflexión sobre las percepciones de la clientela es esencial. Las intervenciones de terapia ocupacional que entren en conflicto con las perspectivas y preferencias culturales y personales de la clientela pueden generar disonancia y afectar negativamente los procedimientos terapéuticos, interrumpiendo los servicios. Por lo cual, es fundamental recopilar cuidadosamente evidencia sobre cada cliente y de su propia experiencia.

Dedo índice: la experiencia de otras personas expertas

Pedir ayuda a colegas con mayor experiencia, tanto en el discernimiento de problemas como en la intervención terapéutica, es un aspecto crucial de la reflexión. Esto es válido tanto dentro de la profesión como en debates interprofesionales. Reflexionar junto a otras personas y a la luz de su experiencia puede ser una manera eficaz de desarrollar habilidades. El Modelo de los cinco dedos de Robertson se basa en el ciclo reflexivo de Gibbs (2020), que fomenta la colaboración. Se ha sugerido que la reflexión aislada puede llevar a conclusiones y planes de acción más generales. Inherente a este hábito está la humildad intelectual, que implica mantener una mente abierta a cambios de perspectiva que puedan influir en los planes terapéuticos, todo ello al servicio de una mejor terapia.

Pulgar: yo

Esta parte del marco honra el conocimiento, las habilidades, la experiencia y los atributos de la persona terapeuta. Esta comprensión personal es fundamental para el razonamiento profesional y, cuando se integra de forma rutinaria con los otros modos descritos, establece una vida de investigación reflexiva eficaz.

Palma: toma de decisiones

Al recopilar de manera cuidadosa información de cada uno de los «dedos», se generan más probabilidades de llegar a una decisión que refleje las mejores prácticas, teniendo en cuenta la investigación, las perspectivas de la clientela, los factores contextuales y el conocimiento y experiencia propios.

El uso del Marco de los cinco dedos puede estar motivado por un acontecimiento terapéutico que no haya salido como se esperaba o por el hábito de revisar la propia práctica en busca de oportunidades de mejora. Reflexionar sobre cualquiera de estas situaciones puede considerarse un aprendizaje de «doble bucle» o «reflexivo» (Argyris, 1991) y es crucial cuando se necesita un cambio en el modelo mental para tomar decisiones eficaces. Además, tiene el potencial de establecer buenos hábitos mentales que favorecen el desarrollo continuo de la experiencia (pericia).

Reflexión en equipo y en grupo

El poder de los pequeños grupos de profesionales dedicados a la investigación reflexiva es una alternativa valiosa tanto para profesionales en prácticas similares como para equipos interdisciplinarios dentro de una organización o entorno específico. En el estudio de investigación-acción de Mattingly y Fleming (1994), se utilizaron pequeños grupos de terapeutas ocupacionales para ver cintas de video de terapia real y discutir el pensamiento que subyace a la terapia observada. Aunque la intención del estudio era comprender el razonamiento clínico en terapia ocupacional, el proceso en sí representaba una forma de reflexión grupal. Errington y Robertson (1998) observaron que gran parte del trabajo encontrado en su revisión de la práctica reflexiva se centraba en enfoques individuales, muchos de ellos en el ámbito educativo. Eligieron estudiar los beneficios de un enfoque destinado a «comprender las cuestiones que afectan la práctica» y si «los grupos de pares reflexivos eran una estrategia eficaz de desarrollo del personal» (p. 498). Sus conclusiones indicaron que las personas participantes adquirieron conocimientos sobre su propia forma de pensar, así como sobre los factores sociales que influían en la terapia en sus entornos. También se observaron indicios de cambios en la práctica.

La literatura más reciente sigue destacando la relevancia de los enfoques grupales para la reflexión sobre y acerca de la práctica. En un estudio realizado con casi 100 miembros de Occupational Therapy Australia, las personas encuestadas expresaron una clara preferencia por los métodos grupales sobre los enfoques individuales, como el uso de diarios (Knightbridge, 2019). La disertación de Spielmann (2022) informa sobre los hallazgos de un extenso proceso de investigación-acción participativa destinado a explorar la implementación de la reflexión profesional en la práctica interdisciplinaria basada en las relaciones y centrada en la familia.

Este proyecto, que incluyó múltiples fases, mostró que el personal se sintió respaldado por el proceso y valoró tener un tiempo y un espacio designados para abordar los aspectos más difíciles de su trabajo. En particular, los participantes apreciaron el proceso estructurado de discusión de casos, que incluía la asignación anticipada de roles para la discusión. Spielmann también descubrió que abordar las emociones de las personas participantes era crucial, lo que subraya el carácter humano del proceso terapéutico, el cual no puede ser reducido a enfoques meramente técnico-racionales.

En los últimos años, las redes sociales han brindado numerosas oportunidades para unirse a grupos enfocados en áreas de especial interés dentro de la profesión. Aunque estos grupos pueden ofrecer espacios para la reflexión en grupo, es fundamental realizar una investigación exhaustiva para evaluar la calidad y la profundidad de la reflexión que se lleva a cabo, así como su impacto en la mejora de la práctica. Nuestra propia experiencia con profesionales sugiere que la reflexión en grupo es más efectiva cuando se lleva a cabo en entornos facilitados por personas cualificadas que establecen expectativas y normas que fomentan un sentido de seguridad, necesario para apoyar un razonamiento y una reflexión más profundos.

Juicio clínico

Terminamos esta sección sobre la investigación reflexiva y la terapia ocupacional prestando atención a los modelos de juicio clínico y al arte de la pericia. Se han llevado a cabo investigaciones significativas en medicina y, más recientemente, sobre los modelos de juicio clínico y los procesos reflexivos continuos asociados con el desarrollo de la pericia (Standing, 2007). Estos modelos subrayan sistemáticamente la importancia de la reflexión en múltiples niveles del juicio profesional.

Entre los modelos discutidos, se encuentran un modelo de juicio clínico y toma de decisiones en enfermería, que puede tener relevancia para la terapia ocupacional, y el Modelo de juicio artístico de la práctica profesional en terapia ocupacional.

El continuo cognitivo de Standing (2007) para el juicio enfermero y la toma de decisiones ofrece un modelo de juicio clínico que incluye distinciones entre tres formas de reflexión:

- Reflexión técnica: consideración de la competencia relacionada con la tarea.
- Reflexión práctica: consideración de las comunicaciones interpersonales.
- Reflexión emancipadora: consideración de las relaciones de poder y consideraciones éticas.

También se postulan modos cognitivos que mezclan la intuición en un extremo y el análisis en el otro, los cuales se utilizan en función de qué tan bien o mal estructurado esté el problema. Estas perspectivas son coherentes con las distintas descripciones anteriores.

En el ámbito de la Terapia Ocupacional, Paterson y cols. propusieron un Modelo de juicio artístico de la práctica profesional (Paterson y cols., 2006). Este modelo surgió a partir de una extensa revisión de la literatura, seguida de un estudio hermenéutico con personal educativo y profesionales de terapia ocupacional de cuatro países. La atención se centró en determinar los factores clave internos y externos que caracterizan el fenómeno del juicio artístico de la práctica. Para este debate, es importante centrarse en cómo quienes ejercen profesionalmente obtienen este juicio artístico. Los autores defienden la opinión de que el juicio artístico implica:

- *Ser* una persona cuyo razonamiento está en sintonía con su cliente y su servicio.
- *Conocer* en profundidad el propio rol profesional y el conocimiento de la práctica.
- *Realizar* la práctica corporeizada de terapia ocupacional.
- *Ser* cada vez más hábil en el juicio profesional (Paterson y cols., 2006, p. 117).

Al igual que el modelo de enfermería de Standing, el de Paterson y cols. también aboga por una comprensión matizada del juicio profesional. En su investigación, observaron que el juicio profesional en terapia ocupacional abarca varios niveles, desde aspectos micro hasta meta. El nivel micro involucra la evaluación de datos específicos y la elección de los pasos a seguir en la intervención. El nivel meta incluye la planificación general del cuidado, la definición de resultados esperados y la colaboración con cada cliente. En el extremo más alejado del espectro, se encuentran las decisiones evaluativas reflexivas, que requieren una autovigilancia continua y una conciencia de los cambios en la clientela. Los autores concluyen que la reflexividad y el autodesarrollo continuo son fundamentales para alcanzar un nivel avanzado de juicio profesional, destacando que el arte del juicio en la práctica se perfecciona a través de un proceso continuo.

RESUMEN

Cuando alguien menciona casualmente: «Tengo que reflexionar sobre eso», puede parecer una simple constatación. Sin embargo, lo que hemos aprendido en este capítulo es que la reflexión es sumamente polifacética. Hemos explorado la rica historia que subyace a la importancia de la reflexión en la educación y en la práctica profesional cotidiana. En resumen, la reflexión es un proceso complejo y evolutivo que se desarrolla con el tiempo. Se convierte en una forma de pensar y ser, fundamentada en el conocimiento, la experiencia, el juicio y la evidencia. Puede ser una capacidad innata en quienes son naturalmente reflexivos, o una habilidad que se enseña y se fomenta en la escuela o en el entorno laboral. La reflexión puede ser un acto inconsciente y natural, o un proceso intencionado en busca de propósito, resultado o cambio social. Puede considerarse tanto una ciencia como una forma de arte, a veces simultáneamente. En el contexto de la terapia ocupacional, la definición de reflexión que hemos adoptado claramente sugiere un proceso de indagación, investigación, ensayo y evaluación con el objetivo de una mejora continua.

Dentro de la terapia ocupacional, sigue en marcha la búsqueda de métodos reflexivos eficaces para apoyar y mejorar el razonamiento profesional y la experiencia de terapeutas y equipos terapéuticos en ejercicio. Hemos presentado investigaciones prometedoras que buscan mejorar la práctica a través de la investigación reflexiva, utilizando herramientas y marcos como el Marco de los cinco dedos, las directrices formalizadas y las intervenciones manualizadas. Estos enfoques pueden servir como ópticas a través de las cuales los/las profesionales pueden examinar y comparar sus propias prácticas. Además, hemos discutido la importancia de los grupos reflexivos, incluidos los equipos interdisciplinarios dedicados a la investigación reflexiva. También hemos explorado modelos de juicio clínico que destacan la necesidad y las oportunidades para la investigación reflexiva. Al compartir estas ideas, somos conscientes de la importancia de desarrollar y probar modelos para identificar cuáles son los más oportunos, eficientes y eficaces para mejorar continuamente los resultados de la clientela. El trabajo revisado indica claramente que la mejora es un proceso ecológico, que requiere adoptar una actitud inquisitiva y un deseo constante de encontrar mejores formas de practicar la terapia ocupacional. Además, queda claro que tal mejora prospera en una cultura abierta a la reflexión y al cambio, en beneficio de la mejora continua de las experiencias y resultados para aquellas personas a las que servimos.

Las grandes cosas no se consiguen con músculo, velocidad o destreza física, sino con reflexión, fuerza de carácter y juicio.

—Marco Tulio Cicerón

Actividad formativa 25-1

Actividad formativa: jornada de desarrollo profesional: práctica reflexiva.

Objetivo: ilustrar la utilización del Marco de práctica de los cinco dedos como actividad de desarrollo del personal.

Conexiones entre constructos importantes: demostrar de qué manera la evidencia de la investigación, el entorno de la práctica, la evidencia basada en la clientela, la experiencia de otras personas expertas y su experiencia personal interactúan como un marco reflexivo para tomar decisiones en la práctica.

Instrucciones: lea la información de contexto que figura a continuación y refresque su memoria sobre el Marco de práctica de los cinco dedos. A continuación, lea el debate titulado «Ayudar a Hahana» y responda con sus ideas sobre cómo respondería a las preguntas que se plantean.

Contexto

Hoy es un día de desarrollo profesional fuera de la clínica de terapia ocupacional del centro. A las 8 de la mañana, el personal de terapia ocupacional se reúne en un centro de eventos cercano para un día de debate acerca de la práctica reflexiva en terapia ocupacional.

El centro ha contratado a la Dra. Akona Ahanau, conocida experta en práctica reflexiva, para dirigir las actividades del día. El nombre Akona en maorí significa «de espíritu libre, dulce y aventurero». Akona se doctoró en una universidad de la Isla Sur de Nueva Zelanda. La Dra. Ahanau se identifica como no binaria y prefiere elle/elles como pronombres.

La mañana empezó con té y pastas de té Kawakawa. La Dra. Hahana (que significa resplandor o brillo) Smith es una nueva terapeuta ocupacional del centro y acaba de terminar su grado en terapia ocupacional como estudiante visitante en Estados Unidos. Hahana se identifica como ella. Mientras mordisquea la tarta de té, toma asiento y se pregunta cómo será el día de hoy.

El profesorado de Hahana le habló de reflexión, pero no integraron plenamente estas ideas en su enseñanza o en las experiencias de prácticas de campo. Por tanto, se siente un poco perdida en lo que respecta a la práctica reflexiva.

La supervisora de Hahana, Melanie, habla a menudo de la práctica reflexiva como algo importante porque es una forma de demostrar la responsabilidad de los resultados a los organismos de financiación. Pero Hahana aún no tiene claro qué significa eso en realidad.

Después de presentar al Dr. Ahanau al personal, facilitan el debate sobre el Marco de los cinco dedos, haciendo hincapié en la investigación, el entorno, la evidencia, la experiencia y la autorreflexión como marco para tomar decisiones terapéuticas.

Hahana perdió el brillo que su nombre implica. Se siente confundida y experimenta una disonancia cognitiva, lo que la ha llevado a sentir cierta frustración. Ahora teme que el tiempo que invierta no sea productivo.

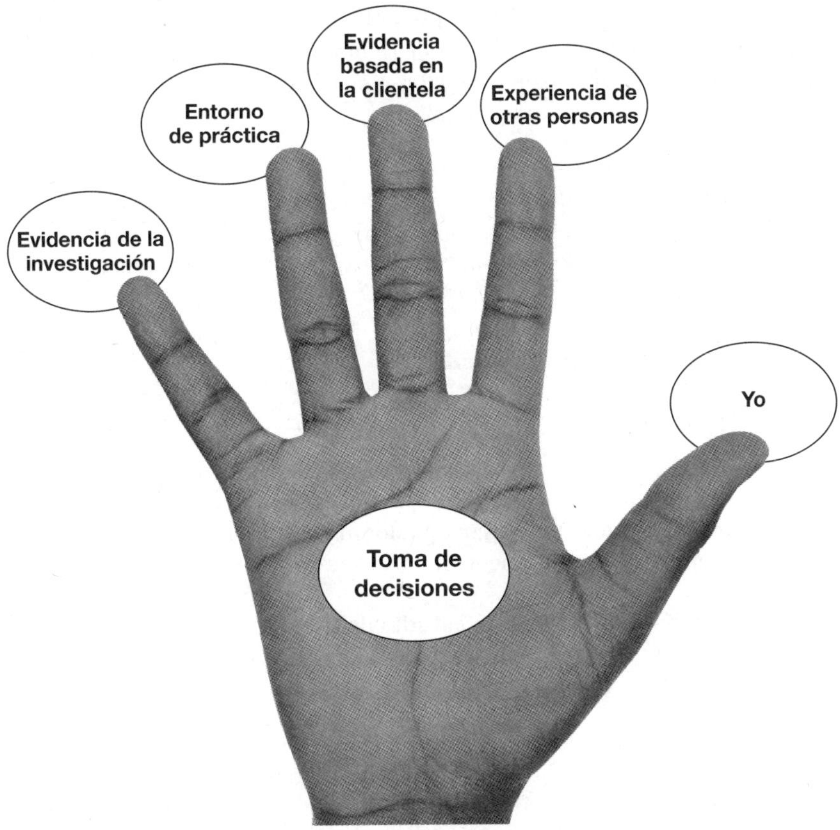

Adaptada de Robertson, L., Reay, K., y Jeffery, H.A. (2020). *A framework for teaching evidence-based practice. OT Insight* (April), 19–20.

<u>Dedo meñique:</u> el consumo de literatura profesional de terapia ocupacional como evidencia de apoyo a la práctica.

<u>Dedo anular:</u> reflexión sobre el ambiente de la clientela y el contexto de la práctica.

<u>El dedo medio:</u> reunir pruebas sobre la clientela que vayan más allá de las expectativas estereotipadas.

<u>Dedo índice:</u> pedir ayuda a personas expertas.

<u>Pulgar:</u> autorreflexión sobre sus propias habilidades, experiencia y atributos personales.

<u>Palma de la mano:</u> evaluar la información de todos los dígitos para tomar una decisión terapéutica.

(*v.* el análisis detallado en el texto)

A medida que avanza la sesión matinal, el Dr. Ahanau inicia una conversación entre colegas sobre los aspectos de la práctica reflexiva y la toma de decisiones clínicas.

Describen la reflexión como una actividad metacognitiva que implica una indagación activa, utilizando un marco de referencia personal para formar pensamientos y acciones orientadas al cambio y a la mejora de los servicios de terapia ocupacional.

Ayudar a Hahana

Durante el almuerzo de esa tarde, Hahana se sienta junto a Dianna, una colega con años de experiencia en la práctica reflexiva. Dado que mantienen una estrecha relación laboral, Hahana decide expresar abiertamente sus preocupaciones.

Dianna se preocupa por su amiga y le sugiere que haga preguntas sobre cómo la práctica reflexiva se traduce en una mejor atención a sus pacientes/clientes.

He aquí las preguntas iniciales de Hahana:

- «Dianna, ¿por qué estamos aquí hoy?».
- «¿Cuál es el verdadero objetivo de la práctica reflexiva? ¿Es para mejorar el desempeño y asegurar que la administración continúe apoyando? ¿O tiene como único fin el crecimiento profesional, lo que también dará lugar a la mejora de los resultados de terapia ocupacional?».

¿Cómo respondería a estas preguntas?

Tras una larga conversación, Hahana pregunta:

- «Entonces, ¿se trata de tomar decisiones clínicas eficaces?» «¿O se trata de una forma reflexiva de pensar que puede conducir a mejores resultados?».
- «Leí mucha literatura sobre terapia ocupacional en la escuela y sigo basándome en lo que ya sé». «¿Por qué necesito encontrar nuevas pruebas que respalden mi elección de intervención?».
- «Además, ¿cómo distinguir un buen estudio de investigación de uno malo?».

¿Cómo respondería a las preguntas de Hahana?

Pronto llega la una de la tarde y se reanudan las sesiones de grupo. El Dr. Ahanau abre la sesión pidiendo al grupo que identifique las principales influencias culturales en el entorno que rodea la clínica. En el rotafolio se sugieren y anotan muchas prácticas culturales. Ahora, el cerebro de Hahana da vueltas. En su cabeza se pregunta:

- «¿Cómo se integran las influencias culturales, como la visión maorí de la ocupación, en las directrices prácticas de la clínica?».
- «¿Cómo se elaboraron estas directrices?».
- «¿A quién benefician realmente estas políticas y directrices?».

¿Cómo respondería a las preguntas del pensamiento de Hahana?

Por la tarde, el grupo se ha reunido para tomar un refresco y charlar. Hahana se acerca de mala gana a Akona en la mesa de bebidas. Casi llorando, le dice: «¡Tengo que hablar!», y ambas se retiran a una cómoda zona para conversar en privado. Hahana empieza diciendo: «Sé que necesitamos políticas y directrices de prácticas culturalmente guiadas».

- «¿Pero qué pasa si no estoy totalmente de acuerdo con algunas de estas políticas?».
- «¿Y si pienso diferente a mis colegas? ¿Perderé mi trabajo?».

- «Cuando pienso en las necesidades basadas en la cultura de mis clientes, me confundo sobre cómo crear tratamientos significativos».
- «¿Cómo debo reflexionar de forma que encuentre pruebas significativas sobre las necesidades de mis clientes?».

En su opinión informada sobre la práctica y la investigación reflexivas, ¿cómo debería responder Akona a estas importantes preguntas?

Akona se muestra muy comprensiva con Hahana y la anima en voz baja a expresar de manera honesta sus preocupaciones. «No reflexiono mucho sobre mi vida o mi trabajo, y no sé cómo hacerlo. Da mucho miedo». Akona sonríe y dice: «Hay mucha ayuda para ti en esta sala». Hahana pregunta entonces:

- «Mi amiga Dianna tiene talento natural para esto, ¿puedo pedirle ayuda?».
- «Creo que mi supervisora, Melanie, piensa de forma diferente sobre la reflexión que Dianna y otros/as terapeutas ocupacionales de nuestro departamento. ¿Cómo podemos resolver estas diferencias?».
- «He hecho un amigo en el Departamento de Fisioterapia que también habla de la práctica reflexiva. ¿Puedo salir de mis colegas de terapia ocupacional para pedirle ayuda?».
- «¿Crees que sería buena idea que Dianna, mi amiga fisioterapeuta, y yo nos quedáramos después del trabajo para hablar de la práctica reflexiva?».

¿Cómo respondería a las preguntas de Hahana?

La última sesión del día comienza con una puesta en común sobre los acontecimientos del día. A Hahana se le hace un nudo en el estómago. ¿Es posible que cuente con el comienzo de un pequeño grupo de colegas con distintos niveles de experiencia que podrían ayudarla a desarrollar su capacidad de reflexión? Sin embargo, cuando Akona pide a cada participante que comparta sus pensamientos para terminar el día, Hahana siente que el nudo se le vuelve a apretar. A pesar de ello, con valentía, plantea una pregunta importante a todo el grupo:

- «Vale, hemos hablado de nuestros dedos y de cómo representan la evidencia de la investigación, nuestro entorno de práctica, la evidencia sobre la vida de nuestra clientela y cómo aprovechar la experiencia de cada cliente. Eso está bien. Pero, ¿cómo reflexiono de manera que todas estas piezas se unan para ayudarme a tomar mejores decisiones sobre mi práctica?».
- «¿Cómo cree que el Marco de los cinco dedos combina todos estos aspectos de una forma reflexiva que da lugar a mejores decisiones de tratamiento?».

Puede encontrar actividades formativas adicionales para este capítulo en thePoint.

REFERENCIAS BIBLIOGRÁFICAS

Argyris, C. (1991). Teaching smart people how to learn. *Harvard Business Review, May–June*, pp. 2–12.

Ardelt, M. & Grunwald, S. (2018) The Importance of Self-Reflection and Awareness for Human Development in Hard Times, Research in Human Development, 15:3-4, 187-199, https://doi.org/10.1080/15427609.2018.1489098

Bandura, A. (2018). Toward a psychology of human agency: Pathways and reflections. *Perspectives on Psychological Science, 13*(2), 130–136. https://doi.org/10.1177/1745691617699280

Bannigan, K., & Moores, A. (2009). A model of professional thinking: Integrating reflective practice and evidence-based practice. *Canadian Journal of Occupational Therapy [Revue Canadienne D'ergothérapie], 76*(5), 342–350. https://doi.org/10.1177/000841740907600505

Blanche, E. I., Fogelberg, D., Diaz, J., Carlson, M., & Clark, F. (2011). Manualization of occupational therapy interventions: Illustrations from the pressure ulcer prevention research program. *The American Journal of Occupational Therapy, 65*(6), 711–719. https://doi.org/10.5014/ajot.2011.001172

Boud, D., Keogh, R., & Walker, D. (1985). *Reflection: Turning learning into experience.* Kogan Page.

Boyd, E. M., & Fales, A. W. (1983). Reflective learning: Key to learning from experience. *Journal of Humanistic Psychology, 23*(2), 99–117. https://doi.org/10.1177/0022167883232011

Brookfield, S. (2008). Radical questioning on the long walk to freedom: Nelson Mandela and the practice of critical reflection. *Adult Education Quarterly, 58*(2), 95–109. https://doi.org/10.1177/0741713607310150

Brookfield, S. (2009). The concept of critical reflection: Promises and contradictions. *European Journal of Social Work, 12*(3), 293–304. https://doi.org/10.1080/13691450902945215

Brookfield, S. (2010). Critical reflection as an adult learning process. In Nona Lyons *Handbook of reflection and reflective inquiry* (pp. 215–236). Springer.

Brookfield, S. (2015). So what exactly is critical about critical reflection? In Nona Lyons *Researching critical reflection* (pp. 23–34). Routledge.

Brookfield, S. (2017). *Becoming a critically reflective teacher.* Josey-Bass.

Burgess, G., & Jensen, L. E. (2019). Occupational therapy for adults with brain tumors in the acute care setting. *NeuroRehabilitation, 45*(2), 151–161. https://doi.org/10.3233/NRE-192799

Carr, W., & Kemmis, S. (1986/2003). *Becoming critical: Education knowledge and action research.* Fulmer Press.

Carr, W., & Kemmis, S. (2006). Staying critical. *Educational Action Research, 13*(3), 347–358. https://doi.org/10.1080/09650790500200296

Christiansen, C. H., & Haertl, K. L. (2019). A contextual history of occupational therapy. In B. Schell & G. Gillen (eds.), *Willard & Spackman's Occupational Therapy: Centennial edition.* (13th ed. ppf 11-42). Lippincott, Williams, & Wilkins.

Cohn, E. S., Schell, B. A. B., & Crepeau, E. B. (2010). Occupational therapy as a reflective practice. *In* N. Lyons (Ed.), *Handbook of reflection and reflective inquiry: Mapping a way of knowing for professional reflective inquiry* (pp. 131–157). Springer.

Corradetti, C. (2022, October 10). *The Frankfurt school and critical theory.* https://iep.utm.edu/critical-theory-frankfurt-school/

Danial-Saad, A., Kuflik, T., Weiss, P. L., & Schreuer, N. (2015). Effectiveness of a clinical decision support system for pointing device prescription. *The American Journal of Occupational Therapy, 69*(2), 6902280010p1–6902280010p7. https://doi.org/10.5014/ajot.2015.014811

Dewey, J. (1933/1998). *How we think: A restatement of the relation of reflective thinking to the educative process.* Houghton-Mifflin.

Dimova, Y., & Kamarska, K. (2015). Rediscovering John Dewey's Model of learning through reflective inquiry. *Problems of Education in the 21st Century, 63*, 29–39. https://www.proquest.com/scholarly-journals/rediscovering-john-dewey-s-model-learning-through/docview/2343799260/se-2

Errington E, & Robertson, L. (1998). Promoting staff development in occupational therapy: A reflective group approach. *British Journal of Occupational Therapy, 61*(11), 497–503. https://doi.org/10.1177/030802269806101103

Evans, R. J. (2003). *The coming of the third Reich.* Penguin.

Fidler, G. S. (1966). Learning as a growth process: A conceptual framework for professional education. *The American journal of occupational therapy: official publication of the American Occupational Therapy Association, 20*(1), 1-8.

Fleischer, A., & Fleischer Jr, A. (2019). Understanding ambulatory care physician OT referral patterns to integrate OT within primary care. *The American Journal of Occupational Therapy, 73*(4_Suppl_1), 7311510236p1. https://doi.org/10.5014/ajot.2019.73S1-PO1037

Freire, P. (1970). *Pedagogy of the oppressed.* Continuum.

Gibbs' Reflective Cycle. (2020). The University of Edinburgh, Scotland. https://www.ed.ac.uk/reflection/reflectors-toolkit/reflecting-on-experience/gibbs-reflective-cycle

Goupil, L., & Kouider, S. (2019). Developing a reflective mind: From core metacognition to explicit self-reflection. *Current Directions in Psychological Science, 28*(4), 403–408. https://doi.org/10.1177/0963721419848672

Hébert, C. (2015). Knowing and/or experiencing: A critical examination of the reflective models of John Dewey and Donald Schön. *Reflective Practice, 16*(3) 361–371.

Holyoak, K. J., & Morrison, R. G. (2012). *Thinking and reasoning: A reader's guide*. Cambridge University Press.

Kim, H. S., Clabo, L. M. L., Burbank, P., Leveillee, M., & Martins, D. (2010). Application of critical reflective inquiry in nursing education. In Nona Lyons *Handbook of reflection and reflective inquiry* (pp. 159–172). Springer.

King, P. M., & Kitchener, K. S. (2004). Reflective judgment: Theory and research on the development of epistemic assumptions through adulthood. *Educational Psychologist, 39*(1), 5–18. https://doi.org/10.1207/s15326985ep3901_2

Kinsella, E. A. (2007). Embodied reflection and the epistemology of reflective practice. *Journal of Philosophy of Education, 41*(3), 395–409. https://doi.org/10.1111/j.1467-9752.2007.00574.x

Kinsella, E. A. (2010a). Professional knowledge and the epistemology of reflective practice. *Nursing Philosophy, 11*(1), 3–14. https://doi.org/10.1111/j.1466-769X.2009.00428.x

Kinsella, E. A. (2010b). The art of reflective practice in health and social care: Reflections on the legacy of Donald Schön. *Reflective Practice, 11*(4), 565–575. https://doi.org/10.1080/14623943.2010.506260

Kitchener. K. S. (1983). Cognition, metacognition, and epistemic cognition: A three-level model of cognitive processing. *Human Development, 4*, 222–232. https://doi.org/10.1159/000272885

Knapp, S., Gottlieb, M. C., & Handelsman, M. M. (2017). Enhancing professionalism through self-reflection. *Professional Psychology: Research and Practice, 48*(3), 167–174. https://doi.org/10.1037/pro0000135

Knightbridge, L. (2019). Reflection-in-practice: A survey of Australian occupational therapists. *Australian Occupational Therapy Journal, 66*(3), 337–346. https://doi.org/10.1111/1440-1630.12559

Kuiper, R. A., & Pesut, D. J. (2004). Promoting cognitive and metacognitive reflective reasoning skills in nursing practice: Self-regulated learning theory. *Journal of Advanced Nursing, 45*(4), 381–391. https://doi.org/10.1046/j.1365-2648.2003.02921.x

Levett-Jones, T., Hoffman, K., Bourgeois, S. R., Kenny, R., Dempsey, J., Hickey, N., Hunter, S., Jeong, S., Norton, C., Roche, J., Arthur, C., Lapkin, S., & Jeffrey, K. (2009). *Clinical reasoning. Instructor resources*. University of Wollongong, Australia.

Lyons, N. (Ed.). (2010). *Handbook of reflection and reflective inquiry: Mapping a way of knowing for professional reflective inquiry*. Springer Science & Business Media.

Mattingly, C., & Fleming, M. H. (1994). *Clinical reasoning-forms of inquiry in a therapeutic practice*. F. A. Davis.

McLaughlin, N. (2001). Critical theory meets America: Riesman, Fromm, and the lonely crowd. *The American Sociologist, 32*(1), 5–26. https://doi.org/10.1007/S12108-001-1009-4

Nash, C. (2016). Donald Schön: Learning, reflection, and coaching practice. In *Learning in Sports Coaching* (pp. 49-59). Routledge. ISBN 9781315746012

Neumann, R. K. (2000). *Donald Schön, The reflective practitioner, and the comparative failures of legal education*. 6 Clinical Lab Review 401. https://scholarlycommons.law.hofstra.edu/faculty_scholarship/519.

Nguyen, Q. D., Fernandez, N., Karsenti, T., & Charlin, B. (2014). What is reflection? A conceptual analysis of major definitions and a proposal of a five-component model. *Medical Education, 48*(12), 1176–1189. https://doi.org/10.1111/medu.12583

Nickerson, C. J., & Thurkettle, M. A. (2013). Cognitive maturity and readiness for evidence-based nursing practice. *Journal of Nursing Education, 52*(1), 17–23. https://doi.org/10.3928/01484834-20121121-04

Parham, D. (1987). Toward professionalism: The reflective therapist. *The American Journal of Occupational Therapy, 41*(9), 555–561. https://doi.org/10.5014/ajot.41.9.555

Paterson, M., Higgs, J., & Wilcox, S. (2006). Developing expertise in judgement artistry in occupational therapy practice. *British Journal of Occupational Therapy, 69*(3), 115–123. https://doi.org/10.1177/030802260606900304

Polanyi, M. (1967). *The tacit dimension*. Doubleday.

Robertson, L., Jeffrey, H., Reay, K., & Benfield, A. (2019). *Project report: Considering a new way to foster skills for evidence-based practice*. Southern Regional Hub-Funded Project. Ako Aotearoa, Wellington, New Zealand.

Robertson, L., Reay, K., & Jeffery, H. A. (2020). *Framework for teaching evidence-based practice. OT Insight, April*, 19–20.

Sandars, J. (2009). The use of reflection in medical education: AMEE Guide No. 44. *Medical Teacher, 31*(8), 685–695. https://doi.org/10.1080/01421590903050374

Schmidt, M. R. (2000). You know more than you can say: In Memory of Donald A. Schön (1930-1997). *Public Administration Review, 60*(3), 266–274. http://www.jstor.org/stable/977468

Schön, D. A. (1983). *The reflective practitioner*. Basic Books/Harper Collins.

Schön, D. A. (1987/1991). *Educating the reflective practitioner: Toward a new design for teaching and learning in the professions*. Jossey-Bass.

Schugurensky, D. (1998). The legacy of Paulo Freire: A critical review of his contributions. *Convergence, 31*(1/2), 12 pp. https://www.proquest.com/openview/4d9d7c1fe5d22fed100155453916f06e/1?pq-origsite=gscholar&cbl=2030445

Slepcevic-Zach, P., & Stock, M. (2018). ePortfolio as a tool for reflection and self-reflection. *Reflective Practice, 19*(3), 291–307. https://doi.org/10.1080/14623943.2018.1437399

Spielmann, V. (2022). *Duality not dichotomy: Defining and establishing the role of professional reflection in an interdisciplinary team of allied health professionals* [Doctoral dissertation]. Fielding Graduate University. ProQuest Dissertations and Theses Global.

Standing, M. (2007). Clinical decision-making skills on the developmental journey from student to Registered Nurse: A longitudinal inquiry. *Journal of Advanced Nursing, 60*, 257–269. https://doi.org/10.1111/j.1365-2648.2007.04407.x

Toom, A. (2012). Considering the artistry and epistemology of tacit knowledge and knowing. *Educational Theory, 62*(6), 621–640. https://doi.org/10.1111/edth.12001

Torres, C. A., & Morrow, R. A. (1998). Paulo Freire, Jürgen Habermas, and critical pedagogy: Implications for comparative education. *Critical Studies in Education, 39*(2), 1–20. https://doi.org/10.1080/17508489809556315

Yearby, R., & Mohapatra, S. (2020). *Structural discrimination in COVID-19 workplace protections*. Health Affairs Blog. Saint Louis U. Legal Studies Research Paper (2020-09).

CAPÍTULO 26

Epistemología: validez del conocimiento

JOHN W. SCHELL

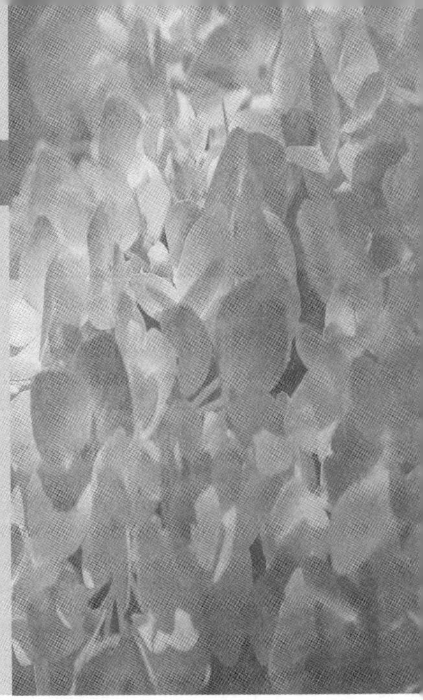

CONTENIDO

Elementos de la filosofía educativa occidental
- *Epistemología*
- *Metafísica*
- *Axiología*

Escuelas de pensamiento educativo occidental
- *Perennialismo (idealismo)*
- *Esencialismo (realismo)*
- *Conductismo*
- *Progresismo (pragmatismo)*
- *Reconstruccionismo*
- *Existencialismo*

Desarrollo del conocimiento y constructivismo social
- *Construcción del conocimiento*
- *Tipos de constructivismo*

Conocimiento experto

Formas de conocer

Juicio reflexivo y práctica reflexiva
- *Etapas del juicio reflexivo*
- *Prerreflexivo*
- *Cuasirreflexivo*
- *Pensamiento reflexivo*
- *Práctica reflexiva*

Resumen

OBJETIVOS

Después de leer este capítulo, será capaz de:

1. Describir la epistemología como elemento de la filosofía de la educación.
2. Articular las escuelas de pensamiento educativo occidental según las características del profesor, el énfasis curricular, los supuestos pedagógicos, los métodos de enseñanza y los objetivos de la evaluación del alumnado.
3. Reflexionar sobre la relación entre estas perspectivas filosóficas y sus propias prácticas docentes.

TÉRMINOS CLAVE

Axiología	**Esencialismo (realismo)**	**Perennialismo (idealismo)**
Ingeniería conductual	**Existencialismo**	**Progresismo**
Epistemología	**Metafísica**	**Reconstruccionismo**

En los próximos capítulos, nos enfocaremos en las mejores estrategias para enseñar y fomentar el desarrollo continuo del razonamiento aplicado a la práctica. Se proporciona tanto información teórica como práctica, con el propósito de ayudar a quien lee estas líneas a mejorar sus habilidades como docentes, a la vez que sus estudiantes se esfuerzan por convertirse en pensadores/as, académicos/as y profesionales.

Para comenzar, nuestra reflexión se orienta hacia la filosofía y las perspectivas epistemológicas sobre la naturaleza del conocimiento. Primero, exploraremos los elementos más comunes de la filosofía de la educación y luego abordaremos una discusión epistemológica sobre las principales corrientes de pensamiento educativo occidental. Posteriormente, nos enfocaremos en la relación entre la filosofía de la educación y la práctica docente diaria. Para iniciar, quiero compartir una cita que refleja mi perspectiva sobre la adquisición y el crecimiento del conocimiento.

REFLEXIONAR SOBRE EL PENSAMIENTO

Es importante que el alumnado aporte una irreverencia audaz y descalza a sus estudios; no están aquí para rendir culto a lo conocido, sino para desafiarlo y cuestionarlo.

—Jacob Bronowski, El ascenso del hombre

ELEMENTOS DE LA FILOSOFÍA EDUCATIVA OCCIDENTAL

La historia de la educación y la filosofía suelen estar profundamente entrelazadas. Muchos educadores/as célebres han sido también reconocidos como filósofos/as (O'Hear, 1995). Un ejemplo notable es John Dewey, quien fue un destacado filósofo moderno, educador y comentarista social.

Dewey es comúnmente citado en los círculos educativos como el padre del pragmatismo, la corriente filosófica que ha dado forma a la educación progresista contemporánea. Como activista social, Dewey jugó un papel clave en la reforma educativa en Estados Unidos (Westbrook, 1991). Su visión de la igualdad allanó el camino para los activistas educativos que luchan por la justicia social global. Además, su obra destacó la importancia de la educación en el sostenimiento de una sociedad democrática, enfatizando que un electorado educado e informado es esencial para el buen funcionamiento de una democracia.

Este principio ha sido un pilar de la educación superior durante muchos años. No obstante, la orientación de la educación superior continúa cambiando. El Informe 2022 *EDUCAUSE Horizont Report/Teaching and Learning* sugiere que la pandemia de COVID-19 ha transformado la educación superior de maneras que podrían ser permanentes. El informe identifica tendencias sociales como: (a) un fuerte desplazamiento hacia modelos de aprendizaje híbrido y en línea, y (b) un enfoque creciente en currículos basados en habilidades.

La adopción de programas en línea requerirá una reconsideración profunda de la pedagogía, los recursos y el desarrollo profesional del personal. Además, el surgimiento de un enfoque basado en competencias podría transformar los tradicionales programas de titulación de 4 años, priorizando las microcredenciales y un mayor énfasis en la formación especializada (2022).

> *Las universidades estadounidenses han sido objeto de críticas públicas en diversas ocasiones, desde los disturbios en los campus en la década de 1960 hasta la reciente crisis de la deuda estudiantil. Sin embargo, actualmente se enfrentan a niveles de escepticismo y desconfianza sin precedentes. Un número considerable de votantes, que incluye a la mitad de las personas demócratas y tres cuartas partes de las republicanas, considera que la educación superior está tomando un rumbo equivocado, según muestran las encuestas que reflejan una disminución en la confianza pública. A muchas personas de Estados Unidos les preocupa el alto costo de la universidad, cuestionan lo que están aprendiendo las y los estudiantes, y se preguntan si realmente vale la pena obtener un título.*
>
> *—Fischer, K. 17 de febrero de 2019, Es un nuevo asalto a la universidad. (https://www.chronicle.com/article/its-a-new-assault-on-the-university/)*

Entre los numerosos cambios, destaca la creciente presión sobre las universidades para demostrar que los títulos llevan a oportunidades laborales concretas. Aunque estas tendencias son pragmáticas y, posiblemente, necesarias, representan un alejamiento considerable de los enfoques curriculares tradicionales. Esto es relevante porque podría estar en juego la continuidad de las universidades tal como las conocemos hoy en día.

Independientemente de la dirección que tomen en el futuro, estas tendencias recientes tienen profundas implicaciones para los planes de estudio, los métodos de enseñanza y la forma de evaluar los resultados del estudiantado, todos ellos influidos por diversas corrientes filosóficas en la educación. Reflexionar sobre el futuro desde una perspectiva filosófica debería impulsarnos a cuestionar nuestros supuestos educativos. En este contexto, surgen una serie de preguntas clave sobre los objetivos de la educación superior, encabezando la lista una cuestión fundamental relativa a los fines de la enseñanza: ¿Existimos...?

- ¿Para educar las mentes de la población adulta joven para sustentar una democracia liberal?
- ¿Para formar y entrenar sus mentes y cuerpos para desempeñar tareas profesionales específicas «en demanda» con el objetivo de crear una fuerza laboral de clase mundial en Estados Unidos?
- ¿Para integrar actividades profesionales e intelectuales?
- ¿Para socializar y adoctrinar a todas las personas estudiantes en el modo de vida de una cultura determinada?

Una vez que se define una resolución de propósito, emergen preguntas filosóficas aún más profundas. Una lista incompleta de estas preguntas podría incluir:

- ¿Cuál es la naturaleza de la «verdad»?
- ¿Cuál es el papel de la «verdad» en el aprendizaje actual?
- ¿Qué significa la «verdad» para la organización curricular y la enseñanza?
- Como experta/o en contenidos, ¿me corresponde a mí compartir la «verdad» con los/las estudiantes?
- ¿Pueden profesoras, profesores y estudiantes encontrar e interpretar la «verdad» en colaboración a través de la dinámica del aprendizaje y la enseñanza?

Independientemente de las respuestas que podamos dar a estas preguntas, cada educador/a debe examinar los interrogantes que sustentan su práctica. El personal educativo aborda estas cuestiones en el contexto de sus propias experiencias y los marcos mentales que de estas resultan. Por tanto, la búsqueda de una mayor comprensión de las aplicaciones de la filosofía de la educación debe llevar a cada docente a una exploración personal de la **epistemología**, la **metafísica** y la **axiología** en el ámbito educativo.

Demos, entonces, los primeros pasos de nuestro viaje. Como en toda travesía, es esencial conocer los diversos caminos que pueden llevarnos a nuestro eventual destino filosófico. En la siguiente sección, exploraremos una hoja de ruta conceptual que recorrerá el paisaje de la filosofía de la educación. Nuestra investigación incluirá una breve definición y discusión de tres elementos filosóficos clave: la epistemología, la metafísica y la axiología.

Epistemología

Kincheloe y cols. (2000) definen la epistemología como «el estudio del conocimiento y del saber» (p. 27). En muchos sentidos, la epistemología se ocupa de cuestiones relacionadas con la naturaleza de la «verdad». Kincheloe y cols. (2000) enmarcan estas preguntas filosóficas: ¿Qué es la verdad? ¿Es la verdad la misma en todos los contextos? ¿Está la verdad ordenada por «Dios, los dioses o la naturaleza»? (p. 27). ¿Es el conocimiento inerte o se construye activamente?

La epistemología es tanto una construcción filosófica como teórica. Por ello, en la primera parte de este capítulo, exploraremos las escuelas más reconocidas de la filosofía educativa occidental. Cada postura filosófica propone su propia versión de las «formas de conocer». Para comprender cómo llegamos a saber lo que sabemos, resulta esencial examinar los supuestos que sostenemos sobre los valores educativos, las creencias y la ética.

Metafísica

«¿Qué es lo real?» «¿Qué significa ser un ser humano?» «¿Por qué estamos aquí?» La rama de la metafísica dentro de la filosofía se dedica al examen de estas preguntas fundamentales. Evidentemente, su importancia es crucial.

De manera natural, las y los docentes de cualquier asignatura toman decisiones filosóficas sobre lo que consideran real y verdadero. Esto es un subproducto de los juicios cotidianos sobre qué contenidos se incluyen o excluyen en nuestros materiales educativos. ¿Se fundamentan nuestras decisiones curriculares en nuestra mejor interpretación de la realidad? ¿Se deriva esa realidad de la investigación y las evidencias que la respaldan? ¿O existe una realidad invisible pero absoluta, fuera del alcance humano, que aceptamos por fe y creemos que debe incluirse? Quizá existan múltiples versiones de la realidad. Permítanme compartir una breve historia personal que ilustra este punto.

Mi tío Austin fue el héroe de mi infancia; de hecho, sigue siéndolo incluso muchos años después de su fallecimiento. Austin era un hombre sin estudios formales, rudo, cariñoso, maravillosamente hogareño, brillante y profundamente filosófico. Tanto él como mi tía Lizzy, quienes vivieron en el remoto sur de Missouri durante la mayor parte de su vida adulta, ejercieron una gran influencia en mí durante los veranos que pasaba en su pequeña granja. Fue en estas largas visitas estivales cuando el tío Austin me enseñó muchos de los misterios de la vida. Muchas de estas lecciones se daban mientras nos sentábamos por las tardes en el porche delantero de su modesta casa, escuchando a Harry Carey narrar los partidos de béisbol de los St. Louis Cardinals en una radio de pilas. Mis tíos vivieron sin electricidad hasta bien entrada la década de 1960. De hecho, pasaron la mayor parte de su vida adulta dependiendo únicamente del calor y el sustento que obtenían del fuego de leña y del arduo trabajo físico. Una de las principales «realidades» para Lizzy y Austin eran los árboles de madera dura que debían talar, cortar, envejecer y partir para asegurar la leña del invierno siguiente.

Dado que su supervivencia diaria dependía de los fuegos de leña, Austin mantenía en buen estado las herramientas manuales que le permitían crear el combustible que tanto necesitaban. Los sobrinos y sobrinas de 8 años, como yo, eran reclutados con frecuencia para este trabajo, ya que se valoraba tanto nuestra disposición como la alta calidad de nuestro entusiasmo juvenil.

Durante un descanso para beber agua en un caluroso día de julio mientras cortábamos troncos, el tío Austin me mostró su hacha favorita, con el mango tallado a mano. «John», me dijo con su característico acento lento del campo de Missouri, «¿ves esta hacha? La heredé. La tengo desde hace más de 60 años. Bajó por el río Ohio en un barco de fondo plano con el abuelo Walter. Ha tenido dos cabezas nuevas y, calculo, unos 12 mangos nuevos. ¡Sí señor, es la misma hacha que usaba el abuelo Walter!».

Ahora, más de 65 años después, sigo sin saber si la historia era verdadera. Es muy posible que me estuvieran tomando el pelo metafísicamente. Sin importar su autenticidad, las verdades que he extraído de esta historia se han quedado grabadas en mi mente. ¿Era realmente la misma hacha que heredó el tío Austin, a pesar de haber sido reconstruida con piezas de repuesto tantas veces? ¿Cuál era la naturaleza de la realidad que Austin percibía cuando miraba su hacha? Creo que él estaba convencido de que la realidad de esta herramienta fundamental nunca había cambiado. Para él, era un artículo de fe inquebrantable... esa hacha era una herramienta de supervivencia, y las tartas de manzana que la tía Lizzy cocinaba en su horno de leña, todo ello era posible gracias a las «múltiples realidades» del hacha física y metafísica de Austin.

Axiología

A la axiología le preocupan cuestiones como «¿Qué es bueno?» (Ética) y «¿Qué es bello?» (Estética) (Kincheloe y cols., 2001, p. 28). Mientras escribo este apartado, me encuentro en una mesa de la biblioteca de una pequeña universidad de artes liberales, conocida por sus contribuciones a las artes visuales y escénicas.

A mi alrededor hay esculturas, dibujos, grabados y cerámicas de extraordinaria belleza. Algunas son representaciones exactas de una realidad conocida, mientras que otras son más sugestivas de la realidad, menos centradas en las percepciones tradicionales de belleza y verdad. Cada tipo de arte es una expresión de la verdad que el/la artista entiende como real y bello en la vida. Algunas obras me parecen tranquilizadoras y evocadoras del pasado; otras me desafían a enfrentarme a barreras estéticas y me provocan una ligera incomodidad. Ambos enfoques son valiosos. En el arte, nos enfrentamos a la vida. Es la emotividad del arte lo que le otorga significado.

Entre las otras vertientes de la axiología se encuentran las importantes cuestiones de los valores. Incluso mientras disfruto de este día tan agradable rodeado de una gran belleza, no puedo evitar reconocer que también vivimos en un mundo en guerra.

Esta misma tarde, ¿veré en la CNN noticias sobre crímenes de guerra en Ucrania? Tiempos terribles, como los que atravesamos durante una guerra, nos llevan a reflexionar profundamente sobre nuestros valores personales y nuestra ética. ¿Cuál es el valor de la vida humana? ¿Cuándo es justificable sacrificar una vida por el bien de la sociedad? ¿Qué sociedad y qué grupos de individuos deben beneficiarse de la guerra? ¿Está Dios (o los dioses) de un lado o del otro?

¿Cómo nos llevan estos elementos de la filosofía a reflexionar sobre la educación? Para iniciar la siguiente parte de nuestra conversación, exploraremos una serie de escuelas de pensamiento educativo. Cabe destacar que cada una de estas posturas tiene sus raíces en las escuelas clásicas de la filosofía occidental.

ESCUELAS DE PENSAMIENTO EDUCATIVO OCCIDENTAL

La filosofía clásica ha surgido a lo largo de los siglos gracias al pensamiento reflexivo y al debate erudito sobre el sentido y la finalidad de la vida. Sócrates, Aristóteles y Platón fueron estudiantes y maestros de filosofía que se apoyaron en el pensamiento de quienes los precedieron. Sócrates (469-399 a.C.), considerado por muchos como el padre de la filosofía moderna, creía que las ideas eran la única realidad verdadera. Conocido por su labor docente, Sócrates utilizaba el diálogo basado en preguntas como método para debatir y examinar ideas filosóficas.

Este enfoque es conocido como el método socrático de instrucción. De esta tradición y de muchas otras han surgido diversas escuelas de pensamiento educativo. Cada uno de estos paradigmas aborda la cuestión epistemológica de cómo sabemos que nuestro conocimiento es verdadero y, por tanto, digno de ser incluido en el currículo.

Tal vez otra breve historia personal aporte más claridad. En un reciente viaje de regreso a casa, después de pasar las vacaciones de Acción de Gracias con la familia, Barbara y yo sintonizamos un programa de la radio pública nacional en el que se hablaba de un libro escrito por Joseph Campbell. Quizá recuerden el libro *El poder del mito,* de Bill Moyers. Por supuesto, la filosofía ha sido representada de manera mitológica en distintas formas a lo largo de los siglos. Este debate en la radio captó nuestra atención porque los comentaristas discutían sobre la naturaleza cultural de las cenas rituales, como las que se celebran en el 4 de julio, Acción de Gracias, Hanukkah, Kwanzaa o Navidad. Periodistas y estudiosos/as señalaban que a menudo conmemoramos estas festividades preparando nuestras comidas tradicionales favoritas.

Por ejemplo, en Estados Unidos, el 4 de julio es común asar perritos calientes y hamburguesas, a menudo acompañados por platillos regionales como el té helado dulce, popular en nuestra región del sur. La comida tradicional suele ir acompañada de un plato especial que cada familia extendida prepara por tradición. Seguramente conoces ese famoso (o infame) plato que tu tía prepara cada año y que ha ganado cierta notoriedad en la familia, como el «Soufflé de maíz y espinacas de la tía Judy». En el caso de mi familia, era un desafortunado mejunje de ensalada de patatas.

Mi padre y mi madre, quienes sobrevivieron a la Gran Depresión de las décadas de 1930 y 1940, tenían una mentalidad conservadora tanto en lo fiscal como en lo político. Esta visión del mundo inevitablemente influyó en su estilo de vida y en nuestra dieta, que solo podría describirse como «básica». Los platos de comida se componían de ingredientes sencillos, a menudo cultivados en nuestro propio huerto. Las patatas eran un alimento fundamental en la dieta de nuestra familia de cinco, que vivía en el Missouri rural con el salario modesto de una oficina de correos. Este enfoque de la «era de la depresión» hacia las finanzas, la planificación de menús y la cocina, combinado con las limitadas habilidades culinarias de mi madre, resultaba en una dieta simple y bastante insípida.

Aun así, incluso la comida insípida era preferible a los platos vulcanizados que surgían de las distracciones culinarias que probablemente resultaban del trastorno por déficit de atención de mi madre. Sin embargo, tenía sus momentos culinarios destacados. La «ensalada de patatas de la tía Mickey», su peculiar creación, alcanzó un estatus casi mítico entre los miembros de la familia, a pesar de su infortunado sabor.

Durante años, en los pícnics familiares de verano, se servía esta insípida mezcla de patatas hervidas, una pizca de mostaza francesa, varias cucharadas de mayonesa de marca barata y, tal vez, una pizca de sal. Cada 4 de julio, este plato se preparaba meticulosamente y se colocaba en el frigorífico varias horas antes de que llegara la compañía. La cultura de cortesía del Medio Oeste, tan presente en nuestra familia, evitaba que se hiciera una valoración honesta del lote anual de esta «pasta de papel pintado».

Sin embargo, a medida que los chicos Schell crecíamos, nuestras novias y esposas comenzaron a anticipar y a esquivar disimuladamente el ataque anual a la ensalada de patatas. Una de las más jóvenes distraía a mi madre mientras otra empezaba a añadir ingredientes «exóticos», como apio, más condimentos, especias y mostaza picante. Con el paso de varios picnics anuales, irónicamente, mi madre se hizo famosa por su sabrosa ensalada de patatas. Desde su fallecimiento, la «ensalada de patatas de Mickey» ha asumido un estatus casi épico como mito familiar, y aún hoy se recuerda con cariño en las reuniones entre los miembros de la familia.

A estas alturas, probablemente te estés preguntando cómo se relaciona esta historia con la filosofía educativa. Para establecer esa conexión, quiero remitir tu atención nuevamente a Joseph Campbell y Bill Moyers (1988). En sus escritos, Moyers respondió a una pregunta sobre la naturaleza del mito diciendo: «Estos mitos [historias] me hablan porque expresan lo que en mi interior sé que es verdad» (p. 37). Con este mismo espíritu, comparto la historia de la ensalada de patatas. ¿Qué significados tiene este plato entre los miembros de nuestra familia extendida? ¿Cómo conocemos la verdadera formulación de la ensalada de patatas y cómo se justifica esa interpretación?

Para continuar este debate sobre el pensamiento educativo, presentaré un breve resumen de las filosofías educativas más comunes, seguido de un análisis de la «ensalada de patatas de la tía Mickey» desde ese punto de vista. Finalmente, ofreceré una breve descripción de las intervenciones educativas y las estrategias de instrucción típicas de cada una de estas filosofías.

Aunque existen otras escuelas de pensamiento educativo, estas son las posturas más comúnmente aceptadas: (a) **perennialismo**, (b) **esencialismo**, (c) **conductismo**, (d) **progresismo**, (e) **reconstruccionismo** y (f) **existencialismo**. En la tabla 26-1 se ofrece un resumen de los supuestos sobre prácticas de aprendizaje, curriculares, instructivas y de evaluación asociados a cada una de estas posiciones epistemológicas. Estos resúmenes servirán como referencia para proporcionar una explicación concisa de las posturas de cada filosofía educativa.

En las siguientes páginas, se presentará cada una de estas posiciones filosóficas a la luz de sus presuposiciones únicas, las características de la persona docente, el énfasis del plan de estudios, los supuestos de instrucción, los métodos de enseñanza y los objetivos de la evaluación. Comenzaremos con la primera filosofía: el perennialismo.

Perennialismo (Idealismo)

Platón (427-347 a.C.) es considerado como un alumno devoto, pero cuestionador, del gran interrogador Sócrates. A medida que desarrollaba sus propias ideas, Platón se centró más específicamente en la naturaleza de la existencia humana. Escribió sobre su objetivo de convertirse en el «rey filósofo», un intelectual que, según él, sería capaz de guiar a toda una sociedad hacia los ideales más elevados. El origen de la palabra perennialismo proviene del término latino *philosophia perennis*, que hace referencia a la «sabiduría perenne de Dios» (Lerwick, 1979, p. iv).

Un concepto central en el pensamiento emergente de Platón era la compleja cuestión de la realidad. ¿Qué es real? ¿Qué la hace real? Para Platón, la realidad se fundamentaba en la existencia de un mundo «ideal» que reside en las ideas de la mente (Kincheloe y cols., 2000). Este mundo de ideas, conocido filosóficamente como *idealismo*, es clave en su pensamiento. Como se expone en el cuadro 26-1, la filosofía del «perennialismo» es la aplicación del idealismo a la educación (Kincheloe y cols., 2000).

El profesorado perennialista suele ser experto en su campo, con un dominio absoluto de su disciplina. Aunque la mayoría son docentes competentes, su principal cualificación es un control completo sobre el contenido de su área profesional. Los/las perennialistas provienen de una tradición artesana, en la que el énfasis se pone en la ejecución experta de una forma ideal de ejercer su profesión. En muchos casos, su habilidad instructiva pasa a un segundo plano frente a su vasto conocimiento del contenido y su búsqueda de la perfección.

Un currículo perennialista suele estar compuesto por ideas extraídas de las obras clásicas de grandes artistas, escritores/as e investigadores/as, en una búsqueda de la verdad que se considera fundamental para la creación de una práctica profesional ideal y duradera. Desde esta perspectiva, las «mejores prácticas» del pasado se consideran la forma ideal de preservar la profesión y orientarla hacia el futuro. Sin embargo, se asume que estas mejores prácticas están fundamentadas en la mejor investigación disponible. Un tema constante en el currículo perennialista es la reproducción de estándares muy elevados de erudición.

Los supuestos perennialistas de la instrucción comienzan con un enfoque orientado al profesor. Los estudiantes desempeñan un rol de «subordinados», y se espera que imiten y reproduzcan las prácticas profesionales ideales tal como las presenta el experto (maestro). Desde la perspectiva perennialista, el aprendizaje no se concibe como un fenómeno social. Los individuos son estrictamente responsables de su propio desempeño y al mismo tiempo se les exige que cumplan con altos estándares académicos.

Los métodos de instrucción perennialistas son básicos y tradicionales. El profesorado se considera el proveedor experto de conocimiento, mientras que el alumnado suele escuchar y aprender. Estos métodos de instrucción pueden incluir: (a) conferencia, (b) demostración,

TABLA 26-1 Filosofías educativas más conocidas

ELEMENTOS EDUCATIVOS	PERENNIALISMO	ESENCIALISMO	CONDUCTISMO	PROGRESISMO	RECONSTRUCCIONISMO	EXISTENCIALISMO
Presupuestos filosóficos	• El ser humano busca un orden universal ideal • La fe y la razón coexisten y se apoyan mutuamente • La verdad está representada por una existencia ideal • El pasado y el presente existen para alcanzar un propósito divino	• El ser humano busca la realidad esencial y universal • El bien supremo existe, pero probablemente es inalcanzable para las personas mortales • La verdad es absoluta aunque se desconozca • La educación conserva los principios y valores básicos	• El ser humano reconoce la supremacía del método científico • La verdad está científicamente demostrada • Hay que controlar las conductas • La conducta está programada desde el nacimiento por la cultura • El/la estudiante está condicionado por la respuesta a los estímulos	• El ser humano debe avanzar hacia mejores soluciones a los problemas • La verdad depende del contexto • Se fomenta la capacidad de elegir entre distintas opciones • La habilidad para evaluar los resultados prácticos es fundamental • La sociedad democrática depende de la participación informada	• El ser humano debe participar en la consecución de una sociedad mejor • La verdad depende del contexto • La educación es clave para la perfección democrática • Aislar las rentas disuasorias para el progreso humano • La educación promueve y protege los derechos individuales y la igualdad • Reparto interesado de los poderes de la sociedad	• El ser humano debe buscar su propio camino • La existencia humana no tiene un propósito universal • Los seres humanos son agentes libres para decidir por sí mismos • La verdad es subjetiva y susceptible de interpretación individual • La educación da valor para buscar sentido • Sin promesa de recompensa externa
	El desarrollo intelectual superior se limita a los «reyes filósofos»					

Característicos del profesorado	Docentes que: • Son maestros/as artesanos/as con dominio absoluto de los contenidos disciplinarios • Son ejemplos vivos de la mejor ética y moral • Son capaces de impartir contenidos	Docentes que: • Tienen un dominio probado de los contenidos de las disciplinas • Son capaces de impartir contenidos • Se orientan a los hechos • Conocimiento de los últimos avances científicos y tecnológicos en este campo	Docentes que: • Demuestran conductas adecuadas en relación con los contenidos • Son expertos/as en instrucción basada en el desempeño • Asocian la recompensa y el castigo al desempeño adecuado	Docentes que: • Facilitan y enseñan función de los intereses, las capacidades, la curiosidad y la motivación de cada estudiante • Son profesionales competentes	Docentes: • Facilitan y enseñan en función de los intereses, las capacidades, la curiosidad y la motivación de cada estudiante • Son profesionales competentes • Son activistas sociales en lugares de trabajo democráticos	Docentes que: • Facilitan y enseñan en función de los intereses, las capacidades, la curiosidad y la motivación de cada estudiante • Son profesionales capaces y con experiencia
Énfasis en el plan de estudios	Énfasis en: • Becas de alta calidad • Ideales extraídos de los «grandes libros» de la sociedad occidental • Ideales del pasado esenciales para el futuro	Énfasis en: • Transmisión de competencias esenciales (básicas) • Secuencia ordenada de simple a compleja • Prácticas consolidadas y bien consideradas en el sector	Énfasis en: • Dominio de tareas secuenciadas e incrementales • Alcanzar niveles mínimos de desempeño • Recompensa por un desempeño correcto • Castigo por actuación incorrecta	Énfasis en: • Competencias profesionales básicas • Visión general de toda la profesión y relación con los sistemas sanitarios • Contextos y experiencias auténticos • Resolución de problemas • Pensamiento crítico	Énfasis en: • Capacidad de adaptación • Pensamiento crítico para un impacto político y social • Lograr y mantener la justicia social • Estrategias de intervención y cambio de la injusticia	Énfasis en: • Habilidades de pensamiento crítico que promuevan la autointerpretación y la elaboración de significados • Contexto auténtico y experiencia individual • Resolución de problemas
Supuestos de enseñanza	Asunción de la instrucción orientada al profesorado: • Un/a alumno/a que aprende • El aprendizaje es independiente; no es un fenómeno social	Asunción de la instrucción orientada al profesorado: • Un/a alumno/a que aprende • El aprendizaje es independiente; no es un fenómeno social	Asunción de la instrucción orientada al profesorado: • Alumnado que es aprendiz • Aprendizaje independiente; no está orientado al grupo • El alumnado se guía por objetivos de aprendizaje externos	Asunción de la instrucción orientada al alumnado: • Aprendices que también son estudiantes • Instrucción dentro de una comunidad de prácticas	Asunción de la instrucción orientada al alumnado: • Aprendices que también son estudiantes • Instrucción dentro de una comunidad de prácticas	Asunción de la instrucción orientada al alumnado: • Aprendiz que es estudiante • El alumnado busca vías intelectuales únicas • Formación individual o en grupo

(*continúa*)

TABLA 26-1 Filosofías educativas más conocidas (*continuación*)

ELEMENTOS EDUCATIVOS	PERENNIALISMO	ESENCIALISMO	CONDUCTISMO	PROGRESISMO	RECONSTRUCCIONISMO	EXISTENCIALISMO
Métodos asociados	• Conferencia • Seminario • Demostración • Orientación (*coaching*) • Andamiaje y desvanecimiento	• Conferencia • Demostración • *Coaching* • Andamiaje y desvanecimiento	• Enseñanza programada individualizada • Demostración • Orientación (*coaching*) • Andamiaje y desvanecimiento	• Experiencias auténticas • Andamiaje y desvanecimiento • Exploración • Articulación • Reflexión	• Experiencias auténticas • Andamiaje y desvanecimiento • Exploración • Articulación • Reflexión	• Intercambio basado en tutorías • Andamiaje y desvanecimiento • Exploración • Articulación • Reflexión
Objetivos de la evaluación	Verificar si: • Las competencias del alumnado son históricamente sólidas • Las aptitudes del alumnado reflejan una excelente erudición	Verificar si: • El alumnado domina los objetivos de aprendizaje • Se han alcanzado las competencias esenciales o básicas • El aprendizaje del alumnado cumple o supera las medidas estandarizadas • El desempeño de los/las principiantes es aceptable en el lugar de trabajo	Verificar si: • El alumnado domina las competencias básicas • Dominio de las competencias mínimas para acceder al puesto de trabajo	Verificar si: • El alumnado puede adaptarse a los cambios técnicos y sociales • El alumnado puede resolver problemas laborales mal estructurados	Verificar si: • El alumnado es agente del cambio social • El alumnado es adaptable a contextos sociales, económicos y tecnológicos cambiantes • Se cumplen los objetivos de un lugar de trabajo humano y de igualdad de oportunidades	Verificar si: • Se alcanzan los objetivos subjetivos negociados mutuamente • El alumnado «se conoce a sí mismo»

Datos de Lerwick, L. (1979). Alternative concepts of vocational education. *ERIC Document Retrieval Service* (ED: 169 285).

CUADRO 26-1 ENSALADA DE PATATA *PERENNIALISTA*

La ensalada de patata perennialista es la «auténtica» y se basa en ingredientes ideales según las creencias de la aristocracia intelectual (en este caso, mi madre), quien intuye la ensalada de patata perfecta (es decir, así es como la haría Dios). Sin embargo, la imperfecta ensalada de patata hecha por mortales siempre estará presente entre nosotros, tal como «la sequía, el hambre, la enfermedad, la guerra y el sufrimiento forman parte por naturaleza del orden del universo» (Lerwick, 1979, p. 28). Desde su posición privilegiada, Mickey, como reina filósofa, comprendía que la ensalada de patata perfecta existía dentro de una «unidad en desarrollo de propósito espiritual y divino» (p. 28). Dejó en manos de las mujeres y los hombres mortales de esta tierra la búsqueda de esa perfección, a través de la fe y la razón, dentro de la «lógica del ideal completo y eterno [la ensalada de patata]» (p. 28).

(c) actuación del alumno o alumna, (d) entrenamiento y (e) andamiaje y desvanecimiento. En el capítulo siguiente se proporciona un análisis más detallado de estos métodos de enseñanza.

La evaluación dentro de un paradigma perennialista es igualmente básica y tradicional. Uno de los principales objetivos de la evaluación es garantizar a profesionales principiantes que dominan unas competencias históricamente sólidas. Las estrategias de evaluación también están diseñadas para reflejar los altos niveles de erudición de las personas recién licenciadas o graduadas.

Esencialismo (realismo)

La verdad esencial es perpetua, real e inmutable. El esencialismo (realismo) se basa en la idea de que los seres humanos utilizan sus sentidos naturales para identificar lo que es esencial en la naturaleza. Se sostiene que existen leyes naturales que estructuran el aprendizaje humano y son fundamentales para las conductas asociadas. Aunque una verdad absoluta nos guía, a menudo se acepta por fe su existencia. La idea de una realidad última sugiere que los seres humanos somos impresiones imperfectas de aquello que «existe perfectamente» (Lerwick, 1979).

El realismo se considera frecuentemente como el hogar filosófico del proceso científico. Abundantes estudiantes de máster y doctorado recordarán el método científico, que implica establecer una hipótesis, ponerla a prueba, aceptar o rechazar dicha hipótesis y luego generalizar los resultados a una población o construcción más amplia.

Según el esencialismo, existe una «forma correcta» de hacer todo. «Algunos conceptos, una vez aprendidos, nunca cambian. Los riesgos de alterar... las verdades esenciales no compensan los peligros de cuestionarlas» (Lerwick, 1979, p. 36). De este modo, la educación esencialista se construye sobre los fundamentos de lo básico. En el cuadro 26-2 se analiza la filosofía esencialista aplicada a la ensalada de patatas.

El profesorado esencialista es experto en el contenido, y en este sentido, es similar a sus predecesores perennialistas. Es decir, el alumnado aprende de una persona experta que realiza el acto de transmitir su conocimiento superior.

El currículo esencial también es básico. Se fundamenta principalmente en la transmisión de hechos y cifras esenciales. ¿Cuántas veces hemos escuchado la petición de volver a los fundamentos de la educación? Estas son las destrezas básicas de lectura, escritura, matemáticas y ciencias, que con frecuencia se consideran los bloques de construcción intelectual que, a la larga, estructuran las verdades aceptadas (Kincheloe y cols., 2000). Los currículos esencialistas suelen estar altamente estructurados, de manera similar al método científico tradicional. El profesorado que adopta esta perspectiva espera que sus estudiantes

CUADRO 26-2 ENSALADA DE PATATAS *ESENCIALISTA*

La ensalada de patata esencialista también nos devuelve a lo básico: ingredientes sencillos, pero reales y tangibles. Esta ensalada, elaborada estrictamente a partir de una receta prescrita, es «coherente con su herencia de realismo, [e] intenta preservar aquellos valores que la larga experiencia humana ha demostrado que son deseables» (Lerwick, 1979, p. 36). Esto puede explicar en parte por qué mamá era tan dogmática con su receta básica. Para ella, quizá había una realidad última en la ensalada de patata que determinaba el orden y la magnitud del universo. Se rumoreaba que en aquella época existían otras versiones más exóticas de la ensalada. Sin embargo, el consumo de la ensalada de patata esencialista era considerado «crucial para la supervivencia humana» (p. 36) por algunos miembros en nuestra casa. Cuando circuló la noticia de que existían platos más sofisticados de ensalada de patata, se nos dijo que, «por desgracia, tales manjares estaban reservados a los reyes filósofos». Estos hombres (una referencia de género contextual para la época) eran los únicos a quienes se les permitía buscar nuevos conocimientos y contemplar horizontes más amplios (defensores del feminismo crítico, acepten mis disculpas). Mientras tanto, a los chicos Schell se nos transmitía, de manera implícita y explícita, que nosotros, la «clase trabajadora» no éramos dignos de explorar cómo «podría mejorarse el orden del cosmos [de la ensalada de patata]» (p. 36). Teníamos que aceptarlo a ciegas, ya que no éramos reyes filósofos y, por tanto, no sabíamos qué era lo mejor para nosotros.

acaten la autoridad y siga las normas de la institución educativa (Kincheloe y cols., 2000). Desafortunadamente, el alumnado con capacidades y destrezas alternativas pueden enfrentar dificultades al aprender en un entorno esencialista. Con demasiada frecuencia, este enfoque pedagógico ofrece pocas variaciones creativas y conceptos pedagógicos alternativos que puedan ser atractivos para estudiantes no tradicionales (Rojewski y Schell, 1994).

Los supuestos instructivos esencialistas son similares a los del profesorado perennialista. Como personas expertas, ocupan una posición social dominante, proporcionando información y juzgando la adquisición de conocimientos básicos por parte del estudiantado. Un supuesto clave es que el alumnado debe dominar las destrezas básicas antes de poder avanzar hacia aplicaciones más sofisticadas. Por supuesto, esto implica una gran dependencia del cuestionable supuesto de la transferencia del aprendizaje.

La instrucción esencialista también se caracteriza por una dependencia tradicional de métodos como la conferencia, la demostración, el entrenamiento y el andamiaje con posterior desvanecimiento de las estrategias de instrucción. En muchos casos, estas estrategias tienen un poder limitado para fomentar el pensamiento de orden superior y la resolución de problemas entre el alumnado.

La evaluación dentro de un paradigma esencialista está diseñada para determinar si el/la estudiante ha alcanzado niveles básicos de desempeño en los objetivos de aprendizaje establecidos. Esto se hace, a menudo, para asegurar el dominio de las competencias básicas que se consideran fundamentales para el futuro desarrollo profesional. Frecuentemente, estos niveles de desempeño se comparan con estándares establecidos que reflejan la conducta esperada en el entorno laboral inicial.

Conductismo

Aunque muchas voces filosóficas sostienen que el conductismo no es una verdadera escuela de pensamiento filosófico, se incluye aquí debido al impacto histórico significativo que ha tenido en la enseñanza y la escolarización en todo el mundo. Surgido aproximadamente al mismo tiempo que el movimiento pragmatista, hacia 1900, el conductismo centrado en la educación comenzó a enfocarse en «conductas observables... que pudieran aislarse, medirse, compararse, categorizarse y definirse empíricamente» (Lerwick, 1979, p. 63). Muchas de las primeras voces en psicología y conductismo creían que el aprendizaje era el resultado de un estímulo externo al alumnado, seguido de su respuesta a ese estímulo y un programa sistemático de refuerzo. «Se suponía que la motivación para aprender estaba impulsada principalmente por impulsos, como el hambre, y la disponibilidad de fuerzas externas, como recompensas y castigos» (Bransford y cols., 2000, p. 6). Lerwick (1979) describe a las personas conductistas como interesadas en mejorar la sociedad a través de la «ingeniería» de cambios conductuales en la cultura, como se documenta en el cuadro 26-3.

El profesorado conductista, al igual que sus homólogos perennialistas y esencialistas, opera en un entorno de aprendizaje centrado en la figura del docente. Asumen una posición de liderazgo en relación con el alumnado, lo que les otorga el derecho a moldear las conductas mediante la aplicación de estrategias de condicionamiento operante y clásico. El profesorado conductista es experto en vincular un programa sistemático de recompensas a las actuaciones adecuadas del alumnado. Gran parte de estos/as docentes aplican esquemas de instrucción «basados en la competencia», los cuales se fundamentan en metas y objetivos mensurables.

Se cree que el currículo conductista «ingenia» el dominio de destrezas y habilidades apropiadas en el estudiantado, basándose en series desglosadas de tareas que forman parte de un conjunto de destrezas más amplio (Lerwick, 1979). «Una vez que se ha aprendido la secuencia adecuada de conductas, debe motivarse al alumnado para que mejore tanto en calidad como en velocidad de su actuación» (p. 68).

Un plan de estudios desarrollado desde una perspectiva conductista se basa en conceptos y tareas lineales e incrementales, organizados en una secuencia instructiva que incluye recompensas y castigos apropiados para finalmente lograr un desempeño deseado. Por ejemplo, un/a terapeuta ocupacional aprende a trasladar a su paciente de una silla de ruedas a una cama. Mediante un análisis sistemático de la tarea, esta actividad se desglosa en una serie de pasos más pequeños, que se enseñan de manera individual (p. ej., la mecánica corporal, los métodos para entrenar a los pacientes y cómo bloquear los frenos de la silla de ruedas). Posteriormente, el profesorado conductista «recompensaría» las conductas adecuadas y «retendría los elogios» o «castigaría» las respuestas inadecuadas de sus estudiantes (p. ej., mediante bajas calificaciones en listas de control de competencias). Este enfoque instructivo es una forma de refuerzo operante (Bigge y Shermis, 2004).

Los supuestos conductistas de la instrucción son, nuevamente, de naturaleza orientada al profesorado. La instrucción se diseña con el fin de promover la adquisición de conjuntos de destrezas entre estudiantes individuales que aprenden de manera independiente.

CUADRO 26-3 ENSALADA DE PATATA *CONDUCTISTA*

La ensalada de patata conductista es el resultado de una receta cuidadosamente elaborada a partir de un estudio científico diseñado específicamente para la «mejora del entorno humano» (Lerwick, 1979, p. 64). Aunque cada una de las nueras Schell contribuyó al plato de manera individual, lo hicieron debido a su condicionamiento previo. En esta situación, estaban respondiendo a los estímulos presentes en el contexto culinario actual. En otras palabras, los conductistas argumentarían que los serviciales ayudantes de cocina añadieron ingredientes especiales porque han sido condicionados a evitar la «mala conducta» de servir o comer comida poco apetecible. O tal vez fueron recompensados anteriormente por su «buena conducta» al preparar una interesante ensalada de patata de sabor picante.

Otro supuesto es la necesidad de dirigir y moldear el desempeño del alumnado, medido a través de objetivos conductuales altamente estructurados.

Los métodos de instrucción conductistas suelen utilizar la «instrucción programada individualizada». Estos programas son de naturaleza lineal y se basan en muchos métodos tradicionales que generan habilidades cognitivas, afectivas y psicomotoras de orden inferior. Los métodos tradicionales incluyen el uso de materiales de instrucción programados, complementados con demostraciones, entrenamiento y programas sistemáticos de recompensas y castigos para determinar las calificaciones. La evaluación dentro de un paradigma conductista de instrucción se basa en el nivel de logro del o la estudiante en comparación con objetivos de instrucción mensurables. Los estándares de éxito suelen establecerse en función del nivel más bajo de desempeño aceptable.

Los enfoques conductistas son fáciles de reconocer, puesto que los principios del conductismo siguen siendo comunes en las escuelas preescolares, primarias, medias, secundarias y postsecundarias de la actualidad. El principio de la **ingeniería conductual** es la base de las «pruebas estandarizadas», que ahora son habituales en las escuelas como parte de iniciativas educativas públicas.

Progresismo (pragmatismo)

William James y John Dewey fueron los pioneros del movimiento progresista durante la primera parte del siglo XX. Filosóficamente, en el progresismo «se prueban hipótesis para ver qué funciona» a partir de toda una vida de experiencias (Kincheloe y cols., 2000, p. 29). La verdad se basa en la experiencia, la moralidad es determinada por la sociedad, y la belleza es cambiante según los gustos actuales del público (Kincheloe y cols., 2000).

El profesorado progresista se dedica a preparar estudiantes capaces de resolver los problemas que enfrentan en la vida. Esto requiere un plan de estudios «centrado en el alumnado» y basado en habilidades de pensamiento crítico y en la solución de problemas desafiantes. Según el progresismo, este enfoque es esencial para la preservación de una democracia liberal. Por tanto, los principios de la democracia son fundamentales en las creencias educativas progresistas. Lerwick (1979) afirma que la preservación de la libertad humana tiene prioridad sobre la conservación de las instituciones, la propiedad o las costumbres sociales (p. 45). A partir de una perspectiva educativa, se promueve la educación como una herramienta para preservar un modo de vida democrático. «La educación puede servir a las necesidades de la democracia proporcionando a cada persona ciudadana los conocimientos, competencias y habilidades necesarias para participar en una sociedad libre» (Lerwick, 1979, p. 45). La ensalada de patatas progresista se analiza en el cuadro 26-4.

El profesorado progresista es experto y domina todo lo relacionado con el desarrollo infantil y adulto. Además, son practicantes capaces de su disciplina profesional. La enseñanza desde esta perspectiva requiere una gran capacidad de facilitación para que los intereses, las capacidades, la curiosidad y la motivación del alumnado coincidan con el contenido que debe aprenderse.

Un plan de estudios basado en el progresismo tiene al menos dos focos: la resolución de problemas y el aprendizaje a través de la experiencia. Según este paradigma, el propósito de la educación es aprender a resolver problemas difíciles (Lerwick, 1979). Se supone que este nivel de resolución de problemas y de pensamiento crítico asociado se transferirá al lugar de trabajo y, de forma más general, a la creación de una mejor sociedad a través de procesos democráticos.

Se asume que la experiencia es la mejor maestra. Lo más probable es que este plan de estudios incluya experiencias de aprendizaje realistas directamente relacionadas con los contenidos del aula. Por ejemplo, un/a profesor/a de terapia ocupacional puede pedir a sus estudiantes un caso práctico sobre un adolescente con una lesión en la cabeza y sugiera cómo enseñarle a utilizar de nuevo el ordenador. En este caso, se anima al alumnado a utilizar sus propios conocimientos y habilidades para generar planteamientos o encontrar la información necesaria. Las experiencias acumuladas en las prácticas de campo de nivel I en los planes de estudios de Terapia Ocupacional también son buenos ejemplos de un plan de estudios basado en el progresismo.

CUADRO 26-4 ENSALADA DE PATATA *PROGRESISTA*

La ensalada de patata progresista evolucionó gracias a los esfuerzos individuales de cada nuera Schell al buscar su propia solución a un problema sencillo dentro de un contexto social potencialmente complicado. La verdadera esencia del plato progresista se basa en una «realidad» que es relativa a cada cocinero/a. La reinvención anual de la ensalada de patatas de la tía Mickey era inherentemente democrática, ya que cada colaborador/a era libre de añadir ingredientes según sus creencias y gustos. La educación y el aprendizaje son importantes para la creación de la ensalada de patata progresista porque son la fuente de «conocimientos apropiados, competencias y habilidades necesarias para la participación» (p. 45) en una sociedad caracterizada por la libertad de crear un número infinito de brebajes de ensalada de patata progresista. Por tanto, la tía Mickey se ha hecho indirectamente notoria por sus poderes culinarios.

Los supuestos progresistas de la instrucción se basan en un enfoque centrado en el alumnado, diseñado para potenciar las aplicaciones prácticas y lógicas de las ideas progresistas en la resolución de problemas reales. La instrucción progresista es esencialmente una actividad social en la que se asume que los/las estudiantes son iguales socialmente al profesorado. Por esta razón, el progresismo se asocia a menudo con teorías de socialización del aprendizaje, como la cognición situada (Lave y Wenger, 1991) y las comunidades de práctica (Wenger, 1989).

Los métodos de enseñanza progresista se centran en la adquisición de destrezas de pensamiento de orden superior y en la resolución de problemas, utilizando siempre que sea posible experiencias de aprendizaje auténticas que permitan una visión general de los materiales a dominar.

Una vez alcanzada esta perspectiva global, el alumnado puede situar los detalles como piezas de un rompecabezas en un marco intelectual más amplio. Entre los métodos comunes de este enfoque están la exploración, la articulación y la reflexión. La exploración permite al alumnado investigar un área de interés impulsado por el interés y la curiosidad. La articulación ofrece la oportunidad de expresar los conocimientos, ya sea a través de medios orales, escritos, videos, presentaciones en PowerPoint o portafolios. La reflexión, relacionada con la articulación, da al alumnado la oportunidad de asignar significado y valor a lo aprendido. Este concepto no es nuevo: John Dewey subrayó la importancia de la reflexión para el aprendizaje, mientras que Donald Schön (1984) y Kathleen Blake Yancey (1998) también han abogado por esta como una herramienta pedagógica esencial.

En los siguientes capítulos de esta unidad se abordará con mayor profundidad la reflexión como estrategia educativa. De hecho, el uso eficaz de la reflexión como base de la práctica profesional es uno de los puntos centrales de este libro. La evaluación progresiva está diseñada para medir si el alumnado puede adaptarse a los cambios sociales y tecnológicos. Además, el profesorado progresista se preocupa por la capacidad de sus estudiantes para demostrar sus conocimientos mediante la resolución de problemas complejos que son comunes en una sociedad democrática.

Reconstruccionismo

Este tipo de filosofía adquirió su nombre de grupos sociales de defensa que buscan «reconstruir la sociedad» a la luz de conclusiones más radicales, pero aún pragmáticas. Abundantes voces de la filosofía educativa consideran la postura reconstruccionista como una forma drástica de progresismo (Lerwick, 1979). Desde el reconstruccionismo se cree que «en una democracia, todas las personas deberían planificar, prepararse y participar en la consecución de una sociedad más deseable» (Lerwick, 1979, p. 52).

Desde esta perspectiva de preocupación social, la educación se convierte en un actor central como «facilitadora del cambio» (p. 51). El profesorado reconstruccionista actúa como activista social, buscando la equidad social mediante el cambio y la mejora a través de sus propias acciones y las de sus estudiantes. Esta filosofía tiene su origen en el movimiento de teoría crítica de la Escuela de Frankfurt (Alemania) en la década de 1930.

El filósofo y escritor Paulo Freire (1997) escribió sobre la «pedagogía del oprimido», argumentando que la educación era una herramienta clave para empoderar a las poblaciones económica y socialmente desfavorecidas para superar la opresión impuesta por quienes controlan el poder social y económico. Stephen Brookfield, por su parte, escribe sobre la teoría crítica en la educación de población adulta, un tema que se profundiza en el capítulo 24. Sin embargo, el activismo social demuestra la ensalada de patatas del reconstruccionismo en el cuadro 26-5.

El profesorado reconstructivista actúa como activista social, comprometido con la distribución equitativa de la justicia social, los recursos económicos y la preservación de los principios democráticos. En muchos aspectos, el profesorado reconstructivista y progresista comparten intereses similares en el fomento del pensamiento crítico y la resolución de problemas, ya que ambos elementos se consideran fundamentales para conservar y fortalecer una sociedad democrática. Quienes enseñan desde esta perspectiva suelen ser docentes que, aunque tal vez solo sean competentes (en contraposición a personas expertas), tienen un profundo compromiso con el cambio social.

Un plan de estudios reconstructivista se centra en la creación de habilidades adaptables para una sociedad en constante cambio, poniendo un fuerte énfasis en las habilidades de pensamiento crítico orientadas hacia el impacto social, económico y político. Este enfoque curricular se convierte en una plataforma para la intervención social y la reparación de injusticias, lo que promueve una educación que busca transformar a la sociedad.

Los supuestos reconstructivistas de la instrucción se centran en el alumnado de manera similar a como el profesorado progresista lo sitúa en el centro del proceso de aprendizaje. Suele asumirse que el aprendizaje es más eficaz cuando se realiza en contextos auténticos, ya sean políticos, económicos o sociales.

Los métodos educativos reconstructivistas de este paradigma suelen estar contextualizados y orientados al mundo real, con un enfoque en la exploración social y el logro de la justicia social para los grupos infrarrepresentados. Similar a los enfoques progresivos, el profesorado reconstructivista proporciona el andamiaje y el desvanecimiento adecuados

CUADRO 26-5 ENSALADA DE PATATA *RECONSTRUCTIVISTA*

La existencia de la ensalada de patatas reconstructivista es un subproducto natural del rechazo a la estructura de poder hegemónica que a menudo caracteriza la relación suegra-nuera. Las nueras pueden sentirse desautorizadas y marginadas por los miembros más influyentes de la familia extendida del matrimonio. En este contexto, crear un plato principal de proporciones mitológicas puede resultar un desafío. Como consecuencia, se generan trastornos sociales y culinarios. La verdadera realidad de la ensalada de patata reconstructivista se considera relativa a cada cocinero/a y, por tanto, abierta a la interpretación y negociación entre cocineros/as razonables. Sin embargo, la suegra, en su rol de cocinera jefe, suele mantener agresivamente su supremacía hegemónica. En este proceso, la educación puede jugar un papel crucial en la planificación, preparación y participación para crear una ensalada de patatas más democrática, que desafíe las recetas tradicionales. El profesorado reconstructivista suele ser fundamental en estos actos de darwinismo social. Así, tanto la ensalada de patata como «la sociedad pueden reconstruirse para ser más humana y personalmente satisfactorias» (Lerwick, 1979, p. 52).

según sea necesario. Sin embargo, un método de instrucción clave en este enfoque son los conceptos gemelos de articulación del conocimiento y la posterior reflexión sobre su significado para la vida democrática de estudiantes y la justicia social en la sociedad en general.

La evaluación dentro de un paradigma reconstructivista está diseñada para medir hasta qué punto el alumnado se ha convertido en agente de cambio social. ¿Son los/las estudiantes adaptables y promueven una mayor igualdad social, económica, moral y tecnológica? El reconstruccionismo suele centrarse en el establecimiento y mantenimiento de un entorno laboral humano, donde se cumpla el objetivo de igualdad entre todo el personal.

Existencialismo

Para muchas personas, el existencialismo es una filosofía difícil de entender y apreciar, ya que a menudo desafía una definición sistemática (Lerwick, 1979). El punto de vista existencial más común tiene sus raíces en los nihilistas, quienes veían el mundo como un lugar trágico y absurdo (Kincheloe y cols., 2000). «En otras palabras, encontramos la verdad al examinar nuestra existencia presente, en lugar de aferrarnos a nociones preconcebidas sobre las características esenciales del mundo y de los seres humanos» (p. 30). Lerwick (1979) identificó tres características principales del existencialismo.

La primera es la preocupación por las «paradojas filosóficas». Los seres humanos a menudo intentan poner orden en un mundo caótico. Un ejemplo es la fuerte necesidad de resolver la disonancia cognitiva, como el intento de comprender la mente de pacientes adolescentes en terapia. La segunda característica existencial es la naturaleza subjetiva de la verdad: «Cada persona ejerce su libertad de elección para descubrir la verdad» (Kincheloe y cols., 2000, p. 30). Finalmente, gran parte de las voces existencialistas defienden que la existencia es una consecuencia trágica de estar solos en un «universo arbitrario y aleatorio», lo que a menudo conduce a una ansiedad personal (Lerwick, 1979, p. 58). Desde esta perspectiva, corresponde a los individuos promover la libertad humana mientras crean bondad y belleza en el mundo, según sus propias normas individuales y subjetivas. La ensalada de patatas existencialista sigue su propio camino en el cuadro 26-6.

El profesorado existencialista se centra en ayudar al alumnado a encontrar su propia comprensión del contenido. El surgimiento de cada estudiante como su «yo auténtico» es un objetivo importante. Quienes enseñan desde esta perspectiva reconocen que son libres de «establecer metas para sus propias vidas y destinos» (Lerwick, 1979, p. 60). Por supuesto, esta idea influye en su práctica docente, ya que consideran fundamental facilitar a las demás personas el establecimiento de sus propias metas y la búsqueda de su destino personal.

El currículo existencialista presenta contenidos, métodos y secuencias orientados a proporcionar experiencias educativas que se transformen en un proyecto de vida personal para el estudiante. El individualismo y la toma de decisiones son temas constantes en este enfoque curricular, acompañados de las inevitables consecuencias y la responsabilidad que conllevan las decisiones tomadas.

Los supuestos existencialistas de la instrucción se basan en un enfoque orientado al individuo, donde cada estudiante sigue un camino intelectual único que guiará su vida personal y profesional. Aunque puede haber instrucción tanto individual como en grupo, el énfasis siempre recae en el desarrollo integral de la persona.

Los métodos de instrucción existencialistas son similares en muchos aspectos a los empleados por el profesorado progresista y reconstruccionista. Sin embargo, una diferencia notable radica en el uso de intercambios individuales basados en la tutoría entre docentes y estudiantes. Se pone especial énfasis en la articulación del conocimiento tal como lo interpreta cada individuo y en las actividades que promueven la creación de significado personal.

La evaluación dentro de un paradigma existencialista busca asegurar que se han alcanzado las metas y objetivos negociados de manera conjunta entre docentes y estudiantes. Además, al profesorado existencialista le preocupa que el alumnado esté preparado para buscar su propio destino, así como que logre un profundo autoconocimiento tanto a nivel personal como profesional.

Al resumir este debate sobre las filosofías educativas occidentales, sostengo que comprender los valores, la ética y los puntos de vista sobre la verdad y la realidad que guían

CUADRO 26-6 ENSALADA DE PATATA *EXISTENCIALISTA*

La ensalada de patata existencialista es creada por personas que buscan adaptarla a sus propios gustos, añadiendo o eliminando ingredientes a su antojo. De hecho, la ensalada de patata existencialista ni siquiera tiene que incluir patatas. En nuestra familia, cada nuera ejerció su derecho existencial añadiendo los ingredientes que coincidían con su «momento existencialista». Como agentes libres, muchos miembros de la familia evitaron la ansiedad de consumir una ensalada de patata que consideraban absurda y ajena a su existencia personal. Para cada miembro, fue un intento de definir la existencia relativa y la esencia de la ensalada de patata existencialista, creando un plato de bondad y belleza adecuado para su propio viaje culinario único.

la práctica docente es de vital importancia para quienes asumen una función educativa. Sin una orientación filosófica clara, el currículo y la instrucción pueden carecer de dirección. Durante mis primeros días de preparación docente, me advirtieron sobre el peligro de convertirme en un «profesor con triple amenaza», es decir, alguien que imparte clases sobre un tema, asigna lecturas sobre otras personas y evalúa sobre terceras personas. Sin una base filosófica, es fácil convertirse en una amenaza para el aprendizaje de nuestro alumnado, y resulta más difícil mantener el proceso de enseñanza en una vía coherente y orientada hacia un objetivo predecible y deseable.

Hasta aquí, hemos apenas rozado la superficie de la epistemología, es decir, la naturaleza del conocimiento. Nuestro examen filosófico nos ha guiado a través de los elementos comunes de la filosofía de la educación y de las principales corrientes del pensamiento educativo occidental. En el próximo capítulo, volveremos a centrar nuestra atención en el acto intencional de enseñar con el propósito de fomentar la reflexión y la práctica experta. En la siguiente sección, exploraremos un área epistemológica sobre la cual muchas voces expertas en educación reflexionan, considerando las perspectivas de la filosofía, la psicología y la sociología.

DESARROLLO DEL CONOCIMIENTO Y CONSTRUCTIVISMO SOCIAL

En esta sección, nuestra conversación se centrará en cómo hemos llegado a entender que los seres humanos construyen y utilizan su conocimiento. Examinaremos una visión progresiva del constructivismo a través de las ópticas de la filosofía, la psicología y la sociología. Para concluir, realizaremos una breve revisión del conocimiento experto y exploraremos cómo las personas expertas emplean el juicio reflexivo dentro de un marco epistemológico.

Construcción del conocimiento

Muchas voces teóricas en ciencia cognitiva han argumentado que el alumnado crea estructuras cognitivas o mentales. Templeton y Baxter han tratado ampliamente esta premisa en el capítulo 2 de este libro. Estos modelos mentales proporcionan significado y organización a las experiencias del alumnado, que adquiere la capacidad de construir nuevas ideas o conceptos. De este modo, el alumnado pasa a ser un participante activo en la construcción de nuevos conocimientos basados en lo que ya se ha aprendido. Este proceso de creación de conocimiento se conoce como «constructivismo».

Una definición operativa y generalizada del constructivismo es la contribución del alumnado al significado y al aprendizaje a través de actividades sociales e individuales (Biggs,

1996). Sin embargo, esta definición es demasiado simple, ya que existen diferentes tipos de constructivismo.

Tipos de constructivismo

Los tipos más comunes de constructivismo están conectados por un tema unificador: ¿Cómo se orienta cognitivamente el alumnado hacia su mundo? ¿Prevalece la visión del mundo del alumnado en la construcción de marcos mentales o esquemas?

Alguien constructivista, desde una perspectiva opuesta, podría preguntarse si el conocimiento previo del alumnado (o esquema) influye de manera significativa en su interpretación del mundo, o si este proceso se produce en ambos sentidos, como un diálogo de interacción mixta entre las influencias ambientales externas y las estructuras cognitivas internas existentes.

Estas formas contrapuestas de constructivismo se conocen en la bibliografía como *exógeno* (orientado a las influencias del entorno), *endógeno* (los marcos mentales existentes interpretan el entorno) y constructivismo *dialéctico* (una combinación de los dos tipos anteriores de constructivismo).

Desde un punto de vista epistemológico, el constructivismo exógeno representa el conocimiento como una realidad verdadera que se ajusta al entorno aceptado por el alumnado. Esto es coherente con las posturas filosóficas esencialistas y perennialistas, donde se asume que existe poca variabilidad en la verdad, sin cabida para matices de gris.

Muchas de las primeras voces teóricas del aprendizaje constructivista veían a los seres humanos con cualidades mentales similares a las de las máquinas. La información se asimila, se almacena en marcos mentales y se recupera cuando es necesaria, de manera muy parecida a como un ordenador almacena y recupera bits de datos en soportes magnéticos.

Es la concepción de estos marcos mentales lo que otorga a esta perspectiva las características del constructivismo. Esta metáfora de los marcos mentales y las asociaciones cognitivas sigue siendo común entre personal educativo y responsables de la política, quienes otorgan gran importancia a la retención y el recuerdo de la información, así como al uso de pruebas estandarizadas para medir el desempeño del alumnado.

Las tradiciones históricas y teóricas que sustentan esta perspectiva exógena se derivan de las primeras investigaciones en el ámbito de la ciencia cognitiva. Esta orientación general en psicología es conocida bajo varios nombres, entre los cuales el «enfoque del procesamiento de la información» y el enfoque de la «ciencia cognitiva» (Phillips y Soltis, 1998, p. 75). El concepto de procesamiento de la información, o la idea de la «mente como máquina», sigue influyendo profundamente en nuestra comprensión metafórica de la mente.

El constructivismo endógeno concibe la adquisición de conocimiento como un proceso que comienza con la cognición interna del alumnado y moldea su comprensión del entorno externo a través de esa óptica cognitiva. Esta segunda visión del aprendizaje constructivista tiene importantes implicaciones para el diseño pedagógico, los métodos de enseñanza y la evaluación de los logros del alumnado. En este enfoque, la enseñanza se centra en el/la estudiante como individuo, adaptándose a sus procesos internos de aprendizaje y percepción del mundo.

Desde un punto de vista epistemológico, el conocimiento adquirido en el constructivismo endógeno es abstracto y se construye a través de una intensa actividad cognitiva. Esto contrasta con la suposición exógena, que considera que la creación del conocimiento es esencialmente un proceso pasivo.

Además, desde esta perspectiva, se sugiere que el conocimiento no se descubre, sino que se inventa, lo cual implica que la naturaleza de lo verdadero puede ser diferente para cada estudiante. En la medida en que el conocimiento se construye, el aprendizaje se convierte en un proceso de comprensión del significado de la información y de cómo esta se relaciona con otros saberes previos.

El tercer tipo de constructivismo es el dialéctico, una síntesis social del constructivismo interno y externo. En esta perspectiva, la orientación cognitiva se desplaza del individuo hacia cómo los grupos de personas construyen el conocimiento en ambientes sociales a través del diálogo. Esta perspectiva asume una interacción continua entre el alumnado y sus ambientes físicos y sociales (Von Glasersfeld, 1995). El desarrollo dialéctico del conocimiento suele estar vinculado al «contextualismo», una postura que sostiene que «el pensamiento y la experiencia están inextricablemente entrelazados con los contextos o entornos en los que se produce el aprendizaje» (Bruning y cols., 1999, p. 217, cursiva añadida).

Dentro del constructivismo mixto o social, la naturaleza epistemológica del conocimiento es relativa tanto a la interpretación de cada estudiante como a la influencia social de quienes le rodean. Desde esta perspectiva, la verdad está inmersa en las creencias culturales, las herramientas, los artefactos y el contexto. Aunque algunas personas puedan creer que la verdad es algo absoluto, en este enfoque parece que la comprensión de lo que es verdad se negocia a través de interacciones mentales internas y externas.

Los conocimientos adquiridos a partir de esta forma social de constructivismo otorgan un gran valor a las experiencias del alumnado y a su capacidad para extraer significado de ellas. La obra de Lev Vygotsky (1978) ha sido fundamental para la creación de un marco teórico que abarca tanto herramientas físicas como herramientas sociopsicológicas más abstractas.

Actualmente, muchas voces teóricas sostienen que el alumnado emplea herramientas físicas cuando interactúa con el mundo exterior, mientras que las herramientas sociopsicológicas son sistemas de símbolos utilizados para el pensamiento (John-Steiner, 1997). El uso de estas herramientas permite el cambio a lo largo del tiempo, a medida que el alumnado interioriza y transforma las interacciones en marcos mentales. Utilizando la zona de desarrollo próximo (ZDP) de Vygotsky como una manera de concebir el aprendizaje y la enseñanza, tanto docentes como estudiantes pueden colaborar en lo que podría denominarse la «zona de construcción» (Newman y cols., 1989). La ZDP se refiere a la diferencia entre el nivel de dificultad que un niño o una niña puede manejar de manera independiente y el nivel que puede alcanzar con la ayuda de docentes o personas facilitadoras adultas (Vygotsky, 1978). Esta interacción entre estudiantes y docentes es similar a las estrategias de andamiaje/desvanecimiento descritas en el constructivismo interno, pero con un enfoque más marcado en las interacciones sociales y las interpretaciones compartidas del conocimiento y las comprensiones resultantes. En el capítulo 27 se ofrece un análisis más detallado del constructivismo dialéctico o social.

¿Cómo se adquieren y aplican los conocimientos ejemplares? ¿Cuáles son las características epistemológicas de las personas expertas? ¿Son diferentes la construcción y el uso de sus conocimientos en comparación con los principiantes y profesionales de nivel medio? La investigación sugiere que, efectivamente, existen diferencias significativas.

CONOCIMIENTO EXPERTO

Desde el punto de vista de la teoría y la investigación sobre la experiencia (pericia), se considera que el desempeño sobresaliente se produce dentro de un dominio específico de conocimientos y es el resultado de una formación y práctica enfocadas en ese dominio (Ericsson y Smith, 1991).

El supuesto subyacente a este enfoque es que el pensamiento inteligente y flexible emerge a medida que el individuo desarrolla una comprensión profunda de un área y adquiere la capacidad de aplicar ese conocimiento en múltiples contextos. Por ejemplo, un/a terapeuta ocupacional experto/a no solo posee años de formación, sino que ha practicado extensamente el uso de los conocimientos y habilidades adquiridos.

La pericia es mucho más que simplemente «aprender de los libros»; es la capacidad de aplicar el conocimiento para resolver problemas dentro de un dominio específico. El desempeño excepcional en un campo es el resultado de años de estudio y práctica. Terapeutas principiantes, por ejemplo, pueden enfrentar mayores dificultades al tratar con un conjunto inusual de problemas.

En cambio, terapeutas más expertos/as habrán acumulado suficiente experiencia para manejar la novedad de situaciones inusuales. Muchos programas educativos en los campos terapéuticos y sanitarios citan el trabajo de Patricia Benner (1984) como una referencia clave para comprender la pericia y su impacto en el desarrollo profesional. El trabajo de Benner, conocido popularmente como «el continuo de persona principiante a experta», se basa en el Modelo Dreyfus de adquisición de habilidades (Dreyfus y Dreyfus, 1980) y ha sido aplicado al campo de la enfermería.

En una revisión sobre el desarrollo del razonamiento clínico en terapia ocupacional, Schell y cols. (2003) propusieron un modelo para describir la evolución de la pericia en diferentes formas de razonamiento. El uso experto del conocimiento también es un tema central en el trabajo de Schön sobre la práctica reflexiva. Estas cuestiones se abordaron en los capítulos 24 y 25.

Desde un punto de vista epistemológico, la investigación sobre la pericia es crucial porque ayuda a comprender cómo los individuos con diferentes niveles de experiencia conceptualizan los problemas y utilizan sus conocimientos para participar en su resolución. Este concepto es relevante porque proporciona una visión sobre la naturaleza de la «verdad» tal y como es percibida por los individuos en las distintas etapas de su desarrollo profesional.

FORMAS DE CONOCER

Otras voces teóricas y escritores/as han explorado cómo los miembros de grupos o comunidades llegan a saber lo que saben. Uno de los trabajos más famosos y citados en este ámbito es el de Belenky y cols. en *Women's Ways of Knowing* (1997). Su estudio incluyó 135 casos de mujeres entrevistadas sobre su comprensión del género, las relaciones, la naturaleza epistemológica de su conocimiento y sus aplicaciones en diversos dilemas morales.

Los datos cualitativos recopilados por Belenky y cols. (1997) evidenciaron que las perspectivas de las mujeres sobre el desarrollo y uso del conocimiento podían agruparse en cinco categorías intermitentes: (a) silencio, (b) conocimiento recibido, (c) conocimiento subjetivo, (d) conocimiento procedimental y (e) conocimiento construido.

La categoría de *silencio* reflejó que muchas mujeres se perciben como entidades con voces infravaloradas, a menudo marginadas por fuentes externas de autoridad. Otras mujeres se identificaron como receptáculos de *conocimiento recibido*, basando sus creencias en pruebas derivadas de autoridades externas, sin expresar sus propias opiniones, y visualizando las palabras como opuestos concretos y dualistas.

El *conocimiento subjetivo*, por otro lado, es la convicción de que las respuestas correctas residen dentro de ellas mismas, creyendo que la verdad es personal y que las fuentes externas son innecesarias. Aunque en esta etapa muchas mujeres desarrollan un sentido de sí mismas y valoran sus experiencias, sus pruebas y argumentos tienden a ser incompletos. En etapas posteriores, muchas desarrollan un *conocimiento procedimental*, donde el sentido del saber se vuelve más analítico y la naturaleza de los problemas se percibe como compleja o mal estructurada.

Según Belenky y cols. (1997), esta etapa puede ser difícil, dado que el mundo se vuelve menos predecible y las voces internas se vuelven más críticas. El *conocimiento construido* es una etapa de orden superior en la que las mujeres integran conceptos complejos, desarrollando una mayor tolerancia a la ambigüedad y la incertidumbre. En esta etapa, el conocimiento no se presenta fácilmente en categorías simples, sino que es comprendido a través de pruebas contradictorias y representaciones relativas de la verdad y la realidad.

La importancia del trabajo de Belenky y cols. radica en que ofrece la esperanza de que el desarrollo de un pensamiento de orden superior sea posible entre profesionales en ejercicio. El profesorado tanto escolar como universitario debería sentirse alentado a pensar que, con la experiencia y una formación estratégica, pueden alcanzarse niveles más elevados de reflexión y resolución de problemas en etapas relativamente tempranas del desarrollo profesional. Para alcanzar niveles más altos de resolución de problemas, es fundamental poder distinguir entre la información útil y aquella con una aplicabilidad más limitada. Por ejemplo, las y los profesionales deben ser capaces de emitir juicios basados en evidencia válida y en reflexiones profundas sobre su práctica.

JUICIO REFLEXIVO Y PRÁCTICA REFLEXIVA

Ahora nos centraremos en dos textos que se pueden entrelazar para aportar mayor comprensión sobre el aprendizaje y la práctica. Examinaremos la teoría del juicio reflexivo de King y Kitchener (1994) junto con el trabajo de Schön (1983) sobre las acciones cotidianas en la práctica de un profesional. En el capítulo 25 se presentan discusiones más matizadas de ambos conceptos.

Etapas del juicio reflexivo

El trabajo de King y Kitchener (1994) describe las etapas epistemológicas del crecimiento intelectual en términos de cómo se elaboran los juicios individuales. Su modelo se compone de una serie de etapas en las que los supuestos sobre el conocimiento y el juicio, basados en el nivel y la calidad de la evidencia, son utilizados para respaldar una postura determinada. Desde un punto de vista epistemológico, esta teoría se enfoca en la naturaleza del problema y en lo que se percibe como verdadero en una etapa determinada. King y Kitchener distinguen entre problemas estructurados y mal estructurados, señalando que a medida que se avanza en las etapas de juicio reflexivo, la evidencia aceptable se vuelve más rigurosa, mientras que la certeza de lo que se sabe se hace más relativa a contextos específicos.

Los problemas estructurados tienen soluciones lógicas y directas; por ejemplo, la administración de la *Prueba de percepción visual no motora* es un ejemplo de un problema estructurado con procedimientos de puntuación estandarizados que ofrecen soluciones exhaustivas y confiables.

En cambio, en terapia ocupacional a menudo nos enfrentamos con problemas mal estructurados, en los que la naturaleza del problema no puede describirse por completo y las soluciones suelen ser parciales, lo que genera desacuerdos entre personas expertas sobre su eficacia.

Un ejemplo sería ayudar a un padre o a una madre a cuidar de su bebé con parálisis cerebral mientras también cuida de otros hijos o hijas con desarrollo típico y, a la vez, mantiene su rol familiar. Entre estos dos extremos, un ejemplo intermedio sería la administración de la Medida canadiense del desempeño ocupacional (COPM, *Canadian Occupation Performance Measure*), que tiene directrices estandarizadas, pero también requiere que la persona terapeuta cuente con habilidades expertas de entrevista.

King y Kitchener (1994) agrupan estas etapas en tres categorías: *prerreflexivas*, *cuasirreflexivas* y *reflexivas*. A continuación, se ofrece un breve análisis de cada una de estas etapas.

Prerreflexivo

Las etapas 1-3 representan el pensamiento prerreflexivo. En la etapa 1, se asume que el conocimiento existe de manera absoluta: no hay abstracciones, y la verdad se percibe como algo cierto y alcanzable a través de la simple observación. En esta etapa no se considera necesaria la justificación del conocimiento, ya que se cree que este es absoluto y no se admiten perspectivas alternativas.

En la etapa 2, el conocimiento sigue considerándose cierto o tiene el potencial de serlo cuando esté disponible. El conocimiento se adquiere y se justifica mediante la observación directa o a través de una fuente humana autorizada. Se cree que la verdad es absoluta, y generalmente no se presta mucha atención a la solución de problemas mal estructurados. Un ejemplo de esta etapa podría ser la firme creencia patriótica de que el propio país siempre está del lado de Dios en cualquier conflicto internacional, o la creencia de que el resultado de unas elecciones locales en las que no ganó la persona candidata preferida debe haber sido logrado por medios fraudulentos.

El conocimiento de la etapa 3 sigue considerándose cierto o, si se desconoce, debe asumirse como tal solo de manera temporal. Solo las opiniones personales se conocen de forma absoluta, pero otros conocimientos pueden ser influenciados por una persona autorizada que aporte evidencia para respaldar su punto de vista. La justificación de este nivel de conocimiento se basa en la palabra de una persona a la que se supone experta. Un ejemplo de esto serían las leyendas urbanas, como la de los caimanes en el alcantarillado urbano, que suelen perpetuarse por autoridades que afirman haber visto uno de estos reptiles en una taza de váter.

Cuasirreflexivo

En las etapas de pensamiento cuasirreflexivo (4 y 5), el conocimiento y su naturaleza se vuelven más complejos y situados. El pensamiento de la etapa 4 implica niveles crecientes de ambigüedad, y la aceptación del conocimiento es incierta. La justificación del conocimiento de una persona se basa en las razones aportadas y en el uso de evidencia, aunque dicha evidencia suele ser exclusiva del punto de vista del individuo. Un ejemplo de pensamiento cuasirreflexivo de la etapa 4 sería el misterio de las pirámides egipcias. Nadie que viva hoy en día puede proporcionar una respuesta exacta sobre cómo estas maravillas fueron construidas. En consecuencia, se han propuesto muchas teorías, cada una con distintos niveles de pruebas para explicar su existencia.

El conocimiento en la etapa 5 es subjetivo y contextualizado, a menudo basado en percepciones personales y en los criterios seleccionados por el individuo para emitir un juicio. La justificación de estas creencias se extrae e interpreta a partir de reglas de indagación propias del contexto en cuestión. Sin embargo, cada persona puede interpretar los datos de manera diferente debido a sus predisposiciones cognitivas y emocionales. Un ejemplo de esto podría ser cómo diferentes grupos bienintencionados proponen resolver el persistente problema de los embarazos adolescentes fuera del matrimonio. Un grupo podría abordar el problema desde una perspectiva moral, citando las evidencias de las Escrituras y las enseñanzas bíblicas, mientras prescribe la abstinencia sexual entre las parejas adolescentes como solución. Otros grupos podrían enfocarse en el desarrollo personal y defender un plan de estudios que fomente la madurez y la capacidad de tomar buenas decisiones entre adolescentes. Otros aún podrían ver el embarazo no deseado como parte de un problema social más amplio.

Pensamiento reflexivo

Las etapas 6 y 7 son conocidas por King y Kitchener (1994) como pensamiento reflexivo. Los individuos que operan en estos niveles tienden a ser independientes y prefieren argumentos razonados y análisis profundos. En la etapa 6, el conocimiento también se construye, y se extraen conclusiones sobre problemas difíciles y mal estructurados a partir de datos de alta calidad obtenidos de diversas fuentes.

En esta etapa, quienes resuelven problemas abordan cuestiones complejas y emiten juicios de valor basados en: (a) la calidad de la evidencia recopilada, (b) la viabilidad de una solución determinada y (c) la importancia del problema. Un ejemplo de pensamiento reflexivo en la etapa 6 podría ser cómo una persona bien informada forma su posición sobre temas como el derecho a la vida, abordando cuestiones relacionadas con el aborto, el mantenimiento de la vida en un estado vegetativo persistente, la pena de muerte y las convenciones apropiadas para enjuiciar una guerra.

En la etapa 7, el conocimiento, como resultado de la investigación, se construye sobre la base de la evidencia más razonable y probable. Las soluciones en esta etapa se reevalúan continuamente a medida que se disponen de nuevas o mejores evidencias. Las decisiones en esta fase suelen justificarse en función de la probabilidad y el peso de la evidencia, la coherencia de la explicación extraída y el riesgo calculado de cometer un error. Un ejemplo de juicios reflexivos en la etapa 7 podría ser el de quienes se dedican a la astrofísica, quienes desarrollan sus teorías basándose en datos fotográficos, radiográficos y digitales, obtenidos a través de tecnología satelital, como el telescopio espacial James Webb de la NASA. A partir de estos datos y de otras fuentes colaboradoras, se construyen hipótesis sobre los orígenes y la naturaleza del universo.

Desarrollar y utilizar el juicio reflexivo es solamente el primer paso hacia la transformación en profesionales reflexivos/as. A continuación, analizaremos la práctica reflexiva y estableceremos conexiones con conceptos como el juicio reflexivo previamente mencionado, que podrían ser de utilidad para quienes deseen convertirse en profesionales reflexivos/as.

Práctica reflexiva

La práctica reflexiva es fundamental para adquirir experiencia profesional. Las lecciones aprendidas de la mayoría de las teorías psicosociales del aprendizaje sugieren claramente que los contextos específicos de aprendizaje son importantes, pero, por sí solos, no son suficientes.

Las experiencias de aprendizaje contextualizadas deben «examinarse» a la luz de cómo pueden emitirse juicios reflexivos y extraerse significados. Estas prácticas educativas reflexivas brindan la oportunidad de explorar los conocimientos recién adquiridos, lo que conduce a un mayor sentido y a una identidad emergente para el alumnado. Dominar hechos y cifras es un aspecto, pero ser capaz de utilizar esos hechos de manera práctica para resolver problemas mal estructurados en la clínica, el lugar de trabajo o el hogar es un desafío completamente diferente.

El fomento de la práctica reflexiva es una estrategia didáctica que lleva al alumnado al «siguiente paso del aprendizaje». El alumnado suele preguntarse: «¿qué significa esta información para mí?», «¿cómo he llegado a estas conclusiones?» o «¿cómo me ayudará esto a resolver problemas en mi trabajo o en mi comunidad de aprendizaje?». Estas son preguntas naturales, similares a la famosa pregunta que solía hacerse en las clases de álgebra: «¿cuándo voy a usar esto?».

Tanto desde el constructivismo endógeno como el dialéctico, junto como desde la teoría del aprendizaje bajo una perspectiva de socialización, se subraya la importancia de conceptos como la práctica reflexiva como una forma de que el alumnado haga que los temas sean relevantes y significativos. Un modelo frecuentemente adoptado para reflexionar sobre la importancia de la reflexión es el trabajo de Donald Schön (1983). Su enfoque en la «reflexión en la acción» y la «reflexión sobre la acción» ha tenido una amplia aceptación y parece especialmente aplicable en la formación de docentes en entornos de educación superior, donde se busca cerrar la brecha entre la teoría y la práctica.

La reflexión en la acción es una breve pausa durante la práctica para conectar mentalmente las acciones actuales con un marco conceptual de la teoría que otorga autoridad y legitimidad a lo que la persona profesional está haciendo en ese momento (Schön). Bruning y cols. (1999) describen esta práctica como «un experimento mental sobre la marcha» (p. 222). Cualquier docente de terapia ocupacional, por ejemplo, podría realizar un juicio rápido y objetivo para probar una estrategia instructiva alternativa, como si fuera una hipótesis de trabajo sobre su propia práctica. Por otro lado, la reflexión sobre la acción implica mirar hacia atrás para conectar con las «reflexiones en la acción» previas y evaluar su eficacia o eficiencia. Ambas son estrategias metacognitivas que pueden ayudar al alumnado a comprender cómo la información puede aplicarse y cobrar significado en la vida real (Bruning y cols., 1999).

Por supuesto, hay muchas maneras de reflexionar y varios procesos metacognitivos que pueden ser respaldados por actividades instructivas. Cuando se pide al alumnado que articule verbalmente sus conocimientos y procesos de pensamiento al resolver un problema, se genera una oportunidad valiosa para comparar su razonamiento con el de otras personas. Tanto estudiantes como docentes, como miembros de comunidades de aprendizaje, pueden observar construcciones teóricas y prácticas desde múltiples perspectivas. Esto se vuelve especialmente potente cuando tanto estudiantes como docentes son responsables de la calidad de sus juicios y de la evidencia que seleccionan para justificar su posición. En estos casos, el aprendizaje alcanza su máxima expresión.

Actividad formativa 26-1

Actividad formativa: revisión del plan de estudios.

Como miembro del profesorado del programa de Terapia Ocupacional de la universidad, ha estado enseñando los mismos cursos y de la misma manera desde que llegó hace 5 años. Durante el almuerzo, usted y sus colegas suelen conversar sobre nuevas formas de concebir el aprendizaje y la enseñanza. Ahora, tanto fuerzas internas como externas están impulsando nuevas direcciones curriculares, y las conversaciones de almuerzo han adquirido una nueva dimensión. Como jefe de departamento recién ascendido, junto a sus cinco colegas de la facultad, tiene la misión de reinventar el plan de estudios existente para un nuevo programa de doctorado que se implementará dentro de un año.

Entonces, ¿qué hace?

La administración superior de la Facultad de Ciencias de la Salud le ha asignado 20 000 dólares para contratar a un experto en planes de estudios que le guíe en la conversión. Esto es un buen comienzo, pero ¿cómo va a decidir sobre: (a) el propósito del nuevo programa, (b) la esencia del conocimiento de terapia ocupacional, (c) los supuestos de la realidad, y (d) la ética (valores) del aprendizaje y la práctica de terapia ocupacional a nivel de doctorado (OTD)? A un nivel más pragmático, ¿cuáles son los supuestos filosóficos que usted ha elegido respecto a (a) cómo aprenden sus estudiantes, (b) cuál es la mejor manera de enseñarles y (c) cuál es la mejor manera de evaluar su progreso?

Con la orientación de su persona consultora, usted facilita una serie de reuniones semanales para iniciar el proceso. Ambos establecen algunas reglas básicas. Por ejemplo:

- Todas las voces serán escuchadas y respetadas.
- Todo está sobre la mesa.
- Se espera que todas las personas contribuyan.
- Se espera creatividad y pensamiento innovador.

A continuación, se exponen algunas de las preguntas de reflexión que pueden resultar útiles para elaborar nuevos planes de estudios.

Establecer el objetivo del programa

- Dado el actual cambio social y cultural, ¿cuál es la dirección general de la universidad? ¿Y de la Facultad de Ciencias de la Salud?
- ¿Cómo debe tener en cuenta los requisitos y las indicaciones para la acreditación?
- ¿Cuál es el rol de una persona con doctorado en Terapia Ocupacional en la práctica actual y en el futuro?
- ¿Cuáles son las estadísticas actuales de oferta y demanda de terapeutas ocupacionales en su área de servicio?

Conocimiento de terapia ocupacional

- ¿Cuáles son los supuestos básicos en relación con los conocimientos, habilidades y actitudes esenciales para la formación de un doctorado en Terapia Ocupacional?
- ¿Cómo sabemos lo que sabemos sobre la práctica de la terapia ocupacional?
- ¿Cómo sabemos que lo que sabemos es cierto?
- ¿Qué aceptamos como prueba del conocimiento verdadero?

Qué es real

- ¿Cuál es nuestra visión aceptada de la realidad?
- ¿Existe la realidad?

- ¿Existen múltiples realidades?
- ¿En qué medida sus supuestos de la realidad son esenciales para el contexto aspiracional de aprendizaje y enseñanza?

Ética

- ¿Cuáles son los valores de la profesión de terapia ocupacional?
- ¿Quién establece los valores y normas de la terapia ocupacional?
- ¿Cuáles son las aportaciones positivas de la terapia ocupacional a la sociedad?
- ¿Cuál es el valor de la ocupación humana?

A continuación, se listan algunas preguntas sobre la filosofía educativa empleada en su programa de grado de terapia ocupacional propuesto.

Elegir entre filosofías

- ¿Cuál de las escuelas filosóficas más comunes se ajusta mejor a sus supuestos sobre el conocimiento, la realidad y la ética?
- ¿Cómo encaja esta elección con el cambio de rumbo de la universidad?

Cómo aprende el alumnado

- ¿Cómo se alinean sus hipótesis de aprendizaje con la filosofía educativa que ha elegido?
- ¿Considera al alumnado como dependiente y receptor pasivo de conocimientos?
- ¿O percibe al alumnado como independiente, activo, involucrado y generador de autoconocimiento?
- ¿De qué manera depende el aprendizaje del contexto?
- ¿Qué roles se espera que desempeñe el profesorado?
- ¿Qué roles se espera que desempeñe el alumnado?
- ¿Cuáles son las interacciones previstas entre los roles de docente y estudiante?

Prácticas pedagógicas

- ¿Cómo se ajustan los métodos de enseñanza a la filosofía educativa elegida?
- ¿La enseñanza pasa del profesorado al alumnado?
- ¿Es la enseñanza una colaboración entre profesorado y alumnado?
- ¿Se proporciona contexto al alumnado a través de la instrucción directa?
- ¿Se espera que el alumnado encuentre el contexto por medio de sus propias iniciativas?
- ¿Las prácticas pedagógicas diferencian al alumnado que sí cumple las normas profesionales de quienes no las cumplen?
- ¿Las prácticas pedagógicas tienen por objeto educar al alumnado?

Evaluación del desempeño de alumnado

- ¿Están diseñadas las estrategias de evaluación para cumplir con las normas de desempeño publicadas?
- ¿Está diseñada la evaluación para promover el crecimiento del alumnado?
- ¿Se basa la evaluación en el dominio del material escrito?
- ¿Se basa la evaluación en el desempeño del alumnado en cuanto a los conocimientos, habilidades, actitudes y valores esperados?
- ¿Se espera que el alumnado seleccione entre respuestas correctas e incorrectas?
- ¿Se espera que el alumnado elabore y defina respuestas plausibles?

Coherencia y alineación de sus respuestas

Ahora que ha pensado en estas y muchas otras consideraciones para crear su programa, es el momento de reflexionar sobre lo coherente que ha sido en sus respuestas.

- ¿Hasta qué punto coinciden filosóficamente su propósito declarado y sus puntos de vista desarrollados sobre la verdad, la realidad y los valores éticos?
- ¿Hasta qué punto hay acuerdo filosófico en sus postulados sobre el aprendizaje, la enseñanza y la evaluación?
- ¿Hasta qué punto es filosófico su enfoque general de la formación de grado de Terapia Ocupacional?

RESUMEN

En este capítulo, hemos explorado la epistemología, o la naturaleza del conocimiento, abordando elementos comunes de la filosofía de la educación y las corrientes educativas occidentales más prevalentes. Posteriormente, nos hemos adentrado en el desarrollo del conocimiento desde la perspectiva del constructivismo social, seguido de una reflexión sobre cómo distintos grupos conciben, desarrollan y utilizan su conocimiento. Finalmente, hemos analizado las etapas del juicio reflexivo y su conexión con la práctica reflexiva.

Puede encontrar actividades formativas adicionales para este capítulo en thePoint.

REFERENCIAS BIBLIOGRÁFICAS

2022 Educause Horizon Report/Teaching and Learning. ISBN: 978-1-933046-13-6.

Belenky, M. F., Bond, L. A., & Weinstock, J. S. (1997). A tradition that has no name: Nurturing the development of people, families, and communities. Basic Books/Hachette Book Group.

Benner, P. (1984). From novice to expert excellence and power in clinical nursing practice. The American Journal of Nursing, 84(12), 1479. http://dx.doi.org/10.1097/00000446-198412000-00025

Bigge, M. L., & Shermis, S. S. (2004). *Learning theories for teachers* (6th ed.). Allyn and Bacon.

Biggs, J. (1996). Enhancing teaching through constructive alignment. *Higher Education, 32*, 347–364. https://www.jstor.org/stable/3448076

Bransford, J., Brown, A., & Cocking, R. (Eds.) (2000). *How people learn: Brain, mind, experience, and school.* National Academy Press. https://nap.nationalacademies.org/read/9853/chapter/1

Bronowski, J. (1987). *The ascent of man. Episode 11, Knowledge or certainty.* Time-Life Video. https://archive.org/details/the-ascent-of-man-ep11

Bruning, R. H., Schraw, G. J., & Ronning, R. R. (1999). *Cognitive psychology and instruction.* Prentice-Hall.

Campbell, J., & Moyers, B. (1988). *The power of myth.* Doubleday.

Dreyfus, S.E. & Dreyfus, H.L. (1980). *A five-stage model of mental activities involve in directed skill acquisition.* Defense Technical Information Center. ADA084551.

Ericsson, K. A., & Smith, J. (1991). Prospects and limits in the empirical study of expertise: An introduction. In K. A. Ericsson & J. Smith (Eds.), *Toward a general theory of expertise: Prospects and limits* (pp. 1–38). Cambridge University Press.

Freire, P. (1997). *Pedagogy of the oppressed* (20th Anniversary ed.). Continuum.

John-Steiner, V. (1997). *Notebooks of the mind: Explorations of thinking* (rev. ed.). Oxford University Press.

Kincheloe, J. L., Slattery, P., & Steinberg, S. R. (2001). *Contextualized teaching: Introduction to education and educational foundations.* Addison Wesley Longman.

King, R.M. & Kitchener, K.S. (1994). *Developing Reflective Judgment: Understanding and Promoting Intellectual Growth and Critical Thinking in Adolescents and Adults.* Jossey-Bass Publishers. ISBN 1-55542-629-8.

Lave, J., & Wenger, E. (1991). *Situated learning: Legitimate peripheral participation.* University of Cambridge Press.

Lerwick, L. (1979). Alternative concepts of vocational education. ERIC Document Retrieval Service (ED: 169 285).

Newman, D., Griffin, P., & Cole, M. (1989). *The construction zone: Working for cognitive change in school.* Cambridge University Press

O'Hear, A. (1995). History of the philosophy of education. In T. Hondrich (Ed.), *The Oxford companion to philosophy* (pp. 213-216). Oxford University Press.

Phillips, D. C., & Soltis, J. F. (1998). *Perspectives on learning* (3rd ed.). Teachers College Press.

Rojewski, J. W., & Schell, J. W. (1994). Instructional considerations for college students with disabilities. In K. W. Prichard & R. McLaren Sawyer (Eds.), *Handbook of college teaching* (pp. 387-400). Greenwood Press.

Schell, B. A. B., Crepeau, E. B., & Cohn, E. S. (2003). Professional development. In E. B Crepeau, E. S. Cohn, & B. A. B. Schell (Eds.), *Willard and Spackman's occupational therapy* (10th ed., p. 143). Lippincott Williams and Wilkins.

Schön, D.A. (1984). *The Reflective Practitioner: How Professionals Think in Action.* Basic Books. ISBN 0-465-06878-2.

von Glasersfeld, E. (1995). *Radical constructivism: A way of knowing and learning.* The Falmer Press.

Vygotsky, L. S. (1978). *Mind in society.* Harvard University Press.

Wenger, E. (1989). *Communities of practice.* Cambridge University Press.

Westbrook, R. B. (1991). *John Dewey and American democracy.* Cornell University Press.

Yancy, K.B. (1998). *Reflection in the Writing Classroom.* University Press of Colorado, Utah State University Press. https://doi.org/10.2307/j.ctt46nsh0.

CAPÍTULO 27

Aprender y enseñar a razonar

JOHN W. SCHELL

CONTENIDO

- Introducción
  - *Nuevos desafíos para docentes y estudiantes*
- Antecedentes y teorías de respaldo
  - *Fundamento de los constructos relacionados*
- Aprender y enseñar en contextos auténticos
  - *Definir el contexto*
  - *Contexto y autenticidad*
- Comunidades de práctica
- Constructivismo dialéctico (social)
  - *Conexión*
  - *Involucración*
  - *Seguridad*
- La reflexión como método de enseñanza
  - *Reflexión y creación de sentido*
  - *Reflexión que hace aflorar el razonamiento*
  - *La reflexión en relación con la transferencia del aprendizaje*
  - *Reflexión y transferencia del aprendizaje*
- Transferencia del aprendizaje (*v.* cuadro 27-5)
  - *Condiciones que permiten la transferencia*
- Aprendizaje cognitivo
  - *Contenido*
  - *Métodos*
  - *Secuencia*
  - *Sociología del lugar de aprendizaje*
- Modelo de Schell de aprendizaje y enseñanza contextuales
  - *Ejemplo detallado de aprendizaje y enseñanza situados*
- Resumen

OBJETIVOS

Después de leer este capítulo, será capaz de:

1. Reflexionar sobre sus propios supuestos de aprendizaje y enseñanza.
2. Analizar críticamente la bibliografía sobre el aprendizaje y la enseñanza basados en el contexto.
3. Examinar el modelo de aprendizaje y enseñanza basado en el contexto en relación con sus propias prácticas de aprendizaje y enseñanza.

TÉRMINOS CLAVE

Contextos auténticos
Aprendizaje cognitivo
Contenido
Métodos
Secuencia
Sociología del entorno de aprendizaje
Comunidades de práctica
Aprendizaje situado
Constructivismo dialéctico (social)
Transferencia del aprendizaje
Comunidad de aprendizaje
Reflexión
Cognición situada
Conversación académica
Confianza

REFLEXIONAR SOBRE EL PENSAMIENTO

La vida es una danza

La vida es un baile que aprendes sobre la marcha
A veces lideras, a veces sigues
No te preocupes por lo que no sabes
La vida es un baile que aprendes sobre la marcha.

—*John Michael Montgomery*

INTRODUCCIÓN

Durante la lectura de este libro, se habrá encontrado con expertos que han expuesto las virtudes del razonamiento desde muchas perspectivas culturales. En este capítulo, nos planteamos la siguiente pregunta: *¿cómo promovemos el razonamiento profesional entre nuestro alumnado de terapia ocupacional (TO)?* Una respuesta parcial es la creación de un entorno de aprendizaje y enseñanza en el que los conocimientos nuevos y previos se vuelvan activos y lo más transportables posible.

En este capítulo, se le desafía a ir más allá de las conferencias de corta duración en las que se imparte sabiduría. Para fomentar el razonamiento y el pensamiento crítico, abogamos por una enseñanza contextualizada y centrada en el alumnado, en la que las comunidades de aprendices participen en **conversaciones** y debates **académicos**. Este enfoque reside en un entorno de aprendizaje que es real (o tan realista como sea posible) (Lave, 2019), promueve el razonamiento profesional inmerso en una profunda reflexión metacognitiva para usted y sus estudiantes (Maslin, 2021), dentro de una comunidad de práctica (Collins, 2006). Se discuten métodos y secuencias instruccionales tipo aprendizaje que te permiten promover conceptos centrales en situaciones cada vez más complejas y diversas que pueden conducir a un conocimiento activo y aplicado (Collins, 2006). Como personal de instrucción de laboratorio, conferenciantes, docente o de supervisión de prácticas de campo, nuestra principal tarea es preparar a la totalidad de profesionales de terapia ocupacional para una vida de razonamiento, reflexión y crecimiento en la práctica profesional. En el cuadro 27-1 se describen los marcos de los elementos de la enseñanza, la **reflexión** y el contexto en relación con el razonamiento.

Nuevos desafíos para docentes y estudiantes

Enseñar de esta manera puede parecer extraño y, al principio, difícil. Al principio, la eficacia está descartada. Se necesita tiempo y valor para dejar atrás la enseñanza basada en clases

CUADRO 27-1 ENSEÑANZA, REFLEXIÓN, CONTEXTO Y RAZONAMIENTO

La enseñanza para el razonamiento se basa en el aprendizaje permanente contextualizado, la autorreflexividad (Adams, 2003) y el razonamiento que genera nueva identidad y conocimientos aplicables en múltiples entornos.

magistrales. Estas resultan familiares y cómodas: desempolvar los apuntes del semestre pasado y ponerse detrás de un atril. El aprendizaje activo requiere una enseñanza activa (Laurillard, 2002). El primer desafío consiste en encontrar contextos reales de enseñanza práctica. Un desafío más difícil puede ser convencer al decanato o a la dirección de departamento de que los entornos auténticos son clave para el aprendizaje activo y el pensamiento crítico. Creo que otro desafío es pensar en el alumnado como personas iguales, lo que hace del aprendizaje una colaboración dialéctica (Damico y cols., 2015). Cuando escribo o hablo sobre este tema, uso la frase «aprendizaje y enseñanza» en lugar de la frase convencional «enseñanza y aprendizaje». Los cerebros humanos buscan significado, y eso implica razonamiento y aprendizaje constantes (Ignelzi, 2000).

Por eso digo que reconozcamos la naturaleza humana y dejemos que nuestros cerebros hagan su trabajo. Y, lo que es más importante para mí, esta idea está en mi corazón, en mi mente y en mi cuerpo: el aprendizaje siempre precede a los actos de enseñanza. Habla de igualdad de condiciones y reconoce la igualdad entre los seres humanos que realizan actividades humanas.

Sin duda, el alumnado encontrará un nivel de disonancia cognitiva y desconfianza. Como el suyo, incluso mi alumnado de posgrado pregunta a menudo: «Dr. Schell, ¿cómo puedo sacar un sobresaliente en su clase?». Mi respuesta es sencilla: «Piensa lo mejor que puedas». A la mayoría del alumnado de terapia ocupacional se le da bien hacer exámenes y puede sentirse incómodo e incluso desconfiado ante una respuesta tan vaga. En un estudio cualitativo, un colega y yo descubrimos que en este enfoque la **confianza** es un factor clave (Schell y Black, 1997). El sentido común y la investigación nos dicen que la confianza entre profesorado y alumnado se gana. Se necesita tiempo y trabajo por tu parte para asegurar al alumnado que no le van a dar gato por liebre.

Pasemos ahora a explorar el apoyo académico a este enfoque de aprendizaje y enseñanza. Una vez que hayamos explorado los fundamentos teóricos, describiré numerosos ejemplos de casos prácticos del Modelo de Schell de aprendizaje y enseñanza contextuales.

ANTECEDENTES Y TEORÍAS DE RESPALDO

En esta sección, repaso algunos pensadores profundos que impulsaron este trabajo. La mayoría de estas teorías y supuestos no son tendencia (*trending*) en Twitter. De algún modo, un repaso de personas influyentes como John Dewey, William James y otros filósofos-educadores no encontraría demasiados seguidores en Facebook. A pesar de lo importantes que fueron y son estos pioneros, la «confidencia» de este capítulo es cómo las ideas bien fundadas de estos filósofos-educadores se mezclan en el aprendizaje y la enseñanza contemporáneos. Cuando construyo un argumento a favor del aprendizaje y la enseñanza contextuales, recopilo bibliografía de los comienzos de mi carrera académica. Ahora, más de 35 años después, ha surgido una nueva generación que piensa sobre el aprendizaje y la enseñanza, y que también será presentada.

Fundamento de los constructos relacionados

Para mí, este viaje comenzó cuando era un joven profesor asistente en la Universidad de Pittsburgh en 1985. Gran parte de mis colegas en Pitt estaban reflexionando acerca del aprendizaje de formas que eran nuevas para mí. Mis años anteriores de preparación de profesorado, administración educativa e investigación doctoral en formación profesional se basaban en la educación para la competencia en el lugar de trabajo. El análisis de tareas conducía a un plan de estudios de conductas skinnerianas paso a paso y refuerzo positivo que conduciría a una mano de obra competente. En Pitt, un colega me sugirió que estudiara el trabajo de Spiro y Jehng (1990) sobre la cognición flexible y el hipertexto. La metáfora del paisaje cognitivo de Spiro me intrigó: se necesitaba más de una visión de un paisaje complejo para comprender plenamente los ecosistemas superpuestos. Tras aceptar un puesto de profesor titular en la Universidad de Georgia (UGA) en 1990, se abrieron nuevas puertas para una exploración más profunda del trabajo de Spiro: *Constructivismo cognitivo e hipertexto* (Spiro y cols., 1991). Los ordenadores de sobremesa acababan de ser reconocidos como una herramienta apasionante para la enseñanza. Pero, ¿qué demonios era eso del hipertexto? Entre los argumentos presentados por Spiro y su grupo estaban: (a) en una sociedad técnica cada vez más compleja, necesitamos solucionadores de problemas con una gran flexibilidad cognitiva, (b) la enseñanza tradicional conduce a la sobresimplificación conceptual y a la incapacidad del alumnado para transferir los conocimientos adquiridos a nuevos casos, c) se necesitan nuevos entornos de aprendizaje flexibles que permitan aprender de diferentes maneras para diferentes propósitos. No es sorprendente que se sugirieran los ordenadores y los sistemas de hipertexto como forma de promover la flexibilidad cognitiva y la **transferencia del aprendizaje**. Para encontrar nuevas formas de avanzar y preparar al profesorado para educar al alumnado en lugares de trabajo cada vez más complejos, profundicé en la literatura sobre aprendizaje y enseñanza.

APRENDER Y ENSEÑAR EN CONTEXTOS AUTÉNTICOS

Mis creencias anteriores sobre los enfoques tradicionales de la enseñanza se habían quedado obsoletas. En el camino hacia la promoción y la titularidad, tuve que reinventar muchas de mis suposiciones. Cuando nos mudamos a Athens (Georgia), Barbara se doctoró en el prestigioso programa de educación de personas adultas de la UGA. Como asistente de posgrado, ella y yo conocimos al mismo tiempo a la antropóloga social Jean Lave y la **cognición situada** (1988). Con el tiempo, este trabajo se convirtió en la piedra angular de mi práctica docente y de aprendizaje, e influyó enormemente en la comprensión de Barbara sobre cómo se desarrolla el razonamiento clínico. Lave sostiene que el aprendizaje es esencialmente social por naturaleza: aprendemos unos de otros en contextos culturales específicos. Escribe sobre el aprendizaje *in situ* y resalta la importancia de los contextos sociales en los que se adquiere el aprendizaje y se convierte en una práctica. Para mí, situar el aprendizaje en contextos reales en lugar de aulas abstractas (Hajian, 2019) fue otro hito importante en mi pensamiento. Eso me llevó a preguntarme cómo desafiar la creencia aceptada de que el aprendizaje escolar se produce solo en un aula. Además, ¿qué queremos decir realmente cuando pensamos en el aprendizaje en contexto?

Definir el contexto

En primer lugar, necesitábamos una definición práctica de contexto. Tradicionalmente, hemos considerado el contexto como «el entorno, el mundo exterior comunicado a través de nuestros cinco sentidos» (Johnson, 2002, p. 16). Sin embargo, se necesita una definición más profunda cuando se explora el contexto en relación con el razonamiento profesional. Johnson continúa con su definición:

> *El contexto significa mucho más, sin duda, que acontecimientos situados en un lugar y un tiempo. El contexto también consiste en suposiciones inconscientes que absorbemos al crecer, en convicciones tenazmente arraigadas que adquirimos como por ósmosis de una visión del mundo que moldea discretamente nuestro sentido de la realidad.* (p. 16)

Esto solo explica parcialmente las influencias internas en nuestros supuestos. También existen visiones ecológicas más amplias sobre el contexto. Hemos llegado a creer que el razonamiento profesional es una interacción entre nuestra visión interna del mundo profesional (conocida y tácita) y nuestras creencias, valores y prácticas culturales más amplias (Schell, 2019). Es una interacción dinámica entre cada profesional y las propiedades de una situación de práctica particular.

Tomando en serio esta idea de los contextos de la vida real, empecé a pensar en mi propio enfoque de la enseñanza. Ya obtenía las mejores calificaciones docentes en mi departamento dando clases bien pensadas y entretenidas, así que ¿para qué cambiar? Tenía que cambiar porque quiero que mi alumnado marque una diferencia real en la práctica profesional, no en mi aula. Mientras nuestro viaje estuviera anclado en un aula de la sexta planta de Aderhold Hall, el aprendizaje iba a ser estático y no era probable que se trasladara a la práctica del alumnado.

Contexto y autenticidad

Profundizando más, me encontré con investigaciones sobre el aprendizaje y la enseñanza en contextos del mundo real. El profesorado puede crear y luego utilizar «potencialidades» o «posibilidades» (*affordances*) auténticas para apoyar la posible transferencia del aprendizaje (Hajian, 2019; Haskell, 2001). Esta es una gran noticia, y muy importante. El aprendizaje mediante la participación en experiencias compartidas en entornos reales se estaba convirtiendo en un factor significativo para mí (Kincheloe y cols., 2000; Schell y Black, 1997). A efectos del modelo emergente de aprendizaje y enseñanza contextuales, la palabra contexto significa ambiente físico, relaciones sociales, cultura de la comunidad y mucho más. Otras investigaciones nos dicen que, cuando las lecciones son abstractas y aisladas (basadas en el aula), el alumnado puede experimentar aún más barreras para transferir los conocimientos adquiridos a contextos diferentes (Detterman y Sternberg, 1994). Por ejemplo, lo que los estudiantes de terapia ocupacional aprenden en clase probablemente no lo recordarán en las prácticas de campo cuando se enfrenten a clientes reales con problemas del mundo real. Es más probable que la instrucción en entornos reales o realistas produzca resultados deseables en los que el alumnado visualice y aplique el contenido de hoy a las prácticas profesionales de mañana (Collins y cols., 1987).

Con un punto de vista práctico, no siempre es posible enseñar al personal de terapia ocupacional, o al personal docente, en entornos de trabajo reales aparte de las experiencias sobre el terreno. Las realidades filosóficas, teóricas y prácticas del tiempo y el dinero influyen mucho en los decanatos y otras personas responsables de la toma de decisiones. Así que empecé a preguntarme: «¿Cuándo lo real es suficiente?». A veces, tenemos que ceder un poco en el contexto de la enseñanza. En la figura 27-1 se ilustra una forma de concebir

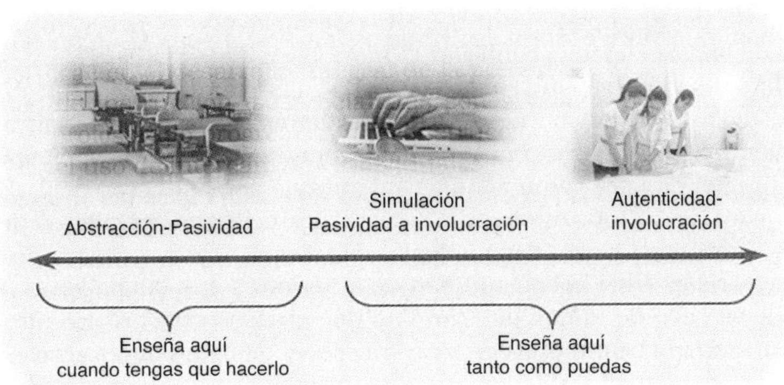

FIGURA 27-1 Un continuo de contexto educativo.

el aprendizaje a través de un continuo de realidad. En el Estudio de caso 27-1 se presenta un ejemplo de un curso de posgrado en el que se utiliza el aprendizaje y la enseñanza contextuales.

En el cuadro 27-2 se abordan preocupaciones legítimas sobre la consecución de un aprendizaje y una enseñanza contextuales.

CUADRO 27-2 ¿PUEDO HACERLO?

Probablemente se pregunte: «¿Puedo hacerlo?» La respuesta es sí. Puede hacerlo, pero se necesita valor, creatividad y voluntad para rechazar los supuestos institucionalizados.

Estudio de caso 27-1 UN CURSO SOBRE BALLENAS

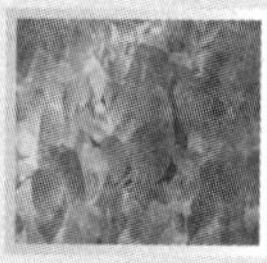

Para romper la barrera del aula, un colega del Departamento de Educación de personas adultas de la UGA y yo creamos un curso de doctorado sobre teorías del aprendizaje situado para docentes, lo pusimos a prueba y conseguimos que lo aprobara el comité de planes de estudios de la universidad. Sin embargo, para que tuviera sentido, un aula en el campus no era una opción. Por casualidad, entré en contacto con una joven y naturalista dinámica que trabaja en un barco de avistamiento de ballenas en Gloucester, Massachusetts. Cynde está profundamente comprometida con la conservación de las ballenas y el medio ambiente, y dedica su tiempo a narrar viajes de avistamiento de ballenas para educar en contextos de alimentación de ballenas en el viento y las olas del banco Stellwagen, en el océano Atlántico, un contexto perfecto para enseñar sobre el aprendizaje y la enseñanza contextuales. Entre narrativa y narrativa en barcos de avistamiento de ballenas, Cynde también recopilaba datos sobre ballenas para una organización de investigación ballenera. Como todas las grandes aventuras, empezó con una conversación. Cynde y yo creamos un cursillo de verano en una servilleta de bar tomando una cerveza. Estudiantes de doctorado y máster (en su mayoría profesores en ejercicio de muchas disciplinas académicas) se unían a Cynde, Barbara y a mí durante una semana cada mes de julio para trabajar como naturalistas principiantes enseñando sobre las ballenas en libertad a población infantil y adulta turista en embarcaciones balleneras. Solo una pequeña parte del alumnado eran docentes de biología o ciencias. A menudo, los miembros de la clase apenas conocían la morfología de las ballenas antes de llegar a Massachusetts. Una vez iniciadas las clases, las mañanas se dedicaban a conversaciones colaborativas sobre elementos del **aprendizaje** y la **enseñanza situados**: la cocreación del conocimiento en una comunidad de estudiantes. Después de un almuerzo rápido, nuestra **comunidad de aprendizaje** subió a bordo del barco de 115 *pies* junto con 100 a 200 turistas de Nueva Inglaterra y observadores de ballenas residentes. Durante el viaje de ida y vuelta de unos 40 km por el Océano Atlántico, el grupo de turistas tuvo la oportunidad de aprender sobre las ballenas: lo que comen, lo que se sabe de lo que defecan, las diferencias entre los tipos de ballenas, cómo crían a sus bebés, etc. Nuestra comunidad de estudiantes hizo su primera excursión de avistamiento de ballenas como turistas. Después, les dieron camisetas de «personal» para que se las pusieran, y se esperaba de todo el grupo que pudieran responder a las preguntas de quienes viajaban como turistas. Como naturalistas principiantes, tuvieron que dominar estos contenidos en las 24 h siguientes a su aterrizaje en Boston para poder responder a las preguntas. Era asombroso lo mucho que aprendían sobre las ballenas en muy poco tiempo.

Después de cada viaje, a menudo cenábamos y reflexionábamos en conjunto sobre el significado de lo que habían aprendido en sus vidas personales y profesionales y sobre cómo podían utilizar los principios del aprendizaje situado en sus clases de vuelta a casa. Consúltese thePoint para ver un breve video sobre un «Día en la vida» del curso sobre ballenas.

El poder del Estudio de caso de la clase Whale (y de la investigación sobre otras clases) de aprendizaje y enseñanza contextuales ilustra (a) **contextos auténticos**, (b) reflexión sistemática y posible transferencia, (c) articulación, debate y ajuste de nuevos conocimientos a través de la conversación, y (d) participación en **comunidades de práctica**. Quienes participaron en las clases aprendieron activamente a enseñar en contextos reales más allá de las limitaciones de un aula de bloques de hormigón de la UGA.

COMUNIDADES DE PRÁCTICA

En el capítulo 12 hablamos con más detalle de las comunidades de práctica. Recordará que contienen los elementos (a) dominio, (b) comunidad y (c) prácticas (Lave y Wenger, 1991). Las actividades del curso descritas en el Estudio de caso 27-1 generaron una identidad que se convirtió en el dominio central compartido por individuos con intereses comunes. Más allá del curso de la ballena, cada uno de mis cursos de posgrado se configura ahora como una comunidad intencional de alumnado en la que se espera colaboración, argumentación y exploración. Se dejó que los miembros de cada clase colaboraran y desarrollaran prácticas únicas para ese curso.

Quienes participaron crearon colectivamente una comunidad de formación natural que realizaba actividades conjuntas y compartía conocimientos: aprendían y razonaban en conjunto para lograr un propósito común (para más detalles sobre esta metodología, *v.* Schell y Black [1997]).

En la práctica, las comunidades de aprendizaje comparten un repertorio de razonamientos, y las acciones se basan en una cultura comunitaria desarrollada que crea un lenguaje común, herramientas e historias suficientes para abordar problemas y preocupaciones comunes. Este tipo de colaboración se ve reforzada por las conversaciones académicas.

CONSTRUCTIVISMO DIALÉCTICO (SOCIAL)

El uso del lenguaje común, las historias y las herramientas culturales son una buena forma de pasar al debate sobre la enseñanza constructivista. A efectos de este capítulo, una definición práctica de constructivismo es «una visión epistemológica de la adquisición de conocimientos que hace hincapié en la construcción del conocimiento más que en su transmisión y en el registro de la información transmitida por otras personas» (Applefield y cols., 2000, p. 37). Se trata de un concepto de aprendizaje tan antiguo como Platón, en el que grupos opuestos argumentaban diferentes perspectivas para llegar a un consenso y desarrollar una versión colectiva de la verdad (1987). John Dewey, progenitor de las visiones progresistas del aprendizaje y la enseñanza, creó una base práctica de elementos experienciales del constructivismo (1938). Más tarde, es probable que Piaget (asociado a las interpretaciones cognitivas) diera nombre al constructivismo (Piaget, 1954). Vygotsky aportó una visión de aprendizaje social al partido constructivista (1978). De manera general, el constructivismo se ha ramificado en varias corrientes de pensamiento epistemológico: (a) el constructivismo exógeno se basa en el relativismo según el cual las realidades externas se forman a medida que se forma el conocimiento; (b) el constructivismo endógeno atiende a las construcciones internas del conocimiento por parte de los individuos; y (c) el **constructivismo dialéctico o social** trata de las interacciones sociales que implican compartir y debatir entre el alumnado, bajo la guía de una persona facilitadora (Applefield y cols., 2000).

Debido a que nuestro enfoque se origina en las tradiciones de la cognición situada, el constructivismo social es el mejor fundamento para la creación y transformación del conocimiento a través del diálogo. Fosnot (1996) sostiene que la conversación profunda crea pensamiento y oportunidades de reflexión a medida que el alumnado defiende ideas, aporta evidencia y justifica y comunica ideas para las comunidades de aprendizaje. Fosnot sugiere, además, beneficios para el aprendizaje: «Tomarse la dialéctica más en serio puede ayudar a exponer nuevas posibilidades pedagógicas [andragógicas], así como a clarificar los requisitos y las posibilidades de una tecnología de aprendizaje que promueva y apoye los enfoques constructivistas dialécticos» (p. 2). Wu y cols. (2014) están de acuerdo y señalan que la interacción en contextos significativos es fundamental para obtener conocimientos a través de la conversación. También nos recuerdan que cada estudiante es responsable de su propio aprendizaje, no su docente que le pontifica (Applefield y cols., 2000).

Entonces, dado este énfasis en el aprendizaje a través de la conversación, ¿cuál es el rol de un profesor? McCormack y Kennelly (2011) abordan esta cuestión describiendo un marco para desarrollar y mantener comunidades de conversación mediante la facilitación y la reflexión. Su investigación ha identificado tres elementos críticos para las comunidades de aprendizaje basadas en la conservación: (a) conexión, (b) involucración y (c) seguridad.

Conexión

Cuando el aprendizaje se produce entre los miembros de una comunidad, lo denominamos construcción conjunta del conocimiento. Las conexiones y el sentido de comunidad mejoran cuando el profesorado, como facilitador, fomenta la escucha profunda y respetuosa, a la vez que anima cuando es necesario. Priest y cols. (2000) definen la facilitación como las acciones del profesorado antes, durante y después de las experiencias de aprendizaje que promueven la integración del conocimiento, la reflexión y la transformación (p. 19). Las acciones específicas pueden ser el intercambio de ideas, la articulación del alumnado, el andamiaje del profesorado según sea necesario y la reflexión mutua. Cada estudiante llega con un conjunto único de conocimientos y experiencias acumulados. Las personas facilitadoras identifican conversacionalmente las diferencias individuales y las utilizan para construir una cultura que reconozca, respete y celebre esas distinciones individuales (Wu y cols., 2014).

La facilitación hábil mediante la conversación engendra conexiones y ayuda a que afloren «formas divergentes de pensar y hablar» (p. 522). Zwiers (2019) describe las conversaciones académicas como más productivas cuando «las ideas, la información o los valores se refuerzan, debilitan, aclaran, eligen o transforman de otro modo» (p. 5). Las conexiones mejoran cuando se presentan ideas y las personas participantes se alejan con diferentes perspectivas, vínculos más profundos o nuevas vías para la resolución de problemas (Zwiers, 2019).

Involucración

¿Qué hace que las personas se impliquen activamente en el aprendizaje? Aunque la respuesta es probablemente única para cada individuo, una posible explicación puede residir en los poderes de la conversación académica. McCormack y Kennelly (2011) sugieren el uso de modelos mentales para crear comprensión a través de la interpretación que esa persona hace de los contextos existentes. Senge (1990) representa los modelos mentales como suposiciones profundamente arraigadas, generalizaciones, o cómo los individuos han llegado a entender su mundo.

La teoría del desarrollo bioecológico de Bronfenbrenner (2005) puede ser útil para comprender cómo las personas utilizan la experiencia, la crianza y la involucración social para convertirse en la persona que son. Bronfenbrenner sugiere que pasamos de la infancia a la edad adulta con base en la crianza y las experiencias a través de una serie de sistemas ecológicos que evolucionan en modelos mentales que los individuos utilizan cognitivamente para interpretar e interactuar con otras personas. Obviamente, esto es igualmente cierto para quienes se convierten en docentes.

Así pues, cuando estudiantes y docentes entablan conversaciones facilitadas, los modelos mentales o las visiones del mundo desarrolladas formulan marcos cognitivos desde los cuales se recibe, interpreta, transforma y codifica el diálogo. En el cuadro 27-3 se analizan los supuestos en el lugar de trabajo de terapeutas ocupacionales.

CUADRO 27-3 HIPÓTESIS DE TRABAJO

Una persona facilitadora de terapia ocupacional de Brasil podría iniciar una actividad conversacional entre el alumnado debatiendo los méritos y desventajas de las intervenciones de terapia basadas en la ocupación para mujeres mayores que necesitan cuidados a largo plazo (Neumann y Albert, 2018).

Cada miembro del grupo entabla una conversación basada en sus suposiciones sobre cómo funciona el mundo. Como puede imaginar, en un entorno de aprendizaje seguro, esto podría convertirse en una animada discusión. Incluso quien instruye participa con base en sus propias experiencias y conocimientos desarrollados.

El objetivo es desarrollar nuevas ideas, cambiar perspectivas y profundizar el compromiso con los servicios de terapia ocupacional para la población brasileña mayor.

Seguridad

Los elementos de seguridad (McCormack y Kennelly, 2011) y confianza (Deissler, 2007; Schell y Black, 1997) son «pegamentos» culturales que hacen que el constructivismo social funcione. Para que sea eficaz, es de vital importancia un ambiente físico y emocional de seguridad y aceptación.

Existe un cierto elemento de poder asignado socialmente a quienes enseñan. Sin embargo, cuando el control del profesorado sobre la influencia y la persuasión se comparte hábilmente con el alumnado, puede materializarse una «importancia superior» sobre el pensamiento (Bottenberg, 2015). En una investigación sobre una experiencia de aprendizaje colaborativo, Schell y Black (1997) informaron de que se alcanzaban altos niveles de motivación del alumnado cuando este adquiría autonomía en contextos de aprendizaje situados en los que «se fomentaba una cultura de apertura e intercambio de ideas en un entorno de confianza y respeto mutuos» (p. 25).

A lo largo de este proyecto de investigación, se reforzó continuamente el elemento de la confianza. Un participante en un curso de posgrado muy prestigioso sobre la enseñanza afirmó:

> *No es una comunidad, es una familia. Es más grande que una comunidad en muchos sentidos. En cierto modo, era como una red de seguridad. Empiezas a sentirte segura con ese grupo de gente y a pensar: «bueno, si digo algo que es una tontería, nadie se va a reír de mí o alguien puede ayudarme a entenderlo mejor explicándome algo en lo que no había pensado». Y eso me hizo sentir que era una parte importante del grupo. Normalmente no te sientes así en una clase. (Deissler, 2007, p. 59)*

En el cuadro 27-4 se subraya la importancia de crear un entorno de confianza.

CUADRO 27-4 FIDEICOMISO Y CONTRIBUCIONES DE ESTUDIANTES

Cuando la dinámica docente/estudiante incluye apertura, honestidad y confianza, la enseñanza y el aprendizaje surgen de forma más espontánea. Cuando los debates docente/estudiante son abiertos y libres, el alumnado está más dispuesto a aportar sus ideas sin miedo (Powell y Kalina, 2009).

LA REFLEXIÓN COMO MÉTODO DE ENSEÑANZA

La reflexión como herramienta didáctica estratégica puede ser mediada o no mediada. Laurillard (1993) hace una distinción entre la reflexión mediada y no mediada que se facilita a través de la instrucción intencional. Para los fines de esta sección, nos centramos tanto en la reflexión mediada como en la facilitada, intencional y sistemática en apoyo del aprendizaje.

Murphy (2004) ha definido generalmente la reflexión en la educación como «el proceso de mirar hacia atrás en la experiencia, evaluar su congruencia con el significado actual, generar nuevos significados y cartografiar nuevas experiencias en las estructuras de memoria existentes» (p. 228). Como veremos con más detalle más adelante, la reflexión puede «surgir» espontáneamente durante una clase, o puede ser un «momento programado» para la reflexión mediada, o incluso puede darse como un curso de 3 h en el que se reflexiona sobre las experiencias a lo largo de todo un plan de estudios. La reflexión puede ser rápida o lenta, dependiendo del flujo de la conversación y de las necesidades inmediatas del alumnado. Una oportunidad para la reflexión y la articulación puede surgir como una oportunidad para el andamiaje de la comprensión inexacta o incompleta. En los Estudios de caso 27-2, 2 y 4, se ilustra cómo apliqué una serie de estrategias didácticas utilizando la reflexión. Estos ejemplos proceden de las clases de investigación cualitativa que impartí en los programas de terapia ocupacional de la Universidad de Brenau. A veces, es importante que el alumnado valore, o dé sentido, a una idea en ciernes. Las clases basadas en supuestos de involucración social a menudo incitan a la reflexión «justo a tiempo», como se puede ver en el Estudio de caso 27-2.

Estudio de caso 27-2 REFLEXIÓN JUSTO A TIEMPO

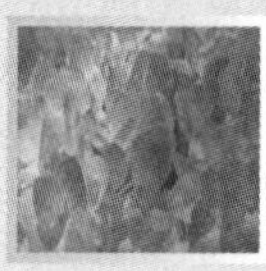

Cuando facilito al alumnado de terapia ocupacional temas de investigación cualitativa, podría interponer sin problemas un «marcador» en nuestra conversación sobre la codificación que acabamos de derivar de los datos narrativos para preguntar a Laticia: «¿Cómo describirías tu experiencia de codificación?». Una vez que Laticia haya aportado su reflexión, podría preguntar a Roy: «Ahora que has codificado un poco, ¿cómo lo harás en el futuro?». Esto puede llevar 3-4 min, y luego volvemos a una conversación más técnica sobre codificación. Vygotsky lo describe como un punto de parada para pensar y reflexionar (1978). Schön lo describiría como reflexión en la acción (1984). Otro momento para la reflexión programada es cerca del final de la clase. Podría preguntar a la comunidad: «¿Cómo podría ser útil esta habilidad de codificación para generar 'temas' cualitativos a partir de su conjunto de datos?». ¿Cómo podrían utilizar las habilidades de codificación para evaluar otros tipos de relatos de pacientes? Este formato podría llegar a esperarse y adoptarse como parte de nuestra comunidad de práctica. Yo lo veo como una forma de aumentar el valor de los conocimientos recién adquiridos.

Xhaferi y Xhaferi (2017) comparan la reflexión con el pensamiento crítico a través del desarrollo de la conciencia metacognitiva de pensamientos, sentimientos y acciones. Sin embargo, la reflexión como punto de enseñanza puede ser la promoción intencionada de (a) el pensamiento crítico sobre un tema determinado, (b) el autoexamen profundo reflexivo del razonamiento, y (c) la activación del conocimiento para una vida más allá de este momento en el tiempo (Xhaferi y Xhaferi, 2017). A efectos de este capítulo, nos referiremos a la reflexión estratégica. En el núcleo de la reflexión estratégica se facilitan los resultados del alumnado: (a) la creación de significado, (b) el razonamiento emergente y (c) la transferencia a futuras aplicaciones.

Reflexión y creación de sentido

Las mentes humanas son creadoras naturales de significado. Moon (2004) afirma que el alumnado construye significados, en un contexto determinado, mediante una combinación de razonamiento, conocimientos existentes y habilidades metacognitivas, incluidas la intuición y la autoconciencia. Moon utiliza la metáfora de un rompecabezas para describir cómo encajan las piezas cognitivas y metacognitivas en una imagen preexistente, pero incompleta. La calidad del encaje depende de (a) la calidad de las piezas cognitivas previas y (b) la capacidad de cada estudiante para retener las piezas no encajadas hasta que los nuevos conocimientos hagan posible el encaje. McTighe y cols. (2004) nos recuerdan que el aprendizaje mejora cuando se comprende el «panorama general» y se aprecia el valor de las ideas que se están aprendiendo. La creación de significado también mejora cuando el alumnado participa en contextos auténticos y se le pide que participe en tareas significativas, piense en profundidad y resuelva problemas destacados (2004). Además, McTighe se basa en conversaciones académicas para sugerir que el alumnado revise su trabajo basándose en comentarios oportunos y en nuevos aprendizajes. Consúltese thePoint para visualizar un breve video de una sesión de reflexión.

Reflexión que hace aflorar el razonamiento

Murphy (2004) presenta pruebas de que la reflexión (focalizada o mediada) genera (a) un alumnado más activo, (b) más autoconciencia y autorregulación, y (c) un pensamiento más complejo. En su artículo, publicado en la literatura de enfermería, Murphy escribe sobre la importancia de la articulación escrita y oral en la reflexión focalizada, ya que el alumnado puede preferir reflexionar de diferentes maneras. Su investigación sugiere que la combinación de estrategias de reflexión maximiza la eficacia. Este argumento continúa añadiendo el apoyo al razonamiento clínico desarrollado a través de actividades reflexivas que conectan las nuevas experiencias del alumnado con sus conocimientos existentes. En su investigación sobre un modelo para enseñar a personal enfermero principiante, McCaugherty (1991) descubrió que la reflexión centrada, junto con la articulación, mejoraban la integración de las teorías en la práctica. Además del llamamiento de Murphy para aumentar la autoconciencia y la autorregulación de los investigadores de fisioterapia, Higgs y Jensen (2019) se refieren a los procesos reflexivos metacognitivos basados en la autorreflexión crítica y la necesidad de desarrollar continuamente la autoidentidad como producto de las capacidades de razonamiento, conocimiento y comunicación cultivadas. Adams (2003) describe la reflexividad como autotransformadora y liberadora a la luz del reciente cambio social radical. «La autoconciencia reflexiva proporciona al individuo la oportunidad de construir su autoidentidad sin los grilletes de la tradición y la cultura, que anteriormente creaban límites relativamente rígidos a las opciones de autocomprensión» (pp. 221 y 222). En el Estudio de caso 27-3 se muestran técnicas de uso de la reflexión para fomentar el razonamiento profesional.

La reflexión en relación con la transferencia del aprendizaje

De la breve pausa reflexiva descrita en el Estudio de caso pueden derivarse varios resultados positivos. Durante la reflexión, la atención pasa de la discusión de las propiedades superficiales de la investigación cualitativa a niveles más profundos de pensamiento y aplicación

Estudio de caso 27-3 REFLEXIÓN PARA RAZONAR

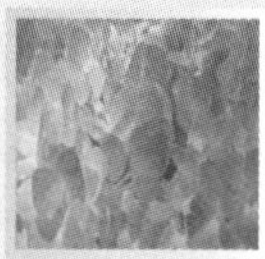

Hoy, el grupo de estudiantes debate sobre técnicas de muestreo. Conforme avanza la clase, intento hacer aflorar el razonamiento del grupo mediante la «reflexión sobre la marcha». A medida que el debate sobre la elección entre el muestreo intencional, el muestreo por bola de nieve o el muestreo por cuotas avanza, se presenta la oportunidad de hacer una pausa para pensar y reflexionar, al estilo de Vygotsky. Después de un tiempo para pensar, la comunidad de aprendizaje decide que el muestreo por bola de nieve es la mejor opción para su estudio actual. Entonces pregunto: «¿cómo habéis llegado a la conclusión de que el muestreo de bola de nieve se ajusta mejor al diseño de investigación elegido?», «¿qué sabíais previamente sobre el muestreo que os ayudó a decidiros?».

La siguiente pregunta es: «¿Qué evidencia has utilizado para establecer la conexión con este debate sobre el muestreo cualitativo?». Al responder, el grupo de estudiantes tienen que comprometerse con su yo metacognitivo para examinar su razonamiento en apoyo de una decisión. Ahora bien, dependiendo del tiempo y del criterio profesional, podría profundizar en esta reflexión/articulación formulando preguntas de sondeo ampliadas como: «¿qué evidencia has tenido en cuenta en tu razonamiento?», «¿qué solidez tiene la evidencia que has elegido?».

activa del uso de evidencia para resolver un problema de investigación. En este Estudio de caso, también creé oportunidades para el autoexamen reflexivo (Adams, 2003). A nivel comunitario, los grupos pueden adoptar esta práctica entre ellos, y se convierte en parte de su cultura de aprendizaje. Dada esta línea de reflexión y facilitación reflexiva y de respuestas articuladas, también tuve posibilidades de apuntalar y reforzar la importancia de la práctica basada en la evidencia.

Reflexión y transferencia del aprendizaje

La transferencia del aprendizaje es un tema controvertido, pero que mucha teoría del aprendizaje reivindica como el objetivo mismo de la enseñanza (Scharff y cols., 2017). Una definición de transferencia que suena simple, pero compleja, es «la aplicación productiva de aprendizajes y experiencias previas en contextos novedosos» (Hajian, 2019, p. 95).

En algunos estudios se defiende firmemente la transferencia (Scharff y cols., 2017). En otros se argumentan dificultades para utilizar la información adquirida a través de diferentes contextos (Detterman y Sternberg, 1993; Haskell, 2004). Para los fines de esta sección, aceptamos la transferencia como una posibilidad, argumentando los méritos de la «enseñanza para la transferencia» a través de la facilitación reflexiva.

Empecemos esta conversación con un supuesto respaldado por Haskell (2001) según el cual las estrategias metacognitivas sirven para orientar la transferencia cuando las expectativas de usos múltiples de la información son explícitas. Al crear una «cultura de la transferencia», el alumnado puede ser consciente de que existen múltiples aplicaciones de los conocimientos en otros contextos (Scharff y cols., 2017) y estar atento a nuevas aplicaciones (Haskell, 2004). También se puede concienciar al alumnado de la necesidad de autocontrolar cómo un conocimiento apropiado puede encajar o no en nuevos contextos (Collins, 2006). En el Estudio de caso 27-4 se analizan técnicas de enseñanza para la transferencia del aprendizaje.

¡Oigo tus gritos! Todo el mundo sabe que se dan cuatro clases por semestre y no se tiene tiempo para este tipo de análisis. Sin embargo, tómese un respiro y piense en lo que

Estudio de caso 27-4 ENSEÑANZA PARA LA TRANSFERENCIA

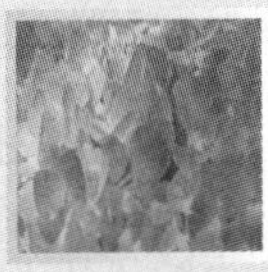

Siguiendo con el ejemplo de la clase del Estudio de caso 27-3, aquí se muestran ejemplos de cómo enseñé para la transferencia. Empecé haciendo participar al alumnado en conversaciones escritas en foros de debate electrónicos como los que se encuentran en Canvas. Se trata de una tarea de reflexión en la que se solicita al alumnado que, en pequeños grupos de 3 o 4 personas, realicen una entrevista semiestructurada de simulación basada en una actividad semestral de construcción de un estudio de investigación cualitativa. Una vez finalizadas las entrevistas, publiqué preguntas de reflexión en el tablón de anuncios electrónico con un plazo de respuesta. Cada grupo debe colaborar, decidir cómo llevar a cabo las tareas y responder de manera colectiva. Las preguntas de reflexión para los grupos de aprendizaje comienzan con una o dos preguntas de calentamiento sobre su entrevista. Por ejemplo: «Ahora que habéis terminado la entrevista, ¿cómo se siente el grupo en cuanto a las experiencias en la entrevista?», «¿cómo os dividisteis el trabajo?».

Profundizando en la reflexión, se plantean una serie de preguntas que parten de elementos que pueden dar lugar a oportunidades de transferencia. Algunos ejemplos de preguntas de reflexión podrían ser los siguientes:

- ¿Qué sabíais ya sobre la realización de entrevistas antes de empezar esta parte de la clase? [conocimientos previos].
- ¿De qué manera accedisteis a esos conocimientos previos cuando participasteis en las entrevistas prácticas? [metacognición].
- ¿De qué manera tomasteis información de la práctica de entrevistas estructuradas en clase para aplicarla a la práctica de entrevistas semiestructuradas? [**Aprendizaje cognitivo**: complejidad creciente].
- ¿Cuáles fueron los efectos de seguir las preguntas semiestructuradas con preguntas de sondeo? Proporcionad un ejemplo de una nueva vía de investigación que haya surgido de las preguntas de sondeo. [Aprendizaje cognitivo: aumentar la diversidad].
- ¿En qué aspectos generales utilizasteis las lecciones de las sesiones de práctica de entrevistas que se aplicaron a la entrevista semiestructurada en directo? [Posible transferencia del aprendizaje].
- En vuestro grupo, ¿cómo aprendisteis a aprender de esta manera? [Aprendizaje cognitivo: herramientas heurísticas de aprendizaje y control del aprendizaje].

Una vez publicadas las respuestas de los grupos, cada uno recibió una respuesta inmediata en forma de observaciones informales publicadas en el tablón de anuncios electrónico. En algunos casos, los grupos escribieron incorrectamente sobre la entrevista. En esos casos, les proporcioné ayuda individual. En el momento de la retroalimentación inicial, se informó a la comunidad de aprendizaje de que la siguiente sesión presencial incluiría una retroalimentación más detallada. A partir de estos datos, modelé un análisis cualitativo de sus reflexiones escritas utilizando un esquema de codificación para generar un análisis temático. Los resultados arrojaron información importante sobre la forma en que los grupos de alumnos sintetizaban la información previa y la nueva para pensar en las aplicaciones presentes y futuras de los conocimientos adquiridos. Algunos resultados fueron más reveladores que otros. Pero tras un análisis completo que incluía cada paso dado, los grupos encontraron en los comentarios un alimento enriquecido para una reflexión cara a cara aún mejor y más profunda.

ha aprendido sobre el razonamiento del alumnado y la probabilidad de que utilice múltiples veces los nuevos conocimientos. Además, han aparecido datos sólidos sobre mi enseñanza. Utilizando estos datos, puedo (a) proporcionar un andamiaje significativo a quienes puedan necesitar superar una brecha en la zona de desarrollo próximo (Vygotsky) en conocimiento o habilidad, (b) corregir el rumbo con respecto a qué información facilitar a quién y pistas sobre cuándo hacerlo, (c) construir sobre la ética del curso y la expectativa de transferencia del aprendizaje, (d) ilustrar la transferencia del aprendizaje de un nivel y tipo de actividad y contexto a otro mediante el uso de capacidades crecientes y el aumento de la diversidad de la aplicación, y (e) construir sobre la ética del alumnado que aprende a tener el control de su propio aprendizaje. Un alumno que participó en la investigación de un curso de doctorado sobre teorías de aprendizaje situadas reflexionó: *observarme a mí misma de forma metacognitiva... ser una gran conocedora de las ballenas y ser una ecologista en seis días... fue asombroso... fue increíble* (Deissler, 2007, p. 77).

TRANSFERENCIA DEL APRENDIZAJE (*V.* CUADRO 27-5)

CUADRO 27-5 TRANSFERENCIA DEL APRENDIZAJE: UNA DEFINICIÓN PRÁCTICA

La transferencia del aprendizaje se refiere a la capacidad de tomar lo aprendido en un contexto y aplicarlo eficazmente en otro. Por ejemplo, la transferencia del aprendizaje puede producirse a través de asignaciones dentro de un curso, a través de un programa de estudio, en una situación de empleo, y a través de la vida personal de alguien. En algunos casos, la similitud entre contextos puede ser obvia, y la transferencia será más fácil (Scharff y cols., 2017, pp. 1-2).

Lograr la transferencia del aprendizaje es un fenómeno poco frecuente. Detterman y Sternberg (1993) enjuiciaron el argumento en contra de la transferencia diciendo que su aparición es epifenomenológica (tal vez podríamos decir extremadamente raro o inusual). Jean Lave está más que de acuerdo. En una conferencia en la Universidad de California, en Los Ángeles, le pregunté sobre la probabilidad de transferencia. Me miró divertida y me dijo: «la única transferencia que he visto es en autobús». He pensado, leído e investigado sobre este tema y he llegado a estar de acuerdo con Haskell (2001) en que en contextos similares a la vida real, utilizando estrategias de instrucción similares a las de quienes aprenden y una cultura de reflexión y pensamiento crítico de la comunidad de práctica, pueden alcanzarse algunos niveles de transferencia del aprendizaje. Por parte de quienes instruyen, se requiere reflexión, planificación, persistencia en las acciones intencionadas y celebración de los pequeños triunfos. También se requiere la creación de una ética de transferencia en toda la comunidad como objetivo. Collins (2006) y otras autorías hacen hincapié en el control del aprendizaje y en el aprendizaje sobre el aprendizaje.

Condiciones que permiten la transferencia

Haskell reconoce que la transferencia es esquiva y sugiere que la instrucción para la transferencia es posible, pero en circunstancias demandantes. Enumera 11 requisitos que establecen una cultura de aprendizaje y enseñanza de la transferencia (2001). Su lista describe a alumnado y profesorado que:

1. Han alcanzado un alto nivel de conocimientos en las áreas de estudio.
2. Han alcanzado cierto nivel de conocimientos en posibles áreas de transferencia.
3. Comprenden la historia y las tradiciones de las zonas de transferencia potencial.

4. Tienen una alta motivación y comprenden el espíritu de la transferencia.
5. Comprenden qué es la transferencia del aprendizaje y cómo funciona.
6. Han desarrollado estrategias metacognitivas que permitan razonar para la transferencia.
7. Han creado y adoptado una cultura comunitaria de transferencia.
8. Comprenden las teorías aplicables que subyacen en las áreas de contenido de la transferencia.
9. Participan en horas de práctica y simulacro.
10. Dejan un tiempo considerable para que se gesten las ideas generadas por la transferencia.
11. Han examinado las acciones y el pensamiento de individuos que son ejemplos de transferencia del aprendizaje (Haskell, 2001, pp. 45 y 46).

Como ha podido leer, se trata de condiciones estrictas para la transferencia del aprendizaje. Haskell (2001) continúa diciendo:

> *En este momento no soy tan ingenuo como para creer que los principios que defiendo se adoptarán a gran escala, al menos en breve. [No obstante,] la medida en que se producirá la transferencia (una escuela adopta estos principios es la medida en que se producirá la transferencia) y solo en esa medida. (p. 47)*

Desde que estas condiciones se publicaron por primera vez hace más de 20 años, me atrevo a decir que pocas instituciones educativas le han tomado la palabra. Con esta nota alegre, pasemos a ver cómo pueden combinarse estos principios con prácticas educativas similares a las de quienes aprenden, que pueden facilitar aún más el pensamiento profundo y el aprendizaje práctico.

APRENDIZAJE COGNITIVO

Ahora que hemos cubierto teorías y marcos obvios que apoyan el aprendizaje contextual, recurro a un documento sobre fugitivos del Educational Resources Information Center (ERIC): *Cognitive Apprenticeship: Teaching the Craft of Reading, Writing and Mathematics* (Collins y cols., 1987) que presenta un paraguas de estrategias instructivas. Este grupo de autores publicó posteriormente un trabajo fundamental sobre este tema en *Educational Researcher* en Brown y cols. (1989).

> *En el aprendizaje cognitivo, los conocimientos conceptuales y fácticos se ejemplifican y sitúan en el contexto de su uso. De este modo, el conocimiento conceptual se da a conocer en función de sus usos en diversos contextos, lo que fomenta tanto una comprensión más profunda del significado de los propios conceptos como una rica red de asociaciones memorables entre conceptos importantes y contextos de resolución de problemas. Esperamos que este enfoque centrado en los procesos expertos y el aprendizaje situado ayude a resolver los problemas educativos de las destrezas frágiles y los conocimientos inertes. (p. 5)*

El marco del aprendizaje cognitivo encaja de forma natural con el aprendizaje situado (Brown y cols., 1989) para la enseñanza en contextos situados. En el cuadro 27-6 se presentan los orígenes del enfoque del aprendizaje cognitivo.

Lyons y cols. (2017) escribieron que el aprendizaje cognitivo se empleaba cada vez más en la educación clínica porque puede hacer que el pensamiento experto sea más «visible». Continúan diciendo que este enfoque es «altamente aplicable» al aprendizaje y la enseñanza de las complejidades del pensamiento clínico [razonamiento]. La teoría consta de cuatro partes muy interconectadas: (a) **contenido**, (b) **métodos**, (c) **secuencia** y (d) **sociología del entorno de aprendizaje**. Cada una de estas partes es fundamental para el desarrollo del Modelo de Schell de aprendizaje y enseñanza contextuales, y no pueden desligarse de sus relaciones entre los constructos de reflexión, razonamiento y transferencia del aprendizaje y el constructivismo social.

CUADRO 27-6 ORÍGENES DEL APRENDIZAJE COGNITIVO

El aprendizaje cognitivo se desarrolló y propuso en respuesta a una desconexión observada entre el conocimiento enseñado en entornos escolares y la aplicación de ese conocimiento en entornos del mundo real. (Lyons y cols., 2017, p. 724)

Contenido del aprendizaje

Este término hace referencia a los conceptos y/o acciones que realizan las personas expertas para resolver problemas del mundo real (Rojewski y Schell, 1994). Se distinguen varios tipos de contenidos, empezando por el **conocimiento del dominio**, que puede caracterizarse como hechos y acciones básicos que se exigen a las personas expertas. En otro nivel, estas personas suelen resolver problemas utilizando un «truco del oficio» o una **heurística**. A menudo se trata de atajos aprendidos a través de la experiencia. Por ejemplo, una persona terapeuta de cuidados intensivos que atiende a alguien que acaba de sufrir un ictus sabe que es probable que presente deficiencias complejas, como cambios cognitivos, parálisis parcial y limitaciones del habla. Para juzgar rápidamente si alguna de estas deficiencias está afectando el rendimiento de esa persona, puede utilizarse la heurística. Por ejemplo, después de saludar a la persona que ha tenido el ictus y explicarle quién es, se le pregunta si quiere lavarse la cara. Por experiencia, la persona que está realizando la terapia ocupacional sabe que la mayoría de pacientes de cuidados intensivos dirán que sí. Al proporcionarle una toallita húmeda, rápidamente se observan una serie de conductas, como la comprensión de la pregunta por parte de la persona paciente, si pudo tomar la toallita y encontrarse la cara, si utilizó una o dos manos, si se lavó toda la cara o solo una parte.

Otro nivel de contenido se calibra para promover el **control del aprendizaje**. El alumnado de terapia ocupacional tiene la oportunidad de desarrollar estrategias metacognitivas que manifiesten acciones como el establecimiento de objetivos profesionales. Pueden comprender, a nivel metacognitivo, sus propias necesidades de aprendizaje, así como desarrollar habilidades para evaluar sus propios logros (Nothnagle y cols., 2010). En el nivel más alto, **las estrategias de aprendizaje** se centran en aprender a aprender y en el desarrollo de habilidades que amplían y reconfiguran los conocimientos para resolver un problema (Collins, 2006). En este nivel, el alumnado sintetiza y amplía sus conocimientos para resolver problemas en diferentes contextos.

Métodos de aprendizaje

«En un modelo de aprendizaje cognitivo, el rol de quien instruye es mediar o facilitar el aprendizaje entre personas participantes activas y no pasivas» (Rojewski y Schell, 1994, p. 238). El **modelado** es el acto de una persona experta que demuestra o realiza una tarea. En el proceso, el alumnado desarrolla un modelo conceptual que resulta en la externalización cognitiva de lo que normalmente es interno (Collins, 2006). En la formación en terapia ocupacional, el alumnado puede observar a quien le instruye demostrando el uso de un dispositivo de cambio de tecnología de apoyo. La **orientación (*coaching*)** se produce cuando quienes instruyen observan al alumnado mientras realiza tareas y proporcionan «pistas, desafíos, andamiaje, retroalimentación, modelado, recordatorios y nuevas tareas destinadas a acercar su rendimiento al rendimiento experto» (Collins, 2006, p. 51). Continuando con nuestro dispositivo de cambio, quien instruye ahora ha entregado el dispositivo al alumnado para que discuta, elija, active y luego justifique el uso de esa actividad en particular para abordar las necesidades de una persona cliente de práctica. A medida que el alumnado elige, quien instruye puede guiar hacia una solución que tenga sentido para la persona cliente. Más tarde, pasando al modo reflexivo, quien instruye puede pedir al alumnado que señale la mejor evidencia que respalde su elección de intervención.

Cuando el alumnado, principiante en este tipo de dispositivo, tropiece a la hora de tomar las mejores decisiones para la persona cliente, quien instruye proporcionará un apoyo más específico para elegir entre las alternativas y utilizar la evidencia. Collins (2006) se refiere a esto como **andamiaje**. Como apoyo a la instrucción, el andamiaje puede adoptar muchas formas. El profesorado puede realizar físicamente una tarea para que sus estudiantes puedan avanzar. Por ejemplo, nuestro dispositivo de conmutación tiene que ajustarse para satisfacer las necesidades de la persona cliente, y esto puede requerir una habilidad de nivel superior. Por tanto, quien instruye puede detener a sus estudiantes en mitad de la actividad, realizar el ajuste necesario y, a continuación, quien está siendo instruido continúa con su tarea. La próxima vez que se realice la actividad, la persona facilitadora puede hacer que su estudiante realice parte o la totalidad del ajuste. Se trata de un acto de **desvanecimiento**. Las estrategias de **articulación** piden al alumnado que diga explícitamente lo que ha aprendido. Por ejemplo, a nuestro alumnado de terapia ocupacional se les podría pedir que creara un video al estilo Tick-Tock en el que se demostrara cómo utilizar correctamente el dispositivo de conmutación. Ahora llegamos al punto de vista de Collins sobre la **reflexión** como una forma de comparar de manera metacognitiva el trabajo de principiantes con el de personas expertas. Nótese que este punto de vista es ligeramente diferente de cómo he caracterizado la reflexión anteriormente en este capítulo. Sin embargo, desde el punto de vista de Collins, nuestra persona instructora de ejemplo podría pedir a su comunidad de aprendizaje que realizara una charla grabada en audio que luego se compararía con una charla realizada por una persona experta en el uso de un dispositivo de conmutación. Una persona facilitadora hábil podría utilizar este evento para poner de relieve la creación de significado a partir de las diferencias obvias entre las acciones de principiantes y personas expertas, al tiempo que describe el razonamiento que subyace a cada grabación. **La exploración** hace avanzar la instrucción, guiando al alumnado hacia el modo de resolución de problemas. Collins escribe: «la exploración es fundamental para que [el alumnado] aprenda a formular preguntas o problemas que pueda resolver» (2006, p. 51). En nuestro ejemplo, uno o dos miembros de nuestro grupo de estudiantes podrían plantear la cuestión de la idoneidad del dispositivo de conmutación para clientes con espasticidad o temblores frente a clientes con debilidad. Puede animarse a estas personas aprendices a que busquen información sobre lo que les preocupa e informen de los resultados de su investigación. Otro enfoque consiste en probar la máquina con personas voluntarias seleccionadas en un entorno seguro e informar de los resultados a la comunidad de aprendizaje.

Secuenciación del aprendizaje

Un elemento importante de cualquier diseño curricular o instruccional es qué enseñar y cuándo (Rojewski y Schell, 1994). Collins y cols. (1989) y Collins (2006) ofrecen perspectivas únicas sobre la secuenciación de la instrucción que pueden aplicarse con flexibilidad en función de los niveles y contextos de las situaciones de aprendizaje. **Global antes que local** es una estrategia de secuenciación en la que se da al alumnado un «primer vistazo» al «panorama general» de una idea o concepto. Los detalles se completan posteriormente en el momento justo. Tal vez recuerde que el Estudio de caso 27-3 describía cómo el alumnado de terapia ocupacional aprendía técnicas de entrevista cualitativa. Ese tema comenzó con una breve lectura general y un breve video en línea sobre la importancia de recopilar datos de investigación mediante entrevistas a informantes. Esta visión general, o secuencia general, contribuye a reducir la disonancia cognitiva (Harmon-Jones y Mills, 2019), en la que el alumnado puede tener puntos de vista contradictorios con respecto a cómo las habilidades de entrevista son una herramienta importante para recopilar datos de investigación cualitativa. Una vez que el alumnado conoce las rutas generales, podemos pasar a otras estrategias de secuencia, como el **aumento de la complejidad**. Este enfoque es adecuado cuando se exige al alumnado que domine cada vez más destrezas para lograr un rendimiento experto. La actividad de entrevista cualitativa se realizó por fases, empezando por crear oportunidades de grupo para realizar una entrevista generalizada sobre cualquier tema. La siguiente fase fue una entrevista estructurada en clase sobre un tema de investigación seleccionado, seguida de fases de práctica en grupo de entrevistas mal estructuradas y entrevistas mal estructuradas con preguntas de sondeo. El último nivel de complejidad fueron las entrevistas reales para su proyecto de investigación cualitativa de un semestre de duración. Una vez que el alumnado completó sus tareas de entrevista en grupo, se pasó a una actividad en la que se utilizó una secuencia de **diversidad creciente**. «A medida que el alumnado aprende a aplicar habilidades a problemas más diversos, sus estrategias adquieren una red más rica de asociación contextual y, por tanto, está más fácilmente disponible para su uso con problemas desconocidos o novedosos» (Collins, 2006, p. 52). Con la vista puesta en la transferencia del aprendizaje, nuestra comunidad de estudiantes entabló conversaciones sobre las habilidades de entrevista que son útiles en la admisión y el desarrollo de planes de tratamiento. En el cuadro 27-7 se ilustra la importancia de crear una comunidad en el aprendizaje y la enseñanza contextuales.

CUADRO 27-7 SOCIOLOGÍA Y APRENDIZAJE EN EL LUGAR

Una última característica del modelo de aprendizaje cognitivo hace hincapié en cuatro aspectos relacionados con las creencias, los valores, la cultura y los ambientes sociales del aprendizaje en el mundo real. Estos aspectos incluyen el aprendizaje situado, la comunidad de práctica, la motivación intrínseca y el aprovechamiento de las oportunidades de aprendizaje cooperativo. (Rojewski y Schell, 1994, p. 239)

Sociología del lugar de aprendizaje

Los enfoques cognitivos de aprendizaje y enseñanza dependen totalmente del desarrollo de un sentido de comunidad en el que el aprendizaje es un valor cultural y se centra en la adquisición de conocimientos especializados (pericia). Cuando la instrucción en terapia ocupacional se inserta en entornos de práctica reales, o casi reales, rodeados de «personas expertas en una cultura centrada en la práctica experta y definida por ella» (Collins, p. 52), el alumnado adquiere competencias dentro de una comunidad (tabla 27-1). Los aspectos clave de los entornos de aprendizaje social son (a) el **aprendizaje situado**, (b) las **comunidades de práctica**, (c) la **motivación intrínseca** y (d) la **resolución cooperativa de problemas**. La mayoría de estos elementos ya se han tratado en este capítulo, pero será útil hablar de la motivación intrínseca y de la resolución cooperativa de problemas. Como sabemos, una gran parte de estudiantes entra en clase con la expectativa de avanzar un poco más en el programa de estudios necesario para acceder a la profesión. Construir culturas de comunidad situadas en contextos de práctica auténticos contribuye en gran medida a crear culturas de rendimiento, no de aprobación de exámenes. El uso de tipos de reflexiones mediadas (Adams, 2003) da cabida a la autoreflexión y la exploración de la importancia del significado. Las expectativas de cooperación son también una ética creada primero por el profesorado y luego por quienes participan en una comunidad funcional de práctica (Lave y Wenger, 1991). La siguiente es una cita de un participante en la experiencia de aprendizaje situado de la clase de la ballena recopilada en la investigación de Deissler (2007), que ilustra el poder del aprendizaje en una comunidad de práctica:

> *Antes de este viaje tenía muchas dudas sobre si esta clase me iba a enseñar algo diferente cuando ya había leído los artículos y libros como dos, tres veces. Pensaba que ya entendía de qué tratan las comunidades de práctica y el aprendizaje situado. Pero fue realmente, realmente, asombroso poder verme aprendiendo todos los hechos y en tan poco tiempo sin tener ninguna lección formal en absoluto, y luego poder tener una perspectiva totalmente diferente hacia la naturaleza y las ballenas, y la humanidad y todo eso. (p. 73)*

TABLA 27-1 Elementos del aprendizaje cognitivo

Concepto y/o medidas adoptadas por personas expertas

Contenido	Conocimientos	Contenido básico de la asignatura (hechos y acciones)
	Heurística	Trucos expertos
	Estrategias de control	Enfoques de dirección para la solución de problemas complejos
	Estrategias de aprendizaje	Aprender a aprender nuevas ideas y acciones

Prácticas docentes que desarrollan la experiencia

Métodos	Modelado	Quien instruye demuestra una acción; quien aprende la realiza
	Orientación (*coaching*)	Quien instruye facilita mientras quien aprende completa una tarea
	Andamiaje	Quien instruye apoya el rendimiento de quien aprende
	Desvanecimiento	A medida que quien aprende mejora, quien instruye se retira
	Articulación	Quien aprende verbaliza o demuestra de otro modo sus conocimientos
	Reflexión	Estudio metacognitivo del significado, el razonamiento y la aplicación
	Exploración	Quien aprende busca soluciones y resuelven problemas sin ayuda

Escenificación de la progresión de los contenidos

Secuencia	Mayor complejidad	Tareas críticas con dificultad creciente
	Aumentar la diversidad	Tareas críticas en distintos contextos
	Global antes que local	Presentar el «panorama general» antes que los detalles

Interacciones sociales que fomentan el aprendizaje

Sociología del lugar de aprendizaje	Aprendizaje situado	Aprender en contextos auténticos
	Comunidades de práctica	Desarrollar procedimientos para realizar tareas críticas
	Motivación intrínseca	Alta volición entre el alumnado conectado, involucrado y seguro
	Cooperación	El alumnado se encarga de establecer y alcanzar objetivos

Adaptada de Brown, J. S., Collins, A. y Duguid, P. (1989). Situated cognition and the culture of learning. *Educational Researcher, 18*(1), 32–42. https://doi.org/10.3102/0013189X018001032

MODELO DE SCHELL DE APRENDIZAJE Y ENSEÑANZA CONTEXTUALES

Las raíces del Modelo de Schell se publicaron en la 1.ª edición de este libro en 2006. Posteriormente, en la segunda edición (2018), se publicó una representación de un modelo funcional. En esta 3.ª edición, el modelo se desarrolla aún más para explicar teorías y supuestos interrelacionados. De 2006 a 2013, se llevaron a cabo nueve estudios de tesis que contribuyeron cada uno a un elemento del modelo. En la sección de referencias figura una lista de esas investigaciones. En particular, el estudio de Deissler (2007) fue un examen cualitativo de los cambios de las creencias educativas basadas en la participación en un entorno de aprendizaje situado (nota: yo no supervisé la tesis de Deissler). Los resultados de ese estudio destacaron las experiencias contextualizadas de una comunidad de docentes que aprendía sobre la cognición situada y los métodos de enseñanza asociados. Estos estudios de investigación y la literatura profesional se unen a Wu y cols. (2014) en la firme defensa de propuestas de aprendizaje social en las que el alumnado colabora en actividades y contenidos y reflexiona de manera sistemática sobre el conocimiento emergente. El Modelo de Schell se construye sobre relaciones dependientes entre cuatro acciones instruccionales dentro de contextos auténticos. Estos elementos incluyen (a) experiencias compartidas dentro de contextos auténticos, (b) construcción conjunta conversacional del conocimiento, (c) articulación del conocimiento y (d) reflexión para aplicaciones de significado, razonamiento y práctica. Véase la figura 27-2 para una representación gráfica del Modelo de Schell de aprendizaje y enseñanza contextuales. Reconocerá cada uno de estos elementos de las discusiones precedentes. El modelo reúne intencionalmente aspectos del aprendizaje y la enseñanza contextuales en una forma integral de pensar acerca de la instrucción de tipo aprendizaje que da como resultado el razonamiento profesional. Las acciones de docentes dentro del modelo se caracterizan por un movimiento rápido y fluido entre los elementos del aprendizaje y la enseñanza. No hay un lugar uniforme en el cual empezar o terminar. Por ejemplo, puede comenzarse la enseñanza reflexionando sobre las aplicaciones de la terapia ocupacional en la práctica real y pasar después a la articulación y discusión de nuevos

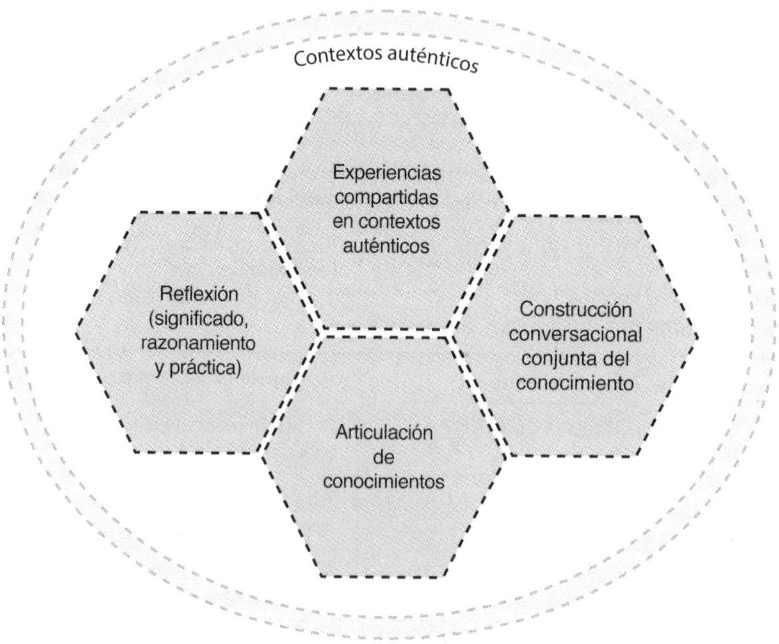

FIGURA 27-2 Modelo de Schell de aprendizaje y enseñanza contextuales.

conocimientos construidos socialmente. El orden y la dirección se dejan a criterio del profesional. Para simplificar, exploremos una serie de estudios de casos que ilustran el modelo en acción. Empezaremos por el Estudio de caso 27-5.

Este ejemplo de visión general de un caso ilustra la velocidad y la dirección a la que se avanza en el modelo. Como puede verse, no nos entretenemos. El Dr. Lee cambió el enfoque de la instrucción por el modelo, en los minutos que consideró oportunos. No observó ningún

Estudio de caso 27-5 GLOBAL ANTES QUE LOCAL: UN EJEMPLO

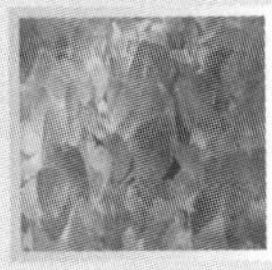

Este Estudio de caso se basa en una experiencia de visita a la Ruta Dorada a lo largo de la costa meridional sudafricana. El pueblo, la escuela, la universidad, quien instruye y la comunidad de aprendizaje son ficticios, pero servirán para los fines de esta historia.

Recientemente, una comunidad de estudiantes de terapia ocupacional de una universidad australiana viajó a Searsberg Bay, Sudáfrica, para realizar una experiencia de prácticas de campo en el Montoree Children's Center. El equipo docente del centro y el equipo de terapeutas ocupacionales australianos, principiantes, tenían previsto colaborar en la prestación de servicios a población infantil con múltiples problemas de conducta. Varios miembros del contingente australiano son descendientes de aborígenes de Tasmania. La bahía de Searsberg es un popular destino turístico de la costa sur de Sudáfrica, conocido por sus playas, lujosos restaurantes, hoteles de lujo y ricas oportunidades de ecoturismo. Sin embargo, la pobreza, las escasas condiciones económicas, los salarios de subsistencia, la modesta atención sanitaria y la gran dependencia de las ayudas públicas y las agencias de servicios sociales sugieren que mucha población residente local es servil al ambiente vacacional que pregona la Cámara de Comercio local. La comunidad de aprendizaje del alumnado de terapia ocupacional, incluido su profesor, el Dr. Lee, pasan a formar parte del voluntariado en el Centro Montoree, trabajando específicamente con personal docente y de orientación de formación profesional y necesidades especiales. El Centro se encuentra en el epicentro del pueblo de Brill Hill, situado en una empinada colina con vistas al municipio de Searsberg Bay y al Océano Índico. Las viviendas típicas del pueblo están construidas con palés de transporte clavados, tejados de chapa ondulada y linóleo recuperado. A menudo, las puertas estaban cubiertas con telas. La falta de saneamiento es un problema constante. El transporte rutinario dentro y fuera del pueblo se hace a pie: no hay carreteras asfaltadas ni aceras. Mucha de la población habitante de la aldea que trabaja cerca de la bahía de Searsberg va a trabajar por la «carretera 11», es decir, caminan a pie varios kilómetros para llegar a su trabajo, normalmente mal pagado. Cuando la comunidad de estudiantes de terapia ocupacional empieza a colaborar con el equipo docente asignado en Montoree, rápidamente se desconciertan ante un entorno dramáticamente incómodo y un modo de vida drásticamente diferente entre las familias de Brill Hill. En una visita anterior, el Dr. Lee había hecho todo lo posible por preparar al alumnado para la vida en ese pueblo, pero ahora que la comunidad de aprendizaje estaba inmersa en la cruda realidad de un **contexto auténtico**, la realidad se hacía aún más tangible. Tras una cena típica de pescado, maíz y agua marrón, la comunidad de aprendizaje se reunió en el gimnasio del Centro para empezar a debatir y aprender sobre la historia y la cultura locales y la vida de la población infantil de Bey Hill. Se trataba de una **conversación** académica dentro de una experiencia compartida en un contexto auténtico (Kincheloe y cols., 2000). El Dr. Lee empezó la conversación haciendo preguntas sobre lo que los miembros ya sabían acerca de la cultura africana. Sacó a la luz los **conocimientos previos que ofrecían** posibilidades de **andamiaje** (Collins, 2006; Vygotsky, 1978) cuando las lagunas de conocimiento eran evidentes. A continuación, utilizando los conocimientos previos del alumnado, inició una **reflexión reflexiva** solicitándoles que examinaran sus reacciones ante la cultura africana a la luz de su propia identidad (Higgs y Jensen, 2019). A continuación, tuvo lugar la **construcción de nuevos conocimientos** (Wu y cols., 2014) en relación con la salud, el hambre y la pobreza en las aldeas. Casi inmediatamente, los nuevos conocimientos fueron **articulados** e interpretados oralmente por varios miembros de la comunidad de aprendizaje (Murphy, 2004). El Dr. Lee, un hábil facilitador, trasladó rápidamente estos momentos de conocimiento articulado de nuevo a la **reflexión mediada** (Adams, 2003), solicitando a sus estudiantes que examinaran de manera metacognitiva los significados emocionales derivados de su experiencia hasta el momento y que hablaran sobre su razonamiento profesional (Murphy, 2004).

orden prescrito al desplazarse por el modelo, sino que se movió según lo necesitaba, utilizando su criterio profesional y las necesidades de sus estudiantes. Este fue el razonamiento reflexivo y la toma de decisiones del Dr. Lee en acción (Higgs y Jensen, 2019). En la tabla 27-2 se destacan las conexiones con el Modelo de Schell y las herramientas de aprendizaje cognitivo utilizadas.

Ejemplo detallado de aprendizaje y enseñanza situados

El siguiente Estudio de caso se adentra en la «maleza» del aprendizaje y la enseñanza contextuales. Fort Smith es la tercera ciudad más grande de Arkansas. Está situada entre Oklahoma y Arkansas, en la confluencia de los ríos Arkansas y Poteau. La ciudad es también la sede de Arkansas Colleges of Health Education (ACHE), una institución privada sin ánimo de lucro con programas de educación en medicina osteopática, biomedicina, terapia ocupacional y fisioterapia. Las dos últimas comparten unas impresionantes instalaciones de última generación de más de 6 100 m^2 que se inauguraron en 2021. Bajo el liderazgo de la decana Jennifer Moore, la Facultad de Terapia Ocupacional de ACHE ha adoptado el aprendizaje contextual y el plan de estudios y las prácticas de enseñanza como núcleo de su programa. Ahora, conozcamos a Noah Hansen, instructor de terapia ocupacional de ACHE. Noah llega a la formación de desde muchos puestos de liderazgo en pediatría y salud mental. En su tiempo libre, encuentra maneras de servir a las personas que experimentan la falta de vivienda y la enfermedad mental. Está casado y tiene cuatro hijos. Tras completar su máster, ahora está realizando un doctorado en una importante universidad de investigación cercana.

TABLA 27-2 Resumen del Estudio de caso: ejemplo global antes que local

MODELO DE SCHELL Y BIBLIOGRAFÍA DE RESPALDO	HERRAMIENTAS DE APRENDIZAJE COGNITIVO UTILIZADAS
• Construcción conjunta del conocimiento • Articulación • Reflexión sistémica • Contexto auténtico	• Conversación académica • Práctica comunitaria • Aprendizaje situado • Articulación • Reflexión • Andamiaje

En el semestre de otoño, Noah está enseñando terapia ocupacional en salud mental fuera de las instalaciones en colaboración con Riverview Hope Campus[1]. La misión de Hope Campus es: «proporcionar un servicio seguro e integral Hope Campus se asocia con adultos sin hogar en su viaje hacia la autosuficiencia y la vivienda permanente». La asignatura OTD 571, Fundamentos de la práctica en salud mental y prácticas de campo de nivel 1, aborda la práctica de la terapia ocupacional en áreas de salud conductual, incluyendo problemas psicológicos y factores cognitivos y sociales que influyen en el desempeño y la participación ocupacional de la clientela. La experiencia de prácticas de campo de nivel I se centra en el desarrollo de conductas profesionales, prepara al alumnado para experiencias de prácticas de campo, y proporciona oportunidades para que el alumnado aplique los conocimientos adquiridos a la práctica y se involucre en el razonamiento profesional.

Fundamentalmente, este modelo de aprendizaje y enseñanza contextual consiste en situar al alumnado en la vida real. En el cuadro 27-8 se incluye una nota de Noah sobre sus intenciones instructivas.

CUADRO 27-8 NOAH

El impulso para el diseño de la asignatura fue el deseo de tejer un contexto auténtico a lo largo de esta, en contraposición a un contenido experiencial intermitente. Quería que el aprendizaje se situara en un ambiente físico, social y emocional real. Para entender realmente qué es y cómo es la salud mental comunitaria y cómo debería hacerse, hay que HACER salud mental comunitaria. También creo que es fundamental destacar la importancia de la dignidad. Puede ser poderoso crear incomodidad en el aprendizaje para apreciar lo crítico que es que trabajemos para crear comodidad y aceptación para las personas a las que servimos.

Varios temas generales de aprendizaje y enseñanza están arraigados en la asignatura OTD 571. Uno de ellos está relacionado con el desarrollo de un aprendizaje comunitario conectado, involucrado y seguro, como sugieren McCormack y Kennelly (2011). Otro tema es el pensamiento crítico y una expectativa de transferencia del aprendizaje. Además, la defensa de la terapia ocupacional en los servicios de salud mental es un fuerte componente de la comunidad de aprendizaje. Todos estos se mezclan en una comunidad de práctica basada en una cultura establecida por la comunidad de aprendizaje (Haskell, 2001).

Antes de cada clase, el alumnado ha absorbido lecturas o una presentación en video de los **conocimientos del dominio** descargados de la plataforma de cursos electrónicos de ACHE (Collins, 2006). Las clases, que se imparten cara a cara en Hope Campus, suelen comenzar con Noah facilitando una **conversación académica**, basada en las lecturas previas a la clase (Akpan y cols., 2020; Damico y cols., 2015). Al dividirse en grupos de 2 a 4, los miembros de la comunidad pasan a una actividad de «compromiso con la clientela», en la que el alumnado accede a conocimientos recién formados mientras se relacionan con participantes de Hope en una variedad de ocupaciones. A continuación, la comunidad de aprendizaje se reúne nuevamente para **reflexionar** (Xhaferi y Xhaferi, 2017) y analizar posibles formas de aumentar la complejidad y diversidad de las estrategias de enseñanza (Collins, 2006).

Además, la comunidad de aprendizaje se enfrentará a nuevos acontecimientos, como encuentros de tratamiento con pacientes modelo en el laboratorio de simulación de ACHE, seguidos de la **construcción conjunta conversacional de nuevos conocimientos** (Powell y Kalina, 2009). Siguiendo un impulso de escritura, cada estudiante creará una documentación

[1] Página web del Hope Campus: https://riverviewhopecampus.org/

de servicios consistente con los estándares de documentación profesional para que el alumnado se familiarice con las herramientas de evaluación comúnmente utilizadas en los programas de salud mental. Esta es otra forma de establecer prácticas de comunidad (Lave y Wenger, 1989). Para reforzar el rol de la terapia ocupacional en el tratamiento de la salud mental, Noah ha creado una expectativa llamada *Bring It Back to Class Project*, algo así como «proyecto de vuelta a la clase». Durante un semestre de 15 semanas, se espera que las distintas comunidades de estudiantes experimenten las barreras y obstáculos que impiden los servicios de terapia ocupacional en los programas de salud mental. Se espera que exploren cada impedimento y estudien posibles soluciones. Este enfoque ofrece posibilidades de **exploración** y posibles vínculos con la **transferencia del aprendizaje** (Collins, 2006). Por último, Noah espera una mayor exploración en las áreas de desestigmatización de las enfermedades mentales y promoción de la justicia ocupacional. Con el objetivo de exponer ideas erróneas sobre la salud mental, los miembros de la comunidad seleccionarán un tema relacionado con las condiciones clínicas y describirán el estigma y cómo la profesión de terapia ocupacional puede contribuir haciendo de la concienciación sobre los servicios de salud mental un atributo positivo. En el Estudio de caso 27-6, la clase está a punto de comenzar, así que escuchemos.

Estudio de caso 27-6 ANSIEDAD SITUADA Y TRASTORNOS DEL ESTADO DE ÁNIMO: ACTIVIDAD EN CONTEXTO AUTÉNTICO

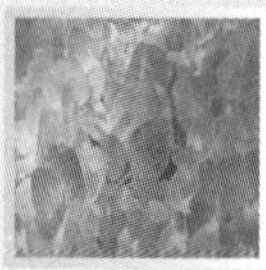

Es un día fresco y húmedo de otoño en Ft. Smith, y muchas personas habituales del Campus Hope están presentes debido al mal tiempo. El tema y las actividades de hoy se refieren a los servicios de terapia ocupacional para pacientes con ansiedad y trastornos del estado de ánimo. Antes de la clase, el grupo de estudiantes ha leído un extenso artículo de investigación sobre la supresión de las respuestas emocionales de las personas con ansiedad y trastornos del estado de ánimo. Mientras observamos y escuchamos, varias personas clientes invitadas de Hope participan compartiendo historias de ansiedad cotidiana. Algunas de las historias son deprimentes, complejas, enrevesadas y difíciles de escuchar. A varios miembros de la comunidad se les saltan las lágrimas. La **comunidad de práctica** ha entrado en una **experiencia compartida** en un **contexto de aprendizaje** muy **auténtico** y emotivo. Tras una hora de intensa conversación y escucha activa, llega la hora de comer. La clientela del Hope Campus y sus historias se alejan, dejando un murmullo comunitario. Cuando Noah comienza la facilitación, el alumnado toma su bolsa de almuerzo mientras él señala lo difícil que es la vida de las personas con ansiedad y trastornos del estado de ánimo. Sugiere estrategias de terapia ocupacional para hacer frente a historias de vida difíciles. Esta es la realidad de la vida en la calle en Fort Smith. Mientras el grupo de estudiantes discute y reacciona (**constructivismo social**) de diferentes maneras a las historias de la clientela, Noah aprovecha el momento y les guía aún más en la **reflexión** sobre la marcha. Les pide que reflexionen sobre su creciente conciencia de la ansiedad y el significado de la dignidad de la clientela y sus historias personales. A continuación, Noah pide al grupo que piensen en profundidad sobre su propio razonamiento (**reflexión sistemática**) y hablen sobre sus primeras ideas basadas en las historias que han oído y los artículos que han leído. A medida que prosigue el debate, el alumnado expresa (**articulan**) de manera voluntaria sus incipientes perspectivas. Escuchando atentamente, Noah observó a dos estudiantes que no mostraban un conocimiento completamente preciso sobre la «regulación de las emociones». Esto permite un **andamiaje** cuidadoso, ya que Noah sugiere una orientación más precisa. Cuando el par de estudiantes **articula** mejor la información, Noah **se retira** y luego reta aún más al alumnado a **explorar** un artículo reciente con un punto de vista ligeramente diferente sobre la ansiedad y los trastornos del estado de ánimo. Con la misma rapidez, la comunidad ha vuelto al modo **reflexivo** (**reflexión**) a medida que los individuos han empezado a expresarse más sobre el manejo de su propia ansiedad. En cuestión de 20-30 min, se ha utilizado todo el círculo del Modelo de Schell, aunque sin ningún orden en particular. Tras una pausa, el grupo de estudiantes pasa a otra actividad.

En la tabla 27-3 se destacan las conexiones con el Modelo de Schell y las herramientas de aprendizaje cognitivo utilizadas. Además, en el Estudio de caso 27-7 se muestra cómo los enfoques de aprendizaje pueden aplicarse en el aprendizaje y la enseñanza contextuales.

TABLA 27-3 Resumen del Estudio de caso: ansiedad situada y trastornos del estado de ánimo. Actividad en contexto auténtico

MODELO DE SCHELL Y BIBLIOGRAFÍA DE RESPALDO	HERRAMIENTAS DE APRENDIZAJE COGNITIVO UTILIZADAS
• Construcción conjunta del conocimiento • Articulación • Reflexión sistémica • Reflexión • Configuración para la transferencia del aprendizaje	• Sociología del lugar de aprendizaje • Comunidades de práctica • Aprendizaje situado • Conocimientos • Conversación académica • Reflexión • Andamiaje/desvanecimiento • Articulación/exploración

Estudio de caso 27-7 APRENDIZAJE EN TERAPIA DE PROCESO GRUPAL[2]

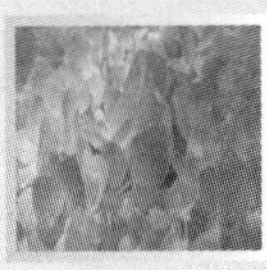

A estas alturas del semestre, el tiempo se está volviendo más fresco y los árboles muestran colores vibrantes. El tema de esta semana es la terapia en un proceso de grupo. Los miembros de la comunidad de aprendizaje de la signatura OTD 571 se han reunido en la sede de Hope Campus en una gran sala multiusos con el suelo de hormigón sin pintar. Antes de la clase, los miembros de la comunidad de aprendizaje han leído un extenso artículo sobre el proceso de grupo que Noah encontró en la literatura profesional. En la sala, las mesas y sillas móviles están dispuestas en forma de rectángulo. La luz procede de dos grandes ventanales adyacentes a una vibrante pared pintada de azul con representaciones geográficas aleatorias en blanco. Noah comienza la clase con un video de YouTube de 7 min de música de inducción de *Playing for Change*. De pie en el pasillo, oímos música internacional alegre que nos

[2] Agradecimientos especiales a Noah Hansen, Arkansas Colleges of Health Education.

introduce en la clase. Una vez instalada la comunidad de aprendizaje, Noah introduce la sesión de hoy utilizando una técnica de secuencia **global antes que local**, mientras describe su intención general y las actividades para hoy. Para empezar, se muestra un video de una sesión de terapia de grupo utilizando un ordenador y un proyector. La sesión de video está dirigida por terapeutas ocupacionales con formación, experiencia y conocimientos en salud mental. En la sesión de video participan personas con diagnóstico de trastorno esquizoafectivo y/o bipolar. Quienes dirigen la sesión de video demuestran la mejor práctica «utilizar el yo terapéutico», una habilidad que Noah ha planificado como tema central. Puede imaginarse que sus estudiantes se encuentran con una sesión de grupo difícil de ver. Una hora más tarde, el video termina y es evidente que parte del alumnado está profundamente afectado. Saber que la mejor enseñanza es a veces el silencio. Noah anima a dedicar unos minutos a la reflexión en silencio. Cuando es el momento oportuno, facilita el paso del grupo a un tiempo de **reflexión** más activo. Su objetivo aquí es animar primero al alumnado a revelar las emociones que afloran al ver el video. **Modelando** su propio uso terapéutico de sí mismo, Noah describe sus propias emociones y sondea suavemente las respuestas del alumnado con preguntas diseñadas para animar a pensar de manera cognitiva sobre sí mismo. Por ejemplo, Noah pregunta: «¿Qué técnicas de terapia de grupo observaste que parecieran eficaces?» y «de las que funcionaron, ¿qué se ganó?». La intención es sacar a la luz los actos de **creación de significado** y valoración del alumnado. Se trata de elementos de **compromiso, heurísticos** y **estrategias de control** del autoaprendizaje. Otro nivel de reflexión consiste en explorar el **razonamiento** subyacente que el alumnado utilizó en la elaboración de significados. «Piensa en lo que has leído y visto», sugiere Noah. «¿Qué aspectos o acontecimientos concretos eran comunes o diferentes a los de la lectura o a los del video?», «¿cómo se combinaron esas diferencias o similitudes para ayudarte a sacar una conclusión positiva o negativa?», «¿qué procesos mentales utilizaste?». En esta fase, el alumnado iniciaba una reflexión más viva, en la que participaba en un razonamiento profesional sobre sí mismo como terapeutas y sobre sus estrategias metacognitivas. Una vez que esta reflexión llegó a una conclusión natural, llegó el momento de un merecido descanso.

Quince minutos más tarde, Noah vuelve a convocar a todos en un círculo de sillas separadas de las mesas. Sin las superficies de bloqueo de libros u ordenadores, el grupo de estudiantes se encuentra frente a frente; ahora es muy diferente, pero sigue siendo un **contexto auténtico**. Noah introduce hábilmente al alumnado en un ejemplo de ejercicio de terapia de grupo. Utilizando el marco del proceso grupal de Tuckman de «formación, tormenta, normalización, actuación y clausura», Noah lleva al grupo a través de cada paso para convertirse en un grupo de trabajo de terapeutas mientras **modela** los principios del «uso terapéutico de sí mismo». En cada etapa, los miembros de la comunidad de aprendizaje observan y reflexionan sobre conductas, sentimientos y pensamientos, necesidades del grupo y liderazgo necesario. Al finalizar esta sesión de grupo de ejemplo, comienza un tiempo de **articulación**. A medida que se generan ideas, se **construyen conjuntamente y socialmente** nuevos conocimientos. En ocasiones, Noah tiene que intervenir en la **orientación**, el **andamiaje** y el **desvanecimiento** para evitar que las conclusiones mal extraídas se reafirmen y surjan más tarde como una transferencia negativa del aprendizaje. En este punto, el grupo se ha convertido en una auténtica **comunidad de práctica**. A medida que la conversación continúa, Noah incita al alumnado a considerar **estrategias de aprendizaje** para argumentar, reconfigurar y ampliar los conocimientos emergentes en formas que puedan utilizarse para resolver situaciones relacionadas (**transferencia del aprendizaje**). Al final de la clase, utilizando los principios de **complejidad**

creciente y **diversidad creciente**, Noah ha sentado las bases para formular las habilidades de proceso grupal necesarias para brindar servicios de terapia grupal de terapia ocupacional a pacientes con enfermedades mentales (tabla 27-4).

TABLA 27-4 Resumen de Estudio de caso: aprendizaje en terapia de proceso grupal

CONEXIÓN CON EL MODELO E INVESTIGACIÓN DE APOYO	HERRAMIENTAS DE APRENDIZAJE COGNITIVO UTILIZADAS
• Reflexión sistemática • Articulación • Construcción conjunta del conocimiento • Experiencia compartida en un contexto auténtico • Razonamiento • Transferencia del aprendizaje	• Global antes que local • Aprendizaje situado • Comunidad de prácticas • Demostración, entrenamiento, andamiaje, desvanecimiento • Heurística • Estrategias de control • Estrategias de aprendizaje

En el Estudio de caso 27-8 se aborda el uso de la reflexión para mejorar la elaboración de significados, el razonamiento y la transferencia del aprendizaje del alumnado.

Estudio de caso 27-8 REFLEXIÓN SOBRE LA CREACIÓN DE SIGNIFICADO, EL RAZONAMIENTO Y LA TRANSFERENCIA DEL APRENDIZAJE

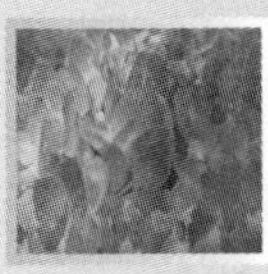

Ahora que el semestre de otoño está más avanzado, el fin de semana de Acción de Gracias está a la vuelta de la esquina. El tiempo otoñal en Ft. Smith se está volviendo más frío. Ayer por la mañana cayó una ligera lluvia helada que se disipó a medida que avanzaba el día. Hoy está despejado pero hace aún más frío, lo que nos recuerda las penurias de las personas sin hogar, especialmente en tiempos de Acción de Gracias.

Utilizando un enfoque de «de vuelta a la clase», Noah ha solicitado a los miembros de la comunidad que vuelvan a leer materiales y videos seleccionados de su curso Justicia ocupacional y cambio del semestre pasado. Las lecturas abarcan la *Ley de Discapacidad de Estados Unidos*, los movimientos de defensa de las personas discapacitadas, las normas éticas y la justicia laboral. Ejecutando su plan, Noah ha elaborado esta sesión para desafiar al alumnado a pensar en profundidad y más allá de sus propias opiniones, a menudo estereotipadas, sobre pacientes con problemas de salud mental, al tiempo que formulan ideas nuevas, libres de prejuicios y transportables.

Como siempre, OTD 571 se convoca en Hope Campus utilizando la misma sala multiusos que visitamos el mes pasado. La configuración es un círculo de sillas alejadas de las mesas. Tras una breve introducción de un video sobre la defensa de las personas con discapacidad, Noah utiliza esa posibilidad para pasar a la **reflexión sistemática**. Reparte una hoja en blanco de cartulina y lápices de colores, y solicita al alumnado que dibujen literalmente sobre su propio **razonamiento** para crear una representación de los aspectos clave de sus reflexiones sobre las lecturas previas a la clase.

Tras dejar 10-15 min para dibujar y otros 15 para **hablar,** Noah presenta a dos personas invitadas que comparten sus luchas personales contra la salud mental, el abuso de sustancias y la vivienda estable. En ambos casos, no se trata de sucesos recientes: sus historias se remontan a años atrás. Describen toda una vida de interacciones negativas con la asistencia sanitaria, la agresividad de las fuerzas del orden y proveedores de servicios bienintencionados, pero a menudo mal dirigidos. El primer orador invitado, un hombre de unos 45 años, viste una sudadera desgastada, vaqueros rotos y zapatillas de baloncesto Converse sucias. Su historia gira en torno a ciclos de drogas, alucinaciones y cárcel. La otra persona invitada es transexual, de edad indeterminada, mejor vestida, pero la falta de hogar desde hace tiempo se le nota en la cara y en las manos. Sus historias incluyen el acoso de otras personas en la calle y de las autoridades locales de Ft. Smith.

Ambos describen aterradores episodios de salud mental que acabaron en un diagnóstico de esquizofrenia. En este entorno, la conversación es abierta, honesta y sincera. Los oradores interactúan abiertamente con el alumnado, respondiendo a las preguntas con una franqueza y sinceridad que desmienten una sensación de amargura y alienación.

En el momento justo, Noah saca unas tarjetas de notas de 3×5 creadas al principio de este semestre. Esas tarjetas son familiares porque contienen notas escritas y gráficos que evolucionaron tras una difícil **reflexión** e introspección. En el espacio seguro que proyecta Noah, el alumnado pudo recuperar nociones preconcebidas de quienes padecen enfermedades mentales y documentarlas en esas tarjetas de notas. Refiriéndose a la colección de dibujos de hoy, a las tarjetas de notas y a las emociones de la sesión reciente, Noah inicia la reflexión recordando al alumnado: «es fácil decir que toda vida humana es igual de valiosa. Sin embargo, aún no he conocido a la persona que yo crea que realmente vive eso. Ahora os desafío a que reflexionéis sobre vuestras primeras suposiciones de 'pensamientos condescendientes y basados en la superioridad' y empecéis a deconstruirlas». Tras un tiempo de **reflexión** en silencio, el grupo inicia lentamente el debate con «barandillas» acordadas de antemano para evitar juicios infundados. Como siempre, la atención se centra en el crecimiento personal y la identidad.

Noah continúa la reflexión solicitando a los miembros de la comunidad que reproduzcan las percepciones hegemónicas anteriores documentadas en tarjetas de notas, sus lecturas previas a la clase, los dibujos de hoy sobre la defensa de la salud mental y el **significado** fresco de la sesión de grupo que acaba de terminar. La **estrategia de aprendizaje** consiste en sintetizar todos estos acontecimientos, ideas y emociones en una **práctica comunitaria** que podemos denominar **transferencia del aprendizaje**. Es el razonamiento profesional en acción.

A medida que estas ideas recién sintetizadas se funden en las mentes y los corazones de la comunidad, Noah pasa a una actividad en la que vuelve abiertamente al tema de transferir nuestras ideas emergentes a nuevos paradigmas de defensa ética dentro de un marco de justicia ocupacional (**aumentar la diversidad**). Pide al alumnado que se reúna en torno a una mesa plegable, Noah despliega 3 metros de papel de periódico y saca tres cajas de rotuladores mágicos. «Ahora vamos a crear y documentar una 'línea mental' comunitaria de servicios terapia ocupacional de salud mental libres de juicios». Los miembros de la comunidad de aprendizaje toman los rotuladores y empiezan a formar símbolos de colores de su nueva forma de pensar y de sus nuevas ideas para la práctica (tabla 27-5). Véase más sobre este enfoque en la Actividad formativa 27-1.

TABLA 27-5 Resumen del Estudio de caso: reflexión sobre la creación de significado, el razonamiento y la transferencia del aprendizaje

CONEXIÓN CON EL MODELO E INVESTIGACIÓN DE APOYO	HERRAMIENTAS DE APRENDIZAJE COGNITIVO UTILIZADAS
• Experiencia compartida en un contexto auténtico • Construcción conjunta del conocimiento • Articulación • Reflexión sistémica (elaboración de significados)	• Comunidad de prácticas • Reflexión • Reflexión para la transferencia • Estrategias de aprendizaje • Aumentar la diversidad

RESUMEN

Al principio de este capítulo, hablábamos de la llamada de Spiro a una nueva manera de pensar sobre la educación para una sociedad técnica (1990). Tanto él como sus colegas pedían (a) personas capaces de resolver problemas con altos niveles de flexibilidad cognitiva, (b) entornos de aprendizaje flexibles que permitan aprender de diferentes maneras, y (c) nuevas formas de enseñar que promuevan la transferencia del aprendizaje. Aunque la publicación de Spiro tiene más de 20 años, es aún más cierta hoy que antes de esta época de teléfonos inteligentes.

Esta perspectiva es una ventana que invita a educar a terapeutas ocupacionales que razonen de forma reflexiva y que aborden las diferencias entre clientes que viven en infinidad de culturas y contextos. También sigue siendo cierto que las instituciones educativas de muchos tipos se aferran de manera obstinada a las tradiciones de la «escolarización» institucionalizada y el recuerdo pasivo del alumnado de la información de dominio (Haskell, 2001). Bottenberg (2015) dijo lo siguiente:

> *Aun así, considero que los comentarios críticos de Schor y Postman y Weingartner sirven como una útil llamada de atención, alertando incluso a quienes instruyen con la conciencia de las posibilidades de que podamos estar reafirmando inadvertidamente las expectativas de nuestro alumnado de ser «saltadores de obstáculos» en nuestros cursos, en lugar de personas aventureras, aprendices inspiradas. (p. 34)*

A pesar de estas advertencias, creemos que es responsabilidad del profesorado crear entornos de aprendizaje auténticos que fomenten el aprendizaje activo y un sentido entusiasta de la aventura y la inspiración.

En este capítulo, hemos abogado por contextos auténticos y audaces para el aprendizaje y la enseñanza en los que el alumnado colabore, construyendo el conocimiento a través de la conversación, la argumentación, la reflexión, la introspección profunda, la articulación y la exploración. Hemos abogado por una enseñanza de tipo aprendizaje impartida por personas expertas que reflexionan, modelan, orientan, respaldan y apoyan, se desvanecen y exploran de un modo que anima al alumnado a conectar, involucrarse y sentir seguridad. La seguridad para vincular la emoción real al aprendizaje permite abrir puertas a la transformación profesional a través del razonamiento, abrir puertas a través de las cuales el aprendizaje construido conjuntamente podría transferirse a través de diferentes contextos de tratamiento de terapia ocupacional.

Actividad formativa 27-1

Actividad formativa: reflexión sobre la acción: el arte de crear sentido.

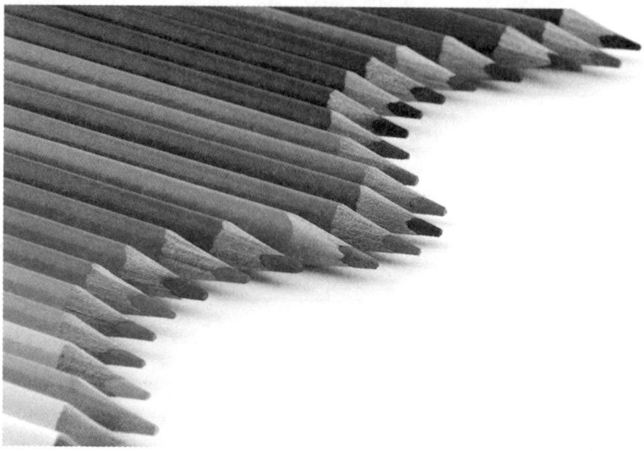

La reflexión intencionada sobre la acción puede utilizarse para promover la conversación académica sobre un tema, fomentar la creación de significado entre el alumnado y promover posibles oportunidades de transferencia futura del aprendizaje.

Empiece por crear una experiencia de aprendizaje real para sus estudiantes de terapia ocupacional. Por ejemplo, pídales que trabajen durante un día como ayudantes en un centro de enfermería local. Seguramente tienes muchas otras ideas, probablemente mejores, para crear una experiencia de aprendizaje auténtica. Una vez finalizada la experiencia, reúna a todo el grupo en una sala con dos mesas largas cubiertas con un rollo de papel de periódico y un surtido de rotuladores de colores, ceras de colores, marcadores, etcétera. El grupo puede disfrutar mejorando sus obras de arte con purpurina, pegamento, sellos, notas pósit u otros materiales artísticos.

Pida al alumnado que haga una representación de su experiencia real. Permita a los miembros del grupo de estudiantes que tomen hojas blancas y dibujen lo que quieran que represente su día en la residencia de personas mayores. Concédales tiempo suficiente para que reflexionen sobre su experiencia. El objetivo es crear un dibujo de mesa con los aspectos más significativos de sus experiencias colectivas.

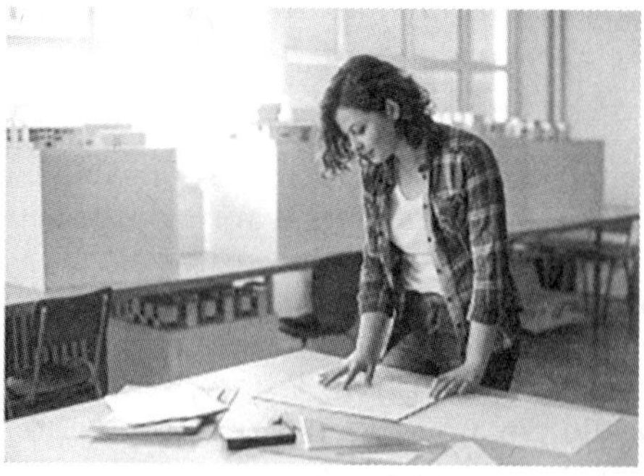

Una vez terminada la obra de arte, pida a cada estudiante que hable de su experiencia significativa individual representada en su dibujo. Después de que hayan terminado su explicación, permita que otros miembros de la comunidad de estudiantes hagan preguntas sobre otras representaciones artísticas.

Posibles pistas de reflexión para la facilitación:

- Pregunta sobre cada dibujo y cómo representa su experiencia.
- ¿Qué significado tiene para usted este dibujo?
- ¿De qué manera conecta esta representación con un aspecto de la ciencia del trabajo? (¿o cualquier otro tema del día?).
- ¿De qué manera conecta tu dibujo con cualquier otro de nuestro mural?
- ¿Cómo podría ayudarnos lo que hemos aprendido hoy en otro entorno de terapia ocupacional?

Facilite la conversación entre los miembros de su comunidad de aprendizaje:

- «Tomiqua, ¿por qué es tan importante el dibujo de Lilie para los servicios de terapia ocupacional?».
- «Cuando te conviertas en terapeuta ocupacional en ejercicio, ¿cómo podrías vivir experiencias similares?».

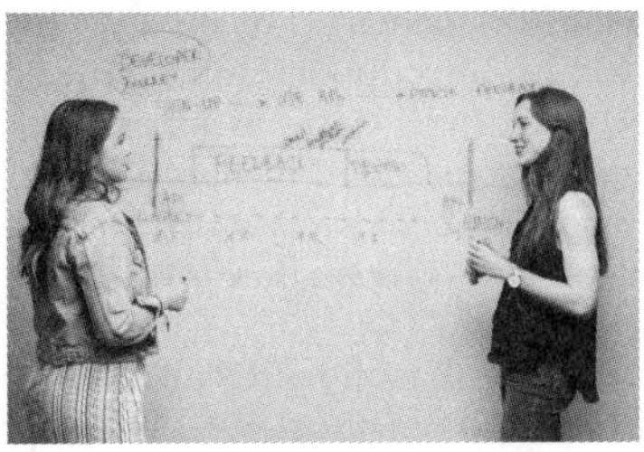

Utilizando una pizarra y rotuladores, pida al alumnado que haga una lista de los aspectos más importantes o significativos ilustrados por las obras de arte colectivas de las comunidades de aprendizaje. Facilite un debate sobre cómo puede utilizarse esa información para reforzar el tema del día.

Puede encontrar actividades formativas adicionales para este capítulo en thePoint.

REFERENCIAS BIBLIOGRÁFICAS

Adams, M. (2003). The reflexive self and culture: A critique. *The British Journal of Sociology, 54*(2), 221–238. https://doi.org/10.1080/0007131032000080212

Akpan, V. I., Igwe, U. A., Mpamah, I. B. I., & Okoro, C. O. (2020). Social constructivism: Implications on teaching and learning. *British Journal of Education, 8*(8), 49–56. https://www.eajournals.org/wp-content/uploads/Social-Constructivism.pdf

Applefield, J. M., Huber, R., & Moallem, M. (2000). Constructivism in theory and practice: Toward a better understanding. *The High School Journal, 84*(2), 35–53. http://www.jstor.org/stable/40364404

Bottenberg, F. (2015). Power-sharing in the philosophy classroom: Prospects and pitfalls. *AAPT Studies in Pedagogy, 1*, 33–46. https://doi.org/10.5840/aaptstudies20159183

Bronfenbrenner, U. (2005). *Making human beings human: Biological perspectives on human development.* Sage.

Brown, J. S., Collins, A., & Duguid, P. (1989). Situated cognition and the culture of learning. *Educational Researcher, 18*(1), 32–42. https://doi.org/10.3102/0013189X018001032

Collins, A. (2006). Cognitive apprenticeship. In R. K. Sawyer (Ed.), *The Cambridge handbook of learning sciences* (pp. 47-60). Cambridge University Press.

Collins, A., Brown, J. S., & Newman, S. E. (1987, January). *Cognitive apprenticeship: Teaching the craft of reading, writing and mathematics* (Technical Report No. 403). Xerox Palo Alto Research Center.

Collins, A., Brown, J. S., & Newman, S. E. (1989). Cognitive apprenticeship: Teaching the craft of reading, writing, and mathematics. In L. B. Resnick (Ed.), Knowing, Learning, and Instruction: Essays in Honor of Robert Glaser. Lawrence Erlbaum Associates. https://www.taylorfrancis.com/books/e/9781315044408/chapters/10.4324/9781315044408-14

Damico, J., Tetnowski, J., Lynch, K., Hartwell, J., Weill, C., Heels, J., & *Simmons-Mackie*, N. (2015). Facilitating authentic conversation: An intervention employing principles of constructivism and conversation analysis. *Aphasiology, 29*(3), 400–421. https://doi.org/10.1080/02687038.2014.945388

Deissler, C. (2007). *Educators' belief change in a situated learning environment* [Doctoral dissertation]. University of Georgia, Athens. http://getd.libs.uga.edu/pdfs/deissler_christa_h_200705_phd.pdf

Detterman, D. K., & Sternberg, R. J. (Eds.). (1993). *Transfer on trial: Intelligence, cognition, and instruction.* Ablex Publishing.

Detterman, D.K. & Sternberg, R. (1994). *Transfer on trial: Intelligence, cognition, and instruction.* Praeger. ISBN: 978-0893918262.

Dewey, J. (1938). *Experience and education.* New York: Macmillan Company.

Fosnot, C. T. (1996). Constructivism: A psychological theory of learning. In C. T. Fosnot (Ed.), *Constructivism: Theory, perspectives, and practice* (pp. 8-33). Teachers College Press.

Hajian, S. (2019). Transfer of learning and teaching: A review of transfer theories and effective instructional practices. *IAFOR Journal of Education, 7*(1), 93–111. https://doi.org/10.22492/ije.7.1.06

Harmon-Jones, E., & Mills, J. (2019). An introduction to cognitive dissonance theory and an overview of current perspectives on the theory. In E. Harmon Jones (Ed.), *Cognitive dissonance, 2nd edition: Reexaming a pivotal theory in psychology. AMA.* https://doi.org/10.1037/0000135-001

Haskell, R. E. (2001). *Transfer of learning: Cognition, instruction and reasoning.* Academic Press.

Haskell, R.E. (2004). *Transfer of learning: Cognition and instruction.* Academic Press. ISBN 9780123305954

Higgs, J., & Jensen, G. M. (2019). Clinical reasoning: Challenges of interpretation and practice in the 21st century. *In* J. Higgs, G. M. Jensen, S. Loftus, & N. Christensen (Eds.), *Clinical reasoning in the health professions* (4th ed., pp. 3–11). Elsevier.

Ignelzi, M. (2000). Meaning-making in the learning and teaching process. *New Directions for learning and teaching. n82,* 5-14. ISSN-0271-0633.

Johnson, E. B. (2002). *Contextual teaching and learning: What it is and why it is here to stay.* Corwin Press.

Kincheloe, J., Slattery, P., & Steinberg, S.R. (2000). *Contextualizing teaching: An introduction to education and educational foundations.* Longman. ISBN 978-0801315046.

Laurillard, D. (1995). Multimedia and the changing experience of the learner. *British Journal of Educational Technology. 26*(3), 179-189. https://doi.org/10.1111/j.1467-8535.1995.tb00340.x

Laurillard, D. (2002). *Rethinking university teaching: A conversational framework for the effective use of learning technologies.* Routledge.

Lave, J. (1988). *Cognition in practice: Mind, mathematics and culture in everyday life (learning in doing).* Cambridge University Press.

Lave, J., & Wenger, E. (1989). *Situated learning: Legitimate peripheral participation.* Cambridge University Press. ISBN 978-9-521-42374-8.

Lave, J. (2019). *Learning and everyday life: Access, participation and changing practice.* Cambridge University Press.

Lave, J., & Wenger, E. (1991). *Situated learning: Legitimate peripheral participation.* University of Cambridge Press.

Lyons, K., McLaughlin, J. E., & Khanova, M. T. (2017). Cognitive apprenticeship in health sciences education: A qualitative review. *Advances in Health Sciences Education, 22*(3), 723–739. https://doi.org/10.1007/s10459-016-9707-4

Maslin, Z. (2021). *Critical and analytical reasoning as a mediation tool.* Academia Letters. https://doi.org/10.20935/AL1664

McCaugherty, D. (1991). The use of a teaching model to promote reflection and the experiential integration of theory and practice in first-year student nurses: An action research study. *Journal of Advanced Nursing, 16,* 534–543. https://doi.org/10.1111/j.1365-2648.1991.tb01688.x

McCormack, C., & Kennelly, R. (2011). 'We must get together and really talk ...'. Connection, engagement and safety sustain learning and teaching conversation communities. *Reflective Practice: International and Multidisciplinary Perspectives, 12*(4), 515–531. https://doi.org/10.1080/14623943.2011.590342

McTighe, J., Seif, E., & Wiggins, G. (2004). You can teach for meaning. *Educational Leadership, 62*(1), 26–30. https://talkcurriculum.files.wordpress.com/2014/09/mctighe-j-seif-e-wiggins-g-2004-you-can-teach-for-meaning.pdf

Moon, J. A. (2004). *A handbook of reflective and experiential learning: Theory and practice.* Routledge Falmer.

Murphy, J. I. (2004). Using focused reflection and articulation to promote clinical reasoning: An evidence-based teaching strategy. *Nursing Education Perspectives, 25*(5), 226–231. https://pubmed.ncbi.nlm.nih.gov/15508561/

Neumann, L. T. V., & Albert, S. M. (2018). Aging in Brazil. *The Gerontologist, 58*(4), 611–617. https://doi.org/10.1093/geront/gny019

Nothnagle, M., Goldman, R., Quirk, M., & Reis, S. (2010). Promoting self-directed learning skills in residency: A case study in program development. *Academic Medicine, 85*(12), 1874–1879. https://doi.org/10.1097/ACM.0b013e3181fa02a4

Piaget, J. 1954. The construction of reality in the child, New York: Basic Books. (Original work published 1937)

Plato. (1987). *The Republic* (2nd ed.). Penguin Books.

Powell, K. C., & Kalina, C. J. (2009). Cognitive and social constructivism: Developing tools for an effective classroom. *Education, 130*(2), 241–250. https://link.gale.com/apps/doc/A216181184/AONE?u=googlescholar&sid=bookmark-AONE&xid=3f64b9a8

Priest, S., Gass, M. & Gillis, L. (2000). *The essential elements of facilitation.* ISBN: Kendall Hunt 978-0787266110

Rojewski, J., & Schell, J. W. (1994). Cognitive apprenticeship for learners with special needs: An alternate framework for teaching and learning. *Remedial and Special Education, 15*(4), 234–243. https://doi.org/10.1177/074193259401500405

Scharff, L., Draeger, J., Verpoorten, D., Devlin, M., Dvorakova, L. S., Lodge, J. M., & Smith, S. V. (2017). Exploring metacognition as a support for learning transfer. *Teaching and Learning Inquiry, 5*(1), 78–91. https://doi.org/10.20343/teachlearninqu.5.1.6

Schell, B. A. B. (2019). Professional reasoning in practice. In B. A. B. Schell & G. Gillen (Eds.), *Willard & Spackman's occupational therapy* (13th ed., pp. 482–497). Wolters Kluwer.

Schell, J. W., & Black, R. S. (1997). Situated learning: An inductive case study of a collaborative learning experience. *Journal of Industrial Teacher Education, 34*, 5–28. https://scholar.lib.vt.edu/ejournals/JITE/v34n4/pdf/Schell.pdf

Schön, D. A. (1984). *The reflective practitioner: How professionals think in action.* Basic Books.

Senge, P. (1990). *The fifth dimension: The art and practice of the learning organization.* Doubleday.

Spiro, R. J., Feltovich, P. J., Feltovich, P. L., Jacobson, M. J., & Coulson, R. J. (1991). Cognitive flexibility, constructivism, and hypertext: Random access instruction for advanced knowledge acquisition in ill-structured domains. *Educational Technology, 31*(5), 24–33. http://www.jstor.org/stable/44427517

Spiro, R. J., & Jehng, J. C. (1990). Cognitive flexibility and hypertext: Theory and technology for the nonlinear and multidimensional traversal of complex subject matter. In D. Nix & R. J. Spiro (Eds.), *Cognition, education, and multimedia: Exploring ideas in high technology* (pp. 163–205). Lawrence Erlbaum Associates.

Vygotsky, L. S. (1978). *Mind in society: The development of higher psychological processes.* Harvard University Press.

Wu, Y., Shih, P. C., & Carroll, J. M. (2014). *Design for supporting dialectical constructivist learning activities.* In Proceedings of the international conference on education and new learning technologies. Barcelona, Spain. https://doi.org/10.13140/2.1.1908.6724

Xhaferi, B., & Xhaferi, G. (2017). Enhancing learning through reflection: A case study of SEEU. *SEEU Review, 12*(1), 53–68. https://doi.org/10.1515/seeur-2017-0004

Zwiers, J. (2019). Next steps with academic conversations: *New ideas for improving learning through classroom talk.* Stenhouse. ISBN 978-1625312990

Disertaciones de apoyo

Asunda, P. (2007). *A multisite case study of faculty and teacher perceptions of NCETE professional development workshops on engineering design content* [Doctoral dissertation]. University of Georgia, Athens. http://getd.libs.uga.edu/pdfs/asunda_paul_a_200705_phd.pdf

Brannan, P. (2006). *Applying professional development to the teaching practice of technology education teachers* [Doctoral dissertation]. University of Georgia, Athens. http://getd.libs.uga.edu/pdfs/brannan_william_l_200605_edd.pdf

Brown, C. S. (2010). *The globalized community of practice: a phenomenological case study* [Doctoral dissertation]. University of Georgia, Athens. http://getd.libs.uga.edu/pdfs/brown_carol_a_201005_edd.pdf

Deissler, C. (2007). *Educators' belief change in a situated learning environment* [Doctoral dissertation]. University of Georgia, Athens. http://getd.libs.uga.edu/pdfs/deissler_christa_h_200705_phd.pdf

Gillespie, J. (2001). *The effect of a communities of practice intervention on career decision-making self-efficacy, locus of control, and career maturity* [Doctoral dissertation]. University of Georgia, Athens.

Goodroe, J. (2010). *Teacher perspectives of contextual teaching and learning with respect to student engagement* [Doctoral dissertation]. University of Georgia, Athens. http://getd.libs.uga.edu/pdfs/goodroe_joseph_t_201005_edd.pdf

Hall, J. (2012). *Socialization of alternatively certified teachers into a public-school system* [Doctoral dissertation]. University of Georgia, Athens. http://getd.libs.uga.edu/pdfs/hall_jeffrey_s_201208_edd.pdf

Lindsay, L. N. (2009). *Transformation of Learners in a community of practice occupational therapy fieldwork environment* [Doctoral dissertation]. University of Georgia, Athens.

Wells, D. (2013). *The experience of workplace conflict on knowledge sharing in occupational therapy student communities of practice* [Doctoral dissertation]. University of Georgia, Athens. http://getd.libs.uga.edu/pdfs/wells_william_d_201312_edd.pdf

CAPÍTULO 28

Aprendizaje del razonamiento profesional en la práctica a través de las prácticas de campo

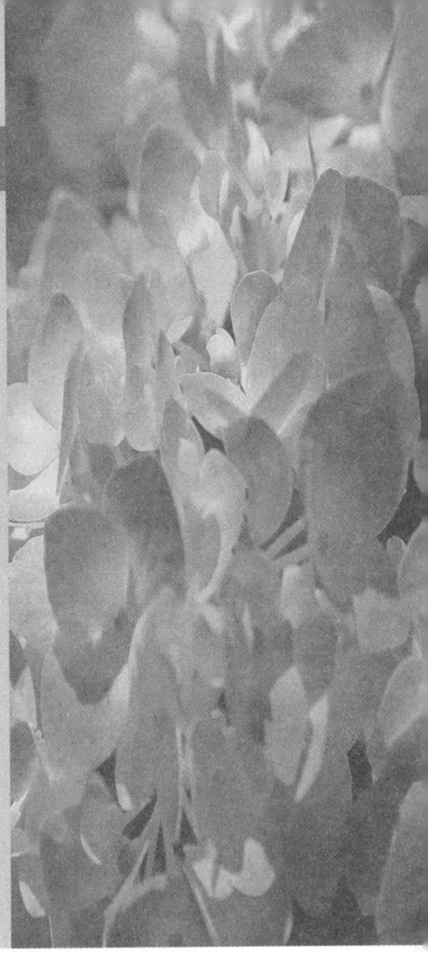

MERRILL J. TURPIN Y DEBRA J. HANSON

CONTENIDO

- Aprender en la práctica
  - *Tipos y fuentes de conocimiento utilizados en las prácticas de campo*
  - *Actuar en la práctica: integrar el saber, el hacer y el ser*
  - *La importancia del contexto*
- Modelo de razonamiento profesional específico del contexto (MCPR)
- Modelos de supervisión de las prácticas de campo
  - *Modelo de aprendiz/tradicional*
  - *Modelo de colaboración*
- Perspectivas del personal educativo sobre el aprendizaje del razonamiento profesional durante las prácticas de campo
- Aspectos singulares del aprendizaje sobre el terreno durante la pandemia de COVID-19
- Resumen

OBJETIVOS

Después de leer este capítulo, será capaz de:

1. Comparar y contrastar los distintos tipos y fuentes de conocimiento utilizados en la práctica.
2. Explorar la importancia de la acción y el contexto para la práctica.

3. Identificar las características de los modelos de colaboración y aprendizaje de la supervisión de las prácticas de campo.
4. Resumir las cuestiones y estrategias del personal educativo de las prácticas de campo identificadas como importantes para el aprendizaje del razonamiento profesional durante las prácticas de campo.
5. Explicar los componentes del modelo de razonamiento profesional específico del contexto (MCPR).

TÉRMINOS CLAVE

Razonamiento profesional
Formación en prácticas de campo
Aprendizaje basado en la práctica
Conocimiento proposicional
Conocimiento no proposicional
Razonamiento a través de la acción

Este capítulo se enfoca en el aprendizaje del **razonamiento profesional** en la práctica a través de las prácticas de campo. Un supuesto esencial en la educación en terapia ocupacional es que el aprendizaje basado en la práctica debe ser un componente clave de los programas profesionales. Tanto la World Federation of Occupational Therapy (WFOT) como el Council for Occupational Therapy Education (ACOTE) establecen que los programas de Terapia Ocupacional incluyan 1 000 h de **formación en prácticas de campo** para alcanzar la acreditación (World Federation of Occupational Therapy, 2016). Generalmente, los primeros aspectos académicos de los planes de estudios de Terapia Ocupacional se enfocan en construir una sólida base de conocimientos fundamentales para el alumnado (extraídos de campos como anatomía, fisiología, psicología, sociología y teoría de la terapia ocupacional) mediante métodos de enseñanza en el aula o aprendizaje a distancia, complementados con prácticas breves o experiencias prácticas. En cambio, las etapas finales de los programas educativos suelen involucrar un extenso aprendizaje basado en la práctica a través de bloques de prácticas de campo de nivel II. Por consiguiente, es evidente que el aprendizaje en la práctica está profundamente arraigado en las nociones aceptadas dentro de la educación en terapia ocupacional.

Aunque existen diversas formas de aprender en la práctica, en este capítulo nos centramos en el aprendizaje a través de las prácticas de campo de nivel II, poniendo especial atención en el aprendizaje orientado a articular, desarrollar y aplicar habilidades de razonamiento profesional. El término «prácticas de campo» se refiere comúnmente al aprendizaje basado en la práctica, que ofrece oportunidades clave para desarrollar y perfeccionar las habilidades de razonamiento profesional (American Occupational Therapy Association, 2018). El **aprendizaje basado en la práctica** se sitúa en contextos específicos, lo que proporciona oportunidades para un aprendizaje matizado sobre el entorno, algo difícil de transmitir de otra manera. Sin embargo, experimentar no es lo mismo que aprender de la experiencia, ya que esto último requiere un esfuerzo intencional. En este capítulo, exploramos los aspectos del conocimiento, la acción y el contexto que hacen que las experiencias de las prácticas de campo sean cruciales para el aprendizaje del razonamiento profesional en la práctica. Presentamos el Modelo de razonamiento profesional específico del contexto (MCPR, *Model of Context-specific Professional Reasoning*) como un marco para conceptualizar la acción en el contexto y para guiar el aprendizaje reflexivo en la práctica. Describimos diversos modelos de supervisión de prácticas de campo y discutimos sus implicaciones para el aprendizaje. También examinamos la investigación sobre las percepciones del personal educativo de prácticas de campo respecto al aprendizaje y la enseñanza del razonamiento profesional durante estas experiencias. Finalmente, en el Estudio de caso 28-1 se abordan algunos de los desafíos adicionales introducidos por la pandemia de COVID-19.

REFLEXIONAR SOBRE EL PENSAMIENTO

No se puede adquirir experiencia haciendo experimentos. No se puede crear experiencia. Hay que vivirla.

—Albert Camus, escritor y filósofo existencialista francés (1913-1960)

APRENDER EN LA PRÁCTICA

El aprendizaje en la práctica es esencial para desarrollar las habilidades de razonamiento profesional, ya que enfrenta a las personas con la compleja tarea de decidir qué acciones tomar en situaciones reales. Esta tarea es intrincada porque el personal sanitario deben tomar decisiones bajo condiciones de incertidumbre, procesar múltiples variables, establecer prioridades entre necesidades de salud, negociar diferentes intereses y perspectivas, aplicar sus conocimientos prácticos y considerar la ética profesional, así como las expectativas de la comunidad.

La toma de decisiones en estos contextos requiere integrar diversos tipos de conocimientos provenientes de distintas fuentes y hacer elecciones bien fundamentadas sobre acciones profundamente arraigadas en contextos específicos.

En esta sección, exploraremos tres características fundamentales de la formación práctica: (a) los tipos y fuentes de conocimiento involucrados; (b) la importancia de la acción; y (c) la centralidad del contexto.

Tipos y fuentes de conocimiento utilizados en las prácticas de campo

Es fundamental explorar tanto los tipos como las fuentes de conocimiento disponibles y utilizados en la práctica. En términos de los tipos de conocimiento, suele diferenciarse entre el conocimiento teórico y práctico, o como Ryle (1949) lo describió, entre «*saber qué*» y «*saber cómo*».

El «saber qué» implica un **conocimiento proposicional** o declarativo, que puede expresarse en forma de hechos o principios, tales como «la rodilla es una articulación de bisagra», «las respuestas de lucha o huida son comunes ante el estrés», o «el color azul de los ojos está relacionado con un gen recesivo». Estos hechos y principios suelen estar estructurados en teorías, como la Teoría del desarrollo o la Teoría sociológica.

Por otra parte, el «saber cómo» abarca el **conocimiento no proposicional** o procedimental, que está vinculado a la actividad práctica. Este incluye el conocimiento de la práctica profesional, que involucra destrezas como la fabricación de una férula, la participación de un/a niño/a en una ocupación, o la construcción de una relación terapéutica con clientes. También incluye el conocimiento personal, que se refiere a la autoconciencia de las propias habilidades, desafíos y personalidad.

Este conocimiento personal está vinculado a la inteligencia emocional (IE), definida como la capacidad de percibir, comprender y gestionar las emociones propias y las de otras personas, utilizando este conocimiento emocional para alcanzar objetivos personales (Dahlgaard-Park, 2015, p. 185). Los elementos de la IE son cruciales para la conducta profesional y para el desarrollo de relaciones dentro del ámbito profesional, como se analiza en mayor detalle en el capítulo 11.

En terapia ocupacional, la interacción entre las perspectivas profesionales y personales es clave en el desarrollo del razonamiento profesional, como se refleja en el Modelo ecológico de razonamiento profesional (Schell, 2019, *v.* también el capítulo 5).

El conocimiento proposicional y no proposicional son ejemplos de formas de conocimiento cognitivas y no cognitivas, respectivamente. Sodhi y Cohen (2012) explicaron que, mientras que en la educación de población adulta siempre se ha hecho hincapié en las formas cognitivas de conocer, en general se presta menos atención a las formas no cognitivas de conocer.

Una importante forma no cognitiva de conocer, que es esencial para entender la práctica, es el conocimiento encarnado, o «conocer con el propio cuerpo». Este tipo de conocimiento se desarrolla a través de la *práctica* repetida, como si el cuerpo *supiera* qué hacer sin una guía consciente (para más información sobre la corporeización, *v.* cap. 4).

A medida que se adquiere experiencia, aumenta el bagaje de conocimientos proposicionales/cognitivos y no proposicionales/no cognitivos. Unsworth y Baker (2016) resumieron la importancia de esta diversidad de conocimientos al proponer que el razonamiento profesional de los/las expertos/as en terapia ocupacional «se basa en el conocimiento factual, el saber hacer tácito y práctico, así como en la respuesta instintiva a la clientela y sus situaciones» (p. 6).

Estas diferentes formas de conocimiento se utilizan y desarrollan durante las prácticas de campo. Por lo general, el alumnado llega a sus prácticas de campo de nivel II con una base de conocimientos que abarca tanto los conocimientos proposicionales como los no proposicionales. Ejemplos de conocimiento no proposicional incluyen tanto el *conocimiento de la práctica* profesional, como las habilidades en el entablillado, el análisis de la actividad o la realización de evaluaciones específicas, así como el *conocimiento personal*, que se desarrolla a través de la experiencia y la reflexión. Aunque una base de conocimientos adecuada es necesaria, el aprendizaje en la práctica difiere significativamente del aprendizaje académico, y la forma en que se utilizan los conocimientos en la práctica a menudo varía de la manera en que se aprendieron. Por ejemplo, mientras que los conocimientos académicos suelen adquirirse mediante el dominio de campos de estudio concretos, como anatomía, psicología o sociología, en la práctica se requiere recuperar y combinar de manera significativa información de diversos campos relevantes para un caso particular. Así, mientras pueden conocerse «hechos» como los principios de la mejora del control motor o la importancia de la educación como un determinante social de la salud (provenientes de dos campos de estudio diferentes), puede ser necesaria la integración de esta información para intervenir de forma que sitúe a un/a niño/a en una trayectoria vital de éxito, permitiéndole participar plenamente en su escolarización.

En la práctica, la información proviene de diversas fuentes. Desde hace tiempo, la literatura sobre la práctica basada en la evidencia ha reconocido cuatro fuentes principales de información: la investigación, la experiencia clínica, pacientes, clientes y personas cuidadoras, y el contexto de la práctica local (Rycroft-Malone y cols., 2004). Aunque el movimiento de la práctica basada en la evidencia destaca que la evidencia de la investigación es una fuente de conocimiento infrautilizada (Hoffmann, Bennett y Del Mar, 2017), también señala que la investigación puede abordar algunas cuestiones, pero no todas (Hoffmann, Del Mar y Glaziou, 2017). Además, combinar información de diferentes fuentes puede resultar problemático cuando la información es contradictoria.

Un ejemplo comúnmente reportado ocurre cuando los clientes desean regresar a una vida independiente, mientras que el/la terapeuta ocupacional tiene preocupaciones sobre su seguridad (Ripat y cols., 2014). Esta situación crea un desafío ético, ya que el deseo de promover la autodeterminación de la clientela contrasta con el deber de cuidado de la persona terapeuta. No se comprende del todo cómo se integra la información de distintas fuentes al tomar decisiones en la práctica. Copley y cols. (2010) estudiaron las fuentes de información utilizadas por una terapeuta ocupacional experta en una consulta pediátrica. La participante priorizó la información directa proveniente del niño individual, como los objetivos, intereses y contextos del hogar y la escuela obtenidos a partir de evaluaciones y observaciones. La base de conocimiento única de la terapeuta, desarrollada a través de su experiencia personal y profesional, así como de libros de texto, revistas, desarrollo profesional y colegas, proporcionó un contexto de fondo para procesar y aplicar la información relacionada con el niño.

Actuar en la práctica: integrar el saber, el hacer y el ser

El objetivo de la práctica es actuar y proporcionar un servicio a clientes en particular, ya sean personas, familias, comunidades o poblaciones. Durante las prácticas de campo, el alumnado se enfrenta al imperativo de actuar y prestar ese servicio. Las decisiones sobre cómo actuar de la mejor manera surgen del proceso de razonamiento profesional. Aunque dicho razonamiento y la toma de decisiones requieren la integración de diversos tipos de conocimientos provenientes de múltiples fuentes, el proceso implica mucho más que simplemente saber; la práctica también implica hacer y ser.

Mattingly y Fleming (2019) afirmaron que «la acción es la esencia de la práctica clínica» (p. 119). Explicaron que, frecuentemente, se asume que el pensamiento siempre precede a la acción, como es evidente en el concepto frecuentemente utilizado de aplicar la teoría a la práctica.

Sin embargo, según su afirmación, «esta secuencia puede darse a menudo, pero no siempre», y añadieron que «la acción no solo expresa los resultados de un juicio, sino que puede ser un juicio en sí misma» (p. 119). La acción puede ser un medio para obtener información y mejorar la comprensión. Estas dos finalidades de la acción suelen estar estrechamente alineadas y condicionadas entre sí. Por ejemplo, si una intervención elegida no produce el efecto deseado, deja de ser un hecho concreto para convertirse en una estrategia de razonamiento que proporciona información para fundamentar la toma de decisiones posteriores. *Las prácticas de campo de nivel II permiten experimentar de primera mano la naturaleza condicional de la acción en la práctica.* Los resultados de la acción son inmediatos y no pueden ignorarse, integrándose en las perspectivas, la comprensión y los planes de acción del alumnado.

La acción es un aspecto visible de la práctica y puede observarse, pero el significado subyacente y el razonamiento que la sustenta suelen permanecer ocultos a menos que se hagan explícitos.

Este imperativo de actuar brinda una oportunidad valiosa para revelar los aspectos tácitos de la práctica. Articular el razonamiento detrás de las acciones no solo es una estrategia didáctica esencial, sino también una habilidad fundamental que debe adquirirse en las prácticas de campo. Durante estas experiencias, pueden escuchar a terapeutas ocupacionales y profesionales de otras disciplinas debatir sobre temas clave de un caso y exponer el razonamiento que subyace a las diversas acciones tomadas. A su vez, el alumnado tiene la oportunidad de practicar la articulación de su propio razonamiento. La necesidad de tomar decisiones sobre qué acciones llevar a cabo proporciona un punto focal claro para estas discusiones.

Decidir y llevar a cabo una acción profesional implica una determinada forma de ser. Las prácticas de campo de nivel II requieren que el alumnado tome acciones profesionales y asuma la responsabilidad por estas, lo cual genera un tipo de aprendizaje experiencial con profundas implicaciones para su identidad profesional. A través de la observación y la acción, el alumnado no solo aprende las tareas propias de ser terapeuta ocupacional, sino que también internaliza lo que significa serlo en ese contexto particular, adoptando gradualmente el pensamiento, conductas y actitudes propias de la profesión.

El alumnado que realiza prácticas de campo de nivel II suele colaborar con personas de otras disciplinas, incluidos miembros de equipos multidisciplinarios y personal administrativo y de apoyo. Además, es testigo de la diversidad de perspectivas y situaciones de la clientela. Esta inmersión en diferentes puntos de vista contribuye a que el alumnado identifique y afirme la filosofía y los valores de su propia disciplina. Turpin y cols. (2015) hallaron que aprender junto a personas de otras disciplinas fortalece la identidad profesional del alumnado.

El establecimiento de relaciones es un ejemplo de actividad básica de terapia ocupacional que requiere la integración del saber, el hacer y el ser. Las prácticas de campo proporcionan oportunidades para la construcción de relaciones con una variedad de personas, como clientes, supervisores/as, miembros del equipo y personal administrativo. En terapia ocupacional, la importancia de construir relaciones terapéuticas con la clientela está bien establecida (Taylor, 2019).

Del mismo modo, al construir relaciones con otros miembros del personal, los terapeutas ocupacionales pueden utilizar estrategias como iniciar el contacto, dedicar tiempo a conocerlos, colaborar con ellos, enfatizar sus fortalezas y empoderarlos para que prueben sus ideas (Brian y cols., 2015).

La importancia del contexto

La práctica profesional está profundamente contextualizada, ya que se desarrolla en entornos específicos y requiere reconocer que cada cliente vive en una situación única. Las prácticas de campo exponen al alumnado a la complejidad de estos contextos. Por un lado, quienes realizan prácticas están inmersos en los entornos organizativos en los que están aprendiendo y deben entender cómo estos impactan la práctica profesional. Estos entornos determinan qué se hace, quién lo hace y de qué manera. Las organizaciones donde se realizan las prácticas de campo tienen propósitos específicos, como la prestación de servicios sanitarios, educativos o de apoyo, o el desarrollo de políticas y programas. Además, pueden operar bajo diferentes modelos de financiación, como servicios públicos o empresas privadas.

Aunque el contexto organizativo influye en el rol que se espera de terapeutas ocupacionales y estudiantes en las prácticas, este es solo una de las muchas capas contextuales que afectan la práctica. En el MCPR, Turpin e Iwama (2011) identificaron cuatro capas anidadas de contexto que influyen en los encuentros profesionales de terapeutas ocupacionales: (a) la relación profesional que se desarrolla entre profesional y persona (como cliente, familiar o representante de una organización); (b) la organización; (c) la legislación y las políticas gubernamentales; y (d) el contexto sociocultural más amplio (como la cultura nacional, subculturas, culturas éticas y otras estructuras sociales). Si bien la naturaleza y el desarrollo de la relación entre persona y profesional pueden captar la atención consciente, las capas circundantes del contexto son fuerzas en gran medida invisibles que moldean los encuentros profesionales. Esta visión se alinea con el Modelo ecológico de razonamiento profesional analizado en el capítulo 5.

Una de las razones por las que el contexto influye de manera tan poderosa en la práctica es que está impregnado de cultura, entendida como una «visión del mundo» y una «comprensión compartida». La inculturación profesional, también conocida como socialización profesional, es un objetivo clave en la educación en terapia ocupacional, y las prácticas de campo son un medio central para lograrlo. Higgs (2019) afirmó que «la socialización profesional implica tanto aprender a través de comunidades de práctica como aprender a formar parte de comunidades de práctica» (p. 17). La cultura, tanto organizacional como disciplinaria, impregna la práctica y, por tanto, el aprendizaje del alumnado durante sus prácticas de campo. Sin embargo, la cultura suele ser difícil de identificar y permanece en gran medida tácita, a menos que se realicen esfuerzos deliberados para hacerla explícita (*v.* cap. 3 para más detalles sobre el impacto de la cultura). Como explicó Schein (2010):

> *La cultura es una abstracción, pero las fuerzas que se crean en las situaciones sociales y organizativas derivadas de la cultura son poderosas. Si no comprendemos el funcionamiento de estas fuerzas, nos convertimos en víctimas de estas. Las fuerzas culturales son poderosas porque operan fuera de nuestra conciencia. (p. 7)*

Aunque el alumnado que realiza prácticas de campo suele participar en actividades de reflexión que le animan a tomar distancia de la práctica, el aprendizaje que adquieren está impregnado de la cultura y permanece específico al contexto en el que se desarrolla. Por tanto, determinar si lo aprendido es aplicable en otros entornos requiere una habilidad adicional que les permita evaluar la transferibilidad de ese conocimiento a diferentes situaciones o contextos.

El alumnado también debe comprender los contextos vitales de sus clientes y esforzarse de manera intencionada en recabar información que les ayude a prever y entender esos entornos. La prestación de servicios suele llevarse a cabo fuera del contexto de vida de cada cliente, como en un hospital o un centro comunitario. Incluso cuando el servicio se proporciona en el hogar, el lugar de trabajo o la escuela de clientes en particular, la presencia de la persona terapeuta altera la dinámica de ese entorno. Por tanto, obtener información que permita imaginar a cada cliente en su contexto vital requiere dedicación y esfuerzo. Del mismo modo, en el desarrollo de políticas o la promoción de la salud, es necesario imaginar cómo estas políticas o estrategias afectarán a las personas destinatarias. Ya sea que el alumnado participe en la prestación directa de servicios o en el desarrollo de recursos, la capacidad de prever una amplia gama de circunstancias vitales es un componente esencial de la práctica en terapia ocupacional. Poder visualizar el contexto de clientes individuales es crucial.

Las prácticas de campo exponen de manera única al alumnado a las realidades de la práctica, lo que requiere un razonamiento pragmático y una consideración de lo que es viable en un entorno real. Deben tenerse en cuenta tanto los aspectos relacionados con la práctica como el contexto de vida de cada cliente, incluidos los recursos disponibles, las normas y políticas del lugar de práctica, así como las expectativas sobre el rol de la terapia ocupacional. También se consideran factores como el tiempo disponible, las habilidades y las actitudes de la persona profesional. Cuando el alumnado realiza prácticas de campo en diferentes entornos, tiene la oportunidad de comparar las diversas limitaciones y posibilidades que cada contexto ofrece para la práctica profesional.

En general, el aprendizaje en la práctica a través de las prácticas de campo es un proceso transformador que ofrece al alumnado oportunidades únicas para desarrollar una comprensión profundamente contextualizada de la práctica y para ampliar la forma en que conoce y utiliza su base de conocimientos. A través de estas experiencias, la conceptualización del conocimiento por parte del alumnado evoluciona desde una visión de conocimiento absoluto, donde el saber es incuestionable y definitivo, hacia una conciencia de que su conocimiento y razonamiento clínico están situados y desarrollados en un contexto específico (Patton y Christensen, 2019). Hooper y cols. (2015) destacaron que este desarrollo es crucial para enfrentar «cuestiones indeterminadas y complejas y [para] involucrarse en un conocimiento contextualizado y situado» (p. 3). Las prácticas de campo permiten que el alumnado vea cómo el conocimiento previamente adquirido puede manifestarse en una situación particular, al mismo tiempo que impulsa a buscar nuevos saberes pertinentes para el contexto en el que se encuentran.

Aunque el alumnado utilizará distintos tipos de conocimiento (p. ej., proposicional, de la práctica profesional, personal, específico del contexto) de diversas fuentes (p. ej., investigación; experiencia clínica; pacientes, clientes y cuidadores; el contexto local de la práctica), las prácticas de campo ofrecen oportunidades para plasmar el conocimiento de forma que pueda utilizarse para la acción práctica. A través de la obligación de prestar un servicio a la clientela, las prácticas de campo requieren que se combinen diferentes formas de conocimiento y se concentren en decisiones sobre la acción. «Conocer», «actuar» y «ser» se unen en un proceso de razonamiento integrado. A través de las prácticas de campo, el alumnado amplía su base de conocimientos y desarrolla nuevas estrategias de recuperación que le permiten utilizar información de diversas áreas de su base de conocimientos. El/los estudiantes diseñan intervenciones combinando formas de conocimiento de diferentes fuentes con una comprensión de la cultura y las expectativas del contexto de la práctica y las circunstancias de sus clientes. Aprenden a «ser» terapeutas ocupacionales. El razonamiento profesional necesario para la práctica es cognitivo y corporal, experiencial y reflexivo, y específico del contexto.

MODELO DE RAZONAMIENTO PROFESIONAL ESPECÍFICO DEL CONTEXTO (MCPR)

Un marco útil para conceptualizar la complejidad de la práctica clínica es el MCPR (Turpin e Iwama, 2011; fig. 28-1). Este modelo presenta el encuentro profesional entre una persona

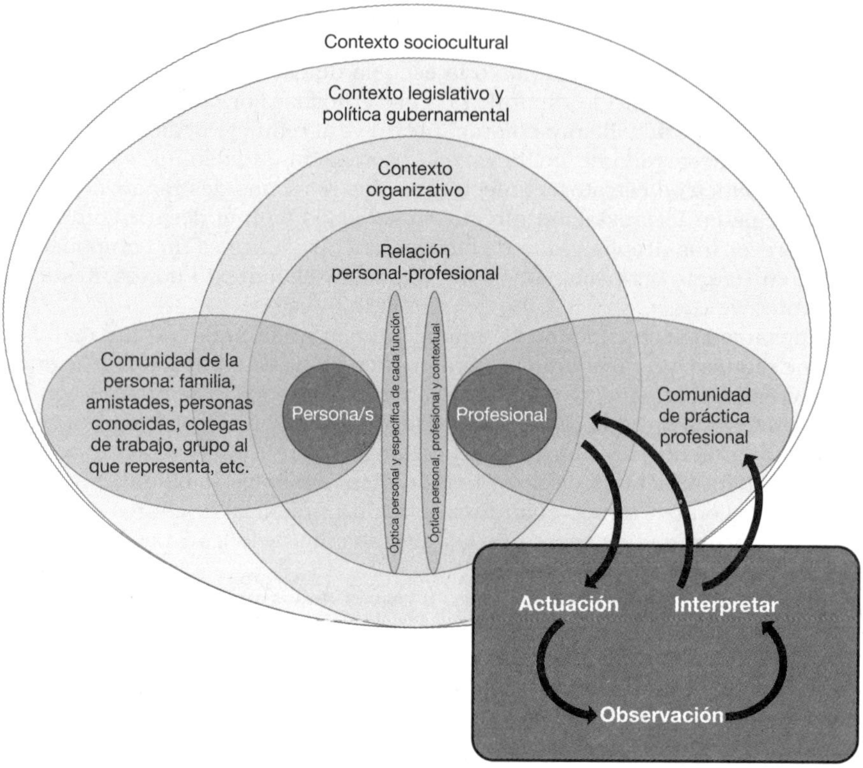

FIGURA 28-1 Modelo de razonamiento profesional específico del contexto (MCPR).

profesional y otra persona como moldeado por las ópticas personales y específicas del rol que cada uno aporta al encuentro, el contexto en el que se produce dicho encuentro, y el proceso de «razonamiento en acción» que utiliza quien aplica el modelo. Ser consciente del modo en que el contexto moldea la práctica puede resultar muy difícil para el alumnado en prácticas de campo, ya que su conocimiento de la terapia ocupacional es razonablemente limitado y la «cultura» puede ser difícil de observar cuando se está inmerso en esta. Además, las prácticas de campo enfrentan a los/las estudiantes con la demanda de emprender una acción razonada. Hacer explícito el proceso de razonamiento en la acción puede ayudarles a comprender que las acciones de sus educadores/as de prácticas pueden no ser simplemente el resultado de un razonamiento, sino parte de un proceso continuo de razonamiento. El MCPR proporciona la estructura para la actividad reflexiva que presentamos en este capítulo.

El modelo tiene tres componentes clave: primer plano, trasfondo y el proceso de razonamiento en la acción. Utiliza los conceptos de primer plano y trasfondo para indicar hacia dónde se dirige predominantemente la atención. Cuando algo es el centro de atención, está «en primer plano», es decir, destaca sobre un trasfondo que forma el contexto circundante, que en gran medida pasa desapercibido.

El MCPR presenta el encuentro entre una persona profesional y otra persona como el foco explícito de la práctica clínica y, por tanto, lo que está en primer plano. Las capas del contexto en el que se produce el encuentro se presentan como el trasfondo. Aunque estas capas contextuales suelen darse por sentadas y permanecen en segundo plano, pueden pasar a primer plano cuando algo en estas reclama la atención de la persona profesional; por ejemplo, si algo inesperado en la situación crea un problema que hay que resolver o si la reflexión intencionada sobre algún aspecto del contexto aporta nuevas perspectivas.

Los componentes de primer plano y segundo plano del modelo trazan el paisaje en el que los/las terapeutas ocupacionales interpretan la información y dan sentido a la práctica profesional. El tercer componente del MCPR es el proceso de «razonamiento en la acción», que presenta la naturaleza corporeizada del razonamiento clínico, en el que quienes administran la terapia razonan a través de un proceso dinámico de acción y reflexión.

El primer plano del modelo se enfoca en las personas implicadas en el encuentro. Cada persona llega al encuentro con un enfoque y comprensión que ya están moldeados por su rol en el mismo y por sus perspectivas personales. En el MCPR, se utiliza la imagen de las «lentes» porque, al igual que las lentes a través de las cuales se observa, las perspectivas de las personas están enmarcadas y condicionadas por sus ideas preconcebidas sobre el encuentro.

Cada individuo tiene una historia y un contexto que influyen en su manera de ver el encuentro. Antes de que este ocurra, cada persona se forma una idea de su propósito, de cómo puede desarrollarse y de lo que se espera de ella. En el caso de la persona profesional, su punto de vista está determinado por sus perspectivas personales, profesionales (tanto disciplinares como interprofesionales) y específicas del contexto (las expectativas vinculadas a su rol en ese contexto).

Por ejemplo, si su función dentro de la organización es intervenir, ya estará pensando en posibles acciones antes de que se produzca el encuentro; sin embargo, si su rol es únicamente evaluativo, estará más orientada a formular recomendaciones que a considerar posibles intervenciones. Para la otra persona en el encuentro, su visión estará determinada por sus propias perspectivas personales y su historia, así como por el rol que desempeña (ya sea cliente, familiar, colega, representante de un grupo u organización, o miembro de un equipo multidisciplinar). El MCPR también subraya que la perspectiva de cada individuo está influida por la comunidad y las personas que le rodean.

En cuanto al trasfondo del encuentro, como se ha indicado, el MCPR lo conceptualiza mediante cuatro capas anidadas de contexto representadas en círculos concéntricos en el diagrama. A medida que estas capas se alejan del encuentro, se vuelven más ocultas a la conciencia. La capa más interna es la relación personal-profesional que se establece entre las personas involucradas. En la terapia ocupacional, las personas profesionales intentan desarrollar relaciones de calidad con sus clientes, representantes y colegas. Este proceso suele ser automático e inconsciente, pero cuando surgen dificultades, la relación cobra mayor atención consciente. Esta capa es la más cercana al encuentro, ya que es la que con más frecuencia se vuelve visible.

El segundo nivel es el contexto organizativo, que determina el rol que los/las terapeutas ocupacionales deben asumir en cada encuentro, influenciando quién hace qué, en qué marco temporal y con qué recursos. Las capas más distales incluyen el contexto legislativo y de política gubernamental, así como el contexto sociocultural más amplio. Aunque estos elementos impregnan cada encuentro, usualmente permanecen fuera de la conciencia. Los/las terapeutas ocupacionales suelen tener una idea general de lo que se permite y se espera en una organización, incluso sin conocer al detalle sus políticas. Del mismo modo, el contexto sociocultural se asimila como un conocimiento implícito de lo que es aceptable o cómo deben ser las cosas.

El tercer componente del MCPR es el proceso de razonamiento en la acción, representado por una forma más oscura en la parte inferior derecha del diagrama. Como se ha mencionado, la acción es esencial para la práctica, y tal como Mattingly y Fleming (2019) argumentaron, puede ser tanto el resultado del razonamiento como parte del proceso de razonamiento.

Los/las terapeutas ocupacionales a menudo participan en un proceso de razonamiento a través de la acción, utilizando el acto de actuar, observando los resultados de dicha acción y luego interpretando esas observaciones para decidir qué hacer a continuación. Este proceso de razonamiento en la acción permite recopilar información valiosa y mejorar la comprensión de una situación.

El diagrama del MCPR incluye flechas que indican que este proceso forma un bucle de retroalimentación, en el cual los resultados del razonamiento a través de la acción no solo construyen conocimiento para cada profesional individual, sino también para la comunidad de práctica a la que pertenece dicho profesional.

Los/las estudiantes en prácticas pueden utilizar el MCPR como una herramienta para comprender la complejidad de la práctica profesional. Este modelo les permite reflexionar sobre cómo sus perspectivas personales y profesionales, así como las expectativas asociadas a su rol dentro de un contexto de práctica particular, influyen en la óptica a través de la cual perciben los encuentros con sus clientes. Además, les ayuda a identificar la sutil influencia del contexto que rodea dichos encuentros, incluso cuando no son plenamente conscientes de ello. Asimismo, este modelo puede hacer que los/las estudiantes reconozcan que las acciones de quienes le supervisan no siempre son el resultado de un razonamiento previo, sino que a menudo son parte de un proceso continuo de razonamiento en acción, lo cual es algo que deben comprender y analizar en lugar de simplemente imitar.

REFLEXIONAR SOBRE EL PENSAMIENTO

El único verdadero viaje de descubrimiento... no consistiría en visitar tierras extrañas, sino en poseer otros ojos.

A menudo citado como: «El verdadero viaje de descubrimiento... no consiste en buscar nuevos paisajes, sino en tener nuevos ojos».

La Prisonnière (La prisionera, 1923)
Parafraseado de Marcel Proust (1923), novelista, crítico y ensayista francés

MODELOS DE SUPERVISIÓN DE LAS PRÁCTICAS DE CAMPO

La supervisión de las prácticas de campo influye significativamente en el aprendizaje práctico del alumnado. Los distintos modelos de supervisión de las prácticas de campo atribuyen roles específicos tanto para el/la educador/a de las prácticas como del alumnado, y se basan en suposiciones particulares sobre cómo se produce el aprendizaje, así como en los resultados de aprendizaje esperados. Para ilustrar estas diferencias, a continuación se exploran dos modelos de supervisión distintos: el modelo de aprendiz o tradicional (también conocido como modelo de rol establecido o 1:1) y el modelo de colaboración (también conocido como modelo 1:2 o 1:3).

Modelo de aprendiz/tradicional

En el modelo de aprendiz/tradicional de supervisión, el personal de educación de prácticas es visto como experto/a y, como aprendiz, el alumnado refleja las actividades de dicho personal. El alumnado es supervisado directamente por un/a terapeuta ocupacional que trabaja en el entorno en el que se realizan las prácticas de campo. Se asemeja a la estructura de construcciones de aprendizaje similares en otros oficios, en las que un/a profesional experto/a proporciona instrucción y tutoría a un/a profesional principiante en un contexto del mundo real. Los estudiantes de prácticas de campo aprenden habilidades, valores y conductas observando y modelando la práctica de su educador/a (Graves, 2019). El personal de educación de prácticas, formado por miembros de la comunidad profesional que define la competencia (Wenger, 2000), modela la práctica profesional y facilita el aprendizaje de sus estudiantes al proporcionar un enfoque para las habilidades que deben aprenderse. El alumnado observa y gradualmente asume más responsabilidad en las actividades de práctica directa de su educador/a, practicando habilidades y realizando tareas dentro de un rol de terapia ocupacional establecido (Costa, 2015).

Dentro de este marco, una posible secuencia de aprendizaje incluye que el alumnado: (a) observe a su educador/a de prácticas realizar un procedimiento específico, (b) intente completar partes del procedimiento bajo supervisión directa, y luego (c) asuma gradualmente más responsabilidades en las actividades de evaluación e intervención con supervisión. La supervisión directa se va retirando paulatinamente a medida que cada estudiante demuestra una mayor competencia en la atención a sus clientes. Durante todo el proceso, se espera que el/la estudiante demuestre un nivel aceptable de destreza mediante pruebas de competencia.

Se ha expresado la preocupación de que este modelo pueda limitar la iniciativa del alumnado, frenar el desarrollo de habilidades de resolución de problemas y fomentar la dependencia del personal de educación de prácticas (Graves, 2019; Hanson y Nielsen, 2015). Esta última preocupación puede limitar el aprendizaje a largo plazo. Aunque el modelo proporciona un valioso ejemplo a seguir por parte del personal de educación de prácticas, quienes aprenden bajo este enfoque corren el riesgo de centrarse únicamente en el dominio de habilidades específicas, sin llegar a comprender el razonamiento más amplio que sustenta las acciones concretas realizadas (Graves, 2019). Sin embargo, este efecto puede mitigarse mediante estrategias que ayuden al alumnado a identificar y comprender el razonamiento del personal de educación. Estas estrategias incluyen reflexionar en voz alta sobre las acciones, hacer explícito el proceso de toma de decisiones y utilizar documentación que organice los factores relevantes en el proceso de razonamiento.

Modelo de colaboración

Por el contrario, el modelo de supervisión colaborativa se describe como un entorno en el que el personal de educación de prácticas supervisa a dos o más integrantes a lo largo de una experiencia práctica (Hanson y Deluliis, 2015; Oldenburg y cols., 2020). Este enfoque va más allá de simplemente aumentar el número de participantes bajo supervisión por una sola persona. Basado en una perspectiva constructivista social del aprendizaje, el rol principal del personal de educación de prácticas en este modelo es el de modelar la construcción conjunta del conocimiento, que se considera fluido, relacional y generativo. Las ventajas del enfoque colaborativo incluyen la promoción del aprendizaje activo, un mayor fomento de la colaboración y un diálogo abierto (Kinsella y Piersol, 2018). La implementación del modelo colaborativo requiere el conocimiento de estrategias que faciliten la colaboración entre las personas participantes (Sevenhuysen y cols., 2013). A diferencia del modelo tradicional, que enfatiza el aprendizaje a través de la experiencia del personal de educación, el enfoque colaborativo se centra en que el alumnado se ayude entre sí a aprender, compartiendo roles tanto en la enseñanza como en el aprendizaje. En este modelo, cada estudiante se considera una persona adulta autodirigida en su aprendizaje, capaz de utilizar sus conocimientos y experiencias previas para integrar y aplicar nuevos aprendizajes. El/la educador/a crea un entorno que fomenta estrategias de aprendizaje activo, como el uso de preguntas, la investigación para abordar necesidades de conocimiento y la retroalimentación entre todas las partes (Hanson y Deluliis, 2015). Este enfoque también promueve que el alumnado aprenda de diversas fuentes: no solamente de su educador/a, sino también de otros miembros del equipo de terapia ocupacional, de personal de otras disciplinas y de colegas dentro y fuera de la institución. Además, el alumnado asume la responsabilidad de enseñar a otras personas. Este modelo ha sido implementado con éxito en centros tanto con funciones establecidas de terapia ocupacional como en aquellos sin una función establecida.

La preparación previa del personal de coordinación clínica de las prácticas de campo es clave para el éxito en este modelo. Es importante emparejar a estudiantes con un nivel similar de habilidades y conocimientos, prestando atención a sus habilidades interpersonales y su profesionalidad (Kinsella y Piersol, 2018). El/la coordinador/a es responsable de identificar las necesidades de apoyo del alumnado y las oportunidades de aprendizaje dentro de la instalación y actuar en enlace con la universidad (Hanson y Deluliis, 2015). La preparación avanzada para el personal de educación y el centro es otra característica notable (Price y Whiteside, 2016). Idealmente, se proporciona formación avanzada tanto para el personal de educación como para el de administración del centro, incluyendo estrategias para navegar por la logística administrativa, así como para destacar las contribuciones que el alumnado podría hacer para el cumplimiento de la misión de la organización. El personal de educación y el de coordinación trabajan en conjunto para estructurar la experiencia de aprendizaje, apoyando la colaboración mediante la orientación del alumnado, la delegación de casos, la creación de oportunidades de aprendizaje y retroalimentación, y el modelado de conductas profesionales. Esta preparación incluye la determinación adecuada de la carga de trabajo, la programación de clientes, la programación del tiempo para proporcionar retroalimentación a estudiantes tanto de forma individual como en pares, y maximizar las oportunidades de aprendizaje que podrían ser proporcionadas por colegas intra e interprofesionales *in situ* (Rogers y cols., 2022). A medida que el alumnado se familiariza con los recursos y las oportunidades dentro del centro, también se informan entre sí y a su educador/a de prácticas de campo de sus fortalezas y necesidades de aprendizaje, así como de los resultados de aprendizaje deseados. El/la educador/a se enfoca en asignar diversos casos al alumnado, asegurando que haya oportunidades tanto para tratamientos individuales como en colaboración con colegas y personal de otras profesiones sanitarias profesionales del centro. Tanto estudiantes como educadores/as son responsables de identificar posibles oportunidades de aprendizaje dentro del centro, incluida la responsabilidad conjunta de las actividades laborales diarias, así como la responsabilidad conjunta e individual de proyectos especiales y actividades de aprendizaje diseñadas para promover el razonamiento profesional (diario reflexivo, modelo preceptor de un minuto, etc.). Aunque el/la educador/a puede modelar algunos aspectos del proceso terapéutico al inicio de las prácticas de campo, su principal objetivo es facilitar la construcción conjunta del conocimiento, animando al alumnado a hacer preguntas, identificar necesidades y resolver problemas en situaciones desafiantes. El personal educativo guía al alumnado en el procesamiento continuo de sus experiencias, con especial atención al desarrollo de habilidades para el trabajo en equipo cooperativo.

En este modelo, se anima al alumnado a buscar nuevos conocimientos y asumir la responsabilidad tanto de su propio aprendizaje como del aprendizaje del resto de compañeros/as. Se espera que adquieran una buena preparación para todas las sesiones de supervisión formal, y que puedan aportar preguntas, crear escenarios de casos y solicitar retroalimentación específica sobre las tareas realizadas. A medida que el alumnado desarrolla objetivos de aprendizaje comunes y se proporciona retroalimentación entre compañeros/as y el personal educativo y de coordinación de las prácticas, su enfoque se extiende más allá de la mera adquisición de habilidades para la práctica directa, integrando también el desarrollo de competencias en el trabajo en equipo y la colaboración.

Existen muchas formas del modelo colaborativo debido a las variaciones en los roles del personal educativo, así como al tamaño y la composición de la cohorte de estudiantes. Algunos ejemplos incluyen los modelos de tutoría múltiple, donde más de un/a educador/a comparte las responsabilidades de supervisión de estudiantes individuales (Graves y Hanson, 2014), y el modelo de supervisión en grupo, en el que dos o más educadores/as comparten las responsabilidades de supervisión de dos o más estudiantes (Copley y Nelson, 2012). Otras variaciones dependen de la composición de la cohorte de estudiantes; por ejemplo, la supervisión compartida entre un/a terapeuta ocupacional y un/a estudiante asistente de terapia ocupacional se conoce como modelo de supervisión intraprofesional, mientras que la supervisión conjunta de dos o más estudiantes de diferentes profesiones se denomina proceso de supervisión interprofesional. Los beneficios del uso del modelo de supervisión colaborativa se detallan en el cuadro 28-1 (Briffa y Porter, 2013; Kinsella y Piersol, 2018; Price y Whiteside, 2016; Sevenhuysen y cols., 2013, 2015, 2017).

El modelo de supervisión colaborativa se utiliza frecuentemente como una estructura general para la supervisión en las prácticas emergentes de rol (Dancza y cols., 2013; Hanson y Nielsen, 2015; Hunter y Volkert, 2017). A lo largo de las diferentes etapas de la experiencia de aprendizaje, la cohorte de estudiantes puede ser guiada para investigar un proceso particular como parte de su formación, y esta reciprocidad en el proceso de aprendizaje fomenta la interdependencia (Hanson y DeLuliis, 2015). El alumnado valora el hecho de contar con una fuente de apoyo y retroalimentación mutua, así como la camaradería que surge al elaborar estrategias en conjunto (Dancza y cols., 2013).

Aunque la investigación ha respaldado el valor de utilizar el modelo de supervisión colaborativa frente a otros enfoques de supervisión, su implementación sigue estando por

CUADRO 28-1 VENTAJAS DEL MODELO DE PRÁCTICAS DE CAMPO COLABORATIVO

Se han identificado numerosas ventajas en el modelo de prácticas de campo en colaboración, entre las cuales se destacan las siguientes:

1. Independencia: fomento en el aprendizaje para gestionar el tiempo, ser más autodirigido y desarrollar mayor independencia.
2. Desarrollo de habilidades de comunicación y trabajo en equipo: mejora en la capacidad para proporcionar y recibir retroalimentación efectiva.
3. Desarrollo temprano de competencias: el alumnado adquiere competencias de manera más rápida.
4. Colaboración y apoyo entre estudiantes: mayor cooperación entre pares y aprendizaje en la búsqueda de recursos.
5. Reducción de la ansiedad estudiantil: se observa una disminución en los niveles de ansiedad.
6. Capacidad para evaluar la evidencia: desarrollo en la capacidad de evaluar la evidencia existente para fundamentar la práctica profesional.
7. Innovación en intervenciones: mayor probabilidad de desarrollar y aplicar intervenciones innovadoras.
8. Incremento de oportunidades de aprendizaje: exposición a nuevas ideas y enfoques en la práctica.
9. Aumento de la confianza personal: el alumnado gana confianza en sus propias capacidades.
10. Menor necesidad de supervisión directa: disminuye la demanda de supervisión directa por parte del personal educativo de prácticas de campo.

detrás de los enfoques de aprendizaje convencionales (Alpine y cols., 2019; Evenson y cols., 2015). Se han identificado diversos desafíos para la implementación del modelo de supervisión colaborativa en las prácticas de campo, como el aumento de la preparación y la carga de trabajo administrativo, la necesidad de un contacto suficiente con la clientela, la reducción de la supervisión individualizada y la retroalimentación por parte del personal educativo, el espacio de trabajo limitado y la dinámica de aprendizaje entre pares (Alpine y cols., 2019; Briffa y Porter, 2013; Kinsella y Piersol, 2018; Price y Whiteside, 2016; Sevenhuysen y cols., 2015). Por ejemplo, algunos/as educadores/as de prácticas de campo han expresado que el modelo ofrece menos oportunidades para gestionar casos individuales en ciertos entornos y menos ocasiones para proporcionar retroalimentación directa e individualizada a cada estudiante sobre el desarrollo de habilidades. Además, algunos/as también perciben que supervisar a más de un/a estudiante a la vez puede incrementar su carga de trabajo, y han manifestado preocupación por la posible competitividad entre estudiantes.

Rogers y cols. (2022) ofrecen una perspectiva interesante sobre estas preocupaciones. Estos autores compararon las percepciones de los desafíos del modelo entre educadores/as de prácticas de campo en Estados Unidos que habían utilizado el modelo en los últimos 5 años (n = 103) y educadores/as que no lo habían hecho (n = 226). Aunque ambos grupos identificaron los mismos cinco temas clave (consideraciones del lugar de prácticas de campo, conocimiento, habilidades y profesionalidad del alumnado, necesidades de la clientela y nivel de comodidad, conocimiento del personal educativo y familiaridad con el modelo, y la cultura educativa en las prácticas de campo), la prevalencia y los subtemas variaron. Quienes habían utilizado el modelo tenían más propensión a identificar estrategias que podrían aplicarse antes o durante la colocación del alumnado para mitigar los desafíos. Estos resultados coinciden con opiniones expresadas una década antes, cuando se señaló que la falta de conocimiento del personal educativo sobre el modelo era un obstáculo principal para su adopción (Flood y cols., 2010). Para profundizar en las dinámicas que rodean el uso del modelo, Hanson y cols. (2019) realizaron una encuesta nacional en Estados Unidos para identificar los factores clave que influyen en su implementación. Identificaron cuatro factores principales: el valor percibido del modelo, las consideraciones pragmáticas, las consideraciones del personal educativo y las del sitio. Con base en estos hallazgos, desarrollaron el *Modelo de proceso de supervisión colaborativa* de las prácticas de campo como una herramienta para capacitar tanto a estudiantes como a personal educativo en el uso del enfoque de supervisión colaborativa en las prácticas de campo.

PERSPECTIVAS DEL PERSONAL EDUCATIVO SOBRE EL APRENDIZAJE DEL RAZONAMIENTO PROFESIONAL DURANTE LAS PRÁCTICAS DE CAMPO

En el contexto de un modelo de supervisión colaborativa (supervisión en grupo), seis educadores/as de prácticas de campo con especialización en pediatría participaron en un grupo de discusión de investigación sobre el aprendizaje y la enseñanza del razonamiento profesional para estudiantes de prácticas de campo (Jodie Copley, Merrill Turpin y Alice Zuber, comunicación personal, 2017). Se emplean «comillas bajas» para indicar las palabras de estos/as educadores/as.

El debate comenzó haciendo hincapié en que el alumnado debe ser consciente de su razonamiento y aprender a articularlo. Explicaron que, cuando los/las estudiantes comienzan sus prácticas de campo de nivel II, suelen tener una consciencia limitada del razonamiento profesional. Esta consciencia limitada se reconoce de dos maneras. En primer lugar, el alumnado asume con frecuencia que siempre hay una respuesta «correcta» y que sus educadores/as conocen «mágicamente» qué hacer (y que lo que es necesario es aprender estas acciones). Tal vez los alumnos no entiendan que, al tomar decisiones prácticas, sus educadores/as utilizan el razonamiento profesional para combinar diferentes tipos de conocimiento de una variedad de fuentes, como los resultados de la evaluación; observaciones y discusiones con sus clientes y otras personas significativas; su propia experiencia y experiencia con clientes anteriores; investigación y teoría; y el contexto de la práctica. En segundo lugar, el alumnado suele hacer lo que ve hacer a otras personas «sin saber por qué». Debido a su limitada consciencia del proceso de razonamiento profesional, a menudo intenta «copiar» las acciones de los más experimentados. El personal educativo explicó que esto puede resultar especialmente difícil si el alumnado está observando una sesión en la que su educador/a está «probando cosas diferentes y pasando por diferentes procesos de pensamiento» (utilizando la acción como proceso de razonamiento). Al principio, al alumnado le puede costar entender que sus educadores/as no se limitan a «probar y equivocarse», sino que participan en un proceso sistemático de **razonamiento a través de la acción**.

En el debate se hizo hincapié en que el alumnado debe ser consciente y desarrollar la capacidad de articular con confianza su propio razonamiento. Para facilitar esto, el personal educativo trabajó en la creación de un «espacio seguro» en el que el alumnado pudiera hablar abiertamente sobre su razonamiento. Desde el inicio de las prácticas de campo, se dejó claro que todas las personas «pensarían en voz alta», incluyendo al personal educativo. Se normalizó este proceso, con hincapié que todas las personas necesitan «hablar por sí mismas» sobre algo antes de poder hacerlo de manera automática. Al enfatizar que «no saber» algo es aceptable, se animó al alumnado a «empezar» a verbalizar lo que estaba pensando, con la idea de que hablar ayudaría a «pensar a través» de un problema. Inicialmente, el personal educativo pidió al alumnado que describiera lo que «veían», con la explicación de que «sienten mucha más seguridad si solo se les pregunta algo concreto». Para fomentar un entorno de apertura, trabajaron de manera intencionada para que el alumnado comprendiera que «a veces las cosas salen mal» y que es mejor ser transparentes cuando esto ocurre, trabajar en equipo y así lograr un buen resultado. El personal educativo también compartía historias en las que ellos/as mismos/as habían cometido errores.

El personal educativo animó al alumnado a hacer preguntas, pero también identificó posibles problemas con esta estrategia. Explicaron que, al principio, el alumnado suele necesitar ayuda para formular preguntas, porque «puede que no sepan qué preguntas hacer». El personal educativo comentó que podían evitar que el alumnado «pasara una eternidad tratando de averiguar cuál es la pregunta adecuada» al animarles a discutir su proceso de pensamiento. Con el tiempo, esperaban que los/las estudiantes mejoraran su capacidad para preguntar sobre el razonamiento profesional del personal educativo, ya que «parte del razonamiento [profesional] es formular la pregunta». Reconocieron que la estrategia de preguntar podía ser un «arma de doble filo» para el alumnado, dado que eran evaluados/as y enseñados/as por las mismas personas. Los/las estudiantes podían creer que «responder a la pregunta correcta» les otorgaría mejores calificaciones, y preocuparse de que hacer preguntas pudiera revelar dudas sobre su propio razonamiento profesional, afectando así a su evaluación.

Este dilema reflejaba la complejidad del doble rol que desempeñaba el personal educativo como educador y evaluador. Por un lado, creaban intencionadamente un entorno seguro donde el alumnado podía aprender articulando su razonamiento; por otro, debían emitir un juicio sobre el nivel de dicho razonamiento. El alumnado también tenía un doble rol: estudiante y proveedor de servicios. En una conversación relacionada, un educador experimentado del mismo servicio utilizó la metáfora de un giro de 180 grados para describir cómo, durante las prácticas de campo de nivel II, el alumnado pasaba de ser evaluado a adoptar plenamente su rol como proveedor de servicios a los/las niños/as y sus familias. Este cambio de rol, y el ajuste en su identidad profesional, resultó sorprendentemente evidente para el personal educativo.

Documentar la práctica por escrito fue considerado importante para la enseñanza y el aprendizaje del razonamiento profesional de tres formas principales. Primero, ayudaba al personal educativo a comprender cómo razonaban sus estudiantes. Las actividades escritas realizadas durante las prácticas de campo, como notas de progreso e informes, obligaban al alumnado a plasmar su razonamiento en papel, lo que les proporcionaba una visión más clara de su proceso de razonamiento profesional. Algunos/as educadores/as también utilizaban otras formas de escritura, como estudios de casos, para obtener observaciones y conclusiones del alumnado. En segundo lugar, explicaron que la escritura ayudaba al alumnado a organizar sus pensamientos, lo que proporcionaba una estructura que resultaba crucial al enfrentar el «desorden» de la práctica clínica. Destacaron cómo el desorden del mundo clínico sorprendía al alumnado, en contraste con la claridad y orden percibidos en los estudios de casos en papel. En tercer lugar, subrayaron la importancia de modelar el proceso de redacción de un informe, en lugar de solo mostrar el producto final al alumnado.

ASPECTOS SINGULARES DEL APRENDIZAJE SOBRE EL TERRENO DURANTE LA PANDEMIA DE COVID-19

El 11 de marzo de 2020, la Organización Mundial de la Salud declaró la pandemia de COVID-19, lo que llevó a gobiernos de todo el mundo, incluidos gobiernos locales, estatales y provinciales, a recomendar restricciones a las reuniones en persona, emitir órdenes de «refugio en el hogar» y establecer directrices de distanciamiento social para frenar la propagación del virus. Al mismo tiempo, la prestación de servicios sanitarios y humanos experimentó cambios drásticos, ya que tanto personas proveedoras como pacientes debieron refugiarse en casa. Estos cambios afectaron directamente las prácticas de campo de nivel II.

La telesalud fue adoptada ampliamente a nivel mundial como una solución para continuar prestando servicios en la terapia ocupacional durante la pandemia. Aunque ya se había promovido en 2012 como una forma de ampliar los servicios en Estados Unidos (Cason, 2012) y se había descrito como un medio para abordar los desafíos de supervisión en sitios remotos o emergentes en Canadá y Australia (Nagarajan y cols., 2015), la mayoría de terapeutas ocupacionales no estaban preparados/as para esta transición. Debido a la necesidad de transformaciones rápidas para cumplir con las restricciones de salud pública por

COVID-19, el personal de provisión de salud tuvo oportunidades limitadas para planificar o recibir capacitación en telesalud antes de su implementación, viéndose obligado a poner en marcha estos servicios en cuestión de semanas.

La WFOT (Hoel y cols., 2021) llevó a cabo una encuesta mundial para comprender cómo la profesión de terapia ocupacional se adaptó a la rápida transición hacia la telesalud durante la pandemia. De las 2750 personas encuestadas, el 49% informó haber utilizado la telesalud durante el punto álgido de la crisis sanitaria. La telesalud se empleó para consulta (63%), intervención (62%), evaluación (37%) y seguimiento (44%). Asimismo, Abbott-Gaffney y cols. (2022) realizaron una encuesta con 193 terapeutas ocupacionales de 13 países para investigar cómo enfrentaron la prestación de cuidados pese a la escasa formación que habían recibido. Las personas encuestadas destacaron que los principales obstáculos para el uso de la telesalud fueron la disponibilidad de materiales, el dominio de la tecnología y la colaboración con personas cuidadoras/ayudantes. Además, mencionaron que el mayor desafío fue planificar y organizar actividades eficaces en el entorno virtual. Expresaron también su deseo de contar con un acceso más fácil a ideas de intervención, juegos interactivos y estrategias para la gestión del comportamiento en la telesalud que fueran eficaces en el entorno virtual.

Los cambios en la prestación de servicios impactaron el aprendizaje práctico del alumnado. Peart y cols. (2021) señalaron que los formatos de telesalud complicaban la supervisión. Las interacciones entre el personal educativo y el alumnado se vieron limitadas en el entorno digital, y no se ofrecieron oportunidades para la socialización profesional con otros miembros del equipo ni para la supervisión informal con el personal de supervisión.

No obstante, la telesalud también permitió proporcionar retroalimentación «en tiempo real» mediante la función de chat, así como una mayor resolución conjunta de problemas durante las sesiones de tratamiento, e impulsó al alumnado a «pensar fuera de la caja» en el proceso de intervención. Dado que los confinamientos continuaban, el personal educativo dedicó más atención a los factores estresantes personales y profesionales del alumnado, mientras gestionaban su propio estrés tanto en el lugar de trabajo como en casa. Además, encontraron que la evaluación de la competencia del alumnado era compleja debido a las menores oportunidades de interacción directa, lo que los obligaba a ser más directivos/as, asignando tareas para evaluar competencias que no podían observar directamente en el formato digital.

Ross y cols. (2022) descubrieron que el personal educativo inicialmente se sentía aprensivo al supervisar al alumnado, ya que debían atender tanto a sus habilidades clínicas como determinar la mejor manera de ofrecer atención en el formato de telesalud y resolver problemas técnicos. Si bien la familiarización previa con la plataforma en línea, tanto por parte del alumnado como del personal educativo, era fundamental para el éxito de las sesiones, se observó que el alumnado solía sentirse cómodo con la tecnología y era capaz de realizar ajustes cuando era necesario.

Los/las educadores/as informaron que el alumnado con dificultades en su razonamiento clínico tendía a tener un desempeño inferior en el contexto de la telesalud. No obstante, también señalaron que las prácticas de telesalud ayudaron al alumnado a desarrollar y perfeccionar habilidades interpersonales, de comunicación, resolución de problemas y gestión del tiempo, esenciales para la preparación, la realización de informes de cada sesión y el compromiso con clientes en ubicaciones remotas.

Durante la pandemia, surgieron muchas oportunidades nuevas tanto para el personal educativo como para el alumnado. Aunque el proceso de razonamiento clínico y la necesidad de considerar el contexto permanecieron constantes, el cambio hacia un entorno virtual permitió a los/las educadores/as experimentar con sus habilidades de razonamiento clínico en un formato desconocido, lo que les llevó a redescubrir los componentes subyacentes de dicho razonamiento. Esta transición facilitó la construcción conjunta del conocimiento, ya que el alumnado actuó como tutor tecnológico mientras que su razonamiento era guiado dentro del proceso de terapia ocupacional. La construcción conjunta del conocimiento es un aspecto clave del modelo de supervisión colaborativa de las prácticas de campo y repercute en el desarrollo del razonamiento clínico del alumnado.

Estudio de caso 28-1 APOYO A MARY PARA UN MEJOR DESEMPEÑO EN LAS PRÁCTICAS DE CAMPO

Mary está realizando su primera experiencia práctica de nivel II en un centro médico de cuidados intensivos de su ciudad natal. Anteriormente había realizado las prácticas de nivel I en el mismo centro, en el ala de enfermería especializada, y le había gustado mucho, pero fue trasladada a cuidados intensivos debido a cambios de personal en el último momento. Ahora, en la tercera semana de prácticas, su educadora de las prácticas, Marcia, se ha puesto en contacto con la escuela, indicando que Mary está teniendo dificultades para adaptarse al nuevo entorno de prácticas. Marcia informa que Mary parece demostrar un pensamiento lineal y poca capacidad para resolver problemas. Asimismo, hace pocas preguntas.

A Mary le ha ido bien en el transcurso de su programa de terapia ocupacional hasta ahora y siempre ha sido una buena estudiante. Puede predecir los síntomas probables de sus clientes basándose en sus diagnósticos. Pero le cuesta más cuando es responsable de su cuidado. Cuando se limita a observar a su supervisora, puede entablar fácilmente una conversación con sus clientes. Sin embargo, cuando lleva a cabo una evaluación o una intervención, parece tropezar con sus palabras y le cuesta salirse del modelo exacto de evaluación, centrándose en «rellenar la lista de comprobación», en vez de comprometerse con cada cliente. Marcia describe esto como «esconderse detrás del portapapeles».

Marcia ha observado que, en general, cuando utiliza notas SOAP ([datos] subjetivos, [datos] objetivos, análisis y plan), Mary es capaz de completar las secciones S y O por separado, pero tiene dificultades para sintetizar los resultados de la evaluación. Sin embargo, el aspecto más problemático es combinar la información en un plan de acción. Para ello necesita mucha orientación de Marcia. Mary muestra poca capacidad para imaginar situaciones de alta de la clientela y para planificar objetivos y resultados. Parece mucho más cómoda con la información que puede obtener leyendo un libro de texto.

A Mary le resulta muy difícil realizar a tiempo las revisiones de los historiales, que son un requisito para todas las nuevas evaluaciones y visitas de seguimiento. Mary afirma que, al revisar un historial, le resulta difícil identificar el motivo de la derivación y las cosas que afectan a la persona. Prefiere las revisiones de seguimiento, que se centran en revisar la evaluación inicial y comprobar los resultados de las evaluaciones, los objetivos y los planes de tratamiento. Mary afirma que esto se le da mejor cuando dispone de poco tiempo para hacerlo.

La falta de comunicación es el tema que más preocupa a Marcia, cuyas preguntas a Mary sobre si tiene alguna duda suelen encontrarse con el silencio. Marcia cree que Mary es respetuosa y concienzuda a la hora de hacer lo correcto, pero a menudo parece estar «adivinando» qué hacer, en lugar de hacer preguntas o aclarar los pasos antes de seguir adelante. A Marcia le preocupa la seguridad de la clientela a la que atiende. En el siguiente cuadro se presentan los desafíos y las estrategias para abordar estas cuestiones.

Desafortunadamente, en ese momento, la experiencia de prácticas de campo se vio interrumpida por la llegada de la pandemia. El programa de los estudiantes se suspendió durante una semana para permitir que tanto personal académico como de supervisión de prácticas identificaran estrategias para continuar, incluido el uso de la telesalud. Se decidió que Mary sería trasladada al departamento ambulatorio, sin embargo, debido a sus dificultades de desempeño, solamente se le concedería

DESAFÍOS PLANTEADOS EN EL ESTUDIO DE CASO	ESTRATEGIAS PARA AFRONTAR ESTOS DESAFÍOS
La naturaleza de la relación educador/a de prácticas de campo-estudiante	Es fundamental que Mary se sienta cómoda participando en debates sobre lo que entiende y lo que no, y sobre su razonamiento, para que Marcia pueda evaluar con precisión sus necesidades de aprendizaje. En la actualidad, Mary se siente intimidada por los conocimientos de Marcia. No se siente lo suficientemente segura en la relación como para hacer preguntas o asumir riesgos. Marcia puede crear una atmósfera segura para el aprendizaje compartiendo historias de pacientes a los que ha tratado en el pasado, mostrando que no existe «una única respuesta correcta» y que está bien fracasar, aprender de ello y volver a intentarlo. Marcia puede reforzar la relación «interviniendo» cuando Mary necesite ayuda y ofreciéndole oportunidades de observar y recalibrar
La acción es más visible que el razonamiento	Mary ha seguido de cerca a Marcia e intenta copiar lo que hace. Además de modelar la conducta que busca en Mary, Marcia puede «pensar en voz alta» sobre lo que está haciendo y por qué. Al escuchar el razonamiento de Marcia, Mary puede empezar a reconocer conceptos y patrones en el proceso de razonamiento, lo que le ayudará a identificar las preguntas pertinentes que debe formular. Si esto sucede, estará mejor preparada para utilizar conceptos similares en su propio trabajo con los clientes. Las sesiones informativas (p. ej., utilizando un enfoque de «descubrimiento guiado») después de las sesiones de tratamiento ayudarán a Mary a identificar respuestas por sí misma y a desarrollar sus habilidades de análisis y resolución de problemas. Las tareas de documentación específicas que le requieren organizar sus pensamientos y la justificación de sus acciones crearían un entorno seguro para que Mary piense y practique la formulación de preguntas de razonamiento
Dificultad para utilizar e integrar tanto el conocimiento proposicional como el no proposicional	Mary se siente muy cómoda con el conocimiento proposicional, ya que ha sacado buenas notas en sus cursos de teoría en la escuela. Sin embargo, se da cuenta de que en su entorno rara vez se hace referencia a la teoría, sino que se hace mucho más hincapié en las habilidades o tareas específicas que hay que realizar. El personal educativo de prácticas de campo suele tener dificultades

una semana de crédito por el tiempo completado en las prácticas. Marcia continuó siendo su supervisora, pero ambas fueron transferidas de cuidados intensivos a la prestación de servicios continuos de rehabilitación en formato de telesalud a clientes que justo habían recibido el alta del hospital. Debido a los cambios en todo el hospital, Mary fue asignada a trabajar conjuntamente con otra estudiante, Jennifer, para planificar, ejecutar y documentar las sesiones de tratamiento, mientras Marcia proporcionaba retroalimentación tanto individual como conjunta a ambas estudiantes. Esta situación resultó ser una experiencia de aprendizaje satisfactoria para Mary, ya que mejoró su capacidad para comunicar sus necesidades, asumir la responsabilidad de su aprendizaje y resolver problemas al enfrentarse a situaciones complejas. Los factores que contribuyeron a su éxito en la telesalud se describen en la tabla siguiente.

DESAFÍOS PLANTEADOS EN EL ESTUDIO DE CASO	ESTRATEGIAS PARA AFRONTAR ESTOS DESAFÍOS
	para comunicar su razonamiento profesional en el lenguaje del conocimiento proposicional, por ejemplo, utilizando teorías como marcos de referencia o modelos centrados en la ocupación. Sin embargo, el alumnado que tiene la oportunidad de discutir las aplicaciones prácticas de la teoría a la terapia de cada cliente con su educador/a informaron de un mayor respeto por o hacia él o ella, una mayor confianza en sus propias habilidades, así como el respeto y una mayor probabilidad de utilizar la teoría en la práctica futura. Marcia podría tomar la iniciativa de salvar la dicotomía teoría-práctica colaborando con Mary para aprender sobre una teoría determinada y explorar la congruencia de la teoría con el área de práctica. Al hacerlo, dispondrá de un medio para traducir su conocimiento no propositivo en términos que Mary pueda reconocer y utilizar para ver el «panorama general»
Dificultad para combinar información de diversas fuentes	Mary se siente más cómoda en áreas donde puede seguir un protocolo, pero se siente perdida cuando se enfrenta a información más compleja. Reconociendo que combinar conocimientos de diversas fuentes es una habilidad de razonamiento profesional más avanzada, Marcia puede utilizar la escritura reflexiva para guiar a Mary en este proceso. A través de este enfoque, Mary puede aprender a identificar las múltiples variables que influyen en el proceso de intervención revisando un encuentro terapéutico, reconociendo las variables que impactan en la participación del cliente, y luego articulando los pasos necesarios para el cambio en sesiones posteriores
La importancia de pasar del aislamiento social a la involucración social con otras personas	Modelar la construcción conjunta del conocimiento es una práctica habitual en el uso de un modelo de supervisión colaborativa, y Marcia puede ayudar a Mary a comprender que tiene algo valioso que aportar al proceso de aprendizaje, así como algo que obtener del mismo. Crear oportunidades intencionadas para colaborar con otras personas (o. ej., estudiantes de otras disciplinas, otros/as profesionales de terapia ocupacional del centro u otros profesionales de la salud) permitirá a Mary participar en interacciones sociales y construir conjuntamente tanto el conocimiento como la comprensión
Tratamiento de la influencia del contexto organizativo	Mary podría adquirir una mejor perspectiva sobre el impacto del contexto organizativo en su aprendizaje mediante el uso intencionado del Modelo de razonamiento profesional específico del contexto. Una serie de preguntas de reflexión (*v.* los ejemplos en la sección Actividad formativa de este capítulo) ayudaría a Mary a reflexionar sobre un encuentro determinado con una persona o grupo de personas en su centro y a reconocer las capas del contexto que influyen en dichos encuentros. Por ejemplo, en cuanto a las relaciones entre personas y profesionales, Mary podría reflexionar sobre la creación de vínculos; en relación con la organización, podría considerar los efectos de una huelga reciente o los problemas financieros del centro en los demás miembros del personal; en lo que respecta a la

DESAFÍOS PLANTEADOS EN EL ESTUDIO DE CASO	ESTRATEGIAS UTILIZADAS EN FORMATO TELESALUD
	política legislativa y gubernamental, podría pensar en lo que la ley exige o prohíbe; y, en términos de estructuras sociales y culturales, podría considerar el entorno laboral o social en el que vive un/a cliente
La naturaleza de la relación educador/a de campo-estudiante	El proceso de cambiar los servicios de un contexto presencial a uno de telesalud representó un desafío para Mary, su compañera de terapia ocupacional Jennifer y para Marcia, quien se sentía intimidada por la tecnología. Las tres se reunieron con frecuencia durante la primera semana de prácticas para revisar los planes y determinar cómo adaptarlos al contexto de la telesalud. Mary era la más familiarizada con la plataforma Zoom que se utilizaba, por lo que asumió el rol principal en la explicación de su funcionamiento al resto. Tanto ella como Jennifer conocían varias herramientas en línea que podían incorporarse a las sesiones, las cuales utilizaron para complementar los ejercicios de terapia estándar o las simulaciones de autocuidado, trabajo y ocio. A lo largo del proceso, las tres se sintieron muy cómodas discutiendo lo que sabían o desconocían sobre la tecnología y las necesidades de sus clientes, mientras resolvían juntas los problemas en este contexto único
La acción es más visible que el razonamiento	Aunque el seguimiento en persona no fue posible en el entorno de telesalud, Mary, Jennifer y Marcia tuvieron la oportunidad de observar dos sesiones de telesalud proporcionadas por una terapeuta con experiencia en esta área de práctica. También pudieron hacer preguntas y escuchar el razonamiento detrás de las decisiones tomadas antes de planificar sus primeras sesiones. Mary y Jennifer reconocieron la similitud en la secuenciación de las sesiones entre los formatos virtual y presencial, incluyendo la necesidad de comenzar con actividades menos invasivas para establecer una buena relación, luego avanzar hacia actividades que abordaran áreas de necesidad y, por último, asegurarse de que las actividades estuvieran centradas en áreas objetivo y ocupaciones valoradas por la clientela. Encontrar esta «estructura» fue muy importante para Mary en el desarrollo de su confianza, y a menudo recurría a este marco al articular lo que quería hacer en cada sesión y el porqué. Mary encontró muy útil recibir retroalimentación a través de la función de «chat» de manera inmediata durante la sesión, lo que le ayudaba a mantenerse enfocada y a experimentar éxito en la sesión. Como ella y Jennifer asumieron la responsabilidad conjunta de las primeras sesiones, también compartieron la experiencia de la sesión de análisis y reflexión (*debriefing*), lo que permitió a Mary estar en una posición tanto para dar como para recibir retroalimentación y practicar sus habilidades de comunicación. Cuando observaba a Jennifer, Mary utilizaba un registro de reflexión que le requería prestar atención a cómo se cumplían o no los objetivos; esto le ayudó a perfeccionar su habilidad para analizar las fortalezas y necesidades de la sesión y a articular su razonamiento sobre las diferentes acciones tomadas durante la sesión de terapia

DESAFÍOS PLANTEADOS EN EL ESTUDIO DE CASO	ESTRATEGIAS UTILIZADAS EN FORMATO TELESALUD
Dificultad para utilizar e integrar tanto el conocimiento proposicional como el no proposicional	Tanto Mary como Jennifer identificaron la necesidad de integrar el aprendizaje del aula con la práctica clínica. Una forma en que experimentaron esto fue a través de su comprensión y uso del Modelo de relación intencional propuesto por Taylor (2019). En su autoevaluación del uso del modo terapéutico, Mary informó que su enfoque primario estaba en la instrucción y el establecimiento de límites, mientras que Jennifer obtuvo una puntuación más alta en empatía y colaboración. Después de las sesiones iniciales, cada estudiante reflexionó sobre su propio uso del modo y se dieron retroalimentación mutua sobre el uso de estos modos y su impacto en la sesión. Dado que en el contexto de la telesalud es necesario un mayor uso de la empatía, así como de una instrucción clara, Mary recibió comentarios concretos con ejemplos sobre cómo ampliar esos modos según las necesidades. Se volvió más consciente de la importancia de aportar más de su personalidad terapéutica, así como sus experiencias previas trabajando con personas mayores en el hogar de ancianos, integrando así tanto el conocimiento proposicional como el no proposicional en el proceso de la terapia
Dificultad para combinar información de diversas fuentes	Después de cada sesión de telesalud, tanto Mary como Jennifer identificaban lo que había salido bien y los factores que influyeron en el éxito, así como lo que no había salido tan bien y los factores involucrados. Al principio, la tendencia de Mary era centrarse en los factores organizativos que influían en la sesión, como tener a mano los materiales necesarios o estar familiarizada con el uso del equipo. Al escuchar las observaciones de Jennifer y compararlas con las suyas propias, Mary fue capaz de reconocer desconexiones en su comunicación con los clientes, es decir, la falta de verificación de la respuesta de la clientela. A partir de esto, hizo planes para fortalecer la relación con sus clientes, asegurándose de que las actividades fueran significativas para ellos/as y estuvieran alineadas con sus objetivos
La importancia de pasar del aislamiento social a la involucración social con otras personas	En el contexto de la telesalud, la construcción conjunta del conocimiento se produjo de manera natural, ya que todos y todas se encontraban inmersos en un entorno de aprendizaje nuevo: los/las estudiantes aprendían a ofrecer terapia a una nueva población, y el supervisor aprendía a utilizar la tecnología. Mary y Jennifer llegaron a confiar mutuamente y también aprendieron a apoyarse en otros miembros del equipo terapéutico para obtener ideas a la hora de planificar sus sesiones de terapia. Las reuniones semanales para informar al equipo sobre cada cliente resultaron útiles para que Jenn y Mary se sintieran cómodas trabajando con el equipo de tratamiento. No solo pudieron conocer a personas de otras profesiones que atendían a sus clientes, sino que también escucharon sus experiencias y lograron ver sus propios desafíos desde una perspectiva profesional más amplia

DESAFÍOS PLANTEADOS EN EL ESTUDIO DE CASO	ESTRATEGIAS UTILIZADAS EN FORMATO TELESALUD
Tratamiento de la influencia del contexto organizativo	Debido a los cambios repentinos en sus ubicaciones a causa del COVID, tanto Mary como Jennifer tuvieron que reflexionar semanalmente sobre el impacto del contexto organizativo en su aprendizaje. Se les animó a utilizar el Modelo de razonamiento profesional específico del contexto como marco para su reflexión. Cada una debía identificar un encuentro específico durante la semana con un/a cliente o miembro del personal, así como las diversas variables que influyeron en dicho encuentro y su propia reacción. A menudo, reflexionaban sobre clientes con quienes habían trabajado o sobre miembros del personal con quienes habían tenido dificultades. Al escucharse y reaccionar mutuamente, adquirían nuevos conocimientos sobre su trabajo. Marcia también insistió en que consideraran cómo estaban reaccionando, tanto personal como profesionalmente, ante el amplio impacto de la pandemia. Procesar sus sentimientos de manera regular se convirtió en una estrategia para afrontar las tensiones personales y programáticas

RESUMEN

En este capítulo hemos explorado la práctica profesional como un fenómeno profundamente influenciado por el contexto. Reconociendo esta relevancia, las prácticas de campo se destacan como un componente esencial en la educación en terapia ocupacional. El aprendizaje en la práctica a través de las prácticas de campo permite que el alumnado utilice su base de conocimientos de manera diferente, adquiera nuevos conocimientos contextualizados, experimente cómo el entorno de la práctica moldea el rol de terapeuta ocupacional y contribuya al desarrollo de su identidad profesional. Las prácticas de campo requieren integrar diversas formas de conocimiento e información procedentes de múltiples fuentes, a menudo contradictorias, para tomar decisiones sobre las acciones y asumir la responsabilidad de estas. Se ha presentado el Modelo de razonamiento profesional específico del contexto como marco para examinar la influencia de la perspectiva, el contexto y la acción en la práctica profesional y como una herramienta para la reflexión. También se ha destacado el rol clave del personal educativo en el proceso de aprendizaje en las prácticas de campo, analizando las implicaciones de dos modelos contrastantes de supervisión y las estrategias empleadas para facilitar la enseñanza y el aprendizaje del razonamiento profesional.

Actividad formativa 28-1

Actividad formativa: actividades de reflexión basadas en el MCPR para que el alumnado promueva el razonamiento clínico.

Finalidad: proporcionar un marco de análisis de un encuentro profesional para facilitar el aprendizaje a partir de la experiencia.

Conexiones con los principales constructos del razonamiento clínico:

Práctica reflexiva

Teoría y práctica

Combinar aspectos del razonamiento

Razonamiento en acción

Instrucciones para el alumnado: piense en un encuentro específico durante las prácticas de campo en el que haya participado otra persona (podría haber sido con un/a cliente, un/a familiar, un/a asistente/a remunerado/a, un miembro del equipo multidisciplinar, un/a terapeuta ocupacional, su supervisor/a). Considere las siguientes preguntas en relación con ese encuentro.

Reflexionando sobre el encuentro en general:

- **¿Qué ha sucedido? ¿Qué decisiones ha tomado?** (Nota: tomamos decisiones constantemente, muchas veces de manera inconsciente, por lo que es importante ser intencional al identificarlas). Para cada decisión que haya identificado, ¿cuáles fueron las alternativas que consideró y por qué eligió esa opción específica?
- **¿Qué ha salido bien?**
- **¿Qué aspectos no han resultado tan favorables?**

Reflexionando sobre las personas involucradas:

- **Sobre usted mismo/a:** ¿De qué manera influyeron su rol y su perspectiva como profesional en el encuentro? (p. ej., los valores y la filosofía de la terapia ocupacional). Además, ¿cómo influyó en el encuentro su «ser como persona» (como sus intereses personales, valores o experiencias de vida)?
- **Sobre la otra persona:** ¿Cuál era el rol de esa persona y cómo afectó a las perspectivas y expectativas que tenía? ¿Qué sabe de la otra persona «como individuo», y cómo influyó el contexto organizativo en ese conocimiento (p. ej., en qué medida se facilitó o dificultó el acceso a esa información)?
- **La comunidad de ambos:** ¿De qué manera influyó su comunidad y la de la otra persona en el encuentro?

Reflexionando sobre el trasfondo del encuentro:

- **Relación entre la persona y el/la profesional:** ¿Cómo era la relación que mantenía con esa persona? (p. ej., ¿tenían una historia en común? o ¿fue un encuentro casual o puntual? Si existía una relación previa, ¿cómo contribuyó al desarrollo de la misma? ¿Cuál es su estado actual?).
- **Organización:** ¿Qué expectativas tenía la organización con respecto a cada persona en su función?, ¿cómo afectó la cultura organizacional al encuentro? (p. ej., aspectos como el poder, los discursos predominantes, las normas del grupo, el clima organizativo, los rituales formales y las celebraciones). ¿Qué influencia tuvieron las políticas y procedimientos de la organización?
- **Legislación y política gubernamental:** ¿Qué requerimientos legales existían?, ¿qué políticas gubernamentales eran relevantes en este contexto? (Nota: muchas veces, estas políticas están integradas en los procedimientos de la organización. Identificar la legislación y las políticas gubernamentales puede ayudar a entender por qué se llevan a cabo ciertas acciones de manera específica dentro de una organización).

- **Contexto sociocultural:** ¿Cómo influyeron en el encuentro las estructuras sociales (p. ej., la organización social del trabajo y la educación, las instituciones sociales) y la cultura (p. ej., las perspectivas compartidas, ya sean nacionales, subculturales o étnicas)?

Reflexionando sobre el aprendizaje:

- **¿Qué ha aprendido del encuentro?**
- **¿Qué implicaciones tendrá esto para su práctica futura?**

Puede encontrar actividades formativas adicionales para este capítulo en thePoint.

REFERENCIAS BIBLIOGRÁFICAS

Abbott-Gaffney, C. R., Gafni-Lachter, L., Cason, J., Sheaffer, K., Harasink, R., Donehower, K., & Jacobs, K. (2022). Toward successful future use of telehealth in occupational therapy practice: What the COVID-19 rapid shift revealed. *Work, 71*(2), 385-394. DOI: 10.3233/WOR-210789

Alpine, L. M., Caldas, F., T., & Barrett, E. M. (2019). Evaluation of a 2 to 1 peer placement supervision model by physiotherapy students and their educators. *Physiotherapy Theory and Practice, 35*(8), 748–755. https://doi.org/10.1080/09593985.2018.1458168

American Occupational Therapy Association. (2018). Fieldwork Level II and occupational therapy students. *American Journal of Occupational Therapy, 72*(Suppl. 2), 7212410020. https://doi.org/10.5014/ajot.2018.72S205

Brian, H., Cook, S., Taylor, D., Freeman, L, Mundy, T., & Killaspy, H. (2015). Occupational therapists as change agents in multidisciplinary teams. *British Journal of Occupational Therapy, 78*(9), 547–555. https://doi.org/10.1177/0308022615586785

Briffa, C., & Porter, J. (2013). A systematic review of the collaborative clinical education model to inform speech-language pathology practice. *International Journal of Speech-Language Pathology, 15*(6), 564–574. https://doi.org/10.3109/17549507.2013.763290

Cason, J. (2012). Telehealth opportunities in occupational therapy through the Affordable Care Act. *American Journal of Occupational Therapy, 66*(2), 131–136. https://doi.org/10.5014/ajot.2012.662001

Copley, J., & Nelson, A. (2012). Practice educator perspectives of multiple mentoring in diverse clinical settings. *British Journal of Occupational Therapy, 75*(10), 456–462. https://doi.org/10.4276/030802212X13496921049662

Copley, J., Turpin, M., & King, T. (2010). Information used by an expert paediatric occupational therapist when making clinical decisions. *Canadian Journal of Occupational Therapy, 77*(4), 249–256. https://doi.org/10.2182/cjot.2010.77.4.7

Costa, D. (2015). *The essential guide to occupational therapy fieldwork education: Resources for today's educators in practitioners* (2nd ed.). American Occupational Therapy Association.

Dahlgaard-Park, S. M. (2015). Emotional intelligence. In S. M. Dahlgaard-Park (Ed.), *The SAGE Encyclopedia of quality and the service economy* (pp. 184–189). Sage. https://doi.org/10.4135/9781483346366.n59

Dancza, K., Warren, A., Copley, J., Rodger, S., Moran, M., McKay, E., & Taylor, A. (2013). Learning experiences on role-emerging placements: An exploration from the students' perspective. *Australian Occupational Therapy Journal, 60*, 427–435. https://doi.org/10.1111/1440-1630.12079

Evenson, M. E., Roberts, M., Kaldenberg, J., & Ozelie, R. (2015). National survey of fieldwork educators: Implications for occupational therapy education. *American Journal of Occupational Therapy, 69*(Suppl. 2), 6912350020. https://doi.org/10.5014/ajot.2015.019265

Flood, B., Haslam, L., & Hocking, C. (2010). Implementing a collaborative model of student supervision in New Zealand: Enhancing therapist and student experiences. *New Zealand Journal of Occupational Therapy, 57*(1), 22–26.

Graves, C. (2019). *Integrating best practice into fieldwork: A narrative inquiry in the level II experiences of occupational therapy students* (Publication No. 2556) [Doctoral dissertation]. University of North Dakota. https://commons.und.edu/theses/2556/

Graves, C., & Hanson, D. (2014). The multiple mentoring model of student supervision. *OT Practice. 19*(8), 20–21.

Hanson, D. J., &. DeLuliis, E. (2015). The collaborative model of fieldwork education: A blueprint for group supervision of students. *Occupational Therapy in Health Care, 29*(2), 223–239. https://doi.org/10.3109/07380577.2015.1011297

Hanson, D., & Nielsen, S. (2015). Introduction to role emerging fieldwork. In D. Costa (Ed.), *The essential guide to occupational therapy fieldwork education: Resources for today's educators in practitioners* (2nd ed.). American Occupational Therapy Association.

Hanson, D. J., Stutz-Tanenbaum, P., Rogers, O., Turner, T., Graves, C., & Klug, M. G. (2019). Collaborative fieldwork supervision: A process model for program effectiveness. *American Journal of Educational Research, 7*(11), 837–844. https://doi.org/10.12691/education-7-11-13

Higgs, J. (2019). Re-interpreting clinical reasoning: A model of encultured decision-making practice capabilities. In J. Higgs, G. M. Jenson, S. Loftus, & N. Christensen (Eds.), *Clinical reasoning in the health professions* (4th ed., pp. 13–31). Elsevier.

Hoel, V., von Zweck, C., & Ledgerd, R., & World Federation of Occupational Therapists. (2021). Was a global pandemic needed to adopt the use of telehealth in occupational therapy? *Work, 68*(1), 13–20. https://doi.org/10.3233/WOR-205268

Hoffmann, T., Bennett, S., & Del Mar, C. (2017). Introduction to evidence-based practice. In T. Hoffmann, S. Bennett, & C. Del Mar (Eds.), *Evidence-based practice across the health professions* (3rd ed., pp. 1–15). Elsevier.

Hoffmann, T., Del Mar, C., & Glaziou, P. (2017). Information needs, asking questions, and some basics of research studies. In T. Hoffmann, S. Bennett, & C. Del Mar (Eds.), *Evidence-based practice across the health professions* (3rd ed., pp. 16–40). Churchill Livingstone Elsevier.

Hooper, B., Mitcham, M. D., Taff, S. D., Price, P., Krishnagiri, S., & Bilics, A. (2015). The issue is—Energizing occupation as the centre of teaching and learning. *American Journal of Occupational Therapy, 69*(Suppl. 2), 6912360010. https://doi.org/10.5014/ajot.2015.018242

Hunter, H., & Volkert, A. (2017) Issues and challenges of role-emerging placements. *World Federation of Occupational Therapists Bulletin, 73*(1), 57–65. https://doi.org/10.1080/14473828.2016.1162485

Kinsella, A. T., & Piersol, C. V. (2018). Development and evaluation of a collaborative model level II fieldwork program. *The Open Journal of Occupational Therapy, 6*(3), 14. https://doi.org/10.15453/2168-6408.1448

Mattingly, C., & Fleming, M. H. (2019). Action and narrative: Two dynamics of clinical reasoning. In J. Higgs, G. M. Jenson, S. Loftus, & N. Christensen (Eds.), *Clinical reasoning in the health professions* (4th ed., pp. 119–127). Elsevier.

Nagarajan, S., McAllister, L., McFarlane, L., Hall, M., Schmitz, C., Avery, L., Drynan, D., Roots, R., Murphy, S., & Lam, M. (2015). Australian and Canadian student and supervisor experiences of tele-supervision in allied health clinical education. In T. Thomas, E. Levin, P. Dawson, K. Fraser, & R. Hadgraft (Eds.), *Research and development in higher education: Learning for life and work in a complex world* (Vol. *38*, pp. 477–481). Higher Education Research and Development Society of Australasia.

Nielsen, S., Jedlicka, J. S., Hanson, D., Fox, L., & Graves, C. (2017). Student perceptions of non-traditional Level I fieldwork. *Journal of Occupational Therapy Education, 1*(2). https://doi.org/10.26681/jote.2017.010206

Oldenburg, H. Y., Snyder, K. L., Heinle, D. K., & Hollmann, J. H. (2020). A comparison of clinical reasoning among rehabilitation students during experiential learning. *Journal of Allied Health, 49*(4), 252–257.

Patton, N., & Christensen, N. (2019). Pedagogies for teaching and learning clinical reasoning. In J. Higgs, G. M. Jenson, S. Loftus, & N. Christensen (Eds.), *Clinical reasoning in the health professions* (4th ed., pp. 335–344). Elsevier.

Peart, A., Wells, N., Yu, M.-L., & Brown, T. (2021). "It became quite a complex dynamic": The experiences of occupational therapy practice educators' move to digital platforms during the COVID-19 pandemic. *Australian Occupational Therapy Journal, 69*(1), 38–49. https://doi.org/10.1111/1440-1630.12767

Price, D., & Whiteside, M. (2016). Implementing the 2:1 student placement model in occupational therapy: Strategies for practice. *Australian Occupational Therapy Journal, 63*(2), 123–129. https://doi.org/10.1111/1440-1630.12257

Proust, M. (1923). La Prisonnière (The Captive). Paris: Librarie Gallimard.

Ripat, J., Wener, P., Dobinson, K., & Yamamoto, C. (2014). Internalizing client-centredness in occupational therapy students. *Journal of Research in Interprofessional Practice and Education, 4*, 2. http://www.jripe.org

Rogers, O., Graves, C., Turner, T., Hanson, D. J., & Klug, M. G. (2022). Level II fieldwork educators' perceived and experienced challenges with using the collaborative fieldwork supervision model. *Journal of Occupational Therapy Education, 6*(1). https://doi.org/10.26681/jote.2022.060112

Ross, M. H., Whitehead, A., Jeffery, L., Hartley, N., & Russell, T. (2022). Supervising students during a global pandemic: Clinical educators' perceptions of a student-led telerehabilitation service during Covid-19. *International Journal of Telerehabilitation, 14*(1), e6464. https://doi.org/10.5195/ijt.2022.6464

Rycroft-Malone, J., Seers, K., Titchen, A., Harvey, G., Kitson, A., & McCormac, B. (2004). What counts as evidence in evidence-based practice? *Nursing and Health Care Management and Policy, 47*(1), 81–90. https://doi.org/10.1111/j.1365-2648.2004.03068.x

Ryle, G. (1949). *The concept of mind.* Penguin.

Schein, E. H. (2010). *Organizational leadership and culture.* John Wiley & Sons.

Schell, B. A. B. (2019). Professional reasoning in practice. In B. A. B. Schell & G. Gillen (Eds.), *Willard & Spackman's occupational therapy* (13th ed., pp. 482–497). Wolters Kluwer.

Sevenhuysen, S., Farlie, M. K., Keating, J. L., Haines, T. P., & Molloy, E. K. (2015). Physiotherapy students and clinical educators perceive several ways in which incorporating peer-assisted learning could improve clinical placements: A qualitative study. *Journal of Physiotherapy, 61*, 87–92. https://doi.org/10.1016/j.jphys.2015.02.015

Sevenhuysen, S., Nickson, W., Farlie, M. K., Raitman, L., Keating, J. L., Molloy, E., Skinner, E., Maloney, S., & Haines, T. P. (2013). The development of a peer assisted learning model for the clinical education of physiotherapy students. *Journal of Peer Learning, 6*, 30–45.

Sevenhuysen, S., Thorpe, J., Molloy, E., Keating, J., & Haines, T. (2017). Peer-assisted learning in education of allied health professional students in the clinical settings: A systematic review. *Journal of Allied Health, 46(1)*, 26–35.

Sodhi, M. K., & Cohen, H. L. (2012). The manifestation and integration of embodied knowing into social work practice. *Adult Education Quarterly, 62*(2), 120–137. https://doi.org/10.1177/0741713611400302

Taylor, R. R. (2019). Therapeutic relationship and client collaboration: Applying the Intentional Relationships Model. In B. A. B. Schell & G. Gillen (Eds.), *Willard & Spackman's occupational therapy* (13th ed., pp. 527–538). Wolters Kluwer.

Turpin, M., & Iwama, M. (2011). *Using occupational therapy models in practice: A field guide.* Churchill Livingstone Elsevier.

Turpin, M., Lynch, D., Spermon, D., & Steel, E. (2015) Preparing students for health and social care practice through interprofessional learning. In T. Thomas, E. Levin, P. Dawson, K. Fraser, & R. Hadgraft (Eds.), *Research and development in higher education: Learning for life and work in a complex world* (Vol. *38*, pp. 467–476). Higher Education Research and Development Society of Australasia.

Unsworth, C. A., & Baker, A. (2016). A systematic review of professional reasoning literature in occupational therapy. *British Journal of Occupational Therapy, 79*(1), 5–16.

Wenger, E. (2000). Communities of practice and social learning systems. *Organization, 7*(2), 225–246. http://org.sagepub.com/content/7/2/225

World Federation of Occupational Therapists. (2016). *Minimum standards for the education of occupational therapist.* World Federation of Occupational Therapists.

CAPÍTULO 29

Razonamiento profesional en la gestión de terapia ocupacional

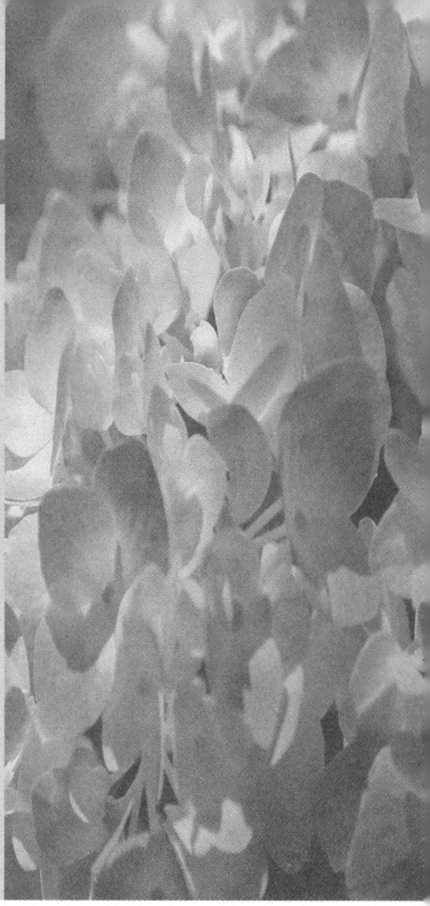

BRENT BRAVEMAN

CONTENIDO

Introducción

¿Cuál es la diferencia entre gestionar y liderar?

Funciones de gestión: planificación, organización, dotación de personal, control y dirección

Razonamiento profesional y toma de decisiones

Dilemas habituales en el ámbito de la gestión

Uso de múltiples formas de razonamiento en la gestión

Paso de la gestión principiante a la gestión experta y utilidad del razonamiento profesional

Resumen

OBJETIVOS

Después de leer este capítulo, será capaz de:

1. Exponer la diferencia entre gestión y liderazgo.
2. Nombrar las cinco funciones comúnmente identificadas de la gestión, que son:
   a. Planificación.
   b. Organización.
   c. Dotación de personal.
   d. Liderazgo.
   e. Control.

3. Describir cómo pueden aplicarse formas de razonamiento profesional para resolver cuestiones y dilemas cotidianos de gestión.
4. Proporcionar ejemplos de cómo las formas de razonamiento profesional pueden ayudar al paso de una gestión de terapia ocupacional como principiante a experta.

TÉRMINOS CLAVE

Gestión
Liderazgo
Planificación
Organización
Dotación de personal
Control
Dirigir
Razonamiento científico
Razonamiento interactivo
Razonamiento ético
Razonamiento narrativo
Razonamiento condicional

INTRODUCCIÓN

Una forma de ejercer la terapia ocupacional es asumir un rol de gestión. En este rol, se planifica, coordina, dirige y evalúa el trabajo de una unidad de negocio o departamento dentro de organizaciones más grandes. El personal directivo o propietarios/as de empresas también suelen ejercer este rol, aunque pueden contratar a otras personas y delegar en ellas la función de **gestión**.

El rol de gestión puede ser muy diferente dependiendo del entorno y del sistema en el que se trabaje. Hay quienes supervisan pequeños departamentos en los que solo trabajan profesionales de terapia ocupacional. Es posible que, además de las responsabilidades de gestión, el mismo rol exija prestar una cantidad considerable de atención directa a pacientes en el día a día. También hay quien gestiona grandes departamentos interprofesionales que incluyen varias disciplinas, como fisioterapia, coordinación de casos o logopedia.

Aunque este tipo de gestión requiera supervisar la prestación de la práctica de terapia ocupacional, es posible que no requiera la prestación de atención directa debido al alcance de otras responsabilidades. Independientemente del tamaño del departamento o del número de ubicaciones, hay funciones comúnmente identificadas en el rol de gestión, incluida la importante función de «liderar».

La diferencia entre gestionar y liderar es un tema común de discusión en la literatura al respecto (Beech, 2002; Braveman, 2022; Bush, 2020; MacKian y Simons, 2021; Schruijer y Vansina, 2002; Sobratee y Bodhanya, 2018; Zaleznik, 2004). Estas diferencias se explorarán brevemente en la siguiente sección.

¿CUÁL ES LA DIFERENCIA ENTRE GESTIONAR Y LIDERAR?

Las diferencias entre gestionar y liderar a menudo se enfocan en mantener la estabilidad frente a fomentar el cambio. Se ha sugerido que la gestión se centra en mantener la estabilidad en las operaciones cotidianas, en tanto que desde el liderazgo se guía el cambio y se integran los valores, la visión y la ética de los individuos en la cultura de la comunidad.

Mientras que el liderazgo se centra en desarrollar nuevos enfoques para resolver positivamente los dilemas comunes, la gestión puede centrarse en la racionalidad y el control. La gestión se ha definido como «la forma en que se planifican, organizan y despliegan la visión, los objetivos, los procesos y los recursos de una organización, y el **liderazgo** como la forma en que desde la gestión se inicia una conversación para establecer y cumplir la visión, los objetivos y los procesos» (Plachy y Smunt, 2022, p. 402; Zaleznik, 2004). La mayoría de los directivos/as deben ejercer roles de gestión y liderazgo, y alternan ambos roles innumerables veces al día.

De manera similar a la práctica clínica, la práctica de gestión se basa en la resolución de problemas de diversos tipos, desde simples, a corto plazo y concretos hasta complejos, a largo plazo y mal estructurados. Finlayson y Braveman (2022) establecieron comparaciones entre profesionales de terapia ocupacional que emplean el razonamiento profesional y la práctica basada en la evidencia para resolver problemas clínicos y el personal de gestión de terapia ocupacional que emplea las mismas estrategias de razonamiento profesional para llevar a cabo una gestión basada en la evidencia con el fin de resolver problemas relacionados con su rol.

FUNCIONES DE GESTIÓN: PLANIFICACIÓN, ORGANIZACIÓN, DOTACIÓN DE PERSONAL, CONTROL Y DIRECCIÓN

Las funciones de gestión comúnmente identificadas incluyen (a) planificación, (b) organización, (c) dotación de personal, (d) control y (e) dirección (Braveman, 2022; Samson y cols., 2020; Shinde, 2018). A veces, solo se identifican cuatro funciones de gestión, y la función de dotación de personal se incluye como parte de la organización, pero se ha desglosado aquí como una función separada para mayor claridad.

La **planificación** es la función de gestión que consiste en decidir qué hacer fijando objetivos de desempeño e identificando las actividades necesarias para alcanzar los niveles de desempeño y resultados esperados. Suele implicar el establecimiento de metas y objetivos. Por lo general, las metas son fines amplios que deben alcanzarse, mientras que los objetivos son las acciones identificables y mensurables que se emprenden para lograr una meta. La planificación puede ser a corto plazo u operativa. Ambas abordan las acciones cotidianas que mantienen en funcionamiento un departamento y una organización (a corto plazo), al tiempo que permiten obtener resultados estratégicos a largo plazo (operativos). La planificación estratégica implica prever el futuro del departamento o la organización y establecer planes de acción para alcanzar ese futuro a lo largo de varios años. La planificación también puede incluir la planificación financiera mediante el establecimiento de presupuestos y la previsión del volumen de trabajo que debe realizarse o la planificación de las necesidades de espacio, equipamiento y personal.

La **organización** es la función que consiste en diseñar unidades o equipos de trabajo viables, determinar las líneas de autoridad y comunicación, y desarrollar y gestionar patrones de coordinación para completar con éxito el trabajo de la organización. Una organización eficaz requiere personal que analice el trabajo que hay que realizar y establezca grupos de trabajo con las habilidades necesarias para llevar a cabo cada tipo de trabajo.

La **dotación de personal** es la función que consiste en garantizar que las personas adecuadas realicen las tareas correctas y que dichas personas cuenten con las competencias necesarias. La dotación de personal incluye una serie de actividades. Entre estas se incluyen: (a) reclutamiento de personal cualificado, (b) contratación, incluida la selección de personal y la oferta de un salario y un conjunto de prestaciones determinados, (c) orientación del nuevo personal sobre el lugar de trabajo y el trabajo a realizar, (d) impartición de la formación necesaria y evaluación de la competencia y el proceso de evaluación del trabajo, (e) desarrollo y tutoría del personal, incluida la promoción, (f) proceso de disciplina progresiva, (g) separación del servicio y (h) despido.

El **control** es la función de gestión que consiste en establecer normas de desempeño y medir, evaluar y corregir el desempeño. Las actividades de control pueden variar desde el uso de simples mecanismos de control que alertan del hecho de que un proceso estándar no está produciendo los resultados esperados hasta medidas más complicadas relacionadas con la mejora del desempeño. El control suele constar de tres fases: a) establecimiento de normas, b) medición del desempeño y c) corrección de las desviaciones. Los mecanismos

TABLA 29-1 Funciones típicas del liderazgo

FUNCIONES DE GESTIÓN	EJEMPLOS
Planificación	• Planificación a corto plazo de actos, formación y reuniones • Planificación estratégica a largo plazo • Planificación y previsión financieras
Organización	• Determinación de las unidades de trabajo • Establecimiento de líneas de supervisión, responsabilidad y rendición de cuentas • Creación de flujos de trabajo para los procesos de trabajo diarios
Dotación de personal	• Contratación, incluidos los anuncios y la selección de personas candidatas • Contratación, incluidas la incorporación y la orientación • Evaluación del desempeño y ascensos • Formación • Desarrollo del personal
Dirigir	• Provisión de instrucciones concretas y específicas al personal • Creación de una cultura positiva y fomento del positivismo, la eficiencia y la eficacia • Predicar con el ejemplo
Controlar	• Establecimiento de normas y parámetros • Establecimiento de planes de trabajo y plazos • Evaluar el trabajo y corregir el desempeño • Medición de resultados

de control pueden centrarse en un proceso, por ejemplo, si se han completado todos los pasos de la evaluación de clientes en particular, o en los resultados, es decir, si el proceso produce el efecto o resultado final deseado.

Dirigir es la función de gestión que consiste en proporcionar orientación y liderazgo para que el trabajo realizado esté orientado a la consecución de objetivos. La dirección incluye la supervisión rutinaria del personal, así como la tutoría y el entrenamiento. El personal de gestión de terapia ocupacional dirige mediante instrucciones para orientar la toma de decisiones y la intervención clínicas. La dirección es un medio de motivar al personal ayudándole a comprender las acciones que puede emprender para alcanzar los objetivos de la organización y contribuir a su misión.

En la tabla 29-1 se proporcionan ejemplos de las cinco funciones del personal de gestión. A medida que se realizan cada una de estas funciones, son necesarias diferentes formas de razonamiento de gestión, que dan como resultado diferentes tipos de decisiones.

RAZONAMIENTO PROFESIONAL Y TOMA DE DECISIONES

El personal de gestión debe tomar decisiones de manera constante a lo largo del día. Algunas de estas decisiones son menores y no requieren el uso de razonamientos complejos. Por ejemplo, podría tener que decidirse si compartir información actualizada sobre la situación financiera de la organización justifica convocar una reunión extraordinaria, o si dicha información puede esperar hasta la próxima reunión ordinaria del equipo de liderazgo del departamento. Otras decisiones son importantes o urgentes, y puede ser necesario recurrir a una o varias formas de razonamiento profesional. Un ejemplo podría ser un conflicto entre

TABLA 29-2 Formas de razonamiento profesional aplicadas a los problemas relacionados con la gestión

ASPECTO DEL RAZONAMIENTO	EJEMPLOS DE APLICACIÓN A PROBLEMAS HABITUALES EN EL ÁMBITO DE LA GESTIÓN
Razonamiento científico	Utilización de datos y otras formas de evidencia para tomar decisiones relativas a la mejora de procesos con el fin de mejorar la eficiencia, la eficacia y los productos/resultados del trabajo
Razonamiento narrativo	Examinar los conflictos entre los miembros del personal para dar sentido a las circunstancias particulares y cómo cada persona implicada puede entender la historia que está evolucionando
Razonamiento pragmático	Tomar decisiones sobre los elementos prácticos de la prestación de servicios, como los horarios, el reembolso, la compra de equipos y la formación y orientación del personal
Razonamiento ético	Orientar las decisiones sobre qué es lo «correcto» cuando se plantean dilemas morales que oponen dos o más opciones aparentemente correctas
Razonamiento procesal	Desarrollar programas clínicos que utilicen regímenes terapéuticos o rutinas de eficacia probada con una población identificada de clientes
Razonamiento interactivo	Gestionar las relaciones interpersonales difíciles entre dos o más miembros del personal o entre uno o más miembros del personal y clientes/personas consumidoras
Razonamiento condicional	Utilizar múltiples formas de razonamiento profesional para considerar las condiciones específicas en las que debe tomarse una decisión con respecto, por ejemplo, al mejor enfoque de la supervisión para distintos miembros del personal con diversos antecedentes y niveles de experiencia

dos personas del equipo y sus responsables inmediatos, en el que surjan acusaciones de comportamiento poco ético, como la falsificación de documentación o facturación indebida, y las partes implicadas ofrezcan versiones y percepciones muy diferentes. Uno de los desafíos más comunes es equilibrar la presión de tomar decisiones rápidamente con la necesidad de asegurar que estas sean eficaces y beneficien tanto a la organización como a su personal.

Las distintas formas de razonamiento profesional tratadas en la Unidad II de este libro (p. ej., científico, narrativo, pragmático, ético, interactivo y condicional) se utilizan en la gestión de terapia ocupacional. Al igual que en los problemas clínicos, pueden aplicarse varias formas de razonamiento para enfrentar un mismo problema complejo. En la tabla 29-2 se presentan ejemplos de cada forma de razonamiento profesional y su aplicación a situaciones comunes de gestión.

DILEMAS HABITUALES EN EL ÁMBITO DE LA GESTIÓN

El rol de gestión consiste en coordinar personas y recursos para llevar a cabo tareas específicas y alcanzar resultados previamente establecidos. Este proceso rara vez es sencillo, y es

REFLEXIONAR SOBRE EL PENSAMIENTO

Tomar buenas decisiones es como jugar al ajedrez, y hay que evitar tomar decisiones precipitadas sin pensar en cómo repercutirá esa decisión concreta en distintos aspectos del trabajo y la organización. El peor tipo de toma de decisiones es decidir retrasar una decisión difícil hasta más tarde o pasársela a otro para que la tome. Nunca sobresaldrás ni serás valorado por tus colegas si adquieres estos hábitos de procrastinación y de pasar la responsabilidad a otras personas.

—De Nigel Cumberland: Secrets of Success at Work: 50 Techniques to Excel (2014, p. 170)

común enfrentarse a una variedad de dilemas en el transcurso del día. Aunque algunos días pueden estar más cargados de conflictos y problemas que otros, la toma de decisiones es una parte central de la rutina diaria. En muchas ocasiones, «lo que debe hacerse» no es evidente de inmediato. En otras, puede estar claro, pero existirán diversas opiniones sobre la mejor manera de llevarlo a cabo.

En la mayoría de los sectores, los recursos son limitados, y esto es especialmente cierto en el área de la asistencia sanitaria. Quienes gestionan la terapia ocupacional, al igual que otro personal de gestión sanitaria, enfrentan el desafío de atender las necesidades de diversas partes interesadas, como clientes, familias, fuentes de derivación, aseguradoras y otros, todo ello con recursos escasos. Esto genera dilemas sobre la priorización de tareas y actividades laborales, así como sobre qué preocupaciones o de quiénes requieren una atención más inmediata en ese momento. La presión por ofrecer el máximo rendimiento posible (es decir, maximizar la productividad) sin comprometer la calidad y manteniendo la ética es prácticamente constante.

Los servicios de terapia ocupacional se ofrecen generalmente dentro de una estructura organizativa, ya sea un hospital, un sistema escolar, una organización comunitaria o una consulta privada. Estas organizaciones dependen de su personal para cumplir con sus tareas y alcanzar los objetivos, metas y misión establecidos. En este contexto, el personal de gestión de terapia ocupacional interactúa con un amplio espectro de personas, procedentes de diferentes ámbitos, con formación y habilidades diversas. Además de la clientela de la organización y sus familias, también establecen comunicación con personal médico, enfermero, de fisioterapia, de coordinación de casos, de trabajo social, capellanes y otras profesiones de la salud y de servicios humanos. Asimismo, suelen colaborar con personal de áreas de apoyo, como recursos humanos, instalaciones y mantenimiento, servicios financieros y jurídicos. Aunque todas estas personas contribuyen al cumplimiento de la misión organizativa, es frecuente que surjan desacuerdos sobre la manera más eficaz o eficiente de utilizar los recursos disponibles. Muchos de los dilemas diarios a los que se enfrenta el personal de gestión de terapia ocupacional derivan de la interacción con este grupo diverso de personas.

El personal de gestión de terapia ocupacional busca promover la prestación de servicios de alta calidad, rentables, basados en la evidencia y centrados en la clientela. Aunque la ciencia de la terapia ocupacional ha progresado notablemente en las últimas décadas, aún existen muchas cuestiones clínicas sin respuestas claras respaldadas por evidencia sólida. Gran parte de los dilemas diarios que enfrentan están relacionados con decisiones sobre el ámbito de la práctica o las características generales de la intervención. Al igual que con otros dilemas cotidianos, el hecho de que muchas personas estén involucradas en los resultados de nuestras intervenciones implica que rara vez se pueden tomar decisiones basadas únicamente en nuestras percepciones, valores o creencias profesionales.

La mayoría de las personas responsables de la gestión de terapia ocupacional se enfrentan a múltiples dilemas a lo largo de un día típico, por lo que su desempeño se ve favorecido por el uso de diversas formas de razonamiento profesional. Este aspecto se abordará en la siguiente sección de este capítulo.

USO DE MÚLTIPLES FORMAS DE RAZONAMIENTO EN LA GESTIÓN

En la práctica clínica, utilizamos múltiples formas de razonamiento profesional a lo largo del día, y a menudo cambiamos de una forma de razonamiento a otra mientras trabajamos con la misma persona. De manera similar, el personal de gestión también puede alternar entre distintas formas de razonamiento en una misma reunión o a lo largo del día, adaptándose a las partes interesadas con las que interactúan o a los problemas que surgen. Por ejemplo, pensemos en una tarde típica de una gestora llamada Stephanie, responsable de un gran departamento de servicios de rehabilitación.

En solo una tarde, Stephanie puede desempeñar varias de las funciones de gestión más comunes y enfrentarse a una amplia gama de dilemas, problemas que resolver y decisiones que tomar. Al comenzar la tarde, Stephanie se reúne con su equipo directivo y guía al grupo a través de un ejercicio de *planificación* para un nuevo programa clínico. El equipo discute las posibles *acciones a tomar* y quiénes *podrían estar involucrados*, y necesitan tomar decisiones sobre qué medidas *llevarán a cabo* y a quién *invitarán a participar*. Para estas decisiones, emplean un *razonamiento pragmático*, basándose en experiencias previas sobre los componentes del programa que deben incluirse, así como en los recursos de personal, equipamiento y espacio que necesitarán, y las necesidades de formación del equipo que participará en el programa.

Además, el equipo utiliza un *razonamiento procedimental* al revisar los resultados de una búsqueda bibliográfica basada en evidencia realizada por uno de los miembros y tomar decisiones sobre las intervenciones específicas de terapia ocupacional que se implementarán como parte del programa.

En la siguiente reunión, Stephanie se reúne con un equipo interprofesional de mejora del desempeño, centrado en desarrollar nuevas estrategias para recomendar a la organización sobre las necesidades de equipos médicos duraderos de los pacientes.

Debido a los cambios normativos y a los problemas en la cadena de suministro derivados de la COVID-19, los proveedores de equipos médicos duraderos ya no están tan dispuestos a entregar los equipos a las personas atendidas en el hospital, lo que ha provocado retrasos en las altas y preocupación por la seguridad de aquellas personas dadas de alta sin los equipos recomendados.

El equipo interprofesional ha estado reuniéndose semanalmente durante dos meses y, en esta ocasión, están discutiendo tres posibles estrategias a implementar. Cada estrategia requerirá nuevas acciones por parte de profesionales de terapia ocupacional, fisioterapia, coordinación de casos, enfermería y provisión de médicos del hospital.

En este contexto, Stephanie desempeña su función organizativa como gestora. Por su parte, los miembros del equipo prevén posibles conflictos debido a la resistencia al cambio de las prácticas actuales y la percepción de que las nuevas estrategias añadirán carga de trabajo. El equipo también debe evaluar la probabilidad de éxito de cada estrategia, considerando si los beneficios de su implementación superan el conflicto potencial y los recursos necesarios para formar al personal de distintas profesiones.

Para tomar estas decisiones, recurren al **razonamiento científico** al revisar datos obtenidos de otros hospitales que ya han implementado cambios en sus flujos de trabajo de equipos médicos duraderos. Reconocen que no todas las estrategias tienen la misma eficacia y resultado, pero que las más eficaces también pueden ser las más costosas. Stephanie, por su parte, utiliza el **razonamiento interactivo** para anticipar las reacciones que el equipo podría encontrar entre los miembros de las profesiones que se verán afectadas por los nuevos flujos de trabajo. Además, considera cómo gestionar interacciones difíciles y algunas relaciones interprofesionales complicadas que ya existen.

En la reunión de media tarde, Stephanie se sienta con uno de los supervisores del departamento y dos profesionales de terapia ocupacional que dependen de dicho supervisor. Los miembros del personal han solicitado esta reunión para expresar las preocupaciones que, según ellos, representan a gran parte del equipo.

Estas preocupaciones giran en torno a las indicaciones que han recibido para continuar tratando a pacientes que ya han alcanzado un nivel de supervisión para la deambulación y las ocupaciones de autocuidado. El personal médico que trata a estos pacientes ha solicitado que el personal de terapia continúe brindando tratamiento diario mientras permanecen en el hospital para recibir otros tratamientos médicos, como la quimioterapia. Al personal de terapia ocupacional le preocupa la ética de la situación, dado que consideran que, al no estar proporcionando servicios terapéuticos cualificados, no es correcto seguir cobrando al conjunto de pacientes por la terapia.

Además, mencionan que no siempre pueden atender a toda la población de pacientes asignada y que otras personas necesitan más sus servicios. Stephanie utiliza el **razonamiento ético** para abordar estas demandas y opciones contrapuestas en su función de gestión de personal. Está segura de que tanto el personal médico como el de terapia ocupacional buscan hacer lo «correcto» y todas las personas implicadas tienen en mente el mejor interés de los pacientes. Escucha atentamente el punto de vista del equipo de terapia ocupacional y se compromete a reunirse con el personal médico para obtener más información antes de tomar una decisión que equilibre estas demandas y garantice, al mismo tiempo, una facturación adecuada.

La siguiente reunión de Stephanie es con una empleada que está trabajando en la implementación de un nuevo programa de prehabilitación, diseñado para preparar mejor a pacientes que van a recibir una cirugía para los días posteriores a la intervención, con el objetivo de promover un alta más temprana y una reducción del riesgo de reingresos. La reunión se centra en establecer medidas de resultados y otros parámetros para evaluar el éxito del programa.

Mientras Stephanie asume su función de control como gestora, nota que Mada, la empleada, parece cada vez más alterada. Preocupada, Stephanie le pregunta si está bien, pero no esperaba la respuesta que recibe. Mada parece muy enfadada, habla rápido y en voz alta, y parece estar al borde del llanto. Expresa a Stephanie que está profundamente decepcionada por la falta de apoyo que ha recibido y siente que la están preparando para fracasar. A medida que Mada sigue hablando, Stephanie se da cuenta de que ambas han interpretado de manera muy diferente los comentarios recibidos durante las primeras semanas de implementación del programa de prehabilitación. Mientras que Stephanie ha valorado positivamente los comentarios no solicitados de personal médico, personal de enfermería, pacientes y otras partes interesadas, asumiendo que forman parte del proceso normal de implementación de un nuevo programa, Mada los ha percibido como una fuerte crítica a sus capacidades profesionales. Stephanie recurre al **razonamiento narrativo** y plantea una serie de preguntas a Mada para comprender por qué sus experiencias y perspectivas han sido tan diferentes. Reconoce que ambas pueden estar viviendo «historias» muy distintas sobre la aplicación del programa. Le asegura a Mada que confía plenamente en sus habilidades y le pide que continúe colaborando para que juntas puedan «alinearse» y comprender mejor lo que está ocurriendo.

Al finalizar su ajetreada tarde, Stephanie se reúne con Travis, uno de los terapeutas ocupacionales más veteranos, que está teniendo dificultades para adaptarse a sus nuevas responsabilidades como «jefe de equipo» de terapeutas en las unidades ortopédicas del hospital. Travis se siente incómodo al tener que ejercer autoridad sobre colegas que solían ser solo colegas, y le preocupa perder su respeto o dañar relaciones valiosas cuando tenga que asignarles tareas que no desean realizar, como quedarse hasta tarde para completar una evaluación urgente de un/a paciente. En su función de dirección, mediante la provisión de recomendaciones concretas a Travis y predicando con el ejemplo, Stephanie utiliza el **razonamiento condicional**. Esta forma de razonamiento le permite integrar varias perspectivas profesionales, teniendo en cuenta la situación particular de Travis: su nuevo rol, su experiencia limitada como supervisor, y sus fortalezas y áreas de mejora.

PASO DE LA GESTIÓN PRINCIPIANTE A LA GESTIÓN EXPERTA Y UTILIDAD DEL RAZONAMIENTO PROFESIONAL

El personal de terapia ocupacional comienza su carrera como principiante, con poca o ninguna experiencia. A medida que adquieren experiencia, desarrollan competencias, conocimientos y habilidades clínicas más avanzadas, lo que les permite aplicar un razonamiento profesional más complejo.

De la misma manera, el personal de gestión de terapia ocupacional principiante tiene una experiencia limitada en gestión y, posiblemente, pocos modelos a seguir. Aunque parte de su experiencia clínica puede ayudar a orientar algunas decisiones de gestión, al igual que el personal principiante, deben desarrollar competencias, conocimientos y habilidades de gestión más avanzados para aplicar eficazmente el razonamiento profesional a situaciones y problemas más complejos.

El Modelo Dreyfus de adquisición de habilidades se desarrolló a partir de un estudio con pilotos de las fuerzas aéreas y propone que las competencias más avanzadas se adquieren progresando a través de diversas etapas (Dreyfus, 1981). Patricia Benner (1984) adaptó este modelo al desarrollo de competencias y habilidades en la profesión de enfermería, y desde entonces se ha aplicado ampliamente en diversas profesiones sanitarias, incluida la terapia ocupacional (Darawsheh y cols., 2015; Mangiante y Peno, 2021; Paterson y cols., 2006; Reilly y cols., 2022; Unsworth, 2001). Las etapas del modelo incluyen:

- *Principiante:* quien se forma, se centra en aprender las reglas de una habilidad concreta.
- *Principiante avanzado/a:* quien se forma, se centra en aplicar las reglas de una habilidad en situaciones concretas que dependen cada vez más del contexto particular de la situación.
- *Competente:* quien se forma ve las acciones en términos de objetivos o planes a largo plazo y es consciente de sus habilidades.
- *Capaz o cualificado/a:* quien se forma percibe las situaciones como «conjuntos» y no como «aspectos», y su actuación se guía por un comportamiento intuitivo.
- *Experto/a:* quien se forma integra las habilidades que domina con su propio estilo personal.

En la tabla 29-3 se aplica este modelo al desarrollo de habilidades para la gestión de terapia ocupacional y proporciona ejemplos de cómo el razonamiento profesional apoya la adquisición de habilidades más avanzadas y prepara a la persona responsable de la gestión de terapia ocupacional para situaciones más complejas. Véase el Estudio de caso 29-1 para un ejemplo de razonamiento profesional en una situación de supervisión.

TABLA 29-3 Modelo Dreyfus de adquisición de habilidades: aplicación en la gestión de terapia ocupacional

FASE DE ADQUISICIÓN DE COMPETENCIAS	EJEMPLOS APLICADOS AL DESARROLLO DE HABILIDADES PARA LA GESTIÓN DE TERAPIA OCUPACIONAL
Principiante	• Aprender a aplicar normas básicas mediante la aplicación de políticas y procedimientos • Puede basarse en gran medida en el razonamiento pragmático y procedimental y responder concretamente a las situaciones como experiencias individuales

(*continúa*)

TABLA 29-3 Modelo Dreyfus de adquisición de habilidades: aplicación en la gestión de terapia ocupacional (*continuación*)

FASE DE ADQUISICIÓN DE COMPETENCIAS	EJEMPLOS APLICADOS AL DESARROLLO DE HABILIDADES PARA LA GESTIÓN DE TERAPIA OCUPACIONAL
Principiante avanzado/a	• Aprender a aplicar normas de gestión y principios a experiencias desconocidas que dependen cada vez más del contexto particular de la situación • Puede basarse más en el razonamiento científico, ya que empieza a cuestionar los procedimientos existentes y a buscar oportunidades de mejora
Competente	• Aprende a centrarse en objetivos o planes a largo plazo y es más consciente de su conjunto de habilidades y carencias • Puede recurrir cada vez más a los razonamientos interactivo y narrativo a medida que participa en proyectos de gestión más complejos y amplía su ámbito de relaciones interpersonales dentro de las organizaciones
Capaz o cualificado/a	• Aprende a percibir las situaciones como «conjuntos» y no como «aspectos», y se basa cada vez más en la toma de decisiones intuitiva • Puede confiar más en el razonamiento ético a medida que empieza a apreciar los matices de las situaciones difíciles y acepta proyectos más complejos
Experto/a	• Aprende a integrar el conjunto de habilidades dominadas y variadas con sus propios estilos personales • Puede depender más del razonamiento condicional a medida que se enfrenta a problemas complejos y supervisa e interactúa con una red profesional más amplia

Estudio de caso 29-1 UN CASO DE CONFLICTO INTERPROFESIONAL

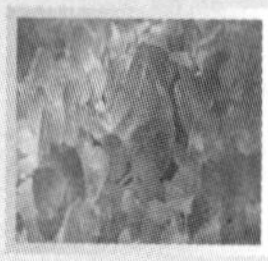

Scott es un asistente de terapia ocupacional con 10 años de experiencia. Ha trabajado en diversos entornos y lleva 5 años en su puesto actual en una gran unidad de rehabilitación. Scott es muy respetado por sus colegas de terapia ocupacional, así como por los demás miembros del equipo interprofesional con los que colabora. Se enorgullece de su iniciativa, del uso de la teoría y la evidencia para guiar su práctica, y de su actitud profesional, además de su compromiso de brindar la mejor intervención posible a sus clientes. Aprecia al equipo de terapeutas ocupacionales con el que trabaja, pero a veces siente que no necesita ser supervisado tan de cerca.

Trisha es una terapeuta ocupacional con dos años de experiencia que se ha incorporado recientemente al equipo donde trabaja Scott. En su trabajo anterior, Trisha también era muy respetada y tenía una excelente relación con sus colegas. Se percibe a sí misma como una «emprendedora» y tiene aspiraciones de convertirse en una experta clínica y líder en el campo de la terapia ocupacional. Está entusiasmada con la oportunidad de colaborar con el equipo de terapeutas ocupacionales del hospital de rehabilitación. En su trabajo anterior no había ningún asistente de terapia ocupacional, y está ansiosa por adquirir experiencia en supervisión. Aunque reconoce que su experiencia es limitada, cree que tiene mucho que ofrecer tanto como terapeuta como supervisora. Al mismo tiempo, está nerviosa por ejercer su autoridad y cómo será recibida, dado que la mayoría del personal asistente es mayor que ella y lleva más tiempo ejerciendo.

Scott y Trisha han estado trabajando en equipo para proporcionar servicios de terapia ocupacional a Lamar, un hombre de 29 años que sufrió una lesión medular a causa de un disparo. La lesión de Lamar está en el nivel C8, pero es incompleta, por lo que tiene algo de movilidad en los miembros inferiores y una función limitada en las manos. Lamar ha estado muy motivado para ser independiente en sus cuidados básicos y ha logrado grandes progresos. Trisha le ha pedido a Scott que se enfoque en adaptar las zapatillas y otras prendas de vestir para que Lamar pueda vestirse solo en la cama. También le ha solicitado a Scott que trabaje con Lamar en su rutina de vestirse cada mañana.

En los últimos días, Lamar ha mostrado un creciente entusiasmo por mejorar sus capacidades para maniobrar su silla de ruedas ligera. Ya es casi independiente al transferirse de la silla de ruedas a una mesa con colchoneta y ha comenzado a trabajar en habilidades como subir bordillos. Para Lamar, dominar la movilidad en silla de ruedas es clave para ganar el respeto de sus iguales en la comunidad y para moverse con seguridad por su barrio. Sin embargo, ha empezado a resistirse a las sesiones matutinas de actividades de la vida diaria (AVD) porque, a pesar de su creciente independencia, vestirse le toma un promedio de 45 min, lo que lo deja cansado y sudoroso al finalizar. En las últimas mañanas, Scott ha descubierto que Lamar había convencido al personal de enfermería para que lo vistieran, y que ya estaba en su silla de ruedas, listo para aprovechar el tiempo con Scott practicando transferencias, subir bordillos y giros sobre ruedas. Aunque Scott ha accedido a regañadientes a los deseos de Lamar, tiene la sensación de que a Trisha no le agradará la situación, ya que ella le da mucha importancia a que Lamar logre ser independiente en sus AVD básicas.

Hoy, la situación estalló cuando Trisha pasó por la habitación de Lamar para revisar la evolución de su vendaje y descubrió que Scott lo había sacado para trabajar subiendo y bajando bordillos. Trisha envió un correo electrónico a Scott, recordándole el plan de tratamiento y los objetivos que había establecido para Lamar, y le pidió que se centrara en el plan de cuidados acordado. Enfatizó que la independencia en las AVD era fundamental para que Lamar pudiera vivir solo, y le recordó amablemente a Scott (según ella) que su función era implementar los planes que ella había establecido en colaboración con la clientela. Scott, por su parte, se sintió furioso por lo que percibió como una falta de respeto hacia sus habilidades y criterio profesional. Sugirió que Trisha podría sentirse insegura en su nuevo rol como supervisora y que necesitaba confiar más en su experiencia de años. También señaló que ella no estaba centrada en el cliente, y que las decisiones sobre el enfoque del tratamiento debían ser tomadas por Lamar. Poco después, tanto Scott como Trisha se pusieron en contacto con su supervisora, Kara, por correo electrónico y solicitaron una reunión.

Kara leyó los correos electrónicos de Scott y Trisha y le pareció evidente que ambos podían estar haciendo suposiciones sobre la situación y sobre el otro. Reconoció que una parte del conflicto parecía estar relacionada con la toma de las mejores decisiones para el cliente, y otra parte con la evolución de su relación como supervisora y supervisado. Recordó que tanto Scott como Trisha habían expresado dudas o comentarios acerca de los desafíos de la toma de decisiones compartida en la colaboración entre terapeuta ocupacional y asistente de terapia ocupacional. Mientras reflexionaba de qué manera proceder, recordó haber leído acerca de las cinco etapas de un proceso de conflicto. Estas eran las siguientes (Bhakuni, 2022; Garant y Carlson, 2014; Pondy, 1967):

- Etapa latente: aún no hay conciencia de la existencia de un conflicto, pero pueden darse condiciones previas que contribuyan a su desarrollo.
- Etapa de percepción: se toma conciencia de la existencia de un conflicto y se comienza a poner nombre al problema, pero es posible que no haya un acuerdo sobre la causa y la naturaleza del conflicto.
- Etapa sentida: se produce estrés y ansiedad, lo que puede contribuir a la escalada del conflicto.
- Manifiesto: el conflicto está abierto y puede observarse en las acciones de las personas implicadas.
- Secuelas: resultado del conflicto, resolución o disolución, y creación de nuevas condiciones previas que afectarán a las personas implicadas en el futuro.

Kara organizó una reunión con Scott y Trisha; comenzó por pedirles a ambos que compartieran su percepción del problema y se centraran en lo que cada uno podría haber contribuido al conflicto. Después de que Scott y Trisha expusieran sus puntos de vista, Kara trató de resumir lo que había escuchado. Tal como esperaba, la situación resultaba ser más compleja que un simple desacuerdo sobre un plan de tratamiento. Kara identificó las siguientes partes del conflicto:

1. Tanto a Scott como a Trisha les preocupaba cómo trabajar juntos de forma eficaz, dada la diferencia en su experiencia clínica.
2. Scott y Trisha valoraban ayudar a su cliente a ser independiente, pero definían la «independencia» de forma diferente.
3. Hubo desacuerdos sobre las estrategias más eficaces para ayudar a Lamar a prepararse para el alta.
4. Tanto Scott como Trisha se sentían heridos y enfadados por cómo se había comunicado el otro, y cada uno sentía que no se respetaban sus habilidades.

Kara pidió a Scott y Trisha que estuvieran dispuestos a reconsiderar su interpretación de lo ocurrido y los orientó a través del proceso de resolución del conflicto. Les ayudó a identificar los antecedentes que contribuyeron a su reacción ante las diferencias en sus abordajes de tratamiento y les pidió que compartieran sus preocupaciones sobre la relación de supervisión. Posteriormente, les solicitó que describieran lo que entendían por independencia para Lamar y cuál era su rol en ayudarlo a lograrla. Identificaron que ser capaz de vestirse sin ayuda y ser capaz de guiar a otros para vestirse también eran formas de independencia, y que lo más importante era que Lamar pudiera autodeterminarse y decidir qué era más importante para él. Al compartir su lógica sobre las posibles opciones de tratamiento, reconocieron que cada uno estaba considerando aspectos que el otro no había tenido en cuenta. Scott propuso ideas excelentes para adaptar la ropa de Lamar y hacer que vestirse fuera menos agotador cuando lo hiciera por sí mismo, mientras que Trisha había estado investigando opciones para que Lamar pudiera pagar asistentes personales. Ambos se sorprendieron al darse cuenta de que, sin saberlo, se habían influido mutuamente en su forma de pensar. Finalmente, Kara les pidió que imaginaran cómo sería trabajar juntos en el futuro y qué podrían hacer para convertir su relación tensa en una más cómoda. Les pidió que visualizaran un futuro positivo, en el que la comunicación fuera abierta y basada en la confianza, y que reflexionaran sobre cómo cada uno podía contribuir para que ese futuro se hiciera realidad.

La reunión terminó de manera positiva: Scott y Trisha se disculparon por las suposiciones que habían hecho sobre el otro, reconocieron que ambos tenían mucho que aprender el uno del otro y se comprometieron a tomar medidas para crear un futuro positivo en su relación. Tras la reunión, Kara reflexionó sobre lo que había hecho para lograr el éxito. Se dio cuenta de que había utilizado diferentes formas de razonamiento profesional para desentrañar una situación compleja y estresante. Kara había recurrido al razonamiento narrativo al pedirle a Scott y a Trisha que consideraran su conflicto como una historia y que compartieran su versión. Esto permitió a ambas partes descubrir diferencias en la interpretación de los eventos y de las acciones de cada uno. Utilizó el **razonamiento pragmático** y el **razonamiento procedimental** para ayudar a Scott y Trisha a examinar las decisiones prácticas que podían tomarse sobre intervenciones específicas de terapia ocupacional y su probable eficacia para Lamar. Kara también empleó el **razonamiento interactivo** para guiar a Scott y Trisha en el examen de su relación mutua y de sus relaciones con el cliente. Les ayudó a separar los hechos objetivos del comportamiento de las suposiciones y juicios que habían hecho. Por último, Kara utilizó el razonamiento condicional para examinar las diferencias entre Scott y Trisha como personas y profesionales, y para considerar qué enfoques de supervisión serían más eficaces para cada uno.

RESUMEN

Aunque puede haber una diferencia de enfoque entre gestionar y liderar, casi todo el personal de gestión debe ejercer una función tanto de gestión como de liderazgo. El desarrollo y el uso de las diversas formas de razonamiento profesional apoyan el desempeño en ambas funciones, así como en las más típicas de la gestión (p. ej., planificación, organización, dotación de personal, control y liderazgo). Se toman decisiones y se responden a preguntas relacionadas con la gestión del mismo modo que el personal médico toma decisiones clínicas y responde a preguntas clínicas. El razonamiento profesional ayuda a responder a los dilemas diarios que enfrenta el personal de gestión, así como contribuye al desarrollo de quienes son responsables de la gestión a pasar de una gestión principiante a una gestión experta.

Actividad formativa 29-1

Actividad formativa: razonamiento profesional y dilemas habituales en el ámbito de la gestión.

Propósito: explorar cómo pueden utilizarse diversas formas de razonamiento profesional para ayudar con los dilemas habituales que deben enfrentarse en la gestión de terapia ocupacional.

Conexión con los principales constructos del razonamiento profesional: aplicación de diversas formas de razonamiento profesional a dilemas de gestión.

Indicaciones para estudiantes:

1. Considere cada uno de los siguientes problemas/dilemas a los que podría enfrentarse en su trabajo de gestión de terapia ocupacional:
   a. Un miembro del personal no cumple las expectativas en cuanto a la cantidad de cuidados prestados cada día (es decir, baja productividad).

   b. Hay desacuerdo entre los miembros de su personal sobre el tipo de atención, la frecuencia de la atención y la duración de la atención que debe proporcionar a un grupo específico de clientes.
   c. Hay desacuerdo entre una fuente de derivación (p. ej., un médico, una enfermera de práctica avanzada, un auxiliar administrativo) y un miembro de su personal sobre si la intervención de terapia ocupacional es apropiada.
   d. Se le ha ordenado que proporcione un tipo de intervención de terapia ocupacional, pero existe un amplio desacuerdo entre usted y los representantes de los servicios financieros y las instalaciones/mantenimiento sobre el espacio y los recursos de equipamiento necesarios.

2. Identifique qué forma de razonamiento profesional podría utilizar para abordar cada problema/dilema y describa cómo le ayudaría a resolverlo.

Puede encontrar actividades formativas adicionales para este capítulo en thePoint.

REFERENCIAS BIBLIOGRÁFICAS

Beech, M. (2002). Leaders of managers: The drive for effective leadership. *Nursing Standard, 16*, 35–36. https://doi.org/10.7748/ns.16.30.35.s43

Benner, P. (1984). *From novice to expert.* Addison-Wesley.

Bhakuni, S. (2022). Conflict management: Reason, reaction, resolve, reconcile and revive. *Asian Journal of Management and Commerce, 3*(1), 118–124. https://doi.org/10.22271/27084515.2022.v3.i1c.97

Braveman, B. (2022). Leadership: The art, science and evidence. In B. Braveman (Ed.), *Leading and managing occupational therapy services: An evidence-based approach* (pp. 3–43). F.A. Davis.

Bush, T. (2020). Theories of educational leadership and management. In *Theories of educational leadership and management* (pp. 1–208). Sage. ISBN 978-1526432124

Darawsheh, W., Chard, G., & Eklund, M. (2015). The challenge of cultural competency in the multicultural 21st century: A conceptual model to guide occupational therapy practice. *The Open Journal of Occupational Therapy, 3*(2), 5. https://doi.org/10.15453/2168-6408.1147

Dreyfus, S. E. (1981). *Four models vs. human situational understanding: Inherent limitations on the modeling of business expertise (Air Force Office of Scientific Research, USAF Contract F49620-79-C-0063)* [Unpublished manuscript]. University of California, Berkeley.

Garant, A., & Carlson, R. (2014). *Conflict management 101.* https://sites.google.com/site/conflictresolution101/unit-one/the-five-stages-of-conflict

Finlayson, M., & Braveman, B. (2022). Engaging in evidence-based management. In B. Braveman (Ed.), *Leading and managing occupational therapy services: An evidence-based approach* (pp. 45–69). F.A. Davis.

MacKian, S., & Simons, J. (Eds.). (2021). *Leading, managing, caring: Understanding leadership and management in health and social care.* Routledge.

Mangiante, E. M. S., & Peno, K. (Eds.). (2021). *Teaching and learning for adult skill acquisition: Applying the Dreyfus and Dreyfus model in different fields.* IAP.

Paterson, M., Higgs, J., & Wilcox, S. (2006). Developing expertise in judgment artistry in occupational therapy practice. *The British Journal of Occupational Therapy, 69*(3), 115–123. https://doi.org/10.1177/030802260606900304

Plachy, R. J., & Smunt, T. L. (2022). Rethinking managership, leadership, followership, and partnership. *Business Horizons, 65*(4), 401–411. https://doi.org/10.1016/j.bushor.2021.04.004

Pondy, L. R. (1967). Organizational conflict: Concepts and models. *Administrative Science Quarterly, 12*, 296–320. https://doi.org/10.2307/2391553

Reilly, M., Furze, J., Black, L., Knight, H., Niski, J., Peterson, J., & Jensen, G. (2022). Development of a clinical reasoning learner blueprint: A guide for teaching, learning, and assessment. *Journal of Physical Therapy Education, 36*(1), 43–50. https://doi.org/10.1097/JTE.0000000000000217

Samson, D., Donnet, T., & Daft, R. L. (2020). *Management*. Cengage AU.

Schruijer, S. G., & Vansina, L. S. (2002). Leader, leadership and leading: From individual characteristics to relating in context. *Journal of Organizational Behavior, 23*, 869–874. https://www.jstor.org/stable/4093638

Shinde, S. V. (2018). *Functions of management*. Lulu.com.

Sobratee, N., & Bodhanya, S. (2018). Leading in a global context: The balancing act between leadership and management. *Journal of Business and Retail Management Research, 12*(4), 54-68. https://doi.org/10.24052/JBRMR/V12IS04/ART-06.

Unsworth, C. A. (2001). The clinical reasoning of novice and expert occupational therapists. *Scandinavian Journal of Occupational Therapy, 8*(4), 163–173. https://doi.org/10.1080/110381201317166522

Zaleznik, A. (2004). Managers and leaders: Are they different? *Harvard Business Review, 82*(1), 74–18. https://web.archive.org/web/20140912123736id_/http://paarco.com:80/Articles/040507%20Managers%20and%20Leaders%20Are%20They%20Different.pdf

CAPÍTULO 30

Investigación y conocimiento en razonamiento clínico y profesional

CAROLYN A. UNSWORTH

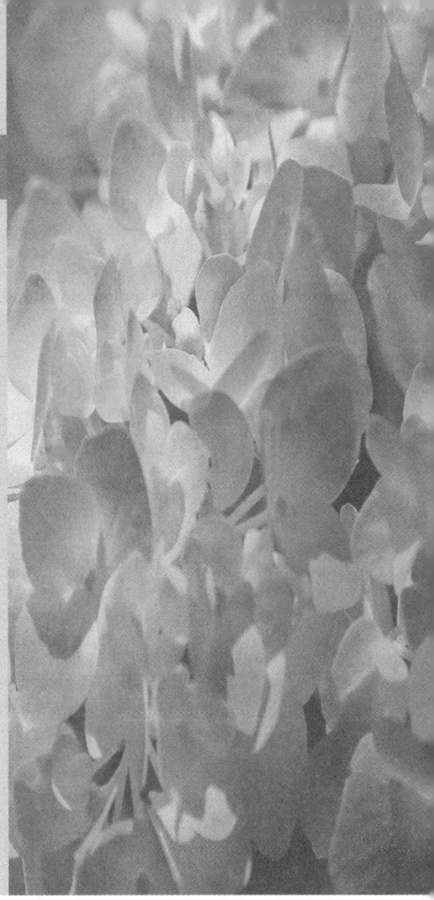

CONTENIDO

Razonamiento profesional y práctica basada en la evidencia

Formular preguntas para explorar qué es el razonamiento clínico y profesional

Métodos para el estudio del razonamiento clínico y profesional

Informes concurrentes

Informes retrospectivos

Revisión de la bibliografía actual sobre razonamiento profesional: identificación de las fortalezas de la investigación y de las lagunas para estudios posteriores

Resumen

OBJETIVOS

Después de leer este capítulo, será capaz de:

1. Evaluar una serie de enfoques para investigar el razonamiento clínico y profesional.
2. Categorizar la gama de investigaciones que se han realizado sobre el razonamiento clínico y profesional en terapia ocupacional.
3. Expresar de manera crítica qué investigación adicional se requiere para continuar construyendo el conocimiento de la terapia ocupacional en este campo.

TÉRMINOS CLAVE

Procedimiento de pensar en voz alta
Notas escritas
Recuerdo libre
Evidencia
Fenomenología
Etnografía
Enfoque basado en el tratamiento de la información
Cognición situada
Recuerdo asistido por audio
Recuerdo asistido por video

En su fascinante libro *Wisdom of Crowds*, que aborda la «sabiduría de las multitudes» en la toma de decisiones, James Surowiecki (2004) relata la historia de Francis Galton, un científico británico que creía que, en general, las personas no eran muy inteligentes.

En 1906, Galton asistió a la Exposición de ganado y aves de corral del Oeste de Inglaterra, donde se celebraba un concurso para adivinar el peso de un corpulento buey después de ser sacrificado y faenado. Un total de 800 personas participaron en el concurso. Aunque gran parte de los concursantes eran granjeros y carniceros, considerados expertos en el tema, muchos otros no tenían ningún conocimiento sobre ganado. Intrigado por la posibilidad de utilizar los resultados del concurso para probar su hipótesis, Galton pidió prestados los boletos de participación y analizó 787 de ellos que eran legibles. Entre otros análisis, calculó el peso promedio estimado por el público. Galton esperaba que la combinación de algunas estimaciones acertadas, muchas imprecisas y otras completamente erróneas diera un resultado muy alejado de la realidad. Sin embargo, se sorprendió al descubrir que la media de las estimaciones de la multitud fue de 542.5 kg, mientras que el peso real del buey era de 542.8 kg. Surowiecki (2004) utilizó esta historia para ilustrar su argumento de que el juicio de una multitud puede ser sorprendentemente preciso.

No obstante, también se pone de manifiesto que es posible estudiar y analizar matemáticamente las decisiones humanas. Lo que resulta menos claro es el proceso que subyace a estas estimaciones. En otras palabras, ¿de qué manera llegaron los participantes a adivinar el peso del buey? ¿Cuál fue su *razonamiento*, y cómo podemos *estudiar* el razonamiento de un individuo?

Adivinar el peso de un buey, aunque interesante, está muy lejos de la clínica y de la importancia de los procesos de razonamiento y las decisiones que los clínicos toman a diario. A lo largo de este texto, se explora la complejidad del razonamiento clínico y profesional.

En este capítulo, se examinan algunas de las investigaciones que se han llevado a cabo para estudiar dicho razonamiento. En primer lugar, se examina cómo el razonamiento profesional apoya la práctica basada en la evidencia, así como se exploran las diferencias entre el estudio de la toma de decisiones clínicas y el razonamiento clínico y profesional real. A partir de ahí, se documentan métodos para acceder a lo que piensan los clínicos, como el **procedimiento de pensar en voz alta**, las **notas escritas**, el **recuerdo libre** y el **recuerdo asistido por audio** y **video**.

Basándose en los resultados de una reciente revisión sistemática de la investigación clínica y profesional, el capítulo concluye con una visión general de la literatura de investigación en este campo e identificando las lagunas que requieren más investigación.

RAZONAMIENTO PROFESIONAL Y PRÁCTICA BASADA EN LA EVIDENCIA

REFLEXIONAR SOBRE EL PENSAMIENTO

La práctica basada en la evidencia (PBE) es como una caja de herramientas de métodos a disposición del profesional de terapia ocupacional para ayudar al razonamiento clínico.

—(Tickle-Degnen, 2000, p. 102)

La práctica basada en la evidencia (PBE) es «el uso concienzudo, explícito y juicioso de la mejor evidencia actual en la toma de decisiones acerca del cuidado de las personas» (Sackett y cols., 1996, p. 71). Al considerar esta definición, se analizan dos puntos importantes relativos al razonamiento profesional. El primero se refiere al hecho de que todos los terapeutas necesitan «consumir» investigación y utilizar la **evidencia** para razonar sobre la práctica diaria, y el segundo se refiere a los procesos de razonamiento utilizados en la búsqueda de la PBE. La definición de PBE de Sackett asume que la evidencia está disponible para respaldar el razonamiento y la toma de decisiones clínicas. En muchas áreas de la terapia ocupacional, hay cada vez más evidencia que respalda o refuta los diferentes enfoques terapéuticos, mientras que en otras hay mucha menos información. Aunque solo algunos grupos de terapeutas enfocados en la investigación realizan estudios para contribuir a la base de conocimientos, toda la comunidad de terapeutas puede participar en la evaluación de los resultados de la terapia y contribuir a los debates sobre su eficacia.

El nexo entre la PBE y el razonamiento profesional se ha planteado en varios capítulos de este texto. Ambos componentes de la definición de PBE proporcionada por Sackett implican razonamiento y toma de decisiones. Después de localizar y leer la evidencia, el personal clínico debe razonar sobre la calidad de la evidencia y su contribución al conocimiento en el campo (Leland y cols., 2015). Por tanto, hay que ser «juicioso» al seleccionar la mejor evidencia. La segunda parte de la definición de PBE establece que esta evidencia se utiliza para razonar y tomar decisiones sobre el cuidado de las personas. En la figura 30-1 se proporciona una ilustración del flujo de información a medida que el razonamiento terapéutico respalda y promueve la PBE en la práctica diaria de terapia ocupacional.

Debido a que existen dos oportunidades distintas para el razonamiento y la toma de decisiones cuando se lleva a cabo la PBE en la terapia ocupacional, se requieren investigaciones en dos áreas para apoyar a los terapeutas. Se requiere investigar los tipos y la naturaleza del razonamiento que apoya la selección de la mejor evidencia de calidad, así como el razonamiento relativo a la aplicación de la mejor evidencia en la práctica diaria. Craik y Rappolt (2006) sugieren que las capacidades de la persona terapeuta para integrar la investigación en la práctica clínica están conformadas en parte por su: (a) participación en roles y actividades tales como la tutoría de estudiantes, (b) participación en la investigación, (c) participación activa en la formación continua y la planificación del desarrollo profesional, y (d) experiencia de servicio directo.

FORMULAR PREGUNTAS PARA EXPLORAR QUÉ ES EL RAZONAMIENTO CLÍNICO Y PROFESIONAL

Antes de plantearse qué métodos pueden emplearse para estudiar el razonamiento clínico y profesional, primero es necesario preguntarse qué es lo que se investiga y desarrollar el

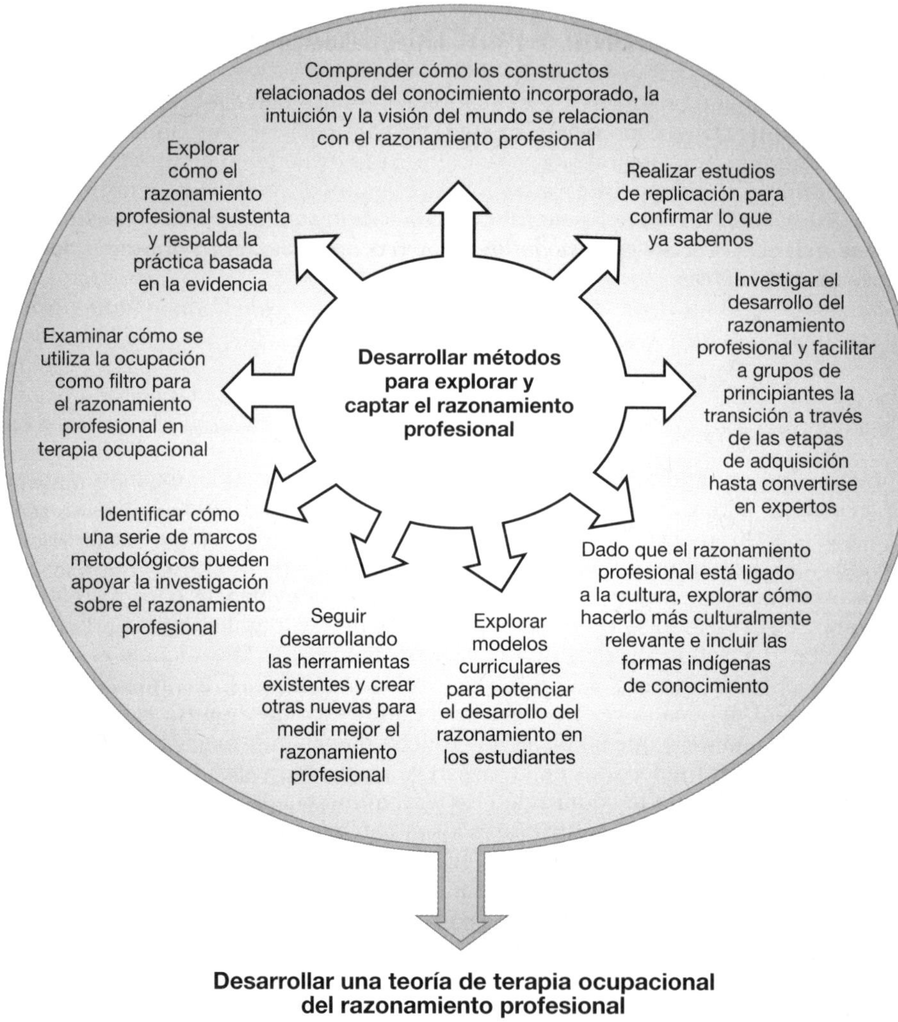

FIGURA 30-1 Desarrollo de una teoría ocupacional del razonamiento profesional.

área de estudio o plantear las preguntas específicas que deben responderse. Las preguntas de investigación que es necesario responder para explorar y comprender plenamente el razonamiento clínico y profesional y la toma de decisiones son infinitas. No obstante, aquí se presentan algunos ejemplos:

- ¿Cómo razona el personal clínico en la práctica diaria sobre la evaluación, las intervenciones y el alta con sus clientes?
- ¿Cuál es el pensamiento que guía a los/las terapeutas para seleccionar qué férula fabricar para un cliente con artritis reumatoide?
- ¿De qué manera influyen las creencias personales y la ética en el razonamiento clínico y profesional?

En el área del razonamiento y la toma de decisiones clínicas y profesionales, puede emplearse un enfoque cuantitativo con una pregunta de investigación muy centrada, como «¿qué información se utiliza para determinar la habilidad de mi cliente para conducir?» (Harries y cols., 2018; Unsworth, 2007). Por otro lado, utilizando un enfoque más cualitativo, la pregunta puede ser más sencilla: «¿qué es el razonamiento clínico y profesional?», como se plantea en uno de los estudios fundacionales en el campo (Mattingly y Fleming, 1994). La naturaleza del cuestionamiento o del tema de estudio orienta la selección del marco metodológico y de las técnicas específicas de recopilación y análisis de datos. Los enfoques cuantitativos son útiles cuando la pregunta se refiere a la medición de algo y se comparan cantidades, o cuando la información proporcionada como datos puede numerarse de algún modo. Los enfoques cualitativos son más útiles cuando es necesario investigar el comportamiento humano y los datos adoptan la forma de descripciones a veces denominadas «descripción gruesa». Cuando se utiliza un enfoque cualitativo, Morse y Field (1995) sugieren que las cuestiones relacionadas con el significado (obtener la esencia de la experiencia) se exploran mejor utilizando un enfoque **fenomenológico**, y este fue el enfoque adoptado por Mattingly y Fleming (1994). Las cuestiones descriptivas en las que se intenta acceder a cuestiones de valores, creencias y prácticas de un grupo se estudian mejor utilizando la **etnografía**. Por ejemplo, la investigación que examina cómo las creencias personales y la visión del mundo de terapeutas en particular influyen en el razonamiento puede estudiarse desde esta perspectiva (Unsworth, 2004). Las cuestiones de proceso que examinan las experiencias de los individuos a lo largo del tiempo pueden estudiarse utilizando la teoría fundamentada, y las cuestiones relativas a la interacción verbal y el diálogo se estudian mejor utilizando técnicas como el análisis del discurso (Morse y Field, 1995).

MÉTODOS PARA EL ESTUDIO DEL RAZONAMIENTO CLÍNICO Y PROFESIONAL

Aunque en el ámbito de la terapia ocupacional se ha escrito extensamente sobre el razonamiento clínico y profesional en los últimos 39 años, aún estamos en las etapas iniciales de comprender qué es el razonamiento clínico y profesional y su importancia para la práctica (Márquez-Álvarez y cols., 2019; Unsworth y Baker, 2016). Los métodos cuantitativos que tradicionalmente se han utilizado para estudiar la toma de decisiones médicas tienen una aplicación limitada en la investigación en terapia ocupacional porque la profesión está más interesada en cómo los/las terapeutas «piensan en acción», en lugar de simplemente «diagnosticar». Acceder al razonamiento clínico y profesional de la comunidad de terapeutas de terapia ocupacional no es tarea fácil porque estos procesos cognitivos solo pueden estudiarse indirectamente. Por tanto, la investigación sobre el razonamiento clínico y profesional a menudo adopta un enfoque cualitativo.

Antes de la década de 1950, se adoptó un enfoque conductista para comprender el razonamiento, centrado en el desarrollo de instrumentos para evaluar la actuación del personal clínico, en lugar de describir su razonamiento real. A partir de finales de la década de 1950, investigadores como Newell y Simon (1972) y Elstein y cols. (1978) comenzaron a caracterizar el razonamiento clínico y profesional, mediante la descripción de los conocimientos y procesos utilizados en dicho razonamiento. De ahí que el personal de investigación intentara acceder a los procesos cognitivos del personal clínico y, por tanto, basaran sus investigaciones en un **enfoque de procesamiento de la información**. De hecho, este enfoque, que considera la cognición humana como una «secuencia de estados internos transformados sucesivamente por una serie de procesos de información» (Ericsson y Simon, 1993, p. 11), constituye la base de la mayoría de los estudios clínicos sobre razonamiento y pensamiento en la actualidad (*v.* cap. 2 para un análisis en profundidad del procesamiento de la información). El modelo de procesamiento de la información asume que la información adquirida recientemente (p. ej., en una sesión clínica recién terminada) se mantiene en la memoria a corto plazo (MCP) y es directamente accesible para su procesamiento, como para producir informes verbales. Dentro de esta tradición, la investigación también ha enfatizado el estudio de las interacciones (tales como las que se producen entre cliente y terapeuta) como una forma de razonamiento. Esta tradición interpretativa forma la base de las investigaciones fundamentales de Benner (1984), Benner y cols. (1999) y Benner y cols. (1996) sobre el razonamiento clínico y profesional y el desarrollo de la experiencia (pericia) en enfermería. Este enfoque de investigación también ha dado lugar a la **cognición situada**, que aborda la interpretación de funciones cognitivas, como el razonamiento clínico y profesional, como parte de una interacción entre una persona y su entorno.

Aunque pueden utilizarse distintos métodos para recopilar y analizar datos, un enfoque habitual en este campo consiste en comparar el razonamiento clínico y profesional de terapeutas principiantes y terapeutas con experiencia. Mediante estos métodos contrastados, es posible yuxtaponer más claramente los patrones de pensamiento y, por ende, comprenderlos mejor. En particular, el personal educativo puede usar la información derivada de este tipo de investigación para formar a principiantes. Entre los ejemplos de investigación que comparan el razonamiento clínico y profesional principiante y experto se encuentran los trabajos de Benner (1984) y Greenwood y King (1995) en enfermería; Unsworth (2001a) y DuBroc y Pickens (2015) en terapia ocupacional; y Forbes y cols. (2017) en fisioterapia. Sin embargo, es interesante señalar que ha habido una escasez de investigación en esta área en terapia ocupacional durante los últimos 20 años. A continuación, se detallan los métodos utilizados para estudiar el razonamiento clínico y profesional, incluidas las diferencias entre terapeutas principiantes y terapeutas con experiencia.

Básicamente, existen cinco métodos adecuados para obtener el razonamiento. Dos de estos métodos se describen como concurrentes porque recopilan datos mientras se razona en relación con clientes reales o simulados. Estos dos enfoques consisten en solicitar a terapeutas que escriban notas mientras resuelven un problema y la técnica de pensar en voz alta, por la que quien aplica la terapia ofrece un comentario verbal durante una sesión de terapia. Los tres enfoques restantes se describen como retrospectivos porque requieren reexplicar el razonamiento después de que este haya ocurrido. Estos enfoques se conocen como **recuerdo libre** (se presenta de memoria el razonamiento sobre una sesión de terapia), **recuerdo asistido por audio** (quien aplica la terapia escucha una grabación de audio de la sesión y la utiliza para recordar sus procesos de razonamiento) y **recuerdo asistido por video** (se hace lo mismo, pero en video). Cada uno de estos enfoques se describe más adelante. Sin embargo, cabe destacar que la mayoría de los ejemplos de investigación en los que se han adoptado estas técnicas datan de hace más de 10 años. En la investigación actual sobre el razonamiento profesional en terapia ocupacional generalmente no se utilizan métodos para investigar cómo se desarrolla el razonamiento, sino que el objetivo es realizar entrevistas y grupos focales que *pregunten al personal clínico sobre su razonamiento* (DuBroc y Pickens, 2015; Stark y cols., 2015). Cuando se pregunta al personal clínico sobre su razonamiento, existe el riesgo de obtener versiones muy organizadas y asépticas de su pensamiento que no reflejen la realidad. También puede obtenerse información que es: (a) construida para reflejar puntos de vista socialmente deseables y (b) bastante inexacta, porque puede no haber un recuerdo perfecto del pensamiento. Por tanto, es fundamental proporcionar detalles sobre estos enfoques de investigación, y se recomienda encarecidamente continuar recopilando datos mediante estos métodos. Las referencias citadas reflejan algunas de las investigaciones originales que utilizan estos métodos, y se observa que se han realizado relativamente pocas investigaciones en terapia ocupacional utilizando posteriormente estos métodos.

Informes concurrentes

Uno de los métodos más sencillos para acceder al razonamiento clínico y profesional es solicitar a terapeutas que escriban notas sobre lo que están pensando mientras revisan una viñeta de un caso escrito. Por ejemplo, Roberts (1996) examinó los procesos de razonamiento de 38 terapeutas ocupacionales a quienes solicitó que escribieran sus pensamientos en respuesta a una remisión escrita de un nuevo cliente. Este enfoque tiene la ventaja de requerir muy poca preparación, y quien realiza la investigación tiene un control total sobre el entorno del problema mediante la selección de qué variables de información incluir en la viñeta. El término «pensar en voz alta» puede considerarse una descripción directa de este método porque se solicita a terapeutas que hablen mientras piensan cuando trabajan con clientes reales o simulados o con notas escritas de un caso. Este método de recopilación de datos de razonamiento clínico y profesional fue descrito por primera vez por Newell y Simon (1972), y presentado en detalle por Ericsson y Simon (1993). Aunque este método puede utilizarse de manera concurrente en la clínica, la técnica suele utilizarse de manera más habitual como un enfoque retrospectivo, en el que el personal clínico habla de su razonamiento directamente después de que finalice la sesión de terapia. Ericsson y Simon (1993) desarrollaron el análisis de protocolos verbales (APV) para analizar los datos del pensamiento en voz alta. Cuando se utiliza el APV, el trabajo de quien investiga consiste en identificar los procesos de razonamiento de la persona participante y los estímulos y respuestas relacionados. Es importante que la persona participante presente su razonamiento, pero no reflexione ni analice sus propios procesos de razonamiento. Por tanto, es tarea de la persona que realiza la investigación teorizar sobre las causas y consecuencias del estado de conocimiento de la persona participante (Carroll y Johnson, 1990; Ericsson y Simon, 1993; Newell y Simon, 1972). El análisis implica codificar y mapear las verbalizaciones del sujeto. Sin embargo, en la literatura de ciencias de la salud, a menudo se analizan los datos concurrentes o retrospectivos del pensamiento en voz alta dentro de uno de los marcos cualitativos, como la fenomenología o la teoría fundamentada (a veces incluyendo a quienes participan en el análisis), en lugar de utilizar el APV. Por ejemplo, en mi propia investigación sobre razonamiento clínico y profesional, he utilizado la técnica de pensamiento en voz alta retrospectivo para recopilar datos, pero después he analizado los datos dentro de un marco etnográfico utilizando técnicas de análisis temático (Unsworth, 2001a, 2004, 2005). Mattingly y Fleming utilizaron la técnica retrospectiva de pensamiento en voz alta, pero como parte de un enfoque de investigación-acción desde una perspectiva fenomenológica.

Informes retrospectivos

En situaciones ideales, el informe retrospectivo de una sesión de terapia se realiza inmediatamente después de la conclusión de la misma. Esto se hace para asegurar que se retenga la mayor cantidad posible de información de la sesión en la memoria a corto plazo (MCP) de la persona participante. Ericsson y Simon (1993) señalan que los informes retrospectivos sobre cualquier actividad cognitiva reciente pueden ser accesibles y descritos sin necesidad de que quien realiza la investigación indique específicamente qué información debe recuperarse. Puede darse una instrucción general, como «informe todo lo que recuerde sobre sus pensamientos durante la última sesión de terapia». Si se solicita que la persona participante recuerde sus pensamientos sin más indicaciones que el estímulo verbal de quien investiga, el método se denomina recuerdo libre. Si se le solicita que recuerde mientras escucha una grabación de audio de la sesión, el método se conoce como recuerdo asistido por audio. Y si la persona participante observa una grabación de video de la sesión, se denomina recuerdo asistido por video. En todos los casos, quien realiza la investigación puede transcribir o tomar notas directamente, o bien grabar una cinta de audio o video (que se explica más adelante) con los pensamientos de la persona participante. Estas tres técnicas a veces se conocen como procedimientos retrospectivos de pensamiento en voz alta (Embrey y cols., 1996). En un enfoque verdadero de pensamiento en voz alta retrospectivo, se solicita al sujeto que proporcione sus pensamientos actuales (es decir, los pensamientos del sujeto durante la sesión de terapia) en lugar de información sobre su razonamiento (Unsworth, 2001b).

Cuando se utiliza el método de recuerdo asistido por audio, se graba la sesión de terapia y se reproduce después para que la persona terapeuta pueda recordar las conversaciones, los eventos y el razonamiento asociado de manera inmediata después de que finalice la sesión (Carroll y Johnson, 1990; Meichenbaum y Butler, 1979). Posteriormente, quien realiza la investigación graba una nueva cinta de audio o toma notas escritas sobre lo que el/la terapeuta recuerda de los eventos y del razonamiento que los sustentó. Esta nueva grabación de audio o las notas escritas se transcriben y constituyen los datos para el análisis. Kagan (1976) fue el primero en describir el uso de una grabación en video de una sesión clínica para estimular el recuerdo de eventos mentales, como un medio para ayudar al personal asesor a mejorar sus habilidades interpersonales. Las interacciones entre terapeuta y cliente pueden capturarse en video para estimular el razonamiento de la persona terapeuta, ya sea utilizando una cámara de video independiente (Embrey ý cols., 1996; Mattingly y Fleming, 1994) o una cámara de video colocada en la cabeza (Unsworth, 2001b). Este método se desarrolla en tres pasos: (1) captura de la interacción terapeuta-cliente utilizando una cámara de video; (2) exhibición del video a la persona terapeuta para facilitar el recuerdo, y grabación del pensamiento y razonamiento resultante; y (3) transcripción del material grabado para su análisis. Por ejemplo, Mattingly y Fleming (1994) llevaron a cabo un estudio exhaustivo con 14 terapeutas ocupacionales en un centro de rehabilitación física en Boston, utilizando una cámara de video estándar independiente. Emplearon diversos métodos de investigación para explorar el razonamiento clínico y profesional, incluidos la observación participante, entrevistas en profundidad y la grabación en video de sesiones clínicas con terapeutas y clientes. Se grabaron treinta videos de interacciones clínicas y se transcribieron las sesiones informativas con terapeutas. Sin embargo, el uso de una cámara de video montada en un trípode para capturar datos presenta varias limitaciones, entre las cuales:

1. Dificultad para grabar los detalles de una actividad (p. ej., sobre una mesa) porque la cámara suele estar situada a cierta distancia de la acción.
2. Si terapeuta y cliente se mueven durante la sesión, es necesaria la presencia de quien investiga o de quien opera la cámara para garantizar que los sujetos están en el centro de atención, y la presencia de esta persona puede resultar intrusiva o perturbadora.
3. Los datos se capturan desde la perspectiva de la cámara, que es diferente de la persona terapeuta, y se cree que merma la capacidad del terapeuta para recordar su razonamiento al ver la cinta de video (Omodei y McLennan, 1994).

Cuando se utiliza una cámara de video montada en la cabeza para capturar una sesión de terapia, hay varias opciones disponibles. Pueden colocarse cámaras tipo GoPro o cámaras de seguridad en miniatura en una cinta para la cabeza que lleve la persona terapeuta, o pueden utilizarse gafas con cámara integrada y almacenamiento de video. Las imágenes de la cámara pueden ser capturadas por la unidad que las alberga o enviadas mediante Wi-Fi a una unidad de almacenamiento (grabadora) situada cerca. Al ver las imágenes de una cámara de video montada en la cabeza, la persona terapeuta «ve» exactamente lo que observó durante la terapia, es decir, tiene la misma perspectiva visual y cognitiva; se cree que esto mejora de manera significativa el recuerdo del razonamiento (Omodei y McLennan, 1994). Omodei y McLennan argumentan que el hecho de que la cámara se centre en el entorno, en vez de en la persona terapeuta, minimiza la autoconciencia y mejora la inmersión psicológica en los acontecimientos originales.

Una vez grabada en video una sesión de terapia con un sistema de cámara estándar independiente o con una cámara montada en la cabeza, se pide a la persona terapeuta que vea la grabación lo antes posible y comparta sus pensamientos y razonamientos. La persona responsable de la investigación puede ayudar a la persona terapeuta utilizando indicaciones no directivas como «diga algo más sobre lo que está considerando hacer ahora» o «¿qué más está pasando por su mente aquí?» (Kagan, 1976). En lugar de hacer una grabación de audio de las verbalizaciones de la persona terapeuta sobre su pensamiento y razonamiento, puede realizarse una nueva grabación de video. Este nuevo video contendrá las secuencias de video de la sesión de terapia grabadas con una cámara montada en la cabeza o una cámara de video estándar, junto con una nueva banda sonora del razonamiento de la persona terapeuta. En otras palabras, el informe verbal de la persona terapeuta sobre la sesión de terapia se superpone al video de la sesión. He utilizado una cámara de video montada en la cabeza para grabar las sesiones de terapia, y la sesión de análisis y reflexión verbal de la persona terapeuta se ha añadido a una nueva cinta de video para formar los datos para el análisis. Por ejemplo, se han estudiado las diferencias en el razonamiento clínico y profesional de expertos y novatos (Unsworth, 2001a) y las conceptualizaciones actuales del razonamiento clínico y profesional (Unsworth, 2004, 2005) utilizando una muestra de 15 terapeutas de diferentes entornos de rehabilitación física y el razonamiento profesional de cinco terapeutas ocupacionales expertos y cinco novatos en salud comunitaria (CHOT) durante la realización de visitas domiciliarias (Mitchell y Unsworth, 2005). Aunque este método ha tenido una aceptación limitada en la literatura de investigación, Prakash y cols. (2020) utilizaron recientemente la reflexión asistida por video en su ensayo controlado aleatorizado para determinar si este enfoque era mejor que el recuerdo convencional para la adquisición y retención de habilidades entre los médicos en formación. Aunque la adquisición de habilidades fue similar cuando se utilizaron ambos métodos, la reflexión asistida por video condujo a una mejor retención de la información a lo largo del tiempo.

Existen varias limitaciones asociadas con los informes retrospectivos. Como señalan Newell y Simon (1972), estos relatos permiten a los terapeutas mezclar su conocimiento actual con el pasado, lo que les brinda la oportunidad de evaluar su pensamiento además de presentarlo. Sin embargo, los investigadores que se adhieren al método retrospectivo del pensamiento en voz alta no desean que los terapeutas evalúen su razonamiento. Por tanto, es crucial que los investigadores guíen al terapeuta para que relate lo que estaba pensando en el momento en que sucedía el hecho, en lugar de evaluar lo que debería haber sucedido desde una perspectiva retrospectiva. Otra crítica al método de informe retrospectivo es la dependencia de los recuerdos de los sujetos sobre sus pensamientos. La duración y la complejidad de cualquier tarea pueden dar lugar a grandes lagunas y distorsiones de los acontecimientos cuando se utiliza un enfoque dependiente de la memoria para obtener el razonamiento de los sujetos (Martin, 1992). Para minimizar estas dificultades, los investigadores pueden realizar sesiones informativas inmediatamente después de la sesión de terapia y asegurar a los terapeutas que no hay respuestas correctas o incorrectas. Otras limitaciones de este método incluyen la posibilidad de que los participantes reconstruyan su razonamiento basándose en lo que creen que debían hacer o en lo que el investigador podría querer oír, o que racionalicen sus pensamientos para crear una narrativa lógica, en lugar de lo que realmente estaban pensando. Además, los procesos subyacentes a las acciones de la persona terapeuta pueden ser inconscientes y, por tanto, no accesibles para el informe verbal. Por ejemplo, al investigar el razonamiento clínico y profesional y los procesos de toma de decisiones de terapeutas ocupacionales que elegían la primera intervención en un tipo de caso familiar, los participantes de Hagedorn (1996) afirmaron no ser conscientes de ningún modelo o marco de referencia que guiara sus decisiones. Sin embargo, Hagedorn sugirió que «era bastante evidente que se utilizaban diversos enfoques biomecánicos, cognitivo-perceptuales y del neurodesarrollo» (1996, p. 221). Esto apoya la idea de que no todos los pensamientos alcanzan un nivel en el que estén disponibles para su comunicación verbal.

REVISIÓN DE LA BIBLIOGRAFÍA ACTUAL SOBRE RAZONAMIENTO PROFESIONAL: IDENTIFICACIÓN DE LAS FORTALEZAS DE LA INVESTIGACIÓN Y DE LAS LAGUNAS PARA ESTUDIOS POSTERIORES

Una revisión sistemática de la literatura sobre el razonamiento profesional en terapia ocupacional (Unsworth y cols., 2016) y dos revisiones más recientes sobre razonamiento profesional y clínico (da Silva Araujo y cols., 2022; Márquez-Álvarez y cols., 2019) han intentado captar lo que sabemos actualmente y qué áreas requieren más investigación. La revisión de alcance de da Silva Araujo y cols. (2022) se centra en artículos cualitativos y conceptuales de revistas de terapia ocupacional durante el período de 10 años de 2010 a 2019, pero carece de la inclusión y revisión de la importante literatura fundamental sobre el razonamiento clínico y las teorías de terapia ocupacional articuladas en textos (Schell, 2018; Unsworth, 2017). Por su parte, la revisión de Márquez-Álvarez y cols. (2019) ofrece una visión más detallada de 303 piezas de revistas, textos y tesis sobre razonamiento clínico desde 1982 hasta 2017, ampliando la revisión sistemática anterior de Unsworth y cols. (2016) en 3 años, y proporcionando valiosas perspectivas interculturales sobre lo que se ha investigado y las lagunas que permanecen en nuestro conocimiento. Similar a la revisión de Unsworth y cols. (2016), Márquez-Álvarez y cols. (2019) también observaron que predominan las metodologías de investigación cualitativas, pero encontraron que, aunque los enfoques cualitativos dominaron de 1993 a 2003, la tendencia se invirtió de 2004 a 2014, con enfoques cuantitativos como los predominantes en el razonamiento clínico. Estos autores identificaron tres grandes líneas de estudio: (a) razonamiento profesional en campos específicos de la práctica, (b) razonamiento profesional entre estudiantes universitarios, y (c) aspectos teóricos del razonamiento profesional. Además, señalaron la necesidad de futuras investigaciones para evaluar la calidad de los estudios realizados hasta la fecha, investigar más sobre las modalidades distintivas y únicas de razonamiento, así como el razonamiento de terapeutas ocupacionales en entornos no angloparlantes y diversas culturas. Por ejemplo, aunque la revisión publicada por Unsworth y cols. (2016) realizó una valoración de la calidad de 14 trabajos sobre la transición de terapeutas novatos a expertos, este tipo de evaluación detallada no se ha llevado a cabo en otras áreas de investigación del razonamiento profesional en terapia ocupacional. En su revisión, se utilizó el *Programa de Habilidades de Evaluación Crítica* (CASP) junto con los niveles de Daly y cols. (2007) para calificar la pregunta 10 del CASP y determinar la calidad de la investigación. En el cuadro 30-1 se ofrece una descripción general del nivel CASP. Este proceso demostró que ocho de los 14 trabajos tenían el rigor suficiente para hacer una contribución valiosa al campo. Por tanto, es evidente que necesitamos más investigación rigurosa en esta área. Los investigadores se han esforzado por definir términos clave, como «persona experta», y desarrollar enfoques para operacionalizar estos términos para su estudio. Además, aunque se han realizado investigaciones sobre estrategias para promover el razonamiento profesional entre los novatos (Robertson, 1996), existen relativamente pocas pruebas que respalden cómo pueden madurar las habilidades de razonamiento profesional en ellos. Por último, un resultado sorprendente de las revisiones tanto de Márquez-Álvarez y cols. (2019) como de Unsworth y cols. (2016) es que se han publicado aproximadamente cuatro artículos de revistas revisadas por pares por año desde que los académicos de terapia ocupacional comenzaron a investigar en esta área. Este número es relativamente pequeño dada la importancia y la centralidad del razonamiento profesional para la práctica de la terapia ocupacional, y nuevamente se insta a los académicos a tomar el manto de este trabajo y llevarlo adelante.

También se requiere una valoración crítica de la investigación en las demás áreas donde se han acumulado suficientes pruebas, como «qué es el razonamiento profesional» (26 estudios empíricos), «ética y razonamiento moral» (12 estudios) y «desarrollo del razonamiento

CUADRO 30-1 PROGRAMA DE HABILIDADES PARA LA EVALUACIÓN CRÍTICA

Se formulan un total de 10 preguntas para ayudar a los/las lectores/as a dar sentido a la investigación cualitativa. La última pregunta, la número 10, se refiere al valor de la investigación y solicita a los/las lectores/as y revisores/as que consideren lo siguiente:

- ¿Discute el/la investigador/a la contribución del estudio a los conocimientos o la comprensión existentes (p. ej., considera los resultados en relación con la práctica o la política actuales, o con la bibliografía pertinente basada en la investigación)?
- ¿Se identifican nuevos ámbitos en los que es necesario investigar?
- ¿Se discute si los resultados pueden transferirse a otras poblaciones o cómo hacerlo, o consideran otras formas de utilizar la investigación?

A continuación, los/las lectores/as o revisores/as simplemente responden «Sí», «No» o «No sabría decir» en respuesta a estas preguntas. El uso del *Programa de Habilidades de Evaluación Crítica* (CASP) ayuda a identificar la mejor evidencia (Critical Appraisal Skills Program, 2018).

profesional en estudiantes» (incluida la investigación sobre el desarrollo del razonamiento en el trabajo de campo y las escalas para medir el razonamiento profesional). En la figura 30-2 se presenta un resumen de las áreas en las que es necesario seguir investigando sobre el razonamiento clínico y profesional. Es importante que el personal de investigación interesado en estas áreas revise cuidadosamente los métodos disponibles para explorar el razonamiento, a menudo tácito, de los/las terapeutas ocupacionales, como se ha descrito con anterioridad en este capítulo, antes de comenzar. Aunque los documentos de debate y las entrevistas han proporcionado información útil para fundamentar nuestra comprensión del razonamiento profesional, se necesitan estudios cualitativos y cuantitativos más rigurosos que utilicen métodos que eliciten el razonamiento. Además, aunque se han desarrollado 10 evaluaciones entre 1982 y 2014 para medir las habilidades de razonamiento profesional en una variedad de profesiones (para una revisión de las medidas, consulte Unsworth, 2017), estas evaluaciones deben administrarse de forma rutinaria en la investigación del razonamiento profesional en terapia ocupacional. Una vez que tengamos acceso a una serie de estudios que utilicen estas medidas, estaremos en mejores condiciones para entender si son una forma válida de seguir el desarrollo de los novatos a lo largo del tiempo y construir evidencia para utilizar en programas educativos que apoyen a los estudiantes en el desarrollo de habilidades de razonamiento.

RESUMEN

En este capítulo se ofreció una visión general de los métodos disponibles para aquellos/as investigadores/as que deseen explorar el fenómeno del razonamiento clínico y profesional, así como un resumen de los informes de investigación sobre el razonamiento profesional en terapia ocupacional. El capítulo comienza con breves comentarios sobre el planteamiento de preguntas de investigación en este ámbito, antes de considerar los enfoques cuantitativos utilizados para estudiar la toma de decisiones médicas y los enfoques más cualitativos aplicados en la investigación sobre el razonamiento clínico y profesional en terapia ocupacional. A continuación, se proporcionan detalles sobre las técnicas de captura y transcripción de datos relacionados con el razonamiento clínico y profesional. El texto incluye ejemplos de investigaciones sobre razonamiento clínico y profesional extraídos de la bibliografía

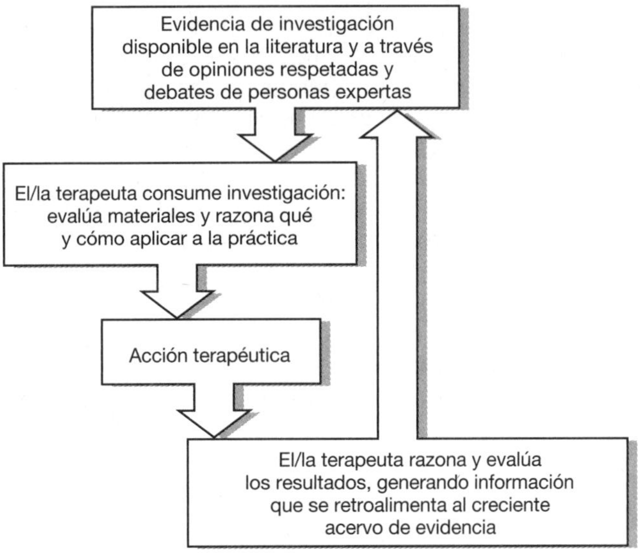
Evidencia de investigación disponible en la literatura y a través de opiniones respetadas y debates de personas expertas
El/la terapeuta consume investigación: evalúa materiales y razona qué y cómo aplicar a la práctica
Acción terapéutica
El/la terapeuta razona y evalúa los resultados, generando información que se retroalimenta al creciente acervo de evidencia

FIGURA 30-2 Ejemplos de áreas en las que el razonamiento terapéutico se cruza con la práctica basada en la evidencia.

de ciencias de la salud. Estos ejemplos demuestran que los investigadores en este campo han adoptado una variedad de combinaciones de métodos al estudiar el razonamiento clínico y profesional, pero también destacan la escasez de investigaciones recientes que utilicen estos enfoques. Aunque toda investigación sobre el razonamiento clínico es valiosa, el uso de entrevistas y grupos de discusión para captar el razonamiento puede no reflejar completamente la complejidad del razonamiento clínico y profesional en terapia ocupacional a medida que se desarrolla. La sección final del capítulo examina el estado actual de la investigación en razonamiento clínico y profesional, resumiendo los hallazgos de revisiones sistemáticas y de alcance recientes (da Silva Araujo y cols., 2022; Márquez-Álvarez y cols., 2019; Unsworth y Baker, 2016). El capítulo revela que se requiere urgentemente más investigación para ampliar y refinar el lenguaje establecido que ayude a los clínicos a articular su pensamiento; para aumentar nuestra comprensión de los complejos procesos de razonamiento que utilizan los terapeutas en su notablemente variado trabajo; y para explorar cómo el razonamiento clínico y profesional cambia a lo largo del continuo de novato a experto, con el fin de apoyar a los estudiantes y terapeutas principiantes en su camino hacia la pericia. Se espera que la presentación de la investigación y la erudición esbozadas en este capítulo, junto con la identificación de áreas que requieren más investigación, inspire a los terapeutas ocupacionales a emprender más estudios en este campo.

Actividad formativa 30-1

Actividad formativa: estudiar el razonamiento clínico desde dentro.

Propósito: durante el trabajo de campo, el alumnado se integra en el departamento de terapia ocupacional y en su cultura. El objetivo de esta actividad es desarrollar una metodología adecuada para estudiar el razonamiento clínico del equipo de terapeutas de dicho departamento.

Conexiones con los principales constructos del razonamiento clínico: tipos de métodos de investigación adecuados para utilizar como participante en la investigación.

Instrucciones para estudiantes: está a punto de embarcarse en su trabajo de campo final de nivel II. En primer lugar, necesita decidir el tipo de centro en el que realizará su práctica (debe haber al menos cinco terapeutas en el departamento). Formará parte del departamento de terapia durante 12 semanas. Antes de comenzar las prácticas, se le ha solicitado que realice un pequeño estudio piloto sobre la realización de entrevistas iniciales por parte de los terapeutas ocupacionales. Decida examinar específicamente el razonamiento clínico que sustenta la realización de estas entrevistas. Para ello, llevará a cabo algunas entrevistas con un par de terapeutas y también realizará entrevistas informativas utilizando el enfoque retrospectivo de pensamiento en voz alta. A continuación, debe planificar esta investigación piloto.

1. ¿Cuál es su pregunta de investigación?
2. ¿Cuál será su marco teórico?
3. ¿Cuántas entrevistas y sesiones informativas cree que es posible realizar?
4. ¿Qué tipo de preguntas podría hacer a los terapeutas en las entrevistas?
5. ¿Cómo analizará los datos? (Tenga en cuenta el marco teórico elegido para que el enfoque del análisis sea compatible).
6. ¿Cómo redactaría los resultados de este estudio piloto? ¿Cuáles serían los títulos de su informe?

Puede encontrar actividades formativas adicionales para este capítulo en thePoint.

REFERENCIAS BIBLIOGRÁFICAS

Benner, P. E. (1984). *From novice to expert: Excellence and power in clinical nursing practice.* Addison-Wesley.

Benner, P. E., Hooper-Kyriakidis, P., & Stanard, D. (1999). *Clinical wisdom and interventions in critical care: A thinking-in-action approach.* W.B. Saunders.

Benner, P. E., Tanner, C. A., & Chesla, C. A. (1996). *Expertise in nursing practice: Caring, clinical judgement and ethics.* Springer.

Carroll, J. S., & Johnson, E. J. (1990). *Decision research: Afield guide.* Sage.

Craik, J., & Rappolt, S. (2006). Enhancing research utilization capacity through multifaceted professional development. *American Journal of Occupational Therapy, 60*(2), 155–164. https://doi.org/10.5014/ajot.60.2.155

Critical Appraisal Skills Program. (2018). CASP checklist: 10 Questions to help you make sense of qualitative data. https://caspuk.net/images/checklist/documents/CASP-Qualitative-Studies-Checklist/CASPQualitative-Checklist-2018_fillable_form.pdf

Daly, J., Willis, K., Small, R., Green, J., Welch, N., Kealy, M., & Hughes, E. (2007). A hierarchy of evidence for assessing qualitative health research. *Journal of Clinical Epidemiology, 60*(1), 43–49. https://doi.org/10.1016/j.jclinepi.2006.03.014

da Silva Araujo, A., Kinsella, E. A., Thomas, A., Gomes, L. D., & Marcolino, T. Q. (2022). Clinical reasoning in occupational therapy practice: A scoping review of qualitative and conceptual peer-reviewed literature. *American Journal of Occupational Therapy, 76*(3), 1–11. https://doi.org/10.5014/ajot.2022.048074

DuBroc, W., & Pickens, N. D. (2015). Becoming "at home" in home modifications: Professional reasoning across the expertise continuum. *Occupational Therapy in Health Care, 29*, 316–329. https://doi.org/10.3109/07380577.2015.1010129

Elstein, A. S., Shulman, L. S., & Sprafka, S. A. (1978). *Medical problem-solving.* Harvard Press.

Embrey, D. G., Guthrie, M. R., White, O. R., & Dietz, J. (1996). Clinical decision making by experienced and inexperienced pediatric physical therapists for children with diplegic cerebral palsy. *Physical Therapy, 76*, 20–33.

Ericsson, K. A., & Simon, H. A. (1993). *Protocol analysis: Verbal reports as data* (Rev. ed.). MIT Press.

Forbes, R., Mandrusiak, A., Smith, M., & Russell, T. (2017). A comparison of patient education practices and perceptions of novice and experienced physiotherapists in Australian physiotherapy settings. *Musculoskeletal Science and Practice, 28*, 46–53. https://doi.org/10.1016/j.msksp.2017.01.007

Greenwood, J., & King, M. (1995). Some surprising similarities in the clinical reasoning of "expert" and "novice" orthopaedic nurses: Report of a study using verbal protocols and protocol analysis. *Journal of Advanced Nursing, 22*, 907–913. https://doi.org/10.1111/j.1365-2648.1995.tb02642.x

Hagedorn, R. (1996). Clinical decision making in familiar cases: A model of the process and implications for practice. *British Journal of Occupational Therapy, 59*, 217–222. https://doi.org/10.1177/030802269605900508

Harries, P. A., Unsworth, C. A., Gokalp, H., Davies, M., Tomlinson, C., & Harries, L. (2018). A randomised controlled trial to test the effectiveness of decision training on assessors' ability to determine optimal fitness-to-drive recommendations for older or disabled drivers. *BMC Medical Education, 18*(27), 1–10. https://doi.org/10.1186/s12909-018-1131-4

Kagan, N. (1976). *Interpersonal process recall: A method of influencing human action.* University of Michigan.

Leland, N. E., Crum, K., Phipps, S., Roberts, P., & Gage, B. (2015). Advancing the value and quality of occupational therapy in health service delivery. *American Journal of Occupational Therapy, 69*(1), 1–7. https://doi.org/10.5014/ajot.2015.691001

Márquez-Álvarez, L.-J., Calvo-Arenillas, J.-I., Talavera-Valverde, M. A., & Moruno-Millares, P. (2019). Professional reasoning in occupational therapy: A scoping review. *Occupational Therapy International, 2019*, 1–9. https://doi.org/10.1155/2019/6238245

Martin, J. (1992). Intentions, responses, and private reactions: Methodological, ontological and epistemological reflections on process research. *Journal of Counseling and Development, 70*, 742–743. https://doi.org/10.1002/j.1556-6676.1992.tb02158.x

Mattingly, C., & Fleming, M. H. (1994). *Clinical reasoning: Forms of inquiry in a therapeutic practice.* F.A. Davis.

Meichenbaum, D., & Butler, L. (1979). Cognitive ethology: Assessing the streams of cognition and emotion. In K. Blakstein, P. Pilner, & J. Polivy (Eds.), *Advances in the study of communication effect: Assessment and modification of emotional behavior* (Vol. 6, pp. 139-163). Plenum.

Mitchell, R., & Unsworth, C. A. (2005). Clinical reasoning during community health home visits: Expert and novice differences. *British Journal of Occupational Therapy, 68*(5), 215–223. https://doi.org/10.1177/030802260506800505

Morse, J. M., & Field, P. A. (1995). *Qualitative research methods for health professionals* (2nd ed.). Sage.

Newell, A., & Simon, H. A. (1972). *Human problem solving*. Prentice-Hall.

Omodei, M. M., & McLennan, J. (1994). Studying complex decision making in natural settings: Using a head-mounted video camera to study competitive orienteering. *Perceptual and Motor Skills, 79*, 1411–1425. https://doi.org/10.2466/pms.1994.79.3f.1411

Prakash, S., Bihari, S., Laver, R., Chandran, G., Kerr, L., Schuwirth, L., & Bersten, A. (2020). Prospective randomized controlled trial of video-versus recall-assisted reflection in simulation-based teaching on acquisition and retention of airway skills among trainees intubating critically ill patients. *Critical Care Medicine, 48*(9), 1265–1270. https://doi.org/10.1097/CCM.0000000000004448

Roberts, A. E. (1996). Clinical reasoning in occupational therapy: Idiosyncrasies in content and process. *British Journal of Occupational Therapy, 59*, 372–376. https://doi.org/10.1177/030802269605900807

Robertson, L. J. (1996). Clinical reasoning, part 2: Novice/expert differences. *British Journal of Occupational Therapy, 59*(5), 212–216. https://doi.org/10.1177/030802269605900507

Sackett, D. L., Rosenberg, W. M., Gray, J. M., Haynes, R. B., & Richardson, W. S. (1996). Evidence based medicine: What it is and what it isn't. *British Medical Journal, 312*, 71–72. https://doi.org/10.1136/bmj.312.7023.71

Schell, B. A. B. (2018). Professional reasoning in practice. In B. A. B. Schell & G. Gillen (Eds.), *Willard and Spackman's occupational therapy* (13th ed., pp. 384–397). Wolters Kluwer.

Stark, S., Somerville, E., Keglovits, M., Smason, A., & Bigham, K. (2015). Clinical reasoning guideline for home modification interventions. *American Journal of Occupational Therapy, 69*(1), 1–7. https://doi.org/10.5014/ajot.2015.014266

Surowiecki, J. (2004). *The wisdom of crowds*. Anchor, Co.

Tickle-Degnen, L. (2000). Teaching evidence-based practice. *American Journal of Occupational Therapy, 54*(5), 559–560. https://doi.org/10.5014/ajot.54.5.559

Unsworth, C. A. (2001a). Clinical reasoning of novice and expert occupational therapists. *Scandinavian Journal of Occupational Therapy, 8*, 163–173. https://doi.org/10.1080/110381201317166522

Unsworth, C. A. (2001b). Using a head-mounted video camera to study clinical reasoning. *American Journal of Occupational Therapy, 55*, 582–588. https://doi.org/10.5014/ajot.55.5.582

Unsworth, C. A. (2004). Clinical reasoning: How do worldview, pragmatic reasoning and client-centredness fit? *British Journal of Occupational Therapy, 67*, 10–19. https://doi.org/10.1177/030802260406700103

Unsworth, C. A. (2005). Using head-mounted video camera to confirm and expand knowledge of clinical reasoning in occupational therapy. *American Journal of Occupational Therapy, 59*, 31–40. https://doi.org/10.5014/ajot.59.1.31

Unsworth, C. A. (2007). Using social judgment theory to study occupational therapists' use of information when making licensing recommendations to older and functionally impaired drivers. *American Journal of Occupational Therapy, 61*(5), 493– 502. https://doi.org/10.5014/ajot.61.5.493

Unsworth, C. A. (2017). Professional reasoning in occupational therapy practice. In M. Curtin, M. Egan, & J. Adams (Eds.), *Occupational therapy for people experiencing illness, injury or impairment* (7th ed., pp. 90–104). Elsevier.

Unsworth, C. A., & Baker, A. (2016). A systematic review of professional reasoning literature in occupational therapy. *British Journal of Occupational Therapy, 79*(1), 5–16. https://doi.org/10.1177/0308022615599994

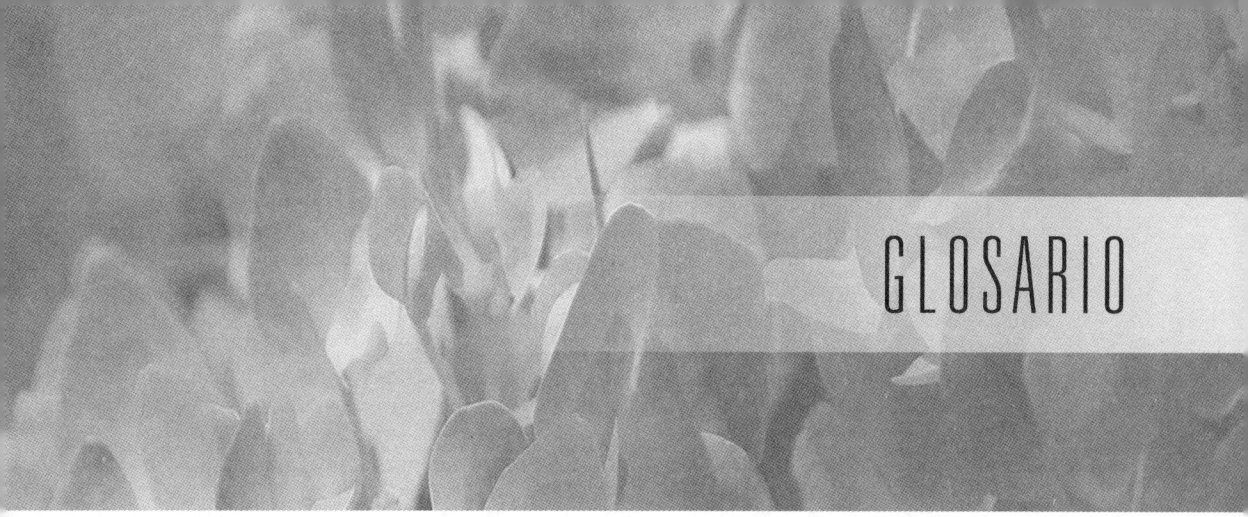

GLOSARIO

Los siguientes términos se han extraído de los capítulos de este libro con el objetivo de ser un recurso para mejorar la comprensión. Las definiciones se basan en la información facilitada por los autores y autoras de los capítulos. Se recomienda consultar los capítulos en los que aparecen estos términos para encontrar citas de referencias bibliográficas e información relacionada. Al citar información, debe hacerse referencia a los capítulos en los que se utilizan los términos o al material de origen proporcionado en las referencias bibliográficas de los capítulos.

Acciones terapéuticas. Lo que sucede realmente en todas las fases de evaluación, intervención, interrupción y seguimiento.

Agencia, argumento. Tipo de clasificación argumental en la que las personas asumen un locus de control internalizado y se perciben a sí mismas como capaces de cambiar las circunstancias bajo su control. Un argumento de autoeficacia.

Agente moral. Persona capaz de actuar en relación con el bien y el mal.

Ambiente menos restrictivo. En la Ley de mejora de la educación para personas con discapacidades (IDEA, *Individuals with Disabilities Education Improvement Act*), el ambiente menos restrictivo significa que un/a estudiante con discapacidad debe tener, en la mayor medida posible, la oportunidad de ser educado con pares sin discapacidad.

Ambientes. Dimensiones físicas y sociales de lo que nos rodea.

Ambientes (de aprendizaje). Lugares o tareas físicas donde se produce el aprendizaje.

Angustia moral. Fenómeno que se produce cuando una persona conoce la acción éticamente correcta que debe realizar pero se siente impotente para llevarla a cabo debido a factores extrínsecos.

Aprendizaje basado en la práctica. Aprendizaje que se sitúa en contextos específicos y, como tal, ofrece oportunidades para un aprendizaje matizado sobre el contexto que, de otro modo, sería muy difícil de transmitir sin una experiencia directa.

Aprendizaje cognitivo. Sistema de enseñanza asociado a la teoría del aprendizaje social y basado en cuatro elementos que interactúan: (a) contenido instructivo; (b) métodos instructivos; (c) secuencia instructiva; (d) sociología de la comunidad de aprendizaje.

Aprendizaje contextualizado. Teoría constructivista del aprendizaje y la enseñanza basada en la interpretación de experiencias comunes de aprendizaje. Se hace hincapié en (a) la resolución de problemas; (b) el aprendizaje en múltiples entornos; (c) la autorregulación del aprendizaje; (d) situado en diversos contextos de la vida; (e) aprender unos de otros (f) la evaluación auténtica.

Aptitud para conducir. La capacidad demostrada para conducir con seguridad un vehículo motorizado independientemente de las condiciones relacionadas con la salud.

Atención basada en equipos interprofesionales. «Atención prestada por grupos de trabajo en atención sanitaria creados intencionadamente que... tienen una identidad colectiva y una responsabilidad compartida sobre un/a paciente o grupo de pacientes (p. ej., equipo de respuesta rápida, equipo de cuidados paliativos, equipo de quirófano)» (IPEC, 2016).

Atención centrada en la familia. Servicios terapéuticos que reconocen el rol único de los progenitores y la familia en la atención, así como su influencia en el desarrollo y el bienestar de su hijo/a en el curso de toda su vida.

Atención centrada en la persona. Colaborar con las personas para conocer y respetar sus valores, creencias y prioridades personales a fin de incorporar estos elementos al plan de cuidados.

Automatismo. Proceso de resolución rápida y eficaz de problemas con escaso pensamiento consciente.

Autonomía. Principio ético que establece el derecho a la autodeterminación.

Axiología. Estudio de los valores, como «¿qué es bueno?» (ética) y «¿qué es bello?» (estética).

Beneficencia. Principio ético que guía a actuar de forma que se beneficie a otros o se haga el bien.

Bioética. Tipo de ética normativa o aplicada que implica la aplicación de principios éticos a la prestación de asistencia sanitaria.

Cliente. Persona o personas (incluidas las que participan en el cuidado de una persona), grupo (colectivo de individuos, como familias, trabajadores, estudiantes o miembros de la comunidad) o población (colectivo de grupos o individuos que viven en una localidad similar [p. ej., ciudad, estado o país] o que comparten preocupaciones iguales o parecidas).

Código deontológico. Escritos formales que incluyen normas o principios que se aplican a un grupo específico de profesionales.

Cognición situada. Una visión social de la cognición que la describe como una conexión entre la mente que trabaja y el mundo en el que lo hace.

Comprobación de hipótesis. Uso del razonamiento deductivo e inductivo para confirmar o descartar posibles explicaciones de un fenómeno.

Comunidad de práctica. Grupo de personas que comparten una preocupación común, un conjunto de problemas o un interés por un tema y que se reúnen para cumplir objetivos tanto individuales como de grupo.

Conducir. Manejo de un vehículo de motor para el transporte. En muchas sociedades se considera importante para que las personas sigan participando en las ocupaciones deseadas.

Conductores/as de edad avanzada. Personas cuya aptitud para conducir puede verse afectada por el deterioro de su estado de salud relacionado con la edad.

Confidencialidad. Principio ético que implica el reconocimiento y el respeto del derecho a la intimidad.

Conocimiento no proposicional. También llamado conocimiento procedimental; conocimiento que se adquiere a través de la experiencia práctica y que «se crea en la actividad práctica que realizan las personas y está relacionado con ella». A veces se denomina «saber hacer».

Conocimiento proposicional. También conocido como conocimiento declarativo; se refiere al conocimiento que puede enunciarse en proposiciones o como hechos. A veces se denomina «saber qué».

Constructivismo. Una visión del aprendizaje que reconoce la contribución del alumnado al significado y al aprendizaje a través de la actividad individual y/o social.

Constructivismo dialéctico. Una visión del desarrollo del conocimiento que propone que el pensamiento y la experiencia están inextricablemente entrelazados con los contextos o entornos en los que se produce el aprendizaje.

Constructivismo endógeno. Adquisición de conocimientos que comienza con la cognición interna de los/las estudiantes y da forma a una comprensión del ambiente externo a través de esa óptica mental.

Constructivismo exógeno. Una visión del conocimiento como una realidad verdadera que se corresponde con el ambiente aceptado por el alumnado. Esto es consistente con la verdad asumida tanto en las posturas filosóficas esencialistas como en las perennialistas: hay poco espacio para la verdad con matices de gris.

Contenido del aprendizaje. Jerarquía de contenidos necesarios para aumentar la experiencia (pericia), como (a) conocimiento del dominio; (b) herramientas heurísticas; (c) control del aprendizaje; (d) estrategias de aprendizaje.

Contexto (para el aprendizaje). Los constructos sociales y psicológicos que aporta el alumnado, incluidos (a) el nivel de conocimientos conceptuales; (b) la interpretación de los objetivos de la enseñanza por parte del alumnado; y (c) los roles de participante que el alumnado desempeña en el entorno.

Contexto de la práctica. Situación física y social en la que se desarrolla la terapia.

Contexto personal. Término utilizado en el Modelo ecológico de razonamiento profesional de Schell para referirse a los conocimientos y habilidades del profesional que se basan en experiencias vitales, incluidas características personales como capacidades físicas, tipos de inteligencia, personalidad, valores y creencias.

Contexto/s. Ámbito del ambiente aprendido e interpretado a través de los cinco sentidos humanos, incluidos los supuestos inconscientes, las convicciones y las visiones del mundo que conforman un sentido de la realidad. El *ambiente* consiste en el ambiente físico, social y actitudinal en el que las personas viven y conducen sus vidas, incluido el ambiente natural, los productos y la tecnología, el apoyo y las relaciones, las actitudes y los servicios, los sistemas y las políticas.

Continuo de principiante a experto/a. Teoría del desarrollo profesional que describe cinco etapas: (a) principiante, (b) principiante avanzado/a, (c) competente, (d) capaz o cualificado/a y (e) experto/a.

Control. Función de gestión consistente en establecer normas de desempeño y medir, evaluar y corregir el desempeño en relación con dichas normas.

Corporeización (encarnación). La apreciación de que el cuerpo desempeña un rol central en el pensamiento y que el cuerpo da forma a la propia experiencia del mundo.

Creación de historias. Proceso de colaboración a través del cual terapeutas, personas/clientes y familias vinculan prospectivamente el presente con el futuro imaginando el efecto de los problemas de desempeño ocupacional en escenas de contextos ocupacionales futuros. El proceso da como resultado la historia prospectiva terapéutica a través de la construcción de la trama terapéutica.

Cronosistemas. Cuarto círculo del modelo de desarrollo humano bioecológico de Bronfenbrenner; formado por acontecimientos vitales tan fuertes que conforman la cultura y, posteriormente, nuestras vidas.

Cuidados al final de la vida. Un servicio interdisciplinario integral para personas en las últimas fases de una enfermedad incapacitante. Los cuidados paliativos se centran en el control de los síntomas y en satisfacer las necesidades físicas, sociales, psicológicas y espirituales de la persona y su familia.

Cuidados individualizados de apoyo al desarrollo. Promoción de un ambiente de cuidados que ayude a proteger el cerebro en desarrollo mediante la adaptación del ambiente físico para proporcionar una experiencia sensorial adecuada, el fomento del sueño, la reducción al mínimo del estrés y el dolor, el soporte para estabilizar fisiológicamente al bebé, y la garantía de una alimentación y un crecimiento satisfactorios.

Cuidados intensivos. Nivel de asistencia sanitaria en el que se ofrece atención médica hospitalaria para enfermedades graves, intervenciones quirúrgicas programadas y urgentes, y otras afecciones. Suele ser sinónimo de ámbito hospitalario.

Cuidados paliativos. Concepto de asistencia cuyo objetivo es aliviar el sufrimiento y mejorar la calidad de vida de las personas y sus familias que padecen o están a punto de padecer cualquier tipo de enfermedad que limita la vida mediante la evaluación y el tratamiento de cualquier síntoma físico, psicológico, social o espiritual.

Descripción gruesa. Término utilizado para describir los datos recopilados en la tradición de investigación cualitativa, que suele referirse a la información rica y completa proporcionada por el/la participante u observada por el/la investigador/a.

Diagnóstico ocupacional. Resumen del razonamiento diagnóstico utilizado en terapia ocupacional para describir todas las causas de una dificultad en el desempeño mediante la evaluación de los factores de la persona/cliente y los factores contextuales que afectan el desempeño. A veces también se denomina diagnóstico de terapia ocupacional o diagnóstico terapéutico.

Dilema ético. Situación en la que una convicción o acción moral entra en conflicto con otra.

Dirigir. Función de gestión consistente en proporcionar orientación y liderazgo para que el trabajo realizado esté orientado a la consecución de objetivos.

Dotación de personal. La gestión de los recursos humanos de una unidad determinada, incluida la garantía de que el personal esté cualificado y demuestre las aptitudes necesarias, así como la asignación del personal a las áreas de responsabilidad.

Educación interprofesional (EIP). «Cuando estudiantes de dos o más profesiones aprenden sobre, de y con otras personas para permitir una colaboración eficaz y mejorar los resultados sanitarios» (OMS, 2010).

Educación pública gratuita y adecuada (FAPE, *free appropriate public education*). Derecho educativo de la población infantil con discapacidad en Estados Unidos garantizado por la Ley de Rehabilitación (*Rehabilitation Act*) de 1973 y la Ley de mejora de la educación para personas con discapacidades (IDEA, *Individuals with Disabilities Education Improvement Act*)

Elaboración de narrativas ocupacionales. Un proceso colaborativo de razonamiento narrativo prospectivo en el que las personas transforman sus vidas llevando las narrativas ocupacionales hacia nuevas direcciones.

Empírico. Información o datos que se encuentran en el mundo de la experiencia o se derivan directamente de este.

Encarnación (corporeización). La apreciación de que el cuerpo desempeña un rol central en el pensamiento y que el cuerpo da forma a la propia experiencia del mundo.

Enfermedad incapacitante. Enfermedad progresiva e incurable que se espera que cause la muerte de una persona en un futuro previsible.

Enfermedad mental crónica y persistente. Forma de enfermedad mental incapacitante y persistente.

Enfoque del procesamiento de la información. Una visión de la cognición humana que considera el pensamiento como un proceso que involucra distintos tipos de memoria interna y el acceso a esa información almacenada. A menudo se compara con el modelado informático, donde se concibe como una secuencia de estados internos que se transforman progresivamente a través de una serie de procesos de información.

Epistemología. Estudio del conocimiento y de los fundamentos del conocimiento.

Errores en la práctica. Errores descubiertos empíricamente que cometen los profesionales en la práctica.

Escenario (arena). Un espacio físico y una compleja interacción de economía, política e ideas e instituciones socialmente organizadas.

Esencialismo (realismo). Filosofía educativa que propone que (a) las personas buscan la realidad esencial y universal; (b) existe el bien último, probablemente inalcanzable para los mortales; (c) la verdad es absoluta aunque se desconozca; (d) la educación conserva los principios y valores básicos.

Ética. Estudio sistemático de las reglas de comportamiento basadas en principios y teorías filosóficos; carácter y costumbres de los valores y normas sociales que se asumen en un determinado entorno cultural, profesional o institucional como formas de determinar lo que está bien y lo que está mal.

Ética normativa aplicada. Un sistema de moral con aplicabilidad directa a un área o campo profesional específico. Son las deliberaciones cotidianas sobre lo que es correcto hacer.

Etnografía. Estudio de grupos de personas cuyas creencias, acciones y mecanismos están construidos por la multitud de influencias que han conformado su cultura.

Evaluación (en narrativa). Elemento estructural que da la opinión, el punto de vista o el significado de la persona que narra para transmitir cómo quiere esta que se interprete su narrativa.

Evaluación de la seguridad del hogar. Proceso integral de evaluación de la seguridad y accesibilidad de una vivienda, que incluye las habilidades y capacidades de la persona propietaria, su capacidad para desenvolverse en el hogar y la seguridad y accesibilidad de las características ambientales del hogar.

Evaluación del hogar. Proceso utilizado para comprender y analizar la transacción dinámica entre las personas, sus pautas ocupacionales y el ambiente del hogar.

Evidencia. Conjunto de datos o información disponible que indica si una creencia o proposición es verdadera o válida.

Existencialismo. Filosofía educativa que propone que (a) las personas deben buscar su propio camino; (b) la existencia humana no tiene un propósito universal; (c) las personas son agentes libres para decidir por sí mismas; (d) la verdad es subjetiva y está abierta a la interpretación individual; (e) la educación da valor para buscar sentido; (f) no hay promesa de recompensa externa.

Exosistema. Tercer círculo del modelo de desarrollo humano bioecológico de Bronfenbrenner; consiste en entornos en los que los individuos reciben la influencia de entornos externos más amplios sin contacto directo.

Experiencia (pericia). Experiencia y conocimientos para trabajar a un alto nivel en un ámbito determinado.

Fenomenología. Método de investigación cualitativa que se centra en la experiencia vivida por las personas.

Fidelidad. Principio ético por el que se rige el cumplimiento de promesas y contratos. También se refiere a la aplicación precisa de los procesos de evaluación e intervención de manera consistente con las teorías y los procedimientos rectores.

Final de la vida. Un continuo de cuidados paliativos que se produce cuando la muerte es inminente y es probable que el fallecimiento de la persona se produzca en el plazo de unos días u horas.

Garantías. Justificaciones.

Generalizable. Hallazgos, conclusiones y decisiones estadísticas en las que tenemos gran confianza y que se aplican a una variedad de personas que componen una población.

Generalización. Conclusiones o principios descubiertos en un entorno que pueden aplicarse a otros.

Gestión. Coordinación y dirección del trabajo.

Grupo relacionado con el diagnóstico. Sistema que clasifica a las personas con diagnósticos clínicos similares para controlar los costes hospitalarios, determinar las tasas de reembolso de las aseguradoras y asignar la duración estimada de la estancia hospitalaria.

Hábitos de desempeño. El uso rutinario y juicioso de la comunicación, los conocimientos, las habilidades técnicas, el razonamiento clínico, las emociones, los valores y la reflexión en la práctica diaria.

Hábitos de expectativa. Suposiciones sobre los seres humanos, el conocimiento y el futuro que determinan selectivamente el alcance de nuestra atención, filtrando la información y orientando las percepciones hacia lo que hay que tener en cuenta, lo que hay que ignorar, lo que es relevante y lo que es irrelevante.

Hábitos mentales. Observar y evaluar de forma recurrente y precisa el propio pensamiento, las emociones y los procesos de pensamiento.

Historia de vida. Relato personal único de la propia vida que interpreta y asigna significado a los acontecimientos, la intención y la acción en forma de relato.

Humildad intelectual. Disposición a considerar que las propias creencias o suposiciones pueden ser erróneas.

Informe concurrente. Un abordaje para obtener el razonamiento clínico de un/a terapeuta en el que el/la terapeuta proporciona su razonamiento a medida que se produce, en relación con una persona/cliente real o simulada/o.

Informe retrospectivo. Enfoque de la recopilación de datos en el que el/la profesional relata su razonamiento clínico después de que se haya producido (preferiblemente de forma inmediata).

Ingeniería conductual. Filosofía o práctica educativa que propone que (a) la gente reconoce la supremacía del método científico; (b) la verdad se demuestra científicamente; (c) los comportamientos deben controlarse; (d) el comportamiento está programado desde el nacimiento por la cultura; (e) quien aprende está condicionado mediante la respuesta a estímulos.

Intervención de modificación del hogar. Adaptaciones o alteraciones de los ambientes existentes para promover la función y la participación en el espacio ambiental del hogar.

Intervención grupal. Intervenciones terapéuticas diseñadas para administrarse a más de dos personas al mismo tiempo, normalmente para lograr objetivos terapéuticos comunes al grupo.

Investigación-acción. Investigación en la que el sujeto participa activamente y, por tanto, puede intervenir en el diseño de la investigación y en la obtención, la codificación y el análisis de los datos.

Investigación científica. Investigación aplicada de una cuestión empírica.

Investigación traslacional. Estudio del proceso de introducción de los resultados de la investigación en la toma de decisiones de profesionales, de forma que se produzcan los cambios correspondientes en las acciones terapéuticas y en los resultados de las personas/clientes.

Justicia. Principio ético centrado en la equidad, según el cual las acciones distribuyen los beneficios y los perjuicios de forma justa.

Justicia compensatoria. Reparación de daños causados.

Justicia distributiva. Asignación o distribución equitativa de bienes y recursos.

Justicia procesal. Garantía de que los procesos se organizan de manera justa.

Ley de mejora de la educación para personas con discapacidades (IDEA, *Individuals with Disabilities Education Improvement Act*). IDEA es un texto legislativo estadounidense que consta de cuatro partes (A-D) y garantiza que el alumnado con discapacidad reciban una educación pública gratuita y adecuada (FAPE) adaptada a sus necesidades individuales.

Liderazgo. El proceso de guiar el cambio e integrar los valores, la visión y la ética de las personas en la cultura de una comunidad.

Memoria a largo plazo. Forma de cognición en la que la memoria se vuelve más compacta y racionalizada con la experiencia, lo que facilita y acelera la recuperación de información en la memoria de trabajo.

Memoria de trabajo. También llamada memoria a corto plazo; media entre las percepciones del mundo y la memoria o conocimiento del mundo. El objetivo principal de la memoria de trabajo es procesar información, no almacenarla.

Mesosistema. Segundo círculo del modelo de desarrollo humano bioecológico de Bronfenbrenner; la interacción de las instituciones incluidas en el microsistema.

Metacognición. Conciencia y comprensión de los propios procesos de pensamiento.

Metafísica. Rama de la filosofía centrada en la naturaleza de la realidad y la finalidad de la existencia humana.

Método científico. Conjunto de procedimientos consistentes en observación, medición y experimentación que dan lugar a la formulación, comprobación y modificación de una hipótesis.

Métodos de aprendizaje. Métodos empleados para desarrollar niveles crecientes de experiencia (pericia), como (a) modelado; (b) entrenamiento; (c) andamiaje/desvanecimiento; (d) articulación; (e) reflexión; (f) exploración.

Microsistema. El centro del modelo de desarrollo humano bioecológico de Bronfenbrenner, consiste en el primer círculo anidado, donde, en el centro, reside una persona.

Modelo. Representación de un aspecto de la realidad que revela relaciones o procesos.

Modelo médico. Enfoque de la medicina occidental para la prestación de servicios sanitarios que tiene una orientación reduccionista y se centra principalmente en el diagnóstico y el tratamiento de lesiones físicas, afecciones patológicas y enfermedades.

Modificaciones en el hogar. Cambios realizados para adaptar los espacios vitales con el fin de aumentar el uso, la seguridad y la independencia.

Moral. Estructura normativa de las prácticas humanas, incluidos derechos y deberes específicos, normas y leyes, ideales, virtudes y vicios.

Moral/ética. Filosofía que aborda de forma sistemática los conflictos morales. Principios o normas de conducta correcta e incorrecta; formas de distinguir lo correcto de lo incorrecto para que las relaciones con las personas puedan ser cooperativas y respetuosas.

Morir. Paso de un estado de vida a un estado de cese de ser, que termina con la muerte.

Motivación intrínseca. La experiencia interior de los/las terapeutas que da sentido y guía las acciones realizadas en la práctica.

Muestra. Segmento seleccionado que es representativo de una población más amplia.

Narrativa. Proceso retrospectivo de razonamiento narrativo que vincula el pasado de una persona con el presente y ofrece una interpretación personal de las experiencias.

Narrativa de búsqueda. Tipo de clasificación argumental en la que las personas aceptan desafíos y actúan para dominarlos. Se caracteriza por el arquetipo del viaje, en el que el desafío se ve como una búsqueda de autoconocimiento y para beneficiar a los demás.

Narrativa de enfermedad y discapacidad. Relato que muestra las relaciones causales de salud, enfermedad, dolencia, deficiencia y discapacidad y que comunica la experiencia, las alteraciones y el significado individual de vivir afectado/a por una enfermedad o discapacidad.

Narrativa de restitución. Tipo de clasificación argumental en la que las personas tratan las condiciones de salud como una experiencia transitoria y buscan la cura médica para recuperar el control de la vida, el cuerpo y las ocupaciones. La narrativa expresa la expectativa de una recuperación rápida y completa de la salud, definida como el estado anterior a la enfermedad, normalmente por medios médicos.

Narrativa de vida. *Véase* Historia de vida.

Narrativa del caos. Tipo de clasificación argumental en la que se adopta una postura desesperanzada ante la falta de progreso y control. Se denomina «antinarrativa» porque carece de argumento, secuencia narrativa y relaciones causales.

Narrativa estable. Tipo de clasificación argumental en la que la persona no progresa hacia la meta caracterizada por una pendiente horizontal de la narrativa a lo largo del tiempo.

Narrativa o historia. Esquema organizativo de acontecimientos secuenciados subjetivamente que revela relaciones causales, comunica y da forma a la experiencia, crea y expresa significados. Utilizados como términos equivalentes en la literatura de terapia ocupacional.

Narrativa ocupacional. Relato sobre la experiencia ocupacional que muestra relaciones de salud y participación; y de enfermedad, discapacidad o restricción; sitúa el desempeño ocupacional dentro de contextos específicos; y expresa el significado de ocupaciones específicas y las relaciones de las ocupaciones en la vida propia.

Narrativa progresiva. Tipo de clasificación argumental en la que la persona alcanza el objetivo deseado caracterizada por una pendiente ascendente de la narrativa a lo largo del tiempo.

Narrativa volitiva. Un tipo de narrativa ocupacional basada en el Modelo de Ocupación Humana creado por el/la terapeuta ocupacional para expresar la volición de una persona (causalidad personal, intereses y valores) y mostrar cómo esta afecta la elección ocupacional y la toma de decisiones.

Narrativas regresivas. Tipo de clasificación de la trama en la que la persona es incapaz de cumplir los objetivos caracterizada por el deterioro y la pendiente descendente de la narrativa a lo largo del tiempo.

No maleficencia. Principio ético que orienta a abstenerse de infligir daño o a no hacer daño.

Notas escritas. En el contexto de la investigación del razonamiento profesional, se refiere a una técnica de recopilación de datos simultánea en la que las personas que participan en una actividad utilizan documentación escrita para registrar su pensamiento durante el tiempo que participan en la actividad.

Objetivo cuádruple de la asistencia sanitaria. Mejorar la experiencia de la persona/cliente, mejorar la salud de la población, reducir los costes sanitarios per cápita y mejorar la satisfacción laboral de los profesionales sanitarios y el personal, a la vez que se reduce el desgaste profesional.

Ocupación en conjunto. Ocupación que implica implícitamente a dos o más personas, como la crianza de un niño o niña.

Óptica de la persona/cliente. Perspectiva de la persona/cliente que se desarrolla a partir de experiencias personales y que conforma una visión tanto personal como del mundo a través de la cual la persona, grupos o poblaciones consideran, filtra(n) e interpreta(n) la información y la experiencia a lo largo de la vida.

Óptica personal de la persona terapeuta. Perspectiva de la persona terapeuta que se desarrolla a partir de experiencias personales y que conforma una visión tanto personal como del mundo a través de la cual el/la terapeuta considera, filtra e interpreta la información y la experiencia a lo largo de la vida.

Óptica profesional de la persona terapeuta. Perspectiva profesional de la persona terapeuta que se desarrolla a partir de sus teorías de práctica, creencias, experiencias y habilidades y que conforma una visión de la terapia a través de la cual el/la terapeuta considera, filtra e interpreta la información y las experiencias a lo largo del proceso terapéutico.

Organización. Los líderes guían el cambio e integran los valores, la visión y la ética de los individuos en la cultura de la comunidad.

Pautas mentales. Directrices tácitas, internalizadas y reforzadas colectivamente por los profesionales de una comunidad de práctica.

Pensamiento crítico. Tipo de cognición que requiere interpretación, análisis, evaluación e inferencia autorregulados. Este juicio cognitivo se basa en evidencia, conceptos, métodos, criterios y contexto.

Pensamiento de orden superior. Pensamiento crítico, lógico, reflexivo, metacognitivo o creativo. Estos tipos de pensamiento se ponen en práctica cuando el/la estudiante se enfrenta a situaciones inciertas, problemas mal estructurados o dilemas difíciles.

Pensamiento lógico o científico. Modo de pensamiento cuyo objetivo es afirmar las verdades consistentes para circunstancias definidas mediante el estudio de hechos empíricos observables a través de procedimientos y convenciones planteados por un observador objetivo.

Pensamiento narrativo. Modalidad de pensamiento que se ocupa de las particularidades y especificidades de la experiencia vivida, la intención humana y la acción que conecta acontecimientos a través del tiempo y define posibilidades. Su posición subjetiva y personalizada favorece la consideración de múltiples perspectivas. Se utiliza para considerar cómo una persona concreta experimenta un fenómeno o cómo las circunstancias afectan la vida de una persona. El pensamiento narrativo no pretende generalizarse más allá de las personas concretas.

Percepción corporeizada (encarnada). La primacía del cuerpo como medio de percepción en sí mismo y de sí mismo, si bien la presencia perceptiva del cuerpo en la vida cotidiana se oculte con frecuencia.

Perennialismo (idealismo). Filosofía educativa que propone que (a) las personas buscan un orden universal «ideal»; (b) la fe y la razón coexisten y se apoyan mutuamente; (c) la verdad está representada por una existencia ideal; y (d) el pasado y el presente existen para alcanzar un propósito divino.

Planificación. Función de gestión que consiste en decidir qué hacer. Suele implicar el establecimiento de objetivos y la identificación de las actividades necesarias para alcanzar los niveles de desempeño y resultados esperados.

Población. Término científico que designa a todo el grupo al que pueden aplicarse los resultados de una investigación.

Práctica basada en la comunidad. Prestación de servicios fuera de los sistemas médicos comunes, como hospitales y residencias de personas mayores, o de entornos educativos, como escuelas. Normalmente atiende a una población dentro de un área geográfica determinada en entornos naturales o terapéuticos basados en los lugares de la comunidad local.

Práctica basada en la evidencia. Acciones profesionales que reflejan la integración de la mejor evidencia de investigación con la experiencia profesional y los valores de la persona/grupo que recibe los servicios.

Práctica colaborativa interprofesional (PCI). Cuando varios profesionales de la salud de distintas especialidades colaboran con pacientes, familias, [personas cuidadoras] y comunidades para prestar una atención de la máxima calidad.

Práctica de dos cuerpos. Frase utilizada por Mattingly para describir el enfoque de la terapia ocupacional sobre el cuerpo como máquina (funcionamiento biomédico) combinado con el cuerpo vivido de la persona (experiencia de enfermedad).

Práctica informada en la evidencia. Profesional que utiliza la investigación publicada para tomar decisiones sobre una persona/cliente en particular.

Prácticas de campo. Concepto utilizado en terapia ocupacional para referirse a una experiencia de aprendizaje planificada, diseñada para enriquecer el trabajo didáctico del curso mediante la observación dirigida y la participación en el proceso de terapia ocupacional en entornos en los que se prestan servicios. Su objetivo es ayudar al alumnado a desarrollar competencias de servicio.

Praxis. Acciones razonadas para llevar a cabo una tarea específica.

Principios éticos. Directrices que ayudan a determinar el tipo de acción necesaria para cumplir con el deber moral.

Procedimiento de pensamiento en voz alta. Técnica concurrente de recopilación de datos utilizada en la investigación del razonamiento profesional, en la que la persona que participa en una actividad proporciona un comentario verbal sobre lo que está haciendo o pensando mientras realiza la actividad.

Procesamiento de la información. La organización de nuestros recuerdos y los procesos utilizados para aprender y utilizar la información de esos recuerdos.

Profesional o terapeuta. Persona acreditada en virtud de su formación y de la aprobación gubernamental pertinente para prestar servicios de terapia ocupacional. Nota: En Estados Unidos, el término terapeuta suele reservarse para el nivel profesional, y el término practicante se utiliza para referirse tanto a los terapeutas ocupacionales como a los asistentes de terapia ocupacional.

Profesional reflexivo/a. Prestador/a de servicios que combina las acciones terapéuticas con el pensamiento crítico sobre dichas acciones en términos de eficacia e idoneidad. Puede darse tanto durante como después de la práctica.

Programa de educación individualizado (IEP, *individualized education program*). Declaración escrita del programa educativo diseñado para satisfacer las necesidades individuales de un niño o niña.

Progresismo. Filosofía educativa que propone que (a) las personas deben progresar hacia mejores soluciones a los problemas; (b) la verdad es relativa al contexto; (c) se fomenta la capacidad de seleccionar entre opciones; (d) la habilidad para evaluar resultados prácticos es fundamental; (e) la sociedad democrática depende de la participación informada.

Razonamiento a través de la acción. El proceso de razonamiento a través de la acción, la observación y la interpretación que forma un bucle de retroalimentación en el que los resultados del razonamiento pueden construir conocimiento tanto para el/la profesional como para su comunidad de práctica.

Razonamiento científico. Enfoque sistemático que aplica el método lógico y científico a la creación, comprobación y utilización de conocimientos para tomar decisiones.

Razonamiento clínico. Los procesos utilizados por profesionales para planificar, dirigir, realizar y reflexionar sobre la atención a la persona/cliente.

Razonamiento condicional. Combinación de todas las formas de razonamiento profesional para responder con flexibilidad a condiciones cambiantes o predecir el posible futuro de la persona/cliente.

Razonamiento corporeizado (encarnado). Razonamiento que se revela en la acción más que en la articulación verbal.

Razonamiento deductivo. Utilización de reglas lógicas con premisas para llegar a conclusiones justificables.

Razonamiento diagnóstico. Proceso de pensamiento minucioso mediante el cual se detectan o deducen problemas o necesidades.

Razonamiento estadístico. Utilización de la probabilidad y la lógica en condiciones de incertidumbre para realizar inferencias con un nivel de confianza cuantificable.

Razonamiento ético. Razonamiento dirigido a analizar un dilema ético, generar soluciones alternativas y determinar las acciones a emprender. Abordaje sistemático del conflicto moral.

Razonamiento hipotético-deductivo. Proceso que consiste en desarrollar ideas (hipótesis) sobre un fenómeno y, a continuación, recopilar datos objetivos para examinar la validez de dichas ideas. En el razonamiento profesional, se refiere a los/las terapeutas que realizan un razonamiento científico.

Razonamiento inductivo. Utilización de datos empíricos para confirmar o refutar hipótesis y extraer conclusiones.

Razonamiento interactivo. Pensamiento dirigido a establecer relaciones interpersonales positivas con las personas/clientes, lo que permite identificar y resolver problemas en colaboración.

Razonamiento interpersonal. *Véase* Razonamiento interactivo.

Razonamiento lógico. Utilización de reglas que están estructuradas para realizar inferencias justificables.

Razonamiento narrativo. Uso del relato para dar sentido a las circunstancias particulares; imaginar prospectivamente el efecto de la enfermedad, la discapacidad o los problemas de desempeño ocupacional en la vida diaria; y crear un argumento terapéutico colaborativo para guiar la intervención.

Razonamiento pragmático. Razonamiento práctico que se utiliza para atender a los factores contextuales que inhiben o facilitan la terapia. Atiende a la adaptación de las posibilidades terapéuticas a las realidades actuales de la prestación de servicios, como las opciones de programación, el pago de los servicios, la disponibilidad de equipos, las habilidades de los terapeutas y su situación personal, y las directrices de gestión.

Razonamiento procedimental. Los pasos del pensamiento que intervienen en las rutinas de intervención para las afecciones identificadas.

Razonamiento profesional. Los procesos utilizados por los profesionales para planificar, dirigir, realizar y reflexionar sobre la atención al cliente. También denominado razonamiento clínico. Incluye el proceso real de la terapia, así como el razonamiento realizado por supervisores, educadores de prácticas de campo, gestores y consultores cuando conceptualizan la práctica de la terapia ocupacional.

Recomendaciones para la obtención del permiso de conducir. Recomendaciones realizadas a las agencias gubernamentales de licencias de conducir realizadas por profesionales especializados/as en la evaluación y formación de personas con posibles limitaciones para conducir.

Reconstruccionismo. Filosofía educativa que propone (a) que las personas deben participar en la consecución de una sociedad mejor; (b) que la verdad es relativa al contexto; (c) que la educación es clave para el perfeccionamiento democrático; (d) la identificación y el aislamiento de quienes ostentan un poder suficiente para impedir el progreso humano; (e) que la educación promueve y protege los derechos individuales y la igualdad; (f) la redistribución del poder entre todos los grupos sociales.

Recuerdo asistido por audio. Técnica de recopilación de datos retrospectiva utilizada en la investigación del razonamiento profesional, en la que la persona escucha una cinta de audio de un evento (como una sesión de terapia) y la utiliza para ayudar a recordar los procesos de razonamiento de la persona.

Recuerdo asistido por video. Técnica retrospectiva de recopilación de datos utilizada en la investigación del razonamiento profesional, en la que se utilizan secuencias de video de un evento (como una sesión de terapia) para provocar el recuerdo de los procesos de razonamiento de la persona.

Recuerdo libre. Técnica retrospectiva de obtención de datos utilizada en la investigación del razonamiento profesional en la que la persona presenta su razonamiento sobre un evento (como una sesión de terapia) posteriormente, a partir de su memoria.

Recursos físicos. La disponibilidad o falta de recursos tangibles, como entornos naturales, equipamiento, espacio o medios económicos, que influyen en la toma de decisiones del terapeuta durante el razonamiento profesional.

Reflexión corporeizada (encarnada). Un modo corporeizado de reflexión que a menudo es tácito y se revela a través de la «acción inteligente» en medio de la práctica.

Reflexión sistemática. Estrategia pedagógica que se centra en: a) la elaboración de significados; b) el razonamiento; c) la aplicación en un futuro entorno profesional.

Secuenciación del aprendizaje. El orden de las actividades de aprendizaje, como (a) global antes que local; (b) aumento de la complejidad; (c) diversidad creciente.

Sensibilidad. Conocimiento o umbral de la información sensorial que se utiliza para el razonamiento clínico o profesional; discriminación de la información sensorial que sirve de base al razonamiento profesional.

Señales (en razonamiento clínico). Cualquier cosa en el ambiente que lleve a terapeutas a considerar un diagnóstico específico o el estado de la persona. Una señal puede ser un olor, información de la persona, algo que observe el/la terapeuta o una combinación de ambas partes.

Servicios relacionados. Término utilizado en la legislación de Estados Unidos relacionado con la educación pública para personas con necesidades especiales. Se refiere a una amplia variedad de servicios, incluida la terapia ocupacional, que pueden ser necesarios para ayudar a un niño o niña con discapacidad a beneficiarse de la educación especial. Incluye la identificación y evaluación tempranas de los problemas que originan la discapacidad.

Silogismo. Esquema de un argumento deductivo formal con una premisa mayor y menor, y una conclusión.

Sociología de la comunidad de aprendizaje. Características sociales de los ambientes de aprendizaje como (a) aprendizaje situado; (b) comunidades de práctica; (c) motivación intrínseca; (d) cooperación.

Supuesto. Entendimiento o creencia que se acepta como verdadera.

Tecnología de apoyo. Cualquier artículo, pieza de un equipo o sistema de productos, ya sea adquirido en el mercado, modificado o personalizado, que se utiliza para aumentar, mantener o mejorar las capacidades funcionales de las personas con discapacidad.

Tensión ética. Desafíos a la integridad del profesional derivados de las políticas de la organización o de otros aspectos de la práctica que pueden dar lugar a una angustia moral o a un dilema ético.

Teoría fundamentada. Método de investigación cualitativa en el que la persona investigadora no tiene ideas o teorías preconcebidas antes del estudio y en el que el objetivo principal del análisis es generar teorías explicativas del comportamiento humano.

Terapeuta. Se utiliza en este texto para referirse a un/a profesional de terapia ocupacional con acreditación, incluyendo profesionales o técnicos/as.

Trabajo en equipo interprofesional. «Los niveles de cooperación, coordinación y colaboración que caracterizan las relaciones entre profesiones en la prestación de una atención centrada en la persona» (IPEC, 2016).

Trama. Patrón de acontecimientos y circunstancias de una narrativa o historia que enlaza acontecimientos específicos en el conjunto y sugiere relaciones, como causa y efecto, entre ellos. La trama responde a las preguntas «¿qué ha pasado?» y «¿y qué?» de una historia.

Trama de victimización. Tipo de clasificación de la trama en la que las personas asumen un locus de control externalizado y se perciben a sí mismas como sujetas a circunstancias que escapan a su control.

Trama terapéutica. Proceso colaborativo de razonamiento narrativo prospectivo basado en la perspectiva de la ciencia de la ocupación de la creación de historias que vincula el presente con un futuro imaginado de ocupación deseada en contextos. El resultado es una trama terapéutica prospectiva que se pone en práctica a lo largo de la intervención.

Transferencia del aprendizaje. Utilización de los conocimientos adquiridos en distintos ambientes. La frecuencia y la fiabilidad de la transferencia dependen de la capacidad del individuo para interpretar la dimensión social del ambiente de manera que le permita aplicar y utilizar los conocimientos en ese ambiente.

Tratamiento no farmacológico del dolor. Control del dolor sin utilizar analgésicos.

UCIN. Unidad de cuidados intensivos neonatales.

Uso terapéutico de sí mismo. Uso planificado por parte de un/a profesional de su personalidad, percepciones y juicios como parte del proceso terapéutico. Suele ser un proceso de toma de decisiones muy personal, individualizado y subjetivo. También se denomina razonamiento interactivo e interpersonal.

Valores. Normas o principios que son importantes o de valor para una persona, sociedad o profesión y que guían las acciones, por ejemplo, el altruismo, la igualdad, la libertad, la dignidad humana, la justicia y la verdad.

Veracidad. Principio ético centrado en la sinceridad con clientela y pares.

Women's Ways of Knowing. Perspectivas de las mujeres sobre el desarrollo y uso del conocimiento. Pueden agruparse en cinco categorías intermitentes: (a) silencio, (b) conocimiento recibido, (c) conocimiento subjetivo, (d) conocimiento procedimental y (e) conocimiento construido.

Zonas de desarrollo próximo (ZDP). La diferencia entre el nivel de dificultad que un/a estudiante puede demostrar con independencia y el nivel que puede alcanzar con la ayuda de un/a profesional facilitador/a.

ÍNDICE ALFABÉTICO DE MATERIAS

Nota: los números de página en *cursiva* indican figuras, «t» indican tablas y «c» indican cuadros, respectivamente.

#

2022 EDUCAUSE Horizont Report. Teaching and Learning, 520

A

Aarons, G. A., 474
Abbott-Gaffney, C. R., 596
AbdulSabur, N. Y., 181
Adams, M., 549, 557, 558, 564, 568
Adlam, A. L. R., 227, 228
Agencia, 110, 210c
Agente moral, 230, 232t, 233
Agostine, S., 75, 76, 87
Ahn, M., 390
Aho, K., 75
Akpan, V. I., 569
Al Busaidy, N. S., 53
Albert, S. M., 555
Alda, A., 241
Alderman, N., 403
Aldrich, R. M., 58, 65
Alers, V., 414, 415
Alexandre, F., 32
Algado, S., 413
Allaire-Duquette, G., 29
Allan, J., 478, 481
Allen, A., 75
Allison, H., 248, 249
Allison, J., 407
Alpine, L. M., 593
Alqatarneh, N. S., 48, 270
Als, H., 302, 306
Alsaker, S., 182
Altmann, T. K., 338
Álvarez, L., 48
Amalia, K., 447, 450, 451
Amari, F., 484
Ambiente menos restrictivo, 336
American Congress of Rehabilitation Medicine, 159
American Journal Of Occupational Therapy (AJOT), 6c
American Occupational Therapy Association (AOTA), 4, 5, 6c, 13, 109, 145, 150, 152, 154-157, 160, 184, 185, 190, 191, 225, 226, 230, 233, 242, 288, 291, 313t, 340, 354, 355, 361, 364, 409, 410, 414, 427, 428, 431, 432, 469, 484, 582
American Occupational Therapy Foundation (AOTF), 6c
Análisis de protocolos verbales (APV), 629
Análisis temático, 629
Anderson, A. K., 32
Anderson, B. A., 465
Anderson, J., 469
Anderson, P. J., 301
Andersson, H., 229
Anderst, J. D., 301
Angus, L. E., 189
Angustia moral, 229-230, 232t, 233
Anne Kinsella, E., 289
Anzalone, M., 312
Applefield, J. M., 553, 554
Aprendizaje (*v. también* Comunidades de práctica (CdP); Constructivismo, cognición situada y; Prácticas de campo; Cognición, situada)
  autodirigido, 591
  basado en la práctica, 582
  enseñanza y, 582, 594
  evolución histórica del pensamiento, 8-9
  experiencia, 37-39
  sistemas de, 9
Aptitud para conducir, 391
Araujo, A., 7, 76, 78
Arbesman, M., 411
Ardelt, M., 503, 504t
Argyris, C., 10, 12, 509
Aristóteles, 8, 228
Arnold, S., 215
Arntzen, C., 33, 34, 76, 85
Arocha, J. F., 25, 464, 465
Arthur, C., 506
Ashworth, D., 440
Asistentes de terapia ocupacional, 128
Atención
  basada en el trabajo en equipo, 266
    interprofesional, 264t
  centrada en la familia, 304
  centrada en la persona/cliente, 268
  colaborativa, 266
  comunitaria, 275-276
  coordinada, 266
  personalizada de apoyo al desarrollo, 306
Atkinson, P., 75
Austin, C. P., 293
Autoconocimiento, inteligencia emocional, 243
Autonomía, 225, 226t, 233
Autorregulación, inteligencia emocional, 243
Avery, L., 595
Axelin, A., 301

B

Baer, J., 36
Bailey, C., 288, 290-292
Bailliard, A., 73, 75, 76, 78, 87
Baird, J., 449
Baker, A., 6, 229, 389, 400, 401, 413, 464, 467, 584, 627, 631-634
Baker, K., 49, 288, 290-292
Balka, E., 269
Ball, J. B., 288
Ballard, T., 4, 5, 12
Bandura, A., 502
Bannigan, K., 461, 477, 492
Bareghe h, A., 476
Bargh, J., 75
Barker, A. M., 268
Barnacle, R., 89
Barnard, S., 460
Barnett, R., 474
Barnitt, R. E., 229
Barr, R., 288

Barrett, F., 77
Barrett, L., 192, 194
Barrett, L. F., 75, 77
Barris, R., 13, 15, 103, 205, 211, 213, 412
Barrow, R., 189, 191
Barsalou, L., 75
Bassok, M., 472
Bates, S., 193
Bateson, M. C., 185, 191
Batten, R., 413
Baxter, M., 181
Baxter, M. F., 23
Beagan, B. L., 46, 48, 49, 61, 62, 65, 66, 301
Beauchamp, T. L., 225
Beck, I., 374
Beckman, J. F., 364
Beckman, T. J., 28, 29t, 30, 31, 36
Beckstead, J., 28
Bédard, M., 391, 400
Bedell, G., 410
Beer, D., 194
Beidas, R. S., 474
Beilin, H., 225
Belenky, M. F., 539
Bellamy, C., 408
Bellar, C., 411
Bender, J., 197
Beneficencia, 225, 226t, 232t, 233
Benfield, A., 143, 355, 459, 472-477, 479, 507
Benner, P., 10, 11, 81, 145, 464, 477, 539, 615, 627, 628
Bennett, N., 15, 213, 214
Bennett, S., 12, 213, 464, 584
Beran, T., 36
Bereiter, C., 467, 472-474
Bergström, A., 54
Berndt, A., 229, 400
Bernstein, R. J., 8
Bersten, A., 630
Bethune-Davis, P., 75c
Bettenhausen, J. L., 301
Bhakuni, S., 618
Bianco, C. L., 408
Bibeau, D., 354, 362, 363, 368
Bidinosti, S., 86, 88
Bigge, M. L., 531
Biggs, J., 536
Bigham, K., 628
Bigsby, R., 302, 312
Bihari, S., 630
Bilics, A., 587
Birney, D. P., 364
Bizzeth, S. R., 61, 62
Björklund, A., 49
Black, L., 615
Black, R. S., 549, 551, 553, 555
Blanche, E. I., 507
Blase, K. A., 364
Blondon, K. S., 264
Bloom, P., 228
Blouin, A. S., 266
Bochatay, N., 264
Bodenheimer, T., 266
Bodhanya, S., 608
Bögels, S. M., 313
Bohle Carbonell, K., 471, 472
Bokhour, B., 268
Bolton, T., 40
Bonassi, M., 413
Bond, L. A., 539
Bonsaksen, T., 448
Bontje, P., 7
Borg, T., 241
Borrell, L., 193t
Borthwick, A., 53
Boshoff, K., 229, 302
Boshuizen, H., 364
Bottari, C., 270, 290
Bottenberg, F., 555, 575
Boud, D., 492
Bourdieu, P., 75c, 76
Bourgeois, S. R., 506
Bourne, L. E., Jr., 460
Bowe, C., 356
Bowman, A., 288
Bowman, S., 413
Boyd, E. M., 492, 494, 495
Boyd, J. N., 213
Boyer, D., 76, 89
Bradley, G., 288, 290-292
Braithwaite, J., 471
Brandon, D. H., 302, 303
Brandt, K., 75
Brandt, L. C., 230
Bransford, J., 531
Braun, A. R., 181
Braveman, B., 193t, 214, 362, 607-609
Bravo, G., 376, 377
Breen, L. J., 375
Bremer, A., 229
Brenau University (Universidad de Brenau), 99c, 111
Bresler, L., 75
Brian, H., 586
Briffa, C., 592, 593
Bristol, S., 75, 76, 87
Britton, L., 288
Brockmeir, J., 182
Brodin, H., 54
Brom, L., 383
Bromme, R., 364
Bronfenbrenner, U., 258-261, 354, 362-364, 368, 554
Bronowski, J., 520
Brookfield, S., 494, 500, 501, 504t
Brooks, J. M., 408
Brooks, L., 481
Brosnan, J., 246t, 248, 249
Broughton, W., 450
Brown, A., 531
Brown, C., 15, 98, 230, 291, 411, 418
Brown, J. S., 551, 561, 565t
Brown, K., 15, 213, 214
Brown, S. L., 27
Brown, T., 61, 596
Browne, J., 301
Browne, M., 391, 395
Bruce, R., 413
Brundage, S. B., 355, 356, 363
Bruner, J., 8, 177, 180, 182, 183, 186, 187, 189
Bruning, R. H., 538, 542
Buchanan, A., 375
Buck, G., 75c
Burbank, P., 505
Burgess, G., 507
Burgess, P. W., 403
Burke, J. P., 10, 15, 176, 182
Burke, K., 191
Burkhardt, A., 230
Burns, S. P., 320, 330, 331
Bush, A., 59
Bush, T., 608
Bushby, K., 228, 230, 291
Bushnik, T., 288
Busse, R., 290
Butler, J., 75c
Butler, L., 629
Bye, R., 373-377, 383

C

Cable, J., 345, 350
Cadorin, L., 484
Caldas, F., T., 593
Calkins, S., 313
Cameron, D., 53
Campbell, J., 193t, 196
Canadian Association of Occupational Therapists, 376-377
Cantú, R., 291
Capell, E., 288
Cappaert, T. A., 470
Características personales, razonamiento pragmático y, 216t, 216-217
Carbone, M. A., 313
Cardin, A. D., 302, 303
Caresearch, 374
Carga de trabajo, razonamiento pragmático y, *16*, *107*, 108t, 118, 212t, 215
Carlson, M., 185, 194, 507
Carlson, R., 618
Carman, T., 77
Carr, M., 355
Carr, W., 498
Carrier, A., 270, 376, 377, 429
Carroll, A., 78
Carroll, J. M., 554, 566, 568
Carroll, J. S., 629
Carroll, S., 301
Carson, J., 181
Carstensen, L. L., 433
Carter, B., 302
Case-Smith, J., 345, 350
Cason, J., 595, 596
Cassidy, S., 213, 464t
Casteleijn, D., 414
Cella, M., 75c
Centers for Disease Control and Prevention, 300, 362, 391
Centers for Medicare & Medicaid Services, 288
Cervero, R. M., 4, 13, 15, 32, 98, 204, 208
Chadwick, R., 75c
Chaffey, L., 217, 413
Chan, J., 228, 230, 291
Chandler, B., 338
Chandran, G., 630
Chandratilake, M., 7, 12
Chapparo, C., 208, 209, 289
Chard, G., 615
Charlin, B., 494-496, 505
Charmaz, K., 75
Charney, D., 291
Chassin, M. R., 474

Chaudhary, Z. K., 474
Chaudhry, V., 75c
Chazan, B., 226
Chemero, A., 75c
Chen, J., 7, 12
Chen, M. M., 7, 12
Cheong, J. L. Y., 301
Chermack, T. J., 100
Chesla, C. A., 627
Cheung, T. W., 213t
Chevannes, M., 440, 443
Childress, J. F., 225
Choi, M., 391, 400
Choi, Y., 447, 450, 451
Chouraqui, F., 75c
Chow, H. M., 181
Christensen, N., 46, 260, 586
Christiansen, C., 183, 184, 505
Churruca, K., 471
Cipriano, C., 468
Ciro, C., 362
Clabo, L. M. L., 505
Clark, A., 75c
Clark, F., 10, 185, 193t, 194, 507
Clark, N., 301
Clemson, L., 213t
Clouston, T., 242
Cockburn, L., 53
Coderre, S., 36
Código deontológico, 225, 226t
Cognición, 25
  situada, 9, 14, 259-260
    investigación sobre razonamiento clínico y, 628
Cohen, D., 75c
Cohen, H. L., 584
Cohn, E. S., 5, 464t, 469, 477, 505, 539
Cokely, E. T., 478, 481
Colaboración, 51c
  en educación interprofesional, 264t, 265
Colbert, C. Y., 356
Colclough, S., 248, 249
Cole, M., 186, 244, 410, 538
Colley, J., 415
Collin, S. H. P., 30c
Collins, A., 548, 551, 558, 560-565, 568-570
Collins, H., 468
Colonialidad, 61
Colonialismo, 61
Comprensiones relacionales corporeizadas, 85, 86c
Comprobación de hipótesis, 148
  estudio de caso, 160-164
Comunicación
  corporeizada, 74
  razonamiento interactivo y, 136-137
Comunidades de práctica (CdP), 257-258
  cognición situada, 14
  mente y pensamiento, 9
  Modelo ecológico de razonamiento profesional (MERP), 98
Conboy, K., 75c
Conceptos
  contexto de práctica, 112
  de la persona/cliente, 105t
  de la persona terapeuta, 104t
  desarrollo de teorías en disciplinas aplicadas, 100t
  Modelo Ecológico de Razonamiento Profesional (MERP), 101
  principios éticos, 225
  relacionados con el contexto, 107-108t
Conciencia, 77, 89
Conducción, 390
Conductismo, 8
Confianza, 136-137
Confidencialidad, 209c
Cong, X., 301
Connelly, D., 75
Conocimiento (*v. también* Epistemología; Aprendizaje)
  causal, 153-154
  corporeizado, 81-82, 86, *626*
  estudio de caso, 64-65
  generalizable, 145
  razonamiento
    científico y, 144
    inductivo, 146
  supuestos culturales y, 63, 65-67
Conrad, P., 184
Consentimiento informado, 226t
Constructivismo, cognición situada y, 628
Contar historias (*storytelling*), 180-181
Contexto (*v. también* Razonamiento, pragmático)
  actividad formativa, 261
  cognición situada, 259-260
  definición de, 256-257
  de práctica, 98
    Modelo ecológico de razonamiento profesional (MERP), 101, 103
    percepción corporeizada, 78-79c
    práctica basada en la evidencia, 584
    prácticas de campo, 594
    razonamiento
      clínico, 15, 136
      interprofesional, 270-271
      pragmático, 136, 205-208, 210, 212-213t
      profesional, 15, *16*, 105-108, 128
  histórico/social, 257
  mente y pensamiento, 8-9
  modelo bioecológico de Bronfenbrenner, 258-259
  opiniones de, 259-260
  personal, 208-210, 215, 216t, 217, 589
  práctica, 86c, 98, 101, 103, 105-108
    profesional, 587-589
  razonamiento
    científico, 145, 158
    clínico y, 12, 14-17
    ético, 224, 230, 231
    interprofesional, 260-261
    pragmático, 204-219, 216t
    profesional y, 128, 129t, 132-134, 260-261, 587-590, 599t
  rol de, en la vida cotidiana, 257-260
  social, razonar en un mundo social, 9-10
Cook, C., 374, 375, 377, 383, 411
Cook, S., 586
Cooperación, 51c
Copley, J., 209, 213, 214, 216, 217, 239, 246-249, 376, 449, 466, 584, 592
Coppard, B., 39, 481
Coppola, S., 45
Corcoran, J. R., 288
Cornwell, P., 213-215
Corporeización (*v. también* Supuestos, sobre el cuerpo humano; Percepción corporeizada)
  actividades formativas, 89
  comunicación y, 74
  dualismo mente/cuerpo, 76-77
  en el lenguaje y los conceptos cotidianos, 76
  términos emergentes asociados a, 74
  trabajos académicos relacionados, 75c
  y estructuras socioeconómicas, políticas y culturales, 88
Corradetti, C., 498, 499
Cortese, F., 36
Costa, D., 592
Costanzo, M. E., 28-31, 36
Coster, W. J., 5
Coughlin, M., 300, 302
Coulson, R. J., 550
COVID-19, pandemia, 582, 595-596, 613
Cowell, J. M., 228
Cox, M., 266, 313
Coy, M., 75
Crabtree, M., 4, 198
Craig, J., 299, 301
Craik, C., 451
Craik, J., 627
Cramm, H., 360
Cranton, P., 60
Creek, J., 5, 10, 13, 461, 462
Creighton, C., 15, 213, 214
Crepeau, E. B., 15, 190, 213, 505, 539
Cromwell, R., 418
Cronosistemas, 258
Croskerry, P., 467, 468, 472, 475
Crossley, N., 76
Cruess, R. L., 468
Cruess, S. R., 468
Crum, K., 627
Csordas, T. J., 76
Cuadrado, S., 76, 77
Cuff, P., 266
Cuidados
  al final de la vida, 113, 374-375
  intensivos
    actividad formativa, 295
    definición de, 288
    estudio de caso, 293-294

Cuidados *(continuación)*
evidencia basada en la práctica, 293
razonamiento
científico, 289
clínico, 289-291
condicional, 291
ético, 291
interactivo, 289
narrativo, 289
pragmático, 290
predictivo, 290
procedimental, 289
terapia ocupacional en, 288
paliativos, 277-283
actividad formativa, 386
definición de, 374
enlaces electrónicos, 384-385
estudio de caso, 375-384
Palliative Care Australia, 385
Cullati, S., 264
Culler, J., 183
Cultura, 47-48
actividad formativa, 68-69
definición, 48-49
matices de los encuentros y, 50c
razonamiento de los terapeutas y, 52-54
sobre el cuerpo humano, 59-60
sobre la naturaleza humana, 54-59
Cunnington, J. P., 477
Currie, M., 248
Custers, E. J. F. M., 480
Czarniawska, B., 180, 182-184, 186, 196

D

Da Conceicao, V. M., 383
Da Silva, A., 4, 5, 12
Da Silva Araujo, A., 289, 631
Daft, R. L., 609
D'Agata, A. L., 301
D'Agostino D., 354, 363
Dahlgaard-Park, S. M., 583
Daiches, A., 192
Dale, E., 461
Dalgleish, L., 98, 464
Dalgleish, T., 25
Dallman, A., 78
Daly, J., 632
Damasio, A., 75
Damico, J., 549, 569
D'Amico, M. L., 409, 411
Dancza, K., 439, 441, 442, 447, 449-451, 466, 592
Danial-Saad, A., 507
Dante, A., 484
Darawsheh, W., 615
D'Arrigo, R., 248
Darzins, S., 400, 401
Davenport, S., 290
Davidson, H., 185, 190, 195
Davidson, L., 408
Davies, M., 626
Davis, P., 300-302
Davisson, E. K., 479
De Fina, A., 182
De Jaegher, H., 75, 85
De Monte, R., 248, 249
De Vente, W., 313
Dean, E., 40
Decety, J., 228
Declercq, E., 300
Deegan, P., 408
Deffler, S. A., 479
Dehoe, A., 451
Deissler, C., 555, 560, 564, 566
Del Mar, C., 12, 584
DeLuca, S., 75
DeLuliis, E., 591,592
Demonari Gomes, L., 289
Dempsey, J., 477, 506
Denshire, S., 82, 87
Denunciantes, 233
Deprizio, D., 288
Desempeño ocupacional, análisis
conceptos relacionados con el contexto, 108t
razonamiento científico, 135, 150-153, 156-157
resultados de la terapia, 110t
supuestos operativos, 101
Desrosiers, J., 270
Detsky, A. S., 361
Devetti, A., 484
Devlin, M., 558, 560
Dewey, J., 11, 76, 79, 225, 226, 492-497, 499, 504
Di Renzo, G. C., 300
Diagnóstico
en la práctica de enfermería, 11
médico, 160-162c
ocupacional, cuidados intensivos, 289
razonamiento corporeizado, 82
Díaz, J., 507
Dickerson, A., 205, 390, 391, 400
Diebels, K. J., 479
Dijkers, M., 15
Dijxhoorn, A.-F. Q., 382
Dilema ético, 233, 235
Dimaggio, G., 182, 188, 189
Dimova, Y., 496, 497
Dirección, función de gestión, 611
Discapacidad
narrativas de la enfermedad, 87
razonamiento
narrativo, 135
procedimental, 134-135
Discurso, análisis del, 627
Djulbegovic, B., 28
Doan, R. E., 183, 195
Doane, G., 83
Dobinson, K., 584
Doeller, C. F., 30
Doherty, R. F., 223, 225, 226, 229-231, 234
Dohn, N. B., 256, 257, 260
Doig, C., 36
Doig, E., 249
Dolhi, C., 39
Dominio de la terapia ocupacional en las escuelas, 340-341
Donehower, K., 596
Donnet, T., 609
Dory, V., 4, 5, 12
Dos Santos, V., 65
Dotación de personal, 609
Doyle, L. W., 301
Draeger, J., 558, 560
Dress, J. P., 288
Dreyfus, H., 9, 462, 464, 466, 539
Dreyfus, S. E., 9, 462, 464, 466, 539, 615
Driscoll, A. K., 300
Druif, S., 228, 230, 291
Dryhurst, S., 478
Drynan, D., 597
Dualismo mente-cuerpo, 76-77
DuBroc, W., 320, 628
Duffy, M., 75
Duguid, P., 561, 567
Duncombe, L. W., 410
Dunn, W., 14, 98, 418
Durning, S. J., 4, 5, 7, 12, 28-31, 36
Durocher, E., 230, 288, 290
Dvorakova, L. S., 558, 560
Dyer, E., 390

E

Eames, S., 213-215
Eby, D. W., 391, 400
Eccles, M., 360
Ecología del desempeño humano, 14, 98
Educación pública gratuita y adecuada (FAPE), 336
Edwards, I., 46, 205, 211, 213, 362
Edwards, R. A., 471, 472, 475, 476
Egan, M., 248, 249
Ehrhart, M. G., 474
Eklund, M., 615
Ell, F., 483
Ellingson, L., 75
Elliot, J., 75
Ellis, E., 289
Ellis, L. A., 471
Ells, C., 230, 288, 290
Elstein, A. S., 477, 627
Elwyn, G., 355, 356
Ely, D. M., 300
Emerald, E., 75
Emery-Whittington, I. G., 48, 61
Empatía, inteligencia emocional, 242-244
Emslie, H., 403
Encarnación (*v.* Corporeización)
Endsley, M. R., 466
Enfermedad
mental, 4
narrativa de, 87
que limita la vida, 374
razonamiento
científico, 151
narrativo, 135, 184
procedimental, 134-135
terminal, 82c, 112
Engebretsen, E., 269
Ennals, P., 413
Ennevor, B. L., 185, 194
Ensayo controlado aleatorizado (ECA), 145, 154, 157c
evidencia a nivel poblacional *frente a* nivel individual, 157c
Enseñanza (*v. también* Práctica, reflexiva)
aprendizaje y, 582
como experiencia de aprendizaje para docentes, 593

para el razonamiento profesional, 585-587
prácticas de campo, 583
Entornos (*v. también* Escenario (*arena*); Comunidades de práctica (CdP); Contexto)
comunidad, 4, 106
contexto, 259
modelo médico, 214
práctica, 106, 214, 587
razonamiento clínico, 109
recursos físicos y sociales, 214
rehabilitación, 630
Epistemología, 522 (*v. también* Conocimiento)
Epstein, R., 364, 475
Epston, D., 59, 180, 195
Equipo(s)
recursos físicos y sociales, 214
trabajo en, razonamiento pragmático, 204, 208, 212t
Erb, M., 362
Ericsson, K. A., 461, 538, 627, 629
Errington E, 510
Errores
de diagnóstico, 164-165
en razonamiento
científico, 164-166
estadístico, 165-166
general, 165
generales de razonamiento, 165
Esbrook, C. L., 288
Escenario (*arena*), 259
Estructuras
cerebrales, aplicación de, al razonamiento profesional, 31-35
socioeconómicas, políticas y culturales, corporeización y, 88
Estudiantes de terapia ocupacional, 4, 6c
Estudio de caso
conocimientos, 64-65
cuidados
intensivos, 293-294
paliativos, 375-384
experiencia, 37-39
humildad cultural, 66-67
modificaciones en el hogar, 320-331
personas mayores que conducen, 396-397
práctica
escolar, 337-339
prácticas de campo, 597-602
razonamiento
científico, 160-164
ético, 231
interactivo, 240
interprofesional, 275-283
narrativo, 176-179, 185, 188, 194-196
pragmático, 206-210
profesional, 34-35
sistemas públicos de educación, 363-367
unidad de cuidados intensivos neonatales, 303-310
Ética (*v. también* Razonamiento, ético)
definición de, 234
teleológica, 225
Eva, K. W., 364, 476-478
Evans, J. J., 403
Evans, P. N., 213, 214
Evans, R., 468, 499
Evatt, M., 244, 245
Evenson, M. E., 593
Evidencia empírica, 146
poblacional *frente a* evidencia individual, 157c
sobre el razonamiento pragmático, 210-211
Exosistema, 258
Expectativas
de productividad, 205, 213
de la organización, 212t,
sociales, de los entornos de práctica, 106
Experiencia (pericia)
aprender y enseñar, 39-40
de reflexión corporeizada, 80c
desarrollo de, 35-37
enfermería, 629
estudio de caso, comparación entre un principiante y una experta, 37-39c
etapas de, 10
neurociencia del desarrollo, 37
personal educativo de prácticas de campo, 591
práctica
basada en la evidencia, 152-153
de la salud mental, 217
profesional/práctica reflexiva, 138
razonamiento
clínico, 11
condicional, 137
señales, 80
terapia ocupacional, 136
Expresión facial y gestos, 245t

F

Fales, A. W., 492, 494, 495
Fanchiang, S. C., 182, 195
Farber, R. S., 4
Farias, L., 45, 48, 54, 56, 59
Farlie, M. K., 593, 594, 595
Farook, S., 451
Feder, A., 291
Feeley, N., 301
Fehringer, E. K., 48, 270
Feingold, J. H., 291
Feltovich, P. J., 552
Feltovich, P. L., 552
Feltz, A., 478, 481
Fenomenología
en filosofía y psicología, 9
investigación sobre razonamiento clínico y, 627, 629, 633
Fernández, N., 494-496, 505
Fernández-Moure, J. S., 476
Ferreira, A. C., 383
Ferri, R., 211
Fidelidad, 109, 225, 226t
Fidler, G., 505
Field, P. A., 627
Filion, D., 418
Filosofía (*v. también* Epistemología; Conocimiento)
de la educación, escuelas (*v. también escuelas específicas*)
Finer, B. S., 360, 361
Finlayson, M., 611
Fisher, A. G., 99
Fisher, W. R., 180
Fisioterapia, 11, 106, 628
Fitzgerald, C., 451
Fitzgerald, M. H., 184
Fivush, R., 181, 187
Fix, G. M., 268
Fixsen, D. L., 364
Flach, J., 75
Flanagan, S. R., 288
Flannigan, K., 213, 214, 217
Flavell, J. H., 225
Fleischer, A., 507
Fleming, J., 249
Fleming, M. H., 4, 6, 11, 13, 15, 33, 182, 194, 207, 215, 241, 242, 289, 419, 428, 464, 497, 506, 510, 585, 589, 627, 629, 630
Flemming, K., 211
Flinkenflögel, N., 28, 33
Flood, B., 269, 271, 594
Flores Martos, J. A., 49
Flynn, K., 192
Fogelberg, D., 507
Fondiller, E. D., 15, 213, 214
Fong, P. S. W., 476
Forbes, R., 628
Formación continua, 232t
Formas de conocimiento, 585-586, 589, 74 (*v. también* Epistemología; Conocimiento)
Forsyth, K., 4, 415
Fortuna, K. L., 408
Fosnot, C. T., 556
Fossey, E., 193, 217, 413, 414-415
Foster, F., 413
Fowler, J., 440, 443
Fox, L., 39, 597
Fox, R., 75
Franczyk, M., 288
Frank, A., 87, 184, 193
Frank, C., 229
Frank, G., 185, 192, 194, 198
Franklin, B., 83
Frederick, J. R., 474
Freedman, D., 75
Freedman, J., 190
Freeman, A., 270, 429, 478
Freeman, E. E., 391
Freeman, L., 586
Freire, P., 499-501, 504, 534
Fricke, J., 390, 391
Friedman, R. M., 364
Friston, K., 75
Frolek-Clark, G., 336, 338, 345
Froyd, J. E., 479

Fuchs, T., 75
Fugate, J. M. B., 468
Fulawka, K., 481
Furze, J., 615

G

Gabbay, J., 260, 269, 293, 363, 367, 469, 470
Gafni-Lachter, L., 596
Gage, B., 625
Gagnon, M., 429
Galantucci, B., 32
Galbraith, R. M., 477
Gallagher, S., 75, 216
Galton, F., 624
Gambrill, E., 11, 98, 477, 478
Gange, S. J., 391
Garant, A., 617-618
García, A. C. M., 383
García, C., 61
García, M. A., 61
García-Retamero, R., 478, 481
Gardiner, C., 374
Gardner, H., 15
Gardner, J. A., 409, 411
Garmston, R. J., 181, 182
Garrigan, B., 227, 228
Garrison, J., 47
Garro, L. C., 184
Garrod, S., 32
Gärtner, C., 25
Geissler, A., 290
Gélinas, I., 390, 391, 400, 401
Gendlin, E. T., 78
George, S., 400
Gergen, K. J., 193
Gergen, M. M., 193
Gerlach, A. J., 58, 66
Gestión, 608
  dilemas habituales en, 613-615
  en terapia ocupacional, gestor/a experto/a, paso de gestor/a principiante a, 615-619, 616t
  funciones de, control, 609-610
  gestionar *frente a* liderar, 608-609
  planificación, organización, dotación de personal, control y dirección, 609-610, 610t
  razonamiento profesional y toma de decisiones, 610-612, 611t
  utilidad del razonamiento profesional, 615-619, 615-616t
  utilización de múltiples formas de razonamiento en la gestión, 613-614
Ghazal, S., 478, 481
Ghazanfar, A. A., 32
Giardina, I., 300
Gibbs, ciclo reflexivo de, 509
Gibbs, D., 299, 302
Gibbs, J. C., 228
Gibson, B., 59, 75, 288, 290
Gibson, R. W., 411
Giersch, A., 75
Gilbert, J., 213, 464
Gilhooly, K. J., 477
Gillen, A., 213-215
Gilligan, C., 227
Glanz, K., 354, 362, 363, 368
Glaziou, P., 586
Glenberg, A., 75
Glick, C., 301
Glick, M. J., 189
Gobet, F., 28, 30, 36
Goble, N., 291
Godfrey, M., 211-215
Gokalp, H., 626
Golden, R., 266, 268
Goldman, E. F., 355, 356, 363
Goldman, R., 564
Goleman, D., 46, 243
Golonka, S., 75
Gomes, L., 7, 76, 78, 633
Gordon, D., 4, 5, 12
Gordon, G., 7
Gorga, D., 312
Gott, M., 374
Gottlieb, M. C., 503, 504
Goupil, L., 495, 504
Govaert, P., 300
Grabovetsky, A. V., 30
Graci, M., 181
Graham, F., 469
Graham, I. D., 10
Graham, K., 425
Graham, M., 414
Graner, J., 28, 29, 30, 31, 36
Grasso, D. J., 301
Graves, C., 588, 590, 591, 592, 593, 597
Gray, J. M., 99, 101, 625
Gray, M. A., 189
Green, B., 75, 76, 88
Green, J., 632
Greenhalgh, T., 269, 293, 470
Greenwood, J., 628
Grenier, M. L., 53, 61
Grieve, S., 263
Griffin, P., 538
Grigg, J., 391, 400
Grimshaw, J., 360
Groh, A. M., 313
Grohs, J., 356
Grol, R., 360
Grosz, E., 76, 88
Gruber, H., 364
Grue, J., 47
Grunwald, S., 503, 504
Grupo
  de trabajo Brenau, investigación formal, 111-112
  relacionado con el diagnóstico (GRD), 290
Gruppen, L. D., 4, 5, 12
Grysman, A., 181, 187
Gube, M., 463, 467, 468, 472-474, 476
Guida, A., 28, 30, 36
Gupta, J., 65

H

Habicht, T., 290
Habilidades sociales, inteligencia emocional, 243
Hábitos mentales, 53-55
Habituación, 27
Haertl, K. L., 505
Hagedorn, R., 631
Hagge, D., 264, 266
Hahlweg, P., 355, 356
Haines, T. P., 591, 592, 593, 594
Hajian, S., 550, 551, 558
Hall, G. W., 288
Hall, M., 302, 595-596
Hall, S. L., 301, 302
Hallé, M. C., 484
Halpern, C. T., 313
Hamilton, B. E., 300
Hamilton, T. B., 32, 175, 180, 183-186, 195, 196
Hamington, M., 75
Hammell, K. W., 46, 49, 50, 57, 58, 61
Hammill, K., 373, 374, 375, 377, 383
Hancock, N., 409, 414
Hand to Hold, organización, 313t
Handelsman, M. M., 503, 504
Handley-More, D., 336, 345
Hanft, B., 345
Hansen, S. B., 256, 257, 260
Hanson, D. J., 581, 591, 592, 594
Haracz, K., 413
Harasink, R., 596
Harding, K. E., 213
Harel, A., 75
Harman, S., 60
Harmon-Jones, E., 563
Harre, R., 182
Harries, G., 450
Harries, L., 626
Harries, P. A., 390, 477, 626
Harris, D. L., 75, 216
Harris, J., 413
Harrison, H., 75
Hartley, N., 596
Hartwell, J., 549, 569
Harvey, G., 584
Harvey, V. S., 449
Haskell, R. E., 551, 561, 569, 575
Haslam, L., 594
Hassall, C. D., 28
Hasson, U., 32
Hatano, G., 471
Hau, R., 441
Hawkins, R. E., 477
Hay, M., 75
Haya, M., 608
Haynes, R. B., 182, 625
Hazell, W., 481
Health and Care Professions Council, 441
Health Professions Accreditors Collaborative, 264, 265
Healy, A. F., 460
Hébert, C., 497
Hebson, G., 244
Hecker, K. G., 36
Heels, J., 549, 569
Heffernan, K., 75
Heggen, K., 269
Heinle, D. K., 591
Heiwe, S., 289
Helfrich, C., 183, 193, 195
Henderson, W., 39
Henning, M., 481
Herbsman, J. M., 288

Herkes, J., 471
Herkt, J., 374, 378
Hershfield, H. E., 433
Hess, K. Y., 413, 414
Hickey, N., 477, 506
Higgins, S. M., 410
Higgs, J., 12, 46, 260, 289, 474, 475, 481, 511, 557, 568, 586, 615
Hill, A. E., 244, 248
Hill, J. N., 268
Hilligoss, B., 468, 474
Hill-Soderlund, A. L., 313
Historias, elaboración, características del proceso, 194c
Hitch, D., 413
Ho, K., 228, 230, 291
Hocking, C., 58, 269, 271, 593
Hodges, N. J., 483
Hodgson, C. L., 288
Hodson, T., 213-215
Hoel, V., 596
Hoemann, K., 77
Hoffman, K., 477, 506
Hoffmann, T., 12, 584
Holdar, U., 289
Holder, A., 11
Hollmann, J. H., 591
Holloway, E., 312
Holm, M. B., 11, 98
Holman, D., 244
Holmberg, M., 229
Holmboe, E. S., 4, 5, 12, 28, 29, 30, 31, 36, 477
Holmes, M., 75
Holmlund, L., 56
Holmqvist, K., 213
Holyoak, K. J., 495
Homan, P. A., 61
Honey, A., 409, 414
Hooper, B., 13, 45, 208, 413, 587
Hooper-Kyriakidis, P., 11, 627
Hopwood, N., 75, 76, 88
Horowitz, A., 391, 400
Horton, A., 244
Hounsgaard, L., 241
Howard, B. S., 205
Howell, E. A., 300
Howes, D., 75
Hoyle, R. H., 479
Hozo, I., 28
Hruska, P., 36
Hu, J., 447, 450, 451
Hubbard, D., 302
Huber, R., 553, 554
Huber, W., 32
Hudelson, P., 264
Hughes, E., 632
Humildad
  cultural, 65-67
    estudio de caso, 66-67
  intelectual, 138
Humor, uso del, 246t
Humphreys, C. L., 189
Hundert, E. M., 475
Hunt, M., 230, 288, 290, 391, 400, 401
Hunter, H., 592
Hunter, J., 312
Hunter, L., 75
Hunter, M. M., 291
Hunter, S., 506
Huo, W., 476
Huot, S., 58, 65
Hurtado, A., 291
Husu, J., 462, 483
Hutchinson, A., 360
Hutchinson, C., 400
Hutchinson, J. B., 75

I

Ifejika, N. L., 61
Igwe, U. A., 569
Ikiugu, M. N., 411
In a Different Voice (Gilligan), 227
Inagaki, K., 471
Incertidumbre, razonamiento estadístico, 149
Inculturación profesional, 586
Informes concurrentes, 628-629
Ingleton, C., 374
Injusticias, perpetuación de, 61-62
Institute of Medicine Committee (Estados Unidos) sobre normas para la elaboración de guías de práctica clínica fiables, 356
Integridad, amenaza a, 229-231
Inteligencia
  cinestésica, 103
  corporal-cinestésica, 104t, 116t
  emocional, 104t, 116t, 242
    componentes de, 242-244
  espacial, 104t, 116t
  lingüística, 104t, 116t
  matemática/lógica, 104t, 116t
  musical, 104t, 116t
  personal, 104t, 116t
Intención, terapeuta, 208
Investigación
  líneas futuras de, 114
Investigación-acción, 112, 629
Isherwood, J. C., 479
Ivarsson, A.-B., 213t
Iversen, S., 216
Iwama, M., 13, 48, 53, 191, 586, 587

J

Jack, E., 355, 356
Jack, S., 363
Jacobs, K., 596
Jacobson, M. J., 550
Jaffe, L. E., 408, 409, 411
Jaggar, A., 75
James, C., 215
Jedlicka, J. S., 595
Jeffery, H., 367, 472, 474, 475, 479, 507, *508*
Jeffery, L., 598
Jeffrey, H., 506
Jeffrey, K., 506
Jehng, J. C., 550
Jenq, C.-C., 7, 12
Jensen, G. M., 11, 46, 260, 557, 568, 615
Jensen, L. E., 507
Jeong, S., 477, 506
Jewell, V. D., 481
Jinbo, Y., 7
Johannessen, H., 383
Johansson, K., 229, 230
Johnson, E. B., 257, 550
Johnson, E. J., 629
Johnson, K. R., 61
Johnson, M., 75, 76, 77, 79, 87
John-Steiner, V., 538
Johnston, M. V., 472, 479
Johnston, S., 468
Johnstone, B., 182
Jones, C., 415
Jones, M., 11, 46, 205, 210, 213t, 269, 271
Jones-Bonofiglio, K., 229
Jongbloed, L., 193
Jongman-Sereno, K. P., 479
Jornet, A., 32, 33
Joseph, W., 288
Josephsson, S., 182, 383
Josselson, R., 182
Juckett, L. A., 10
Juicio clínico, 151
Jung, B., 229
Justicia, 225, 226t, 227
  compensatoria, 226t
  distributiva, 226t
  procedimental, 226t
  social, 226t
Justins, E., 248, 249

K

Kachadourian, L., 291
Kagan, N., 629
Kahlke, R., 478
Kail, R., 27
Kaldenberg, J., 593
Kalina, C. J., 556, 569
Kamarska, K., 496, 497
Kampa, D., 197
Kamwendo, K., 213t
Kang, J., 390
Kang, Y., 481
Kaplan, C. A., 291
Kappen, M., 28
Kapur, M., 482
Karsenti, T., 494-496, 505
Katz, S., 75
Kaufman, D. R., 25, 464, 465c
Kaufmann, F., 9
Kaushal, A., 483
Kautzmann, L. N., 184
Kaye-Kauderer, H., 291
Kealy, M., 632
Keane, D. R., 477
Keating, J. L., 591, 592, 593
Keesing, S., 375
Keglovits, M., 628
Kellar, A., 481
Kemmis, S., 498
Kennelly, R., 554, 555, 569
Kenny, R., 506
Kent, M., 75c
Keogh, R., 492
Kern, S. B., 176, 182
Kerr, J., 478
Kerr, L., 630
Keysers, C., 32

Khanova, M. T., 561, 562
Kielhofner, G., 4, 13, 183, 192, 193t, 194, 195
Kiepek, N., 53, 413
Kijkers, M., 213, 213t, 214
Killaspy, H., 585
Kim, A. H., 301
Kim, H. S., 505
Kim, K. R., 301
Kim, S.-Y., 301
Kim, W. J., 301
Kincheloe, J. L., 522, 523
King, G., 248
King, M., 628
King, P. M., 497-499, 504t
King, R. M., 540-541
King, T., 594
King, T. L., 216t, 217, 249, 376
Kinsella, A. T., 591-593
Kinsella, E. A., 7, 62, 73, 75c, 76, 78, 79, 80, 81, 83, 84, 86, 87, 88, 228c, 230, 288, 290, 291, 493, 497, 504t, 505, 631
Kiraly-Alvarez, A. F., 61, 66
Kircher, T., 32
Kirk, G., 356
Kirsh, B., 183
Kitchener, K. S., 497-499, 504t, 540-541
Kitchens, J., 143
Kitson, A., 584
Kiverstein, J., 75c
Klann, J., 32
Klausen, S. H., 256, 257, 260
Klein, A., 290
Klein, G., 80
Kleinman, A., 184
Klug, M., 39, 592, 593
Knapp, S., 503, 504t
Knecht-Sabres, L. J., 40
Knight, D., 356
Knight, H., 615
Knightbridge, L., 510
Knutas, A., 193t
Kobrin, S., 355, 356
Koch, B., 24
Koch, S., 75t
Koenig, K. P., 4
Kohlberg, L., 226, 227
Kohli, M., 187, 188
Kole, J. A., 460
Könings, K. D., 471, 472
Kontos, P., 75t, 78c, 85
Kornblau, B. A., 230
Korner-Bitensky, N., 395, 401
Kothari, A., 470, 471
Koufidis, C., 10
Kouider, S., 495, 504t
Krabbendam, L., 28, 33
Krach, S., 32
Krager, M., 301
Krawczyk, D. C., 28
Krigolson, O., 28, 36
Krishnagiri, S., 587
Kristensen, H. K., 241
Kronenberg, F., 57, 413
Krueger, R. B., 470, 472, 476
Krumholz, H. M., 361
Krupa, T., 360
Krusemark, C., 263
Kua, J., 471, 472, 475, 476
Kuflik, T., 507
Kuiper, R. A., 495, 501, 504
Kuipers, K., 247, 248
Kulasegaram, K., 478, 479, 482
Kumar, S., 440
Kumas-Tan, Z., 301
Kutzin, J., 461
Kwon, H. J., 390
Kyselo, M., 75

L

La Cour, K., 383
Laadt, G., 312
Laal, M., 484
Labov, W., 177, 179
Lacasse, F., 429
LaCroix, J. M., 408
Lajoie, S., 463, 467, 468, 472-474, 476
Lakoff, G., 77, 87
Laliberté, M., 391, 400, 401
Laliberte Rudman, D., 58, 59, 66
Lalonde, L., 429
Lam, M., 595
Lam Wai Shun, P., 270, 290
Lander, B., 269
Landry, K., 413
Lang, V. J., 7
Langdon, P. E., 227, 228
Lantos, J., 302
Lapkin, S., 506
Larson, E. A., 182, 195
LaRussa, A., 355, 356
Lau, C., 39
Laurillard, D., 549
Lavalley, R., 61
Lave, J., 9, 15, 98, 257, 259-261, 533, 549, 550, 553, 560, 564, 570
Lavela, S. L., 268
Laver, R., 632, 634
Laverdure, P., 353, 356, 360, 364
Law, M. C., 105
Lawlor, M., 184, 186, 188, 192
Lawson-Porter, A., 461, 462
Lazor, J., 474
Le Fevre, D., 483
Le May, A., 260, 269, 293, 363, 367, 469, 470
Leary, M. R., 479
Leder, D., 76, 77
Ledgerd, R., 596
Lee, C. J., 376
Lee, C.-Y., 7, 12
Lee, E., 301
Lee, K. J., 301
Lee, T. D., 462
Leget, C., 383
Leggat, S. G., 441
Legislación que orienta la toma de decisiones, 340
Leicht, S. B., 205
Leland, N. E., 625
Lemoignan, J., 391, 400, 401
Lerwick, L., 525, 528-535
Letts, L., 229
Leung, A., 75
Levasseur, M., 270, 429
Leveillee, M., 505
Levett-Jones, T., 477, 506
Ley de mejora de la educación para personas con discapacidades (IDEA, *Individuals with Disabilities Education Improvement Act*), 336
Li, L., 213, 214
Liderazgo, 609
Lieblich, A., 182
Lim, G. H., 375
Lim, K. H., 48
Lim, W. S., 471, 472, 475, 476
Linde, C., 183
Lindsay, J., 60
Lipner, R. S., 29, 30
Liu, S., 181
Livingston, J. A., 25
Lizarondo, L., 440
Lockwood, K. J., 213t
Lodge, J. M., 558, 560
Loftus, S., 46, 75c, 76, 80, 85, 260
Long, J. C., 471
Lubarsky, S., 4, 5, 12
Ludwig, S., 301
Lukas, C., 268
Lundy-Ekman, L., 181
Luo, J., 476
Lynch, D., 587
Lynch, K., 549, 569
Lyons, K., 213t, 213,561, 562
Lyons, N., 496, 497

M

Maassen, A., 411
Macdonald, R. M., 191
MacDorman, M. F., 300
Macedonia, M., 75
MacIntyre Latta, M., 75
MacKenzie, D. E., 413
Mackenzie, L., 215
MacKian, S., 608
MacLeod, K. E., 391
MacMillan, H., 363
MacRae, H. M., 474
Macrine, S. L., 468
Macrosistemas, 258
Magalhães, L., 48
Magistro, C. M., 356
Mahoney, W. J., 61, 66
Main, E., 481
Mairs, N., 193
Maitre, F., 264
Majdandžić, M., 313
Mäkalä, H., 301
Makam, A. N., 61
Malcolm, W. H., 302, 303
Malfitano, A. P. S., 48
Malkawi, S. H., 48, 270
Mallinson, T., 192, 193
Malmstrom, M., 374
Maloney, S., 593
Mambrey, S., 354
Mandler, J. M., 182
Mandrusiak, A., 628
Mangiante, E. M. S., 615
Manja, V., 363
Männikkö, I., 462, 483
Manninen, K., 10
Manning, S. M., 216
Mannion, N., 288, 291
Maranan, A., 210-211

March of Dimes (MOD), 313, 313t
Marco, 100
Marco de práctica de terapia ocupacional (OTPF), 156, 242
Marcolino, T., 7, 76, 78, 633-634
Marcos de referencia, 53, 54
Marcum, J. A., 25, 464
Marcus, S. C., 474
Margetis, J. L., 287, 288, 291
Margot-Cattin, I., 390
Markham, J. L., 301
Markus, H., 190
Márquez-Álvarez, L.-J., 24, 400, 631-632, 633
Marshall, S., 391, 400, 401
Martin, E., 374, 378
Martin, J., 300, 631
Martin, M., 470
Martin, P., 440, 441, 447, 449
Martin, W., 75
Martins, D., 505
Maruyama, S., 7
Masagatani, G., 6, 211, 213, 260
Maslin, Z., 548
Mason-Williams, L., 474
Masson, S., 29
Matemáticas, en el razonamiento estadístico, 148-149
Mathauer, I., 290, 461
Matheson, H., 75
Matheson, L., 415
Mattila, A. M., 39
Mattingly, C., 4, 6, 11, 12, 13, 15, 31-32, 101, 178, 179, 180, 182, 183, 184, 186, 187-188, 191, 192, 193, 194, 195, 198, 215, 289, 291, 428, 464, 469, 497, 505-506, 509-510, 585, 589, 626-627, 628-630
Mazer, B., 391, 400, 401
McAdams, D. P., 176, 183-184, 185-186, 187-188, 189, 195-196
McAllister, L., 595-596
McCallister, K. E., 288
McCann, M., 356
McCaugherty, D., 557
McCluskey, A., 484
McColl, M. A., 53
McConnell, M. M., 364
McCormac, B., 584
McCorquodale, L., 86, 87
McCrum, R., 193t
McFarlane, L., 595-596
McGinnis, P. Q., 213, 214-215, 270
McGlinchey, M. P., 290
McGrath, J. M., 301
McGuigan, A., 98
McKay, E., 390, 592
McKenna, J., 242
McKenzie, A., 288
McLaughlin, J. E., 561, 562
McLaughlin, K., 36
McLaughlin, N., 499-500
McLean, S. F., 480-481
McLean, V., 244
McLennan, J., 630
McLeod, J., 189
McLeroy, K. R., 354, 361-362, 363, 368
Mcloone, H., 356
McLoughlin, P., 378
McNamara, B., 288
McNellis, B., 266, 268
McTighe, J., 557
Medical Dictionary for the Health Professions and Nursing, 478
Medida canadiense de desempeño ocupacional (COPM), 190
Medina, N., 75c
Meichenbaum, D., 629
Meier, B., 75c
Mellson, J., 242
Melnyk, B. M., 469
Meloncon, L. K., 361, 362
Melton, J., 448
Memoria
  a corto plazo, 25
  a largo plazo, 24, 25, *26*
  asociativa básica, 27
  de trabajo, 25
  declarativa, 26, *26*
  episódica, 26, *30*
  no asociativa, 27
  no declarativa, *26*, 26, 27, *27*
  procedimental, 26
  semántica, 26
  y aprendizaje, 25-28
Men, C., 476
Mendonca, R., 320
Mendonca, Rochelle J., 319
Menon, A., 395, 401, 484
Mente de tres vías, 241
Mente sobre máquina (Dreyfus y Dreyfus), 9-10
Meredith, P. J., 413
Merleau-Ponty, M., 76, 77, 78
Merrill, N. A., 181
Mesosistema, 258
Metacognición, 25
Metcalfe, J., 75c
Metersky, K., 467, 475
Meteyard, L., 76, 77
Método científico, 145-149
Meuser, T., 391, 400
Meyer, V., 291
Mezirow, J., 53, 54-55, 60, 67
Michaud, C., 481
Microsistema, 258
Milivojevic, B., 30
Miller, C. D. M., 197
Miller, E. R., 216
Miller, L. T., 376
Miller, M., 288
Millington, M., 215
Mills, J., 383, 563
Mills-Koonce, R., 313
Min Simpkins, A. A., 24
Mindlines, 260
Miner, S., 303
Minh-ha, T. T., 78
Mitcham, M. D., 587
Mitchell, P., 266, 268
Mitchell, R., 205, 464, 630-631
Miyahara, K., 464
Moallem, M., 553, 554
Modelo(s)
  bioecológico de Bronfenbrenner, 258-259
  de razonamiento
    clínico/profesional, 13-15
    profesional específico del contexto (MCPR), 588-590
  de supervisión de prácticas de campo, 590-594
  Dreyfus de adquisición de habilidades, 615
  ecológico de razonamiento profesional (MERP), 99c, 586
    actividad formativa, 115-119
    comunidades de práctica, 98
    contexto práctico, 105-108
    en tesis doctorales, 112-113
    evolución de, 99c
    investigación, 110-114
      publicada revisada por pares, 113-114, *113*
    pensamiento y acciones, 99
    proceso terapéutico y resultados, 108-110
    rol
      de la persona/cliente, 103-105
      de la persona terapeuta, 103
    Schell, 15, *16*
    visión general de, 99-102
  enseñanza, 229
  hipotético-deductivo, 134-135, *146*
  jerárquico de razonamiento clínico de Unsworth, 13-14
  profesional, 4-5c
  toma de decisiones éticas, 231
Modificaciones en el hogar
  actividad formativa, 332-333
  estudio de caso, 320-330
  evaluaciones de la seguridad en el hogar, 332t
  modelo ecológico, *331*
  visión general de, 320
Mohapatra, S., 501
Moir, E. M., 209, 213, 213t, 214, 216t
Molesworth, C. M.-L., 300-301
Molineux, M., 182, 185
Moll, S. E., 229
Moller, Stigmar, K., 374
Molloy, E., 592-593
Molnar, L. J., 391, 400
Monrouxe, L., 7, 12
Monteiro, S., 10
Montero, B. G., 466, 467
Moon, J. A., 557
Moore, G. A., 313
Moore, L., 356-357
Moores, A., 461, 466, 477, 492
Moral, 225-228
Moran, A., 466, 467
Moran, M., 592
Morello-Frosch, R., 75c
Morir, 376
Morrison, R. G., 495
Morrow, R. A., 499-500
Morse, J. M., 627
Morton-Kehle, D., 400, 401
Moruno-Millares, P., 24, 49, 400, 627, 631-634
Mostert, E., 193
Motivación, 51c

Motivación, inteligencia emocional, 243
Moulton, C. A., 474
Moyers, P., 185
Mpamah, I. B. I., 569
Mueller, N. M., 268
Muestra, razonamiento estadístico, 149
Mujahid, M., 75t
Mulcahy, C. A., 474
Muller-Juge, V., 264
Mulligan, S. E., 205
Mullins, G., 429
Mundy, T., 588
Munroe, H., 210, 213, 215
Munyi, C. W., 47
Muñoz, B., 391
Muralidharan, A., 408
Murphy, J. I., 558, 559, 570
Murphy, J. M., 32
Murphy, S., 595
Murray, C., 46, 205, 211, 213, 229
Murray, S. A., 378
Murrough, J. W., 291
Murthi, K., 57
Myers, A., 391, 400
Myers, C. T., 475
Mykitiuk, R., 75
Mylopoulos, M., 474, 475, 478, 479, 482, 483, 484

N

Nacimiento prematuro, 300
Naciones Unidas, 354
Nador, J., 75
Nagarajan, S., 595
Naglie, G., 78, 85, 391, 400, 401
Nalder, E., 211
Nalette, E., 291
Namkoong, K., 300-301
Naoom, S. F., 364
Narrativa
- análisis, 192
- definición de, 183
- desadaptativa, 188-189
- desadaptativo, 188-189
- e identidad, 183-184
- en grupos, 186-187
- enfermedad, 87
  - y discapacidad, 184
- escuchar, 191
- interpretación, 192
- ocupacional, 184-185
- reconocer, 191-192
- verdad, 187-188
- y cultura, 185-186

Nash, C., 497
Naslund, J. A., 408
National Association of Neonatal Therapists (NANT), 313, 313t
National Board for Certification in Occupational Therapy (NBCOT), 302
National Institute for Health and Care Excellence, 360
National Perinatal Association (NPA), 313t
Naturaleza corporeizada del razonamiento profesional, 33-34
Naulaers, G., 300
Neistadt, M. E., 205, 289
Nelson, A., 213, 214, 217, 246, 248, 249, 592
Nenciovici, L., 29
Nendaz, M. R., 264
Neonatal Therapy Certification Board® (NTCB®), 313t
Nesbit, K. C., 189
Neuhaus, B. E., 15, 213, 214, 291
Neumann, L. T. V., 557
Neumann, R. K., 497
Neurociencia, 24-25
Neuroprotección, 300
Newell, A., 627, 628, 629, 631
Newman, D., 538
Newman, S. E., 551, 561
Nguyen, D. Q., 61, 494-496, 505
NiaNia, W., 59
Nicholls, D. A., 75
Nickerson, C. J., 498, 504
Nickson, W., 591, 592
Nicolas, S., 28, 30, 36
Nicolson, P., 75
NICU Parent Network (NPN), 313t
Niela-Vilén, H., 301
Nielsen, S., 39, 591, 592
Nieminen, J., 10
Nigos, C., 288
Nikolić, M., 313
Nikopoulos, C. K., 355
Nikopoulou-Smyrni, P., 355
Nishigori, H., 7, 12
Niski, J., 615
Nissen, R. M., 411
Nixon, S., 88
Njelesani, J., 62
No maleficencia, 225, 226t, 232t, 233
Noble, D., 477
Noë, A., 75
Nogueira, D. A., 383
Norman, G., 10, 98, 476, 481
Norman, S. B., 291
Normas y políticas organizativas, razonamiento pragmático y, 211-213, 212t
Northam, E. A., 300-301
Norton, C., 477, 506
Notas escritas, 624, 629
Nothnagle, M., 562
Noureddine, N., 264, 266
Novin, S., 27, 28, 33
Noyes, S., 408, 411
Nrusimha, A., 363
Nugent, A., 409, 414
Nurius, P., 190

O

Objetivo(s)
- de colaboración, 198
- personal, 311t
- profesional, 311t

O'Connor, E., 75
O'Connor, M., 391, 400
Odell, M., 392
Ogden, P. E., 356
O'Hear, A., 520
Oien, A., 216
Okoro, C. O., 569
Okun, S., 266, 268
Olde Rikkert, M., 355, 356
Oldenburg, H. Y., 591
O'Loughlin, K., 213
Omodei, M. M., 630
Oostra, A., 300
Opacich, K. J., 205
Opciones de alta, razonamiento pragmático y, 108t, 118, 213t, 215
O'Quinn, E. J., 47
Organización, 611
Organización Mundial de la Salud (OMS), 264, 426
Organización para la Cooperación y el Desarrollo Económico, 391
Ormston, C., 10
Ortibus, E., 300
Ostad, W., 264, 266
Osterman, M. J. K., 300
Osterman, M., 300
Otasuke, K., 189
Owen, N., 362
Ownby, A. R., 356
Oyserman, D., 27, 28, 33
Ozelie, R., 593-594

P

Pace, C. C., 300-301
Pace, J., 63
Pago (*v.* Reembolso)
Palese, A., 484
Palexas, S., 413
Pallant, J. P., 392
Pan, W., 302, 303
Paniagua, M., 266
Parham, D., 506
Park, D. J., 10
Park, E. S., 301
Park Lala, A., 75
Parkin, K., 288
Parry, A., 183, 195
Pascal, A., 300
Pashmdarfard, M., 481
Patel, K. M., 467, 475
Patel, V. L., 25, 464, 465
Paterson, K. A., 184
Paterson, M., 466, 474, 475, 481, 511, 615
Patterson, K., 185, 194
Patton, N., 587
Pauker, S. G., 28
Pawlik, A. J., 288
Payne, H., 216
PBE (*v.* Práctica, basada en la evidencia)
Peart, A., 596
Peccoralo, L., 291
Peer, K. S., 229
Pelias, R., 75
Peloquin, S., 186, 234
Peña, A., 462, 464, 466-467
Peno, K., 617
Pensamiento
- causal, 153-154
- complejo, 159
- crítico, 151-152
- hipotético-deductivo, 154-155
- sistémico, sistemas de educación pública, 355-356

Penwill, M. A., 182, 190
Pepin, G., 413
Percepción corporeizada, 74, 77-79
Perea Burns, Suzanne, 319
Perfil profesional, 156
Pericia (experiencia)
  aprender y enseñar, 39-40
  desarrollo de, 36-37
  de reflexión corporeizada, 80c
  enfermería, 630
  estudio de caso, comparación entre un principiante y una experta, 37-39c
  etapas de, 10
  neurociencia del desarrollo, 37
  personal educativo de prácticas de campo, 593
  práctica
    basada en la evidencia, 152-153
    de la salud mental, 217
  profesional/práctica reflexiva, 138
  razonamiento
    clínico, 11
    condicional, 137
  señales, 80
  terapia ocupacional, 136
Persona
  óptica de, *16*, *102*, 104, 105t, 117
    personal de, 104, 105t
Persona-ambiente-ocupación-desempeño (PEOP), 159
Personal
  de supervisión
    clínico, 6c
    prácticas de campo, 111, 590-594
    terapia, 204
    toma de decisiones éticas, 231
  directivo, 203, 204
Personas mayores que conducen, 391-395
  actividad formativa, 402-404
  estudio de caso, 396-397
  líneas de investigación, 400-401
  razonamiento de los terapeutas ocupacionales
    con formación en conducción, 398-400
    sin formación en conducción, 395
  recomendaciones para la concesión de licencias, 400
  tipos de razonamiento y pensamiento utilizados en terapia ocupacional, 392-394t
Perspectivas cartesianas sobre el cuerpo, 77
Pertinencia, 76
Pesut, D. J., 495, 501, 504
Peters, A., 10
Peters, C., 408
Petersen, P., 248
Peterson, E. W., 229, 231
Peterson, J., 615
Petrova, D., 478, 481
Petteway, R., 75
Phelan, S., 53
Phillips, D. C., 8, 9, 537
Phillips, R., 301
Phillips, S., 266
Phipps, S., 625
Piaget, J., 9
Pickens, N. D., 319, 320, 330, 331, 628
Picketts, L., 413
Piersol, C. V., 591-593
Pietrzak, R. H., 291
Pink, S., 75
Pinnock, R., 27, 481
Pitcher, D., 32
Plachy, R. J., 609
Plack, M. M., 355, 356, 363
Plan de intervención, aplicación de, 158-159
Planificación, 609
  del tratamiento, en prácticas de campo, 135 (*v. también* Plan de intervención)
Platón, 228, 553
Población, razonamiento estadístico, 149
Poder
  desarrollo moral, 226
  en investigación científica, 149
  estructuras de, práctica de enfermería, 11
  relaciones de
    contexto de la práctica, 107t, 112, 117
    razonamiento pragmático, 136, 212t, 217
Pohlman, A. S., 288
Pohlman, M. C., 288
Polanyi, M., 79, 465, 497
Polatajko, H. J., 13, 50
Políticas de organización, 603
Polkinghorne, D. E., 75, 193, 195
Pollard, N., 413
Pondy, L. R., 618
Porter, J., 592, 593
Poulsen, A. A., 248
Powell, K. C., 556, 570
Power, M., 25
Práctica
  alcance de, cuestiones éticas en, 232t, 234
  basada en la evidencia (PBE), 152-153, 153c
    definición de, 625
    fuentes de prácticas de campo, 584
    investigación, 584, 625
    práctica informada por la evidencia y, 152-153
    razonamiento
      científico, 144, 151
      de la persona terapeuta y, *632*
    profesional y, 12, 144, 625
    toma de decisiones, 625-627, 633
  centrada en la persona/cliente
    conocimiento corporal y, 86c
    razonamiento ético, 233
  colaborativa interprofesional (PCIP)
    competencias básicas, 265-266, 265t
    definición de, 264t
    recursos para, 266c
  de dos cuerpos, 135
  escolar
    actividad formativa, 349-350
    comentarios de Rebekah, 347-349
    derivación a terapia ocupacional, 339
    estudio de caso, 337-339
    legislación que orienta la toma de decisiones, 340
    proceso de terapia ocupacional, 341-347
    razonamiento profesional, 336, 337
    recursos para, 339c
  integral, 128 (*v. también* Corporeización)
  interprofesional, 267
  reflexiva, 9-10
Práctica basada en la evidencia (PBE)
  científica, 145
    en terapia ocupacional, 150, 166
  cualitativa, 148, 152
  etnográfica
    análisis de datos en, 627-629
    estudio de Mattingly y Fleming, 627
    preguntas adecuadas para, 627
    teoría fundamentada y, 627
  investigación-acción, 112, 629
  publicada revisada por pares, 113-114
  sobre razonamiento clínico
    actividades formativas, 634
    análisis del protocolo verbal, 629
    cognición situada, 628
    enfoque
      del tratamiento de la información, 627
      fenomenológico, 627
    enfoques cuantitativos *frente a* cualitativos, 631
    entrevistas, 630, 633
    etnografía, 627
    historia de, 6c, 624
    informes
      concurrentes, 628-629
      retrospectivos, 629-631
    metodología, 627-629
    notas escritas, 624, 628-629
    práctica basada en pruebas, 624, 625, *626*, 632, *633*
    preguntas, 625-627
    procedimiento de pensar en voz alta, 624, 631, 634
    toma de decisiones médicas y, 627
  sobre razonamiento profesional, 625
Prácticas de campo
  contexto práctico, 587
  establecimiento de relaciones, 585-586

Prácticas de campo *(continuación)*
estudiantes, 585
fuentes y tipos de conocimiento, 583-584
modelo de colaboración, 591-594, 593c
nivel I y nivel II, 582, 585
personal
de supervisión, 4, 111, 590-594
educativo, 4, 224, 229, 594-595
tareas de reflexión, 586
Prakash, S., 630
Preguntas
clínicas, 152
investigación, 627-635
razonamiento profesional, 625-627
Prescott, S., 249
Price, D., 587, 591-593
Price, J., 75
Price, M. P., 303
Pride, T. M., 61, 62
Principios
éticos, 225, 226t, 227, 230
Principios morales en la educación (Dewey), *225*
Procedimiento
conocimientos, 583
pensar en voz alta, 624, 628
razonamiento, 619
cuidados agudos, 289
personas mayores que conducen, 392t
Profesional
de centros escolares (PAS), 336, 337
desafíos, 99
enfoque, 5
factores personales, 103
práctica basada en pruebas, 152-153
razonamiento
corporeizado, 79-86
deductivo, 147c
ético, 136, 228-235
interactivo, 136-137
narrativo, 135, 180c
pragmático, 136, 205, 210-211, 216
razonamiento procedimental, 134-135
reflexivo, 138
Programa
de Educación Individualizada (IEP), 341
de Habilidades de Evaluación Crítica (CASP), 632, 632c
Programación, razonamiento pragmático y, 204-205, 210c, 212t
Proposiciones, 583
Propper, C., 313
Pufall, P., 225
Puls, H. T., 301
Purdy, I. B., 301

Q

Qi, Y., 39
Qin, J., 481
Quenec'hdu, S., 429
Quentin, W., 290
Quevedo Marcolino, T., 289
Quinlan, T., 245, 248

R

Racismo, 61
Ragland, D. R., 391
Raijmakers., 387
Raimi, K. T., 488
Raingruber, B., 75
Raitman, L., 591, 592
Rakoff. R. M., 375
Ramugondo, E. L., 57, 61, 63, 413, 414
Randall, K. E., 189
Ranjbar, N., 362
Ranka, J., 208, 289
Rantala, A., 229
Rappolt, S., 288, 290,625
Rasmussen, B. H., 374
Rassafiani, M., 98, 460, 464, 467
Ratcliffe, T., 4, 5, 12
Ray, S., 75
Raza, F., 302
Razonamiento
a través de la acción, 589, 594
científico, 31, 616
actividad formativa, 166-167
aplicación de, 155-160
del plan de intervención, 158-159
aspecto del razonamiento profesional, 134-135
calidad de las acciones, 159-160
contexto, 149, 158
cuidados agudos, 289
definición de, 134-135
desafíos científico: de lo lineal a lo complejo, 149-150
en la evaluación del desempeño profesional, 156-157
errores en, 164-166
evaluaciones de la seguridad en el hogar, 332t
evidencia poblacional *frente a* evidencia individual, 157c
limitaciones de, 145
medida del resultado, 160
narrativa y, 130t, 134, 135
perfil ocupacional y, 156
práctica
de terapia ocupacional y, 164
informada en la evidencia, 152
razonamiento
hipotético-deductivo de, 134, 146
interactivo y, 136-137, 138
relación terapéutica y, 155-156
remisión y, 155
revisión de la intervención, 159-160
selección, marco de referencia y, 156
toma de decisiones, 134-135, 153-155, 167
usos en terapia ocupacional, 166
clínico
áreas de investigación en, 133c
barreras, 205
contexto, 12, 14-17
definición de, 6c
en cuidados agudos, 289-291
en práctica de enfermería, 11
en profesiones sanitarias y, 10
Modelo
ecológico de razonamiento profesional de Schell, 99c
jerárquico de Unsworth, 13-14
personas mayores que conducen, 391, 395
razonamiento
ético y, 136, 228-229
pragmático y, 208, 211
terapia ocupacional, 6-7c, 14, 101
y planificación del alta, 291-293
condicional, 619
definición de, 137
en cuidados agudos, 291
opciones de alta, 215
personas mayores que conducen, 393t
corporeizado a través de las artes, 86-87, 87-88c
deductivo, 135, 146-149
frente a razonamiento inductivo, 146
de generalización, 13, 134
personas mayores que conducen, 393t
diagnóstico, 134-135, 149, 211
cuidados agudos, 289
en profesiones sanitarias, 10-12
estadístico, 148-149
errores en, 165-166
ético, 33, 136, 616t
acción y, 224, 225, 226t, 227, 229, 232t
actividad formativa, 235-236
cuidados agudos, 290-291
educación para, 227, 229, 231-233
en la práctica, 231-234
estudios de aplicación de, 228-229
evaluaciones de la seguridad en el hogar, 332t
guía para, 230
historia y contexto, 224
investigación, 231
marcos de toma de decisiones y, 229-231, 232t
principios básicos, 225, 226t
teorías del desarrollo moral y, 225-228
teorías y enfoques, 224-225
heurístico, 153-154
inductivo, 146-148

frente a razonamiento deductivo, 146
interactivo, 136-137, 616, 619
actividad formativa, 250-251
aspectos de, 241
autogestión y gestión de las relaciones, 242
en acción, 241
estudio de caso, 240
evaluaciones de la seguridad en el hogar, 332t
importancia y uso de, 247-250
inteligencia emocional, 242-244
personas mayores que conducen, 392t
relaciones, 242
terapéuticas, 244-247
visión compartida de la esperanza, 249-250
interprofesional
actividad formativa, 284
atención centrada en la persona/cliente, 268
contexto de la práctica, 270-271
contexto, 260-261
definiciones, 264t
equipo interprofesional, 267-269
estudio de caso, 275-283
modelo ecológico de razonamiento profesional, 267-274, *267*
perspectiva histórica de, 264-265
práctica colaborativa interprofesional, 265-266, 265t
lógico, 145
modelo lineal, 10-11c
moral, 227c
visión feminista y relacional de, 227-228
narrativo, 31-32, 135-136, 139, 616t
actividad formativa, 199
como modo de pensar y conocer, 180
creación de historias, sugerencias para inspirar, 190c
en la práctica, 189-195, 196-198
estudio de caso, 176-179, 185, 188, 194, 195-196
evaluaciones de la seguridad en el hogar, 332t
funciones en la práctica, 180c
giro narrativo, 182
lenguaje y habla, revisión neurocientífica de, 181c
neurociencia de, 180-182
objetivos de la intervención en colaboración, 192
ocupación y, 182
práctica de la terapia ocupacional, 176-179
principios modificados de, 198c
tramas, tipos de, 193t
pragmático, 32-33, 136, 619
actividad formativa, 217-219
características personales, 215-217
contexto, 204-219
personal, 208-210, 215, 216t
práctica, 205-208
definición, 204-205
directivos, 204, 206
en la gestión, 204, 206
equipos, 204, 208, 212t
evaluaciones de la seguridad en el hogar, 332t
evidencia empírica, 211
número de casos, *16, 107*, 108t, 118, 212t, 215
opciones de alta, 108t, 118, 213t, 215
personas mayores que conducen, 393t
programación, 204-205, 210c, 212t
razonamiento clínico, 208, 211
recursos físicos y sociales, 212t, 214
tiempo en, 214
predictivo, 290
probabilístico, 148-149
profesional, 610-611, 611t
actividad formativa, 40-41, 139-140
aplicación de las estructuras cerebrales en, 31-35
aportaciones de la neurociencia a, 24-25
aspectos de, 33-34, 129-131t, 132-137
cognición, 25
conceptos, 132-134
contexto, 128, 129t, 260-261, 587-590, 598t
definición de, 4, 4-5c
enfoque en, 5
fundamentos para, 24-31
importancia de, 5, 6c
memoria y aprendizaje, 25-28
modelo ecológico, 583
naturaleza corporeizada de, 33-34
personas mayores que conducen, 391
práctica basada en la evidencia, 12, 144, 627
razonamiento
científico, 31
ético, 33
narrativo, 31-32
pragmática, 32-33
redes neuronales de, 28-31
salud de la población, 362-363
sistemas públicos de educación, 355-356, 360-363
sobre el equipo interprofesional, 267-274
Reay, K. L., 367, 474, 475, 506, 507, 508, 513
Recchia, G., 478
Reconocimiento de patrones, 129t
Recuerdo
asistido por video, 624, 629
libre, 628
Recursos físicos y sociales, razonamiento pragmático y, 212t, 214
Redes neuronales, 28-31, 29-30t, *29, 31*
Reed, L., 356
Reed, N. P., 182
Reembolso, 136, 205, 207, 215, 230, 233
Reflexión
corporeizada, 74, 79-81, 86
en la acción, 138
sobre la acción, 9-10, 138
Regehr, G., 364, 474
Regímenes, 88
Reich, A., 189
Reid, D., 474
Reilly, M., 615
Reis, S., 564
Reistetter, T. A., 61
Reiter, H. I., 477
Reitz, S. M., 426, 427
Relación(es)
profesionales, desarrollo, 244
sociales, razonamiento profesional y, 9-10
terapéutica
fuentes de conocimiento, 585
razonamiento
corporeizado, 86c
interactivo, 244-247, 245-246t
Remisión (derivación), razonamiento científico en, 135, 153, 155
Rencic, J. J., 4, 5, 7, 12, 24
Respuestas corporeizadas, 83, 83-84c
Rest, J. R., 226, 227, 233
Restall, G., 248, 249
Retención de personal, 204-205
Reynolds, D. A. J., 189
Rha, D.-W., 301
Richardson, B., 362
Richardson, K., 27
Richardson, W. S., 182, 627
Rickard, W., 182, 185
Ricoeur, P., 179, 180, 183
Ridley, N. J., 32
Riessman, C. K., 183
Rintala, D., 193
Ripat, J., 584
Ripp, J., 291
Rivard, A., 230, 291
Rivas-Quarneti, N., 48
Roberts, A. E., 98, 289, 628, 632
Roberts, M., 593
Roberts, P., 628
Robertson, D., 460
Robertson, L., 13, 98, 289, 367, 469, 474, 475, 506-508, 632
Robinson, J., 374
Robinson, M. L., 10
Roche, C., 440
Roche, J., 477, 506
Rochette, A., 484
Rodger, S., 98, 464, 592

Rogers, J. C., 6, 11, 98, 211, 213, 260
Rogers, O., 592, 593
Rohrbach, V., 266, 268
Rojewski, J., 530, 562-564
Rolfe, G., 467
Ronning, R. R., 538, 542
Roosevelt, E., 224, 235
Roots, R., 595
Roozenbeek, J., 478
Rosage, L. J., 15, 213, 214
Rosch, E., 77
Rose, M. A., 211
Rosenberg, W., 182, 625
Rosenfeld, D., 75
Rosenwax, L., 288
Ross, M. H., 596
Roth, W.-M., 32, 33
Rothwell, C., 451
Rowley, J., 476
Roy, M. J., 28, 29, 30, 31, 36
Royal College of Occupational Therapists, 313t
Royeen, C. B., 230
Rubin, D., 426, 432
Rudman, D. L., 59
Rudolphi, J. M., 197
Rushton, C. H., 229, 234
Russell, K. J., 392
Russell, T., 598, 630
Ryan, S., 390
Rycroft-Malone, J., 584
Ryle, G., 76, 77, 79, 583

S

Sackett, D. L., 182, 625
Sacks, O., 193
Sallis, J. F., 362
Salter, K. L., 470, 471
Salud
  mental, práctica de, 217
  poblacional, nivel de, 354
Salvi, L. M., 189
Sambrook, S., 476
Samson, D., 609
Sandars, J., 493, 494, 504
Sanders, M. R., 301, 302
Sandman, L., 47
Sapru, H. N., 32
Sasada, S., 7
Satariano, W. A., 391
Savin-Baden, M., 411
Savodelli, G. L., 264
Scaffa, M. E., 426, 427
Scanlan, J. N., 244, 245, 413
Scardamalia, M., 467, 472-474
Scharff, L., 558, 560
Schein, E. H., 49, 586
Schell, Barbara A. Boyt, 3, 4, 13, 15, 32, 75, 97-99, *102*, *107*, 127, 203, 204, 205, 208, 211, 214, 215, 241, 255, 266, 267, 290, 301, 302, 330, 331, 337, 354, 355, 356, 362, 363, 368, 375, 378, 415, 429, 447-449, 491, 505, 539, 551, 553, 583, 631
Schell, Barbara A. Boyt, Modelo ecológico de razonamiento profesional, 13, 15, *16*, 586
Schell, J. W., 3, 99, 255, 355, 356, 415, 491, 519, 530, 551, 553, 555, 562-564
Schlabach, G. A., 229
Schmidt, G. A., 288
Schmidt, M. R., 497
Schmiemann, P., 354
Schmitz, C., 595
Schmutte, T., 408
Schnall, S., 75
Schneider, C. R., 478
Scholl, I., 355, 356
Scholz, O. R., 476
Schön, D. A., 4, 9, 10, 12, 79, 80, 475, 476, 492, 493, 496, 497, 499, 504, 506, 533, 556
Schossow, M., 197
Schraw, G. J., 538, 542
Schreiber, N., 354
Schreuer, N., 507
Schruijer, S. G., 608
Schuwirth, L., 4, 5, 12, 28, 29, 30, 31, 36, 633
Schwartz, A., 477
Schwartz, J., 320
Schwartz, L., 363
Schwartzberg, S. L., 410
Schwarz, N., 75
Schweickert, W. D., 288
Scott, A. R., 355, 356, 363
Scott, H., 391, 395
Scott, I. A., 475
Seamon, D., 75
Seers, K., 584
Seers, L., 182, 190
Segers, M., 471, 472
Seif, E., 559
Selin, H., 375
Semerari, A., 182, 188, 189
Semin, G. R., 32
Senge, P., 554
Sensibilidad, 85
Sensibilización, 27
Sentido
  corporeizado (encarnado), 81-82
    actividad formativa, 89
  ocupacional corporeizado, 82c
Sesgo cognitivo, 154
Sestito, M., 75
Sevenhuysen, S., 591, 592, 593
Sevinc, G., 33
Shapiro, L., 468
Shea, 440
Sheaffer, K., 596
Sheckley, B., 213
Sheets-Johnstone, M., 75
Shepherd, J., 345
Sherbino, J., 10
Shermis, S. S., 531
Shi, P., 481
Shih, P. C., 554, 566, 570
Shildrick, M., 75
Shilling, C., 88
Shinde, S. V., 609
Shotter, J., 81
Shotwell, M. P., 355, 407
Shulman, L. S., 627
Shuttleworth, R., 213
Sibbald, K. R., 61, 62
Sibbald, M., 10
Siegel, A., 32
Siegel, D., 364
Significado
  etnografía y, 627
  metáforas conceptuales, 87
  métodos de investigación sobre cuestiones de, 627
  narrativa y, 134, 135
  razonamiento
    científico, 145
    ético, 231
  revisión de la intervención, 160
Silberman, J., 364
Silén, C., 10
Silva, L. S. R., 383
Silverstein, N., 391, 400
Silverstein, R., 340
Simmons, D. C., 190
Simmons, K., 77
Simmons-Mackie, N., 549, 569
Simon, H. A., 36, 627, 628, 631
Simons, J., 608
Sinha, T., 483
Sinsky, C., 266
Sisola, S. W., 229
Sistema
  analítico, 28
  intuitivo, 28
Sistemas públicos de educación
  actividad formativa, 368-369
  atención sanitaria a nivel de sistemas, 355
  estudio de caso, 363-367
  indicadores de calidad, 356-360, 357-359t
  modelos ecológicos, 354
  nivel de salud poblacional, 354
  orientación, 356-360, 357-359t
  pensamiento sistémico, 355-356
  protocolo profesional, 356-360, 357-359t
  razonamiento profesional, 355-356, 360-363
Skinner, E., 591, 592, 593
Skoe, E. A., 228
Sladyk, K., 213
Slater, D. Y., 230, 234, 464, 477
Slattery, P., 522, 523
Slepcevic-Zach, P., 502
Small, R., 634
Smason, A., 630
Smith, C., 301
Smith, E. R., 32
Smith, J., 301, 538
Smith, K., 75
Smith, M., 289, 630
Smith, R. O., 320, 330, 331
Smith, S. V., 558, 560
Smithfield, A. M., 213, 214
Smith-Gabai, H., 212, 213, 288, 291
Smunt, T. L., 609
Smythe, L., 269, 271
Snowdon, D., 440, 441
Snyder, K. L., 593
Sobratee, N., 608
Sockalingam, S., 474
Sodhi, M. K., 584
Soledad, M., 356
Solman, B., 242

Solomon, J. L., 268
Soltis, J. F., 8, 9, 537
Somerville, E., 630
Somerville, M., 81
Soucat, A., 461
Southwick, S. M., 291
Spear-Ellinwood, K., 24
Spears, L., 288
Spence, D., 187, 188
Spence, F., 481
Spencer, J., 185, 190, 193, 195
Spermon, D., 585
Spesny, S. L., 65
Spielmann, V., 510
Spiro, R. J., 550
Spittle, A. J., 300-301
Sprafka, S. A., 629
Spreng, R. N., 33
Springgay, S., 75
St John, P., 24
Stalmeijer, R. E., 471, 472
Stanard, D., 627
Stanbury, S., 75
Standing, M., 11, 510, 511
Stanley, M., 302
Stannard, D., 11
Stapleton, T., 390, 395
Stark, S., 628
Starkes, J. L., 462
Steckler, A., 354, 362, 363, 368
Steel, E., 587
Steenhof, N., 483
Steinberg, S. R., 522, 523
Stenberg, K., 290
Stensland, P., 216
Sterman, J., 62
Stiles, W. B., 189
Stock, M., 502
Stolfi, A., 288
Stolper, E., 355, 356
Stolz, S. A., 468
Strauss, S. E., 10
Strong, J., 213, 464
Strzyzewski, S., 312
Sturdivant, C., 301, 302
Stutz-Tanenbaum, P., 594
Subin, V. A., 213, 214
Substance Abuse and Mental Health Services Administration, 409
Sumsion, T., 105
Supuestos, 47-48, 52
  actividad formativa, 68
  culturales
    influencia en el conocimiento, 63-67
    influencia en el razonamiento y la práctica, 60-61
  definición, 48-49
  razonamiento de las personas terapeutas y, 52-54
  sobre el cuerpo humano, 59-60
  sobre la naturaleza humana, 54-59
Surowiecki, J., 624
Suter, N., 484
Svensson, A., 229
Swaine, B., 270, 290
Swalwell, J., 449
Swanepoel, L., 390
Swanson, R. A., 100
Swarbrick, M., 408, 411
Sweetman, M. M., 470
Swinnen, S. P., 462
Swinth, Y., 335, 353
Swisher, L. L., 230
Syu, Y., 75, 76, 87

T

Taff, S. D., 65, 587
Talavera-Valverde, M. A., 24, 400, 627, 631-633
Talbot-Coulombe, C., 376, 377
Tamaru, A., 53
Tanaka, S., 465
Tanenbaum, S. J., 268
Tanner, C., 11, 627
Tardieu, H., 28, 30, 36
Taylor, A., 592
Taylor, D., 586
Taylor, N. F., 213, 441
Taylor, R. R., 242, 248, 448, 449, 585, 601
Teachman, G., 58, 65
Tempest, S., 439, 441, 442, 447, 451
Templeton, O. A., 23
Tensiones éticas, 228, 228c
  toma de decisiones y, 229-230
Teo, W., 471, 472, 475, 476
Teoría (*v.* entradas específicas)
  aplicada de rango medio, 100
  consecuencialista, 225
  de la conducta planificada, 208
  de la evolución, 8
  de la probabilidad, 148
  de los estadios (Kohlberg), 226-227
  de los sistemas dinámicos, 159
  del desarrollo, 583
  del Modelo de Ocupación Humana (MOHO), 98, 158, 159
  del procesamiento dual del razonamiento, 28
  del tratamiento, estructura de, *158*
  deontológica, 225
  fundamentada, 627, 629
  general de sistemas, 98
  teleológica, 225
Tepper, D., 400
Terapeuta(s)
  en las modificaciones del hogar, 330, *331*
  habilidades, 217
  objetivo profesional, *16*, *102*, 104t, 112, 311t
  ocupacionales, 83, 138
    con formación en conducción, 398-400
    razonamiento interactivo, 241
    sin formación en conducción, 395
  óptica personal, 116, 311t
  razonamiento y, 52-54
Terapia ocupacional
  aspectos del razonamiento en, 129-131t, 132-134
  cuidados intensivos neonatales, 301
  cultura y, 186c
  en cuidados agudos, 288
  experiencia, 136
  práctica escolar y, 166, 341-347
  razonamiento ético, 231, 235
Tetnowski, J., 551, 571
Tetroe, J., 10
Thambinathan, V., 88
The Reflective Practitioner (Schön), 6c
Thomas, A., 4, 5, 7, 12, 76, 78, 289, 484, 631
Thomas, H., 215
Thomas, M., 300
Thomas, T., 213-215
Thompson, C., 288, 291
Thompson, E., 75, 77
Thomson, N. A., 191
Thorpe, J., 592
Thurkettle, M. A., 498, 504
Tickle-Degnen, L., 51c, 244, 245, 625
Tiempo, razonamiento pragmático y, 214
Timmer, A., 390
Timperley, H., 483
Tipping, C. J., 288
Titchen, A., 584
Todd, D., 179, 191, 196, 198
Todres, L., 75, 78
Tollefson, N., 418
Toma de decisiones, 153-155
  acción en la práctica, 585-587
  autonomía, 233
  basada en la teoría, 129t
  carga de trabajo, 215
  ética, 224, 227, 229-231, 232t
  médicas, 627, 633
  práctica
    basada en la evidencia, 625-627, *633*
    informada en la evidencia, 152-153
  prestación de servicios, 216
  razonamiento
    científico, 134-135, 153-155, 166
    ético, 231-234
Tomlin, G. S., 31
Tomlinson, C., 626
Toner, J., 466, 467
Toom, A., 497
Törnebohm, H., 15
Torres, C. A., 499
Tosto, V., 300
Toth-Cohen, S., 98
Townsend, E., 13
Townsend, E. A., 50, 301
Trabajo en equipo
  interprofesional, 264t
  razonamiento pragmático y, 212t, 213-214
Traczyk, J., 481
Trama(s)
  definición de, 183
  terapéutica, 187, 194-195, 195c
  tipos de, 193t
Trentham, B., 53
Treyvaud, K., 300-301
Truman, S., 75

Tsalatsanis, A., 28
Tschacher, W., 75
Tulle, E., 75
Turner, B., 75
Turner, T., 592, 593
Turpin, M., 13, 46, 205, 209, 211, 213, 214, 216, 217, 239, 246, 248, 249, 376, 466, 581, 584, 585, 586
Twigg, J., 75

U

Uleman, J., 355, 356
Underwood, K., 213, 214, 217
Unidad de cuidados intensivos neonatales (UCIN)
  actividad formativa, 314-315
  atención centrada en la familia, 304
  desarrollo histórico, 301-302
  estudio de caso, 303-310
  modelo ecológico, 311-312t
  ocupación en, 302-303
  terapia ocupacional, 301, 305-310
  trauma psicobiológico, 300-301
Unsworth, C. A., 6-7, 13, 14, 15, 32, 99, 205, 206, 208, 211, 213-215, 217, 229, 260, 270, 290, 291, 389-392, 394, 395, 398, 400-402, 413, 415, 464, 467, 584, 615, 623-634, 626-634
Usher, R., 395
Uso terapéutico de sí mismo, 242, 243
Utilitarismo, 225, 230

V

Vachon, B., 484
Valenzuela, C. P., 300
Valores
  expresados, 214
  moral, 227, 233
  principios éticos y, 226t, 230
Van Benthem, K., 395, 401
Van den Broeck, C., 300
Van der Bles, A. M., 478
Van der Linden, S., 478
Van der Linden, Y. M., 383
Van der Vleuten, C., 28, 29, 30, 31, 36
Van Lew, S., 288
Van Merriënboer, J. J. G., 471, 472
Van Niekerk, L., 390
Van Peursem, K., 411
Van Royen, P., 355, 356
Van Wolputte, S., 75
Vance, A. J., 302, 303
VanderKaay, S., 229
Vansina, L. S., 608
Vanstone, M., 10
Varadinov, M., 30
Varela, F. J., 77
Veracidad, 225, 226t
Vercammen, A., 32
Vergara, E., 302, 312
Vernon, D., 63
Verpoorten, D., 558, 560
Victor-Chmil, J., 477
Vigliocco, G., 76, 77
Visión
  de la esperanza, 249-250
  del mundo
    clientes, *102*
    creencias personales, 627
    de la persona terapeuta, *16*, *102*
    en el modelo de Unsworth, 14, 208
    razonamiento ético, 136
  feminista, del razonamiento moral, 227-228
Vlasses, P. H., 266
Vogus, T. J., 468, 474
Volkert, A., 439, 441, 442, 447, 592
Vollestad, K., 448
Von Glasersfeld, E., 538
Von Kohorn, I., 266, 268
Von Zweck, C., 395, 401, 598
Vrkljan, B., 390, 391, 400, 401
Vu, N. V., 264
Vygotsky, L. S., 538-539, 553, 556, 568

W

Wainwright, S. F., 213, 215, 270
Wajid, G., 7, 12
Walker, D., 492
Walker, K., 213, 215
Wallace, F., 364
Wallin, L., 289
Wamsley, M., 266
Ward, J., 186, 213-215, 412, 414, 415
Ward, P., 483
Warren, A., 594
Warrender, F., 460
Watson, J. B., 8
Weatherhead, S., 179, 191, 192, 196, 198
Weaver, L. G., 216
Webb, C. E., 266, 268
Webster, J. S., 413
Weill, C., 549, 571
Weinstock, J. S., 540
Weis, S., 32
Weiss, P. L., 507
Welch, N., 632
Welch, P., 27
Weletzky, J., 177, 179
Wells, N., 598
Wener, P., 584
Wenger, E., 9, 15, 98, 257, 470, 533, 553, 564, 590
Wengerd, L. R., 10
Wertsch, J., 75
West, S. K., 391
Westbrook, R. B., 520
White, B. P., 190
White, C., 360
White, M., 180, 195
White, R., 244, 248
White, V., 185, 190, 195
Whitehead, A., 596
Whiteside, M., 591-593
Whiteson, J., 288
Whitney, C., 32
Wienkes, T., 481
Wieringa, S., 269, 293, 470
Wiggins, G., 557
Wight, J., 205
Wilcock, A., 48
Wilcox, J., 288, 291
Wilcox, S., 466, 474, 475, 482, 511, 617
Wiles, L. K., 229
Wiley, M. (Eds.), 290
Williams, C. C., 28
Williams, L., 60
Williams, M. A., 483
Williams, N. J., 474
Williamson, S. N., 484
Willis, K., 632
Willis, M. L., 32
Willis, T., 302
Wilson, A., 75
Wilson, A. L., 204
Wilson, B. A., 403
Wilson, M., 25, 216
Wimpenny, K., 411, 415
Witt, J., 75
Wittich, C. M., 28, 29, 30, 31, 36
Wohlin, M., 10
Wolters, A. M., 13
Wondra, K., 481
Wong, P., 447, 450, 451
Wood, R. E., 364
Wood, T. J., 364
Wood, W., 186, 413
Woods, N. N., 478, 479, 482
Woolf, S. H., 360
World Federation of Occupational Therapists (WFOT), 225, 409, 427, 584, 598
Wright, B., 28, 36
Wright-St. Clair, V., 193
Wu, Y., 554, 566, 568
Wynia, M., 266, 268

X

Xhaferi, B., 557, 569
Xhaferi, G., 557, 569
Xu, Y., 181

Y

Yaari, M., 301
Yamamoto, C., 584
Yamasaki, S., 53
Yancy, K. B., 534
Yang, P.-H., 7, 12
Yap, L., 447, 450, 451
Yearby, R., 501
Yenny, C., 63
Yerxa, E., 186
Yong, C., 375
Young, E. E., 301
Young, L., 481
Young, M., 7, 481
Young, M. E., 4, 5, 12
Youngstrom, M. J., 14
Yu, M.-L., 598
Yusoff, M. S. B., 7, 12

Z

Zacharkeiwicz, A., 193
Zaleznik, A., 608, 609

Zango Martín, I., 49
Zapata, M. A., 56
Zeanah, P., 301
Zeegers, M. A. J., 313
Zemke, R., 185, 194
Zhang, Y., 481
Zhong, J., 476
Zisman-Ilani, Y., 408
Ziviani, J., 98, 249, 464
Zonas de desarrollo próximo (ZDP), 9, 538
Zubriski, S., 413